国家卫生健康委员会"十三五"规划教材

全国高等学校研究生规划教材 | 供口腔医学类专业用

口腔颌面-头颈肿瘤学

第2版

主　编　俞光岩

副主编　郭传瑸　张陈平

编　者（以姓氏拼音为序）

蔡志刚	北京大学口腔医学院	唐瞻贵	中南大学湘雅口腔医学院
郭　伟	上海交通大学口腔医学院	涂文勇	上海交通大学口腔医学院
郭传瑸	北京大学口腔医学院	王慧明	浙江大学口腔医学院
何　悦	上海交通大学口腔医学院	王延安	上海交通大学口腔医学院
黄洪章	中山大学光华口腔医学院	王中和	上海交通大学口腔医学院
蒋欣泉	上海交通大学口腔医学院	叶金海	南京医科大学口腔医学院
雷德林	空军军医大学口腔医学院	俞光岩	北京大学口腔医学院
李龙江	四川大学华西口腔医学院	张　斌	哈尔滨医科大学口腔医学院
梁新华	四川大学华西口腔医学院	张　雷	北京大学口腔医学院
廖贵清	中山大学光华口腔医学院	张陈平	上海交通大学口腔医学院
彭　歆	北京大学口腔医学院	张建国	北京大学口腔医学院
邱蔚六	上海交通大学口腔医学院	张文峰	武汉大学口腔医学院
任国欣	上海交通大学口腔医学院	张志愿	上海交通大学口腔医学院
尚政军	武汉大学口腔医学院	赵怡芳	武汉大学口腔医学院
孙　坚	上海交通大学口腔医学院	郑家伟	上海交通大学口腔医学院
孙长伏	中国医科大学口腔医学院	钟来平	上海交通大学口腔医学院
孙沫逸	空军军医大学口腔医学院	周国瑜	上海交通大学口腔医学院
孙志军	武汉大学口腔医学院		

主编助理　彭　歆　北京大学口腔医学院

人民卫生出版社

·北京·

图书在版编目（CIP）数据

口腔颌面-头颈肿瘤学/俞光岩主编. -- 2 版.
北京：人民卫生出版社，2025. 1. -- ISBN 978-7-117
-37274-9

Ⅰ. R739. 8；R739. 91

中国国家版本馆 CIP 数据核字第 2025LE6470 号

人卫智网	www. ipmph. com	医学教育、学术、考试、健康，购书智慧智能综合服务平台
人卫官网	www. pmph. com	人卫官方资讯发布平台

口腔颌面-头颈肿瘤学
Kouqiang Hemian-toujing Zhongliuxue
第 2 版

主　　编：俞光岩
出版发行：人民卫生出版社（中继线 010-59780011）
地　　址：北京市朝阳区潘家园南里 19 号
邮　　编：100021
E - mail：pmph @ pmph. com
购书热线：010-59787592　010-59787584　010-65264830
印　　刷：天津市银博印刷集团有限公司
经　　销：新华书店
开　　本：787×1092　1/16　印张：44
字　　数：1071 千字
版　　次：2011 年 3 月第 1 版　2025 年 1 月第 2 版
印　　次：2025 年 4 月第 1 次印刷
标准书号：ISBN 978-7-117-37274-9
定　　价：288. 00 元
打击盗版举报电话：010 - 59787491　E - mail：WQ @ pmph. com
质量问题联系电话：010 - 59787234　E - mail：zhiliang @ pmph. com
数字融合服务电话：4001118166　E - mail：zengzhi @ pmph. com

出版说明

根据国家社会事业发展对口腔医学人才的需求,以及口腔医学人才培养规律,人民卫生出版社30多年来,在全国高等医药教材建设研究会口腔教材评审委员会和教育部口腔医学专业指导委员会的指导和支持下,组织全国口腔医学专家陆续规划编辑出版了口腔医学专业的中职(第3版)、高职高专(第3版)、本科(第7版)、住院医师规范化培训教材(第1版)、研究生(第2版)共5个系列教材,广泛应用于口腔医学教育教学的各个层次和阶段。其中,研究生教材是目前口腔医学教育最高水平的临床培训教材,2010年出版了第1版,深受广大研究生培养单位、研究生导师、研究生以及高级临床医师的欢迎。

国家卫生健康委员会全国高等学校研究生口腔医学专业"十三五"规划教材即第2版口腔医学研究生教材是住院医师规培教材的延续,也是口腔医学专科医师培训教材的雏形,更接近临床专著的水平。第2版研究生教材以"引导口腔研究生了解过去,熟悉现在,探索未来"为宗旨,力求对口腔研究生临床能力(临床思维、临床技能)和科研能力(科研思维、科研方法)的培养起到科学的指导作用,着重强调实用性(临床实践、临床科研中用得上)和思想性(启发学生批判性思维、创新性思维)。

本套教材有以下几大特点:

1. 关注临床型研究生需求 根据第1版教材的调研意见,目前国内临床型研究生所占比例较大,同时学习方向更为细化,因此作出以下调整:①调整品种,如针对临床型研究生的实际需求,将《口腔修复学》拆分为《口腔固定修复学》《可摘局部义齿修复学》《全口义齿修复学》;②大幅增加图片数量,使临床操作中的重点和难点更清晰、易懂。

2. 彩图随文,铜版纸印刷 更大程度展现纸质版教材中图片的细节信息。

3. 编者权威,严把内容关 本套教材主编均由目前各学科较有影响和威望的资深专家承担。教材编写经历主编人会、编写会、审稿会、定稿会,由参加编写的各位主编、编者对教材的编写进行了多次深入的研讨,使教材充分体现了目前国内口腔研究生教育的成功经验,高水平、高质量地完成了编写任务,确保了教材具有科学性、思想性、先进性、创新性的特点。

4. 教材分系列,内容划分更清晰 本版共包括2个系列17个品种,即口腔基础课系列3种、口腔临床课系列14种。

(1) 口腔基础课系列:主要围绕研究生科研过程中需要的知识,从最初的科研设计到论文发表的各个环节可能遇到的问题展开,为学生的创新提供探索、挖掘的工具与技能。特别注重学生进一步获取知识、挖掘知识、追索文献、提出问题、分析问题、解决问题能力的培养。正确地引导研究生形成严谨的科研思维方式,培养严肃认真的科学态度。

（2）口腔临床课系列:以临床诊疗的回顾、现状、展望为线索,介绍学科重点、难点、疑点、热点内容,在临床型研究生临床专业技能、临床科研创新思维的培养过程中起到科学的指导作用:①注重学生专科知识和技能的深入掌握,临床操作中的细节与难点均以图片说明;②注重思路培养,提升临床分析问题和解决问题的能力;③注重临床科研能力的启迪,相比上版增加了更多与科研有关的知识点和有研究价值的立题参考。

	教材名称	主　编	副主编
基础课系列	口腔分子生物学与口腔实验动物模型(第2版)	王松灵	叶　玲
	口腔颌面部发育生物学与再生医学(第2版)	金　岩	范志朋
	口腔生物材料学(第2版)	孙　皎	赵信义
临床课系列	龋病与牙体修复学(第2版)	樊明文	李继遥
	牙髓病学(第2版)	彭　彬	梁景平
	牙周病学(第2版)	吴亚菲	王勤涛
	口腔黏膜病学(第2版)	周曾同	程　斌
	口腔正畸学(第2版)	林久祥	王　林
	口腔颌面-头颈肿瘤学(第2版)	俞光岩	郭传瑸、张陈平
	正颌外科学(第2版)	王　兴	沈国芳
	口腔颌面创伤外科学(第2版)	李祖兵	张　益、李　智
	唇腭裂与面裂畸形(第2版)	石　冰	马　莲
	牙及牙槽外科学★	胡开进	潘　剑
	口腔种植学(第2版)	刘宝林	李德华、林　野
	口腔固定修复学★	于海洋	蒋欣泉
	可摘局部义齿修复学★	陈吉华	王贻宁
	全口义齿修复学★	冯海兰	刘洪臣

★:新增品种

全国高等学校口腔医学专业
第五届教材评审委员名单

名誉主任委员

邱蔚六　上海交通大学　　王　兴　北京大学

樊明文　江汉大学

主任委员

周学东　四川大学

副主任委员（以姓氏笔画为序）

王松灵　首都医科大学　　赵铱民　空军军医大学

张志愿　上海交通大学　　郭传瑸　北京大学

委　员（以姓氏笔画为序）

王　林	南京医科大学	许　彪	昆明医科大学
王　洁	河北医科大学	李志强	西北民族大学
王佐林	同济大学	吴补领	南方医科大学
王建国	南开大学	何三纲	武汉大学
王美青	空军军医大学	何家才	安徽医科大学
王晓毅	西藏大学	余占海	兰州大学
王慧明	浙江大学	余优成	复旦大学
牛卫东	大连医科大学	谷志远	浙江中医药大学
牛玉梅	哈尔滨医科大学	宋宇峰	贵阳医科大学
毛　靖	华中科技大学	张祖燕	北京大学
卢　利	中国医科大学	陈　江	福建医科大学
冯希平	上海交通大学	陈谦明	四川大学
边　专	武汉大学	季　平	重庆医科大学
朱洪水	南昌大学	周　洪	西安交通大学
米方林	川北医学院	周　诺	广西医科大学
刘建国	遵义医科大学	周延民	吉林大学
刘洪臣	解放军总医院	孟焕新	北京大学
闫福华	南京大学	赵　今	新疆医科大学
孙宏晨	吉林大学	赵志河	四川大学

前　言

全国高等学校研究生规划教材《口腔颌面-头颈肿瘤学》第 1 版出版至今已有 10 余年，第 1 版教材是由邱蔚六院士主编、近 20 位专家共同完成的，出版后受到广大读者的普遍好评和欢迎。

第 1 版教材具有以下鲜明的特色：内容新颖，反映当代口腔颌面-头颈肿瘤的前沿内容；以问题及面临的挑战为主，启发研究生从中寻找需要从事研究的内容或课题，重在培养研究生的创新性思维；内容较为全面，既有理念性的共性内容，又具有个性的各类疾病的诊治；不同于传统教材和参考书，以部位或组织来叙述各类疾病的特点，如"骨源性肿瘤""纤维源性肿瘤"等。特别令人感动的是，邱蔚六院士亲自撰写长达 40 页的概论，全面阐述口腔颌面-头颈肿瘤诊治的发展历史、现状及未来发展的策略，内容非常丰富，经验极为宝贵，并结合中国实际，对今后发展提出高瞻远瞩的策略，对学科发展和研究生的培养具有重要意义。

第 2 版教材编写继承了第 1 版的优势和特色，适当扩展范围、更新内容。在提供知识和经验的同时，给研究生留下进一步获取知识的空间；在启发思路的同时，不束缚研究生的思路。

编者对第 2 版编写方式稍作调整，分为三大部分：第一部分是具有共性的部分，阐述口腔颌面-头颈肿瘤诊治的策略；第二部分相当于各论，阐述各类口腔颌面-头颈肿瘤的诊治现状与挑战；第三部分是新增加的，主要内容是由专家对近些年制定并发表的一些国际、国内的口腔颌面-头颈肿瘤诊治指南进行解读，旨在帮助研究生更加深刻地理解指南的实质和含义。

参加第 2 版的编写专家，除保留第 1 版编者以外，还新增了一些专家。编写内容除前述的第三部分以外，还增加了与口腔颌面-头颈肿瘤诊治密切相关的心理治疗和人文关怀、术后康复治疗、循证医学和转化医学研究等，使本书更加系统化。

如邱蔚六院士在第 1 版前言中所述，本书是"作为参考书来编写"的，多数内容以讨论的形式呈现；对于尚未解决的某些问题，不同专家可能有不同的看法，这是很自然的，而且有利于百家争鸣，促进学术的发展，研究生可以自己分析判断。

本书在编写过程中得到了邱蔚六院士的热情指导，谨致谢忱。彭歆教授作为主编助理，做了大量编辑工作；中华口腔医学会刘辉参与了整理、修改等编务工作，在此一并致以诚挚的感谢。

由于参编人员较多,水平和经验不一,书中难免存在不当之处,欢迎读者不吝赐教,以便再版时予以修正。

俞光岩

2024 年 12 月

于北京大学口腔医学院

目 录

第一篇　口腔颌面-头颈肿瘤诊治的策略

第二篇　各类口腔颌面-头颈肿瘤的诊治现状与挑战

第三篇　口腔颌面-头颈肿瘤诊治指南的解读

第一篇
口腔颌面-头颈肿瘤诊治的策略

第一章 概 论

　　口腔颌面部隶属头颈区域,无论从解剖、生理,抑或从疾病的发生发展过程来看,头颈部各器官之间均具有密切联系。国际上通用的分类标准按肿瘤原发部位将头颈肿瘤分为唇、口腔(含舌体、颊黏膜、龈、口底、硬腭);咽(含鼻咽、口咽、下咽,口咽含软腭、舌根、扁桃体及相应咽后壁,下咽含梨状窝、环后区及相应咽外侧或咽后壁);喉(含声门上、声门区、声门下);唾液腺(主要指腮腺、下颌下腺、舌下腺三对大唾液腺,发生于唇、口腔、鼻腔、鼻窦黏膜的小唾液腺则分别归属为唇、口腔、鼻、鼻窦);鼻腔、鼻窦(上颌窦、筛窦、蝶窦);甲状腺(含甲状旁腺)等六大区域。从广义来说,头颈部恶性肿瘤还应包括眼部(眼外、眼内)、耳部(外耳、中耳)、头面部皮肤,以及发生于头颈部的各种非上皮性来源的恶性肿瘤,诸如恶性淋巴瘤及造血组织肿瘤、软组织肿瘤、骨组织肿瘤、神经组织肿瘤等。从部位来说,头颈部肿瘤还应包含颈部的原发肿瘤,如颈段食管的原发肿瘤。

　　综上所述,头颈部肿瘤无论是部位还是病理类型,都是全身肿瘤中最为复杂的。也正因为如此,头颈部肿瘤的诊治,在临床上常分属若干临床科室,包括口腔颌面外科、耳鼻咽喉科、眼科、头颈肿瘤外科、普通外科,甚至皮肤科、整形外科等。为此,上述各科临床医师均应对头颈肿瘤的诊治具有一定的处理能力。

　　至于与头颈部肿瘤密切有关的临床科室,诸如放射诊断科、放射治疗科、肿瘤内科等更必须熟悉头颈部肿瘤的诊治特点。当然,由于不同专业本身的特点,不同的头颈部肿瘤由特定的某专科进行诊治,也是十分自然的。因为不同的专科,患者会相对集中,医师专业熟悉程度度高,治疗效果也会相对提高。但是,由于头颈解剖上的关联性与肿瘤诊治的共性,涉及头颈肿瘤的上述专科医师应当熟悉肿瘤治疗的基本原则和理论,并应掌握肿瘤诊治的基本方法。如此方可保证疗效,提高肿瘤患者的治愈率及保证良好的生活质量。

　　本章除介绍口腔颌面-头颈肿瘤发展简史、口腔颌面-头颈肿瘤研究与诊治的现代理念外,还增加了科技创新与转化医学、临床决策的哲学辩证思维与循证医学两节,以期对临床工作及临床科研有所帮助。最后一节则是导师的寄语与赠言。

第一节　口腔颌面-头颈肿瘤发展简史

一、国际头颈肿瘤诊治的发展历程

　　与全身肿瘤一样,头颈肿瘤的诊治也是从外科治疗开始的。因为在放射治疗(简称放疗)、化学治疗(简称化疗)被应用于临床之前,只有外科手术是唯一有可能成功治疗肿瘤的手段,尽管当时并不像现代这样有已形成的治疗理论和技术的指导及应用。

头颈肿瘤的外科手术,最早是从下唇癌的外科治疗开始的。据记载,Abulcasis(1013—1107)及 Avicenna(980—1036)都对下唇癌进行过切除术;对于张力过大者,甚至任其遗留创面。直到公元 19 世纪才由 Liston(1837)和 Begia(1839)采用借钢针穿引的圈套减张缝合法(pins and twisted cords),对张力较大的创面进行初期缝合(图 1-1-1)。

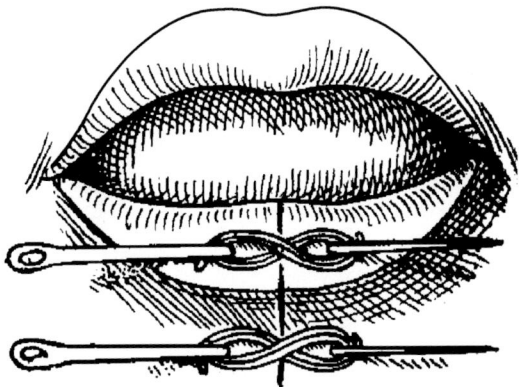

图 1-1-1　下唇癌切除术后用钢针交叉穿引减张缝合示意图

(资料来源:Martin 所著 *Surgery of the head and neck*)

舌癌也是头颈肿瘤中进行手术治疗较早的肿瘤之一。也许是为了考虑保留舌的功能,早期主要是病灶热凝术,即局部烧灼法(Marchett,1664;Richard Wiseman,1676)。Inglis 和 Home(1805)则采用肿瘤周围环扎、阻断血运,以使肿瘤坏死后脱落的方法来治疗舌癌。舌癌手术的最大问题是手术野显露不足,手术中难以操作和控制出血。为此,Langenback(1819)采用暂时离断下颌骨的方法,以扩大手术野。Sedillot(1866)则更进一步从中线暂时性切开下唇,以更好地显露舌体及舌根。Kocher(1880)及 Regnoli(1893)的手术术式则是分别从下颌下及颈中线切开,以显露舌及病灶。这些手术方法在现代的舌癌手术中仍可以找到他们的遗踪。

从医学历史博物馆陈列的资料来看,18 世纪就有一些外科专家通过手术治疗唾液腺肿瘤。纽约医学院珍藏着一幅 1741 年进行的颈部肿瘤手术前后的画像(图 1-1-2)。从画像推断,这是一个典型的巨大的腮腺多形性腺瘤摘除手术。英国英格兰皇家外科医师学院博物馆陈列的资料显示,1785 年美国外科教授 John Hunter 为一例巨大腮腺肿瘤患者成功地进行手术,手术标本重约 4.1kg(图 1-1-3)。由于没有更多的说明,估计当时没有对面神经进行解

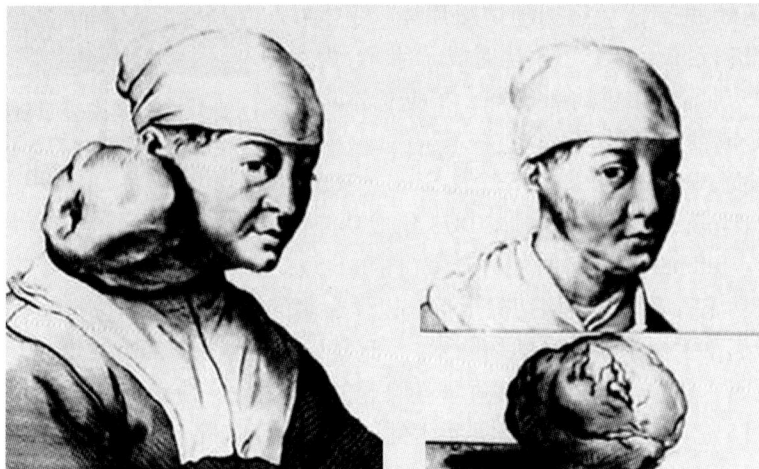

图 1-1-2　纽约医学院珍藏的一幅 1741 年颈部肿瘤手术前后的画像

(资料来源:*Medicine Illustrated History*)

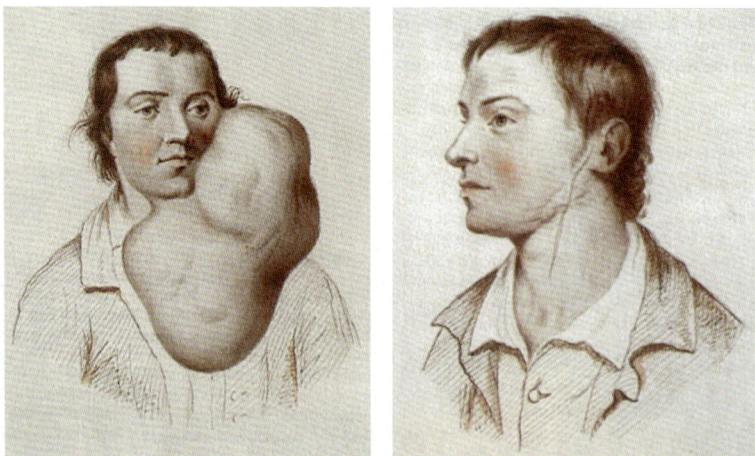

图 1-1-3　英国英格兰皇家外科医师学院博物馆陈列的 1785 年美国外科教授 **John Hunter** 成功切除巨大腮腺肿瘤手术前后的画像,手术标本重约 4.1kg

(资料来源:DEBURGH NORMAN J E,MCGURK M. Color atlas and text of the salivary glands:diseases, disorders and surgery. London: Mosby-Wolfe, 1995)

剖保存,而是行单纯摘除术。1805 年,美国外科教授 George McClellan 为一例腮腺癌患者成功地进行腮腺癌切除术。1817 年,爱尔兰医学院的 Carmichael 切除病史长达 14 年的巨大腮腺肿瘤,肿瘤大小达 12.7cm× 8.9cm×12.7cm。

牙源性肿瘤是口腔颌面部颇具特色的肿瘤,早期的外科医师已涉足这一领域。在英国爱丁堡皇家外科医师学院博物馆里陈列着 Syme 医师成功摘除下颌骨巨大肿瘤的系列资料,包括患者的术前画像(图 1-1-4)、手术标本、手术记录、患者术后远期随访图片等。手术在无麻醉条件下进行,仅用 24 分钟就完成了手术,失血仅 200~230mL,肿瘤标本重约 2.04kg。根据标本肉眼所见,很可能是成釉细胞瘤。

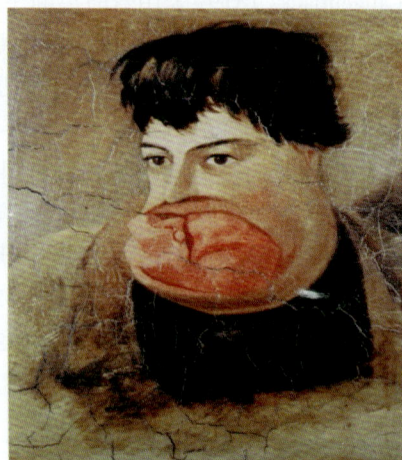

图 1-1-4　英国爱丁堡皇家外科医师学院博物馆陈列的 Syme 医师成功摘除下颌骨巨大肿瘤的术前画像,肿瘤标本重约 2.04kg

在喉癌方面,Gorden Buck(1853)及 Sands(1865)就进行过部分喉切除术。Billroth 则在 1873 年成功施行了全喉切除术。Billroth 是著名的外科专家(图 1-1-5),还是第一个成功施行咽及胃根治切除术者。以他命名的胃切除术一直沿用到 20 世纪。

早期的肿瘤手术由于多是局部切除术,因此复发率高,可达 25%~30%,也是外科治疗失败的主要原因。1894 年,Hasted 改进了乳腺癌的手术方式,使术后复发率大幅度降低,从原来的 58%~85% 下降到 6%。Hasted 手术的要点是整块切除复发灶,同时还要清扫相应引流的淋巴结。Hasted 在当时被誉为先进的外科教师(leading surgical teacher);他创造的乳腺癌手术原则为其他的癌症外科治疗树立了榜样,被尊称为 Hasted 原则。Hasted 乳腺癌根治

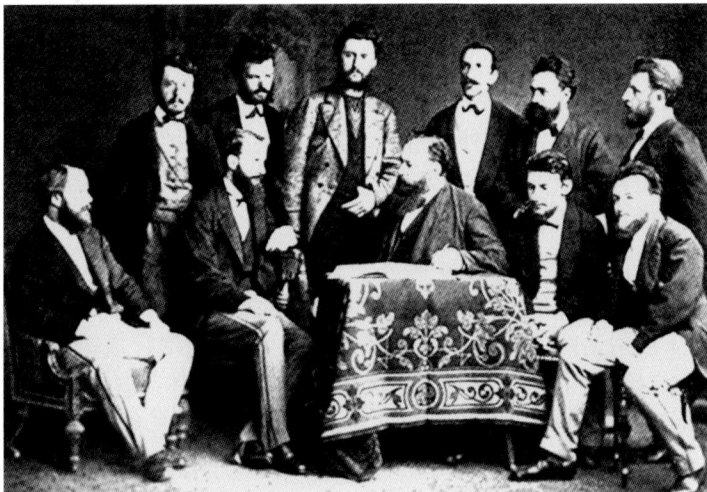

图 1-1-5 美国国家医学图书馆珍藏的一幅照片，著名外科专家
Billroth 和他的 **10** 名助手
（资料来源：*Medicine Illustrated History*）

术术式一直沿用到 20 世纪 50 年代，仍为外科医师所推崇。

Hasted 原则也直接推动了头颈肿瘤的进一步发展。1906 年，Crile 首次报道了治疗头颈部癌瘤转移灶的根治性颈淋巴清扫术（radical neck dissection，RND），这一术式充分体现和借鉴了 Hasted 原则。Crile 还在此基础上，发展了各种口腔、咽、喉癌的根治术式。他首次建议根治术中结扎颈外动脉，可减少术中出血，并使手术死亡率下降到 13%。20 世纪 40 年代，著名头颈肿瘤外科鼻祖之一，美国纽约纪念医院（Memorial Hospital，也是现今著名的 Sloan-Kettering 癌症中心所在地）的 Martin 将头颈部癌瘤根治术发展为联合根治（combined radical resection）的原则。例如对于口腔癌，要求对原发灶及颈部淋巴行连续性整块切除术（en bloc resection，commondo），即使肿瘤不是原发于下颌骨或口底，也主张将下颌骨半侧（或部分）及口底一起行连续性切除术。其理论根据是下颌骨骨膜是原发灶淋巴引流的通道，有可能因残留癌栓而复发。Martin 所著 *Surgery of Head and Neck Tumors* 一书，全面地反映了他的这一指导思想。

当然，对于早期及不同部位癌瘤的颈部清扫术，也可以采用不同的手术方法。为此，Martin 将颈淋巴清扫术分为根治性清扫术、肩胛舌骨上清扫术，以及舌骨上清扫术等三类。

20 世纪 60 年代，由于考虑到行联合根治术对头颈部生理功能的严重破坏，在功能性外科思想的指导下，陆续出现了一些改良手术，主要反映在下颌骨的保存和颈淋巴清扫术的改良上。在功能性外科思想的指导下，1967—1975 年 Bocca 提出的功能性颈清扫术（functional neck dissection，FND），以及其他学者提出的保存下颌骨连续性的下颌骨方块（或帽檐式）切除术、舌癌原发灶切除的"拉通"（pull-through）手术等，都是对 Martin 联合根治术概念的改进和修正。

1991 年，由美国头颈外科和肿瘤外科学术委员会、美国头颈外科学会教育委员会联合制定了一个颈淋巴清扫术的标准分类系统，将颈淋巴清扫术分为三类：①根治性颈淋巴清扫术（即标准的 Crile 术式）；②改良根治性颈淋巴清扫术（按 Crile 术式，但保留一个以上的非淋巴组织，诸如胸锁乳突肌、颈内静脉、副神经等）；③选择性（或称分区性、区域性）颈淋巴清扫术(按 Crile 术式,但保留一组以上的颈淋巴结群)。其中,选择性颈淋巴清扫术(selective neck dissection,SND)又分肩胛舌骨上清扫术、后外侧颈淋巴清扫术、外侧颈淋巴清扫术、前间隙颈淋巴清扫术,以及扩大根治性颈淋巴清扫术等五类手术;与 Martin 的分三类比较,摒弃了舌骨上清扫术,增加了后外侧、外侧、前间隙及扩大根治性颈淋巴清扫术,且各有其适应证。这个标准分类,使各类颈淋巴清扫术的适应证更明确,避免了一刀切的弊端,同时也缩小了手术范围,大大保存了患者的功能。

放射治疗始于 19 世纪初期,应用于临床是在 1895 年伦琴(Rontgen WC)发现 X 射线和 1898 年居里(Curie)发现镭之后。20 世纪 50 年代高能放射源(^{60}Co,电子加速器等)的相继问世,进一步提高了放射治疗的疗效。在头颈部癌瘤中,放射治疗成为鼻咽癌的首选治疗方法。镭针组织内放疗曾在口腔癌,特别是舌癌的治疗上显示出一定的优越性;这种方法也为现代采用放射性粒子植入的近距离放疗奠定了基础。相对于常规外照射放射治疗,放射性粒子植入的近距离放疗的局部放疗反应明显减轻。相对于口腔黏膜的鳞状细胞癌,唾液腺来源的恶性肿瘤似对放射性粒子更敏感。近年来出现在放疗技术上的改进,包括三维重建放疗(three dimensional conformal radiation therapy,3DCRT)、调强放疗(intensity modulated radiation therapy,IMRT)等被称为放疗界的革命性新技术。因为它不但可以增强疗效,而且可以保护正常组织(在头颈部特别是保护唾液腺和脑神经),减少甚至避免损伤,对提高患者的生存质量,无疑具有巨大的好处。

化学治疗比起手术和放疗来,在头颈肿瘤中的应用可以说是"小弟弟",但发展却十分迅速。从 20 世纪 40 年代中期氮芥(HN$_2$)被用于治疗血液系统肿瘤以来,在不到 30 年的时间里,于 20 世纪 70 年代初期被正式承认为恶性肿瘤常规治疗的三种手段之一,也被广泛应用于治疗晚期头颈癌瘤和肿瘤的综合治疗中。由于化疗以应用药物为主要治疗手段,所以在此基础上已逐步发展为肿瘤内科(medical oncology),从事化疗的医师以前被称为化学治疗家(chemo-therapeutist),以后改称为肿瘤内科医师(medical oncologist)。目前,世界上已有不少国家有以肿瘤内科医师为主的学术组织,称为临床肿瘤学会,例如美国临床肿瘤学会(American Society of Clinical Oncology,ASCO)、中国临床肿瘤学会(Chinese Society of Clinical Oncology,CSCO)。临床肿瘤学会虽以肿瘤内科医师为主,但也有不少各科室的临床医师踊跃参加,常有几千甚至上万名代表参加学术会议。肿瘤内科的迅速发展,进一步拓宽了肿瘤内科的内涵。按照 2002 年中国肿瘤内科论坛的介绍,现代肿瘤内科学包含肿瘤诊断、肿瘤药物治疗、肿瘤生物治疗、肿瘤预防、肿瘤随访、肿瘤关怀治疗、肿瘤急症及并发症,以及肿瘤微创治疗等各方面的内容。其中,肿瘤生物治疗内涵更为丰富,被称为恶性肿瘤治疗的第四种疗法。

回顾近百年来头颈肿瘤的诊治发展史还可以发现,除上述所谓正规疗法外,还出现过不少其他治疗方法的探索,诸如加温治疗(热疗)、低温(冷冻)治疗、激光治疗、消融(射频、超声)治疗等。由于这些多是以局部肿瘤为对象的治疗方法,仅适用于特定的患者,所以未能得到像上述各类正规疗法那样的广泛公认,由此也可以看到在征服肿瘤的道路上,任务是何等艰巨。

二、我国头颈肿瘤诊治的发展历程

有关口腔颌面-头颈肿瘤的认识和处理在中医古籍中已有所记载。肿瘤在古代被归入

"瘿瘤"一类疾病中。中医多以病损的形态命名,如"岩""疳""菌"等。例如唇癌称为"茧唇",牙龈癌称为"齿䘌",舌癌称为"舌菌""舌岩""舌疳"等,有的癌瘤被称为"翻花岩"。"舌下痰包"十分类似于现代临床的"舌下腺囊肿"。"失荣症(或失荣疽)""耳后发"等则酷似腮腺或下颌下腺肿瘤,可能还包括其他颈淋巴结转移癌等在内。当然,由于中医病名多以症状表示,且古代尚无病理诊断能力,因此用这些命名的病损可能还包含有多种西医疾病,不能完全等同于现代的肿瘤名称。

中医的辨证施治是从整体,即全身机体状况出发的,认为头颈部肿瘤多由于"七情郁结""正气虚衰",以及年老(如称"癌发生于 40 岁以上")等内因,加上过食"煎炒""炙煿"等外界因素而成。中医在治疗上多以内服汤药为主。局部病灶的处理也曾采用过外治"烙"法(相当于现代的热凝术),但这是无法与现代外科手术相比的。中医也明确地认识到头颈部恶性肿瘤的难治和预后不佳,对舌癌有"自古治法虽多,然此证百无一生,纵施药饵,不过苟延岁月而已"之说。

1931 年,随着国际上放射治疗的开展,我国在上海首先建立了上海中比镭锭治疗院,即现上海复旦大学附属肿瘤医院的前身,从此在我国有了肿瘤的放射治疗。同年,北京协和医院开设肿瘤科,头颈肿瘤是其重点工作之一。1952 年,天津市人民医院在金显宅主持下建立了肿瘤科,并在 1956 年设立了头颈肿瘤组以治疗头颈部肿瘤。1954 年,上海镭锭治疗院(原上海中比镭锭治疗院)也易名为上海第一医学院肿瘤医院,隶属原上海第一医学院,并由单纯的放疗医院发展为综合性的肿瘤医院。在该院的外科中也设有头颈肿瘤组,开展有关头颈肿瘤的诊治工作。金显宅是中国发表有关舌癌根治术论文的第一人。20 世纪 50 年代初期,李月云教授从美国纪念医院留学归来,在上海肿瘤医院主要从事乳腺和头颈肿瘤诊治工作,在当时的头颈肿瘤界有"北金南李"之说。

在我国口腔颌面外科学界,最早涉足口腔颌面-头颈肿瘤的应属原上海第二医学院的张锡泽、原四川医学院的夏良才等老前辈。可以说自新中国成立后,口腔颌面外科医师即是头颈肿瘤诊治的中坚力量。

在新中国成立前及成立后的 20 世纪 50 年代,我国的医院中几乎没有独立的头颈外科建制。头颈肿瘤患者被分散在各个专科之中。根据各个专科的业务内容,分别收治不同原发部位的患者,例如鼻咽癌、喉癌以耳鼻咽喉科为主,眼内肿瘤以眼科为主,甲状腺癌以普外科为主,口腔癌、唾液腺癌、颌面部癌瘤则以口腔颌面外科为主。在这期间,由于口腔颌面外科在 20 世纪 50 年代一开始就形成了独立的科室建制,因此得到迅速发展;也由于口腔颌面外科与整复外科的密切关系和历史渊源,口腔颌面外科医师具有良好的整形外科基础和对组织缺损的修复重建能力,再加之其他科室对肿瘤诊治的不够重视和热心,致使大部分口腔颌面-头颈肿瘤患者的治疗任务由口腔颌面外科医师承担。

20 世纪 60 年代以后,国内各省市相继成立了不少独立的肿瘤专科医院,有了独立的头颈肿瘤外科建制,并相继开展了头颈肿瘤外科的诊治工作,包括口腔颌面部肿瘤。20 世纪 70 年代末以后,耳鼻咽喉科的同仁们鉴于以前对肿瘤工作不够重视,并借鉴欧美耳鼻咽喉与头颈外科学紧密结合的经验,重新找回了"感觉",也将耳鼻咽喉科的命名改为"耳鼻咽喉-头颈外科"。在这种形势下,为了加强国内头颈肿瘤外科工作者的大团结,更好地促进我国头颈肿瘤外科的发展,1984 年,由费声重(耳鼻咽喉科)、李树玲(头颈肿瘤外科)、邱蔚六(口腔颌面外科)等专家发起,并于 1985 年在沈阳召开的大会,成立了全国性的"头颈肿瘤外科学会"(图1-1-6),以后经过申请,加入了中国抗癌协会(Chinese Anti-cancer Association,CACA),成为其下属的一个二级学会(专业委员会,简称专委会),早期称"头颈肿瘤外科专委会",以后加入了一批肿瘤内科和放射治疗的专家,更名为"头颈肿瘤专委会",前七任主任委员分别是李树玲、邱蔚六、韩德民、唐平章、张志愿、倪鑫、高明,现任主任委员为张陈平。该学会每2~4年召开一次大会,目前已历11次,并与国际上的有关学会建立了紧密的联系。

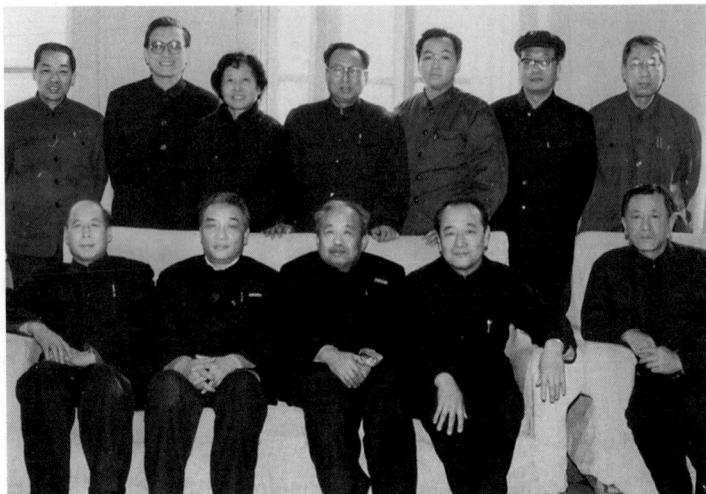

图 1-1-6 中国抗癌协会头颈肿瘤外科专业委员会成立预备会(1985年,沈阳)

前排左二为邱蔚六,左四为李树玲,后排中为费声重。

20世纪与21世纪交接的千禧(2000)年,继中华口腔医学会口腔颌面外科专业委员会于1999年加入国际口腔颌面外科医师学会之后,口腔颌面外科专业委员会下属也正式成立了口腔颌面肿瘤学组,温玉明、张陈平、郭传瑸先后担任组长。2019年,调整为中华口腔医学会口腔颌面-头颈肿瘤专业委员会,张陈平任主任委员。这些组织积极开展了口腔颌面-头颈肿瘤临床与科研方面的学术交流。2/3的血管瘤与脉管畸形好发于头颈部,患者十分集中,但治疗上常感困难,特别是一些弥散性的病损。为此,专委会又单独设立了脉管疾病学组,开展有关的研究和学术交流。张志愿、赵怡芳、孙沫逸先后担任组长。2006年,由于学科发展的需要,专委会下面又批准成立了口腔颌面-头颈肿瘤内科协作组,由郭伟担任组长,显示出口腔颌面-头颈肿瘤学欣欣向荣的发展势头。

在20世纪50年代以来的60多年中,中国的口腔颌面外科医师与研究人员在口腔颌面-头颈肿瘤工作中做出了重要贡献,不但挽救了一大批口腔颌面-头颈肿瘤患者的生命,促进了学科发展和技术水平的提升,而且在国际上也取得了一席之地。

（一）外科治疗方面的成就

我国在口腔颌面-头颈肿瘤的治疗方面,外科治疗的成绩仍应是最主要的。早在20世纪50年代中期,张锡泽等就开展了下颌骨肿瘤切除术后立即植骨,并取得成功。而在那之前,为了防止感染,下颌骨肿瘤切除术后的植骨都是分两期进行的。20世纪60年代,随着轴形皮瓣的兴起,额部皮瓣修复肿瘤切除术后的口腔颌面部缺损也流行起来。一直到20世纪80年代,国外的额瓣转移还在应用二期转移法。而中国口腔颌面外科医师则在岛状瓣及所谓皮下皮瓣的基础上进行了改良,提出了一次转移的"隧道皮瓣",不仅是半额,甚至是全额皮瓣一期修复缺损。在此期内,双侧同期颈淋巴清扫术的开展,也是属于世界级水平的。

中国是显微外科在全世界启动研究最早和临床应用成功最早的国家。典型代表就是被列为新中国八大医疗成就的陈中伟等应用显微外科技术于1964年完成的世界第一例断肢再植手术。在口腔颌面外科领域,1974年张孟殷和杨东岳完成了第一例面颊部肿瘤切除后缺损用显微血管外科技术行腹股沟游离皮瓣移植取得成功,开创了口腔颌面部应用显微外科的世界先例。从20世纪70年代后期开始,我国口腔颌面外科医师应用显微外科技术行组织游离移植日益增多和普及,并在前臂皮瓣移植、骨肌皮瓣移植、串联瓣移植,以及穿支皮瓣移植等方面推陈出新,临床移植例数及成功率位于世界前列。

20世纪70年代后期,邱蔚六等开展了颅底外科手术,施行了颅内外交通的颅颌联合根治切除术,实现了口腔颌面外科医师与神经外科医师的密切协作,突破了颅底被侵犯不能手术切除的禁区,挽救了部分晚期口腔颌面-头颈恶性肿瘤患者的生命。张志愿等曾被邀在 *Frontiers in Cancer Research* 一书中撰写一章,介绍这方面的工作。蒉新春等随后被邀,为 *Oral Cancer Research Advances* 撰写的有关翼腭窝肿瘤手术的专论,也属于颅底外科的范畴。

20世纪90年代伊始,肿瘤学界更加重视患者手术后的功能恢复和生存质量,功能性外科应运而生,发展迅速,保存性功能性外科和修复性功能性外科的理念得到普遍认同。温玉明等在研究颈外静脉与颅内压的关系,以及在保留颈丛运动支所获得的肩功能保存的基础上,提出了所谓合理颈淋巴清扫术(rational radical neck dissection,RRND)的概念和术式,就是典型的功能保存性外科。功能性唾液腺外科已在国内普遍开展,对于腮腺浅叶的良性肿瘤,采用部分腮腺切除术,在不增加复发率的基础上保留部分腮腺的功能;保留腮腺咬肌筋膜,可以降低味觉出汗综合征的发生率;保留耳大神经可以避免或减轻术后耳垂麻木的症状。下颌下腺良性肿瘤的传统术式是肿瘤和下颌下腺整体切除。目前,对于位于一侧的下颌下腺良性肿瘤,采用肿瘤及其周围部分下颌下腺切除术,既根治肿瘤,又保留部分下颌下腺功能。在此期间,数字医学迅速发展,CT图像的三维重建使面深部肿瘤与颈鞘等重要结构的关系清晰显示,从而明显提高术前诊断水平;虚拟手术和三维打印技术,使术前手术设计更为精确,也大大缩短手术时间;术中采用导航技术,既增加手术的安全性,又提高手术的精确性;加之种植外科的成功应用和推广,使修复性功能性外科达到了一个新的高点,明显地提高了患者的生存质量。

颈动脉外科主要是处理颈动脉体瘤和晚期头颈部癌侵犯颈内动脉后的治疗手段。颈动脉球囊暂时阻断技术(temporary balloon occlusion,TBO)的应用,使手术安全性大大提高,死亡率及并发症发生率明显下降。颅内外搭桥重建颅内血供的手术,也应当属于世界级水准。

这里还不得不提一下介入治疗。介入治疗应属放射诊断科范畴,因为没有介入诊断,就不能进行介入治疗。但从解剖学及临床科室的患者病种不同来看,专科医师参与其中,更有利于提高疗效,促使学科的进一步发展。可喜的是,我国目前已有从事口腔颌面外科工作的医师参与到这一工作中来,而且取得了很好的成绩。例如以往需要行手术治疗的颌骨中心性动静脉畸形,已完全可以通过介入栓塞治疗而避免切除下颌骨。

（二）化疗方面的成就

我国在口腔颌面-头颈肿瘤化疗方面的工作起步也较早,这是由于我国的放射治疗在20世纪中期尚不够普及,肿瘤专科医院较少所促使。当时,由于没有独立的化疗科,更没有现今所谓的肿瘤内科,化学治疗绝大多数由口腔颌面外科医师执行。借鉴乳腺癌动脉插管术前诱导化疗的经验,原上海第二医学院附属第九人民医院口腔颌面外科最早开展和报道了术前动脉插管化疗的经验。王大章等也于20世纪80年代报道过500例的疗效总结。邱蔚六等则对术前诱导化疗在综合治疗中的效果给予了全面回顾性评价,认为对术前诱导化疗有效者,远期生存可望获益。

应当指出的是,在20世纪70年代早中期,我国自行发现和临床应用疗效确切的平阳霉素(pingyangmycin),以博来霉素(bleomycin)A_5为主要成分,经临床应用证实,对口腔颌面高分化鳞癌具有良好的疗效,个别早期病例甚至可通过单用平阳霉素而治愈。

如前所述,随着肿瘤内科的逐渐成熟和兴起,在中华口腔医学会口腔颌面外科专业委员会之下设立了口腔颌面-头颈肿瘤内科协作组。在上海交通大学医学院附属第九人民医院口腔颌面外科,还建有独立的口腔颌面-头颈肿瘤内科病区。在科学技术部科技支撑项目的支持下,张志愿等采用多西他赛、顺铂、氟尿嘧啶方案,进行了术前诱导化疗在综合治疗中作用的大样本前瞻性研究。结果显示,与手术加术后放疗而未进行诱导化疗组相比,诱导化疗组对可以手术切除的晚期口腔鳞癌患者的生存率无明显改善,但是对化疗效果好的患者的生存率、区域和远处控制率明显优于未行化疗组。这一切表明,口腔颌面-头颈肿瘤内科正显示出良好的发展前景。

（三）放疗方面的成就

相比外科治疗与化学治疗,除鼻咽癌外,我国头颈肿瘤放射治疗大多处于配合术前及术后治疗的地位,孰优孰劣各单位经验不同。王中和等的研究表明,口腔颌面癌瘤术后放疗的疗效优于术前放疗。对部分术后具有局部高复发倾向的患者,大多已常规采用术后放疗。临床观察还证实,术后放疗区有钛板存留者,也非放疗的绝对禁忌证。李生惠等报道,牙防护板+氟化物凝胶可以降低口腔颌面-头颈癌瘤放疗后猛性龋(又称放射性龋)的发生率。近些年来,放射性粒子植入近距离放疗作为术后的辅助治疗或晚期复发性肿瘤的姑息治疗手段获得了较为肯定的效果,也为某些幼儿或难治性恶性肿瘤患者开辟了新的治疗途径,现已列为国家卫生健康委员会确定的三类临床项目,专业人员经过严格培训以后,在有条件的单位可以选择应用。

（四）基础研究方面的成就

借助改革开放政策,对外交流逐日增多,特别是20世纪70年代末,我国研究生制度的回归,促使了高校及科研单位实验室建设的迅速发展,也促进了头颈肿瘤的基础研究、应用基础研究及临床科研的开展,近30多年来也取得了令人瞩目的进步。

在细胞生物学层面,头颈肿瘤细胞系(株)的建立是国内头颈肿瘤外科基础研究的重要工作之一。1981年,何荣根等在国内建立了第一个舌鳞癌细胞系并命名为Tca8113。在此之后的30余年内,口腔颌面肿瘤研究领域已建立了10余个细胞系(株),包括颊鳞癌细胞系BcaCD885、腭腺样囊性癌ACC-2、舌下腺腺样囊性癌SACC-83、腭黏液表皮样癌MEC-1,以及在以上细胞系基础上筛选建立起来的肺高转移腺样囊性癌细胞系ACCM和SACC-LM、高血液循环转移黏液表皮样癌细胞系TB等。此外,我国还建立了2株SD大鼠鳞癌细胞系Rca-T

和 Rca-B。这些细胞系有的还被引用至国外的实验室进行研究。可以说,我国建立的口腔颌面-头颈肿瘤细胞系,无论是类别还是数量,在世界上可能都是领先的。

20 世纪后期,随着人乳头状瘤病毒(human papilloma virus,HPV)与口腔鳞癌关系研究的深入,帕提曼、张志愿等成功地建立了 HPV16E6E7 诱导的人类永生化口腔上皮细胞系 HIOE-C 及由此诱导的 HB 细胞系;陶谦等则建立了人永生化成釉细胞瘤株 TAM-1。这些永生化细胞系,为某些肿瘤发生发展的研究提供了十分有益的细胞模型。

在分子医学层面,近些年来通过国际合作,对口腔颌面-头颈鳞癌的相关基因进行了高通量筛选和验证的研究。对于唾液腺腺样囊性癌的转移相关基因,也进行过筛选和认证工作,而且还在蛋白质组学水平进行了蛋白差异的表达研究。在口腔鳞癌、唾液腺腺样囊性癌的原癌基因及抑癌基因变化,特别是 miRNA 表达与肿瘤的浸润和转移关系的研究方面,做了大量工作。应当说,尽管目前尚未得到十分有意义的成果和应用于临床的可能,但这些研究水平已初步与世界接轨。

(五)　其他方面的成就

除外科、化疗、放疗方面所取得的成就外,我国在口腔颌面-头颈肿瘤的热疗、冷冻治疗,以及生物治疗方面也做了大量工作。20 世纪 80 年代,原上海第二医科大学及原华西医科大学口腔颌面外科相继开展了热化疗的临床研究。原上海第二医科大学还开展了非特异性免疫治疗,诸如溶血性链球菌 OK-432(国内制剂称注射用 A 群链球菌)、厌氧短小棒状杆菌(corynebacterium parvum,CP)、卡介苗(Bacillus Calmette-Guérin,BCG)的实验研究与临床观察。其中,恶性黑色素瘤用原发灶冷冻治疗、颈淋巴清扫术、化疗,以及 BCG 的综合治疗效果,已基本为 5 年生存率的提高所肯定。

细胞及细胞因子治疗(诸如 IL2、TNF 等)也已在口腔颌面-头颈肿瘤的治疗中被应用。但由于其特异性和靶向作用不强的限制,疗效尚不能令人满意。郭伟等应用继承免疫方法,从转移淋巴结中培养分离出的淋巴结肿瘤浸润淋巴细胞,也曾一度用于恶性黑色素瘤的治疗,但由于缺乏前瞻性对照研究结果,真实疗效尚不能完全肯定。

重组人 *P53* 腺病毒注射液是我国自行研制并得到国家药品监督管理局(National Medical Products Administration,NMPA)批准上市的 *P53* 基因药物,用于治疗晚期鼻咽癌,疗效似较好。李龙江等曾用该药治疗口腔癌,疗效评价目前尚无肯定结论。

第二节　口腔颌面-头颈肿瘤研究与诊治的现代理念

一、发病率与死亡率趋势

肿瘤特别是恶性肿瘤对人类的危害居疾病之前列,甚至首位。根据 2012 年国家癌症中心与卫生部疾病预防控制局出版的《中国癌症发病与死亡 2003—2007》报告,我国 2003—2007 年恶性肿瘤的发病率为 265.93/10 万,其中男性发病率为 293.99/10 万,女性发病率为 237.19/10 万,男、女性别比为 1.24∶1。用世界标准人口构成进行年龄调整的发病率(简称世调率):城市地区恶性肿瘤发病率,男性为 206.35/10 万,女性为 116.71/10 万;在 32 个肿瘤登记地区中,男性发病率最高的地区为江苏省扬中市(447.61/10 万),女性发病率最高的地区为上海市(350.02/10 万),男性和女性发病率最低的地区均是广西壮族自治区扶绥县。

全国恶性肿瘤死亡率为171.84/10万,其中男性为210.94/10万,女性为131.79/10万,男、女性别比为1.60∶1。在32个肿瘤登记地区中,男、女性的死亡率与发病率相似,最高的地区均为江苏省扬中市,男性死亡率最低的地区是广东省四会市,女性死亡率最低的地区是广西壮族自治区扶绥县。

全国前10位的癌症发病中,肺癌位于首位,发病率为48.90/10万,占全部新发癌症病例的18.39%;其次是胃癌、结直肠癌和肝癌,均占全部癌症发病构成的14%以上。男性发病前3位的癌症依次是肺癌、胃癌和肝癌,女性为乳腺癌、肺癌和结直肠癌。

在所有恶性肿瘤中,我国头颈部恶性肿瘤的发病率排位,除鼻咽癌在广州市列第4位(构成比6.89%)外,其他无一进入前10位。

按照头颈部肿瘤的解剖分区,以2003—2007年上海市区的发病率计算(表1-2-1),头颈部肿瘤的发病率为男性19.82/10万,女性20.19/10万。应当指出的是,以上均为上皮源性恶性肿瘤,并不包括发生在头颈部的淋巴造血系统肿瘤、骨组织肿瘤、软组织肉瘤及其他间叶组织来源的肿瘤,也未包括皮肤上皮源性恶性肿瘤。如果加上这些病例,头颈部恶性肿瘤的发病率可能还要高。

表1-2-1　2003—2007年上海市区头颈部恶性肿瘤部位与发病率

单位:/10万

部位	男	女	部位	男	女
唇	0.13	0.15	其他口咽	0.28	0.05
舌	1.14	1.08	鼻腔、鼻窦及其他	0.87	0.43
口	1.42	1.07	喉	4.39	0.46
咽,部位不明	0.21	0.05	唾液腺	0.93	0.83
鼻咽	5.96	2.3	甲状腺	3.89	13.42
下咽	0.34	0.04	眼	0.26	0.31

注:1. 总计,男性19.82/10万,女性20.19/10万。
　　2. 不包括头颈部非上皮源性恶性肿瘤及皮肤恶性肿瘤。

统计资料显示,我国头颈部恶性肿瘤的发病率显著低于西方国家,但与西方国家一致的是,无论是发达国家或发展中国家都呈现出上升势头。以口腔癌及口咽癌为例(国际上常把口腔癌与咽癌放在一起):斯洛伐克的发病率由4.5/10万(1968—1970)上升到17.9/10万(1987—1989);匈牙利男性患者的口腔癌和咽癌的死亡率也由20世纪60年代的2.2/10万上升到20世纪90年代的16.3/10万。以上情况同样出现在英国,其35~64岁男性口腔癌的发病率从3.61/10万(1962—1966)上升至5.52/10万(1982—1986);死亡率从1.67/10万(1966—1970)上升至2.91/10万(1982—1986)。高静等对上海市1973—2005年口腔及唾液腺恶性肿瘤发病趋势的分析也得出,从20世纪90年代起,粗发病率呈现缓慢上升趋势;从1973年开始,粗发病率为1.92/10万,而2005年的粗发病率为3.27/10万($P<0.01$)。2003—2007年全国口腔和口咽癌发病率水平,依据32个肿瘤登记地区的合计是3.15/10万,在癌症新发病例构成中排列第21位,占全部癌症发病的1.19%。按性别统计,口腔和口

咽癌在男性的发病高于女性,男性发病率为 3.95/10 万,是女性发病率 2.34/10 万的 1.69 倍;口腔和口咽癌占男性癌症发病的 1.34%,排列第 15 位;占女性癌症发病的 0.99%,排列第 20 位。

我国台湾省的口腔癌增长率近年更高,已列台湾省十大癌症的第 4 位。据称,台湾省男性居民 1.5/10 为咀嚼槟榔者,如不改变这一现状,其口腔癌发病率还会上升。值得注意的是,湖南省和海南省槟榔产业发展势头较猛,种植、加工及消费数量剧增,这种状况应引起政府、卫生行政管理部门、医疗机构和医务人员、社会大众的高度重视,一方面,控制槟榔产业的发展势头;另一方面,加强科普教育,让当地居民充分认识咀嚼槟榔可以致癌的危害性,自觉改变生活习惯。

与上述情况相反的是,东南亚口腔癌发病一向较高的国家,近年来发病率反而有所下降。据 Reichart 报道,泰国清迈口腔癌与口咽癌的标化发病率,男性从 1988 年的 3.6/10 万下降到 1999 年的 1.2/10 万($P = 0.000\ 2$);女性从 1988 年的 2.6/10 万下降到 1999 年的 1.1/10 万($P = 0.007$)。据信这一趋势与当地居民生活习惯,特别是咀嚼槟榔和烟叶等改变有关。

在我国,鼻咽癌在广东、广西和福建一带发病率很高,全国的发病率(4.20/10 万)和死亡率(2.24/10 万)均高于世界平均水平。值得注意的是,鼻咽癌发病率显著高于死亡率,两者差异较大,说明随着社会进步和经济发展,特别是医疗技术水平的提高和医疗保障制度的健全,在人群中积极开展癌症筛查工作,使得鼻咽癌患者得到了早发现、早诊断和早治疗,鼻咽癌整体预后明显改善,长期生存率明显提高,这是我国成功的经验。

二、研究与诊治的分子生物学理念

(一) 肿瘤发生发展的分子生物学理念

自 1953 年 Watson 和 Click 发现 DNA 的双螺旋结构及 20 世纪 60 年代初期 Pertuz 及 Kendreu 对血红蛋白、肌红蛋白进行三维空间分子解析后,生命科学正式进入分子生物学时代,并被认为是生命科学的第一次革命。20 世纪 90 年代,随着生命信息研究的深入,生命科学进入到被称为第二次革命的基因组学时代。这些都深刻地影响着人们对肿瘤本质的认识。

从前对肿瘤一词更多是从细胞生物学来定义的。通常在医学专著中被认为"肿瘤是人体器官组织的细胞,在外来和内在有害因素的长期作用下所产生的一种以细胞过度增殖为主要特点的新生物。"

美国国家癌症研究所(National Cancer Institute,NCI)的定义则是"肿瘤是因细胞分裂过度,或应凋亡而未凋亡所形成的一种非正常组织。"医学辞典的解释是"肿瘤是在始动因素(激发因子)刺激之后出现的较正常细胞生长更快的细胞增殖而形成的一种非正常组织。"

上述一些定义不但是细胞生物学层面的,也是描述性的。进入分子生物学阶段后,对肿瘤的定义已进入到分子生物学层面的时期。Diaz Canos 所著《组织病理学》一书认为:"生物学的定义是肿瘤的发生和发展是细胞与环境相互作用而导致的结果。肿瘤的无休止生长则是由于多阶段基因之间关系的变化,逐步积累所造成的结果,其关键又在于分子转导通路

(molecular pathways)被累及所致。"Fearon 等所著头颈肿瘤学阐述得更明确,认为大多数恶性肿瘤的形成是基因多阶段变化的过程(multistep process),导致变异基因细胞呈克隆性生长(clonal outgrowth)。

从分子水平对肿瘤的认识,促进着肿瘤分子生物学研究的深入。这不但反映在基础研究方面,也反映在临床诊断及治疗的各个方面。

(二) 头颈肿瘤分子生物学方面研究的进展

癌基因与抑癌基因 正常人体细胞内均存在原癌基因(proto-oncogene),它具有正常的生物学功能,无致病作用;但当它被激活,即结构或调节区发生变化后则能致病,并由原癌基因变成"癌基因"(oncogene)。细胞原癌基因有与生长因子有关的癌基因、生长因子受体类癌基因、转录因子类癌基因等几类。与头颈癌瘤发生关系较密切的有 *RAS*、*MYC*、*cerbB-2*、*FAS*、*RET* 及 *TRK* 等基因。

除细胞原癌基因外,还有病毒癌基因。当其感染人体后,DNA 病毒可通过自身复制,使细胞发生恶变。近年来,宫颈癌、口腔癌、口咽癌与人乳头状瘤病毒(human papilloma virus,HPV)的关系已基本被肯定。口腔癌虽尚不及宫颈癌关系密切,但至少有超过50%的口腔鳞癌标本可检测到 HPVE6E7 DNA 基因。在口咽鳞癌患者中,HPV 的检出率更高,并被临床初步证明,携带 HPV DNA 的患者放射治疗相对更为敏感,预后相对更好。为此,在美国国家癌症综合网络(National Comprehensive Cancer Network,NCCN)制定的口咽鳞癌诊治指南中,明确建议口咽癌患者还需要检测 HPV。近年来临床发现不少年轻女性舌癌患者,并无烟酒、咀嚼槟榔等不良嗜好,但可检出 HPV,对于这类患者,还曾冠以"HPV 口腔癌"的命名。

癌基因突变的方式有点突变、基因易位、插入诱变、基因扩增、基因缺失及 DNA 甲基化(methylation)等。其中,甲基化是目前头颈肿瘤研究的热点,也是细胞癌变过程中最重要的一步,去甲基化可能成为控制肿瘤发展的一个策略。

抑癌基因(tumor suppressor gene)亦称抗癌基因(antioncogene),亦存在于正常人体内。其生物学功能与癌基因相反,它具有调控正常细胞分化、凋亡等过程。抑癌基因如果失去正常功能,也会导致癌瘤发生。

抑癌基因的种类很多,在头颈肿瘤中研究较多的仍属 *P53* 基因。在肿瘤发生、发展过程中发生突变,可失去负向调节作用(癌基因的调节是正向调节)。此外,*P16* 基因也被认为和头颈肿瘤有一定关系。与其他肿瘤的远处转移基因相似,*NM23* 基因失活或下调,也会助长头颈部癌瘤的远处转移。

癌基因与抑癌基因在正常情况下处于正负相调节的关系,即平衡关系。一旦这个平衡关系被破坏,就可发生肿瘤。是否出现临床症状,也是两者抗衡制约关系的一种表现。例如在某些尸检病例中,可能见到组织内或器官上有癌肿存在,而在生前并无任何临床症状。

(三) 关于癌症是"慢性病"的理念

早在 20 世纪,世界卫生组织(World Health Organization,WHO)即指出,心脑血管病、肿瘤和龋病是三大非传染性慢性病;21 世纪,WHO 再次强调肿瘤是一种慢性病的观点。任何一种非传染性慢性疾病的发生都是一个过程(disease is not a thing,but a process)。无论从生物学观点,抑或临床经过来看,癌的形成都是一个在多因素作用(含环境因素)下,包括始发突变、潜伏、促癌和演进的各个阶段(stepwise)。从无症状到出现症状,有时是很长的时间。慢性病理念的提出,对癌症发生、发展及其阻断策略的研究十分有益;而且也在一定程度上可指导临床诊断及治疗工作,特别是避免对一些生物学行为相对较好的肿瘤[有时亦称为惰性肿瘤(indolent tumor)]进行过度(over)治疗,而对晚期病例也不要轻言放弃(don't give up)。既然是慢性病,总应千方百计保证患者延长生存时间及维持生活质量。当然,也不是说对能根治的病例不进行根治性治疗。

一些研究证实,某些染色体的杂合性丢失(loss of heterozygosity,LOH),可以在发展过程中出现。癌变早期即出现 *P53* 突变,继之 *P16* 突变。在发病过程后期,细胞周期素(cycline-D1)也会发生改变。

(四) 头颈部肿瘤的生物分子标志物

肿瘤标志物(tumor marker)是 1978 年 Herber Man 首先提出的。随着生物化学、免疫学及细胞工程学、分子生物学及遗传工程学等相应检测技术的发展,在恶性肿瘤的血液、尿液或其他体液中发现了一些特殊的化学物质,这些物质通常以抗原、激素、受体、酶、蛋白,以及各种癌基因等表达形式出现。由于这些产物多由肿瘤细胞本身产生和释放,因此可以用于肿瘤的诊断,特别是早期肿瘤或深部肿瘤(例如内脏,头颈部的翼腭窝、颞下窝、各窦腔,以及颌骨中心性原发性恶性肿瘤)的早期发现。肿瘤标志物同样可用于对患者病程发展的监控,治疗效果及预后的评估,以利于早期发现肿瘤复发,并及时对患者进行处理。

临床上,肿瘤标志物的检测按其来源和性质可分为以下四类。

1. 胚胎性抗原标志物　常用的有癌胚抗原(carcinoembryonic antigen,CEA)、甲胎蛋白(α-fetoprotein,AFP)及胰胎抗原(pancreatic oncofetal antigen,POA)等。CEA 来自胎儿胃肠道上皮组织或由肝细胞所合成,是一个广谱癌抗原,对胃肠道、肺、膀胱等肿瘤均有参考价值。AFP 对原发性肝癌最灵敏,已被公认为具有较大的特异性。POA 在胰腺癌的表达最高,最有意义。头颈部恶性肿瘤一般与胚胎抗原标志物的关系不大。

2. 糖类抗原标志物　包括 CA125(主要用于妇科肿瘤)、CA15-3(对乳腺癌有一定意义),以及 CA19-9 和 CA50(对消化道肿瘤较敏感)等。

3. 酶类标志物　这类标志物中,以前列腺特异性抗原(prostate-specific antigen,PSA)对前列腺癌的诊断最为敏感,被认为是高特异性抗原。α-L-岩藻糖苷酶(alpha-l-fucosidase,AFU)据称对原发性肝癌具有诊断价值。神经元特异性烯醇化酶(neuron specific enolase,NSE)对神经母细胞瘤,特别是儿童的神经母细胞瘤具有较高的指示价值。

4. 激素类标志物　其中降钙素(calcitonin,CT)对甲状腺髓样癌有特异性。

临床上还有其他未分类的肿瘤标志物,在一定程度上有其特定的对象,即特异性。在头颈肿瘤方面,临床有特异性意义和价值的标志物不多。除降钙素及甲状腺球蛋白 670 对甲状腺癌有诊断价值外,对大多数头颈部鳞癌来说,只有鳞状细胞癌(squamous cell carcinoma,SCC)抗原具有较好的指示价值。恶性神经源性肿瘤,特别是儿童眼神经母细胞瘤,NSE 检测有明显特异性。

头颈部肿瘤大多位于表浅部位,除少数病例外,大多可以通过活检确诊。因而,标志物的检测在人群肿瘤筛查和追踪复发及预后方面意义可能更大。

必须指出的是,临床上标志物检测的特异性高低都是相对的,不要忽略一些标志物在良性病损中也可以增高,有的还可受到生理变化(例如妊娠),以及生活习惯(例如吸烟)的影响和干扰。为此,有人主张,可以应用多指标,即多种标志物的变化去综合判断,以减少误差。

除临床外,近年来在病理学检查上普遍应用了分子标志物行肿瘤的诊断或鉴别诊断,正确性远高于临床标志物检测,更可信、可靠。在病理学检查中,有关头颈肿瘤的肿瘤标志物有三种。

1. 基因标志物　包括 DNA 非整倍体性,杂合性丢失(LOH),癌基因、抑癌基因及其相关因子 *c-erbB-2*、*MYC*、*P53*、*cyclin D1*、HPV 等。

2. 增殖标志物　主要是增殖细胞核抗原(proliferating cell nuclear antigen, PCNA)和 Ki67。

3. 分化标志物　包括细胞表面糖类和细胞角蛋白(cytokeratin, CK),后者在口腔颌面-头颈鳞癌的诊断中十分关键。

(五) 肿瘤功能影像与分子影像诊断的理念

随着分子生物学理论与技术的进步,临床肿瘤的影像诊断亦由解剖结构水平逐步上升到分子影像水平,由生理学水平上升到功能检测层面。分子影像学则被认为是功能影像学发展的最高阶段,或更高层面。分子影像学(molecular imaging, MI)是 1999 年由 Weissleder 等提出来的,功能分子影像学也是在解剖结构影像学基础上发展起来的。临床常用的 X 线片、CT、B 超的成像原理是解剖学、形态学的反映;磁共振(magnetic resonance, MR)则利用质子密度(T_1、T_2),既反映解剖,也反映功能;而单光子发射计算机体层摄影(single photon emission computed tomography, SPECT)及正电子发射体层摄影(positron emission tomography, PET)则是利用放射性核素浓度的半定量与定量原理,可充分反映血液、代谢与功能。图 1-2-1 简要说明了它们在应用功能上的差别。近年来将解剖影像和分子水平的功能影像相结合的 PET-CT,则是应用图像融合技术把两者有机结合起来的一种新型影像学诊断工具。

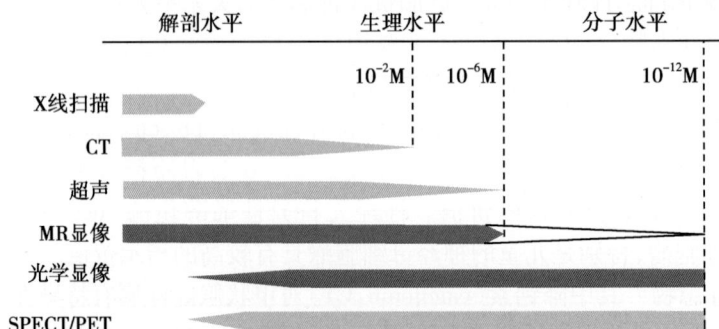

图 1-2-1　肿瘤功能影像与分子影像理念的示意图

分子影像学的出现,对头颈部肿瘤的诊断和治疗方案的拟定十分有帮助,也直接提高了肿瘤的检出率和治疗效果。例如磁共振血管造影(magnetic resonance angiography, MRA)及磁共振唾液腺造影(magnetic resonance sialography, MRS)比以前常规的瘤腔血管造影、唾液腺造影有不少的优越性,而且起着很好的互补作用。

当然,作为临床医师,进行影像学诊断还必须结合其他手段,特别是物理检查,进行综合性判断,否则也会在诊断及治疗上犯错误。

（六）头颈部肿瘤的生物治疗

1975 年美国国家癌症研究所(NCI)提出了生物反应调节剂(biological response modifier, BRM)的概念,1978 年成立了以 Oldham 为首的研究组,1982 年创刊了有关 BRM 的官方刊物。由此,生物治疗正式为医学界同仁所熟知和接受。

生物治疗学着眼于宿主与肿瘤的关系,通过调节(整)或修饰机体对肿瘤的生物学应答而起到抗肿瘤作用。生物治疗的基础是千方百计调动机体本身的抗癌功能,以自身功能调节的方式,达到消灭残余癌瘤(亚临床灶)及临床治愈的目的。目前,生物治疗已开始进入头颈部癌瘤的综合序列治疗中。

广义的生物治疗应包括免疫治疗、细胞因子治疗、基因治疗等,也包含近年来最流行的生物靶向治疗。

头颈部癌瘤的非特异性免疫治疗已经进行了多年,但目前尚无一种特别肯定、成熟、通用的治疗方法。值得一提的是,随着宫颈癌 HPV 疫苗的应用取得明显降低宫颈癌发病率的效果,HPV 疫苗是否对头颈部鳞癌也有作用,引起了学者们的兴趣。抗 HPV 疫苗大致可分为三类,即预防性疫苗、治疗性疫苗,以及兼有预防治疗功能的多价疫苗。预防性疫苗主要是阻止健康人不受 HPV 感染,主要以 HPV16 的 L1 壳蛋白为主。治疗性疫苗以 HPV E6、E7 的 2 个癌蛋白为靶点。由于 E6 与 E7 的免疫原性高,且能在癌细胞中持续表达,因此是比较理想的一种靶抗原。一些动物实验已初步证实,治疗性疫苗对头颈鳞癌具有明显的功效。当然,从实验室到临床还有一段路要走;即使被应用于临床,预防或治疗也不可能单靠 HPV 疫苗,因为还有一部分患者的病变与 HPV 并无关联,而是由其他环境因素所引起。治疗性疫苗也需要与其他疗法综合应用,而不能期冀单独应用疫苗就能达到根治目的。

分子靶向治疗也是近年肿瘤治疗研究中的一个重要部分,被认为是最有发展前景和实际应用价值的一种疗法。分子靶向治疗是指,在肿瘤分子生物学与细胞生物学发展的基础上,针对癌变过程中的各个环节,在细胞水平及分子水平上对各因子及其发展的各个阶段,有目的地予以阻断或攻击,以期达到肿瘤在发展过程中即行逆转或消失的一种治疗方法。目前针对的主要环节包括原癌基因及抑癌基因、细胞因子及受体、抗肿瘤血管生成等方面。当然,了解不同肿瘤发生的各自细胞信号转导通路是十分重要的基础,否则无从谈到靶点。

目前,分子靶向治疗的方法有靶向治疗药物、生物导向治疗、生物化疗(bio-chemotherapy)等几大类。药物方面应根据不同的靶点去选择应用,其中有单克隆抗体药物,如抗表皮生长因子受体(epidermal growth factor receptor, EGFR);抗血管内皮细胞牛长因子(vascular endothelial growth factor, VEGF)等。生物导向药物则是将靶向药物与放射性核素相结合,以获得更好的疗效,例如将治疗 B 细胞恶性淋巴瘤的利妥昔单抗(rituximab)与放射性 ^{90}Y 结合,即形成放(射)免(疫)靶向药物,据称其疗效可能比利妥昔单抗更好。

在头颈部肿瘤的生物治疗中,近年来已问世的西妥昔单抗(cetuximab)是一类作用于 EGFR 的靶向治疗药物,业已被国内外广泛应用。西妥昔单抗可通过与 EGFR 细胞外位点结合,竞争性地抑制其与自然配体的结合,从而阻断下游信号转导,起到抑制肿瘤生长的作用。据检测,头颈部鳞癌患者的 EGFR 阳性率可达 95%～100%,在所有恶性肿瘤中几乎是最高的,因而,西妥昔单抗自然地就成为治疗头颈部鳞癌的首选生物治疗药物。

此外,抗血管生成药物也有望应用于头颈部癌瘤的治疗。

我国特有的优势是中医中药治疗。目前已基本认定,中药具有免疫调节作用,虽然它的直接抗肿瘤作用很弱,但可以提高患者的免疫功能。上海交通大学医学院附属第九人民医院口腔颌面外科临床应用"参阳方"治疗口腔癌证实,应用中药治疗后,可使患者免疫 T 细胞的 CD4$^+$细胞、NK 细胞上调,并逆转 Th1 辅助细胞向 Th2 抑制细胞漂移。临床生存率的比较也证明,在影响治疗结果的多因素分析中,中药是唯一的一项有意义的影响因子($P<0.05$)。因而,中药治疗似也应纳入生物治疗的概念之中。

(七) 口腔颌面-头颈肿瘤的临床诊治理念

1. 多学科综合序列治疗　综合治疗(combined treatment)概念在恶性肿瘤中的应用已有多年,然而,综合治疗绝不是各种方法杂乱无章地叠加,也不是将各种方法一个用了无效,再用另一个,而应当是在治疗计划中有一个全盘的综合考虑,由此就引出了序列治疗(sequential therapy)的概念。这一概念在口腔颌面外科领域内首先应用于唇腭裂的治疗。近 30 年来,国际上对恶性肿瘤综合治疗中的"综合"二字常用多学科(multi-disciplinary)一词,但未能体现序列的含义。临床经验证明,序列治疗选择是否恰当,将会影响肿瘤的治疗效果。例如根据上海交通大学医学院附属第九人民医院口腔颌面外科的经验,对鳞癌应采用术前诱导化疗→手术(±缺损立即整复)→放疗→生物治疗为好;对恶性黑色素瘤,则应选择原发灶冷冻治疗→化疗→颈淋巴清扫术(±未控原发灶手术)→生物治疗最佳;对恶性淋巴瘤,则毫无疑问应选择化疗→放疗→手术(病灶未控而又可手术切除时)的顺序。无独有偶,近年来在晚期头颈部恶性肿瘤的放化疗治疗中,有学者发现先用诱导化疗继之以同期放化疗疗效最佳,该方法也命名为"序列治疗",足见"序列"的重要性。为此,恶性肿瘤"综合治疗"的全称宜改为"多学科综合序列治疗(disciplinary combined sequential therapy)",似更能全面地表达这一意义。

2009 年版 NCCN 头颈部肿瘤临床指南(中文版)明确提出,多学科团队(multi-disciplinary team,MDT)应包含头颈外科、肿瘤放射科、肿瘤内科、整形与修复重建外科、专业护士、口腔科/口腔修复科、理疗和康复治疗、语言和吞咽功能治疗、临床社会工作者、营养科、病理学、放射诊断科、神经外科、眼科、精神科,以及戒瘾治疗和听力学等。这样一个庞大的团队,是全身其他肿瘤治疗中见不到的,这也是由头颈部复杂的解剖生理特点等所决定的。

目前为止,头颈部肿瘤仍然是以外科治疗为主,因而这一联合团队的领头者通常是外科医师。

多学科综合序列治疗的主要适应证应是临床晚期,即Ⅲ、Ⅳ期或复发患者,而不是早期患者。因为Ⅰ、Ⅱ期患者,单纯手术或放疗就可以获得较好的结果。

由于多学科综合序列治疗所需时间长,医疗费用高,涉及临床学科多,也需要相应的特定设备,因此,实施多学科综合序列治疗的机构一般应是具备上述技术条件和物质条件的医疗中心或专科医院,故在 20 世纪 80 年代,即对头颈肿瘤的治疗提出过建立"治疗中心"论。事实证明,医疗中心或专科医院在头颈部癌瘤的治疗,特别是在提高疗效方面,起着举足轻重的作用。

2. 个体化与规范化治疗　21 世纪的临床医疗被认为已进入预防性(preventive)、预测性(predictive)与个体化(personalized)的"3P"时代,其中的个体化治疗理念基本等同于近些年大力倡导的精准医疗(precision medicine)概念。预防医学已提出多年,预防为主的概念在医学中的重要性已毋庸多加诠释。预测性及个体化医疗的概念则是随着分子生物学、基因组学的发展而更被重视的另类概念。预测性是在基因测序的基础上,估计某个个体可能发生某种疾病的预警,特别是对某些遗传性疾病、慢性病,包括癌症。

本节仅对个体化治疗与规范化治疗予以重点讨论。

个体化亦有人称为"个性化"。从文字来理解,似称"个体化"较为全面。"个性"不仅带有明显的精神、性格因素色彩,而且"个性"本身就应当是"个体"组成的一部分。

个体化治疗的理念早在20世纪80年代初就已被提出。当时为了反对任何患者一刀切的治疗方案,在口腔颌面-头颈肿瘤的治疗中就有过"量体裁衣"(custom design)和"度身定制"(custom made)的概念。这些概念的提出既改变了忽视个体特点一刀切的做法,也提高了治疗效果,最大限度地保存了生理功能和生存质量。随后,在修复性功能性外科中,对不同个体应用三维打印技术进行术后缺损修复,取得了外形对称、功能良好的效果,这也是数字医学技术发展和实际应用个体化治疗理念的结果。事实上,即使在所谓根治性治疗方案的选择中,也不是千篇一律地一刀切。任何一个最终的治疗方案都必须考虑肿瘤的部位、临床分期、病理类型、分化程度,以及患者的全身状况、职业以及经济承受程度等多种因素。

以上个体化治疗的依据还仅仅是限于大体、组织学和器官水平层面的思考,而现代的个体化概念却包含着分子水平,特别是基因组学、蛋白质组学层面的思考。

2000年,人类基因组测序图谱的正式发布,这是全球科学家经过10多年的努力所取得的科研成果。其后进入后基因组学时代,对各种疾病,包括肿瘤的致病基因进行了更深入研究。随着基因测序的成功和成本的进一步降低,在不久的将来,个体的基因序列检测是完全可能和可行的。为此,大家都希望,通过基因异常及分子转导通路等研究,能真正达到有的放矢地进行治疗,从而实现个体化治疗的最高层面——分子水平的个体化治疗,这实质上就是当下最为时兴的精准医学的理念。

综合上述各种因素,个体化治疗的理念将更加完整,疗效也必然进一步提高。我们期待着这一天的早日到来。

规范化治疗的概念是疾病治疗方案必须在总体考虑下,有规则、有根据地对患者进行治疗。所谓规范化治疗最常见的实施方法,就是制定疾病治疗指南(guideline),国内常称为"治疗常规"。为了规范肿瘤的治疗,NCCN制定了包括头颈肿瘤在内的诊治指南,并向全世界各国推广。进入中国后,2009年专门出版了适用于中国的"中国版"。该指南每年都允许修改。然而能被采纳修改意见的前提是,必须要有符合循证医学的科学根据。我国的循证医学研究尚处于起步阶段,经得起考验的研究成果尚不多,要争取有自己的发言权,尚须努力。

规范化与个体化是不矛盾的。没有规矩,不成方圆,没有个体就不能对症下药,这是对立与统一的哲学思考。

3. 口腔颌面-头颈肿瘤疗效评价的理念　任何疾病的诊治都存在对治疗效果的最终评价问题。对非致死性疾病来说,疗效评价的重点应在治愈及治愈后是否留有后遗症,或是否影响生存质量方面;而对致死性疾病,如恶性肿瘤,则生存率及生存质量均至关重要。

生存率在癌瘤的治疗多以3年、5年随访为标准,但对一些特殊的头颈部癌瘤则应以10年或15年以上为衡量标准,例如大多数唾液腺癌及甲状腺癌。近年来,由于生存率的不断提高及"慢性病"理念的引入,对于一些治疗方法疗效的评价,也可用中位生存期来进行衡量和比较,而不再单纯追求 3 年、5 年、10 年生存率。当然,无论如何,长期生存总是人们一致的追求。

在 20 世纪 90 年代以前,对头颈部肿瘤生存质量的追求远没有现在重视,对一个治疗方法的评价很少考虑或比较生存质量。随着功能性外科(包括保存性功能性外科与修复性功能性外科)的广泛开展,数字医学技术(例如虚拟手术、三维打印、导航技术等)的引进,以及颅面、牙种植外科的发展,使得生存质量有了更大的提高。对口腔颌面-头颈肿瘤患者来说,不但要求保持和恢复患者的外形,还要求最大限度地恢复患者的咀嚼、吞咽、语言及呼吸功能。例如,对于颌骨缺损患者,如只有外形恢复而没有咀嚼功能(指牙列恢复)的恢复,将是"不全恢复"。从多学科综合序列治疗的角度来说,患者术后的吞咽功能、语言功能等还需要接受特定的训练和康复治疗工作,在这方面我国目前尚须进一步加强。

因此,现代头颈部肿瘤治疗的新理念和新的治疗效果评价标准,应提倡"力求生存或治愈率与生存质量并重,生理功能与外形恢复兼顾"。

4. 头颈部癌瘤同期放化疗的兴起和进展   目前为止,头颈部肿瘤化疗的一线基本药物仍为顺铂(cisplatin,DDP)与氟尿嘧啶(5-氟尿嘧啶,5-FU)。近年有研究认为加入紫杉烷类效果更好。进入新世纪后,化疗与放疗结合的同期化放疗(concurrent chemoradiotherapy)或称同期放化疗(concurrent radiochemotherapy)应用于头颈部不可手术的晚期癌症患者获得了较好的疗效。一项 meta 分析指出,与单独放疗比较,同期放化疗的绝对获益率为 8%。如果在放化疗之前再加一疗程诱导化疗,其疗效可能更好。国外的Ⅲ期临床试验证明,晚期喉癌患者进行同期放化疗有可能保存喉的器官完整性。对于术后仍存在复发高危因素(如切缘阳性,侵犯淋巴结包膜外、血管、神经,以及瘤栓等)的患者,也建议术后同期放化疗,而不是单纯放疗。国内对同期放化疗的研究开展不多,除鼻咽癌外,其他头颈部鳞癌尚未见有明确的评论。

相比单用放疗或化疗来说,同期放化疗的不良反应也是显而易见的。严重的胃肠道反应——恶心、呕吐,神经损害症状,听力下降甚至失聪,肾功能损害很常见,因此在治疗中如何降低或缓解这些不良反应也十分重要。

借鉴西妥昔单抗的问世及其疗效,近年也有化疗+西妥昔单抗或同期放化疗+西妥昔单抗的尝试,最终结果尚待进一步观察。

5. 头颈肿瘤的微创治疗   从外科成为临床独立专科的那一天开始,微创就始终是外科医师梦寐以求的目标。尽管在很早以前就有微创技术,但微创外科(minimally invasive surgery,MIS)的正式命名却始于 20 世纪 80 年代。到目前为止,对微创外科的含义尚未完全达成共识,也没有一个经典的定义,但任何能比传统外科或治疗减少或减小创伤程度的手术或治疗方法,都可以归入微创之列。微创外科或治疗不仅指手术或治疗本身的创伤,还应当包括对人生理上及心理上创伤的减少或减小。肿瘤的微创治疗理念是一个广义的内容,不单指手术,故对肿瘤以称微创治疗为妥。

目前,肿瘤的微创治疗大致有以下五类。

(1)血管放射介入技术:包括动脉插管化疗、Selding 技术栓塞治疗等。动脉插管化疗始于 20 世纪 50 年代,至今临床上仍在采用,并将其归入微创治疗和介入治疗范畴。后者在口腔颌面-头颈部脉管畸形的治疗中是使用最多的方法,特别是颌骨中心性动静脉畸形,甚至可以治愈而不用手术。

（2）物理消融治疗：常用的是低温冷冻治疗与激光局部消融治疗。此外，射频、微波、超声、光动力疗法（photodynamic therapy，PDT）等都属此类。在头颈部肿瘤中，也经常应用。冷冻治疗对恶性黑色素瘤原发灶及色素性病损的治疗效果是毋庸置疑的。微波、射频、超声常用作局部加热手段与化疗并用。PDT除对微静脉畸形有较好的疗效外，还可用于黏膜癌前病损，如口腔白斑病、口腔扁平苔藓的治疗。

（3）化疗消融治疗：应用化学或药物注射到瘤内以取得肿瘤治疗的疗效。药物以硬化剂类，如乙醇、碘剂、鱼肝油酸钠，以及化疗药物平阳霉素等为主。在头颈部肿瘤，多用于治疗类肿瘤的脉管畸形，特别是囊性病损。

（4）放射性粒子植入治疗：属于近距离放疗，可行瘤内插植，也可配合手术，于手术结束前或术后置于可疑的残癌部位。近年在唾液腺癌，特别是疑有肿瘤侵犯，又欲保留面神经时，常作为手术治疗的辅助手段。对于上颌的恶性肿瘤，巧妙地采用赝复体内植入放射性粒子的方法，解决了骨性组织植入困难的问题。

（5）口腔颌面-头颈肿瘤的微创手术：主要借助内镜技术。目前不少消化道癌瘤都可应用内镜技术切除肿瘤，诸如结-直肠癌手术、早期胃癌、食管癌手术，以及某些妇科盆腔肿瘤和胸科肺部肿瘤手术等。这些手术大大减少了手术创伤，减轻了开腹、开胸手术导致的生理功能紊乱，也缩短了手术及住院时间，受到患者的青睐。然而，对恶性肿瘤而言，远期治疗效果，特别是与传统手术比较的前瞻性研究报道尚不多见。

在口腔颌面-头颈肿瘤方面，首先，内镜手术用得最成熟的当属早期鼻腔、喉肿瘤在内镜下成功地完成手术。其次，有一些经胸壁入路内镜下行甲状腺肿瘤（大多是腺瘤）的报道；也有少量用内镜辅助行腮腺、下颌下腺肿瘤切除的实践。

在头颈恶性肿瘤微创治疗方面，更多的微创精神还是体现在技术的改良和功能性保存性外科的开展中。例如，目前对 N_0 患者已基本废弃了根治性颈淋巴清扫术，更多采用的是肩胛舌骨上颈淋巴清扫术。对大型颌骨囊性病损的开窗减压术，也使部分患者免除了接受更大手术的痛苦，并获得了更好的外形。腮腺的良性肿瘤采用部分腮腺切除术较好地保存了腮腺的功能。尽管如此，对肿瘤的微创治疗来说，更多还要看今后的随访结果，才能给出最终的评价。

第三节 科技创新与转化医学

一．关于科技创新

（一）科技创新的意义

纵观人类社会发展史，从原始社会到农业社会，从农业社会到工业社会，再从工业社会到现代的知识社会，4次社会转型不但标志着人类社会的进步，而且每次社会的转型都离不开创新。生命科学、医学的进步同样也离不开创新。

毛泽东曾经说过，"人类总得不断地总结经验，有所发现，有所发明，有所创造"。发现（discovery）的含义是一个新的东西被认识；发明（invention）的含义是一个新的构想被证实；创造（create）的含义是首创前所未有的事物；创新（innovation）则含有革新、创造、新方法、新事物之意。如果从广义来理解，发现、发明、创造似都属于创新之列。因此，近年来我国均常用创新一词来引导、鼓励科技的进步与发展。如果查阅"innovation"一词的来源，首见用于经济领域，而且与工农业生产具有紧密的联系。1912年，Peter所著经济发展理论对"创新"定义为"把生产要素和生产条件的新组合引入生产体系，建立一种新的生产函数。"现代对创新的认识则远比当初扩展得多了。

创新是一个国家、一个民族发展的强大动力，科技创新更是科技工作者义不容辞的责任。国家领导对科技创新十分重视和关怀，我国前后召开了7次全国性的科技大会，以鼓励和促进我国科学技术的发展。第1次会议于1978年举行，主题是"科学的春天"。1985年的第2次全国科技大会主题是"科技体制改革"，因为没有体制的改革创新，就不可能有科技创新。1995年第3次全国科技大会的主题是"实施科教兴国"，第一次把科技与教育并列，探讨其间的紧密关系。1999年，经过近20年的改革开放，我国科技工作上了一个新台阶，并取得了不少成就。在这个基础上，开始注意到科技工作的质量，第一次明确提出科技需要创新，故第4次大会被比喻为"唱响创新序曲"。2006年，第5次全国科技大会进一步明确提出了"自主创新"的号召，并制定了2006—2020年的科技规划纲要，目标是到2020年，国家对科技工作的投入要大量增加，我国科技应用的自主创新率要达到70%以上。2012年，第6次全国科技创新大会号召科技界奋力创新、为全面建成小康社会提供有力支撑。2016年，召开了第7次全国科技创新大会，习近平总书记和李克强总理作长篇讲话，深刻阐明了科技创新在人类社会进步中的重要地位，充分肯定了我国科技创新取得的丰硕成果，系统阐述了推进我国科技创新的战略目标、重点任务、重大举措和基本要求，发出了建设创新型国家、建设世界科技强国的有力号召，为在新的历史起点上实现我国科技事业跨越发展，指明了正确方向、提供了基本遵循。

（二）现代创新体系

现代创新体系可大致归纳为知识（science）创新、理论（theory）创新、技术（technology）和体制（system）创新等几大类。这些不同的创新体系关系密切，可以互相影响、互相制约。例如前述，为了科技能持续发展，才有了1985年科技体制改革的全国科技大会。同理，一次新的理论创新，又可以促进一种新技术的出现。例如，没有太空的理念，就不可能有航天技术的发展。

（三）科技创新的种类

创新大致可分为原始性创新（original innovation）或称破坏性创新（destructive innovation）与集成性创新（collecting innovation）或称持续性创新（substaining innovation）。原始性创新的创新性要求最高，是全新事物或完全推翻已有的旧事物，创建另一个新事物。正如中国古代思想家老子所说，叫"无中生有"。亦如诺贝尔物理学奖获得者丁肇中的论断："在纯科学领域，没有所谓第二""书里写的都是别人做过的事情，科研是要求做别人未做过的事""科学的进步要求要推翻前人做过的事情"。概括来说，原始创新的特征是"突破原来的知识结构和思维定式，标新立异，实行跨越式发展"。一般来说，发现和发明都应属于原始性创新性质。

集成性创新的创新性似不及原始性创新高，但在科学技术的发展历程中却是大量存在的，特别是在应用学科，诸如工、医、农等学科中最多见。集成创新是在原有科技成果的基础上，广纳各种成就，或在原有成果上的进一步改良、改进而获得。所谓"二次创新"、借用创新（改进）都应属于集成创新。概括地说，集成创新的特征是"在原有成果的基础上消化吸收，精益求精,不断进步"。科学技术必须尊重历史,并尊重别人的劳动,应当说,大多数的集成创新都是踏着前人的肩膀或足迹才能取得的。

(四) 创新的理念与精神

创新需要理念,理念是支撑创新的思想基础。中外有成就的科学家们大多鼓励自由思想,所谓"异想天开"。他们认为创新是自发的,要鼓励独立思考,自由研究,并且认为研究的动力就是"兴趣"。然而对发展中国家来说,为了集中力量,把有限的资源用于急需发展的项目,使其快速发展科技进步的效应和取得创新成果,常常须借助于整体规划。为此,科技工作者除自由和兴趣外,还不能不考虑国家的利益,服从国家的需要,否则我国不会在短期内就实现原子弹爆炸、卫星上天,甚至探月的梦想。其实,即使在发达国家,科学家们也不是完全自由和从兴趣出发的,他们也有国家项目,以及所谓的攻关项目;科学家们即使从自己的兴趣出发,也不得不向国家或企业申请科研经费。因此,创新理念应是公私兼顾,特别还要为国家的崇高利益着想。

创新需要有科学精神的指导。2007 年,中国科学院专门发布了关于科研理念的宣言,对科学精神作了全面而深入的诠释。宣言强调"科学是物质与精神的统一""科学精神是对真理的追求""科学精神是对真理的一种普遍性原则""科学精神体现为严谨缜密的工作方法"。最后还特别提到,科学精神是对创新的尊重。

创新的科学精神还体现在应具有执着的探索和改革精神、求真求实精神、开放和虚心接受科学遗产精神,以及理性与民主、协作精神等多个方面。

(五) 创新需要的条件与机制

纵观历史上的科技创新成果,创新也是需要条件和机制的。创新绝不是天上自然掉下来的甜饼。

首先,创新者必须学会学习。因为持久的竞争优势需要创新者具备比其竞争对手学习得更好、更快的能力。

其次,学习后必须思考。孔子说得好,"学而不思则罔,思而不学则殆"。诺贝尔物理学奖获得者李政道则说得更清楚:"求学问,需学问,只学答,非学问"。牛顿发现万有引力,则来自对苹果为什么落地的思考。这些都充分说明,创新的基础应来自问题、来自思考。死背书、学答案的应试教育是培养不出创新人才的。

再次,要有一定的学术环境和科研条件。百年诺贝尔奖获得者的统计数据指出,他们绝大多数出自欧美发达国家,在自然科学奖的 469 人次中,332 人(70.8%)来自美、英、德三国。在获得生理学或医学奖的 172 人中,美国最多,占 47.1%;英国次之,占 12.2%;法国再次之,占 8.1%;三国共占 67.4%。更具体来说,诺贝尔奖获得者还有一定群体性与师承关系,例如剑桥大学的卡文迪什实验室就出了 25 位诺贝尔奖获得者;美国加州大学伯克利分校就出了 9 位。这些都充分说明了科研环境、基地与条件对创新工作的主要作用。

可喜的是,2015 年我国产生了第一位诺贝尔生理学或医学奖获得者屠呦呦。近些年来,我国的科研基地与条件已取得了长足进步,建立了数百个国家重点实验室,据称硬件设施已堪与国外媲美,加上大量从国际上引进人才,中国将会产生更多的诺贝尔奖获得者。

科研成果转化的机制是科研成果取得实际效益的重要方面。由于我国相关企业自身的研究机制有待进一步完善,条件有待进一步改进,故特别强调产学研结合。与国外,特别是与有强大科研机构的企业相比,我国科研成果的转化比国外的研产结合相对要滞后一些。

（六） 当前创新的方向、途径与趋势

自18世纪初期工业革命以来,已历经了5次科技革命。据称从20世纪后期开始到2030年应是第6次科技革命阶段。在这个阶段系以发展信息科技、生物科技、纳米科技,以及发现新能源为主要特点。与生命科学、医学密切相关的有医药生物制药技术、纳米技术在医学中的应用、功能性外科与仿生医学、导航外科与机器人外科,以及微创外科与微创治疗等方面。2009年,中国科学院组织全国专家拟定了一个《创新2050:科学技术与中国的未来》的战略研究系列报告。其中包括八大体系、22个战略性问题。在八大体系中,与生命科学与医学有关的是人口健康。在人口健康中,共列出7个战略方向,即计划生育与优生优育、合理营养与食品安全、慢性非传染性疾病的防控、突发公共卫生事件及生物安全事件、人群心理-精神疾病的防治、创新药物的研制与开发,以及再生医学。上述内容反映出人口健康总的指导思想是"健康前移和死亡后移"。

创新的途径与趋势可归纳为四点。

1. 选题应以问题为导向　选题应以问题为导向而不是以发表论文为导向。目的是提高论文质量,加强科研的原创性。

2. 以学科交叉为主要科研方向　因为当代最富有创造性的思维方式,多产生于各门学科相互交叉的切点上。学科交叉被认为是重大科学成就的源泉。据统计,诺贝尔奖获得者中,有41.63%的学者有知识交叉背景,他们获得过2个甚至3个不同学科的训练或学位,属于交叉学科领域者约占47.4%。

3. 科学与技术的一体化　严格说来,科学与技术是2个概念,因为他们研究的对象和解决的问题不一样。经典的说法是科学是"know why",要回答的问题是"是什么和为什么"。而技术是"know how",应回答的问题是"做什么和怎么做"。然而,在现代科技发展中,需要将两者结合起来,才能取得更大的成果。它们之间存在着互补及互赖的内在联系。一般来说,科学与技术是理论与实践的关系。例如没有数学的理论就造不出最先进的计算机;相反,没有先进的计算机,信息科学理论又何从得到发展? 现今,在中国科学院中设有科学技术学部,也有生命科学与医学学部,而在中国工程院中的医药学部也设有基础研究组。科学与技术的统一在医学领域也是一样的,临床医学是一门实践性很强的技术工作,但没有理论指导,永远当不成名医,这也是为什么我们提倡要做"学术型医师"及"医学科学家"的根本原因。

4. 大科学的精神将照亮人类未来之路　根据哲学综合分析的原理,科学几经分分合合,目前的科学研究又将回到大科学时代;但现代的大科学与以往的综合性科学应有所不同。大科学也不是指大装置,而是指"综合性的大科学思维体系",区别于"传统的、狭隘的科学思维方式"。中国科学技术协会前主席周光召认为,现今回归大科学的理念应是以科学问题为驱动力,实行多学科交叉,优势互补,联合攻关,以完成有重大科学意义或应用价值的科学计划或工程。

二、关于转化医学

转化医学(translational medicine)亦称转换医学,是近些年来在医学界,特别是医学科

研方面常用的名词之一。转化医学一词最早见于 20 世纪 90 年代初期，Choi 在《科学》（*Science*）上发表文章，提出"bench to bedside"的概念。意译应是"从工作台到病床边"，更实际的意义应是指"要把实验室研究的成果用到临床去"。为此还可以看到"从实验室到临床"（from Lab. to clinic）的说法。继之，Geraghty 在《柳叶刀》（*Lancet*）杂志上正式提出了"translational medicine"的命名。由此，转化医学的研究（或称转化性研究）开始流行于医学界。

转化性研究与以前提倡的"应用基础研究"似有异曲同工之妙，但从含义上来理解，前者可能含义更深。应用基础研究一词更多的是强调基础研究的内容应该服务于实际应用；而转化医学除从基础到临床外，还应包括从临床到基础，即带着临床发现需要解决的问题，以及已取得成果中的疑问，再次回到实验室进行研究，其间包含一个来回的互动过程。

转化医学的使命在于推动生命科学、生物技术和其他科学技术，经实验室研究整合后，尽快转入临床医学应用。转化性研究常常需要多学科工作者的参与，包括基础科学研究人员、临床医师、工厂企业的工程师与技师等。转化性研究产生的成果一般都应具有创新性，因为它是带着问题去研究的，符合创新性研究的标准，而且是在临床上有一定应用价值的东西。

在国外，转化医学（研究）中心一般都设在大学或医院内。换句话说，设在医院内的科学研究中心（所），其主要任务是以应用基础研究，或转化性研究为主。这不仅由医院性质所决定，也由转化医学需要临床试验基地（患者与病房）所决定。

转化医学目前的研究对象主要是慢性非传染性疾病。慢性非传染性疾病被公认为是目前对人类健康威胁最大、耗费最多的疾病。慢性病包括肿瘤、心脑血管疾病、代谢疾病，以及口腔疾病中最常见的龋病。据称在发展中国家，慢性病的死亡率竟占全世界死亡人数的60% ~ 80%。为此，国际上于 2009 年还成立了全球慢性疾病联盟（Global Alliance for Chronic Disease，GACD），致力于协调全球对慢性疾病的研究工作。

转化医学研究所涉及的内容方方面面，包括药物、生物制药、物理治疗、化学治疗、医疗器械、对疾病发病机制的研究，以及预防方法等，均与临床有密切的关系。从多学科综合研究的角度被称为"Med-X"，即医学与其他学科，特别是理工学科的结合研究；而生命基础科学与其他学科的结合研究，则被称为"Bio-X"。目前有的大学已出现了 Med-X 或 Bio-X 研究中心（院）的组织构架。

转化医学除直接为医学临床服务，提升临床诊治水平外，其研究成果还用于指导医疗保健、卫生法规的制定等。

第四节　临床决策的哲学辩证思维与循证医学

一、临床决策需要哲学的辩证思维

哲学（philosophy）来自拉丁文"philosophia"。哲学是世界观的学说，也是人们对自然知识与社会知识的概括和总结。哲学虽然属于社会科学，但它也是科学，是世界观与方法论的科学，是关于人类思维及思维方法的科学，也是一门比较抽象化和理论化的学科。恩格斯曾说过:"一个民族要站在科学的最高峰,就一刻也不能没有理论思维。"哲学也是科学,同样反映在古希腊时代对科学家的称呼几乎都冠以"哲学科学家(philosophical scientist)"的名称上。医学是科学,也是人学,一些古希腊时代的医学家也曾被称为哲学科学家。自那时至今,科学博士学位被称为"Ph. D(doctor of philosophy)",之后延伸到各类自然科学与社会科学,也充分体现了科学与哲学的紧密联系。

哲学的中心是唯物主义,哲学的思维方法主要包括辩证思维、对立统一、一分为二、相对与绝对等。哲学不仅培养哲学专门人才服务,也有利于培养其他各种专门人才,包括医学及生命科学人才,也有助于科学创造,以及在实际工作中对问题进行分析、总结、归纳等。

科学的哲学观包括客观性(objectivity)、合理性(rationality)、自主性(autonomy)、可检验性(testability)、进步性(progressiveness)、自我矫正性(self-correctiveness),以及批判性(criticalness)。这些哲学观对医师在临床医疗诊治的决策上可以起到举足轻重的作用,而且应当是一项十分重要的基本功。所谓临床决策,主要是指对疾病的正确诊断和及时有效地决定正确的治疗方案并付诸实施。临床医师一生中不会一点错误都不犯,或曰临床决策失误,但应力求少犯,特别是要防止重大的失误。临床决策失误可以是知识性或技术性的不足,但也有不少与医师本人的思维方法关系密切。现就与口腔颌面-头颈肿瘤及类肿瘤疾病有关的辩证思维进行粗浅的讨论。

(一) 局部与整体

口腔颌面-头颈部是人体的重要部位,但就解剖来说,仅仅是人体的一个区域。由于人体是一个整体,因此,在口腔颌面肿瘤的诊治中,一定要注意处理好局部与整体的关系。以目前常见(以前少见)的恶性淋巴瘤为例,其发病率在逐年增高,不少病例的首发部位恰恰就位于口腔颌面-头颈部。由于其症状多样,有皮肤型(多呈水肿,反复发作,有红斑、丘疹等),还有结节型、坏死型等,导致初诊时常被误诊而耽误了治疗时间。临床上,这些病例可误诊为过敏反应、淋巴水肿、感染性疾病,甚至梅-罗综合征等。因此,口腔颌面-头颈肿瘤医师或口腔颌面外科医师一定要树立局部与整体的辩证观念,即口腔颌面-头颈部疾病可以导致全身疾病,而全身疾病也可首发在口腔颌面-头颈部。

(二) 一元论或二元论

一位患者来就诊时,有时可以出现两类不同的症状,因此医师常常面临着是一元论,即由一种疾病引起;或二元论,即由两种疾病引起的判断。这对制订治疗方案至关重要。例如,一位晚期头颈癌患者就诊时同时伴有肺部阴影,必须准确判断肺是原发灶或头颈是原发灶的问题,因为治疗顺序和方法是不完全一致的。又如口腔鳞癌患者,在治愈 3 年后再次出现局部病灶,究竟是复发抑或是第二原发,诊断也是颇为复杂的,前者是一元论,后者是二元论,这对治疗及今后进一步的防治十分重要。

(三) 功能与形态

这是口腔颌面-头颈肿瘤制订治疗方案时经常碰到的问题。因为随着人们对生存(活)质量的要求愈来愈高,医师常遇到功能与形态恢复的矛盾。口腔颌面部处于暴露部位,是人们社交活动中表达喜怒哀乐的主要器官。同时,口腔颌面部又司语言、咀嚼、吞咽、呼吸等重要生理功能。由于疾病特别是恶性肿瘤治疗的需要,可给患者带来毁容和功能丧失的结果。多年来,口腔颌面外科医师的诊治理念也在随着这些要求的变化而发生改变。20世纪50—60年代的概念是"功能恢复为主,形态恢复为辅(次)",这种理念常常遭到患者的拒绝或不合作。之后,治疗手段的进步,特别是修复重建外科中显微外科技术的快速发展,使形态的恢复前进了一大步。至21世纪,人们不但对形态恢复的要求高,对功能恢复的要求更高。例如颌骨的缺失不但要修复形态,还必须恢复咀嚼功能。随着口腔种植技术的快速发展,目前已完全能做到全面地恢复咀嚼和吞咽功能。因此,如第二节中所述,现代的治疗理念已被更新为"应力求生存或治愈与生存质量并重,生理功能恢复与形态恢复兼顾"。

(四) 锦上添花与雪中送炭

如前所述,尽管目前已在临床治疗中尽量做到功能和形态恢复的统一,但仍有不少患者对此并不感到满意,特别是一些形态恢复要求特别高的特殊职业患者,这就需要在医患双方的思想中,明确区分锦上添花与雪中送炭概念的不同。在某种程度上,对轻度牙颌面畸形患者及要求更高、明确属于美容治疗性质的患者来说,应属于锦上添花;而对重度颅颌面畸形(如进行性偏侧颜面萎缩症,第一、第二鳃弓综合征等)及肿瘤手术导致颌面部缺损修复的患者来说,则应属于雪中送炭,因为对这类患者在目前的技术条件下要达到锦上添花是做不到的。只有这种相对性的概念都被认识和接受后,医患双方才能有效沟通,相互谅解和愉快接受。

(五) 过度治疗与治疗不足

自20世纪90年代以来,对疾病的治疗,特别是肿瘤的外科手术方面的过度治疗,一直持批判态度。从患者的利益、保存功能、节约医疗资源、降低医疗费用等方面来看,避免过度治疗无疑是有好处的。例如对口腔癌患者不是千篇一律地行大块连续性切除;对颈淋巴清扫提出选择性、区域性手术的概念,也无疑都是正确的,因为这些措施可避免对患者的过度治疗。然而,任何事物都必须是一分为二的,如果过分强调过度治疗而引起了另一种倾向——治疗不足,也是不可取的。近年来,笔者也看到过不少治疗不足导致治疗失败的病例,对此,同样也应反对。要平衡和解决过度治疗或治疗不足的问题,诊治指南的制定应是最好的方法。所幸,目前各临床学科对制定规范的诊治指南已给予了足够的重视,国内已先后制定了一些口腔颌面-头颈肿瘤相关的指南,具体参见本书第三篇"口腔颌面-头颈肿瘤诊治指南的解读"。

(六) 标准化与个体化

临床治疗的标准化与产品或商品的标准化稍有差异。产品或商品的标准化规定细致而死板,而临床决策的标准化则主要应由诊治指南、治疗操作常规来予以规范,且有一定的灵活性和多样性。在20世纪70年代以前,对口腔癌的标准化治疗是遵循国际上通行的所谓"联合根治术",不考虑原发部位,不考虑病理类型、分化程度,甚至不考虑临床分期。然而,人不是工业产品,也不是商品,这种标准化的结果往往导致牺牲了不该牺牲的组织,致使一些患者的生存质量下降,即存在过度治疗的倾向。和产品标准化不一样,正如前文个体化所述,人与人之间存在着不可避免的差异。这里应该指出的是,标准化与个体化并非互相矛盾和排斥的,而是互补的。可以说,诊治指南和治疗操作常规是标准化的反映,也是基本准则;因人而异,则是在标准化的基础上再结合实际情况行个体化治疗,这样更能保证和进一步提高治疗效果,也是对立与统一的规律。

（七）微创外科与经典术式

有评论说："微创手术将是 21 世纪外科的主旋律"。然而,在科学的发展中,至少在目前的情况下,经典术式或传统术式仍应有其应用的地位,而且绝大多数还在用经典手术。因此决不可以偏概全,只有时间才能对微创外科作出最终的评价。

更重要的是,要进行微创外科手术,必须在熟悉经典手术的基础上,才能更好地掌握微创手术。

（八）概率与发生率

常常有患者或家属会提问,某种手术的成功率是多少,手术后存活某年的概率有多少,根据经验积累和文献资料某种疗法成功率是多少,手术死亡率是多少,某年的存活率是多少等。其实医师的心中都有一本账,但这些问题往往涉及术后发生率预测的问题。概率和发生率是不相同的,前者是一个事物客观存在的百分比,而后者却受诸多因素的影响和制约。举例来说,舌癌手术治疗后的 5 年存活率为 64% 左右,这是概率;落实到某个患者上,他究竟应当列入成功的 64% 还是列入失败的 36%,则影响因素众多。这些因素包括性别、年龄、病期、部位、病理类型、分化程度、有无淋巴结转移,以及其他全身因素等,都可能与预后有关,而这就是发生率。为此,医师在估计患者的预后、采用的治疗方法,以及向患者或家属解释回答发生率的问题时,都应当充分考虑到影响发生率的各种因素。

（九）循证医学与经验医学

临床医学有很强的实践性和经验性,患者看病要找"老医师"也许就是这个道理。在循证医学未被正式提出和确认以前,经验一直是临床决策中一个重要的参数。不少的医学论文也是经验的积累和总结。然而,经验总是个人或个别单位的经历和体验,没有经过循证医学的考验,就不能肯定是正确的。

当然也不能因此忽略或轻视经验,要知道最佳的证据往往也是在点滴的经验之上汇集而来的;个别的经验也有放之四海而皆准的时候。人的认识总是从个别事物开始的。一个新的疾病也是从个案的认识开始的。近年来,严重急性呼吸综合征(severe acute respiratory syndrome,SARS)的发生如此,禽流感的发生亦如此。因而,在提倡循证医学的同时,切不可忽视经验的重要性,不能否定回顾性研究,也不应忽略罕见病例的个案报道和文献复习,否则循证医学也将成为无本之木和空中楼阁。

临床上涉及应用哲学思维进行临床决策的东西还有很多,此处不再一一赘述。总之,一名医学家绝离不开哲学思维,离不开哲学的基本观点和基本方法,否则错误将是无穷的。

二、循 证 医 学

循证医学(evidence-based medicine,EBM)一词于 1992 年由加拿大麦克马斯特(McMaster)大学 Gordon Guyatt 正式提出,以后在美国建立了循证医学的 Cochrane 协作网,专门收集有关循证医学的资料。1994 年在其下属还专门建立了口腔卫生组织(Cochrane Oral Health Group),中心设在英国曼彻斯特大学口腔医学院;同时还建立了牙科循证医学中心,主要负责口腔医学领域的 Cochrane 系统评价的注册。在国际 Cochrane 之下,目前我国也已设有 Cochrane 中国中心,位于四川大学华西医学院内。史宗道等在四川大学口腔医学院广泛开展了口腔循证医学方面的工作,并出版了专著。

　　循证医学顾名思义,就是"遵循证据的医学",或者说是根据证据,或以证据为基础(evidence-based)的一种医学。而这种证据,恰恰就成为临床决策的一项重要依据。循证医学的证据是要去找的,寻找最佳的证据就是循证医学的主要任务。

　　循证医学包含的基础内容很多,从事循证医学研究的医师,必须懂得临床流行病学、卫生统计学、计算机科学、科研设计,掌握系统评价,特别是荟萃分析(meta analysis)等。临床医师在进行临床科研时,必须熟悉临床科研设计,包括前瞻性研究和回顾性研究,懂得收集利用资料和尽量避免偏倚等。这将在第五节中进行讨论。

　　临床决策除应具有前述的哲学辩证思维外,还应借用循证医学的方法落实到非常具体的事务上,比如有诊断决策、治疗决策,以及预后决策等。这些决策加起来可称为决策树(decision tree analysis)。决策树大致分为六步:①确定备选方案;②列出所有可能的直接结局;③明确各种结局可能出现的概率;④最终结局适宜的效用值;⑤计算每一种备选方案的期望值和选用期望值最高的备选方案;⑥用敏感性试验对决策分析的结论进行测试。决策树的应用是一件专门而复杂的事情,往往需要一定跨学科专家的帮助。

　　这里还要强调,循证医学寻找出来的依据,首先,资料必须是真实的。这里指的真实性不是说弄虚作假,而是由科研设计不当、资料收集不全、偏倚过大等情况所引起的资料不够真实。因而,在临床决策中,系统分析就很重要。meta分析就是要去伪存真,得出较正确的分析结论。这方面常常依赖于我们近年大力提倡的所谓"前瞻性、多中心研究";方法上必须符合随机、对照、盲法原则;统计检验方法正确,尽量符合减少偏倚等基本要求,这样得出来的结果,其真实性和正确性往往是最高的。

　　其次,循证医学在众多的依据中必须采纳最先进的方案。

　　再次,还要注意证据的效益性,甚至是经济效益,这也是十分重要的。

　　读者若需要作进一步深入的了解,请参阅有关循证医学的专著,此处不多加赘述。

　　总之,在当前,包括研究生导师在内,都应当努力学习循证医学,从中获益,并在临床诊治工作中作出最佳决策。

　　循证医学的基础需要素质良好的医师、最佳的研究成果,以及患者的参与,三者缺一不可。一位素质良好的医师,除具备精湛的技能外,良好的哲学辩证思维也应是必备的条件。这也是笔者从医执教著研多年来最为深切的感受。

第五节　医学论文写作与临床医学科学研究

　　医学论文是医学研究生需要完成的一项学业(任务),对研究生而言,是获得学位的前提。为了适应医学研究生培养的需要,特撰写本节。

一、定义或意义

　　论文是论事或推理的文章。论文可以通过讨论或评论,反映某一事物的本质或规律;可以通过论文阐明自己的观点、见解或主张。论文的英文有很多词汇,常用"article""paper"等,也是对论文的泛称。学位论文或专题论述则多用"thesis"或"dissertation"。

　　医学论文是医学领域中对某一专题的研究、推理或评论性文章,是医学文献资料中的重要组成部分。医学文献资料包括专著、期刊、会议论文及内部资料等,对提高医疗水平、促进人类健康事业的发展均具有十分重要的意义。

医学论文是医学科学研究成果的高度概括和总结。达尔文曾经说过:"科学就是整理事实,以便从中得出普遍的规律或结论。"医学科学研究的成果应该为人类健康服务。

科学研究对医师或医院来说都是十分重要的。在教学或"研究型"医院中,患者是服务对象,医疗是基础,教学是根本,而科研则是灵魂,因为没有科学研究,要提高医疗和教学质量是不可能的,患者自然也无法从中受益。

二、形成医学论文的基础和步骤

医学论文的形成一般要经过选题、科研设计、资料收集、分析讨论,并最后形成论文的过程。作者必须具备临床流行病学和统计学的基础知识。此外,还必须有较好的文学基础和修养,如用外文发表文章,还应有较好的英语写作基础。

(一) 选题与文献综述

选题是科学研究的第一步。选题就是提出问题,分析问题;就是提出假设,探索答案。

作为医学科学研究,首先,科研项目的选题应有实用性。医学是一门实践性很强的学科,具有明显的服务性和有效性,因而一般情况下应选择临床科研课题或应用基础研究课题,即转化型研究,如本章第三节所述。

其次,选题应根据科研规划、时间及经费支持程度,来考虑和确定科研选题的大小和内容。有明确时限的课题更要慎重考虑,例如受到各级基金资助的课题、为完成学位论文而进行的科学研究等。

科研课题的来源可分两大类:一类是各种基金的课题,另一类为自选课题。前一类多数是国家或各级政府设立的,纳入国家及各级政府发展规划的,有既定内容的课题;而后一类则是从个人兴趣出发,或个人发现和认为需要进一步深入探讨的课题,称为自选题。国家或各级政府设立的课题包括国家自然科学研究基金和各种专项基金(例如"973""863"项目),主要采用招标、申请、评比的方式进行;自选课题也可以申请一些专项基金,但要经过专家评议(或评审)和立项、批准的过程。

选题与文献复习密切相关。在选题确定以前,研究者只有掌握一定的文献资料,才能了解在该领域内的现状和存在的问题,才能提出需要进一步解决的问题和自己的选题;科研的结果才可能具有创新性。单凭自己的想象而提出的课题不仅可能重复别人的研究,而且可能没有任何新意。为此,在选题及最后的科研设计确定以前,最好能先完成一篇有关选题的综述,以保证选题的正确和质量。

(二) 科研设计原则

选题一经确定就需要进行科研设计,拟定科研规划,包括科研目的、研究对象、主要方法、科研流程、科研设备条件、必须解决的关键问题、经费使用额度、计划执行进度,以及预期结果等等。

科研设计是科学研究的中心环节,是科研成败(注意不是阳性结论或阴性结论)的关键。科研设计如果错误,无论是什么样的结果都是木已成舟,无法更改,最终的结果则是彻底失败。为此,对科研设计应予特别重视。

按照临床流行病学的要求,临床科研设计有观察性研究与实验性研究两类:观察性研究包括描述性研究、横断面研究、病例对照研究与队列研究(又称临床分析性研究);实验研究则包括随机对照试验(randomized controlled trial,RCT)、前后对照试验(before-after study),以及交叉对照(cross-over study)试验等等。不论是哪种临床科研设计,都必须遵守随机、对照和盲法等基本原则。这些也是循证医学的基本要求,如本章第四节所述。

科研设计还应当包括拟采用的统计学方法,且应力求选择正确,避免误用。

可以认为,良好的医学科研设计是研究结论正确与否的前提;而医学统计学的正确应用,则是高质量论文的保证。为此,必要时应事先请教临床流行病学统计专家或医学统计学专家,以避免论文完成时方发现功亏一篑,为时已晚。

(三)资料的收集与处理

科研工作一旦付诸实施,就必须认真对临床及实验资料进行随时收集和整理。不论什么研究,都应有统一的登记表格,以免遗漏。登记表格的内容应根据研究计划一一列出,以便今后的资料分析和统计学处理。

研究需要对患者进行随访时,一定要按期进行。在临床科研过程中,由于种种原因,患者可能失访,导致科研资料的丢失。此时,应借助于不同的统计方法予以正确处理。原始资料的正确性和精确性,往往涉及科研结论的正确性。

(四)书写论文

论文是科研报告,更是科研的总结。论文质量的好坏取决于课题本身是否有创新性,是否有新的发明或发现,是否有新的观点或论点。当然,论文质量的高低除资料本身外,还涉及研究者本身的思维逻辑水平,中、外文水平,甚至是文学水平。

一篇好的学术论文的总体要求是格式符合要求,文字精练、易懂,标点符号正确;数据准确,有统计学处理;图表翔实、鲜明,且不重复;名词术语统一,释义清楚;最重要是对结论的自我评价要实事求是,恰如其分。

(五)学术交流和正式发表论文

除有这样或那样的问题需要增补研究内容或延长研究周期外,大多数有结论的论文,哪怕是阶段性的成果,在论文完成后都应积极参加各种学术交流和在期刊上正式发表。学术交流和正式发表论文可以丰富医学文献的积累,造福患者,还可以促进循证医学的发展。正如马克思曾说过:"有幸能够致力于科学研究的人,首先应该拿自己的学识为人类服务。"

投稿的方向和具体的期刊,需要根据论文质量的高低而决定。首先应当考虑的是投向国内还是投向国际,其次是决定投哪本期刊。

须注意,每本杂志都有自己的编辑程序和文稿要求,应熟读每本杂志的投稿须知,在一定程度上可提高录用率。

无论国内或国际期刊,均可分为已被收录和未被收录两种;被收录的期刊均由一定的检索机构来完成收录工作,而且都有反映期刊质量高低的标准——影响因子(impact factor,IF)。

目前国际上与医学有关的著名收录索引系统机构,包括:①《科学引文索引》(Science Citation Index,SCI)及SCI的扩展版(SCI-Expended,SCIE);②科学技术论文汇编(ISI Proceedings-Science & Technology Proceedings,ISTP);③工程索引(Engineering Index,EI);④美国联机医学文献分析和检索系统(Medline);⑤美国化学文摘(Chemical Abstract,CA);⑥日本科学文摘

(Science Abstract,AJ)等等。以上各种检索系统又以①~③最被看重,通称为国际上的三大检索系统,为国际所公认。我国主办的口腔医学杂志中,有四川大学的 *International Journal of Oral Science* 被 SCI 收录。从医学科学角度来看,除三大检索系统外,最为重要的检索系统是 Medline,因为它收集国际上的医学及有关的生物医学文献,具有职业学科的专一性。Medline 由美国国家医学图书馆创建于 1879 年,有 100 多年历史;目前收录世界上 70 多个国家和地区、40 余种文字近 5 000 种医学及相关期刊,无疑在医学界具有高度权威性。目前,我国主办的口腔医学杂志中被收入 Medline 检索系统的有《中华口腔医学杂志》《华西口腔医学杂志》《上海口腔医学》*International Journal of Oral Science* 及 *Chinese Journal of Dental Research* 5 种期刊。

国内的医学文献检索系统也很多,其中公认最有权威性的应属中国科学技术信息研究所的《中国科技论文与引文数据库》(Chinese Scientific and Technical Papers and Citation Database,CSTPCD)。截至 2015 年,它收录的中国自然科学领域核心期刊共 1 985 种。至 2015 年底,被收录的口腔医学期刊有 20 种,分别是《中华口腔医学杂志》《中华老年口腔医学杂志》《中国口腔颌面外科杂志》《牙体牙髓牙周病学杂志》《华西口腔医学杂志》《实用口腔医学杂志》《口腔颌面外科杂志》《口腔颌面修复学杂志》《临床口腔医学杂志》《现代口腔医学杂志》《中华口腔正畸学杂志》《口腔材料器械杂志》《口腔医学研究》《口腔医学》《上海口腔医学》《北京口腔医学》《国际口腔医学杂志》《中国实用口腔科杂志》《口腔生物医学》和《中华口腔医学研究杂志电子版》。

以上介绍的国际和国内被检索系统收录的医学期刊一般说来水平均较高,影响较大,但每种杂志也各有自己的读者群(学科扩散指标),影响因子也不一样;而且被收录或不被收录,影响因子的变化是动态的。因此,在决定投稿之前,宜查阅当年情况,以供选择时参考。表 1-5-1 是 2016 年国际著名学术期刊的影响因子前 20 名排名,可供参考。

表 1-5-1　国际著名学术期刊的影响因子前 20 名排名

排名	期刊名缩写	ISSN 号	影响因子
1	*CA-CANCER J CLIN*	0007-9235	187.040
2	*NEW ENGL J MED*	0028-4793	72.406
3	*NAT REV DRUG DISCOV*	1474-1776	57.000
4	*CHEM REV*	0009-2665	47.928
5	*LANCET*	0140-6736	47.831
6	*NAT REV MOL CELL BIO*	1471-0072	46.602
7	*JAMA-J AM MED ASSOC*	0098-7484	44.405
8	*NAT BIOTECHNOL*	1087-0156	41.667
9	*NAT REV GENET*	1471-0056	40.282
10	*NATURE*	0028-0836	40.137
11	*NAT REV IMMUNOL*	1474-1733	39.932
12	*NAT MATER*	1476-1122	39.737

排名	期刊名缩写	ISSN 号	影响因子
13	*NAT NANOTECHNOL*	1748-3387	38.986
14	*CHEM SOC REV*	0306-0012	38.618
15	*NAT PHOTONICS*	1749-4845	37.852
16	*SCIENCE*	0036-8075	37.205
17	*NAT REV CANCER*	1474-175X	37.147
18	*REV MOD PHYS*	0034-6861	36.917
19	*LANCET ONCOL*	1470-2045	33.900
20	*PROG MATER SCI*	0079-6425	31.140

近年来,科技界对论文发表的期刊是否被国际三大检索系统收录,以及期刊影响因子的高低十分重视,往往作为一个科研成果质量高低的判别标准。然而也有不少反对意见。因为对于专业性较强的学科,期刊要达到很高的影响因子是有一定困难的。

一般来说,杂志期刊的影响因子可以反映科研水平,但不应当看成是绝对的;也就是说,杂志期刊的影响因子可以是量化指标,但不应是唯一的指标。因为除影响因子以外,近年来更重视论文的被引率(特别是他引率)。如果论文被引用次数很少,即使是发表在高影响因子期刊上的文章,价值也仍然有限。何况还有其他的一些判别质量高低的指标,如是否有专利授权等等。

近些年,一些科技评估机构又根据影响力对 SCI 收录期刊进行了分区。现有两类分区,即科睿唯安的期刊引证报告(Journal citation reports,JCR)分区和中国科学院文献情报中心分区。JCR 分区根据期刊的影响因子(IF 值),某一个学科的所有期刊都以其在上一年的影响因子进行降序排列,依据排列结果,平均分为四等分(各 25%),分别是 Q1(1%~25%)、Q2(>25%~50%)、Q3(>50%~75%)、Q4(>75%~100%)。中国科学院文献情报中心分区的方法:一区期刊,各类期刊 3 年平均影响因子的前 5%;二区期刊,前 6%~20%;三区期刊,前 21%~50%;四区期刊,后 51%~100%。这些量化评估指标有一定的参考价值,但也不宜极端化。

三、临床科研与医学伦理学

临床科研的对象主要是人,特别是患者,这就涉及伦理学。也就是说,必须在伦理学原则的指导下进行临床科学研究。

医学伦理学从属于生命伦理学,生命伦理学也称为生物医学伦理学(biomedical ethics)。

从哲学观点来看,伦理与道德具有相似的含义,都属于意识形态范畴,但两者所表达的应用对象或层面则不相同:伦理主要表达人际关系、社会方面的道德规范;而道德主要是侧重于个体(人)的操守或道德规范。

从国际范围来看,现代生命伦理学的兴起和发展当归功于世界卫生组织(WHO)、联合国教科文组织(United Nations Educational Scientific and Cultural Organization,UNESCO)及国际医学科学组织理事会(Council for International Organizations of Medical Sciences,CIOMS)等机构的重视和组织工作。

首先,国际生命伦理准则的由来,当源于《纽伦堡法典》的诞生。其中的要点有人体实验应对社会有益、受试者必须是自愿的,以及必须避免受试者在肉体和精神上的痛苦等。

其次,对生命医学伦理学起着巨大推动和指导作用的是1964年6月在芬兰赫尔辛基第18届世界医学大会上通过的关于医学伦理研究准则的《赫尔辛基宣言》(declaration of Helsinki)。该宣言之后又相继于1975年(东京)、1983年(威尼斯)、1989年(中国香港)、1996年(南非)、2000年(爱丁堡)、2002年(华盛顿)、2004年(东京)、2008年(首尔)、2013年(巴西)进行过9次修订。目前,这个宣言的精神已被全世界医学界所普遍接受。

《赫尔辛基宣言》的中心思想是"患者的健康利益高于一切""高于科学和社会之上"(Concern for the interests of human subject must always prevail over the interests of science and society)。该宣言着重强调了受试对象的自愿权利、知情同意权利、停止受试权利,充分了解参加实验的好处和风险,以及要求对科研项目进行伦理审查等。《赫尔辛基宣言》促成了各级伦理委员会,包括国家及医院伦理委员会的建立,以适应生命医学科学研究的需要。

临床科研有时要做大量的动物实验。与人一样,动物也是研究的对象,对医学发展同样做出了很大贡献,尽管动物不能和人一样有诉说权利的能力。为此在国外,对为科研而献身的实验动物常给予厚葬,而且取名为"慰灵冢",这也是一项尊重伦理的具体体现。

在上述基础上,自20世纪末到目前为止,对具体的针对性问题,相继出台了不少有关的生命医学科学研究伦理准则,如WHO关于药品推销的道德标准、组织和器官移植的伦理,以及生殖健康的伦理等等。说明生命医学伦理学在医疗实践和临床医学科学研究中已具有十分重要的地位。在临床科研选题及科研设计中都必须考虑到,以免受到医学伦理或医学道德的谴责。

四、医学论文的形式和种类

医学论文有多种形式或体裁,根据内容及编写方式而有所不同。以下分别叙述。

(一) 论著

论著亦称原著(original article)。顾名思义,原著应是有创造性或创新性的论文,具有独创性的发现、见解或论点。对于质量特别高的原著性论文,为了突出其地位,在有的杂志期刊上,特命名为重要论文(main paper)或引导论文(leading article),以区别于其他一般性论文。国内杂志期刊的编排有的有"论著"一栏,有的则按论文性质分成基础研究与临床研究栏目,这些栏目内的论文实际上都属于论著类。

(二) 文献综述

文献综述(review)是对某一领域或专题的有关文献加以收集,综合分析,最后形成的一篇论文。

文献综述是科研工作的基础,没有大量的文献积累,不可能透彻地了解该领域内的现状、存在的问题和期望解决的问题,从而也就无法确定科学研究的目标,甚至在不知不觉中,有意或无意重复别人的研究工作。

撰写文献综述也是在培养书写论文的基本功,可以锻炼查阅文献的本领,学会在汪洋大海的文献资料中去思考、整理和使之条理化。高级的文献综述,还应当有作者自己明确的取舍和观点,而不是人云亦云。

文献综述的文献来源应以第一手资料(或称第一次文献)为主,即应选取有意义的科研论文,大多来自近期的期刊和各类会议的论文集。现代的信息社会还可以通过网络去收集文献资料。

各类文献索引和各类文摘也可进入综述,被称为二次文献,因其是经过科技情报单位归纳和整理过的文献,经过加工,有时难免存在遗漏或错误的可能。二次文献虽不如第一次文献精确和详尽,但在必要时,还可通过索引和文献找到原文。

已发表的综述、年鉴或专题评述虽也可作为第三次文献的来源,但由于已经过更为深入的加工,不仅观点不尽相同,而且对事物的理解不一致,甚至可能是不正确的,除非必须,否则一般并不适合作为综述的文献来源。

文献综述可以分为以下三种类型。

1. 叙述性文献综述　叙述性文献综述(narrative review)最适合作为科研工作的基础,是传统性的文献综述。它收集文献的量应足够多,文献的取舍或分析不应被作者自己的主观意图或偏爱所左右。叙述性文献综述当然也可以加入自己的认识和观点,但更重要的是要对原始资料加以引用和分析总结。因此,叙述性文献综述应该是研究生必备的基本功和必须完成的作业。

一方面,叙述性文献综述有文献量的要求,当然量的多少还取决于选题本身,是热门课题还是非热门课题。一般来说,目前国外文献综述的量明显多于国内发表的文献综述的量。除文献数量外,文献发表的时段因素也是评价文献综述质量的另一方面。高质量的文献综述的时段要求应以该领域内近期5~10年,特别是5年内发表的文献为主;如果是为了说明历史,对于一些经典的文献,也可以列入和追溯到若干年前。目的只有一个,保证文献综述的质量。

2. 系统性文献综述　简称系统综述(systematic review)。系统综述是近年随着循证医学而发展起来的一种全新的文献综述形式。这种文献综述系以临床问题为基础,按临床流行病学的方法,将被确定收录的文献进行系统分析(亦称meta-analysis),以达到去粗取精,去伪存真的目的,最后得出综合、较为可靠的结论。这一综述对临床诊治中具有争议、不确定性问题的研究是十分有益的方法。

系统综述的主要特点是收集的文献必须按事先设计好的纳入、排除标准决定取舍,即选择文献。在汪洋大海中选出符合纳入标准的文献数肯定不如叙述性综述那样多。

由于系统综述是对高质量的原始论著加以科学的综合分析和严格的评价,所以论文的质量应是最有保证的。特别是对于临床上那些有争议的问题,通过系统评价得出"有效,可以推广应用""无效,应予废弃""尚缺乏足够的依据,须进一步研究"等不同的结论。系统评价对临床医疗或科研工作都是非常有益处的,往往可作为诊治患者临床决策的参考。

应当指出,系统综述必须由具有学术基础、临床经验且已掌握了系统综述方法学的作者来完成。

3. 述评及特约评论　应当说,述评(editorial review)或特约评论(invited review,invited paper)也应属于文献综述类,是对某一领域的专题述评或评论。这类文章多被认为是具有导向性的论文,一般均置于期刊的卷首。特点包括:①一般由知名学者撰写;②论文不长,文字不多,可以不列出参考文献,也可列出大量参考文献;③提倡什么,反对什么,观点明确、自然,且不一定其他学者都会同意。

(三) 临床总结

临床总结(clinical report)亦可称经验交流。顾名思义,论文内容多为临床经验的累积,包括自己的新经验、新体会,也可为证实前人报道过的经验与体会。价值在于丰富文献积累,补充某些临床证据。临床总结大多为回顾性研究,缺点包括纳入标准不严格、缺乏对照等,因而参考价值较原始论著为差。书写格式等则与论著大体相同。

(四) 短篇报道

短篇报道(short paper)与临床总结类似,亦以临床经验总结为主,但涉及的面较窄、资料的量及翔实度尚不及临床总结。

也有的杂志不设短篇报道而将其列入临床总结的栏目中。

国内有的期刊设有"短篇论著"一栏,这在国外的期刊上是罕见的。论著就是原著,一般不可能以短篇发表,而短篇论著往往不能使读者了解全貌。这在逻辑形式上似乎是没有道理的。

(五) 病例或个案报道

病例或个案报道(case report)也是论文的一种形式。价值随所报道病例本身的价值而定。

认为病例报道不是论文或不是好论文的观点不仅是错误的,也是不全面的。因为医学本身仍然是经验性和实践性极强的学科。新的认识或发现总是从个例开始的,也就是哲学上所谓从特殊性到普遍性的规律。在医学史上,以发现第一例特殊病种的人命名的病并非罕见,诸如肾上腺皮质功能减退的艾迪生病(Addison disease),腭裂伴发小下颌畸形的皮-罗综合征(Pierre-Robin syndrome),口干、眼干、腮腺肿大和类风湿性关节炎为特征的舍格伦综合征(Sjögren syndrome,SS),以及梅毒引起的哈钦森牙(Hutchinson teeth)等皆如此。因此,病例或个案报道的价值在于病种的不同。未发现过的或极罕见的病例价值最大,而已有但数量较少的病种主要起丰富文献资料的作用,除非还有更多新的发现。

病例或个案报道也可以采用与文献报道过的病例合并书写的形式,例如"XXX 病 1 例报道及文献复习"。这种形式的论文如果是有价值的病种或罕见病例,也可由病例报道进入到论著或文献综述的栏目中。这种形式的论文可给人以更为完整的资料和概念,带来更好的学习效益。因此,比单纯的病例报道价值更大。

(六) 其他

不同的期刊都有自定的栏目。医学期刊中有时还可以见到调查分析报告(investigation analysis)、临床病理讨论(clinical-pathology conference,CPC),以及专题讨论等栏目。有时,根据内容和质量,也可将这些栏目的论文分列入前述的一些医学论文类型中。

五、医学论文的基本格式及其应用

医学论文的格式,目前在国际上基本是统一的,但在要求上,国内期刊与国际期刊的要求或标准有一些不同。

（一）论文的文题

文题是一篇论文主体的反映，或曰论文的"窗口"。要求应用简洁的字句来表达论文的中心内容和中心思想。文题的字数一般应少于20~25字，太长不仅显得主题不突出，且有啰嗦之弊。如果为了表达清楚，一定要超出字数要求，可用加副标题的办法，以缩短文句。副标题可以用括号或破折号与文题连接。

不要轻视文题，文题的质量常常是能否吸引读者、能否选读这篇论文的第一道关口。

（二）署名

按照中华系列杂志的要求，论文署名人应包括：①参与选题、设计、资料分析及解释者；②起草或修改论文中关键内容者；③最终同意发表论文者。

署名一般应按贡献大小为序排列。通常不超过6人，但在大协作下，特别是多中心前瞻性研究的论文，不应受此限制。协作科研发表的论文可以注明有并列第一作者。一般的论文中没有并列第一作者，但必须有通信作者（corresponding author）。通信作者从意义或价值来说，应不亚于第一作者；从责任来说，甚至比第一作者更为重要；因此，亦有人将通信作者称为责任作者。在研究生的论文中，通信作者常为导师或主要协作者。

对于因人数限制不能署名但又必须考虑不能缺少者，可在文后的致谢中予以表达。

还应注意的是，在国外杂志发表外文文章的署名应当符合国际惯例。按我国汉语拼音的习惯和规定，一般是姓在前，名在后，如"李勇"，应写成"Li Yong"；但按西方人姓在后的习惯，当论文在外文期刊发表，且被引用时，"李勇"就变成"勇李"。如果作者为双名，按我国汉语拼音规则，双名应连写，如"李勇宏"应写成"Li Yonghong"；而按西方人的外文书写法，"Yonghong"应分开写为"Yong Hong"或"Yong-Hong"，全名的正式写法应是"Li YH"或"Li Y. H"。如按中文拼音书写，那么"Li YH"或"Li Y. H"就成为"Li Y"，"Hong"字就不见了，就与单名的"李勇"同名了，这在文献查阅时会带来一些混淆。

为达到准确的应用，用英文在国外期刊发表论文时，建议姓氏的书写宜按西方的习惯为好。

（三）摘要

摘要（abstract，summary）一般列在正文前，是论文的高度浓缩，是全文的精华。在一定的情况下可独立使用，作为文献资料来源。

论文摘要的内容应包含四部分：目的（objective 或 purpose）、资料与方法（materials & methods）、结果（results）和结论（conclusion）。这四部分一般均以标题列出，有时也可没有标题而直接采用叙述式，但文字叙述的内容仍必须包括上述四部分，否则摘要就是不完整的。

EI 也曾对摘要的书写提出过四点要求：①我将要做什么（What I want to do）？②如何去做（How I do it）？③得到了什么样的结果，能做出什么结论（What results did I get and what conclusions can I draw）？④在文中有什么创新和卓见（What is new and original in this paper）？可作为写摘要时的参考。

总之，摘要必须使人一看就感到研究目的明确，资料方法清晰，结果具体，结论中肯。当然还应该达到文字精练。

国内期刊提出过摘要应在200~250字的要求，一般情况下可以达到；但如果文章内容丰富,或有特殊要求的情况下,摘要也可以写得更详细些,并不一定拘泥于字数的要求和限制。特别重要的是,摘要提供的信息必须是完整的。

在文摘之后应附 3~5 个关键词(key words)。关键词的目的是便于本文被文献检索。关键词必须能反映本文有关的主要内容。为了说明问题,达到被检索的目的,也不必过多拘泥于规定的词数。

如果论文是发表在中文期刊上,论文的文题、作者和摘要内容还须译成英文,放在论文导言之前,以供不懂中文的外国同行阅读参考,也有利于检索系统进行检索。

(四) 导言

导言亦称前言。论文起始时都有一段导言,中心内容是阐述研究目的、意义和期望解决的问题。为了说明研究水平和让读者对所研究的问题有初步的了解或印象,应该对所研究问题的简史、概况有一个简介;应当明确地提出哪些是未解决的问题,而本文期望或欲解决的是哪些未曾解决的问题。这些都是研究的基础和背景,十分重要。简而言之,导言就是要阐述未解决的问题或企图证明的由作者提出的假说。

显然,导言起着一个对论文定位的作用。遗憾的是,可能是受规定字数限制的影响,目前大多数论文的导言都没有把上述所需要阐明的问题解说清楚,常令读者无法判断论文水平的定位和价值。有建议称,前言应在 200 字左右,但重要的是要讲清问题,字数多少并不是主要的。

(五) 资(材)料与方法

临床研究的资料主要是病例及研究过程中所需的资料,如涉及实验研究,还须介绍有关的实验材料。资料的介绍应详尽、真实,应注明资料的来源。如为病例,应说明收集资料的时段,来自何院何科室,病例收集对象的诊断、纳入和排除标准,以及数量和分组等均不可少。实验室则应包括仪器型号、试剂种类、性能,以及试验操作方法,度、量、衡的精确度等。

方法主要是介绍试(实)验设计、分组、检测指标,以及采用何种统计学方法及评价标准。

资料与方法除文字外,还可以辅以图或表加以形象化补充说明,但应避免不必要的重复。能文字说清楚的就不一定用图、表;说明同一问题时,也不必同时应用图、表,择其一,能说明问题即可。涉及病例形象的资料(例如术前、术中或术后效果)时可加实例照片。论文系学术交流而非营利性质,一般不存在肖像权问题,但为了保护患者的隐私权,也宜用覆盖眼球等某些部位的方法来处理照片,特别是在应用正面像时更为重要。

(六) 结果

结果是论文的核心部分,是研究工作所期待的最终资料。结果还直接影响到结论,是结论的主要依据,也是论文讨论部分的中心内容和灵魂。

结果必须要有翔实的数据,有时也要有图、表及照片,以资佐证。要有统计学处理。

结果必须是客观的,不能加用主观的资料或不科学的臆测资料。

(七) 讨论

讨论是论文的结论部分,是对整个研究工作结果的总评价。

讨论应是对提出问题的回答,也是对假设是与非的判断。

讨论应阐述研究结果,并分析其意义和本质,特别应明确指出是否有新的发现、新的论断或新的进展和创新,并评述其在该研究领域中的作用。为了说明这些问题,必然要引用别人的研究成果,包括国内及国外的历史资料进行对照,除非经文献检索证明是首次发现、发明或原始创新。注意引用文献不是重复已知的内容,而是为了说明本研究或论文的价值。

引用文献必须历史地、全面地引用,不能有意识地不引用已经发表过的文献,或故意忽略别人的研究成果,以显示自己的创新性。在完成论文特别是下结论以前,再次复习文献综述或文献查新检索也是必要的。

总之,讨论或下结论应本着实事求是的精神,客观地予以评价,切勿不恰当地拔高,或贬低研究的意义。更要注意的是,在强调自己成就的同时,不要贬低别人;在肯定自己的成就时,不要对别人的,特别是历史上的成果予以全盘否定。

有的作者在论文的结论及讨论中"只我不他",即故意不提别人已经进行过的同类工作,以显示其创新性;或"只洋不中",即只讲述国外的同类工作,而不引证任何一篇国内的文献,以显示其在国内属首次或领先地位。这些都是很不恰当的,也是不道德的。

在讨论的最后,还应分析本研究的不足,并提出今后进一步研究的意向或建议。

还要指出的是,阳性结果,即能解决提出的问题或能证实预先的假设者,固然可喜;但如果是阴性结果,即未能解决提出的问题,或未能证实预先的假设者,也应被视为有意义的科研成果。因为阴性结果也可以总结经验,并提示今后科研工作的改进方向,或让其他科研工作者不重蹈覆辙。

(八) 致谢

致谢(acknowledgement)是对未能在论文前署名的一些参与研究工作、指导研究工作者的补偿。现今众多的科研工作都是靠群体来完成的,对这些参与者的致谢,也是对他们工作的一种肯定和报答。但本栏不是必要的,应根据实际情况而定。

(九) 参考文献

参考文献也是对论文质量评价的参考标准之一,不是可有可无。参考文献可以反映作者对该研究领域的掌握程度。具体来说,参考文献所收集的时段,可以反映科研工作的深度和是否有新颖性,提示是否为热门研究课题。参考文献量的多寡,还可以反映科研的可信度。因此论文参考文献的量不能完全人为地予以规定或限制,而应看其需要。有对比研究指出,与世界科技强国瑞典发表论文的参考文献资料相比,我国的参考论文数量均值为12~14篇,而瑞典达29~30篇;我国论文文献收集时段最近为3~5年,最远为169年;瑞典最近为2~3年,最远可追溯到492年前。

当然绝不是说收集的参考文献量愈多愈好,时限愈远愈好,关键还是看需要。人为规定或限制参考文献数量是不必要和无益的。

论文中引用的文献资料必须配以参考文献的序号,即角码。参考文献的序号应与论文正文中的角码一致,以便读者查对和检索。在论文中注出参考文献角码,可以使读者明确哪些是文献资料,哪些是属于作者自己的结论或论点。在一定程度上可以避免抄袭的不端行为。

参考文献一般应为已正式发表的文献资料,未正式发表的资料一般不宜引用。更不要轻易从别处转引自己未曾阅读过的资料,以免误引或以讹传讹。

正确书写参考文献同样重要,通用规格如下。

1. 期刊的书写格式　应按顺序书写,不能颠倒。顺序为参考文献序号、作者姓名、论文文题[J]、期刊名称、年、卷、期、页码。须注意:①作者在3人以内者,应全部写出;超过3人者,在3人之后用"等"(英文用"et al")表示。有的期刊要求列出全名者超过3人,依照杂志要求而定。②有的期刊仅列出卷,而不必列期;如须列期,则期号外应加括号表示。③页码应为起止页。

(1) 中文文献举例

[1] 张志愿,郑家伟,范新东. 颈动脉手术围术期预测脑侧支循环的方法评价[J]. 中国口腔颌面外科杂志,2005,3(2):93-96.

(2) 外文文献举例

[2] LAU S L,SAMMAN N. Levels of evidence and journal impact factor in oral and maxillofacial surgery[J]. Int J Oral Maxillofac Surg,2007,36(1):1-5.

2. 参考书籍的书写格式　与期刊的格式有所不同。根据参阅的广度及范围可分为两种写法。

(1) 广泛参考全书:参考文献序号、主编姓名、书名、版次、出版地、出版单位、出版年份、引用页码。须注意:①如为第1版,可以略去版次不写,而再版书籍必须注明版次。②如引用内容较多,页码分散,也可不一定注明引用页码。

举例:[1]邱蔚六. 口腔颌面外科理论与实践[M]. 北京:人民卫生出版社,1998:1-14.

(2) 仅引用参考书内某一章节:书写格式稍有不同,即在第(1)种格式之前加章节作者及章名,然后在第(1)种格式主编之前加"//"。

举例:[2]邱蔚六. 头颈部肿瘤术后缺损的整复[M]//张天泽,徐光炜. 肿瘤学. 2版. 天津:天津科学技术出版社,2005:1176-1186.

根据2015年中华人民共和国国家质量监督检验检疫总局和中国国家标准化管理委员会发布的《信息与文献　参考文献著录规则》(GB/T 7714—2015)规定的国家标准,文献类型和标识代码如下:普通图书[M],会议录[C],汇编[G],报纸[N],期刊[J],学位论文[D],报告[R],标准[S],专利[P],数据库[DB],计算机程序[CP],电子公告[EB]。

六、医学论文中一些常见问题

在完成临床科研书写论文的整个过程中,都必须按临床流行病学与医学统计学的原则进行。只有这样,才能获得比较好的科研成果和医学论文。以下对临床医学论文中的一些常见问题进行粗浅的讨论。

(一) 科研设计错误或不当

科研设计或计划的正确与否,是科研工作成败的关键。如果科研设计是错误的或不当的,则研究结果将一无是处。由于科研设计问题而不能得出结论或证实假设,将是致命的。为此,在任何科研设计确定及执行之前,必须反复思考和推敲其可行性和正确性;必要时,应该请有关专业人士进行审核,以保证可行性与正确性。

在科研设计中最常见的问题是对随机、对照设计上的理解不全面。所谓随机并不是"随意",前者是在确定有代表性的目标人群(即按纳入、排除标准挑选出的合格人群)基础上的随机抽样分组;而"随意"则是在没有有代表性目标人群和没有纳入排除标准的情况下去分组。在设置对照组时忽略了组间可比性,也是科研设计中的明显错误。任何对照组与实验组之间的条件不大体一致($P>0.05$)时均无可比性,对照组实际上是形同虚设的。如果两组之间不均衡,就意味着无法避免偏倚(bias)。

在科研计划的执行过程中,同样也要避免偏倚,包括实验组与对照组观察指标的同一性,以及执行观察的同步性等等。偏倚一旦形成,科研的结果和结论的可信度将大大降低,而且通常也是无法更改的。

(二)统计学错误或不当

沈进等曾对近期生物医学期刊的统计学方法进行过分析,发现在 544 篇论文中,统计学的错误率竟高达 25%。在这 25% 的错误中,按错误的性质依次为资料处理方法选用不当,占 61.76%;图表错误 14.71%;未作统计学处理与率、比混淆各占 8.82%;其他错误占 5.88%。

资料处理方法出现错误时,只要科研设计正确,原始资料无误,还有纠正的可能;如果科研设计不当或原始资料有误,则纠正的可能也没有了。因此,要避免资料处理错误,在科研规划执行前对统计学方法必须深思熟虑,有问题或疑问时,应先寻求医学统计专家的指导,以免徒劳无功。

资料处理方法选用不当,通常涉及对统计学理论掌握得不够,但率、比的混淆在多数情况下实在是不应该犯的低级错误。最常见的是将构成比当成发病率,在率中误用最多的是将患病率当成发病率。其实每一个名词都有一定的定义,只要牢记该名词的统计学定义,应该是不会误用的。

(三)逻辑思维和文学方面的问题

在前述医学论文形成的步骤中,已提到作者的思维逻辑与中、外文水平的重要性。医学论文中反映出的逻辑思维及文字方面的问题也不少,常见的包括:①文题不符或过大。往往是论文讨论的问题较局限而文题很大,甚至总喜欢在文题中注明"XXXXXX 的研究"字样,以示其是科研论文。其实是不是研究,主要是看内容而不是看文题。②目的、结果或结论之间不符。某些论文可以出现结论与结果不符;或结论与目的无关,甚至彼此矛盾。③偷换概念。A=B,B=C,所以 A=C,这在数学上似乎是没有问题的,但医学研究的对象是人,A 人 = B 人,B 人 = C 人,而 A 人就不一定 = C 人。

总之,论文的逻辑性及文字方面的好坏,除取决于科研工作本身外,还与完成论文作者的逻辑思维和论文修养水平密切相关。良好的逻辑思维和文学水平,也是产出高水平论文的必备条件。

第六节　寄语与赠言

一、寄　　语

(一)追求真理、履践诚信

在本章第三节中,我们曾经介绍过中国科学院 2007 年发表的关于科学理念的宣言,其中明确提出"科学精神是对真理的追求"。世界一流大学哈佛大学的校训就只有"真理"2

字,并被篆刻在校徽上(图1-6-1)。从事科学工作的人,永远在追求"真理"。

真理(truth,拉丁文为veritas)也可理解为忠实、忠诚。真理是客观事物及其规律的正确反映。从道德层面上来说,人人都需要忠实、忠诚,也就是要老老实实做人,认认真真干事;忠实、忠诚也代表诚信,一个人必须诚实守信,履行承诺。从科学层面上来说,对待任何研究、任何科学结论都需要"实事求是"(seeking truth from facts),"是"就是真理。

与真理对立、背道而驰的,就是弄虚作假。科学层面称为学术行为不端。学术行为不端包括对实验结果弄虚作假,也包含剽窃、抄袭他人成果,甚至不尊重前人或他人的科研成果。更严格来说,如果论文中闭口不谈研究课题的历史,引用文献"只我不他""只洋不中",企图以此来拔高自己论文的原创性等,都应被列为学术行为不端。

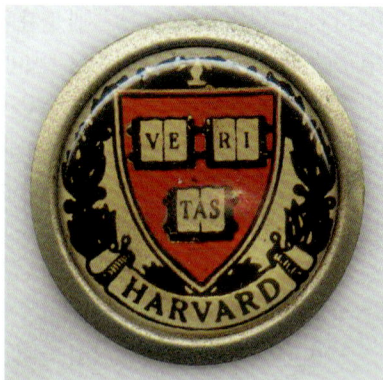

图1-6-1 哈佛大学校徽上篆刻着"VERITAS"字样

(二)树立既是职业者,更是事业者的理念

每个人一生中都有一个职业,医师也是一个职业岗位。严格来说,职业除服务社会外,又是一个人生活、生存的必然选择。职业的任务是有限的,一个人毕生追求的不应仅限于谋生和生活,还应树立和追求"事业"的理念。所谓事业是要求把你的职业做得最好;为了把你从事的职业做得最好,提升到更高的水平,甚至可以献身。可以说,事业是一个人对生命最高层次的追求,也就是我们常说的人人都应当有"事业心"。

(三)手脑并用,争做一名学术型医师或医学科学家

世界一流的知名大学麻省理工学院(Massachusetts Institute of Technology,MIT)也是一所以理工见长的大学。它的校训"mind and hand"非常有意义,也十分中肯,可译为手脑并用,或既动脑又动手。医学同样属于理科范畴,特别是外科学,是一门技术性操作性很强的学科,因而以手脑并用作为培养医学生或医学专门人才的指导名言是再合适不过了。我们说,一名合格的外科医师必须打好基本功:熟悉解剖、手术基本操作熟练,以及掌握基本外科理论(如水、电解质平衡,复苏,急救等)。作为一名口腔颌面外科医师,一方面,必须具备口腔医学,包括牙体牙髓病学、牙周病学、口腔黏膜病学、口腔正畸学及口腔修复学、口腔种植学等知识;另一方面,也必须具备临床医学,包括内科学、儿科学、麻醉学、整复外科学、显微外科学、内镜外科学、诊断学等基础知识。如果从事头颈肿瘤外科的话,还必须具备肿瘤学基础知识,诸如放射治疗学、介入治疗学、肿瘤内科学等知识。这充分说明了理论知识与技术操作的关系,也就是"脑"和"手"的关系。一个只会临床操作,只会开刀的医师不会是一名好医师,他只会依样画葫芦;相反,如果只有理论知识,只会应试考满分,却不精于临床操作,也不会是一名好医师。为此,我们曾多次呼吁:应当培养学术型医师,特别是人人都应争当一名学术型的外科医师(academic surgeon)。

经常看到对职业分类的报道,常常把医师与科学家分离开来。为什么医师就不是科学家?为什么医师就不能成为科学家?从医学发展的历史来看,1844年发明一氧化二氮,即笑气(nitrous oxide,laughing gas)的Wells和1846年发明乙醚(ether)的Green Morton,他们都是牙科医师,他们对药物的发现、对麻醉学的贡献,直接推动了外科学的发展。难道他们不是科学家,难道他们不能被称为"医学科学家"(medical scientist)吗?

临床医师是否能成为科学家也是不少人的疑问。从诺贝尔生理学或医学奖获得者中不难发现,也有不少临床医师因在科学方面的贡献而获得过诺贝尔奖。例如,瑞士外科医师 Kocher 因其对甲状腺生理学、病理学和外科学方面的研究工作荣获 1909 年诺贝尔奖;美国医师 Thomas 因人类器官及骨髓移植临床工作的成就,被授予 1990 年诺贝尔奖;Gullstrand 是瑞典眼科学家,因在眼屈光学方面的研究而获 1911 年诺贝尔奖;Carrel 因其在血管缝合术,以及血管与器官移植方面的研究工作获 1912 年诺贝尔奖;奥地利耳科学家 Bárány 因在前庭器官生理学和病理学方面的贡献获 1914 年诺贝尔奖。这些例子充分说明,作为临床医师,完全可以大有作为,但前提是,必须手脑并用,临床与科研兼顾,加上勤奋和执着,争做一名学术型医师,甚至医学科学家并非是不可能的。

综上所述,本书对研究生、青年医师的寄语可以归纳为以下 3 句话。

做人必须追求真理、履践诚信。

做事应当具有事业心——一个人对生命最高层次的要求。

做学问应当手脑并用,争做一名学术型医师,甚至医学科学家。

二、赠　言

博学、勤思、大爱、精诚。

博学是基础,勤思是动力,从医需大爱,业精、诚信方为大医。

只有不断地超越,才有长久的精彩;只有时时提升事业的标杆,才能自觉摒弃小富即安。

开卷有益,愿此书成为你开启创新之门的钥匙。

做学问的二个要素:有远见、耐寂寞、持之以恒。

研究生教育是大学本科教育的继续,是专业学术进步的重要环节。让我们共同努力,不断培养临床科研全面发展的优秀人才。

精勤不倦,勇攀医学事业高峰。

蒋欣泉

研究生阶段的学习,是一种历练,更是一种跃迁。只有努力踏实地钻研,才能淋漓尽致地发挥你们的才智。让我们共勉。

孙坚

工欲善其事,必先利其器。愿第一部《口腔颌面-头颈肿瘤学》研究生教材为我国的研究生教育作出应有的贡献。

郭伟

以专传衲,以德传人。

蒋灿华

仁心妙术。

孙沐逸

预防肿瘤,从我做起;根治肿瘤,尚须努力!

郭家书

别人写的书不能代替你的理解,愿你带着批判的眼光去读它,不断发展,不断创新。

廖贵清

学海无涯。

俞光岩

博学成医,厚德为医。

张文峰

治病救人,淡泊名利,宽容别人,善待自己。

长风破浪会有时,直挂云帆济沧海。与读者共勉。

口腔癌规范化治疗的探索任重而道远。

（邱蔚六　俞光岩）

参 考 文 献

1. 王家良.循证医学.北京:人民卫生出版社,2001.

2. 邱蔚六.邱蔚六口腔颌面外科学.上海:上海科学技术出版社,2008.

3. 李树玲.新编头颈肿瘤学.北京:科学技术文献出版社,2001.

4. 屠规益.现代头颈肿瘤外科学.北京:科学出版社,2003.

5. 温玉明.口腔颌面部肿瘤学:现代理论与临床实践.北京:人民卫生出版社,2004.

6. 全国肿瘤防治研究办公室,卫生部卫生统计信息中心.中国试点市、县恶性肿瘤的发病与死亡:第二卷: 1993—1997.北京:中国医药科技出版社,2002.

7. 赵平,陈万青,孔灵芝.中国癌症发病与死亡 2003—2007.北京:军事医学科学出版社,2012.

8. 张志愿.口腔颌面肿瘤学.济南:山东科学技术出版社,2004.

9. 高静,郑家伟,杨驰,等.上海市区 1973—2005 年口腔恶性肿瘤发病趋势分析.中国口腔颌面外科杂志, 2010,8(1):20-25.

10. 张锡泽.下颌骨肿瘤切除后立即植骨的初步报告.中华口腔科杂志,1956,4(4):292-294.

11. 张锡泽,潘家琛,刘善学,等.根治性双侧颈淋巴结一次切除术初步探讨:附三例报告.中华口腔科杂志, 1964,10(1):46-49.

12. 邱蔚六,刘善学,刘桢,等.争光霉素治疗口腔颌面部鳞癌的进一步观察:兼论争光霉素与博莱霉素的异 同.中华口腔科杂志,1979,14(2):77 79.

13. 上海第二医学院附属第九人民医院口腔颌面外科.区域性动脉化疗治疗口腔颌面恶性肿瘤.中华医学 杂志,1975,55(9):669-670.

14. 邱蔚六,刘善学,何荣根,等.颅颌面联合切除术治疗晚期颌面部恶性肿瘤初步报告.中华口腔科杂志, 1979,14(4):197-201.

15. 邱蔚六.生存质量与功能性外科:现在和未来.实用口腔医学杂志,1990,6(3):192-195.

16. 刘世勋,邱蔚六,林国础,等.功能性颈淋巴清扫术在口腔颌面癌癌治疗中的应用.中华口腔科杂志, 1986,21(1):5-7.

17. 邱蔚六,张锡泽,刘世勋,等.全额及隧道额瓣在口腔颌面肿瘤术后缺损修复中的应用:兼论对侧头皮侧 支供血的可能性.中华口腔科杂志,1983,18(2):70-73.

18. 邱蔚六,刘世勋,唐友盛,等. 颅颌联合切除术后缺损的立即封闭式修复. 实用口腔医学杂志,1985,1: 12-15.

19. 邱蔚六. 口腔、口咽、颌骨及涎腺肿瘤//陈义文. 中西医结合肿瘤学. 北京:新华出版社,1989:318-327, 332-338.

20. 郭伟,邱蔚六,何荣根,等. 口腔癌 DNL 与 LAK 细胞体外、体内抗瘤作用的比较. 中华口腔医学杂志, 1994,29(6):336-338.

21. 邱蔚六. 口腔颌面肿瘤诊治新进展//张震康. 2002 口腔科学新进展. 北京:人民卫生出版社,2002:1-20.

22. 邱蔚六. 口腔颌面肿瘤诊治与研究进展//樊明文. 2005 口腔科学新进展. 北京:人民卫生出版社,2005: 252-279.

23. 钟来平,张志愿. HPV 口腔黏膜体外癌变模型与免疫治疗的研究进展//四川大学华西口腔医学院. 中国 口腔医学年鉴:2005 年卷. 成都:四川科学技术出版社,2006:38-41.

24. 罗荣城,韩焕兴. 肿瘤综合诊疗新进展. 3 版. 北京:人民军医出版社,2008.

25. 邱蔚六. 口腔颌面部癌瘤治疗的新理念:浅析综合序列治疗. 上海第二医科大学学报,2005,25(4):321- 324,358.

26. 邱蔚六,郑家伟. 应重视口腔颌面部恶性肿瘤的综合序列治疗. 中国口腔颌面外科杂志,2005,3(3): 179-182.

27. 邱蔚六. 口腔颌面癌瘤疗效的评价和治疗新理念:浅谈生存率和生存质量. 口腔颌面外科杂志,2005,15 (1):1-4.

28. 邱蔚六. 关于建立口腔颌面-头颈肿瘤内科体系的思考:写在口腔颌面-头颈肿瘤内科协作组成立之 际. 中华口腔医学杂志,2008,43(3):129-131.

29. 邱蔚六. 口腔颌面颈部微创手术之我见. 微创医学,2008,3(1):1-2.

30. 邱蔚六. 口腔颌面外科学. 6 版. 北京:人民卫生出版社,2008.

31. 陶谦. 颌骨肿瘤诊断与治疗. 上海:上海科学技术出版社,2008.

32. 邱蔚六. 临床决策需要辩证思维. 医学与哲学,2006,27(14):1-2.

33. 邱蔚六,郑家伟. 重视循证医学,提高口腔医学临床科研和诊治水平. 中国循证医学杂志,2005,5(11): 809-810.

34. 王家良. 临床流行病学. 北京:人民卫生出版社,1999.

35. 丘祥兴. 医学伦理学(1):概述. 诊断学理论与实践,2006,5(2):附 1-附 4.

36. 胡庆澧. 医学伦理学(2):国际生命伦理学概述. 诊断学理论与实践,2006,5(2):附 5-附 8.

37. 沈进,苟莉,汤洁,等. 生物医学期刊的统计学方法应用情况分析. 中国修复重建外科杂志,2007,21(5): 541-543.

38. LYONS A S,PETRUCELLI R J. Medicine:an illustrated history. New York:Harry N Abrams Inc,1987.

39. 宋伯铮,邱蔚六,刘世勋,等. 74 例骨肌皮瓣移植重建下颌骨的临床观察. 中华口腔医学杂志,1988,23 (3):129-132.

40. QIU W L,LIU S X,TANG Y S,et al. Evaluation of free flap transfered by microvascular anastomosis in oral and maxillofacial surgery. J Reconstr Microsurg,1984,1:75.

41. QIU W L. Management of head and neck tumors. Journal of Shanghai Second Medical University,1991,11(2): 601.

42. HADDAD R I,SHIN D M. Recent advances in head and neck cancer. New Engl J Med,2008,359: 1143-1154.

43. POSNER M R,WIRTH L J. Cetuximab and radiotherapy for head and neck cancer. N Engl J Med,2006,354 (6):634-636.

44. VERMORKEN J B,MESIA R,RIVERA F,et al. Platinum-based chemotherapy plus cetuximab in head and

neck cancer. N Engl J Med,2008,359(11):1116-1127.

45. ZHANG Z Y,ZHENG J W,ZHANG C P,et al. Craniomaxillofacial resection for advanced oral and malignant tumors//JEFFRIES L P. Frontiers in cancer research. 2006:53-81.

46. JIAN X C. Benign and malignant tumors occurring in the ptergopalatine fossa and adjacent structures of the ptergogalantine fossa:recent advances of diagnosis and surgical management//NIKOLAKAKOS A P. Oral cancer research advances. New York:Nova Science Publishers,2007:229-246.

47. MARTIN H. Surgery of head and neck tumors. New York:Paul B Hoeber Inc,1957.

48. ZHONG L P,ZHANG C P,REN G X,et al. Randomized phase Ⅲ trial of induction chemotherapy with docetaxel,cisplatin,and fluorouracil followed by surgery versus up-front surgery in locally advanced resectable oral squamous cell carcinoma. J Clin Oncol,2013,31(6):744-751.

49. DE BURGH NORMAN J E,MCGURK M. Color atlas and text of the salivary glands:diseases,disorders and surgery. London:Mosby-Wolfe,1995.

第二章 口腔颌面-头颈肿瘤流行病学的现状与挑战

口腔颌面-头颈肿瘤临床流行病学是流行病学与口腔颌面-头颈肿瘤学相结合的一门科学,是一门研究口腔颌面-头颈肿瘤在人群中的分布规律、病因和预防措施的方法学;应用近代流行病学、生物统计学、卫生经济学和预防医学的原理和方法,来改善口腔颌面-头颈肿瘤的临床科研和临床实践工作;有助于发展和丰富口腔临床医学研究的方法,深化人们对口腔颌面-头颈肿瘤的发生、发展和转归整体规律的认识,提高对口腔颌面-头颈肿瘤病因和致病因素的探索、疾病的诊断和治疗、疾病的预后评价等多方面的水平。其主要研究内容是掌握口腔颌面-头颈肿瘤的瘤情,探讨肿瘤的病因、预防其发生的措施,以及考查预防手段的实施效果。研究对象是群体,而不是单个病例。最终目的是预防口腔颌面-头颈肿瘤的发生和控制其发展,以达到改善或促进人类健康的目的。

第一节 口腔颌面-头颈肿瘤临床流行病学的现状与解决方案

一、概　述

(一) 基本概念

在开展口腔颌面-头颈肿瘤流行病学研究前,首先要明确几个基本概念:暴露、误差、偏倚。

1. 暴露(exposure)　也称研究因素,指一切与被研究的疾病有关的因素。例如研究肿瘤与地域的关系,地域就是研究因素。在流行病学中,把暴露产生的后果称为疾病,在统计学上称为因变量。例如研究吸烟与口腔黏膜白斑的关系时,烟是暴露因素,口腔黏膜白斑是暴露产生的后果,是因变量,即疾病;又如研究咀嚼槟榔与口腔黏膜下纤维性变的关系时,槟榔是暴露因素,口腔黏膜下纤维性变是暴露产生的后果,即因变量或疾病。

2. 误差(error)　指对事物某一特征的测量值偏离真实值的部分。在临床流行病学研究中,应尽可能保证研究结果与客观、真实情况一致,但是各种因素的影响,往往使测量结果与事物的真实情况之间发生一定的差异,即误差。研究者应当进行科学严谨的设计,深入了解、认识各类偏倚产生或出现的原因和条件,在研究过程中尽量加以避免或控制,确保临床科研结论的真实性和可靠性。临床研究中,常见的误差有随机误差和系统误差两种。

(1) 随机误差(random error):指样本值与总体之间的差异。它是各种观察所固有的,既可由测量方法本身产生的随机变异引起,也可由被测量的生物学现象的随机变异引起。因为这种误差由个体差异造成,所以会受到样本大小的个体间差异的离散程度影响。

（2）系统误差（systematic error）:指测量值与真实值之间的差异。由于这种误差使各种样本观察值呈一定方向偏离,或偏高,或偏低,又称偏倚,是人为造成的误差。偏倚的大小取决于研究的方法和具体条件,可以产生于研究过程的任何一个环节:从研究设计到实施,以及最后的资料分析和结论推导。

系统误差和随机误差之间并不排斥,在多数情况下是共存的,由于它们产生的原因和处理方法不同,因此需要加以区分。前者可通过设计和适当的分析加以消除,而随机误差是不可能被消除的,但可通过适当的研究设计减少影响。统计学方法虽然也有助于消除已知的偏倚,但没有一种统计学方法可以校正资料中未知的偏倚。因此,为了保证研究结果的真实性,必须对偏倚的来源及其产生的原因加以识别,并通过一定的手段加以防止、控制或消除。

3. 偏倚（bias） 作为一种系统误差,可以发生在研究的各个阶段,包括设计、收集资料、整理分析资料、解释分析结果,以及发表结果的过程中。偏倚有一定方向性,可使观察值向一定方向偏离,歪曲暴露与疾病之间联系的性质和联系强度,或增高,或降低,甚至得出错误的认识和结论。多次重复测量及增加样本含量,可以减少流行病学调查研究中的随机误差,但不能减少系统误差。在流行病学研究中,偏倚可严重影响研究结果的真实性和可靠性,避免或减少偏倚的发生至关重要。偏倚包括选择偏倚、信息偏倚和混杂偏倚三类。

（1）选择偏倚（selection bias）:是指在研究的设计阶段,因选择研究群体而产生的系统误差,即在选择样本方法上的错误,使研究群体的有关变量不能代表总体人群,结果掩盖了暴露与疾病之间的真实联系。为了控制选择偏倚,可采取一定的措施。如果选择偏倚已经发生,再消除或校正其影响就比较困难,因此应慎重做好研究设计,尽可能避免和减少选择偏倚的发生。首先,研究者应充分了解研究工作中各种可能的选择偏倚来源,并在研究设计中尽量避免。其次,为了避免各种因素的影响,在进行病例对照研究时,应选择合适的对照组。如果病例组选择新诊断的患者,则对照组不应由慢性病患者组成;如果对照所患的慢性病严重影响暴露,则更不应作为对照。再次,为了避免由于拒绝参加研究而引起选择偏倚,应尽可能降低拒绝参加人员的比例。最后,在队列研究中随访全部研究对象,以获得尽可能高的应答率。

（2）信息偏倚（information bias）:是指在收集、整理和分析资料过程中,由于测量方法有缺陷,使各比较组在获得信息时产生的系统误差。其结果是错误地划分被研究者的暴露和疾病的状态,又称为错误分类偏倚。为了控制信息偏倚,需要严格的调查设计、研究人员科学的态度、严格的质量控制措施,尽量采用"盲法"收集资料,尽量收集客观指标的资料。收集资料的范围也可以适当广泛些,借以分散调查人员和研究对象对某项因素的注意力,减少某些偏见带来的偏倚。

（3）混杂偏倚（confounding bias）:当研究暴露于某一因素与疾病之间的关系时,某个既与所研究的疾病有联系又与所研究的因素有联系的因素,掩盖或夸大所研究的暴露与疾病的联系强度。控制混杂偏倚最简单的一种方法是限制。例如,如果怀疑吸烟是一个混杂因素,研究可以只要不吸烟者。虽然这种策略避免了混杂,但阻碍了研究对象的纳入,因此功效不能外推到吸烟者。控制混杂的另一种方法是匹配。一项病例对照研究中,吸烟被认为是一个混杂因素,病例和对照可以按吸烟情况匹配。为每个吸烟的病例找一个吸烟的对照。研究者虽然常常使用这种方法,但有两个缺点:①如果对几个可能的混杂因素进行匹配,选择研究对象的过程可能麻烦;②不能测定匹配变量的效应。研究完成后,控制混杂的方法是分层,同时把暴露与未暴露人群或病例与对照放在均质或较为均质的范围内进行比较,使每层之间混杂因素的作用最小化。

(二) 口腔颌面-头颈肿瘤的临床流行病学研究方法

流行病学研究以群体为研究对象,因此最基本和最重要的方法是现场观察和现场实验。现场观察是观察疾病在人群、有关生物群中的自然分布频率及其影响因素,并为病因研究提供线索和验证,分为描述流行病学和分析流行病学两大类。现场实验又称实验流行病学。

1. 描述流行病学(descriptive epidemiology)研究　指按事先设计的要求,在某一人群中应用普查和抽样调查的方法,搜集特定时间内疾病的描述性资料,以描述疾病的分布及观察某些因素与疾病之间的关联,亦称横断面调查或患病率调查。描述流行病学的目的:①描述疾病或健康状况的分布情况,发现高危人群及防治的重点疾病,为疾病的防治提供依据;②描述某些因素与疾病或健康状况之间的关联,以逐步建立病因假设;③为评价防治措施及其效果提供有价值的信息;④为疾病的监测或其他类型的流行病学研究提供基础。

2. 分析流行病学(analytic epidemiology)研究　即流行病学的分析调查研究,主要包括前瞻性研究和回顾性研究。前瞻性研究(prospective study)又称队列研究和随访研究,指在研究开始时,按照人群是否暴露于某因素或某些因素的水平,将人群分为暴露组和非暴露组,对两组随访一定时间,观察、收集两组疾病的发生情况,计算和比较两组的发病率和死亡率。回顾性研究(retrospective study)又称病例对照研究,指先按结局的阳性和阴性确定病例组和对照组,然后记录他们过去对某因素或某些因素的暴露情况,比较病例组和对照组在暴露上的差异,并作显著性检验。

3. 实验流行病学(experimental epidemiology)研究　是通过比较给予干预措施后的实验组人群与对照组人群的结局,从而判断干预措施效果的一种前瞻性研究方法,是探索、验证病因和评价防治效果的流行病学研究方法。它包括:①实验室实验,如用动物群实验模拟人类疾病的流行因素及规律;②临床实验,如考核药物或治疗方法的效果;③预防实验,如评价预防接种的效果;④病因实验或干预实验,如饮水加氟可预防龋病,也证明摄入氟不是龋齿的病因之一。干预实验实际上是前瞻性研究的一个特例,是在人群中进行的实验研究,在严格控制的条件下进行随机分组和人为给定干预因子,经过一段时间的观察,比较实验组和对照组的结局。因此,通过实验流行病学方法验证的假设结论是可靠的。

(三) 流行病学调查

口腔颌面-头颈肿瘤流行病学调查是指研究人群中口腔颌面-头颈肿瘤的分布,阐明分布的原因,并采取相应对策的一门科学。肿瘤在人群中有地理分布的差别,也有时间分布的区别,还有性别、年龄、职业发病率和死亡率的区别,这些为口腔颌面-头颈肿瘤的病因研究、预防策略的制定提供了极为重要的线索和依据。其中,主要概念包括发病率、患病率、死亡率、生存率、构成比、性别比、年龄分布等。

1. 发病率(morbility) 指在一特定时间内,暴露人群内发生某病新病例数所占的比例。一般是指一年中发生的新病例数,常以10万分率来表示。计算公式:发病率=(某年该地新发病例数/某年该地平均暴露人口数)×100 000/10万。对于发病率较低的疾病,也可以用100万分率表示。

2. 患病率(prevalence rate) 又称现患率,指某特定时间内暴露人群内某病新旧病例所占比例。患病率可按观察时间的不同,分为期间患病率和时点患病率两种。计算公式:期间患病率=(某观察期间该地现患某病的新旧病例数/同期的该地平均人口数)×100 000/10万,时点患病率=(某一时点该地现患某病新旧病例数/该时点该地暴露人口数)×100 000/10万。

3. 死亡率(mortality) 某时期内(通常是指一年)死亡人数与总人口之比,又称总死亡率,表示在一定时期内人口死亡的频率,一般用千分率表示。不同死亡原因的死亡率一般按10万分比表示,即每10万人中某种死亡原因的死亡频率。计算公式:死亡率=(某年因某病死亡人口数/同年平均人口数)×100 000/10万。

4. 生存率(survival rate) 指某病在一定时间内生存人数在受调查该病患者总数中出现的频率,用于不同方法或措施治疗效果的互相比较。计算公式:某种口腔癌生存率=(在一定时间区间内该口腔癌生存总病例数/同期受调查该口腔癌总人数)×100%。

5. 构成比(constituent rate) 表示事物内部各构成部分所占的比重,通常以100作基数。计算公式:某一组成部分的构成比=(某一组成部分的观察病例数/同一事物各个组成部分观察病例总数)×100%。

6. 性别比(gender rate) 指人口中男性人数与女性人数之比,通常用每100名女性人口相对应的男性人口数来表示。计算公式:性别比=(男性人口/女性人口)×100%。

7. 年龄分布(age distribution) 是指一定时点、一定地区各年龄组人口在全体人口中的比重,又称人口年龄构成,通常用百分比表示。严格意义的人口年龄结构仅指各年龄组人口所占的百分比(相对数)。

二、口腔颌面-头颈肿瘤临床流行病学的现状

(一) 国际现状

肿瘤流行病学研究的基础是肿瘤患者的资料登记。

国际上对肿瘤登记工作十分重视。1966年第9届国际肿瘤会议就已经成立了非官方机构的国际肿瘤登记协会(International Association of Cancer Registries,IACR),总部位于法国里昂。1979年,IACR与WHO建立正式合作关系,对肿瘤登记的技术和方法进行研究,制定统一的规范和统计分析指标,提高登记机构间的资料质量及可比性,定期召开学术会议进行国际交流。至2008年,IACR共发展了558个会员,其中欧洲214个,北美洲77个,大洋洲18个,南美洲69个,亚洲123个,非洲57个。我国目前有包括中国医学科学院肿瘤研究所在内的31个肿瘤研究单位或肿瘤登记机构成为IACR的成员。IACR的主要工作之一是与WHO国际癌症研究中心(International Agency for Research on Cancer,IARC)共同负责每5年出版1卷汇集世界各国肿瘤登记数据的《五大洲癌症发病率》(*Cancer Incidence in Five Conti-*

nents,CIFC),2007 年出版了第 9 卷,收录了全球 60 个国家 225 个肿瘤登记处质量合格的资料,覆盖世界约 11% 人口的肿瘤发病资料,其主要的分析数据可到 WHO/IARC 的描述流行病组负责的网址免费下载。这为世界恶性肿瘤分布情况的研究提供了极有价值的信息,也是研究国际肿瘤流行病学的重要参考文献。

全球各洲肿瘤登记报告水平差别较大,欧洲、北美洲和大洋洲登记工作开展早,目前肿瘤已经成为法定或行政规定报告的疾病,并建立了洲际肿瘤登记协会,数据质量高,代表性好;亚洲、中美洲、南美洲和非洲由于各国政治、经济、医疗条件不同,肿瘤登记处基本呈散在分布,报告水平差距大,具有各自不同的特点。欧洲最早开始进行肿瘤登记,并在 1989 年成立了作为抗癌计划一部分的欧洲肿瘤登记网(European Network of Cancer Registries,ENCR),各成员国制定并使用统一的登记技术标准和肿瘤发病死亡数据库(European Cancer Incidence and Mortality database,EUROCIM),以促进欧盟内肿瘤发病资料的质量、可比性和可用性。目前该网涵盖了 40% 欧盟人群的肿瘤信息,发布、发表了各种根据不同研究及政策需要的分地区、国家及肿瘤人群的统计信息,提高了登记资料在肿瘤控制、卫生保健和科学研究中的利用率。尤其是北欧五国(丹麦、芬兰、挪威、瑞典和冰岛),是世界上肿瘤登记系统最发达和完善的地区,登记对象覆盖全人群,累积了近 60 年的肿瘤数据,为全球的肿瘤病因、预防和治疗提供了先进、完备的研究。北美肿瘤登记协会(North American Association of Central Cancer Registries,NAACCR)建于 1987 年,所有美国和加拿大的肿瘤登记处均为其成员,其出版物有《北美癌症》(Cancer in North America,CINA),2008 年版(2001—2005)收集了覆盖 100% 加拿大和 92% 美国人群的肿瘤登记资料。

(二) 国内现状

我国肿瘤登记工作相对比较滞后,在 20 世纪 60 年代初期,我国只有 1 个大城市和 1 个县开展了人群肿瘤登记工作,在《五大洲癌症发病率》第 7 卷以前,只有上海、天津和江苏启东 3 个登记处的资料被收录。2002 年卫生部发文,要求在全国开展肿瘤登记工作,并成立了全国肿瘤登记中心,以加强宏观管理。至 2007 年,共有 20 个省开展了肿瘤登记工作,向全国肿瘤登记中心上报数据的登记处有 43 个,报告人口为 7 000 万,覆盖约 6% 的全国人口。很显然,这只能反映我国的部分肿瘤情况。

到目前为止,我国口腔颌面-头颈肿瘤的临床流行病学变化尚无一次符合统计学要求的发病率调查资料。虽然在 IARC 2007 年第 9 版《五大洲癌症发病率》报告中,提到了中国口腔癌发病率的一些数据,但仔细查阅全文,发现其中只有国内 6 个地方提供的数据,分别是哈尔滨、上海、浙江省嘉善县、广州、中山、香港,并不能代表我国口腔癌发病率的真实数据。

三、解 决 方 案

(一) 开展流行病学调查

开展流行病学调查,收集流行病学第一手资料,是进行流行病学研究最基本也是最可靠的措施。根据上述提到的流行病学研究方法,进行合理的设计,在不同学科之间互相取长补短,联合口腔颌面-头颈肿瘤学与流行病学、卫生统计学相关学科进行调查,呼吁相关部门给予经费支持,同时招收、培养或引进口腔颌面-头颈肿瘤流行病学的专业人才。

（二）肿瘤的病因学分析

目前,已被广泛接受的口腔颌面-头颈肿瘤的发病因素包括吸烟、饮酒、高危人乳头状瘤病毒(HPV)感染、癌前病变、不良刺激等,其中吸烟与饮酒对口腔癌的发病具有协同作用。然而,不同发病因素的相对风险度的研究尚比较缺乏,主要原因是缺乏系统的流行病学数据。在开展流行病学调查之前,对病因学调查项目的设计至关重要,例如需要收集什么样的信息、收集什么样的样本以达到检测要求,如何收集、运输与保存样本等,应强调设计的合理化和具体化,避免遗漏和资源浪费。例如以吸烟为例,设计调查表时,需要明确目前有无吸烟,什么烟种、烟龄多少、平均每天吸烟量,已戒烟者既往烟种、烟龄及平均每天吸烟量、是否被动吸烟等,都要明确并详细填写。

第二节　口腔颌面-头颈肿瘤三级预防的现状与解决方案

一、概　述

随着对肿瘤,尤其是恶性肿瘤这一顽症认识的不断深化,人们逐渐意识到预防恶性肿瘤是抗击恶性肿瘤最有效的武器。最新的科学研究表明,经过合理有效的控制活动,1/3的癌症是可以预防的;1/3的癌症如能及早诊断,则可能治愈;而合理有效的姑息治疗可使剩余1/3的癌症患者的生存质量得到改善。当今世界对我们传统的习惯提出了很多挑战,出现了许多新的健康观点。只有将肿瘤预防与控制纳入到人们日常生活及工作议事日程中,才能真正起到预防作用。癌症预防的最终目的,是降低癌症的发生率和死亡率。

口腔颌面-头颈肿瘤的预防主要针对口腔癌的预防,其含义包括预防口腔癌的发生,防止口腔癌对邻近组织的损害,预防口腔癌的复发、转移,以及口腔癌导致的死亡。

根据疾病的自然发展史,口腔癌的预防可以从其发生发展的任何阶段介入,即预防贯穿于疾病发生前至疾病发生后转归的全过程,一般划分为三级预防策略。

1. 一级预防(primary prevention)　或称初级预防、病因预防,处于病理形成前期过程,以病因预防为主,针对致病因素采取预防措施,从人群中去除危险因素,使人群中发病患者数降到最低,同时加强环境保护、适当健康饮食、适当体育锻炼,以增进身心健康。这是降低发病率最根本的措施。一级预防的目标是防止癌症的发生,强调自我保健,健康教育与促进,特殊的防护措施(如社区公共卫生措施),以及监测危险因素与疾病发展趋势。

2. 二级预防(secondary prevention)　或称临床前预防,已经进入病理形成期,但处于疾病的早期阶段。强调早期发现、早期诊断和早期治疗,阻止病理过程的进展,尽可能达到完全康复,提高治愈率。二级预防的目标是防止初发疾病的发展。二级预防的方法较多,包括:①普查。既可了解发病状况,也可为预防措施的制定和实施提供依据。它是一个繁杂的学科领域,其风险及利益在每次普查前需要仔细评估。②治疗癌前病变。癌前病变是指某些具有癌变潜在可能性的病变,长期不予治疗,有的可转变为癌。③加强对易感人群的监测。通过流行病学调查,对肿瘤易感人群进行定期检测,尽早发现病变。④肿瘤自检。尤其是对于浅表或容易检查的部位,通过观察病变发展状况,及时就医,是早期发现肿瘤的可靠方法。

3. 三级预防(tertiary prevention) 或称康复性预防,目标是防止病情恶化,防止残疾。此时,疾病已发展到严重和晚期阶段,正确选择合理甚至最佳诊疗方案,以根治肿瘤、防止伤残与康复功能为主要目的,尽可能延长患者寿命,减轻疼痛及防止复发,恢复器官的功能,恢复患者一定的生产和生活自理能力。

二、口腔颌面-头颈肿瘤三级预防的现状

(一) 一级预防的薄弱及原因

一级预防的重点主要在病因预防上,也就是防止肿瘤的发生,开展病因学的流行病学调查和制定针对病因的预防措施。口腔癌方面,目前国内尚缺乏多中心大样本的口腔癌病因和危险因素调查分析。根据各种病因和危险因素,针对化学、物理、生物等具体致癌、促癌因素和体内外致病条件,采取预防措施,并针对健康机体,加强环境保护,提倡健康饮食,加强体育锻炼,增进身心健康,做到防患于未然。

1. 国际现状 国际上,尤其是发达国家,比较重视癌症的预防。有些国家已经采取了一些一级预防的具体措施来预防癌症的发生,与口腔癌相关的措施包括大力提倡戒烟、戒酒。除发病因素和危险因素的危害性教育外,有的国家将禁止吸烟、饮酒纳入国家的法律法规,如禁止在公共场合吸烟,限制生产、进口、销售和使用各种烟草制品,提高烟酒产品价格与税收,减少烟草制品中焦油、尼古丁和其他致癌物质的含量等。从病因角度来看,烟酒的主要成分已经确认含有明确致癌物,如苯并芘是烟草燃烧过程中的主要致癌物,乙醛是酒精代谢过程中的主要致癌物,其致病机制已经明确。提倡定期口腔检查,加强口腔卫生,开展自我检查,针对可疑的癌前病变,及早诊治,阻止其向原位癌发展。对于口腔内的不良刺激物,如残根、残冠和不良修复体,应及早处理,预防口腔黏膜长期受刺激而发生异常增生,甚至癌变。

2. 国内现状 我国尚处于社会主义初级阶段,一级预防工作与国际上还存在一定的差距。国内吸烟的预防工作主要从吸烟与饮酒的危害性教育方面展开,使人们认识到烟酒对健康的危害,改变吸烟与饮酒的习惯;鼓励公众不要染上烟酒习惯;已有烟酒嗜好者,最好戒除,不能戒除者,要尽量减少用量。然而,国内尚不能从根本上预防烟酒在社会上的流行。尽管国内大多数舆论导向是烟酒有害于健康,但到目前为止人群中还不能实现人人自觉不吸烟、不饮酒。因此,从某种程度上讲,禁烟酒的一级预防工作还存在很大的困难。国内某些省份还存在嚼食槟榔的习惯,而槟榔与口腔疾病尤其是口腔恶性肿瘤的关系密切,并已通过大量的临床基础研究得到证实,但并不为广大群众所熟知,特别在湖南等省的一部分人群中,嚼食槟榔的情况比较普遍,而这部分人群的自我保健意识较差,往往忽视口腔内的疾病,导致口腔肿瘤的发生。因此,如何从一级预防的角度使这部分人群改变嚼槟榔的习惯,是急需妥善解决的问题。对于高危人乳头状瘤病毒(HPV)感染和癌前病变,国内目前还没有确切的研究报道。从病因角度上如何预防高危HPV感染和癌前病变,做到一级预防,还有很长的路要走。对于局部不良刺激因素的一级预防,就国内目前的情况而言,需要从分析不良刺激因素产生的原因着手,分清是先天的还是后天的,后天的因素比较好预防,例如不良修

复体、残根、残冠,只要患者平时多加注意,有相关疾病及时就诊,通过正规的诊治,往往可以达到预防口腔癌的效果。

(二) 二级预防的基础研究与临床应用的差距及原因

二级预防的指导思想是"三早",即早期发现、早期诊断、早期治疗,其中早期发现和早期诊断是实现早期治疗的前提。目前就口腔癌而言,作为患者,应该对一些可疑病变加以警惕,及时就医。需要警惕的症状和体征包括口腔内的溃疡,2 周以上尚未愈合;口腔黏膜有白色、红色和发暗的斑;口腔与颈部有不正常的肿胀和肿大淋巴结;口腔有不明原因的反复出血;口腔颌面-头颈、咽部或颈部有不明原因的麻木与疼痛。作为医师,想要早期发现可疑病变,需要了解口腔癌的高发部位,如舌、口底、牙龈、颊黏膜、磨牙后三角和腭。检查可视部位时,除视诊、触诊外,也可使用口镜进行辅助检查,必要时可借助内镜了解不能直接可视的区域。一些辅助检查,包括活体染色、组织光谱分析、口腔刷活检等也正处于临床研究阶段。对于口腔内可疑区域或高危区域,采用甲苯胺蓝染色,可将恶性细胞与正常黏膜细胞区分开来。对于蓝染的区域,最好行局部活检。正常黏膜不吸收甲苯胺蓝染料,偶尔正常黏膜可以染上少量染料,但可以用醋酸擦去。光谱技术有望在可视性的形态学改变以前发现癌前病损。光谱检测技术的基本原理是用光源照射口腔组织的一个区域,用检测系统记录光谱变化,并用相关软件分析导致照射期间和照射后光谱改变的口腔组织状态。体内组织是一种不均一的介质,其平均折射指数相差不大,不同于半透明物质。组织的不均一性,使得相应波长的光线更容易发生散射,可以通过光线改变来反映组织的存在,为确定组织状态信息提供参考数据。口腔刷是一种用于获得可疑区域细胞的避免疼痛的组织活检方法,但临床应用价值有待进一步评价。以上辅助临床检查方法是在基础研究的基础上研制出来的,处于转化医学临床应用的前沿。另外,分子生物学研究的深入,尤其是肿瘤分子标志物方面的研究,为肿瘤早期发现和早期诊断带来了希望。无论从组织学水平还是血清学水平来看,系统的分子标志物研究都有助于筛选可疑口腔癌,就像 CEA 用于筛选肠癌,AFP 用于筛选肝癌一样。但到目前为止,尚未找到口腔癌特异性的分子标志物。早期治疗方面,需要规范化、个体化、科学化制订治疗方案,医师应对患者高度负责,务实地为患者选择治疗方案,特别是首次治疗方案。当然,目前临床上还需要进一步研究早期口腔颌面-头颈肿瘤的治疗规范,例如,对于 T_1、T_2 的早期舌癌,是否应该同期行颈淋巴清扫术、该何时清扫尚无定论,有待通过进一步的研究加以确定。同样,对于早期舌癌,国外文献报道,有相当一部分患者采取放疗、化疗等,效果良好,而我国基本上采用手术治疗,其临床治疗效果的比较有待进一步确定。

(三) 三级预防的现状

三级预防的重点在于肿瘤的临床治疗,以口腔癌为例,采取积极、有效、系统的综合治疗手段,使所有的口腔癌患者获得最佳疗效,并避免复发,加速康复。对晚期难以治愈的患者应努力减轻痛苦,改善生活质量,延长寿命。目前口腔癌的治疗大多提倡以手术治疗为主的综合序列治疗,除手术以外,还包括放射治疗、化学治疗、免疫治疗、生物治疗、中医中药治疗等。同时也提倡患者的个体化治疗方案,根据患者具体情况,确定不同患者的具体综合序列治疗方案。

1. **手术治疗** 目前仍然是口腔癌的主要治疗方法。手术治疗根据口腔癌患者病情的严重程度,方案有所不同。以口腔癌中的舌鳞癌为例,对于临床早期舌癌,尤其是临床 I 期患者,只需要行原发灶的扩大切除+邻近瓣修复就能达到治愈目的,暂不需要行颈淋巴清扫术及皮瓣修复;对于临床Ⅱ期舌癌患者,原发灶扩大切除是必需的,是否行皮瓣修复,需要根据肿瘤切除后缺损的大小而定,但对颈淋巴清扫术尚存在一定的争议,目前尚没有确切的证据说明颈淋巴清扫术利于或不利于患者的治疗效果。对于临床Ⅲ、Ⅳ期患者,原发灶的扩大切除和颈淋巴清扫术已经作为手术治疗常规被广泛接受,甚至有时需要行双侧颈淋巴清扫术,缺损修复也是必不可少的。至于采用什么样的修复方法,各种皮瓣、肌皮瓣、骨瓣、骨肌瓣等都有一定的适应证,可以灵活应用。另外,对于舌根癌累及会厌但不累及喉的患者,是否需要切除全喉,目前尚存在一定争议,原因在于喉全切除术对患者的生活影响较大,需要谨慎选择方案。总体而言,目前国内手术治疗的能力较强,这使许多以往不能手术的患者获得了手术切除的机会,加上修复重建方法的进步,一方面,可确保根治力度;另一方面,可改善患者的形态和功能,提高生存质量。

2. 放射治疗　利用放射性物质释放的射线杀伤癌细胞来达到治疗目的。国内的放射装置从^{60}Co发展到直线加速器,其疗效的提高和副作用的减少已经得到了肯定,进而相继出现了适形放疗和调强放疗,使得放疗更加精确化。质子重离子是目前国际公认的放疗尖端技术,其放射能量在对肿瘤进行集中爆破的同时,大大减少了对健康组织的伤害。放疗在临床上的应用包括:①根治性治疗,如鼻咽癌,通过放疗可以消除肿瘤;②姑息性治疗,如晚期癌症无法根治者,通过放疗缓解症状,提高生存质量;③综合治疗之一,在治疗方案中增加放疗可有效提高肿瘤的治疗效果,改善预后。在口腔癌中,放疗早已成为综合序列治疗的一部分,可有效提高治疗效果,但也存在争议,如口腔癌患者是采用术前放疗还是术后放疗等,到目前为止还没有定论,需要进行前瞻性对照研究加以证明。

3. 化学治疗　利用化学合成药物杀伤癌细胞来达到治疗目的。化疗的发展较快,不但化疗药物的品种不断增多,疗效有所提高,而且在用药的方式方法、降低化疗副作用、化疗药物增效等方面都有了长足的发展。化疗的疗效与疾病类型有关,与个体对化疗的敏感性也有关。目前化疗在临床上的应用包括:①单用化疗有望治愈肿瘤或作为主要的治疗手段,如白血病、绒毛膜细胞癌等;②化疗用于延长患者生存期或作为综合治疗方案中的重要手段,如淋巴瘤、小细胞性肺癌等;③化疗用于防止复发、转移,改善生存质量,主要用于实体恶性肿瘤。口腔癌也是如此,对于分化程度差,恶性程度高,发生远处转移的口腔癌,化疗具有一定的疗效。同样,化疗在治疗口腔癌方面也存在争议,如术前诱导化疗对口腔癌远期生存率是否有影响等,目前还没有明确的结论,也需要前瞻性对照研究加以证明。

4. 免疫治疗　属于生物治疗的一种,是肿瘤治疗的另一种方法。目前认为,机体免疫力下降是主要的内在因素,如果提高患者的免疫功能,就可能缓解肿瘤的生长速度,偶尔还会使其自行消退,使治疗取得事半功倍的效果。目前临床上应用较多的是一些生物反应调节剂,包括干扰素、白介素-2、肿瘤坏死因子、淋巴因子激活的杀伤细胞(lymphokine-activated killer cell,LAK)等。近年来,随着肿瘤分子生物学的发展,又出现了基因治疗和分子靶向治疗。这些在一定程度上拓展了肿瘤治疗方法,但长期疗效还有待进一步证实。

5. 中医中药治疗　中医中药治疗肿瘤是我国传统中医学的治疗方法,基于患者自身体系的中医中药理论,在恶性肿瘤的治疗上起到一定的作用,尤其是与西医的有机结合,取长补短,发挥疗效,称为中西医结合治疗。

以上各种治疗方法是目前临床上常用的方法,不同治疗方法组合使用可有效提高治疗效果。就口腔鳞癌而言,目前的治疗标准已经从以往单一手术治疗,发展到以手术加术后放疗为主的序列治疗。随着化疗的发展,目前正在研究术前诱导化疗能否提高口腔癌的治疗效果。

三、解 决 方 案

(一) 深入开展病因学调查研究

病因学调查研究是开展口腔颌面-头颈肿瘤预防工作的基础。众所周知,口腔癌的发生、发展是一个多因素、多步骤、多阶段的复杂过程,其中涉及的病因及危险因素多种多样。如何明确口腔癌的病因及相关的危险因素,最可靠的方法就是流行病学调查。流行病学调查涉及的方面很多,与口腔癌相关的包括:①家族及遗传易感性,目前知之甚少;②职业因素,如日光辐射(户外工作的农民、渔民、快递员、伐木工人),环境污染(空气中的 SO_2、NO、CO、CO_2,有机和无机粉尘如多环芳香碳氢化合物、镉、亚硝胺、苯、苯乙烯和四氯乙烯,使用矿物燃料取暖和烹饪,铺地毯的工人);③免疫抑制如人类免疫缺陷病毒(human immunodeficiency virus,HIV)感染;④吸烟(纸烟、雪茄、方头雪茄烟、烟斗或手工制烟,无烟烟草,各种不同的吸烟习惯如吸鼻烟);⑤咀嚼槟榔,在东南亚及我国台湾、湖南等地区十分流行;⑥吸食大麻;⑦饮酒,包括啤酒、葡萄酒、白酒;⑧漱口剂(乙醇含量 25%);⑨病毒,如Epstein-Barr 病毒、高危人乳头状瘤病毒(HPV16、18)、人单纯疱疹病毒(HHV6、8)、丙型肝炎病毒(hepatitis C virus,HCV);⑩霉菌感染,主要是白色念珠菌;⑪饮食与营养,如缺铁、维生素 A、维生素 C、维生素 E、β-胡萝卜素;⑫牙及修复体因素,如口腔卫生状况、牙及牙列状况(缺牙数量、修复体及质量、锐利或折裂牙等);⑬口腔潜在恶性病变和状态,如口腔白斑病、口腔扁平苔藓、口腔红斑病、口腔黏膜下纤维性变。在国内,这些口腔癌相关的危险因素与口腔癌之间的关系目前还没有系统的报告,需要进一步研究证实。

(二) 提高早期发现、早期诊断、早期治疗的水平

早期发现和早期诊断水平的提高来自医患两方面。一方面,人们生活习惯的改善和对早期病变的警惕性,是提高早期发现和早期诊断的有利条件。在日常生活中,保持健康的精神状态,注意口腔卫生,戒除烟酒,不吃过烫和有刺激性的食物,避免嚼槟榔。户外作业时加强防护措施,防止长时间直接曝晒或与有害工业物质直接接触。关注口腔健康,若有异常症状或体征,及早就医,排除疾患。另一方面,加强早期诊断的基础研究和临床应用研究,口腔癌早期诊断技术、生物标志物的筛选和定期的口腔体检,均有望在口腔癌的早期阶段作出诊断,并给予相应的干预,防止病变发展或逆转病变向良性或正常状态转变。临床应用研究是验证基础研究最有效且最直接的方法,通过将基础研究的成果及时应用于临床,加强临床与基础研究的有机结合,把转化医学真正实施在临床工作中,将最大程度地造福广大患者。

(三) 重视临床治疗方法的总结和创新

医学是在不断总结中向前发展的。口腔颌面-头颈肿瘤,尤其是口腔颌面-头颈晚期恶性肿瘤的治疗方法也是在不断总结中发展的。国内拥有大量的临床资源,如何正确有效地利

用这些临床资源,是广大临床医师面临的艰巨课题,也是需要承担的责任。虽然经验总结在循证医学的证据力度上处于比较靠后的水平,但回顾性研究能够在一定程度上反映当前或以往医疗水平,是开展前瞻性研究的基础。当然,严谨的大样本回顾性研究分析也能为临床工作提供可靠的依据。遗憾的是,就口腔癌而言,目前国内尚缺乏大样本的回顾性比较研究。我们看到的往往是反映某项临床工作的优越性,缺乏类似临床工作的系统性比较。一方面,由于我们还没有建立起完善的疾病资料库系统,包括患者的疾病诊治过程系统、影像学资料系统、样本存储系统和随访系统等,这严重影响了临床医师对患者信息的全面掌握,出现需要资料时两手空空的情况;另一方面,我们还缺乏临床资源管理人员,使得大量的临床资料闲置,不能发挥应有的作用。临床治疗方法的创新往往是在原有临床资料总结的基础上逐步提出来的,因此,在开展临床总结的同时,需要通过思考,尤其是反思,结合当前国内外研究进展,勇于开展临床创新工作。

第三节　口腔颌面-头颈肿瘤多中心研究的现状与解决方案

一、概　　述

多中心研究广义上是指多个研究中心之间进行项目合作研究,狭义上主要是用于多中心临床试验,是指有多名研究者在不同的研究机构内参加,并按同一试验方案要求用相同的方法同步进行的临床试验。开展多中心研究可以减少系统误差和病例选择的偏倚,原因是单个试验中心不能在预计时间内完成所有受试者入组的情况,同时也包括单个中心的诊治水平不能够代表整体诊治水平的因素。多中心临床试验由一位主要研究者总负责,多位研究者按照同一个试验方案,在不同试验点和单位同时进行,研究总负责协调各中心之间的工作。每个中心必须严格遵守试验方案的要求,以保证数据的一致性和可比性。但由于多中心试验涉及的研究者人数众多,出现结果偏差的可能性也随之增加。需要通过召开全体研究者会议,统一受试者入组和评估方法等措施,分析结果时对中心进行分层分析,以尽可能减少偏差的产生。因此,开展多中心研究,尤其是多中心临床试验,需要在开展研究之前科学严谨地设计项目,经过反复论证,确保项目的科学性、伦理性和可行性,研究方案合理,研究手册内容详细,可操作性强。

多中心研究的优缺点:多中心研究是目前开展循证医学必不可少的研究阶段,通过多中心研究,可以在较短的时间内收集较多的受试者,避免单一研究机构可能存在的局限性。因此,得到的结论有较广泛的意义,可信度较好。同时,多中心研究也提高了临床试验设计的难度,项目执行和结果解释方面比单中心研究更加困难,很多干扰因素会对结果产生影响,从而增加研究的复杂性。

二、口腔颌面-头颈肿瘤多中心研究的现状

(一) 国际现状

国际上对于口腔颌面-头颈肿瘤的多中心研究开展较为普遍,主要集中在药物临床试验方面,尤其是化疗药物在癌症治疗中的作用。如关于肿瘤不可切除或要求器官保留头颈鳞

癌患者的治疗方案中,国际上采用多中心Ⅲ期临床试验的方法(TAX324),比较诱导化疗方案(多西他赛、顺铂+5-FU,TPF)加放化疗与诱导化疗方案(顺铂+5-FU,PF)加放化疗两种方法的治疗,有16个中心参与TAX324的研究,通过严格的纳入与排除标准筛选患者,采用统一的治疗方案及标准同时进行,经过长期坚持不懈的研究,最终得到TPF诱导化疗方案可以延长这部分头颈鳞癌患者生存率的结论,其结果发表在 *New England Journal of Medicine* 上,为口腔颌面-头颈肿瘤医师提供了重要的临床治疗参考。此项多中心研究的成功经验,一方面,证明国际多中心合作科研的可行性;另一方面,为其他研究领域的多中心研究提供了良好的示范作用,有利于循证医学的不断发展,造福广大患者。

(二) 国内现状

国内对于口腔颌面-头颈肿瘤的多中心研究起步较晚,存在一定的困难,主要是缺乏从事多中心研究的团队和多中心研究的经验。到目前为止,尚未检索到完整的国内口腔颌面-头颈肿瘤的大样本多中心前瞻性研究报告。这是我国比较薄弱的环节之一。多中心研究团队包括临床研究人员、统计分析人员、计算机程序分析人员、数据录入人员,以及数据管理助理人员。在临床研究人员方面,国内从研究人员的数量上看不存在问题,但质量上,不同临床研究人员的水平存在一定的差异,无论是从循证医学理论与实践上,还是从临床治疗水平上,都存在一定的差别。目前广大临床研究人员的观念还没有真正从传统的经验医学转变到有证可循的循证医学上来,缺乏足够的临床科研思维,注重临床医疗本身,对于临床科研考虑欠缺。另外,参与的临床科研项目中,出现治疗标准执行力度不够,人为造成研究结果偏倚的结局。加上国内口腔颌面-头颈肿瘤患者随访体系薄弱,治疗后系统的随访资料的收集也存在一定难度。此外,国内口腔颌面-头颈肿瘤学科缺乏专门的统计分析人员、计算机程序分析人员、数据录入人员、数据管理助理人员,这也是目前多中心研究项目较少的客观原因。为了能够较好、较快地满足循证医学模式的要求,我们需要明确临床试验中各类人员的职责,以方便各项任务的具体实施。

1. 课题负责人/主要临床研究人员的职责 负责准备研究方案;确定病例报告表(case report form,CRF)和需要记录问题的设计,提出统计分析要求;定期访问各参加试验的分中心,监督研究进展;对研究中遇到的问题作出决断;对治疗过程中出现的严重不良反应作出评价和处理;负责撰写研究总结。

2. 统计分析人员的职责 完成研究方案中的统计设计、确定试验类型、计算对象例数、确定随机化方法;参与准确研究方案;参与设计CRF和问题表,准备填表说明;参与讨论判断数据有效性的说明和定义;撰写统计分析计划;撰写统计分析报告;参与撰写临床总结和论文。

3. 计算机程序分析人员的职责 参与CRF的设计;设计数据管理计算机系统;编制e-CRF及数据管理、数据检查有关的计算机程序;根据统计人员要求,编制数据分析的计算机程序;试验结束后,将上述管理系统整理归档。

4. 数据管理助理人员的职责 负责与各分中心的联系;参与CRF设计;数据的收集和目视检查;设计并填写对象登记表;准备数据,供数据录入人员输入计算机;准备研究进展报告;数据检查和清理;为研究人员会议准备材料。

5. 数据录入人员的职责 将CRF上的数据输入计算机;核对数据输入无误:第二次输入;及时将输入过程中发现的问题通报数据管理助理人员和程序分析员。

对多中心研究团队的建设及团队各个组成部分的统筹协调,需要研究负责人花费大量的时间和精力,同时密切关注项目研究的进度,控制研究的质量。除项目研究的总负责人以外,各个分中心的项目负责人也需要明确职责,监督分中心项目执行进度和研究质量。

三、解 决 方 案

(一) 普及循证医学相关知识

循证医学(evidence-based medicine,EBM)是近年来国际临床医学界新兴的学科,由于提倡的理念和方法,尤其是提供的证据,对指导临床实践,帮助科学决策,合理配置资源和提高有限资源的使用效率有极大的价值,因此在许多国家迅速发展起来,并代表着21世纪医学发展的方向。循证医学的出现,使临床医学研究及临床实践的概念正在发生巨大转变。循证医学认为,任何医疗决策都应基于客观的临床科学依据,包括医师的治疗举措、专家制定的治疗指南、政府制定的医疗卫生政策等,都应根据现有的最可靠的科学依据进行。而这些临床科学依据是将临床医学领域的研究结果进行科学、系统、全面的综合评价得来的。我国的 EBM 发展尚处于初级阶段,加强 EBM 的宣传与普及,有利于提高医疗质量和临床科研水平。为顺应传统的经验医学向 EBM 的转变这一医学发展的必然趋势,推动 EBM 的发展和应用,有必要开设 EBM 课程及培训,普及循证医学理念,培养高素质的新型 EBM 人才,并使 EBM 逐步成为医学院校的一门必修课程。

(二) 设立多中心研究项目

对口腔颌面-头颈肿瘤的临床研究而言,设立多中心研究项目是促进多中心研究的一个重要手段,也是建立多中心研究平台、培养多中心研究人才的有效方法。各级科研管理部门可以设定多中心临床科研专项,重点资助多中心临床科研项目,使其研究成果可以直接指导临床医疗工作。与此同时,各个临床医疗单位可以根据实际情况,立足于原有的临床工作,设计和开展多中心临床科研项目,提高临床科研能力。

(三) 加强临床医师的规范化培训

临床医师的规范化培训是培养临床医师临床操作能力、提高临床素质的重要方法。通过对不同层次单位中不同水平的临床医师进行个体化、全面、规范、严格的培训,促进缩短相同专业不同院校毕业的临床医师之间的医疗水平差异,整体提高临床医师的临床诊治能力。一方面,这有利于口腔颌面-头颈肿瘤患者得到规范的治疗;另一方面,有利于建立多中心研究的具有统一临床能力的临床科研人员平台。

第四节　口腔颌面-头颈肿瘤随访工作的现状与解决方案

一、概　　述

对于肿瘤的任何一种治疗,都不能以患者的顺利结束治疗和恢复而宣告结束。肿瘤患者治疗结束后,还应定期进行复查和随访。随访是指医院或医疗保健机构对曾在医院就诊的患者以通讯或其他的方式,进行定期了解患者病情变化和指导患者康复的一种观察方法。

肿瘤患者治疗和康复是一个长期的过程,仅在医院环境中对肿瘤患者进行治疗和康复是不够的,一个完善的肿瘤患者的随访系统,能够帮助患者及时察觉治疗的并发症和毒副反应,及早发现肿瘤的复发和转移,及早发现多原发癌和隐匿癌,督促患者及时就医和定期接受医学检查,提供及时的生理和心理康复指导,为患者创造一个有利于康复的社会和生活环境,提高患者的生活质量,延长生命。同时,一个完善的随访制度还能积累患者的生存资料,是肿瘤登记资料的有益补充,并为治疗效果的评价提供科学依据,也有利于制定和评价防治策略。

随访时间往往从患者结束治疗后的第一天开始算起,一般每 3 个月至 1 年一次,视不同疾病的病期和治疗方法而定。口腔颌面-头颈肿瘤,尤其是恶性肿瘤,一般提倡治疗后前 3 年每 2~3 个月随访一次;治疗后 3~5 年,每半年随访一次;5 年以后,每年一次,长期随访。在近期随访过程中,医师主要是观察患者治疗的效果及某些反应,并根据随访情况和复查结果,调整治疗和康复方案;远期随访可获得某一治疗方案的长期效果、远期并发症及生存时间,可以为临床医疗、教学、科研提供快捷可靠的资料,也有利于筛选出更有效的治疗方法,并建立资料档案,掌握某一疾病的发展规律,有助于医学科学的发展。

二、国内口腔颌面-头颈肿瘤随访工作的现状

目前国内完善的肿瘤随访体系不是很多,口腔颌面-头颈肿瘤的随访体系更是缺乏,这严重阻碍了基础研究和临床研究的深度和广度。完善的随访体系一般是建立在完善的肿瘤登记系统的基础上,以具有肿瘤科和肿瘤病房编制的医院为主,建立社区医院或街道医院网络系统,形成一支由医务人员组成的从事肿瘤防治工作的专业队伍,既可从事临床随访工作,也可深入街道和工厂,开展一些普查、宣教和培训工作。国内大部分地区医院在肿瘤登记工作方面缺乏基础,甚至没有完善的肿瘤登记传报系统,这严重影响了后期的肿瘤统计和肿瘤随访工作,所以我们迫切需要加强这方面的工作。

在平常的临床医疗过程中,肿瘤患者通常比较重视近期随访,尤其是肿瘤治疗后疗效相对较好的患者。随着身体状况的好转,治疗的结束,患者对随访也放松了,有些甚至对医院发来的随访信不予理睬。其实肿瘤的治疗是长期的,尽管在手术切除和多种方法综合治疗后病情得到缓解,但仍不能视为痊愈。造成这种结果的原因比较复杂。一方面,是由于患者本身对治疗疗效的要求不同。不同疾病的患者对治疗期望值不同,有些患者只重视当次治疗以后的近期结果,对远期疗效不是十分了解,同时当次治疗后,忽略了治疗本身的长期随访要求。另一方面,是由于医疗机构没有长期随访的部门,无法做到对所有患者长期随访,缺乏完善的随访体系,不能主动随访需要随访的患者。

对于肿瘤患者,尤其是恶性肿瘤患者,长期随访是必须的。目前认为,恶性肿瘤是一种全身性疾病。而作为一种全身性疾病,体内残留的癌细胞会在停止治疗后或机体抵抗力降低时重新增殖,引起复发和转移。即使是治愈的患者,5 年以后仍有可能发生转移。患者发生第二原发癌的可能性也必须给予重视,通过随访可做到早发现、早诊断、早治疗。因此,患者及家属要重视随访,在接到医院的信函或电话后,尽量按照医院的要求,进行一系列检查或如实地回复目前状况。如患者不在,其所属单位或街道有责任及时转告。部

分患者因害怕随访中查出不利的体征或不相信治疗效果,而听之任之,拒绝随访,家属应尽量劝告其及时到医院复查并治疗。所以,随访工作必须由医院、患者及家属共同配合完成。

另外,对口腔颌面-头颈肿瘤患者而言,医疗机构随访体系的薄弱和缺乏专门从事口腔颌面-头颈肿瘤随访工作的人员,也是造成国内随访资料不完整的原因之一;专门用于口腔颌面-头颈肿瘤患者的随访管理软件的缺乏,造成门诊随访工作缺少条理和必要的数据汇总,长期下来,使得平时的随访结果不能够被很好地记录和保存下来。

三、解 决 方 案

(一) 设立口腔颌面-头颈肿瘤随访门诊

开设口腔颌面-头颈肿瘤专科随访门诊,是完善随访体系必不可少的部分,但考虑到不同医疗机构对口腔颌面-头颈肿瘤随访的特殊性,在不能设立肿瘤专科随访门诊的情况下,需要建立口腔颌面-头颈肿瘤患者的随访部门。主要目的在于收集随访信息,完善随访体系。设立随访门诊,除进行常规口腔颌面-头颈肿瘤患者的随访外,还需要和信息科联合建立并维护数据库,对患者的门诊信息进行管理,包括肿瘤患者肿瘤信息的登记,常规记录肿瘤患者的一般信息,例如肿瘤登记号、姓名、性别、年龄、身份证号、发病(诊断)日期、解剖部位编码(ICD-10)等,同时需要记录肿瘤患者治疗后的情况,如肿瘤是否复发、转移,带瘤生存及生活质量等信息。

(二) 建立随访数据库

传统的肿瘤数据库是以随访卡的管理方式为主,随着计算机的普及和信息化程度的提高,目前已经逐渐向数据库软件管理的方式发展。随访患者数据库软件的开发和管理,是登记、记录、保存口腔颌面-头颈肿瘤患者诊治经过和预后情况最为有效的手段。因此,随访患者的软件系统需要将肿瘤登记和患者随访管理结合在一起,建立肿瘤患者数据库,实现肿瘤患者全程管理。该系统把患者的肿瘤登记信息和随访管理信息结合起来,数据库中患者的信息包括完整的个人人口学信息、肿瘤疾病信息、诊断信息、历次治疗信息、每次随访获得的治疗、健康状况和生活质量评定等信息。在随访信息管理的软件系统中,除登记模块外,需要加强查询模块、随访提醒和打印模块、报表打印模块、随访治疗评价和患者管理模块等。查询模块可以根据多种情况组合查询患者,录入功能简单、易上手。随访提醒和打印模块可以根据每个病例的生活质量情况和预先设定的随访间隔时间,在每个月初自动列出本月需要随访的患者名单,并可根据需要,打印随访卡内容和上次随访情况,帮助社区医生了解本月需要随访的患者数量,了解需随访患者的详细情况。数据统计功能提供按条件分类的随访病例数量和生存情况,方便日常查询和简单统计。报表打印模块能够提供常用的 2 个报表,即随访治疗评价和患者管理模块,可以给出规范随访率、随访人次数等评价指标,还可以帮助工作人员掌握管辖区域内所有现患病例的生存、死亡、失访、迁移等状况,生活质量情况,以及现患瘤谱分布。

医务人员需要定期访问患者,了解他们的病情及康复状况。建立专业临床随访平台,并且与医院现有门诊患者病历管理系统紧密集成,提供多种随访方案,医师后台自定义随访模板,可以通过随访中心进行统一随访,也可由专科随访中心完成专业随访。随访方式可采用电话、传真、网页、短信、电邮等形式,而最为有效的方式是通知患者来医院复诊,给予必要的临床检查和辅助检查,并登记记录。另外,随访数据库的管理需要数据维护,最好有专门的数据维护员负责,但在医院内,也可以请信息科专门人员负责独立的数据库维护。

第五节 口腔颌面-头颈肿瘤资源库的现状与解决方案

一、概 述

口腔颌面-头颈肿瘤资源库是记录肿瘤患者基本信息、诊治经过、随访信息的数据库,是进行临床经验总结和开展临床科研必不可少的信息源,也是开展临床基础研究的样本来源库。口腔颌面-头颈肿瘤资源库建设的主要内容包括标本库的收集与管理,临床信息的收集和管理(包括患者的基本信息、临床诊治经过、随访信息等)。其中,最主要的资源库是样本库和随访数据库,前者是为开展临床基础研究保留样本资源,后者是为开展临床科研提供必不可少的随访数据,两者在肿瘤的基础与临床研究中占有不可替代的地位。建立和维护口腔颌面-头颈肿瘤资源库,是一项艰巨而有重大意义的工作。

二、口腔颌面-头颈肿瘤资源库的现状

(一) 国际口腔颌面-头颈肿瘤资源库现状

在美国,几个肿瘤资源库已发展至相当规模。这些资源库包括人类组织合作网(Cooperative Human Tissue Network,CHTN)、乳腺癌组织合作资源库(Cooperative Breast Cancer Tissue Resource,CBCTR)、美国国家癌症研究所癌症中心/研究组核心资源库(SPORE banks)、合作试验组和家族性癌症登记项目(Cooperative Trials Groups Banks and Familial Cancer Registries),以及组织芯片研究项目。目前,CHTN 每年提供 60 000 个样本给 8 000 个研究者,一般都是有偿提供。这些样本仅具有有限的选择范围、简单的病理描述,且不具备临床数据。CBCTR 拥有约 8 000 例原发性乳腺癌样本,在 4 个学术单位采集。SPORE 项目已开展并延续多年,它涵盖 10 个部位的肿瘤(包括头颈部肿瘤),44 个 SPORE 课题,每个 SPORE 包括一个 SPORE 肿瘤库以外的研究组和科学家为服务对象,大多数 SPORE 项目通过组织查询服务系统提供肿瘤组织资源,但其内容不明。合作试验组库建立在许多临床试验组的基础之上,仅供试验组成员使用,并且潜在性可供使用样本的信息常常是有限的。组织芯片研究项目提供固定在玻片上的肿瘤及对照组织的组织芯片。对于新的组织资源库建立(除以上所列)的高度优先权,可从美国国家癌症研究所 2002 年附加预算中获得评估和资助。此附加预算要求包括一个特殊目的"建立资源库并使样本可服务于研究者,以使分子生物学上的意义最大化实际应用于解决癌症治疗中的问题,共 1 750 万美金"。此举措的目的是建立一个包括所有癌症的国家组织资源库系统,发展和扩大所有肿瘤的癌前病变的组织储备,发展组织的保存、样本制备方法,以增加其利用度和匹配

性,适应癌症和癌前病变新技术,支持组织芯片技术发展,发展问询和寻找国家组织库的网络,加强网络为基础的病理问询信息系统,提供与组织资源库相关的个人身份自动加密特征,以及发展研究用组织捐赠的教育材料等。这些措施为建立完整的组织资源库提供了充足的经济保障,同时结合全国优势,更加有利于集中优势力量,开展基础及临床应用研究。

欧洲自1990年起,从几个特定部位的肿瘤资源库开始建立。近些年来,又建立了许多新的资源库和网络。主要资源库包括 Danish 前列腺肿瘤库、Peterborough 组织资源库、Chernobyl 甲状腺资源库。主要网络包括 NTRAC-UK、CCSG-UK、CNIO 西班牙国家肿瘤库网、EORTC-Tubafrost 网。其中 Peterborough 组织资源库是一个独特的供工业用和商业用的组织资源库。Danish 前列腺肿瘤库和 Chernobyl 甲状腺资源库是特异性肿瘤资源库。

从建立资料库的目标来讲,欧美主要肿瘤资源库是由学术单位的一个或有限的几个研究小组基于剩余的手术标本,采集部位特异的原发性肿瘤组织建立的,以支持学术研究。癌症研究领域的前沿性技术和信息学能力对组织样本和数据的使用,已激发了组织样本的规模、范围与临床前和临床数据的联系上的新目标。同时,评估诊断性标志物和治疗性标志物的样本数也因此增加,而药物评估开始在背景基因组上聚焦,要求肿瘤组织的同时,也要求大量的正常组织和流行病学信息。为达到以上目的,在设计与功能上,组织资源库一开始就聚焦于癌症研究领域相关的某些组织(如原发性癌)和数据。

(二) 国内口腔颌面-头颈肿瘤资源库现状

我国对遗传资源的保护起源于人类基因组计划(Human Genome Project,HGP)的实施。随着研究的不断深入,人们发现,HGP 不仅具有潜在的学术价值,还蕴藏巨大的商业价值,吸引了众多发达国家的关注。为了有效保护和利用我国的人类遗传资源,科技部和卫生部于1998年9月24日联合出台了《人类遗传资源管理暂行办法》。受国家"863""973"高科技发展项目支持,"人类重大疾病相关基因的研究"子课题"重大疾病遗传资源的收集、保存与利用"和"中华民族基因中若干位点基因结构的研究"已完成了南北方汉族人群和西南、东北地区12个少数民族共733个永生化细胞株样本库的收集和建立。虽然我国开展遗传资源收集和疾病相关基因的研究工作取得了一定成果,但由于投入资金有限,在收集保存过程中也暴露出一些问题。如研究病例的收集随机性强,没有统一的设计和计划,甚至没有统一的诊断标准,因此样本无代表性;许多设计良好的疾病相关人群的流行病学研究缺乏遗传学家参与,而丧失收集人群 DNA 的机会;有关疾病相关基因的工作缺乏临床专家的参与,无法保证所取得的病例临床资料的准确性、完整性和可靠性;缺乏严格的操作规范等。由于上述缺陷,造成研究结果的不准确性,或研究结果无法得到国际认可,以及资源的流失和浪费。目前国内尚无口腔颌面-头颈肿瘤组织资源库。

另外,口腔颌面-头颈肿瘤随访数据库的缺乏,为开展大样本临床研究或临床基础研究带来了巨大困难。尽管我国口腔颌面-头颈肿瘤的临床治疗水平在国际上已经得到了认可,但是缺乏随访数据库,使得我们绝大部分的临床资料缺乏随访数据。客观地讲,我们至今尚不能提供口腔癌在中国的确切5年生存率,其根本原因在于缺乏随访数据。这是我们目前面临的巨大挑战之一。

三、解 决 方 案

（一）开发资源库管理软件

口腔颌面-头颈肿瘤资源库的数据管理,需要一个配套的专门软件进行数据处理,目前国内还没有一个完全符合口腔颌面-头颈肿瘤资源管理的专门软件,进行标本库信息和临床信息的收集和管理。因此,要建立完善的资源库,必须匹配一套完善的信息库管理软件。这样的软件开发,就目前的计算机水平而言并非难事,关键在于具体实施。信息库通常包括肿瘤患者的基本信息,如姓名、身份证号、住院号/门诊号、吸烟史、嗜酒史、家族史等信息。患者的病史信息,主要记录患者的肿瘤特征信息。第一次就诊信息包括第一次出现症状的时间、第一次就诊时间。肿瘤时间信息包括原发肿瘤的病理类型、病灶部位、治疗前临床分期、病理活检结果、分化程度、临床治疗计划、诊断日期、诊治医师、治疗具体方案、治疗后肿瘤事件相关信息,如是否复发或转移、复发或转移日期、复发治疗情况等。目前状况,包括行为状态、治疗后生存质量、随访医师、下次随访计划、生存状态、疾病状态等。另外,管理软件可以提供信息查询,以及简单的数据统计功能。

（二）加强资源库管理人员的培训

资源库管理人员在保障数据质量维护方面起到关键性作用,管理人员除需要懂得基本的管理软件维护以外,还需要懂得如何从可疑丢失的数据中尽可能恢复原始数据。另外,资源库管理人员中,需要有从事样本收集与管理的负责人,这部分人员需要熟练掌握样本收集、样本保存的最可靠方法,并积极在一线工作中及时收集和保存样本,确保样本质量的可靠性。以肿瘤标本收集为例,资源库管理人员需要明确标本的采集、处理、保存和使用流程,不同目的用途的样本采集、处理、保存时需要注意的问题,各类型标本均应立即放入肿瘤库冻存。肿瘤标本离体后,应在 30 分钟内,将组织置入−196℃液氮速冻或−80℃深低温冷冻保存。为保证标本质量可靠,需要定期对标本进行质量检测,针对问题,及时进行规范。标本资源的信息化管理需要将标本进行严格的编号,专人管理与录入,并与临床信息一一对应,防止混淆。标本库的管理需要严格操作规程,对潜在、已知的危害进行定义和分类,制定相应的书面规程,如入、出库的登记,存留标本的数量等。

（张志愿）

参 考 文 献

1. 杨玲. 国际与国内肿瘤登记概况. 中国肿瘤,2005,14(12):772-775.

2. 钟来平,郑家伟,张陈平,等. 口腔癌早期诊断的研究现状. 中国口腔颌面外科杂志,2007,5(4):243-247.

3. 郑家伟,钟来平,张志愿. 口腔癌的预防. 中国口腔颌面外科杂志,2009,7(2):168-175.

4. CURADO M P, EDWARDS B, SHIN H R, et al. Cancer incidence in five continents, vol. IX. Lyon: IARC,2007.

5. EPSTEIN J B, ZHANG L, POH C, et al. Increased allelic loss in toluidine blue-positive oral premalignant lesions. Oral Surg Oral Med Oral Pathol Oral Radiol Endod,2003,95(1):45-50.

6. ONOFRE M A, SPOSTO M R, NAVARRO C M. Reliability of toluidine blue application in the detection of oral epithelial dysplasia and in situ and invasive squamous cell carcinomas. Oral Surg Oral Med Oral Pathol Oral Radiol Endod,2001,91(5):535-540.

7. ZHANG L,WILLIAMS M,POH C F,et al. Toluidine blue staining identifies high-risk primary oral premalignant lesions with poor outcome. Cancer Res,2005,65(17):8017-8021.

8. MOURANT J R,FREYER J P,HIELSCHER A H,et al. Mechanisms of light scattering from biological cells relevant to noninvasive optical-tissue diagnostics. Appl Opt,1998,37(16):3586-3593.

9. POSNER M R,HERSHOCK D M,BLAJMAN C R,et al. Cisplatin and fluorouracil alone or with docetaxel in head and neck cancer. N Engl J Med,2007,357(17):1705-1715.

第三章　口腔颌面-头颈肿瘤的化学预防与营养

第一节　口腔颌面-头颈肿瘤的营养预防

日常饮食中含有很多抗癌营养素,如能充分合理地利用这些抗癌成分,一日三餐的饮食就能在较大程度上达到防癌抗癌的目的。例如,富含纤维素、维生素和硒等微量元素的低脂饮食作为预防结肠癌发生的食谱,已为流行病学及动物实验所证实。

一、营　养　素

(一) 维生素

1. 维生素 C　可能有抗病毒、抗细菌和抗应激作用。具有上述三种作用之一的任何物质都可能有抗癌作用。

随着年龄的增长,人体内维生素 C 水平逐渐降低。癌症患者血中维生素 C 水平几乎都偏低,有些可接近于坏血病水平。亚硝酸盐一旦进入实验动物的胃内,就可能形成致癌物亚硝胺,而维生素 C 能有效、快速地中和亚硝胺(1972 年)。我国河南省林州市的一项研究表明,由于当地人喜吃泡菜,尿中的亚硝胺浓度很高。当他们每天服用 900mg 维生素 C 以后,亚硝胺含量减少了 60%。

人体内维生素 C 的分布不同,肾上腺内维生素 C 的浓度很高,有意思的是肾上腺患癌的机会极少。一项临床研究发现,50 例晚期癌症患者,每天服用维生素 C 10g,患者的全身症状有一定的改善,其中 8 例肿瘤生长基本停止,仅 2 例服药后有恶心及胃酸反流反应。对各类癌症患者的对照研究表明,维生素 C 治疗组的生存期可较对照组延长 4 倍左右。维生素 C 抗癌的可能机制:首先,增进了体内胶原的生成,从而促进组织间的结合,使组织能更好地抵抗癌细胞侵袭;其次,维生素 C 能加速淋巴细胞的产生。

2. 维生素 A　维生素 A 缺乏并不少见,国内的 372 例尸解研究表明,维生素 A 缺乏率为 37%。维生素 A 有显著的抗感染作用。动物实验证实,小鼠在接受 3 000U 的维生素 A 后注入致病菌,结果除早期出现感染外,小鼠均能存活,而对照组则全部死亡。维生素 A 同样有抗病毒作用,可能的作用机制是增强机体抵抗力,而非直接杀死致病菌。

维生素 A 与癌症关系的研究可以追溯到 1942 年,当时的实验发现,维生素 A 能减少接受放射治疗动物 25% 的辐射量。1967 年有人报道,在导致子宫颈癌的致癌物中加入维生素 A,可阻止子宫颈癌的发生。1975 年挪威对一组 8 278 名人群进行 5 年的维生素 A 干预研究,结果维生素 A 用量较少者患肺癌的机会要高出 3 倍。对荷瘤动物的实验显示,维生素 A 能使肿瘤生长明显减慢。

3. B 族维生素　1940 年,美国的一项研究发现,口腔黏膜癌前病变患者用含有复合维生素 B 的饮食,并增加蛋白质摄入,结果癌前病变可消失。几年之后,加拿大的研究者发现,95% 的生殖道癌症女性患者雌激素排出量增多,而复合维生素 B 的含量却明显降低;无癌症女性患者的情况正好相反。

B 族维生素的主要来源是啤酒酵母和肝脏。动物实验发现,给摄入常规饮食的大鼠啤酒酵母能减少致癌物诱发大鼠患肝癌的机会。B 族维生素的氨基苯甲酸有预防皮肤癌作用。维生素 B_6、叶酸和泛酸在机体的免疫反应过程中起主要作用。维生素 B_2、维生素 B_3 和泛酸在制造用于调整新陈代谢的关键性酶方面起着最重要的作用,是 B 族维生素的主要抗癌成分。

4. 维生素 E　具有抗氧化作用。抗氧化物质能够预防染色体破裂,与衰老及癌的发生有较密切的关系。动物实验显示,维生素 E 能减少小鼠皮肤因接受照射而产生的致癌物,并可能减轻致癌剂的致癌作用。

(二) 矿物质

1. 镁　20 世纪初有报道,埃及的癌症患病率只是欧洲的 1/10,镁的消耗量是欧洲人的 5~6 倍。后来一名法国医师发现,法国土壤中含镁相对丰富的地区,癌的发病率一般较低;而土壤中含镁低的地区,癌发病率一般较高。此后的进一步研究发现,不含镁的食物可能导致染色体突变,从而导致肿瘤发生。

美国的食品与营养委员会推荐成年男性的每日镁摄入量是 400mg。青少年和孕妇可能需要高些。麦芽、全麦制品、红干辣椒、蛋黄、香蕉、一些豆类和大部分坚果与种子都含有丰富的镁。

2. 硒　早在 1915 年就有人推测硒可能是抗癌剂。1973 年有人调查美国 34 个类似城市发现,硒含量高的 17 个地区的癌症死亡率是 127/10 万,而在那些硒含量较低的城市里癌症死亡率高达 175/10 万。土壤里含硒量高的城市癌症患者的癌死亡率低,例如美国南达科他州的拉皮德城。同年的动物实验也证明,硒有抗癌能力。临床研究显示,癌症患者的血清硒含量较正常人明显低下。硒的抗癌作用可能和抗氧化作用有关。

含硒丰富的食物是芝麻和麦芽。鸡蛋及海产品也富含硒。蔬菜除大蒜和蘑菇外含硒量低。

3. 碘　缺碘和乳腺癌关系密切。碘摄入量低的国家及地区的乳腺癌发病率高,摄入高的则相反,如日本乳腺癌的发病率较低。海产品富含碘。

4. 锌　锌与身体发育,尤其是性器官的发育,以及切口愈合有关。锌对人的性格也产生影响。缺锌使人嗜睡、倦怠,还可能是精神分裂症的原因之一。有关锌和癌症关系的研究较少,仅有几个实验证实,锌能减轻致癌物的致癌作用。

海产品含有较多的锌,尤其是鲱鱼和牡蛎。

此外,钼、铬、钾、硫等可能与癌症的发生发展有一定的关系。

(三) 脂肪

高脂肪饮食促使体内排泄镁,而镁有抗癌作用。脂肪能改变机体产生激素的类型,增加可引起癌症的激素。脂肪高消耗国家的乳腺癌发病率比低消耗国家高出 5~10 倍。

多食高脂食物固然不好,但并不是所有的脂类食物都有害处。长链多不饱和脂肪酸(polyunsaturated fatty acids,PUFA)具有抗肿瘤作用,是近年来的研究热点之一。PUFA能直接杀伤肿瘤细胞,其机制可能是脂质过氧化和自由基的产生。某些长链脂肪酸,如γ-亚油酸、花生四烯酸、二十碳五烯酸在体外能杀死多种恶性肿瘤细胞,在体内也同样具有抗肿瘤作用,且能降低二甲基苯并蒽对大鼠的致乳腺癌作用。流行病学调查也显示,常食富含二十碳五烯酸食物的因纽特人很少患癌。

（四）蛋白质

低蛋白饮食者的癌症发生率较低且长寿。研究认为:①过量的蛋白分子倾向于聚合,随后堵塞细胞,使之变弱,甚至有破碎的危险;②蛋白在体内的吸收和利用过程中产生淀粉样蛋白,这种副产品存积在结缔组织内,引起组织和器官变性;③蛋白质的过度激发能促使异常细胞生成,这与癌的发生有关。

二、抗 癌 食 物

不同食物营养成分的构成不同。前面提到的维生素及矿物质有抗癌作用。不同的食物这些抗癌物质的含量也不同,因此摄入什么食物和癌症的防治有密切的关系。

（一）肉类

流行病学研究提示肉类(特别是红肉)有可能使癌症危险性增加。肉类及肉制品是人体蛋白质、某些微量营养素和脂肪的重要来源。高脂摄入与多种疾病相关,包括癌症。据报道,肉蛋白可促进癌症发生。但是,肉类不仅含脂肪和蛋白质,还含有大量必需营养素。肉类的微量营养素不仅含量高,生物利用率也高,是某些微量营养素(叶酸、硒、锌)的主要来源。尤为重要的是,维生素A、叶酸和硒等,对结肠癌、乳腺癌和前列腺癌有预防作用。例如,肝含有大量的B族维生素、维生素A、叶酸及一定量的硒,这些营养素有抗癌作用;肝还同时含有解毒成分,如细胞色素P450可以部分减轻药物成瘾、酒精中毒等问题;肝提取物可以使小鼠具有明显的抵抗癌症发生能力。总之,肉类含有一些尚不确定的促癌因子和大量保护因子。后者能由含水果蔬菜的膳食优化,水果蔬菜中含有上百种已知生物活性成分,其中多种成分在体外实验中表现出抗氧化作用和抗癌作用。

（二）鱼类

鱼是肉最好的代用品。它脂肪低,含多量的硒、核酸等。三种易得而又便宜的鱼是高核酸的沙丁鱼、高锌的鲱鱼、高硒的金枪鱼。

（三）酸奶酪

前苏联的南高加索地区、巴基斯坦的罕萨地区和厄瓜多尔的维尔卡班巴河谷地区是世界上三个较为特殊的地区。这些地区的人经常食用酸奶酪或发酵牛奶制品。他们都比较长寿而且较少发生癌症。酸奶酪所含的乳酸及某些细菌能增强抗感染力、延缓衰老过程、降低胆固醇水平。实验证实,乳酸杆菌的提取物能抑制肿瘤的发生。乳酸还能间接防止亚硝酸盐的产生。

（四）纤维

肠癌和结肠癌是癌症的第二杀手。富含纤维的食物能加速排便,缩短食物在胃肠的停留时间,以减少肠道癌症的发生率。纤维素食物麸子能防止结肠中的细菌将胆盐转变成致癌物。

（五）大蒜

大蒜可以降低血压,也能降低血液中的胆固醇水平。它能强心,预防或阻止动脉硬化,具有抗菌作用。大蒜的蒜素及所含的硫、硒均有抗癌作用。动物实验显示,将肿瘤细胞和大蒜提取物处理制成"疫苗",能阻止小鼠在接种肿瘤细胞后发展为癌,有效率达100%。大蒜能阻止口腔黏膜在接受致癌物刺激后转化为癌,有效率达95%。

（六）蘑菇

蘑菇含有大量的B族维生素,特别是泛酸,还含有铁、镁、钙、铜、钾和磷等许多有用的矿物质。某些品种的蘑菇能有效地降低血压及胆固醇水平,并有抗菌作用。动物实验证实,有些蘑菇具有抗癌作用。

（七）芦笋

芦笋富含组蛋白、叶酸、核酸等,这些物质都有利于抗癌。

（八）豆类

蚕豆和豌豆是高钾低钠的含纤维食物。大豆等也值得推荐。

（九）蜂蜜

养蜂人较少患癌症。原因是他们比其他人食用更多的蜂蜜。蜂蜜除含有糖以外,还含有各种维生素和矿物质,同时还含有组成蛋白质的10种基本氨基酸中的9种。蜂蜜加上红糖和糖蜜会增加微量元素铬在体内的贮藏。蜂蜜还有显著的抗菌能力。

（十）花粉

比蜂蜜更具有延年益寿及抗癌能力的是花粉。花粉是花的雄性成分。富含B族维生素、多种氨基酸、矿物质及少量激素。花粉可提高癌症患者血中的维生素E水平,增加红细胞数量,减轻放疗患者的放疗副作用。

（十一）海藻

锶-90(^{90}Sr)是一种致癌的放射性气体。在现代科学技术高度发展的社会里,^{90}Sr的分布很广泛。海藻含有藻朊酸钠,可帮助机体在^{90}Sr被吸收前将其从体内排出。另外,海藻富含碘。缺碘与乳腺癌有关。

（十二）苹果及其他水果

苹果富含维生素C、钾、纤维和果胶等。果胶如同海藻的藻朊酸钠,也可帮助身体把^{90}Sr排出体外。其他很多水果和苹果一样,含有类似的成分。多吃水果有助于防癌。

（十三）糖

过量的糖可能促使肿瘤的发生。糖能加速维生素B、镁、锌、铬的排出。过量的糖能使胰岛素分泌大大增加,而过量的胰岛素在3小时之内会导致血糖过于降低。低血糖易使人激动、紧张。长期的紧张状态有利于肿瘤的发生。糖还可能稀释体内的硒。过量的糖能对免疫系统造成不利的影响。

三、食物的非营养成分

近年来有关食物中非营养成分抗癌作用的研究日益受到重视。这些成分有萜类、有机硫化物、芳香异硫氰酸盐、姜黄色素、类黄酮类、丹宁类、黄酮类、薄荷提取物、鞣花酸、香豆素、18-β 甘草亭酸、苯基苯乙烯酮等。其中研究较多的是姜黄色素。姜黄色素具有强力抗氧化作用和抗炎作用，因而具有抑癌能力。经口摄取后，姜黄色素可被还原成四羟基姜黄色素，抗氧化功能更加增强。姜黄色素还可通过对细胞周期控制蛋白的作用，使细胞停止于G2/M 期；也可通过抑制 c-Jun/AP-1、PKC、EGFR 激酶、p185（neu）和 MAP 激酶等的活性而抑制细胞生长。此外，姜黄色素还可抑制血管新生，诱导凋亡，促进 DNA 修复。目前相关的临床研究已进行Ⅲ期试验。口腔颌面肿瘤方面，已有印度学者以口腔癌前病变为对象（111例），采用姜黄色素提取物（1.2g/d）进行病变局部涂抹，获得症状改善、病变缩小的良好效果。

食物非营养成分的抗癌作用机制尚不清楚，推测可能是作为致癌物的阻断剂或抑制剂而起作用。如果能进一步阐明其作用条件、机制，那么对人类通过饮食途径防癌具有重要意义。

第二节　口腔颌面-头颈肿瘤化学预防的现状与挑战

能否采用一种方法将癌变过程阻断在癌前阶段，即"癌前治疗"，已成为人类关注的研究课题。随着对癌变过程的不断深入，多步骤癌变和区域癌化两个学说的确立，肿瘤的化学预防越来越受到重视。早在 1976 年 Sporn 等就已提出肿瘤化学预防的概念。目前公认的肿瘤化学预防是指应用天然或人工合成的化合物来阻断、逆转或预防侵袭性肿瘤的发生。肿瘤的化学预防可分为三级：Ⅰ级预防是指对具有高危因素（如有不良饮食习惯、吸烟、酗酒或家族中有癌症患者）的健康人进行预防；Ⅱ级预防是指对癌前病变患者的预防；Ⅲ级预防则是指预防肿瘤复发、二次性致癌或转移。

一、维 A 酸的防癌作用

维 A 酸（retinoic acid，RA）是研究较多的一类化学防癌药物。自 1980 年以来，人们对其预防口腔癌的可行性进行了大量的临床试验研究，结果表明，RA 对口腔鳞状细胞癌有肯定的预防效果，能抑制口腔白斑病癌变，并有效地降低头颈癌治疗后第二原发癌的发生。

（一）治疗口腔白斑病

Hong 等用 13-顺式维 A 酸（isotretinoin，13-cis-retinoic acid，13-cRA）首次对 44 例口腔白斑病进行了随机试验，治疗 3 个月，而后随访 6 个月。结果表明，治疗组 24 例中有 16 例（67%）出现了反应，而安慰剂组 20 例中只有 2 例（10%）。国内孙正等用 0.04g/d 维胺酸口服加 0.2%维胺酸药膜粘贴患处治疗口腔白斑病 50 例，疗程 8~12 个月，获得了 84%的有效率。对治疗组 3 例临床治愈后的原病损的病理学检查结果发现，上皮均已接近正常黏膜，上皮下方淋巴细胞增多。说明维胺酸治疗口腔白斑病有效，且部分病例可逆转为正常组织。

RA 也可用于配合其他治疗。Chiesa 等将 115 例行口腔白斑病切除术后的患者随机分入 4-N 羟基维甲胺（4-N-hydroxyphenylretinamide，4-HPR）0.2g/d 的治疗组或安慰剂组，治疗 1 年。结果安慰剂组有 29.3% 出现局部复发,而接受 4-HPR 治疗者局部复发约为 0.9%。Costa 等将 153 例行口腔白斑病激光治疗术后的患者随机编入 4-HPR 0.2g/d 的治疗组和对照组,治疗 52 周,结果病损复发、新生风险率在对照组为 30%,而治疗组只有 6%。

RA 虽能控制和逆转多数口腔白斑病,但仍有部分病例无效。如何将 RA 治疗与传统治疗方法(手术、激光)有机地结合,确定最佳治疗方案,尚需要进一步探索。此外,某些长期使用 RA 的患者可产生严重的不良反应,包括皮肤干燥、唇炎、高甘油三酯血症、肝功能损害等,因此寻找疗效好、不良反应小的维 A 酸类化合物成为当务之急。目前的研究表明 4-HPR 有望成为最有潜力的化学预防剂。一些实验和临床前期研究将维 A 酸类化合物与其他化学预防剂联合运用(如:维生素 A+β 胡萝卜素、4-HPR+β 胡萝卜素)已取得初步成效,但尚需要临床研究进一步证实。

(二) 预防第二原发癌

头颈鳞癌的多原发癌发生率较高,在 4%~15% 之间,因此有必要进行化学预防,RA 具有一定的预防多原发癌作用。Hong 等将 103 例经放射和/或手术治疗后的头颈癌患者随机地编入 13-cRA 治疗组和安慰剂组,治疗 12 个月,经 32 个月的随访,结果治疗组第二原发癌的发生率仅 4%(2/49),而安慰剂组为 24%(12/51)。经 55 个月的随访,安慰剂组中 16 例(31%)发生了第二原发癌,而治疗组中只有 7 例(14%)。

口腔白斑病和头颈癌治疗后第二原发癌高危人群对 RA 的反应不一,具体机制尚不清楚,但某些生物标志物水平的高低与 RA 反应性有关。目前研究较多的是核维 A 酸受体 β(nuclear retinoic acid receptor β,RAR β)、RA 代谢水平及癌基因 P53 等。RAR β 表达降低可能与口腔癌发生、发展有关。RA 对肿瘤的预防作用可能是通过调节 RAR β 基因转录表达,进而实现抑制和逆转癌变过程。RAR β 水平与 RA 反应性有关,Lotan 等用 13-cRA 治疗口腔白斑病研究中发现,对 RA 有反应的患者中 82% 治疗后 RAR β mRNA 表达增加,在治疗后 RAR β mRNA 表达增加的患者中有 69% 对 RA 有反应。可见,RAR β mRNA 表达水平与口腔癌前病损对 RA 的反应性有较好的一致性。新近的研究发现,突变型 P53 蛋白表达水平与 RA 反应性呈负相关关系,RA 反抗的癌前病损其突变型 P53 蛋白水平显著高于对 RA 有反应的癌前病损,其机制有待进一步研究。

二、口腔癌化学预防的研究方向

癌症的化学预防取决于对癌症发生发展机制的了解。口腔癌发病机制与机体抗氧化能力低下、口腔组织上皮细胞原癌基因激活和抑癌基因失活、细胞异常增殖、凋亡抑制、新生血管形成、花生四烯酸代谢和细胞营养代谢异常有关。因此,口腔癌的化学预防剂的研究集中于抗氧化、抑制原癌基因激活和抑癌基因失活、抑制细胞增殖、诱导细胞凋亡、抑制新生血管形成、抑制 COX-2 及利用肿瘤细胞异常代谢等方面。

(一) 抗氧化

氧化损伤可导致基因突变及染色体断裂、缺失和重排,促使癌症的发生。因此,机体抗氧化能力低下或引起机体氧化反应增高的因素均是癌症的发病危险因素。通过二甲基苯并蒽(DMBA)诱发地鼠口腔癌模型,发现抗氧化维生素对口腔癌有明显的预防效果;口腔癌前病变人群干预试验也发现其对白斑有明显的治疗效果。近年来,动物实验研究还发现大蒜、谷胱甘肽、螺旋藻、茶、姜黄素和番茄红素等具有抗氧化作用的物质对口腔癌均有预防作用。在人群干预实验中,给白斑患者服用螺旋藻 1 年,实验组 45% 患者白斑消退或缩小,对照组仅 3% 患者白斑缩小。给白斑患者服用茶有效成分混合制品并涂抹,发现茶对口腔癌前病变亦有阻断作用。其余的抗氧化剂是否对人类口腔癌前病变有治疗作用和对口腔癌有预防效果需要进一步研究验证。

(二) 调控基因表达

与癌症发生密切相关的基因有原癌基因和抑癌基因两大类,原癌基因激活和抑癌基因失活均可导致癌症发生。鉴于口腔癌与 *P53* 抑癌基因突变紧密相关,有人以此为靶点进行腺病毒(ONYX-015)研究,发现该病毒能将存在 *P53* 抑癌基因突变的细胞有选择地加以清除。已有报道显示,应用含有该病毒的含漱剂治疗白斑,结果 10 例中 3 例白斑消失,2 例取得组织学改善。另外,谷胱甘肽对 DMBA 诱发的地鼠口腔癌有预防作用,其机制与抑制 *P53* 抑癌基因突变有关。

(三) 抑制细胞增殖

细胞异常增殖与癌变有关。表皮生长因子受体(EGFR)与其配体结合后可激活酪氨酸蛋白激酶,从而启动细胞增生的信号转导途径,促进细胞分裂增殖。研究发现,EGFR 参与肿瘤的形成和发展。EGFR 在人口腔白斑病和口腔癌组织中均有表达,且随着病变的加重,表达增高,表达量与肿瘤大小和恶性程度呈正相关。因此,EGFR 拮抗剂可能阻断口腔癌前病变的发展,对口腔癌有预防作用。目前合成的 EGFR 酪氨酸酶拮抗剂有 ZD1839、PD153035 等多种,这些化学物质对一些癌症如乳腺癌和卵巢癌有预防作用。PD153035 可抑制头颈部皮肤鳞癌细胞的增殖,具有预防口腔癌的潜力,但是否对口腔癌有预防作用还需要进一步进行体内外研究。

(四) 诱导细胞凋亡

细胞凋亡在肿瘤发生过程中起重要作用,通过细胞凋亡,机体及时清除体内过多、受损的危险细胞,如癌前病变细胞和癌细胞;如果凋亡受到抑制,则可能导致肿瘤的形成。诱导口腔癌细胞凋亡即可预防口腔癌的发生。研究发现酚类物质 paradol 对口腔癌细胞有促凋亡作用,可能成为新的口腔癌化学预防剂。

(五) 抑制新生血管形成

血管内皮生长因子(vascular endothelial growth factor, VEGF)是肿瘤新生血管形成的调节因子。在人类口腔癌的发展过程中,从单纯增生、异常增生到癌,VEGF 表达逐渐增高,血管密度也随之增高。抑制 VEGF 表达可抑制新生血管的生成,从而预防肿瘤恶化和转移。TNP70、沙利度胺和紫杉醇(paclitaxel)为新生血管抑制剂,可抑制血管内皮细胞活性。已有的研究表明这些物质可在体内外抑制口腔癌 KB 细胞的生长。

(六) 抑制 COX-2

随着正常黏膜细胞向白斑和癌病变的转化,组织内 COX-2 表达亦增强。这种高表达可能通过促前列腺素合成、促进增生、减少凋亡,以及促进微血管生成等途径诱导肿瘤发生。COX 抑制剂可阻断这一过程而起到预防作用。基础研究已证实 COX-2 具有良好的抗肿瘤效果,因此有希望成为化学预防药。已有人对白斑患者用酮咯酸(ketorolac)含漱进行临床观察,但尚未取得显著效果。Perkins 等研究报道经口给予 COX-2 抑制剂(阿司匹林或吲哚美辛)可抑制 DMBA 诱导的地鼠颊囊肿瘤形成和肿瘤数目增加。就技术路线而论,通过 COX-2 这一肿瘤发生发展过程中的关键步骤作为肿瘤化学预防的作用靶点,在理论上是可行的,因此有必要积极开展相应的研发工作。

(七) 利用肿瘤细胞异常代谢

肿瘤细胞在代谢方面和正常细胞存在差异,有些明显的差异可能成为干预肿瘤生长的切入点。20 世纪 80 年代末,Kuhajda 等首次发现乳腺癌表达高水平的脂肪酸合酶(FAS,为脂肪酸合成的主要酶),此后开始了肿瘤细胞的脂肪酸合成特性研究。初步的研究结果显示,有些肿瘤的脂肪酸合成活性比正常组织高出 5~20 倍。郭传瑛等研究了口腔鳞癌、腺样囊性癌、口腔正常组织的脂肪酸合成活性及通过抑制脂肪酸合成所能达到的作用,结果显示:口腔癌组织的脂肪酸合成活性显著高于口腔正常组织,抑制脂肪酸合成的关键酶——脂肪酸合酶能明显降低癌组织的脂肪酸合成,但对正常组织作用轻微。脂肪酸合酶抑制剂变蓝菌素通过抑制肿瘤内源性脂肪酸合成对癌细胞产生细胞毒性,杀死癌细胞的机制是引发细胞凋亡。该结果提示有可能通过改变肿瘤细胞的脂肪酸合成达到预防肿瘤发生发展的目的。

目前,对口腔癌化学预防的研究多为体外实验或动物实验,尚少见大规模多中心双盲对照病例研究的报道。现有的不少临床研究报道的结论尚不一致,疗效还不令人满意。虽然从发病机制出发对口腔癌的预防研究很多,但由于不系统,因此很难预料哪种预防剂在口腔癌的预防中更有前途。所以,今后的研究重点除动物实验研究外,更重要的还是加强临床观察研究,以发展更为理想、在临床更有效的化学预防剂。但在进行体内试验时,应慎重,以保证安全。

第三节　口腔颌面-头颈肿瘤及肿瘤治疗对全身的影响

一、恶性肿瘤的全身性影响

口腔颌面恶性肿瘤在口腔颌面部疾病中占有较大比例,除前述的局部影响外,还可对机体产生系统性影响,导致营养缺乏,即引起恶病质。癌症恶病质大多发生于肿瘤晚期阶段,但也可发生于肿瘤早期;既可发生于消化道肿瘤患者,也可发生于其他部位的肿瘤患者。

(一) 肿瘤性厌食

肿瘤性厌食的定义为荷瘤宿主无明显原因的自发性摄食减少。肿瘤患者厌食的原因不明,目前的研究主要涉及下丘脑功能改变、对食物热能密度反应改变、食物的可口程度、肌肉萎缩导致摄食能力改变等方面。有人认为肿瘤患者厌食是下丘脑功能紊乱引起的,但证据不足,因为下丘脑损伤的动物并没有肿瘤动物的恶病质表现。尽管有人及动物实验报告荷瘤状态可引起宿主味觉改变,但研究的结果存在不一致。因此,目前对肿瘤性厌食机制的认识较浅。

(二) 肿瘤患者的代谢异常

1. 碳水化合物代谢异常　大量的资料显示癌症患者碳水化合物代谢异常,特异表现为葡萄糖耐量下降、胰岛素抵抗、葡萄糖清除延迟、胰岛素分泌异常、糖原异生(gluconeogenesis)

增强、葡萄糖产量增加、葡萄糖周转加快。癌症患者常见葡萄糖不耐受。在体重丢失之前可存在轻度的葡萄糖不耐受,程度和肿瘤的体积成正比。葡萄糖不耐受的原因为组织对胰岛素的敏感性降低(胰岛素抵抗),依据是胰岛素的动力学特征改变,胰岛细胞受体敏感性下降、胰岛素处置葡萄糖能力下降。这些改变与糖尿病相似。

碳水化合物代谢异常的原因之一是荷瘤动物及癌症患者通过底物,如乳酸盐及丙氨酸的再利用使肝葡萄糖产量增加。将 1mol 乳酸盐转化为葡萄糖需要耗去宿主 3mol 的 ATP。荷瘤宿主肝细胞的基础氧消耗比正常肝细胞高出 65%,如果加入代谢底物乳酸盐,则氧的消耗量进一步增加。肿瘤还可改变宿主葡萄糖代谢动力学,导致无用的代谢循环,使葡萄糖流量及葡萄糖氧化率增高,葡萄糖周转加快。这种能量消耗是恶病质代谢异常的关键。

2. 蛋白质代谢异常　癌症患者可有明显的肌肉萎缩及低蛋白血症,蛋白质代谢异常主要有全身蛋白质周转加快、肝脏蛋白质合成率升高、肌肉蛋白质合成率下降、肌肉蛋白质持续分解、血浆支链氨基酸水平下降。蛋白质的这些异常改变显示,肿瘤患者无法进行代谢调整以适应摄食减少的状态。这种正常机体具有的适应性改变对摄食减少时维持宿主的蛋白质平衡,减轻机体细胞群消耗是极其重要的。同位素示踪方法显示,营养不良癌症患者的全身蛋白周转加快,即使进行了全胃肠外营养(total parenteral nutrition,TPN)补充营养,也无法减慢。癌症患者的蛋白质周转加快,远远高于普通原因引起的营养不良。各种癌症都可引起患者蛋白质周转加快,而且癌症的蛋白质分解代谢加快可发生于进食减少之前。癌症患者蛋白质周转加快的原因还不清楚。研究表明,肿瘤通过处理宿主肝内外周氨基酸,利用宿主的氮。据此推测,肿瘤可能释放某些介质征用宿主的氮,即使是在宿主氮摄入不足时也是如此,就好像是一个氮的吸盘。

癌症患者外周肌肉的代谢也存在异常。理论上外周肌肉消耗可由肌肉分解增强或合成减少引起。比较癌症患者与正常对照组腹直肌蛋白合成情况,发现前者肌肉蛋白合成减弱,但肝蛋白合成增强。很多动物实验表明,荷瘤动物的宿主肌肉蛋白分解代谢异常升高。如荷肉瘤鼠的尿及肌肉内的 3-甲基组氨酸比对照组显著升高,宿主肌肉重量和瘤重成反比。荷瘤动物丢失肌肉蛋白,一是因为合成减少,二是因为分解增加。

3. 脂质代谢异常　肿瘤生长过程中宿主的脂质代谢异常主要包括机体脂肪过量消耗、脂肪溶解加速、脂肪生成减少、高脂血症、游离脂肪酸及甘油周转加快、葡萄糖不能抑制游离脂肪酸氧化、血清脂蛋白脂肪酶活性降低。许多肿瘤早期自身脂质合成加快,但不反馈给宿主,而使宿主的脂质合成失去平衡。同位素示踪研究表明,体重下降的癌症患者较正常人的甘油及游离脂肪酸周转快。输入葡萄糖不能像正常人那样抑制脂肪分解,这些患者也无法氧化内源性游离脂肪酸或静脉输入的脂质。动物实验也显示,荷瘤动物脂质合成减弱、脂质动用加速,动物不能耐受外源途径输入的脂质,而且血清中甘油三酯水平显著高于正常对照组,加入葡萄糖不能阻止甘油三酯升高,在肿瘤区脂肪分解活性增强。进一步的实验证实,甘油三酯蓄积是因为脂蛋白脂肪酶减少。该酶通过将脂质转入脂肪细胞转运血中的甘油三酯。Vlassara 等测定 28 例癌症患者的脂蛋白脂肪酶活性,发现癌症患者该酶的活性下降 35%,程度与体重丢失成正比。高脂血症患者的血浆有免疫抑制作用,增多的脂质可能有特异的免疫调节作用,能调节单核细胞和巨噬细胞功能。肿瘤患者脂质代谢异常导致的脂肪分解加速及脂质清除减慢的结果是免疫功能抑制,并可能由此影响生存率。脂蛋白脂肪酶被抑制的机制还不明确。但有一点是清楚的,这种异常不同于饥饿状态下的脂肪代谢改变。

饥饿时,脂质的动用部分是由脂蛋白脂肪酶活性下降引起,但同时伴有血浆胰岛素水平下降50%,而癌症患者的胰岛素水平正常或升高。在摄食减少或体重丧失时,胰岛素维持正常或升高是机体的错误反应,因为这些胰岛素只会促使脂肪储备而非动用。

4. 肿瘤代谢异常机制 为寻找可能引起肿瘤患者代谢异常的相关因子,Norton 将荷瘤鼠和正常鼠联体,使血液循环相通,结果荷瘤鼠的厌食及体重丢失可传给健康鼠。动物处死后尸检未见正常鼠体内有肿瘤存在。该结果证实,癌症厌食及代谢异常是由体液内某些物质介导的。有些复合物如胃肠肿瘤产生的复合胺(serotonin)及小细胞肺癌的铃蟾素(bombesin)存在于癌症患者体内,能引起厌食。但这些肽没有全身性作用,不能解释癌症的多种代谢异常。近几年的研究显示,肿瘤坏死因子、白细胞介素、干扰素、分化因子等可能介导肿瘤的异常代谢。肿瘤坏死因子的显著生物学作用是引起宿主体重丢失、高脂血症等表现,并因此称为恶病质素(cachectin)。体外实验显示,脂肪细胞与由内毒素刺激的巨噬细胞培养液或重组肿瘤坏死因子一起孵育,结果脂肪细胞内的脂肪生成酶被抑制;脂肪细胞和肿瘤坏死因子培养较长时间后不能蓄积中性脂质,撤除肿瘤坏死因子后,这种作用停止。脂肪细胞内的脂蛋白脂肪酶活性抑制,脂肪合成的 mRNAs 也被抑制。因此,恶病质素引起高脂血症的原因是抑制血浆中脂质清除,并通过抑制关键性生脂酶来防止脂肪细胞内合成和储备脂质。

肌肉、肝脏及脂肪组织均有肿瘤坏死因子的受体。如果能明确肿瘤坏死因子确实是肿瘤恶病质的原因,就可能通过调节肿瘤坏死因子受体部位来调节肿瘤坏死因子的作用,或用抗肿瘤坏死因子抗体治疗癌症恶病质。

最近,有人从荷瘤鼠的瘤体及癌症患者尿样中分离提取一种分子量为 24 000 物质,称为脂质动员因子(lipid-mobilizing factor)。该物质能引起脂肪分解,导致恶病质。

虽然对癌症恶病质还了解甚少,但从目前的研究结果可以理出这样一个思路:肿瘤刺激宿主产生细胞因子等物质,宿主产生这些物质的原始目的是自卫以杀灭肿瘤,但对于恶性肿瘤,这种机体的防疫反应起不到作用。由于肿瘤持续存在,机体不断分泌这些活性细胞因子,这些细胞因子作用于机体,引起厌食及碳水化合物、蛋白质、脂肪代谢异常。在急性感染或创伤应急时,机体动用外周肌肉及脂肪为肝脏提供营养物质,以快速合成急性损伤蛋白(急性期反应物质);但肿瘤对机体的作用是使机体处于持续的应激状态,导致宿主持续动用机体组织引起体细胞群的严重消耗。这种机制还只是设想,但对进一步研究癌症恶病质有提示作用。另外,肿瘤本身也可能产生某些物质作用于机体,引起机体全面消耗。

二、口腔颌面-头颈肿瘤局部影响

口腔颌面肿瘤,尤其是恶性肿瘤,引起进食减少的主要原因:溃疡、疼痛、牙齿松动、牙移位、牙脱落、义齿就位不良、张口受限、吞咽困难、厌食、心理异常改变等。发生在面侧深区、口咽、舌根、口底等部位的恶性肿瘤更易引起上述症状。郭传瑸等通过对 127 例口腔癌患者的调查发现,约有 62% 恶性肿瘤患者发病后存在不同程度的咀嚼、吞咽困难;56% 只能进软食;61% 进食量减少,平均每人每日较发病前减少约 155g,进食减少时间平均 3.6 个月;57% 发病后体重下降大于 5%,20% 发病后体重下降大于 10%;36% 就诊时营养不良。

三、口腔颌面-头颈肿瘤治疗的影响

(一) 手术治疗

口腔颌面部的手术易破坏咀嚼器官的完整性。口腔颌面肿瘤的根治性手术,无论是否修复都可造成相当程度的咀嚼、吞咽困难。这种进食障碍在术后的早期阶段尤为明显。患者虽然胃肠功能良好,但却得不到充足的营养供给,因此,术后的营养状况急剧下降。如不进行适当的营养补充,术后数周或更长时间患者仍可处于负氮平衡状态。由于目前肿瘤大范围切除后的器官及功能修复问题尚未完全解决,这部分患者的进食障碍可持续终生。

手术创伤会引起一系列以分解代谢为主的代谢反应,这种变化在一定程度内属于创伤后的正常代谢反应,但会造成机体消耗。以一个中等程度的创伤为例,一般要经过急性损伤期(创伤后 1~3 天);转折期(创伤后 4~8 天);合成代谢期(创伤后 8~14 天);脂肪沉积期(创伤后 14 天开始)。这四个阶段完成,创伤痊愈,患者恢复。肿瘤外科医师除对手术区进行完善的局部处理外,还必须对创伤引起的全身反应十分熟悉,以便按规律给予各种治疗。营养支持便是其中重要的治疗环节。

(二) 放射治疗

放射治疗可以破坏正常组织的营养状况。口腔黏膜在照射 20~30Gy 后可出现小片状黏膜炎;40~50Gy 后,这种片状黏膜炎就可汇集成片,进一步照射可造成上皮脱落,形成浅表糜烂、出血、慢性溃疡。大剂量的放疗可导致鼻咽、口咽、下咽黏膜炎,造成咽干、吞咽困难、厌食,以致经口进食下降。放疗还可破坏味觉绒毛及味觉嗅觉系统,造成味觉和嗅觉改变。这种改变需要 60~120 天才能部分恢复。

射线照射唾液腺至一定程度,会改变唾液分泌的质量、数量,出现唾液流量下降,变得稠厚,有机物含量增高,失去对口咽的润滑作用,引起口腔菌群性质改变,增加龋病发生机会,甚至引起猛性龋,使进食下降。射线还能使完全形成的牙体组织有机成分变性,引起冷热敏感。

(三) 化学药物治疗

几乎所有的抗肿瘤化疗药物都能引起恶心、呕吐、厌食、黏膜炎、口腔炎、咽炎,食管炎也是常见的不良反应。联合化疗可加重副作用,进一步影响患者营养状况。此外,由于持续呕吐,患者可伴有水电解质紊乱。

第四节　口腔颌面-头颈肿瘤患者的营养支持

一、蛋白质-能量营养不良分类

蛋白质-能量营养不良(protein-energy malnutrition,PEM)是最常见的营养缺乏病。临床上,蛋白质和能量缺乏可同时存在,但常以一种缺乏为主,严重时呈现两种症状。

(一) 消瘦型营养不良

消瘦型营养不良(marasmus)是住院患者常见的一种营养不良,由蛋白质与热量摄入不足而逐渐消耗肌肉组织和皮下脂肪所致。特点为体重显著降低,肌酐身高指数与其他人体测量值也较低,但血液蛋白有时可以维持正常水平。

（二）浮肿型营养不良

浮肿型营养不良(Kwashiorkor)临床上较少见,可以是长期摄入蛋白质严重缺乏的膳食引起;也可以是营养良好的患者于严重疾病时,分解代谢的应激与营养素摄入不足导致血清白蛋白、运铁蛋白与总铁结合力下降,细胞免疫受损,总淋巴细胞计数减少。这种患者往往因外表及人体测量的数值正常而疏忽诊断,只有通过内脏蛋白与免疫功能的测定才能发现。

（三）混合型营养不良

混合型营养不良(marasmic-Kwashiorkor)是慢性营养不良发展到晚期而表现有上述二种营养不良的某些特征的非常严重、危及生命的营养不良。特点是内源性脂肪与蛋白质储备空虚,多种器官功能损害。患者感染与并发症的发生率很高。

口腔颌面-头颈肿瘤患者的营养不良绝大多数属于消瘦型营养不良。

二、营养状况评价方法

目前,还没有一个单一可靠的指标,可准确地测定机体的营养状况。在讨论营养评价时,可把机体分为六个组分,即脂肪、皮肤和骨骼、细胞外群(extracellular mass)、血浆蛋白(plasma protein)、内脏蛋白、骨骼肌。营养状况改变时,这些组分都会相应变化。临床上通过病史、人体测量和实验室检查三方面综合评定营养状况,并用这些营养指标预测术后恢复情况,指导监测营养支持治疗。

表3-4-1详细列举了常用营养评价项目、指标及判断标准,可供临床使用。为临床使用方便,也可简单地按以下指标进行初步判断,共有四个指标:①最近非人为因素的体重丢失$\geq 10\%$;②血清白蛋白$<34g/L$;③总淋巴细胞计数$<1.5 \times 10^9/L$;④皮肤迟发型超敏反应硬变圈直径$<10mm$。具备上述四个指标中的任何两个即可判断为营养不良。

为了准确地预期术后并发症和死亡率的高低,国外学者曾用逐步回归分析了十个常用营养指标与预后关系,结果显示四个指标有预测预后价值。这些指标是血清白蛋白(albumin, ALB)、三头肌皮褶厚度(triceps skinfold thickness, TSF)、运铁蛋白(transferrin, TFN)、皮肤迟发型超敏反应(delayed type hypersensitivity, DTH)。这四个指标通过判别分析建立了一个公式,称为"预后营养指数"(prognostic nutritional index, PNI)。通过PNI的计算可以预计术后并发症发生率和死亡率的高低。

$$PNI = 158 - 16.6(ALB) - 0.78(TSF) - 0.20(TFN) - 5.8(DTH)$$

其中ALB以g/dl计、TSF以mm计、TFN以mg/dl计,DTH如无反应为0,硬变圈直径$<5mm$为1,$\geq 5mm$为2。如$PNI<40\%$,预期危险性较低;介于$40\% \sim 49\%$,预期危险性中等;$>50\%$,则预期危险性高。

由于头颈外科患者的营养不良绝大多数为消瘦型营养不良,笔者曾通过判别分析,以体重、上臂围及握力建立了一个新的营养状况评价方法,判别式为:

$$Y_1 = -126 + 1.09X_1 + 1.34X_2 + 0.23X_3$$
$$Y_2 = -95.63 + 0.96X_1 + 1.17X_2 + 0.19X_3$$

表 3-4-1 营养状况评价表

病史

食欲	好□	差□	持续时间
吞咽咀嚼困难	是□	否□	持续时间
膳食	普食□	软食□	流食□ 持续时间
进食减少	是□	否□	减少量_____持续时间
体重	平时___kg	2个月前___kg	现在___kg

人体测量	评价标准		
	良好	一般	不良
理想体重百分率/%	>90~100	80~90	<80
三头肌皮褶厚度/cm			
男	12.5	10.0~12.4	<9.9
女	16.5	12.0~16.4	<11.9
上臂围/cm			
男	29.0	23.0~28.9	<23.0
女	28.5	23.0~28.4	<23.0
上臂肌围/cm			
男	25.0	20.0~24.9	<20.0
女	23.0	18.0~22.9	<18.0
实验室检查			
血红蛋白/$(g \cdot L^{-1})$			
男	140~170	110~139	<110
女	120~150	100~119	<100
血清白蛋白/$(g \cdot L^{-1})$	35~45	30~34	<30
血清运铁蛋白/$(mg \cdot dl^{-1})$	≥200	150~199	<150
肌酐身高指数/%	90~100	70~89	<70
总淋巴细胞计数/$(\times 10^9 \cdot L^{-1})$	>1.5	1.0~1.5	<1.0
皮肤迟发型超敏反应(硬变圈直径)/mm	>10	5~10	<5

其中 X_1、X_2、X_3 分别代表体重、上臂围、握力的实测值与其标准值之比的百分数。Y_1 为营养良好,Y_2 为营养不良。将患者样本数据代入上述判别式,Y 值大者为该患者的营养状况。该方法以体重、上臂围、肌力为营养指标,有坚实的理论依据。最大的优点是简便、快捷、不存在测试者人为误差,而且也比较准确,与综合营养状况评价法比较,总符合率为88%。该方法不但适用于头颈外科患者,也可用于其他可能伴消瘦型营养不良的住院患者。

营养状况评价方法不但用于反映营养状况和预期术后恢复情况,而且可用于指导、检测营养支持治疗及评价营养治疗效果。常用于评价营养治疗效果的指标还有氮平衡。氮平衡测定可反映摄入蛋白质能否满足体内的需要及体内蛋白质合成与分解代谢情况。一般而言,健康人合成代谢率与分解代谢率是平衡的,氮平衡为零。在分解代谢或营养摄入不足时,氮排出量超过摄入量而导致负氮平衡。每日摄入的氮量经体内利用后的剩余部分及体内代谢产生的氮,90%~95%从尿中排出,大约90%以尿素形式排出,其余是尿酸、尿酸酐和氨等,称为非尿素氮。24小时尿中尿素的测定对确定氮排出是相对准确的。

氮平衡=蛋白质摄入量(g)/6.25-(尿中尿素氮+4)。"4"表示其他途径排出的氮,即通过皮肤、粪便排出的氮和非尿素氮的总和;"6.25"表示氨基酸平均氮含量。

三、营 养 支 持

口腔颌面-头颈肿瘤患者的营养支持,尤其是围手术期营养支持的目的是维持或改善治疗前后的营养状况,从而减少并发症,促进恢复,并使患者能耐受进一步治疗。在进行营养支持前,除必须明确患者的营养状况外,还应了解患者的年龄、性别,所患疾病对营养状况的影响程度,有无合并其他疾病,治疗方式的影响,有无合并感染,患者的卧床时间等问题,结合这些因素考虑营养需要量、支持方式及所采用的膳食。

(一)营养需要量

营养供给必须满足患者对蛋白质及热能的需要,同时相应地补充维生素、矿物质等。热量与蛋白质的需要量是根据维持无分解代谢状态或达到合成代谢水平来计算的。每人每日热量需要量先由 Harris-Benedict 方程式求出基础能量消耗(BEE),然后计算确切量。

$$男:BEE=66+13.7W+5H-6.8A$$
$$女:BEE=655+9.6W+1.7H-4.7A$$
$$婴儿:BEE=22.1+31.1W+1.2H$$

其中,W 为体重(kg)、H 为身高(cm)、A 为年龄(岁)。一般而言,用于维持无分解代谢状态的胃肠内营养,热量需要量为 BEE 的 1.2 倍,胃肠外营养为 BEE 的 1.5 倍;用于合成代谢的胃肠内营养,热量需要量为 BEE 的 1.6 倍,胃肠外营养为 1.8 倍。每日蛋白质需要量(合成代谢时)由下式求得:蛋白质(g)=6.25×每日热量需要量(kcal)/150。另外,热量与蛋白质需要量的简单计算方法为:维持量为35kcal/(kg·d),合成代谢量为45kcal/(kg·d)。氮的供给量为1g氮:150kcal非蛋白质热量。

(二)营养供给时机

1. 术前营养支持 口腔颌面-头颈肿瘤患者一旦确诊营养不良,原则上就应着手于营养支持。临床上,术前营养支持主要用于两种情况:①患者需要行大手术,有一定程度的进食减少;②患者需要及时手术,同时伴明显营养不良。前者的目的是避免患者在等待手术期间出现营养不良或加重营养缺乏;后者的目的是纠正已存在的营养不良,必要时应延期手术直到一定程度上恢复营养状况。

目前,大多数研究认为术前营养支持优于术后营养支持。营养补充不应在术后出现了并发症才考虑给予。一般10天的TPN就能恢复体重,改善免疫活性,减少术后并发症。大多数患者接受14天的TPN后,营养状况改善,延迟2周不会有肿瘤扩散的危险。实际上,和其他患者相比并未真正延迟2周,因为在术前准备这段时间内就可进行营养补充。笔者建议,视疾病性质及营养缺乏程度可进行7~14天的术前营养支持。

2. 术后营养支持　术后的营养支持应在术后早期阶段开始,因为营养不良患者比营养良好者要经历更长的术后功能性饥饿阶段。术后营养治疗的目的:①提供术后应激阶段的营养需要;②防止功能性饥饿或半饥饿状态引起的进一步营养消耗;③治疗已存在的营养缺乏;④使患者能耐受进一步的抗肿瘤治疗。

(三) 营养支持途径

1. 胃肠内营养

(1) 经口进食:天然的进食途径,应鼓励多从口进食。但有部分口腔颌面患者无法经口摄入满足机体所需的营养素。凡是口内疾患和涉及咀嚼器官的病变,均可能妨碍经口进食。手术治疗、放疗、化疗等治疗也在很大程度上导致经口进食困难,有时甚至根本无法经口进食,因此需要考虑其他进食途径,如管饲或胃肠外营养途径。

(2) 管饲:可分鼻饲、食管造口管饲、胃造口管饲等。

1) 鼻饲:经鼻胃管管饲是外科患者的一个传统进食途径。目前常用的导管管径较粗,仅适用于短期营养供给。而选用质软、富有弹性、小管径的7FG或8FG硅胶喂养管供给营养,可作较长时间的营养支持。但此种导管不易插入胃肠内,且不能灌注较黏稠膳食。鼻饲最多见的不适反应是鼻咽部刺激症状。少数患者因此不能耐受。鼻咽部不适还可抑制咳嗽反射,导致下呼吸道分泌物堆积,增加肺部并发症。此外鼻饲还有鼻翼坏死、咽水肿、反流性食管炎、食管狭窄、插管脱出等并发症。

鼻饲的禁忌证是部分或完全肠梗阻、肠瘘、胃肠蠕动障碍、严重吸收不良、腹泻、呕吐、肺部疾病导致的咳嗽反射抑制。

2) 食管造口管饲:适用于不能正常经口进食,需要长期营养支持的患者。食管造口管饲于1951年开始用于临床。早期食管造口术是在锁骨上3cm处做一平行于锁骨长约6cm的切口,切开解剖颈鞘及气管,然后显露食管壁进行插管。目前,多通过内镜造口插管,既简化了手术,又很安全。颈部食管造口管饲与鼻饲相比有许多优越性,最显著的优点是方便、可持续地供给充足的营养素;与胃造口管饲比较,没有麻痹性肠梗阻等腹部并发症的发生。食管造口术后10~14天,开放窦道形成,因此,不进食时可撤出插管,瘘口处盖上敷料,外观较好。如患者需要长期应用,稍经指导后,可自行安置插管,十分便利。如患者已能正常经口进食,撤管后4~5天窦道便可自行愈合。食管造口管饲还适用于精神异常、头部外伤、脑血管意外等不宜鼻饲的患者。食管造口管饲并发症少,发生率约2%~3%。禁忌证为纵隔炎及上腔静脉综合征。

3) 胃造口管饲:适用于正常经口进食困难,需要长期进行营养支持治疗的患者。胃造口术早在1839年就用于临床,可作为长期管饲途径。以往的胃造口术需要行剖腹术,并发症较多,在3%~35%之间。目前,胃造口术还可在内镜引导下经皮穿刺施行,无须开腹,并发症少(10%~22%),术后疼痛轻,恢复快,费用也低,值得在临床上推广。

(3) 胃肠内营养膳食:目前,国内多数医院的胃肠内营养膳食分为四大类,即流食、半流食、普食和特殊膳食,可根据患者情况选择。通常情况下,口腔颌面外科患者营养支持的关键是能够提供足量的平衡营养膳食。如患者能进食普食或半流食,只要鼓励其充分进食即可。对于需要进行管饲的患者,则应注意流食的选择。如患者不能耐受乳糖,应选用无乳糖膳食;如患者的脂肪吸收消化不良,则应选用低脂肪,或含中链甘油三酯的膳食;如吸收不良或肠吸收面积减少（短肠），宜选用化学成分明确的膳食（要素膳）。目前市面上有许多可供选择的管饲膳食，可根据具体情况选用。

进行要素膳管饲的患者可能出现胃肠痉挛、腹胀、恶心、轻中度水性腹泻等症状。这些并发症只需要降低膳食的浓度或放慢滴注速度即可缓解；如不能解决应考虑停止该管饲膳食，选用其他膳食或其他途径进行营养支持。

使用商品管饲膳食或要素膳应常规检查尿糖、血糖、尿素氮、电解质，以确保患者的营养支持能正常进行。

值得一提的是，流食混合奶存在一定不足。混合奶的主要成分是牛奶。牛奶含有乳糖，大剂量不能为患者耐受。世界人口中有很大一部分都是乳糖酶过少，并有乳糖吸收不良，以及乳糖不耐受的迹象。乳糖不耐受症是指摄取含乳糖的乳制品后出现腹部不适、腹泻和酸性便等症状。大多数东方人，在儿童后期和成年以后，都会出现乳糖不耐受症。由此看来，选用牛奶为主的膳食作为常规饮食是不合适的。

2. 胃肠外营养

（1）外周静脉滴注：包括滴注葡萄糖，葡萄糖盐水，葡萄糖加等渗氨基酸液、水解蛋白液或脂肪乳剂。

（2）完全胃肠外营养（TPN）：过去也称静脉内高营养，同一般临床上所用的静脉输液有根本区别，后者只能提供一小部分营养素；而 TPN 一般是通过中心静脉，以浓缩形式输入患者所需的全部营养素，可以快速有效地补充营养，并在短期内达到正氮平衡。TPN 所用的营养液成分和质量都能控制，且不受患者食欲及消化功能的影响，也不受输液途径的限制。由于营养液直接进入人体的组织器官，所以对组成要求很高。一般以糖和脂肪为热源，以适当氨基酸为氮源，配以适量的维生素、电解质、微量元素等。目前上述成分均有市售制剂，使用方便，按要求及患者的每日需要量配制即可。

TPN 最常通过锁骨下静脉插管进入上腔静脉。插管处应注意防止污染，尤其是头颈部手术患者，如同时有气管切开，则更应防止分泌物污染。颈部放疗患者应避免在放射野内插管。

TPN 在使用技术上较为复杂，要对患者进行全面的临床和实验室监测，根据体内代谢的动态变化，及时采取必要措施，防止发生严重的并发症。TPN 常见的并发症有脓毒血症、空气栓塞、导管栓子、气胸、电解质紊乱、糖代谢紊乱、代谢性酸中毒、胆汁淤积等。

为避免锁骨下静脉插管可能引起的血、气胸并发症，近年来采用经外周中心静脉插管技术，效果很好。由于该途径不在颈部邻近进行插管，尤其适用于头颈外科患者。

3. 营养支持途径的选择

胃肠道是消化吸收营养素的天然器官。头颈肿瘤患者大多数胃肠功能正常，应首选胃肠内营养支持途径。患者如不能正常经口进食则应管饲。短期营养补充可采用鼻饲，长期营养支持则应选用胃造口管饲或食管造口管饲。

胃肠内营养与胃肠外营养相比，有显著的优越性，它经济、简便、并发症少，更符合生理要求，能提供充足的营养素，应提倡使用。当然，TPN 也有独到之处，能根据需要快速有效地补充营养素，在短期内使患者达到正氮平衡。临床上应根据患者实际情况选用上述两种营养支持途径。对于头颈肿瘤患者，有下列情况之一者可考虑采用 TPN：①严重营养不良患者。这种患者因营养不良，肠腔内绒毛结构改变，胃肠道内酶作用受抑制，消化吸收功能差。

②伴有胃肠疾病的患者,如溃疡性结肠炎、憩室炎。③需要在短期内补充营养者。④癌症患者放疗或化疗期间胃肠道反应过重者。⑤患者精神异常,不能接受胃肠内营养者。

当然,TPN 和胃肠内营养可以联合使用,采用一种渐进的营养支持方案,即先用胃肠外营养,后合用或改用胃肠内营养,直至经口进食。

第五节　营养支持手段干预肿瘤生长

在肿瘤患者的营养支持中,如何在改善宿主营养状况的同时不刺激肿瘤生长,是肿瘤营养学的一个研究热点。根据肿瘤对某些氨基酸的特殊需要,人们提出了不平衡氨基酸(amino acid imbalance)的理论。机制是通过人为改变营养膳食中氨基酸的量和比例,造成机体内某种特定氨基酸含量过多或缺乏,以减少或阻止肿瘤生长,并营造一种有利于肿瘤治疗的环境。

一、缺乏甲硫氨酸的不平衡氨基酸

甲硫氨酸是 DNA、RNA、蛋白质等物质的甲基提供者。缺乏甲硫氨酸时,DNA、RNA 合成受到抑制,肿瘤细胞增殖明显受限。细胞培养研究证明,多种肿瘤细胞具有甲硫氨酸依赖性,当培养基中不含甲硫氨酸而代之以前体物质同型半胱氨酸时,肿瘤细胞不能生长,或生长减慢,但正常组织细胞不受影响。正常细胞在甲硫氨酸不足时生长不受影响的原因是,正常细胞能利用同型半胱氨酸而肿瘤细胞不行。动物实验也证实,缺乏甲硫氨酸的膳食可使肿瘤细胞增殖明显受限,肿瘤的转移能力下降,核酸代谢发生变化,RNA 颗粒堆积,细胞核增大,荷瘤鼠的生存时间延长。进一步的研究发现,降低体内甲硫氨酸水平的营养支持,可使肿瘤细胞阻滞于 S/G2 期,并增强瘤细胞对周期特异性化疗药物的敏感性。在 Yashida 荷肉瘤鼠中联合应用缺乏甲硫氨酸的 TPN 和多柔比星,可使瘤重及瘤重与动物体重比显著低于对照组,肿瘤的血行转移明显减少,动物生存时间延长。最近,已有关于这方面研究的临床报告。Goseki 等配制了一种不含甲硫氨酸和半胱氨酸的不平衡氨基酸液——AO-90,可用于晚期或复发的消化道肿瘤患者,以 TPN 方式行营养支持,同时配合常规方法化疗。结果治疗组的总有效率显著高于对照组,而副作用并未增加。术后病理显示,治疗组的癌组织发生了明显变性;而对照组则几乎没有改变。

二、精氨酸的应用

精氨酸的免疫调节作用已得到公认。L-精氨酸可增强干扰素和 IL-2 处理后的 NK 细胞和 LAK 细胞的毒性和数量,并可刺激巨噬细胞的抗肿瘤活性。但精氨酸对不同的肿瘤细胞具有不同的作用,在弱免疫原性和强免疫原性肿瘤中,它分别起刺激和抑制肿瘤的作用。利用此原理可以调控肿瘤细胞的生长周期。由于临床实体性肿瘤大多为弱免疫原性肿瘤,因此氨基酸液中加入精氨酸可使瘤细胞进入 S 期的比例增加,合并应用 S 期特异性化疗药物(多柔比星、5-FU)可增强疗效。在乳腺癌患者中每日补充精氨酸30g,共 30 天,肿瘤蛋白合成增倍,Ki67 表达增强;配合化疗,化疗有效率大于 90%,明显高于对照组(72%)。

三、谷氨酰胺及其抑制剂的应用

谷氨酰胺为肿瘤生长的必需氨基酸,是肿瘤细胞能源的主要来源。肿瘤对谷氨酰胺的摄取率比对其他任何一种氨基酸都高。纤维肉瘤摄取血液循环中高达45%的谷氨酰胺,远高于肠道的摄取率(20%～30%)。异噁唑醋酸(acivicin)是谷氨酰胺代谢抑制剂,应用 TPN 加异噁唑醋酸较单独应用 TPN 能明显减慢肿瘤生长。异噁唑醋酸抑制肿瘤生长的机制为阻滞谷氨酰胺转化酶,使谷氨酰胺不能转化为嘌呤和嘧啶核苷酸。异噁唑醋酸的副作用是导致宿主食欲下降,但如果与胰岛素或代谢合成剂 clenbuterol 合用,除保证抑制肿瘤外,还可使宿主体重上升,骨骼肌及肠体积增加。另外,在 TPN 中增加谷氨酰胺含量可使荷瘤动物瘤细胞非整倍体/双倍体比率上升20%,导致癌细胞生长周期改变,有利于应用周期特异性化疗药物。荷瘤鼠口服谷氨酰胺及甲氨蝶呤(methotrexate,MTX),细胞内 MTX 浓度上升,有助于防止癌细胞产生耐药性。

近年来,国内有研究小组利用自制去除甲硫氨酸(Met)的复合氨基酸溶液,作为 TPN 的唯一氮源,对甲基硝基亚硝基胍(MNNG)诱发的胃癌大鼠进行实验研究,观察到去甲硫氨酸全肠外营养(-MetTPN)具有抗癌作用。该课题组还观察了去甲硫氨酸全肠外营养对 5-FU 抗癌作用的影响,结果发现,经-MetTPN 加 5-FU 治疗后,肿瘤组织坏死灶增多,肿瘤细胞出现网状化、脱落,细胞核固缩、碎裂,核质和核仁比例扩大;部分肝细胞和肾小管上皮细胞亦见轻度肿胀变性;实验组大鼠平均生存期为 43 天,而对照组平均生存期为 27.5 天。去甲硫氨酸全肠外营养能增强 5-FU 对大鼠胃癌的疗效,延长生存时间。

(郭传瑸)

参 考 文 献

1. 顾景范,杜寿玢,查良锭,等. 现代临床营养学. 北京:科学出版社,2003:472-495,721-739.

2. 郭传瑸,马大权,章魁华,等. 口腔颌面部恶性肿瘤患者术后营养支持治疗的临床研究. 中华口腔医学杂志,1994,29(5):280-282.

3. 郭传瑸,马大权,章魁华,等. 三种营养状况评价法在口腔颌面恶性肿瘤患者中的比较. 中华口腔医学杂志,1996,31(6):378-380.

4. 郭传瑸,王鹏来,马大权. 营养学手段干预肿瘤生长. 现代口腔医学杂志,2000,14(4):275-276.

5. 郭传瑸,马大权. 不饱和脂肪酸的抗肿瘤作用. 中国临床营养杂志,2000,8(2):133-135.

6. 孙正,李宁. 口腔癌化学预防研究进展及前景. 国外医学(卫生学分册),2005,32(2):121-124.

7. 柴田敏之,黄惠鸿. 口腔癌的化学预防. 日本医学介绍,2006,27(2):60-61.

8. 李恩孝,何仲琴,李蓉. 环氧化酶-2 抑制剂治疗恶性肿瘤的研究进展. 现代肿瘤医学,2005,13(3):432-Ⅲ.

9. 孙丽军. 癌症病人的饮食营养. 吉林中医药,2006,26(11):41.

10. 校宏兵,曹伟新,尹浩然,等. 去甲硫氨酸全肠外营养抗癌作用的实验研究. 癌症,1999,18(6):731-732.

11. 校宏兵,曹伟新,叶世会,等. 去甲硫氨酸全肠外营养对 5-FU 抗胃癌作用的影响. 铁道医学,2000,28(1):3-5.

12. GUO C B,MA D Q,ZHANG K H. Applicability of the general nutritional status score to patients with oral and maxillofacial malignancies. Int J Oral Maxillofac Surg,1994,23(3):167-169.

13. GUO C B,ZHANG W,MA D Q,et al. Hand grip strength:an indicator of nutritional state and the mix of post-

operative complications in patients with oral and maxillofacial cancers. Br J Oral Maxillofac Surg,1996,34(4): 325-327.

14. GUO C,GUO H,MA D. A new nutritional assessment in patients with oral and maxillofacial malignancies. Auris Nasus Larynx,1997,24(4):385-389.

15. GUO C B,CUI L H,YU G Y,et al. Endogenous fatty acid synthesis in squamous cell carcinomas of the oral cavity. Br J Oral Maxillofac Surg,2000,38(5):506-508.

16. FAHR M J,KORNBLUTH J,BLOSSOM S,et al. Harry M. Vars Research Award. Glutamine enhances immunoregulation of tumor growth. JPEN J Parenter Enteral Nutr,1994,18(6):471-476.

17. YOSHIDA S,YAMASAKI K,KAIBARA A,et al. Effect of methionine-deprived total parenteral nutrition on tumor protein turnover in rats. Cancer,1995,76(7):1275-1282.

18. EDWARDS P D,TOPPING D,KONTARIDIS M I,et al. Arginine-enhanced enteral nutrition augments the growth of a nitric oxide-producing tumor. JPEN J Parenter Enteral Nutr,1997,21(4):215-219.

19. YASUMOTO K,MUKAIDA N,HARADA A,et al. Molecular analysis of the cytokine network involved in cachexia in colon 26 adenocarcinoma-bearing mice. Cancer Res,1995,55(4):921-927.

20. TODOROV P T,MCDEVITT T M,MEYER D J,et al. Purification and characterization of a tumor lipid-mobilizing factor. Cancer Res,1998,58(11):2353-2358.

21. EMERY P W. Cachexia in experimental models. Nutrition,1999,15(7/8):600-603.

22. NITENBERG G,RAYNARD B. Nutritional support of the cancer patient:issues and dilemmas. Crit Rev Oncol Hematol,2000,34(3):137-168.

23. FERRARI P,AL-DELAIMY W K,SLIMANI N,et al. An approach to estimate between-and within-group correlation coefficients in multicenter studies: plasma carotenoids as biomarkers of intake of fruits and vegetables. Am J Epidemiol,2005,162(6):591-598.

24. CERCHIETTI L C,NAVIGANTE A H,CASTRO M A. Effects of eicosapentaenoic and docosahexaenoic n-3 fatty acids from fish oil and preferential Cox-2 inhibition on systemic syndromes in patients with advanced lung cancer. Nutr Cancer,2007,59(1):14-20.

25. MEYER F,BAIRATI I,JOBIN E,et al. Acute adverse effects of radiation therapy and local recurrence in relation to dietary and plasma beta carotene and alpha tocopherol in head and neck cancer patients. Nutr Cancer, 2007,59(1):29-35.

26. NEGIS Y,ZINGG J M,LIBINAKI R,et al. Vitamin E and cancer. Nutr Cancer,2009,61(6):875-878.

第四章 多学科综合序列治疗
与个体化治疗

第一节 概 述

一、多学科综合序列治疗的含义

恶性肿瘤的多学科综合序列治疗(multidisciplinary synthetic and sequential therapy)是指根据患者的身心状况,肿瘤的原发部位、病理类型、侵犯范围(TNM 分期)和发展趋势,结合细胞生物学和分子生物学改变,有计划地、合理地、有序地应用现有的多学科有效治疗手段,以最适当的费用取得最好的治疗效果,同时最大限度地改善患者生存质量的治疗方法。这一概念包含了机体和疾病两个方面,强调肿瘤的治疗应是有计划合理地采用不同学科所有有效治疗方法的总和,明确了成本效益的社会医学观点,关注生存率和生存质量的统一,对恶性肿瘤的临床治疗有重要的指导意义。

比较各种不同的肿瘤治疗方法可以看到,任何方法均有优势和不足。在单一方法治疗不能取得治愈的情况下,联合应用不同方法可以弥补各自的不足。从解剖角度看,治疗原发部位的肉眼可见的肿瘤,外科治疗和放射治疗效果好。然而,全身化疗和生物治疗却有可能杀灭亚临床(镜下)肿瘤和/或转移灶。另外,治疗方法之间的相互作用也有利于清除肿瘤。在外科切除大块病灶后,他处的残余肿瘤受到刺激增殖,可能对随后的化疗更为敏感;手术切除大部分肿瘤后机体的肿瘤负荷减轻,免疫治疗可能取得更好的效果;化疗药物可能成为射线的增敏剂,激素治疗则由于不依赖细胞的增殖而能弥补化疗的不足。在制订治疗肿瘤的具体方案时,应充分考虑这些因素。

二、多学科综合序列治疗的形成

外科手术可以在最短的时间内去除或减轻肿瘤负荷并达到减症的目的,在 20 世纪以前是治疗恶性肿瘤的唯一有效方法。直至 1902 年,X 线被用于治疗皮肤癌,放射治疗开始成为治疗恶性肿瘤的手段之一,并在 20 世纪 20 年代形成了"手术、放疗联合治疗"的概念。1929 年,Forssell G 比较了单纯使用放疗、术前放疗加手术联合治疗口腔癌及颈淋巴转移的效果,发现 5 年无症状生存率分别为 0 和 40%。至 20 世纪 30 年代为止,以放疗为主导的联合治疗治愈了大约 25% 的口腔癌、口咽癌及喉癌患者。但由于放疗对局部组织及血供的影响,手术加术后放疗逐渐成为广泛使用的口腔癌治疗模式。

然而,在20世纪40年代,随着Hayes Martin提出"原发灶及颈淋巴转移根治性切除的可行性",以及麻醉医学、抗生素的使用等在二战期间的长足进步,致使单一手术方法治疗口腔癌重新占据主导地位。

至20世纪60年代,医学上相继出现了几个突破性进展,其中包括细胞增殖动力学理论及应用、化疗药物的研发及应用、肿瘤免疫学理论及应用等。基于此,Karnofsky于1968年提出了"medical oncology"的概念,"内科肿瘤学"(或称"肿瘤内科学")正式成为独立的学科,其中包括化学治疗、生物治疗等。20世纪80年代后,随着对肿瘤生物学认识的不断深入,新的靶点药物的不断涌现,以及在集落刺激因子支持下的大剂量联合化疗等新方法的临床应用,化疗的疗效得到了显著性提高,成为恶性淋巴瘤、睾丸精原细胞瘤等肿瘤的根治性治疗方法,并逐渐和手术、放疗并列成为恶性肿瘤治疗的三个主要手段。

与此同时,"肿瘤是一种全身性疾病""肿瘤免疫抑制"及"肿瘤微环境"等观点逐渐为广大学者所接受,并随着分子生物学的发展有所突破。这些辩证统一的学说让肿瘤局部治疗与全身治疗的优缺点更加明晰。手术、放疗等局部治疗手段对治疗时已存在的微转移灶无能为力;化疗是最有效的全身治疗方法,但其毒性可对免疫系统造成极大的打击,而且对大部分实体肿瘤的局部疗效远不及手术和放疗;生物治疗副作用小,已成为恶性肿瘤治疗的第四种手段,但单一使用仍无法消除肿瘤⋯⋯众多临床试验表明,在多数肿瘤的治疗中,综合、有序地利用现有治疗方法的效果优于单一治疗,尤其是中晚期肿瘤。Abeloff等相继提出synthetic therapy、multimodality therapy、multidisciplinary therapy、comprehensive therapy等概念,日语文献中也出现了"多学科治疗""集学治疗"等名词。至此,"综合治疗"的观念已形成并成为恶性肿瘤治疗的主要原则之一。

三、多学科综合序列治疗的原则

一个完善合理的综合治疗方案,必须以最小的代价延长患者的无瘤生存期和总生存期,必须有最小的近远期毒副作用和最好的生存质量。要达到以上目标,应遵循以下基本原则。

(一) 局部与整体并重原则

大部分恶性肿瘤的自然发展过程是由局部到全身,早期肿瘤多局限于局部,中晚期则应视为全身性疾病,但两者之间并无明显界线。局部与整体并重的原则是指在设计恶性肿瘤的治疗方案时,在以处理局部肿瘤为主的方案中兼顾全身治疗;或在以全身治疗为主的方案中辅以局部治疗。以往认为,局部肿瘤过大不能完全切除或发生远处转移者,均不是手术适应证;然而,在现代肿瘤外科治疗领域中,肿瘤不完全切除是存在的,减轻肿瘤负荷后配合其他方法可取得更好效果,因而常被临床医师采用。局部治疗不彻底的情况下,加用放射治疗处理极为重要。同时,也不能忽略外科处理不彻底可能引起加速转移的问题,因而恰当使用全身治疗同样重要。

(二) 分期治疗原则

国际抗癌联盟(Union for International Cancer Control, UICC)制定的"恶性肿瘤TNM分类法"是恶性肿瘤多学科综合治疗方案选择的基础。TNM的不同组合形成了恶性肿瘤不同的临床分期。同一恶性肿瘤的不同TNM分类和不同分期,综合治疗方案是不同的;而不同恶性肿瘤具有相同TNM分类和相同分期时,综合治疗方案也是不同的。因此,恶性肿瘤组织来源、部位、TNM 分类及分期的多样性便决定了综合治疗方案的多样性。每一种肿瘤的最佳治疗方案尚无定论。探索更多指导肿瘤综合治疗方案选择的参考指标，永远是研究的重点。

（三）个体化治疗原则

临床上经常遇到一个令人困惑的问题，即对同一分期、同一病理类型及相同部位的恶性肿瘤，采用同样的治疗方案，在不同患者身上效果却迥然不同。这可能与两个因素有关。

一个因素是肿瘤的异质性（heterogeneity），即同一病理类型的肿瘤在细胞表型上有着不同特征，对治疗的敏感性不同。针对恶性肿瘤综合治疗方法的选择依据，从肿瘤细胞分子生物学角度探讨其异质性问题，找出能预示肿瘤对治疗方法敏感性的分子特征，将可能使多学科综合治疗方案的设计更有针对性，更具合理性。如有人对 *RAS* 基因、*MYC* 基因和 *P53* 基因进行研究，试图从肿瘤细胞表达这些基因的角度提示治疗的敏感性和预后；近年来，"多组学"的飞速发展，更让该领域如虎添翼，并在白血病、肺癌、乳腺癌等方向获得重大突破。在此基础上，有学者提出了肿瘤的分子分期（molecular staging）的概念，目的是在原来 TNM 四分期上，把分子生物学的最新研究成果结合到分期中，为肿瘤的预后判断和治疗决策提供更有力的证据。

影响治疗效果的另一个因素是每位患者的具体状态不同，这涉及患者功能状态、心理状况及社会影响的问题。对肿瘤患者治疗前的综合评价日益受到重视。总之，根据肿瘤的异质性和人体功能心理状况制订个体化的治疗方案，是恶性肿瘤多学科综合治疗的重点，也是未来发展的方向。

（四）生存率与生存质量并重的原则

提高肿瘤患者生存质量包括两个含义：一是尽量减少破坏性治疗手段带来的损害；二是重视姑息治疗和支持治疗，尽可能地减少晚期癌症患者的痛苦，提倡终末治疗。多学科综合治疗方案的制订，首先要考虑能达到相同治疗效果且对机体损害最轻的方法，同时采用数种方法配合应用以减轻每种方法的剂量或创伤，最终目的是在提高患者生存期的同时，提高其生存质量。漠视生存质量而过分追求治疗技巧是对患者极不负责任的态度。生存质量也是癌症姑息治疗临床研究的终末评价指标。对于预期寿命很短的患者，终末治疗唯一的效果可能就是生存质量的改善；对于延长生命无望的患者，终末治疗可使生存质量的预后价值提高。总之，癌症治疗从过去单纯追求生存率到今天的生存率与生存质量并重，是恶性肿瘤治疗的一个极其重要的转变，势必在今后的临床工作中越来越深刻地影响肿瘤治疗学的观念。

第二节　多学科综合序列治疗的模式

由肿瘤综合治疗的历史可见，对肿瘤生物学特性的认识、对治疗方法的改进，这两种力量共同促进了肿瘤综合治疗观念的形成，这两方面因素也必然共同影响着综合治疗的模式。

一、以治疗方法为依据的治疗模式

（一）以手术为主导的综合序列治疗

对于大部分口腔颌面部恶性肿瘤，如鳞状上皮来源的鳞状细胞癌，腺源性的黏液表皮样癌、腺样囊性癌,骨源性的骨肉瘤、软骨肉瘤,纤维源性的纤维肉瘤等,治疗一般以手术为主。早期的病变,手术可取得较理想的效果。对于中晚期病变,除手术外,还需要联合放疗、化疗等多种治疗手段,以取得更理想的治疗效果。

1. 术后放疗　射线照射组织可引起一系列的细胞电离,使病理组织受到破坏,特别是分化较差的细胞,更容易受到射线的影响。正常组织细胞虽也可受到一定的损害,但仍可恢复部分生长和繁殖的能力。

口腔颌面部的鳞状细胞癌治疗以手术为主要手段,其中早期 $T_1N_0M_0$、$T_2N_0M_0$ 的病例可采用单纯的手术治疗,并获得较好的治疗效果。然而,对于原发灶 T_3 和可切除的 T_4 病例,在成功的手术切除后,应该对局部进行放射治疗以降低复发的风险。当对手术切除不满意时,如术中冷冻活组织检查示边界阳性,或肿瘤与重要结构距离较近,术后辅助放疗更能起到杀灭残留肿瘤细胞的作用。对于颈部淋巴结转移的病例,特别是多个淋巴结转移及淋巴结包膜外浸润的病例,应该采用术后辅助放疗,以降低颈部复发的风险。在肿瘤切除术后采用辅助放疗的同时,应用化疗或靶向抗肿瘤药物如 EGFR 单抗,即辅助性的同期放化疗,能有效减少原发灶和颈部的复发,提高患者生存率。

放疗也多用在腺源性恶性肿瘤术后的辅助治疗。腺源性低度恶性肿瘤术中发现肿瘤紧贴面神经但可以分开,神经颜色、形态正常,应尽量保存面神经,术后辅助放疗。一些高度恶性、局部侵袭性强的肿瘤,如腺样囊性癌、低分化黏液表皮样癌、骨肉瘤等,在手术切除后还应该施用辅助放疗,以减少复发,提高局部控制率及生存率。

值得一提的是,近 10 年来,随着影像学诊断技术、手术导航技术及血管化游离皮瓣修复重建技术的发展,以及口腔颌面外科、眼科、神经外科、耳鼻咽喉头颈外科等学科的深入合作,颅底肿瘤诊治技术进入崭新的阶段,许多以往不能手术的口腔颌面部肿瘤侵犯颅底的患者获得了手术的机会。由于颅底解剖结构复杂,邻近重要血管神经,腺样囊性癌等嗜神经生长肿瘤及间叶来源恶性肿瘤等对放疗较敏感的肿瘤高发,配合术后放疗尤为重要。反过来,近年放疗技术的进步也在颅底肿瘤放疗中得到很好的体现,包括适形调强放疗、近距离放疗、碳离子束放疗等。其中,放射性粒子近距离治疗因具有微创、能更好地保留重要器官功能的优点,被认为是头颈部放疗的良好选择;碳离子束放疗具有物理学和生物学上的独特优势,在难治性肿瘤、抗射线肿瘤、复杂部位肿瘤、复发肿瘤、放疗后失败需要二次放疗肿瘤等方面显示出较好的疗效。目前我国已建成第一家质子重离子医院,长期效果有待进一步观察。

2. 新辅助化疗(neoadjuvant chemotherapy)　亦称诱导化疗(induction chemotherapy),目的是在手术或放疗前通过化疗缩小原发灶及颈部转移灶,从而提高手术成功率及患者生存率。然而,在以往大多数关于头颈部鳞状细胞癌新辅助化疗的随机对照试验中,均未能证明新辅助化疗可以提高患者生存率,诱导化疗在口腔癌治疗中的作用仍存在极大争议。我国上海交通大学张志愿等于 2013 年发表一项前瞻性随机对照研究结果:诱导化疗未能改善可手术切除的Ⅲ期或Ⅳ A 期口腔鳞状细胞癌患者的总体存活时间,仅诱导化疗效果明显的患者可以获益。

目前,国内外学者对口腔癌诱导化疗的探索主要集中在两个方向:①更大样本、更长随访时间的前瞻性随机对照研究;②通过分子分型寻找可能在诱导化疗中获益的人群,实现个体化治疗。

（二）以放疗为主导的综合序列治疗

除恶性淋巴瘤、浆细胞肉瘤、未分化癌、淋巴上皮癌、尤因肉瘤等对射线敏感，可予以根治性放疗外，口腔颌面部的大多数恶性肿瘤对射线的敏感性一般。早期的鳞状细胞癌可以通过放疗或手术达到根治；对于肿瘤范围太大，或已侵犯重要结构而不能保证手术完整切除的情况，可采用放疗进行治疗；对于不能达到完全缓解的病例，可根据实际情况进行救治性手术。然而，单纯放疗的缓解率较低，因此需要结合其他治疗，如手术、化疗、免疫治疗等提高生存率。所幸，正如前文所述，放射性粒子植入和质子重离子等放疗技术的出现和进步，体现了物理学和生物学上质的飞跃，现已尝试作为主导治疗手段用于口腔颌面部难治性肿瘤、抗射线肿瘤、二次放疗等。由于碳离子放射并发症的发生率远低于 X 线，并且避免了手术对外貌及功能的损害，因此这种序列治疗模式可大大提高口腔颌面头颈肿瘤患者的生存质量，具有非常广阔的前景。

同期放化疗对肿瘤细胞的杀伤作用并非简单的放疗与化疗的机械叠加，而是起到协同作用。对同期放化疗的作用机制有不同的假说，有学者认为放疗和化疗分别作用于有丝分裂的不同阶段的肿瘤细胞；也有学者提出，肿瘤细胞中的缺氧细胞对放疗耐受，化疗可增加此类细胞对放疗的敏感性，也称为增敏作用。目前，有报道证明对晚期头颈部鳞状细胞癌，同期放化疗较新辅助化疗之后再实施放疗的效果好，能提高局部控制率，减少复发率，提高生存率。这说明相同的治疗手段，不同的治疗时机，对治疗效果有较大影响，证明了"序列"在综合治疗中的重要意义。

交替放化疗是同期放化疗的一个特殊形式，主要区别在于它是较短周期的化疗和放疗交替进行而不是同时进行，有报道较单纯放疗更能提高晚期头颈部鳞状细胞癌患者的生存率。

与普遍认为的"放疗具有免疫抑制作用"不同，有学者认为，局部放疗可促进机体的抗肿瘤免疫，主要机制包括放疗促进肿瘤抗原扩增、改变和表达，诱导 T 细胞应答等，是放疗"远位效应"（一种有趣的临床现象，在肿瘤局部放疗时放射野外远处转移病灶也出现了缩小）的可能解释，也是放疗联合免疫治疗的理论基础。目前放疗联合免疫治疗已开始应用于临床，如头颈部恶性黑色素瘤等，但最佳的联合模式及序列时机仍有待进一步探索。

晚期头颈部肿瘤经放疗后，对于不能取得局部控制的病例，可以根据具体情况采用救治性手术，但放疗对局部组织的损害常给手术治疗带来不同程度的困难，术前应审慎评估手术是否真正使患者获益。

（三）以化疗为主导的综合序列治疗

口腔颌面部肿瘤尽管病理类型繁多，但生物学行为以局部侵袭性发展和区域性转移为主，一般较少发生远处转移。因此，肿瘤治疗的方法多以外科手术和局部放疗为主，化疗主要用于辅助性治疗，配合手术和/或放疗，以达到提高生存率的目的。但对于某些类型的恶性肿瘤，目前临床已经证实以化疗为主要治疗方法可以达到理想的治疗效果，常见的有恶性淋巴瘤、多发性骨髓瘤、胚胎型横纹肌肉瘤等。

在头颈部，恶性淋巴瘤以非霍奇金淋巴瘤（non-Hodgkin lymphoma，NHL）多见，好发于腮腺、鼻腔、鼻窦、腭部、扁桃体等部位。霍奇金淋巴瘤的化疗主要采用 MOPP 方案；对于非霍奇金淋巴瘤，化疗疗效决定于病理组织类型，应该按病理学分类的恶性程度分别选择联合化疗方案，主要采用 COP 或 CHOP 方案。近年来，生物化疗和放免靶向治疗在淋巴瘤的治疗中显示了广阔的应用前景。生物化疗是指将生物靶向治疗药物和常规化疗方案结合,常用的有利妥昔单抗(抗 CD20 单克隆抗体)、依帕珠单抗(抗 CD22 单克隆抗体)。研究发现,利妥昔单抗联合 CHOP、CVP 和 MCP 治疗 NHL 均取得了较好的临床效果。放免靶向治疗则是将单克隆抗体与放射性核素结合,注入体内与肿瘤细胞特异性结合,以实现对肿瘤细胞的体内照射,是在分子靶向治疗的基础上发展起来的一种新的治疗方法,目前已应用于治疗复发性、难治性非霍奇金淋巴瘤。

二、以肿瘤生物学为依据的综合治疗模式

(一) 肿瘤是一种全身性疾病

临床上可以看到,有部分肿瘤患者,确诊时仍属早期,经过完善的根治性局部治疗,仍然出现复发或转移。这种现象,被证明与肿瘤的微转移及循环肿瘤细胞(circulating tumor cell, CTC)有关。

早在 1869 年,Ashworth 报道了 1 例因癌症死亡的患者外周血中存在类似肿瘤的细胞,并首次提出"循环肿瘤细胞"的概念。此后,关于 CTC 是"肿瘤转移播散"还是仅为自原发灶脱落的"单纯肿瘤细胞"的问题一直受到争论。近年来多数证据表明,是 CTC 中的肿瘤干细胞(cancer stem cell, CSC),而不是所有的 CTC 可以形成微转移,但 CTC 中不同程度地含有 CSC。多项前瞻性实验发现在临床各期肿瘤患者外周血中都有可能存在 CTC,而 CTC 与远处转移率相关。

以 CTC 与微转移为支持证据之一,肿瘤逐渐被认为是一种全身性疾病。这种观念可能影响多数实体肿瘤,包括口腔颌面部肿瘤的综合治疗模式。在早期肿瘤的综合治疗方案中可根据 CTC 的检测结果考虑是否使用化疗、生物治疗等全身治疗手段,在治疗过程中可监测 CTC 的变化以判断肿瘤细胞对现有方案的敏感性并进行调整,但这些模式的应用受到化疗毒副作用及 CTC 检测方法的限制,仍处于临床前阶段。

已有动物实验证明,不同的手术操作可以使 CTC 不同程度地增加;也有报道,在结肠癌根治术前后,患者外周血 CTC 阳性率由 37.2% 增加至 60.5%。在这种意义上,根治性手术加辅助化疗的综合治疗才是完整的根治性治疗。近 20 年,辅助化疗提高了某些肿瘤如乳腺癌、结肠癌、骨肉瘤等根治性手术后的生存机会。但对于口腔颌面部肿瘤,仍未有足够循证医学证据显示辅助化疗令患者获益。

近年来,随着肿瘤免疫学的不断发展,发现多数肿瘤患者存在不同程度的免疫功能失衡,体内新发生突变的细胞和 CTC 获得免疫逃逸,进而形成肿瘤或导致肿瘤的复发转移。这也支持肿瘤是一种全身性疾病的观点。基于此,肿瘤免疫治疗,如过继免疫细胞疗法、细胞因子疗法等迅速发展。这些方法是直接或间接改变机体自身对肿瘤细胞的生物学反应,以消除肿瘤细胞,并重新获得机体的免疫平衡。但是,这些方法单独使用仍未能产生明显的抗瘤效果,多与手术、放疗、化疗等方法综合使用,一方面,可消除肿瘤细胞;另一方面,可缓和手术、放化疗对机体免疫系统的打击。目前,这种综合治疗模式已经较广泛地运用于临床,但远期效果仍有待进一步循证医学评价。

(二) 肿瘤微环境

经典的肿瘤生物学理论多认为,肿瘤的发生是某种细胞的基因改变导致生长失控、缺乏

分化而恶性增生。基于这些理论,肿瘤治疗的目标多集中于尽可能地消除肿瘤细胞。外科手术不断探讨适当而充分的手术边界,以保证无肿瘤细胞残留;放化疗一直寻找肿瘤细胞更敏感的药物和处理方式。这些方法的综合运用使肿瘤的近期治疗效果大大提高,然而,中晚期患者的生存率并没有明显改变,这意味着单纯消除肿瘤细胞的治疗模式远不足够。

与此现象相符,近年来越来越多的报道证实,肿瘤细胞周围的纤维细胞、炎症细胞、细胞因子、细胞外基质等共同构成一个"肿瘤微环境(tumor microenvironment)"以促进肿瘤的发生发展。这种概念提示将肿瘤作为一个动态的功能整体来治疗,不但要消除肿瘤细胞,还要改变微环境内各种细胞或分子的促瘤作用,甚至使其产生抑瘤作用。较之伴随着极大毒副作用的尽可能杀伤肿瘤细胞的治疗方法,综合调整肿瘤微环境有望成为更令患者获益的治疗策略。

目前,肿瘤微环境的治疗靶点包括肿瘤相关血管内皮细胞、树突状细胞、基质细胞、纤维细胞、细胞外基质、调节性 T 细胞等,大多数仍处于临床前或临床试验阶段。由于肿瘤微环境是一个极为复杂的网络,单一使用某种靶点治疗仍未能达到理论上的效果,多采用多靶点联合治疗或靶点治疗、化疗综合治疗等模式。

第三节　口腔颌面-头颈肿瘤的个体化治疗

一、个体化治疗的含义

由于发生在不同个体,相同类型的肿瘤生物学行为也存在差异,因此需要以个体化诊断为基础,针对每一位肿瘤患者,按照循证医学的原则制订出科学、合理的个体化治疗方案,称为个体化治疗(individualized or personalized therapy)。个体化治疗并不是按疾病种类制订的综合序列治疗模式,而是"以患者为本"并有循证医学依据的综合设计、不断调整的治疗过程。随着多组学研究及生物信息学的不断发展,同一种肿瘤在不同患者身上甚至可以看作不同的疾病,这让"个体化"有了可能,并有了实质性的意义。

二、个体化治疗方案制订的依据

(一) 肿瘤、机体因素和医疗条件

1. 肿瘤因素

(1) 肿瘤临床病理特征:肿瘤的组织学来源和病理特征决定生物学行为,是制订个体化治疗方案的重要依据。例如,口腔颌面部鳞状细胞癌具有较强的侵袭性,区域淋巴结转移率高,远处转移则较为少见,治疗重点及难点主要在于原发灶和区域淋巴组织的肿瘤控制,以手术为主导,联合放疗、化疗等其他手段。腺源性恶性肿瘤最常见的是黏液表皮样癌和腺样囊性癌。其中,黏液表皮样癌根据病理特征,可分为高、中、低分化三型。高分化黏液表皮样癌多采用手术治疗,为了保存面神经,常结合冷冻、放疗等辅助治疗。低分化黏液表皮样癌具有较强的侵袭性,手术包括原发灶的切除和颈淋巴清扫,术后应采用辅助放疗。腺样囊性癌局部侵袭性强,嗜神经生长,具有较高的远处转移率,原发灶肿瘤的控制以手术为主,联合术后放疗降低复发率。骨源性恶性肿瘤以骨肉瘤最常见,具有较强的局部侵袭性和较高的

远处转移率,手术切除后复发、远处转移率高,近年来手术联合放化疗(包括术前放疗及诱导化疗)以提高骨肉瘤的局部控制率,降低远处转移率是研究的热点。恶性黑色素瘤具有非常高的远处转移率,手术刺激容易导致肿瘤转移,单纯手术治疗效果不佳,应综合采用局部冷冻治疗、化学治疗、颈部选择性或治疗性清扫术、免疫治疗等方法。

对于同一类肿瘤,临床分期是治疗方案选择的重要依据。目前,对于恶性肿瘤主要是选用 TNM 分期,包括原发灶的大小,区域淋巴结转移灶的大小、数量和部位,以及远处转移的情况。对于原发灶范围较小($T_s \sim T_1$),未发现区域淋巴结转移和远处转移的早期恶性肿瘤,重点处理原发灶,预后较好。而对于中晚期的恶性肿瘤,应考虑是否需要行辅助性的放疗和/或化疗。同时,肿瘤的临床病理特征也影响对肿瘤分期的制定。基于高级别的循证医学证据,2018 年开始实施的第 8 版美国癌症联合委员会(American Joint Committee on Cancer, AJCC),肿瘤分期中对头颈部肿瘤的 T、N 分期作了较大改动:①将肿瘤浸润深度(depth of invasion,DOI)应用于 T 分期;②将淋巴结包膜外侵犯(extranodal extension,ENE)应用于 N 分期;③增加头颈部淋巴结转移伴原发灶不明的肿瘤分期;④将口咽癌分为 HPV(+)与 HPV(−)进行临床分期。越来越科学的肿瘤分期是综合序列治疗的基础。

口腔颌面肿瘤的远处转移常发生于肺、骨、肝等组织器官。在口腔颌面部原发灶及颈部控制良好的情况下,远处转移灶常采用综合序列治疗。对于符合手术适应证的肺转移灶,如转移灶可完全切除,单个转移灶或 4 个以下转移灶位于同一肺叶内或同侧胸腔内等,常采用手术加术后化疗为主导的综合治疗模式,国内外报道术后 5 年生存率可达 30% 以上。而对于多发性或双侧肺转移患者,文献报道伽马刀联合全身化疗或支气管动脉灌注化疗可延长患者生存期。对于全身情况不适合手术者,CT 引导下经皮^{125}I 粒子植入治疗可取得良好的近期疗效,但远期生存率仍有待进一步观察。

口腔颌面肿瘤骨转移常导致剧烈疼痛,止痛等对症治疗联合放疗或影像引导下的激光热疗、冷冻消融、射频消融治疗方法可明显提高患者生存质量。口腔颌面肿瘤肝转移较少发生但预后较差,对于转移灶可切除者,如单一病灶、病灶少于 4 个、局限于一叶、全身情况良好者,以手术为主导的综合治疗仍是首选的治疗方案,有报道转移灶完全切除术后 5 年生存率为 25% ~ 45%。但多数肝转移灶难以完全切除,近边缘切除术后 5 年生存率仅为 0 ~ 20%,这类患者采用手术加术中植入或术后经皮植入放射性粒子等综合治疗可提高患者生存率。对于无法完全手术切除但转移瘤体积占全肝体积的比率小者,也可采用多种化疗药物联合的介入治疗以控制肿瘤生长。但对于多发肝转移或累及多肝叶,转移瘤总体积占肝脏体积的 75% 以上,病程进展较快者,肝功能常处于失代偿期,灌注化疗可加剧肝脏功能损害,应采用以支持治疗为主的综合治疗。

(2) 肿瘤分子标志物在个体化治疗方案制订中的参考价值:肿瘤分子标志物是指特征性存在于恶性肿瘤细胞,由恶性肿瘤细胞本身异常或由宿主对肿瘤刺激而产生并能反映肿瘤发生、发展的一类物质。肿瘤分子标志物通常存在于肿瘤患者的组织、体液或排泄物中,能够用免疫学、生物学及化学方法进行检测,用于对肿瘤进行分子分期、判断预后、指导诊断及治疗。

由于头颈部为转移性肿瘤的好发部位,淋巴瘤等全身性肿瘤也可发生于头颈部,有时原发灶无法通过体格检查及影像学检查发现,而原发性与转移性肿瘤,以及不同部位的转移瘤之间的综合治疗方案截然不同,需要准确的病理分类。因而,为某种肿瘤所特有或较常出现的分子标志物,如微卫星序列标记等,可为这种分类提供有力的证据,进而指导肿瘤综合治疗。

分子分型、分子分期是目前肿瘤研究的热点,也是未来的方向。一些肿瘤标志物与病理分级、肿瘤预后有关,也可用于肿瘤分期并指导综合治疗。AJCC 已经将血清中获得的分子标志物 AFP(serum α-fetoprotein)、β-HCG(human chorionic 和 gonadotropin-β)和 LDH(lactate dehydrogenase)用于睾丸癌 TNM 分期,亦将 HPV 检测结果用于口咽癌临床分期。表皮生长因子受体 EGFR,抑癌基因 PTEN、P16、P53,原癌基因 cyclin D1,凋亡抑制基因 survivin 等也是有潜力的口腔癌分子分期指标。目前,基于对 ctDNA 分子机制的认识及检测技术的提高,"液体活检"的临床应用已成为可能,并因其快捷、无创的特点具有广阔的前景。口腔颌面肿瘤常涉及唾液这一局部环境,检测唾液中的口腔癌分子标志物用于临床分期/分型也处于临床前研究中。

随着纳米技术及计算机信息技术的发展,肿瘤特异性靶向分子用于体内并与影像学结合对肿瘤进行诊断、分期、预后分析的技术(biomarker, bioinformatics and nanotechnology, bio-nano-info)已经进入实验阶段。但是,由于同一种肿瘤往往有多个分子标志物,而且各种分子标志物的功能不一,临床上逐渐会面临难以对多个分子标志物进行衡量的局面,因此计算机决策支持系统(decision support system, DSS)可对个体化诊断治疗提供帮助。这种系统对数十年大量患者的各种分子标志物及预后、生存率等进行统计分析,并以此为基础对现有患者的分子标志物水平及其对个体化治疗的参考意义作出评价,作为临床医师制订综合治疗方案的有力证据。

2. 机体因素 患者的机体状况亦对个体化治疗计划有较大影响,任何治疗手段对患者机体都有一定的损伤,从而影响患者对肿瘤的免疫能力。年龄、免疫状态、营养状况都是需要考虑的因素,特别是当患者体质弱、代偿机能相对较差的情况下,在制订治疗方案时应该充分考虑患者的承受能力。机体和肿瘤的关系是非常复杂的,治疗的目的是改变体内"正和邪"的关系,治疗方案的选择原则是尽最大可能地"扶正"和"祛邪"。当治疗措施(祛邪)导致的损伤超出机体的承受能力,改变了机体和肿瘤的力量对比时,对预后极其不利。肿瘤治疗的根本目的是在延长患者生存时间的同时提高生存质量。任何不顾患者生存质量导致机体极大损伤的做法都是错误的,提高生存质量和延长生存时间是对立统一的,是矛盾的两个方面,医务人员的重要职能是在两者之间获得平衡,最大限度地延长生存时间和提高生存质量。

3. 医疗条件 由于各医疗机构的医疗条件,包括学科结构、医疗团队及仪器设备等,都不尽相同,对同一肿瘤的治疗方案也有差异。大型综合医院或肿瘤医院有完善的放疗科、化疗科、生物治疗科等,配备大量高端的仪器设备,可很好地开展多学科综合序列治疗。大量设立在口腔专科医院的口腔颌面外科,由于没有相关学科的紧密联合,在实施恶性肿瘤综合序列治疗时,曾不可避免地遇到困难。2009 年 11 月国家卫生部发布一系列文件,包括《口腔颌面部肿瘤颅颌联合根治技术管理规范(试行)》《口腔颌面部恶性肿瘤放射性粒子植入治疗技术管理规范(试行)》《肿瘤深部热疗和全身热疗技术管理规范(试行)》及《肿瘤消融治疗技术管理规范(试行)》等,对开展相关诊疗技术的医疗单位提出了医疗机构、人员及技术管理的基本要求。口腔专科医院必须完善学科结构、医疗团队建设及相关仪器设备的配置。

近年来,医疗资源整合是社会发展的重大方向。多点执业、双向转诊、院际会诊、远程医疗、第三方独立医疗机构等为多学科综合序列治疗带来极大的便利和无限的可能,我国在口腔专科医院中设立口腔颌面外科病房的特殊形式将不再是制约口腔颌面肿瘤综合序列治疗的因素,反而可以充分发挥口腔专科医院的优势,通过修复重建、赝复、语音训练、吞咽障碍康复等先进技术及理念,提高恶性肿瘤患者的生存质量。

(二) 社会心理、伦理因素

肿瘤个体化治疗是以每位患者的信息为基础决定治疗方案,为每位患者选择最适宜疗法的治疗。除决定选择肿瘤治疗方案的临床分期、病理类型、生物学特点及机体状况等临床因素外,同时也要考虑影响患者的社会心理、伦理等因素。

1. 社会心理因素　随着医学模式的改变,"生物-心理-社会"医学模式的提出,肿瘤患者的社会心理问题日益引起关注。恶性肿瘤患者往往合并心理问题,对疾病和死亡的恐惧会对患者的身心造成严重的创伤。同时,肿瘤根治术后遗留的颌面部缺损给患者带来了外形及功能的极大损害,使患者无法进行正常的工作及社交生活,对患者造成的精神心理创伤甚至比肿瘤或手术更严重。因此,对每位患者进行合理的心理支持治疗是个体化治疗方案的重要组成部分,并且应该贯穿治疗全过程。

根据患者不同心理特征、不同疗程阶段及不同时期的思想变化,采取相应的心理治疗措施。帮助和鼓励患者树立战胜疾病的信心,使其主动配合治疗;消除患者的焦虑及恐惧心理;重视非语言行为,增强患者对生活的期望和信念,保持良好的医疗环境,避免不良语言对患者的恶性刺激,取得患者高度信任,并主动配合完成治疗。

2. 伦理因素

(1) 规范化综合性治疗的伦理因素:随着人类对肿瘤发生发展及防治认识的提高,现有的肿瘤治疗手段存在一定的特点及局限性,单纯依靠某一治疗手段难以发挥理想的治疗效果。只有发挥各种治疗手段的特点,扬长避短,有机结合,有计划、合理、有序地进行规范化的综合治疗,才是取得最佳肿瘤治疗效果的保证。因此,所有从事口腔颌面-头颈肿瘤诊治的医师都要熟悉常见肿瘤的诊断分期、发展转移规律和综合治疗的选择原则,确保肿瘤患者能够得到规范化的综合序列治疗,要尽量避免盲目一味强调某单一学科在肿瘤治疗中的重要性和单一方法的过分扩大应用,要建立肿瘤患者治疗前多学科会诊制度,治疗方案集体讨论制度等,做到能够针对每一位口腔颌面部肿瘤患者,按照循证医学的原理和要求制订出科学、合理的个体化治疗方案,以期获得最佳的治疗效果。

(2) 关于生存质量的伦理因素:口腔颌面部肿瘤患者通过手术、放疗、化疗等综合治疗,大部分患者会出现较多的并发症,生存质量下降。加上对肿瘤的恐惧和高额的医疗费用,患者不仅身体健康受损,而且心理状态和社会功能也受到了损害。

首先是科学合理的对症治疗,可以缓解患者的痛苦,提高患者的生存质量,通过广泛宣传和健康教育,使人们了解健康保健知识,改变不良的生活习惯和保持乐观的心态。其次是心理、人文关怀疗法,对患者进行心理教育,应用倾听、鼓励、暗示等心理干预手段提高患者的心理健康水平,消除患者顾虑,增强患者信心。医务人员应注重肿瘤学、心理学和社会医学等多学科联合的干预,使患者正确地面对现实,以乐观的态度配合治疗,有助于患者生存质量的提高。

(三) 肿瘤姑息治疗的价值

1. 姑息治疗的概念及基本原则　世界卫生组织对姑息治疗的定义如下:"姑息治疗医

学是对那些对根治性治疗无反应的患者完全的主动的治疗和护理。姑息治疗的目的是为患者和家属赢得最好的生活质量,包括控制疼痛及有关症状,并对心理、社会和精神问题予以护理。姑息治疗同样适用于早期肿瘤患者,将姑息治疗与抗肿瘤治疗相结合。"并进一步解释为"姑息治疗要坚定生命的信念,并把死亡看作是一正常的过程,既不促进也不推迟死亡,把心理和精神治疗统一在一起。提供一个支持系统使患者在临终前过一种尽可能主动的生活,对患者家属也提供一个支持系统,使他们能应付及正确对待患者生存期间的一切情况,以及最后自己所承受的伤痛。"

姑息治疗基本原则:①姑息治疗应尽早应用于疾病的早期,与其他治疗综合进行;②把生死看作人生的自然过程,既不促进也不延后;③控制疼痛和其他给患者带来痛苦的症状,加入心理和心灵方面的照顾,尽可能使患者能主动生活;④在整个过程中对患者的家属提供支持,使他们能妥善照顾患者,正确处理后事;⑤提高生活质量,可能对疾病的过程起到正面的影响。

2. 姑息治疗在肿瘤治疗中的意义　在现有条件下,肿瘤患者的治愈率不可能很快提高,肿瘤患者的姑息治疗将是肿瘤防治领域里的一个重要课题。肿瘤的姑息治疗手段的实施,包括减少或防止各种晚期并发症的姑息手术,减轻疼痛及脊髓压迫的姑息放疗,各种介入性姑息措施的实施,心理和非癌性躯体疾病的预防和治疗,姑息治疗过程中的医患交流,姑息治疗过程中的伦理研究,生活质量评估与研究,终末期患者的支持治疗和护理,患者家属的支持与辅导等。

"姑息疗法"虽无"回天之力",但综合、合理的治疗可缓解肿瘤造成的各种症状和疼痛,并能最大限度地延长无症状生存期,提高生活质量,使得"姑息治疗"日渐显出存在的意义。

三、个体化治疗方案的实施

(一) 循证医学

目前对口腔颌面部恶性肿瘤的治疗手段多种多样,如手术、放疗、化疗、免疫治疗、基因治疗等,各种手段对肿瘤均有一定的治疗效果,但是任何治疗手段的联合都不是简单的疗效叠加,可能出现协同或拮抗的作用。而且治疗的时机不同对治疗效果也有很大影响。

同时,任何治疗都会有不良作用,对机体也是一个打击,若超过机体的承受能力,反而会降低患者的生存质量,甚至可能缩短患者的生存时间,得不偿失。

在我国人口众多、医疗资源严重不足、分配极不均匀的条件下,各治疗手段的花费巨大,对患者是非常沉重的负担。无论从患者健康的角度考虑,还是从成本效益考虑,对每一位患者使用全部治疗手段是不现实的,因此我们要优化治疗方案,达到较好的治疗效果。而循证医学则是运用最新、最有力的科研信息,指导临床医师采用最适宜的诊断方法、最精确的预后估计和最安全有效的治疗方法来治疗患者。

我们应该通过循证医学的手段提出证据,对各个治疗方案的疗效进行客观评价。循证医学的证据质量、证据分级从高到低可分为五级:①大样本双盲 RCT、meta 分析;②小样本、未使用盲法的 RCT;③非随机对照研究、观察性研究;④专家委员会或相关权威的意见;⑤专家意见。因此,评价肿瘤治疗的最直接的证据是大样本的随机对照试验和权威的 meta 分析,我们应该对目前的临床研究进展有充分的了解,方能为患者选择更有效的综合序列治疗方案。

（二）建立口腔颌面部肿瘤治疗的临床路径

临床路径（clinical pathway）是指以循证医学为指导，针对某一疾病建立的一套标准化治疗模式与治疗程序，是一个多学科综合治疗模式。该模式罗列了计划提供的各学科治疗项目、相应的治疗结果，以及完成这些工作的进度表，范围涉及调查报告、药物治疗、康复治疗、护理措施和患者教育。临床路径的概念最早由美国马萨诸塞州波士顿新英格兰医疗中心Karen Zander和Kathleen Bower在1985年提出并运用于临床。这种方法被证实既可缩短住院周期，提高资源利用率，又可以达到预期的治疗效果。

临床路径的建立是为了优化临床治疗、医疗资源利用、临床监督和财务管理。临床路径对患者在每一个阶段，特定时期和情况下接受的治疗措施都有详细的指导，而且还包括治疗进度和结果。临床路径尤其强调加强治疗过程中多学科多部门的交流与合作。

临床路径的特征：①规范性。依据循证医学发展而来的疾病临床路径，是由多学科成员根据某种疾病或某种手术方法制定的一种治疗模式，让患者由住院到出院都依此模式接受治疗，避免了传统路径使同一疾病在不同治疗时间（发病时间）、不同的治疗地点甚至同一地点不同的治疗组间出现不同的治疗结局、治疗方案，以致预后均难以评估比较。②整体性。临床路径可以看作一种程序化的治疗模式，以流程图的形式对某一疾病患者群在每一个阶段特定情况下应做出的决策和治疗措施作出详细的指导。临床路径同时也是多学科综合治疗模式，这些学科包括临床、护理、药剂、检验、麻醉、营养、康复、心理及医院管理，甚至有时包括法律、伦理等。因此临床路径应被视为一种系统化的治疗模式，使医师的注意力放到患者的整个治疗过程，而不是学科各自作出的贡献，更注重学科之间的合作与交流。③个体化。临床路径不同于临床指南，前者内容更简洁、易读，适用于多学科多部门的具体操作，是针对特定疾病的诊疗流程，注重治疗过程中各专科间的协同性，注重治疗的结果，注重时间性。然而，对具体患者来说，路径并不是一成不变的，会因环境或临床的判断而作出变更。正是对这种变化的分析，才使临床路径不断改进。

临床路径具有四个要素：①时间轴；②治疗措施；③短期长期疗效评价标准；④变异结果的记录。具体包含的内容或执行流程：疾病的治疗进度表；完成各项检查及治疗项目的时间、流程；治疗目标；有关的治疗计划和预后目标的调整；有效的监控组织与程序。

临床路径的实施可以在多方面提高医疗质量。它要求在实际应用中，不断遵循疾病指南、循证医学的进展调整路径的实施细则，使之符合医学科学的发展，从而提供给患者最新的治疗手段与最优化的治疗方案。实施临床路径，可以加强学科之间、医护之间、部门之间的交流；保证治疗项目精细化、标准化、程序化，减少治疗过程的随意化；提高医院资源的管理和利用，加强临床治疗的风险控制；缩短住院周期，降低费用；还可以为无相关经验人员提供教育学习机会。同时，改善患者教育，提高患者及家属参与治疗过程的主动性也是实施临床路径的内容。最后，由于临床路径提供了标准化的诊疗过程并对其实行持续监测和定期评价，有利于医疗服务质量的控制和持续改进。

然而，临床路径的实施还存在不少争议，临床路径可能导致对个体化状况的忽视，当患者出现意想不到的病情时不能作出及时应对，也就是不适合非常规状况的处理。它的成功实施要建立在合作良好的团队的基础上。医务工作者需要不断深化认识临床路径与个体化治疗之间辩证统一的关系。

我国也正在积极建立自己的临床路径，国家卫生部在2009年10月13日推出了《临床路径管理指导原则（试行）》，国家卫生计生委、国家中医药管理局在 2017 年发布《医疗机构临床路径管理指导原则》，以不断深化医疗机构临床路径工作，规范临床诊疗行为，提高医疗质量，保障医疗安全。

口腔颌面部肿瘤治疗费用较高，疗程长，治疗复杂，需要一系列学科的合作，包括外科手术、放疗、化疗、物理治疗、吞咽语言训练、营养和社会工作等。临床路径最大的潜力就是可以显著降低医疗成本和患者的住院时间，以及优化治疗方案，因此适用于口腔颌面部肿瘤的治疗。Husbands 等报道临床路径能显著减少头颈肿瘤患者的住院时间和医疗费用。另外，众多学科之间的合作，必须有一个程序化、系统化的路径来调节，并将其整合为一个有机的整体，那就是临床路径。

（三）多学科联合会诊制度

传统的会诊是指临床各科室在疑难病症诊治过程中，因病情复杂或涉及其他专业，需要邀请富有临床经验或相关专业科室的医师参加诊治意见或参与诊治工作所采取的一种管理形式。在治疗病情复杂，需要众多学科参与的疾病时，难免会出现一些不足之处：①个人片面性和观点狭窄性导致的主观误差；②没有统一的临床诊疗路径与标准；③诊疗效率较低且费时，可能延误诊断；④难免做一些重复和/或不必要的检查。最终结果是增加了患者的费用消耗和身体痛苦，延长了住院时间。

早在 20 世纪中期，不少治疗肿瘤的机构即有定期、各专科参与的会诊制度，在特定的会诊会议上确定一些疑难病例的整体治疗方案和程序。Calman 和 Hines 在 1995 年进一步提出多学科团队合作（multidisciplinary team working）制度，并具体报道了这种针对肿瘤的治疗制度的组织和构成，而在澳大利亚则被称为多学科会诊制度（multidisciplinary meetings）。

多学科联合（multidisciplinary team，MDT）会诊制度是指一组不同学科的医疗专家在特定时间集中起来对某个病例进行讨论，以完善诊断和治疗计划的制度。MDT 会诊制度的特点：①专业化，MDT 会诊的运行需要在相似亚专业中不同学科的医师共同合作治疗某一类疾病，在会诊的内容和参与者中表现出明显的专业特性；②互动性，在会诊流程中，各专家对病例进行充分讨论，在具体问题的操作和决策中融入了各个学科的信息交互，全面地强化了会诊的互动性；③高效性，MDT 会诊能避免对患者的反复检查，更有效地运用会诊资源，更快速地解决治疗当中的关键问题。

多学科联合会诊制度的人员构成应当包括一名主席和协调员，以及各学科的专家，最好还有分工明确的后勤人员。这些专家应当包括影像、病理、外科、放疗、化疗和护理等学科的专家。在特定情况下还应包括疼痛控制、家庭护理、营养、临终关怀、社会工作、心理辅导和康复医学等专家。但需要指出的是，多学科会诊制度的成员不是一成不变的，是由医院的规模和结构决定的，而具体每一次会诊成员又是由肿瘤的种类、患者的身体状况，以及所处的治疗阶段所决定。

MDT 主席的主要责任包括具体主持整个会诊，确保被选择的病例在规定时间里得到充分的讨论，提高到会成员的积极性。协调员被称为整个会诊制度的黏合剂，他有着特定的职责：会议前的准备工作，包括选择讨论的病例，收集所有相关病史和检查结果；会议中病例汇报，记录会议内容及提出的建议；会后跟进建议的执行，更新数据等。

MDT 会诊制度的作用：①改善预后。自从 1996 年英国卫生部报道多学科会诊制度改善乳腺癌治疗的预后之后，在其他肿瘤方面，也相继报道有生存率的提高和生存时间的延长。

Birchall 等对比两组 MDT 会诊制度使用前后的头颈部肿瘤患者,后者的 2 年生存率有显著提高。②保证高质量的诊断和治疗计划的制订。有研究表明,其他学科专家意见(second opinion)对明确肿瘤分期十分重要,也是制订治疗计划的关键。Burton 等的研究表明,术前 MDT 会诊中对肿瘤患者 MRI 的讨论可以显著降低手术切缘的阳性率。而且治疗每一步的决策都依赖于多方面信息的综合,因此 MDT 会诊对诊断和治疗计划的制订十分必要。

口腔颌面部肿瘤是上消化道、唾液腺、皮肤、骨组织等不同组织来源的一组肿瘤,虽然鳞癌占大部分,但是其他肿瘤均有着不同的生物学特性。即使近几十年影像学、外科技术和放化疗均有较大进步,生存率也没有显著的提高。因此,建立 MDT 会诊制度是有益且必要的。一个完整的口腔颌面部肿瘤治疗团队应该包括外科、放疗、化疗、修复学、病理学专家,还要包括心理、语言、吞咽训练等学科的专家。

(四) 精准医疗

精准医疗(precision medicine)是一种医疗模式,提倡通过量身定制的医疗决策、治疗方案、实践和产品为患者提供个性化的医疗保健,在这种模式下,基因、环境和生活方式等个体差异都被纳入考虑范围,允许医疗工作者和研究人员更准确地预测某种疾病防治策略起作用的特定人群。

笔者认为,精准医疗是个体化治疗的一个方面,更注重对生物体和肿瘤的认识。

精准医疗的基础是大样本人群和大数据。大数据(big data)指无法在一定时间范围内用常规软件工具进行捕捉、管理和处理的数据集合,是需要新处理模式才能具有更强的决策力、洞察发现力和流程优化能力的海量、高增长率和多样化的信息资产。著名经济学家 Viktor Mayer-Schönberger 及 Kenneth Cukier 在 *Big Data:A Revolution That Will Transform How We Live,Work and Think* 中提出,大数据不用随机分析法(抽样调查)这样的"捷径",而采用所有数据进行分析处理。在这个意义上,精准医疗是最高级别的循证医学。

肿瘤的发生发展具有复杂的遗传及分子机制,受到基因、内外环境及交互作用的影响。因而,肿瘤的研究是精准医疗的优秀实践模型,也在精准医疗的发展中极大地获益。大数据分析已全面地应用于恶性肿瘤的预测、诊断、治疗及监测的研究,推动了靶点药物及液体活检的发展。

精准医学的发展也面临着诸多困境。例如,伦理、社会和法律问题,需要制定严格的知情同意程序来保护参与者的隐私和保密信息;成本问题、基因测序等技术的开发应用需要昂贵的成本,靶点药物通常十分昂贵,大多数患者难以承担;医疗工作者的持续学习,他们要能够解释多组学检测的结果,并将这些信息与治疗和预防相结合,同时把这些知识传递给患者,真正地让患者受益。

四、小结与展望

多学科综合序列治疗是肿瘤治疗的发展趋势,而个体化治疗是多学科综合序列治疗最合理的形式。但是,即使近 20 年来肿瘤综合治疗得到长足发展,肿瘤患者的总生存率仍未有明显提高。最根本的原因是人类对肿瘤发生发展的认识并不充分。目前的肿瘤学理论只是较为合理的假说或推论,而基于这些理论的肿瘤治疗方法只能在某种程度上消除或抑制肿瘤,无法起根治作用,但这也恰是需要综合序列治疗的原因。

尽管离真正攻克肿瘤仍很遥远,但是目前临床上也有了一些治疗效果良好的综合治疗方案,如术后放疗、同期放化疗等。不过,这些方案的应用与推广困难重重,例如,根据治疗手段进行分科而不是根据病种进行分科,制约了临床医师的思维,肿瘤患者先到哪个科室就诊,就可能得到以哪个科室治疗手段为主导的治疗;新开发的靶点治疗价格昂贵,一般患者难以承担治疗费用;一些医疗机构仍以经验医学为依据,对患者制订治疗方案⋯⋯这些问题的解决需要社会、医务工作者与患者的长期努力。

然而,道远方知任重。随着分子诊断的发展,个体化治疗已经能在分子水平"量体裁衣",相信通过对肿瘤生物学特性的不断探索,对循证医学的不断了解,综合序列治疗必定能使患者获益。

（廖贵清）

参 考 文 献

1. 李麟,王静波,易俊林. 多学科综合治疗新模式下口腔癌放射治疗的进展与挑战. 中国肿瘤临床,2024, 51(19):980-987.

2. 张东升,郑家伟,张陈平,等. 口腔癌合并全身系统性疾病患者的多学科协作诊疗模式专家共识. 华西口腔医学杂志,2020,38(6):603-615.

3. MATSUDA Y,JAYASINGHE RD,ZHONG H,et al. Oral health management and rehabilitation for patients with oral cancer:A narrative review. Healthcare,2022,10(5):960.

4. PADERNO A,BOSSI P,PIAZZA C,et al. Editorial:Advances in the multidisciplinary management of oral cancer. Front Oncol,2021,11:817756.

5. de BOER J,BARNETT R,CARDIN A,et al. Optimising patient outcomes in tongue cancer:A multidisciplinary approach. Cancers(Basel),2024,16(7):1277.

6. DRIEHUIS E,KOLDERS S,SPELIER S,et al. Oral mucosal organoids as a potential platform for personalized cancer therapy. Cancer Discov,2019,9(7):852-871.

7. LICITRA L,MESÍA R,KEIHOLZ U. Individualised quality of life as a measure to guide treatment choices in squamous cell carcinoma of the head and neck. Oral Oncol,2016,52:18-23.

8. GUPTA S,TOMAR A,SINGH R. Personalized medicine in oral cancer. Crit Rev Oncol Hematol,2025, 209:104670.

9. MAZUMDER S,DATTA S,RAY JG,et al. Liquid biopsy:miRNA as a potential biomarker in oral cancer. Cancer Epidemiol,2019,58:137-145.

10. KAPOOR DU,SAINI PK,SHARMA N,et al. AI illuminates paths in oral cancer:transformative insights,diagnostic precision,and personalized strategies. EXCLI J,2024,23:1091-1116.

第五章 口腔颌面-头颈肿瘤外科治疗的现状与挑战

第一节 功能性外科在口腔颌面肿瘤治疗中的应用

一、功能性外科的概念和发展历史

口腔颌面部具有咀嚼、吞咽、语言、呼吸等重要生理功能;面部或容貌更是人际交往,特别是表达喜怒哀乐的重要器官,具有重要的社会功能。口腔颌面部常因疾病或外科治疗的需要而缺损,进而影响到上述生理功能,使患者在生理和心理上受到双重打击。为此,口腔颌面外科医师已从原来仅仅追求治愈率和生存率的水平,上升到了生存率与生存质量并重的新高度。而显微外科技术、修复重建技术、生物材料学和生物工程学等的不断进步,又为口腔颌面外科发展注入了新的动力,口腔颌面功能性外科的理念应运而生。

在口腔颌面肿瘤治疗的发展过程中,先后提出了 20 世纪上半叶强调的"整块"或"大块"切除(en bloc resection),到后来的"扩大根治"(extended resection)或"超根治"(supra-radical resection),以及"颅颌(面)联合根治术"(craniomaxillofacial resection)的概念。这些扩大根治或超根治性手术挽救了无数晚期恶性肿瘤患者的生命,提高了患者的生存率和治愈率,但过度治疗(over treatment)可造成颌面部组织大量缺失,导致继发畸形和严重毁容,带来诸多功能上的障碍,严重地影响患者的生存质量。因此,人们已逐渐对恶性肿瘤根治性切除的治疗方式趋于理性化。随着对口腔颌面肿瘤基础与临床的深入研究和疗效观察,人们否定了诸如舌癌沿下颌体下缘内侧骨膜转移的传统概念,并提出了对于临床淋巴结阴性(cN_0)的患者,在实施颈淋巴清扫术(neck dissection)时采用"三保留"的方法,即保留颈内静脉、副神经及胸锁乳突肌的所谓功能性颈淋巴清扫术(functional neck dissection)。由于保存了下颌骨的连续性和颈部的重要结构,明显提高了患者术后的生存质量,因此,功能性外科逐渐受到了人们的重视。

颌面功能性外科(functional maxillo-facial surgery)是指对口腔颌面部肿瘤或外伤造成的组织缺损或器官丧失进行立即或延期整复,以期恢复功能和外形的一种新的外科内涵与范畴。功能性修复与重建是在口腔颌面肿瘤外科基础上发展而来的,同时随着整形外科技术的迅速发展,医学生物材料的深入研究和广泛应用,特别是显微外科技术的应用及其与肿瘤外科相结合,使功能性外科获得了有利的发展空间。口腔颌面部功能性外科主要表现为三个方面:①在不违反肿瘤外科原则的前提下保存正常组织;②切除病变组织所造成缺损应立即修复或重建;③在组织修复解剖构筑的基础上,应提倡功能性修复,包括感觉和动力性重建。这也符合越来越多患者的期望和要求。医患双方共同期盼在救治疾病的同时尽可能恢复并接近原来的外形与功能。这不仅促进了从事口腔颌面外科的专业人员改变俗套观念，突破传统模式，而且提高了患者的生存质量和社交能力，已成为一种必然的发展趋势。

口腔颌面功能性外科分为保存性功能性外科（conservative functional surgery）和修复性功能性外科（reconstructive functional surgery）两类。前者主要体现在患者可保存组织的存留方面，诸如剩余舌和下颌骨连续性等，以及功能性颈淋巴清扫术的应用；而后者主要是对肿瘤原发灶切除术后缺损进行立即或延期的整复。目前，口腔颌面功能性外科已涵盖了口腔颌面外科的各个领域，除肿瘤以外，颌骨外伤骨折、先后天畸形、肌附着点的错位愈合、牙缺失、颏部偏位，甚至在皮肤存留窦道，合并感染的条件下，也可以进行功能性修复，从而达到骨折正确复位、肌再附着、恢复牙列和咬合功能等。

功能性外科概念的确立，应当归功于显微外科技术的应用和引进。众所周知，过去对口腔颌面部整形修复多以注重恢复外形为主，之后发展为功能与外形并重。传统的组织移植需要经过一个带蒂转移的过程，所需时间长，花费大，患者需要遭受多次手术的痛苦。为了达到缺损整复后获得较为良好的功能和外形，医师和患者均需要付出辛勤的劳动和相当高的代价。20世纪60年代动脉岛状皮瓣（或称轴型皮瓣）曾广泛应用，在一定程度上克服了管状皮瓣的不足，能够在口腔颌面部较大缺损的修复中一期完成修复。显微外科技术的引进改变了带蒂皮瓣移植（管状皮瓣）的术式，使身体其他部位的组织可随意地搬移到需要修复的部位，使百余年来无数医学先驱们梦寐以求的愿望和追求得以实现。因此，如果说20世纪80年代初期，在口腔颌面外科领域应用显微外科技术尚存在争议的话，那么在20世纪80年代中期以后，显微外科技术在口腔颌面外科领域内已获得了无可争议的地位，不仅被肯定了显微外科的应用价值，而且已成为口腔颌面外科领域缺损修复与重建不可缺少的一部分。也正是由于它的发展，目前，应用吻合血管的各类显微外科手术对口腔颌面部各类缺损，甚至是复杂而严重的复合缺损都能从容地进行修复和重建，无论是立即（一期）修复还是二期修复，都可以达到较为满意的程度。这相较于以往早期的修复重建的理念与技术水平，已经有了较大的飞跃。人们也因此可以将颌面部功能性外科研究的视点从停留在修复的成功率上，逐渐转移到追求功能恢复的质量上。因此，可以说在修复和重建外科的技术和理念方面，显微外科技术的引入和应用有着里程碑式的意义。

从肿瘤广泛性切除到功能性保存性外科的转变是一种必然的发展规律。随着各国学者对肿瘤生物学行为研究的深入，肿瘤的局部扩散和远处转移的某些规律逐渐被人们所认识。肿瘤外科不应盲目追求扩大根治。外科医师可以在术前通过计算机体层摄影（computed tomography，CT）、磁共振成像（magnetic resonance imaging，MRI）等影像学检查明确肿瘤的范围，从而制订更具有针对性的手术治疗方案。正电子发射计算机体层扫描技术（positron emission tomography and computed tomography，PET-CT）的广泛应用使术前检查的准确性进一步提高，功能性外科的应用范围也相应扩大。肿瘤多学科序列治疗模式的确立，也为功能性外科的成功奠定了基础，手术治疗、放疗、化疗、生物治疗的有机结合不但大大提高了患者的治愈率和生存率，而且使术中一些重要器官免于"根治"。近年来，功能性外科与功能性重建、重视术后康复治疗等有力措施的应用，正不断推动着口腔颌面肿瘤外科、创伤外科及口腔颌面外科各领域迈向新的发展征途。

二、功能性外科的目的和原则

(一) 功能性外科的目的

功能性外科的目的主要有三种,包括:①切除病变组织,保存正常组织。对良性肿瘤而言,应仅切除肿瘤组织;而对于某些良性或临界性肿瘤累及或侵犯的组织,应尽可能将正常组织保存下来,特别是口腔颌面部重要的器官,如唇、舌、眼睑、鼻翼等对称性器官;对于恶性肿瘤,应在遵循"无瘤"操作原则的基础上切除肿瘤组织,保证安全边界及颌骨连续性,也应尽量保存正常组织,不应轻易地将有用的组织切除。②切除病变组织,应立即将缺损的组织进行修复和重建,延期修复者也应做好计划方案。对于舌、腭、鼻、颌骨等重要器官,当病变切除后可立即行再造术,以恢复原有器官的功能和外形,便于患者术后咀嚼、语音、吞咽和通气等功能的恢复,也可尽早接触并融入社会。③矫正先天发育性畸形或后天获得性畸形,不应破坏正常的解剖组织。对于面部感觉神经(眶下神经、舌神经、颏神经)或运动神经(面神经、舌下神经、副神经等),如果手术需要,允许术中暂时切断,但当手术完成时,须对被切断的神经进行吻合,重建动力性功能。张陈平等曾对医源性面神经、舌下神经和副神经损伤病例进行修复,其中包括面神经 18 例(颅外段主干暂时切断再吻合 12 例,分支耳大神经移植 6 例),舌下神经 10 例(舌下-舌神经移植),副神经 10 例(副神经-耳大神经),术中均采用神经外膜束膜缝合,术后 6~12 个月内多可有不同程度的恢复,未遗留严重后遗症。如面神经分支与肿瘤粘连或受肿瘤侵犯,将累及面神经切除后无法对接,可立即行耳大神经桥式游离移植,以利术后恢复正常的生理功能。咀嚼肌或颈部肌肉切断也应保全神经功能,应在建立原有附着点的基础上,再考虑动力性修复。颏部整形手术(如颏增高术)更应保全神经功能,因为完全可以在不破坏颏部血管、神经和肌肉的前提下完成手术。

(二) 功能性外科的原则

为了完成上述目的,应在术前制订详尽、针对性的措施和准备,力求在重塑解剖构筑的基础上,恢复原有的功能。笔者认为应注重以下四个方面。

1. 遵循恢复功能为主兼顾形态的原则 颌面部是五官所在部位,对称和谐,每个器官都具有固有的特殊功能和形态特征。因此,在颌面部实施修复手术时,无论是先天性原因还是获得性损害所致的畸形缺损,均应以医学美学为基础,遵循恢复功能为主兼顾形态的原则,达到形态与功能和谐统一,两者不可偏废。

人体的功能与形态是一个完整的统一体。正常的形态可以保证人体一定的生理功能,而颜面部器官或组织畸形,除存在功能方面的影响和限制外,也伴有形态异常。功能的重建固然重要,但也应具有良好的形态。因此,治疗原则应以恢复功能为主,同时兼顾形态的改善。颌面部处于显露位置,患者有时对形态的恢复或改善较对功能恢复的要求更为强烈。对此,施术者应予以足够的重视,在恢复功能的同时,尽量使患者拥有较好的外形,令其术后尽快重返社会,参与社会活动,享受正常人的生活。

对于功能性外科手术,应辩证对待形态和功能这两者的关系,有时两者应有所侧重,在某些情况下,形态的改善甚至优先于功能的恢复。如下颌骨因肿瘤而行节段性切除时,理应考虑切除后的缺损范围,并通过以恢复功能为主兼顾形态的骨整复来保存其连续性。下颌骨缺损必将影响术后的咀嚼功能和外形,应在行下颌骨重建的基础上,恢复咀嚼功能,并兼顾外形的对称性。如在施行隆鼻术或鼻再造术时,在不影响鼻通气功能的前提下,应注重形态恢复,以及鼻与面部的协调性;上唇过短患者做唇延长术的主要目的是适当延长上唇,改善开唇露齿;对颏部短小畸形患者进行增颏术,除恢复咬合功能外,颏部外形轮廓的重建也相当重要;对于牙齿缺损的修复,在形态和功能恢复的过程中需要区别对待,前牙以恢复形态为主,而后牙则侧重于功能重建。

2. 追求、传承与创新的结合　知识和技术创新是人类经济社会发展的重要动力,也是在传承原有丰厚的医学财富基础上才能获取和突破的。颌面功能性外科的深入发展也离不开创新,求变和创新永远是推动医学事业发展的动力。不过,对于颌面部实施手术,轻微的失误和考虑不周都可能造成不可挽回的后果。因此,对手术的改进和创新应以尽量不破坏颌面部的正常解剖和生理功能为前提,这一原则必须严格遵守。医师对各类缺损畸形不应千篇一律,墨守成规,应具有充分的想象力和创造性,根据具体病情设计和选择不同的手术方法,但注意不能违反原则,任意标新立异,做毫无根据的设想和设计,使手术复杂化或给患者带来不良后果,加重患者的身心负担。因此,创新性与原则性必须统一:通过创新可以使患者获得更好的治疗效果,同时也提高了医疗水平;坚持原则能够更好地保护患者的利益,使患者既消除病痛又免受意外伤害。

3. 强调手术技能与审美观点的统一　任何一种外科手术操作都会对人体组织造成某种损伤。因此,在手术操作中包括切开、止血、剥离、牵拉、移植、缝合等均应注意手术操作技巧,对各类组织均应做到尽量减少损伤,以利组织获得最好的愈合效果。手术技巧还应包括切口的设计、组织正确的分离、人工内植材料的选择,以及缝合的方法等,因为这些都与颌面部伤口愈合有直接关系,都会直接关系和影响面貌外形。功能性外科修复,不仅要恢复局部的功能,而且还要求形态上的改善,因此需要医师具有一定的审美观点。尤其是改变或塑造面部外形的手术,对于面型与面部各个器官形态,以及构成的比例关系,医师应具有一定的审美知识和修养,即强调手术技能与审美观点的统一。

手术切口设计在隐蔽的部位,对颌面部手术来说是一条重要的原则。手术切口还应当满足手术区暴露和利于手术操作的要求。在保证不破坏面貌外形,尤其是不破坏神经肌肉功能的前提下,对手术、切口设计可以进行多种选择。例如上颌骨切除手术切口,可设计在鼻面沟与鼻底及人中部的皱褶里;腮腺区手术切口,可设计在耳前、耳下或下颌下。把腮腺区手术的耳下或下颌下切口改为耳后切口,即与面部除皱的提紧手术切口结合起来后,术后美容效果更符合功能性外科手术的目的与要求。位于耳前皱褶处的切口,虽然位置隐蔽,但如果把耳屏前切口绕过其后,改为耳内切口,从审美观点来看更加理想。眼部手术切口可设计在眉弓内、眼睑缘处或睑内。牙颌畸形或缺损修复与重建,切口一般多设计在口内。如此,既能解除患者的疾苦,又能恢复美观的外形和正常的功能。

组织层面的精确解剖与分离,可以减少组织的创伤程度,减轻术后反应,可能产生较少瘢痕,组织愈合恢复快。对于特定的手术部位,也能减少术中及术后并发症。组织分离应注意层次、掌握方法、注意范围。例如,由口内行下颌体囊肿摘除术时,能否掌握组织的正确分离显得十分重要。前庭沟曲线切口,一定要沿骨膜下剥离,当分离至颏孔时,要考虑颏孔内有血管与神经穿出,应当避免损伤。

缝合是外科手术最重要的一个步骤,也是手术操作技术的一个重要环节,因为缝合质量的好坏直接关系到功能性修复手术的效果和成败。从缝合器材的选用到选择缝合方法均应认真对待,不应轻视。如口内伤口多非平面,采用皮瓣修复时创缘也多曲折,尤其是口咽部、口底部创缘缝合,应对位良好,严密缝合。颜面部伤口缝合应注意创缘与面部表情肌分布的关系。缝合时用小针、细线,针距、边距适当,张力适中,伤口平整等都是功能性修复外科手术所必须注意和遵循的原则。

4. 医患双方应对治疗效果达成共识 医师作为主体,对患者的疾病诊治起着决定性的作用。患者作为接受治疗的客体,往往尊重和接受医师的决定,多半是被动的。现代医学模式(生物-心理-社会)强调社会、心理因素在治疗中的作用,功能性外科更要重视社会和心理因素。因此,应当改变过去传统医学模式,把医师与患者的关系看作一个整体。两者应当是平等的,从思想、情感、心理状态上互相沟通,达到彼此间的信任,最终在手术方案认识上达成共识,并对在术中、术后可能产生的并发症达到互相谅解,这一点非常重要。一般来讲,医师是从医疗原则、患者全身状况、手术可行性与安危等多种因素来考虑的,比较全面。而患者多根据自身的某一点进行考虑,如颌面部癌瘤患者多会忧虑和恐惧癌瘤能否根治,术后颌面部是否会产生较大畸形而影响功能,畸形能否修复等。因此,医师有责任对患者的各种思想情况和心理因素进行针对性解释和说服工作,既要尊重患者的需求,又要做到恰如其分地解释和善意诱导,力求能使医患双方在治疗方案上达成共识。

三、功能性外科在头颈肿瘤领域的应用与发展

如前所述,功能性外科包括保存性功能性外科和修复性功能性外科。随着功能性外科理念在深度和广度上认识的提高与发展,以及口腔颌面肿瘤综合序列治疗观点的认同性改变并达成共识,人们对口腔颌面部肿瘤的手术治疗更趋于理性化,功能性外科也在与口腔颌面肿瘤相关的领域中取得了长足的进步。

(一) 保存性功能性外科

1. 功能性颈淋巴清扫术的引入与开展 传统的颈淋巴清扫术(radical neck dissection,RND)由 Crile(1906)首先创立,并沿用至今。它除切除颈部淋巴组织及所在区域的脂肪结缔组织外,还切除诸如胸锁乳突肌、颈内静脉及副神经等重要结构,这必将给患者术后带来许多外形上的改变和功能上的障碍,如颈部的凹陷和肩胛综合征等。随着人们对颈部淋巴结转移通道和转移机理规律的再认识和深入研究,国内外学者都意识到有必要对传统的术式进行改良乃至推出新的手术模式。为此,他们在术式改良及重建传统手术造成的功能性障碍的修复方法上注入了很多心血,推出了许多改良的方法和修复手段。

功能性颈淋巴清扫术(functional neck dissection,FND)由 Bocca(1967)报道,并得到了头颈肿瘤外科同行的认可。它主要基于颈部淋巴道转移解剖的研究基础,改变了以往认为淋巴道可转移至上述三个重要结构的理论。在临床上 RND 的广泛开展和经验的积累方面,尤其是通过对 RND 和 FND 远期疗效的评价后提出,FND 与 RND 最大的不同在于术中保留了胸锁乳突肌、颈内静脉,以及副神经;同时,也对 FND 的适应证作了相应的限定,并提示不应单纯追求术后生存质量而盲目保留。因为肿瘤患者的生存质量一定是建立在肿瘤的生存率和治愈率之上的。如果肿瘤根治不彻底,那么再谈提高生存质量是不切实际的想法。因而,恰到好处地调控肿瘤患者的生存率和生存质量是我们追求的目标。

国内 FND 的开展始于 20 世纪 70 年代末,通过此项术式的引入和应用,在积累大量临床经验的基础上,有越来越多的口腔颌面外科、耳鼻咽喉科、头颈肿瘤外科的同行对 FND 的认识达成共识,并已在它的技术和疗效评价上与国际接轨。功能性颈淋巴清扫术,就是遵循了功能性外科的理念,在达到根治性清除颈部淋巴结的同时,又能最大限度地保存颈部的重要结构,降低患者术后的颈部凹陷畸形和减轻面部肿胀,减少和避免肩胛综合征的发生,从而提高患者的生存质量。

2. 舌与口底癌的切除、下颌骨的保存 舌癌位居口腔癌构成比的首位,且近年来有明显上升趋势,并趋于年轻化。由于口底癌与舌、下颌骨的特殊毗邻关系,且口底癌也与舌癌有着较为相似的上升趋势,因此,人们对舌癌、口底癌的关注可想而知。以往,对舌癌、口底癌的外科切除常规应包括同侧相应区域下颌骨的切除,理论依据是 Polya(1926)提出的,他从 50% 的人体解剖中发现,舌淋巴管通过下颌骨内侧骨膜到达颈部区域性淋巴结,也就说明舌癌可通过下颌骨舌侧骨膜向颈部淋巴结转移。因此,在 20 世纪 70 年代前,对于舌癌与口底癌,只要体积较大时,无论是否侵犯下颌骨舌侧骨膜,均应切除病变范围内的下颌骨,使患者的面部外形及口腔功能,尤其是咀嚼功能受到严重损害。Marchetta 等(1964,1971)对舌、口底淋巴回流,以及肿瘤与下颌骨骨膜之间的距离等进行了研究,结果表明,只有肿瘤直接扩散到下颌骨舌侧骨膜时,才可能侵及下颌骨。即使肿瘤直径大于 5cm,也无妨。只要肿瘤与下颌骨之间有正常组织间隔时,就不会侵及下颌骨舌侧骨膜,更不会影响下颌骨。因此,下颌骨的保存有了理论依据,改变了 Polya 的传统理论。

国内程俊杰等也通过重复上述实验并进一步证实,舌侧缘的淋巴引流与下颌骨舌侧骨膜淋巴管并不存在联系,下颌骨骨膜淋巴管有自身独立的系统,并不与舌黏膜相关。目前国内外对舌癌、口底癌的肿瘤边缘距下颌骨舌侧有距离时,在行舌、口底颈淋巴清扫术时,可采用所谓"拉通术"(pullthrough),这样可将原发灶与颈淋巴清扫标本一并"大块清除"(en bloc)。有大量资料表明,采用此类手术的患者,肿瘤的复发率并未提高。因而,舌癌、口底癌切除模式的转变,使该类患者不但保存了下颌骨,而且也保存了固有的外形和咀嚼功能。

3. 腮腺部分切除术的提出和应用 20 世纪 80 年代之前,人们对"临界性"肿瘤多形性腺瘤常根据肿瘤所在的不同部位采用腮腺浅叶、深叶或全叶切除术,保留面神经的标准外科治疗模式。此研究也得到病理学研究的支持,这一模式确实改变了过去不少学者采用的肿瘤剜除术所带来的较高术后复发率和面神经损伤的不足,但在大量的临床实践中,也逐渐面临国内外学者的质疑。例如肿瘤很小并位居腮腺下极、上极或前缘的病例,按照标准术式将会切除整个腮腺的浅叶;肿瘤位居深叶的病例,应切除整个腮腺全叶,如此就会增加手术的创伤及味觉出汗综合征的发生,乃至腮腺的功能丧失。随着口腔颌面外科医师手术技能的提高,人们已从以往的腮腺区肿瘤剜除术,逐渐改为在解剖保存面神经的前提下,切除肿瘤及相应肿瘤区域腮腺组织的术式。它的病理学基础是多形性腺瘤包膜外浸润深度仅为 0.10~0.17mm,出芽生长深度为 0.08~0.10mm。因此,越来越多的学者采用了此项技术,它在减少面神经损伤、降低味觉出汗综合征的发生,以及保存部分腮腺功能方面取得了较为显著的效果,同时也有大量的病例研究证实,其治疗效果在复发率的随访中与标准术式相一致。此外,除行部分腮腺切除术外,对于肿瘤位居腮腺深叶的患者,可采用保留腮腺浅叶及导管的腮腺深叶切除,这样便保存了腮腺的部分功能,也减轻了面部的凹陷畸形。

4. 颌骨良性囊性病损的保存性治疗 颌骨在行使口腔功能,尤其是行使咀嚼功能时,具有与全身其他骨所不同的特质,即颌骨在受压力时骨质会吸收,而在受牵引侧骨质则会形成新骨。口腔正畸科医师就是运用这一原理,对患者进行牙的正畸,以及颌骨的牵张成骨。随着功能性外科理念的引入,在对颌骨良性病损的外科处理中,已逐渐出现以往对该类患者行常规截骨术是否存在过度治疗的质疑,尤其对儿童和未成年患者,这一矛盾显得特别突出。为此,最先由国外学者针对颌骨巨大型囊性病变采用开窗减压的方法进行颌骨的保存性治疗,即在膨胀颌骨上打开进行囊内容物的引流,使颌骨囊腔内的压力下降。这样,受牵引侧的囊壁外周骨就有新骨形成,出现颌骨形态的改建。之后国内也有诸多此类的治疗报道,且方法也有对囊性病损采用负压吸引、对囊壁进行刮治,以及辅助化学药物烧灼或加磨骨壁,从而在清除病变的同时,保存了颌骨的连续性和功能状态,但是在外形上须作二期修正。从大量的临床研究中可以看出,颌骨切除的根治性手术对面部外形的损害较大,咀嚼功能障碍尤为严重,而对该类患者行上述保存性治疗,只要适应证掌握好,就能达到既保存颌骨,又较好地控制术后复发,且手术创伤较小等目的,因此具有良好的拓展前景。目前,人们已从过去只针对颌骨单纯性囊肿或角化囊肿病损,发展至对壁性成釉细胞瘤,以及其他良性囊性病损的治疗,也获得了较为满意的疗效(图 5-1-1)。再者,颌骨的保存对儿童及年轻患者来说至关重要,即使保存性治疗后再次复发,如果对患者术后进行了严密随访,仍能做到早期发现和及时治疗,这样便能长时效地保存颌骨的外形和生理功能,提高患者的生存质量。

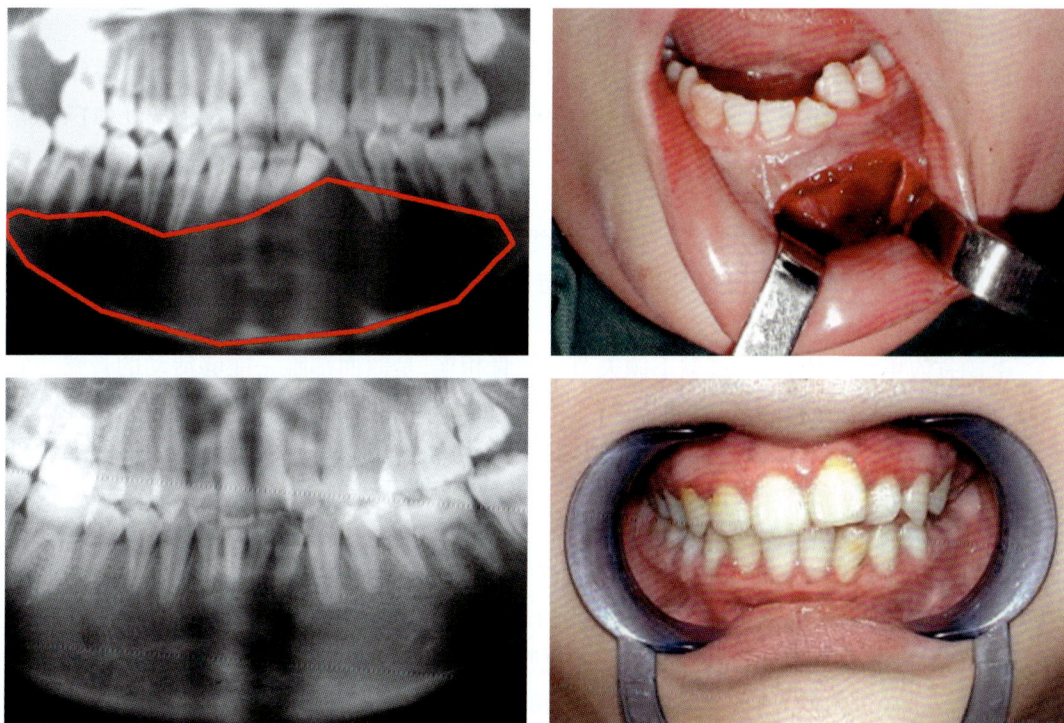

图 5-1-1　下颌骨囊肿开窗减压术

(二) 修复性功能性外科

1. 口腔颌面部软组织缺损的修复　口腔颌面软组织缺损的修复与重建包括关闭创面、

对洞穿性缺损的修复,以及器官重建,如舌、软腭与唇的器官成形术等。软组织缺损的修复经历了游离植皮、邻近皮瓣、带蒂肌(皮),以及血管化的游离肌(皮)瓣等阶段。自20世纪70年代开始,显微外科的技术不断进步;由国内学者最先应用前臂皮瓣行舌再造以来,在近30年中,口腔颌面软组织缺损的修复重建取得了巨大的进步。

舌是人体重要的多功能性器官,对行使口腔功能起着十分重要的作用。舌肌纤维纵横交错,舌黏膜紧贴在舌肌表面。舌血供丰富,活动灵活,并参与咀嚼、吞咽、语言、感受味觉与唾液处理等多种重要的生理功能。舌又处于极易招致感染的环境中,故当舌因肿瘤切除或外伤缺损后,不但在修复要求上较高,而且在整复技术上也存在一定的难度。舌缺损修复或再造的目的是恢复舌的功能和形态。为此,修复或再造的舌应具有适当的体积和外形,有良好的活动能力,同时具有良好的表面感觉功能。舌缺损修复与再造术的方法甚多,据不完全统计有30余种。舌缺损修复与再造式的选择,应依舌体组织缺损的部位和范围而定。如为舌体或侧缘小范围缺损,仅做创缘直接拉拢缝合即可,或采用口内邻接或邻近带蒂组织瓣修复。如为舌体一侧、大部、舌体中份或全舌体缺损,应选择带蒂或游离的组织瓣。同时尚应考虑舌下、口底、下颌骨有无缺损。手术不仅要修复舌体缺损,还应同时修复下颌骨缺损,此时应选用肌皮瓣或骨肌皮瓣。

软腭缺损的修复与重建应达到的目的:修复缺损,分隔口腔、鼻腔;重建软腭的长度,尽可能恢复腭咽闭合功能;防止重建后软腭的下垂,影响进食和吞咽;重建后软腭能恢复部分感觉与动度。为此,单侧软腭部分缺损或仅为口腔侧黏膜缺损,可采用同侧或对侧腭黏骨膜岛状瓣进行修复;而对于全软腭缺损,可采用血管化的游离前臂桡侧皮瓣加咽后壁组织瓣修复。通过上述修复方法,基本可以达到软腭缺损再造,有效改善患者术后的进食、吞咽和语言清晰度。唇缺损一般应尽量采用邻近面颊部肌皮瓣带蒂转移为主,因为能良好地恢复新唇的运动功能。鼻缺损的重建一般也以局部皮瓣,特别是额部皮瓣为主,因为皮肤色泽、质地均相似。

2. 颅颌面骨组织缺损的修复　颅颌面骨组织缺损以下颌骨缺损最多见,其次为上颌骨与其他面骨(颧骨、鼻骨等)。临床上的修复与重建主要以上、下颌骨为主,手术原则是重建功能,同时尽可能地恢复外形。

下颌骨为单一实体,仅通过颞下颌关节与颅骨相连,是颌面部唯一能够活动的骨骼。它既有一定的稳定性和多方向的活动性,亦兼有咀嚼、吞咽、言语及表情等重要生理功能。因此,下颌骨如由肿瘤、外伤等造成骨质缺损,若不立即修复,不但可由骨的移位造成颌面部外形的改变,而且可影响下颌行使重要的生理功能。对下颌骨缺损的修复和重建经历了漫长的历史,人们通过长期不懈的基础与临床研究,积累了丰富的治疗经验,并已从非血管化髂骨和肋骨移植阶段逐渐发展到血管化髂骨肌(皮)和腓骨肌(皮)瓣移植阶段。血管化骨移植解决了骨缺损距离过长,且超过中线患者的需求;具有植骨块易塑形,成活后骨组织吸收少等优点,且也利于术中、术后的牙种植,恢复咬合功能。当腓骨植骨块高度不足时,可采用骨块双叠或垂直牵张成骨技术恢复下颌骨的植骨高度,为术后牙种植提供修复条件。

上颌骨缺损多由外伤或肿瘤术后造成,常导致患者面部畸形,以及不同程度的咀嚼、语音、吞咽及呼吸等功能障碍。对于上颌骨缺损的重建,目前也已有了长足的进步。功能性外科的发展和成熟,以及生物材料和生物工程技术在临床的应用,已使上颌骨缺损患者术后的口腔功能和美学要求问题得到较好解决。目前已能用血管化游离组织复合瓣结合骨内种植体即刻或延期修复上颌骨缺损。上海交通大学医学院附属第九人民医院对上颌骨大型缺损采用三维闭合式功能性重建的方法,即钛网支架恢复上颌窦前、上壁,腓骨复合骨(肌)瓣修复上颌骨缺损,重塑牙槽突外形,前臂游离皮瓣折叠分别关闭口鼻创面,同期在腓骨肌瓣上植入种植体,以利术后安装义齿,最终恢复咀嚼、语音和通气功能,获得了满意疗效。这从一定程度上弥补了以往采用赝复体修复出现的固位差、咀嚼与语音功能恢复不理想等缺点。

现代颌骨缺损功能性修复与重建的理念,应做到功能性重建与外形解剖构筑间的和谐与统一。对于颌骨的缺损,既要恢复面部外形,又要在功能上应以利用种植技术,恢复牙列的完整性,并尽可能恢复咀嚼功能为目标。对于外形的解剖构筑,快速原型技术正越来越显现出恢复个体化外形的优势。应用计算机辅助设计与制造(computer-aided design and computer-aided manufacturing,CAD/CAM)技术分别对上、下颌骨缺损的重建进行术前模型的预制,钛支架的弯制,以及解剖构筑的恢复,可以获得外形和功能上满意的疗效。有关内容将在第十章第二节中介绍。

3. 神经缺损的动力性修复　比起软组织或骨组织缺损的整复或器官成形,神经的动力性恢复更为困难。如果没有生理功能上的神经动力的恢复,更谈不上面部表情功能的恢复。颌面颈部的神经主要来源于脑神经和脊神经及各自的分支,其中与口腔颌面外科关系最密切的是面神经、副神经,以及舌下神经。外伤或肿瘤术后都会造成上述神经的损伤,引起一系列感觉和功能的障碍,严重影响患者的生存质量。随着功能性外科、修复重建外科和显微外科的不断发展,以及人们生活水平的不断提高,外伤或术后面颈部神经的动力性恢复及功能障碍日益为医患双方所重视,如何最大限度地保存和重建损伤或缺损的神经,恢复原有功能状态已愈来愈受到临床的重视。

面神经主要支配面部表情肌。由于面神经各分支位置表浅,口腔颌面部外伤及手术常造成面神经损伤,产生面部表情肌运动功能障碍。因此有关面神经损伤后的修复是目前口腔颌面外科迫切需要解决的难题之一。目前,临床上对各种原因引起的面神经损伤的修复重建术式主要有面神经直接吻合术、自体神经移植术、跨面部面神经吻合术和神经移位吻合术等。

副神经主要支配颈部斜方肌的功能,根治性颈淋巴清扫术可导致副神经功能损伤,引起所支配的斜方肌功能障碍,形成肩胛综合征,临床表现为肩部疼痛、麻木、外展受限、外形改变等一系列症状。据统计约有60%患者在根治性颈淋巴清扫术后出现肩胛综合征,因此,在根治性淋巴清扫术中减少手术所致肩胛综合征具有重要的临床意义。减轻甚至消除肩胛综合征的关键是如何尽可能地保存和重建副神经功能。一系列基础及临床研究表明,术中保留颈丛神经的斜方肌的分支可有效改善术后斜方肌功能。而对于神经连续性中断,缺损长度较小者,在无张力的状态下可实施端对端显微吻接来对神经进行修复;对于缺损长度较大的病例,端端吻接无法实施时,选择自体神经移植的方法亦可有效恢复术后的斜方肌功能。此外,神经移位吻合是近年来各国学者中较为推崇的一种神经修复方法,较之自体神经移植,它利用邻近神经进行移位吻合,方法简便,创伤小,又能在一定程度上保持原来的解剖生理关系,颈丛肩胛提肌支或颈7神经根后股作为动力神经,与切断的副神经远颅端进行神经移位吻合,不但能有效重建斜方肌功能,也不影响供区神经范围内手臂及肩背部的感觉和运动功能,是一种较为简便而有效的方法。

动力性舌再造也是口腔颌面功能性外科的重要内容。现今对舌缺损的再造已从单纯的"创面覆盖和外形重建"进入到"动力性再造"的修复阶段。理想的功能性舌再造,除恢复足够的外形和体积外,还应使舌具有运动和感觉两种功能,即功能性舌再造(functional tongue reconstruction,FTR)。但迄今为止,舌缺损再造后的功能恢复距舌固有的功能仍相差甚远。临床发现,不带运动神经的组织瓣早期舌体组织丰满,与原有舌相似,但日久可因缺乏神经支配,而再造舌体积逐渐萎缩。目前临床上的功能性舌再造主要有以下四类:①移植固有的运动神经的带蒂转移,如胸大肌带蒂肌皮瓣转移、舌骨下肌群皮瓣带蒂转移、斜方肌皮瓣带蒂转移等;②舌下神经与移植肌皮瓣固有运动神经吻合重建运动功能,如游离阔筋膜张肌皮瓣、股薄肌皮瓣、背阔肌皮瓣等;③舌下神经或舌下神经肌肉蒂植入于移植肌皮瓣内,多将神经肌肉蒂移植于带蒂胸大肌皮瓣、胸锁乳突肌皮瓣,以及斜方肌皮瓣内;④剩余舌内肌的动力性恢复,限于舌根癌切除术后所造成的舌下神经、舌神经损伤,即尽可能保留舌前2/3的舌内剩余肌,再将舌下神经近颅端与舌神经远颅端吻合,重建舌内肌的动力功能。

神经的动力性恢复难点在于,肌的失神经状态不能过长;神经吻合后恢复传导功能需要一定时日,因为神经移植成功必须保证神经的血供。目前口腔颌面部的动力性功能重建大多是不完全的。特别是对面神经和舌下神经的恢复要求更高,因为人的面部表情和舌的运动都是十分精细、准确和复杂的。今后还需要进一步研究。

第二节　显微外科技术在口腔颌面肿瘤治疗中的应用

一、显微外科的概念与原则

显微外科是20世纪外科学领域里程碑性的技术。它是由经过特殊训练的外科医师利用视觉放大设备和精细器材进行的各种手术活动,是典型的从实验室进入临床的外科技术。目前这项技术已经渗透到外科学的各个领域,特别是在矫形外科、整复外科、口腔颌面外科、神经外科、眼科和耳鼻咽喉科领域已成为常规,在组织和器官移植、细小管道再通、神经修复范围内是必备的技术。

(一)显微外科技术的产生与发展

在20世纪中,口腔颌面部组织畸形或缺损的修复方法有三次大的飞跃:第一次飞跃是1917年费拉托夫皮管应用于临床。第二次飞跃是在20世纪60年代初,动脉皮瓣(或称轴型皮瓣)广泛应用于临床后,在一定程度上克服了皮管多次转移的麻烦,特别适用于肿瘤根治术后的整复。额部皮瓣(forehead flap)及胸肩三角瓣(delto-pectoralise flap)是典型的代表。第三次飞跃则发生在20世纪70年代初、中期,应用显微血管外科技术使血液循环重建的游离组织瓣移植获得成功,大大促进了颌面整复外科的发展,特别是在大面积、复合组织缺损的立即修复方面显示了巨大的优越性。

众所周知,虽然自20世纪60年代起已开始进行小血管吻合、血液循环重建组织瓣移植的实验研究,但是在临床上获得成功却是在1973年以后。应当指出的是,我国是最早报道获得断肢再植成功的国家。1973年,上海华山医院口腔颌面外科张孟殷与手外科杨东岳合作,在国内首次报道成功进行游离腹股沟皮瓣移植修复面颊部手术后缺损。但直到1976年,Harashina及Panje才相继有各种皮瓣、肌皮瓣及带血管骨移植成功的报告。在口腔颌面外科领域内,我国在20世纪70年代后期开始广泛应用显微外科技术,开展各种血液循环重建的组织移植术及神经显微外科技术。80年代中期以后,显微外科技术的应用已在口腔颌面外科领域内获得了无可争议的地位。显微外科技术是组织移植、器官成形的保证,使口腔颌面部软硬组织缺损患者改善外形和恢复功能成为可能。上海交通大学医学院附属第九人民医院口腔颌面外科近 30 多年来完成各类游离组织修复 3 000 余例,成功率达到 96% ~ 98%,提高了医疗质量,改善了患者术后的生活质量。

(二) 显微外科技术在口腔颌面的应用原则

口腔颌面部有维系生命的通道开口,是摄食活动初加工的场所,是传达人类情感和心理活动非常重要的窗口。因此这个部位功能和形貌的整复与重建是非常重要的。创伤和肿瘤切除造成的口腔颌面部大型缺损畸形、发育障碍引起的一些先天性畸形、运动神经损伤引起的肌肉瘫痪、唾液腺导管破裂引起的唾液腺瘘等都可以用显微外科技术整复。整复形式可以分为以下六种。

1. 重建性整复　①上、下颌骨肿瘤切除后,用各种吻合血管的骨肌(皮)瓣修复,以维持面部外形,为义齿修复奠定基础,也可以同期行牙种植术;②舌、颊和口底等缺损后的组织瓣重建;③颞下颌关节成形术可用吻合血管的第二跖趾关节进行关节再造。

2. 封闭性整复　①面中部恶性肿瘤颅颌面联合切除后,用游离复合组织封闭颅底;②上颌骨和软腭切除后用游离皮瓣行腭再造,以隔离口鼻腔,恢复口鼻腔功能。

3. 充填性整复　①面侧部肿瘤扩大切除术后用肌皮瓣修复凹陷性缺损;②严重的第二鳃弓综合征或颜面萎缩可以用皮肤筋膜瓣、复合骨肌肉瓣充填。

4. 覆盖性整复　①颌面部皮肤癌扩大切除,或口腔咽侧肿瘤扩大切除后,可用游离皮瓣修复;②颈部重要血管暴露可以用游离组织覆盖保护;③烧伤瘢痕挛缩引起的颏颈(胸)粘连,切除瘢痕后需要用较薄而柔软的皮瓣覆盖创面;④大面积头皮和面部软组织撕脱伤,撕脱组织经彻底清创、解剖和吻合血管,可以原位缝回,如撕脱组织已不能应用,可以用游离皮瓣修复。

5. 动力性整复　①陈旧性面瘫可用各种吻合神经血管的肌肉瓣修复;②舌的大部或全部缺损用吻合神经血管的肌皮瓣修复;③神经断裂或缺损用神经吻合、神经移植和神经种植等方法修复。

6. 替代性整复　干眼症采用下颌下腺游离移植代替泪腺。

二、显微外科技术在口腔颌面-头颈肿瘤外科的应用现状

(一) 常用软组织瓣

1. 前臂皮瓣　前臂桡侧皮瓣是我国学者杨果凡(1979)在解剖研究的基础上首先应用于临床的,因而又称为中国瓣(Chinese flap),目前仍是头颈部缺损修复应用广泛的游离皮瓣之一(图 5-2-1)。前臂皮瓣的供养动脉为肱动脉的分支桡动脉或尺动脉;回流静脉可以通过桡动脉的伴行静脉(桡静脉)和浅表的头静脉或贵要静脉;感觉神经为前臂外侧皮神经,前臂瓣可以携带此神经,制备成感觉皮瓣。

【临床应用】

(1) 最常用于口内缺损的修复,可以用于几乎任何部位口腔黏膜缺损的修复,如舌、颊、牙龈、口底、软腭、咽侧等部位的缺损。

(2) 可以携带肱桡肌用于全上唇缺损的修复。

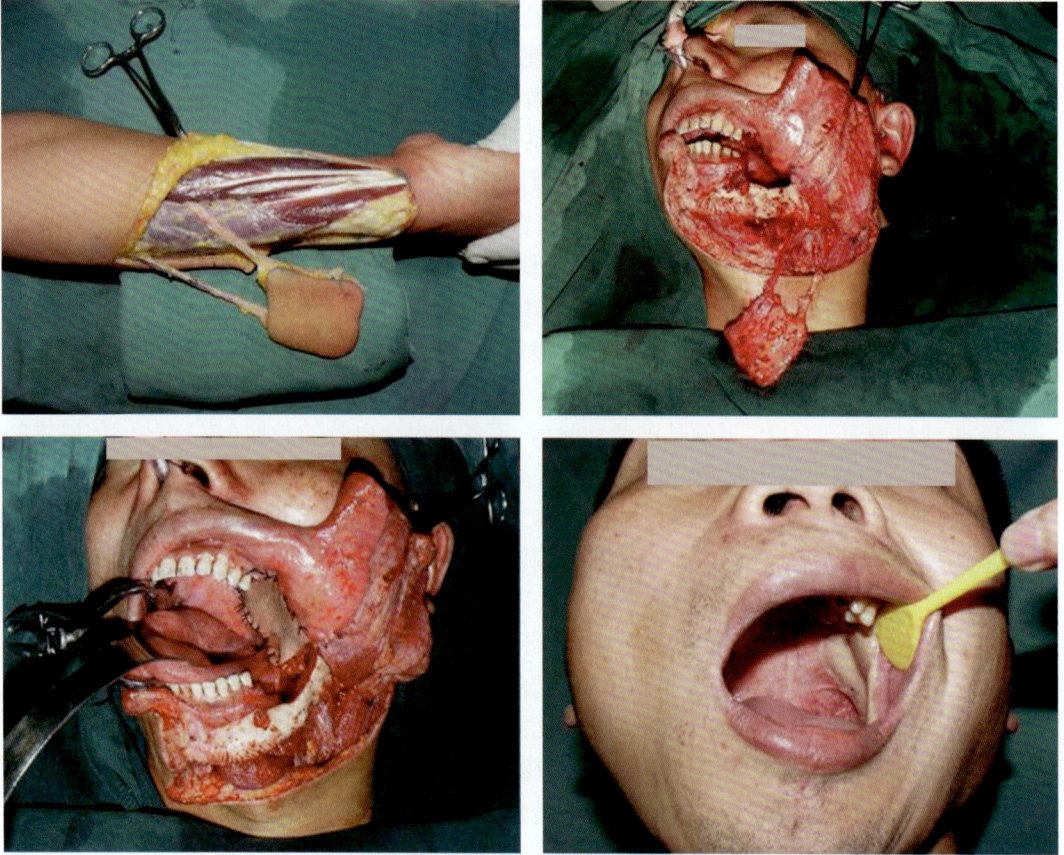

图 5-2-1　桡侧前臂皮瓣修复颊部缺损

（3）作为串联皮瓣的一部分。

【应用解剖】

（1）桡侧皮瓣：桡动脉是前臂桡侧皮瓣的供血动脉，是肱动脉在桡骨颈稍下方的桡侧分支。起始部被旋前圆肌和肱桡肌所覆盖，下部行于肱桡肌与桡侧腕屈肌之间，被深筋膜覆盖，称显露部，长约 12cm，血管径约 2.5mm。桡动脉发出皮支和肌支，相伴二支桡静脉位于动脉两侧；浅静脉为头静脉，沿前臂桡侧上升，血管外径约 2.8mm。

（2）尺侧皮瓣：尺动脉是前臂的尺侧供血动脉，是肱动脉在桡骨颈稍下方的分支。起始部在前臂浅、深两层屈肌之间，在前臂中点偏下部，下行于尺侧腕屈肌与指深屈肌之间，称显露部，长约 10cm，血管径和桡动脉相似也约 2.5mm。相伴两支深静脉位于动脉两侧，浅静脉为贵要静脉，血管径约 2.5mm。

臂运动神经为正中神经，和桡尺血管网有一定距离。而感觉神经虽和头静脉、贵要静脉接近，但较易鉴别，损伤后可引起相应部位麻木。

【皮瓣特点】

（1）优点：该皮瓣具有许多优点。

1）皮瓣的解剖恒定，制备简单；皮瓣的血管口径大，游离移植时容易吻合成功；皮瓣的血管蒂长，因而很容易到达对侧颈部。

2）皮瓣供区远离头颈肿瘤术区，允许实施"双组手术"。

3）皮瓣薄，质地优良，是修复舌体、口底、颊、牙龈、咽侧及软腭等各处口内缺损的最佳选择。还可携带一片桡骨，用于较局限的颌骨重建。

4）通过吻合皮瓣的感觉神经前臂外侧皮神经和受区的感觉神经，可以恢复皮瓣的感觉功能。

（2）缺点

1）供区植皮后即使成活也因颜色不同而影响美观，一旦感染或坏死将影响肌腱的活动功能。

2）破坏前臂一条主要动脉，使手部供血受到一定影响。

3）如制备桡骨瓣，剩余的桡骨很容易发生病理性骨折，东方人桡骨瓣的骨量有限，植入牙种植体几乎不可能。

2. 肩胛皮瓣　肩胛皮瓣首先由 Dos Santos（1980）提出，他在研究了由旋肩胛动脉供应背部皮肤的范围后介绍了游离肩胛皮瓣。随后 Gilbert 和 Nassif（1982）分别介绍了游离肩胛皮瓣和游离肩胛旁皮瓣的临床应用，后来又有许多关于该皮瓣临床应用和优越性的报道。1986 年 Granick 和 Swartz 分别报道了游离肩胛瓣和游离肩胛骨皮瓣在头颈缺损修复中的应用，其后游离肩胛皮瓣在头颈重建外科的应用迅速得以推广，并成为头颈部修复常用的皮瓣供区之一（图 5-2-2）。

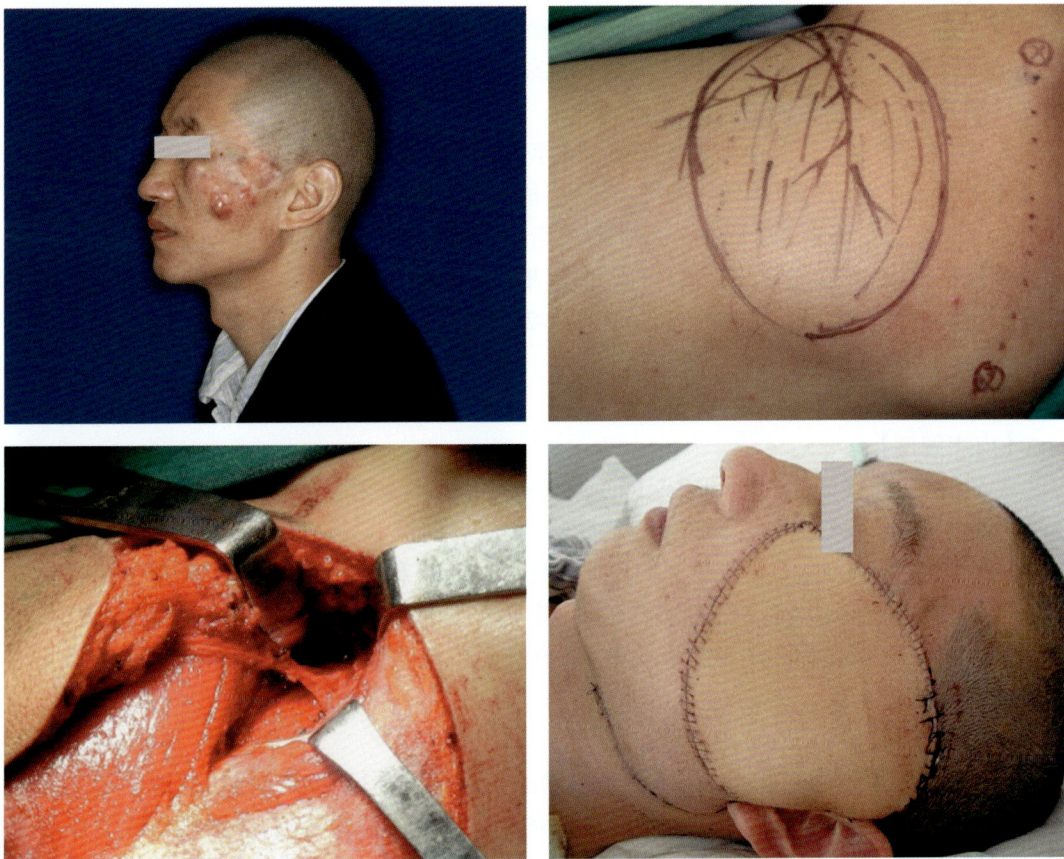

图 5-2-2　肩胛皮瓣修复左侧面部缺损

【临床应用】

用于口腔颌面部软组织缺损,特别适用于年轻女性。也可与肩胛骨、背阔肌或前锯肌组成复合瓣。

【应用解剖】

肩胛皮瓣的血供来自肩胛下动脉的分支旋肩胛血管。旋肩胛血管粗大而恒定,外径为1.5~4.0mm,随解剖部位深度不同而异,是肩胛骨、附丽肌肉和表面皮肤的主要供血动脉。旋肩胛血管的主要皮支包括升支、横支和降支。横支水平走向,位于肩胛骨表面的疏松组织内,降支也在这一平面朝向肩胛骨的尖部下行。以旋肩胛血管横支为供养血管的皮瓣称为肩胛皮瓣,而以降支为供养血管的皮瓣称为肩胛旁皮瓣。肩胛皮瓣通过旋肩胛动脉的伴行静脉引流,该静脉系肩胛下静脉的终末支。伴行静脉外径的范围为2.0~6.0mm。皮瓣可以通过一对伴行静脉中的一根引流。该区域没有浅表静脉。

【皮瓣特点】

由于肩胛皮瓣质地良好、薄而无毛,因此十分适合口内缺损的修复。

(1) 与前臂皮瓣相比,肩胛皮瓣具有许多优点:肩胛皮瓣切取后不会影响供区的血供;供区隐蔽,容易为患者所接受;供区创口可直接拉拢缝合,无须植皮;设计灵活,可切取皮瓣的面积较大;可以同时携带一片肩胛骨用于骨修复,还可以和肩胛下动脉系统的其他组织瓣一起组成复合皮瓣,因此在头颈缺损的修复中具有很大的灵活性。

(2) 最大的缺点是组织瓣制备时需要变换体位,无法做"双组手术",增加了手术时间;对于不能耐受长时间手术的患者,应慎用。此外,供区如缝合、加压不当常可形成无效腔,导致创口裂开或二期愈合,临床上应注意。

3. 股前外侧皮瓣 股前外侧皮瓣最早由我国的宋业光于1984年介绍,其后国内外学者对该皮瓣作了详细的解剖学和临床应用研究,成为常用的游离皮瓣供区之一。1993年日本的Koshima首次介绍了该皮瓣在头颈肿瘤术后缺损修复中的应用。近年来,股前外侧皮瓣在头颈外科领域的应用已有较多的报道,并逐步显示出超越其他皮瓣供区的独特优点,成为目前头颈缺损修复常用的皮瓣供区之一(图5-2-3)。

【临床应用】

应用的修复重建部位与前臂皮瓣相近。

【应用解剖】

旋股外侧动脉(lateral circumflex femoral artery,LCFA)是股前外侧皮瓣的主要供血动脉,大多数起于股深动脉,少数直接起于股动脉,自腹股沟韧带下6~9cm处发出后,在股直肌深面走向外侧,分为升支、横支和降支。升支走行于缝匠肌和股外侧肌之间,分布于髂骨的外层皮质骨;横支分布于阔筋膜张肌;降支向下走行于股直肌和股外侧肌之间的肌间隙内,终末支分布于膝关节附近的股外侧肌。股前外侧皮瓣的血供通常来自旋股外侧动脉的降支或横支的穿支血管。

【皮瓣特点】

(1) 优点:皮瓣的制备可以和头颈部肿瘤的切除同时进行,即所谓的"双组手术",大大缩短了手术时间;皮瓣的制备简便,可以首先完成皮瓣血管蒂的解剖,在肿瘤切除完成后可迅速完成皮瓣的设计和切取;可以获得足够长度的血管蒂,血管蒂很容易到达对侧颈部,避免血管蒂长度不够而需要进行血管移植;血管的口径粗大,游离移植时容易吻合成功,并且

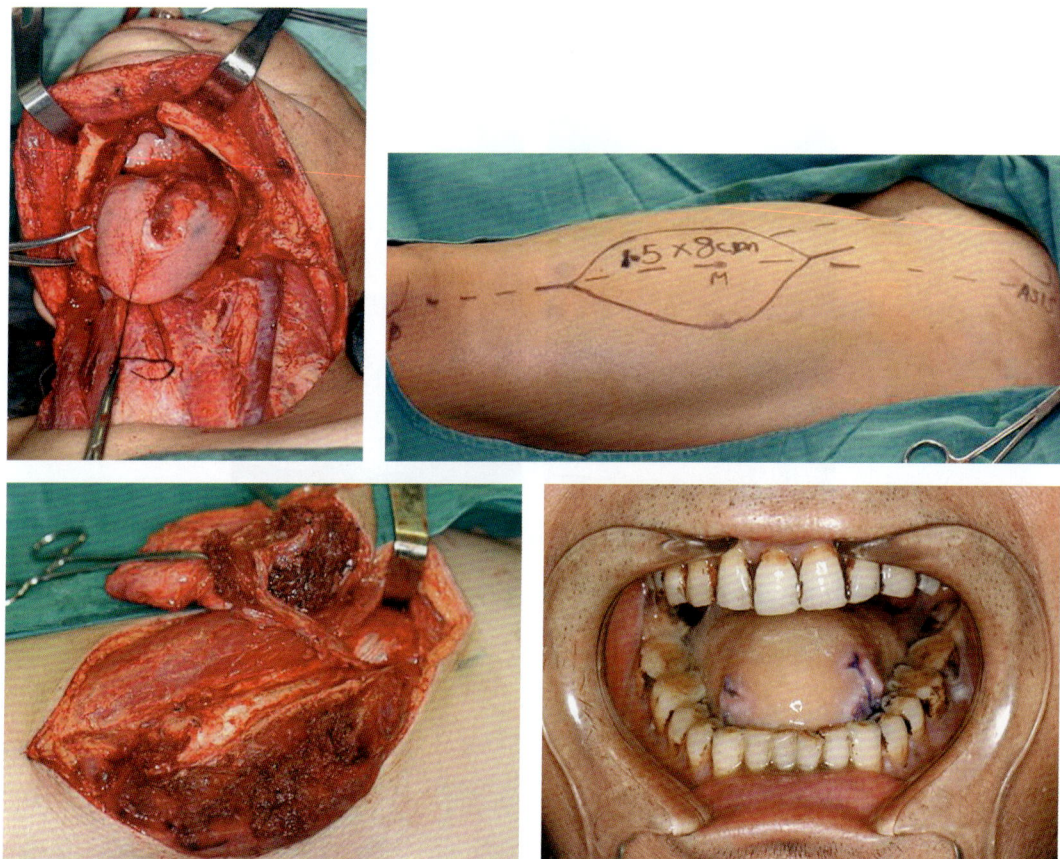

图 5-2-3　股前外侧皮瓣修复全舌缺损

不易受到外界因素的影响而发生血栓;皮瓣可以同时携带股外侧肌、股直肌、阔筋膜等形成复合组织瓣;皮瓣的面积很大,可以由单一的皮肤穿支血管供应长 25cm、宽 18cm 的皮瓣;在东方人中,该皮瓣通常较薄,质地优良,即使皮瓣较厚,也可以通过切除深筋膜和部分皮下脂肪的方法达到皮瓣的减薄,即所谓的薄型皮瓣;可以根据需要,制备成感觉皮瓣,于术后恢复皮瓣的感觉功能;对供区的影响较小,对于宽度 8cm 以下的皮瓣,供区可以直接拉拢缝合,所遗留的瘢痕相对较隐蔽。

（2）缺点:皮肤穿支血管的解剖变异较大,这也是影响该皮瓣广泛应用的主要原因。据 Kimata 报道,有 5.4% 的患者大腿前外侧皮肤既无肌皮穿支,也无隔皮穿支。这部分患者虽无法制备,但可以采用邻近的游离组织瓣,如大腿前内侧皮瓣、阔筋膜张肌皮瓣等。

4. 背阔肌皮瓣

【临床应用】

用于口腔颌面部较为广泛的软组织缺损,特别适用于年轻女性,也可与肩胛皮瓣、前锯肌或肩胛骨组成复合瓣(图 5-2-4)。

【应用解剖】

背阔肌位于腰背部和腋部,为三角形的阔肌,腱膜起于下 6 个胸椎和全部腰椎,骶椎的棘突和棘上韧带及髂嵴后部,肌纤维斜向外上止于肱骨结节间沟。

背阔肌为多源性血供,主要营养血管为胸背动脉,是肩胛下动脉的直接延续,约占 91%,

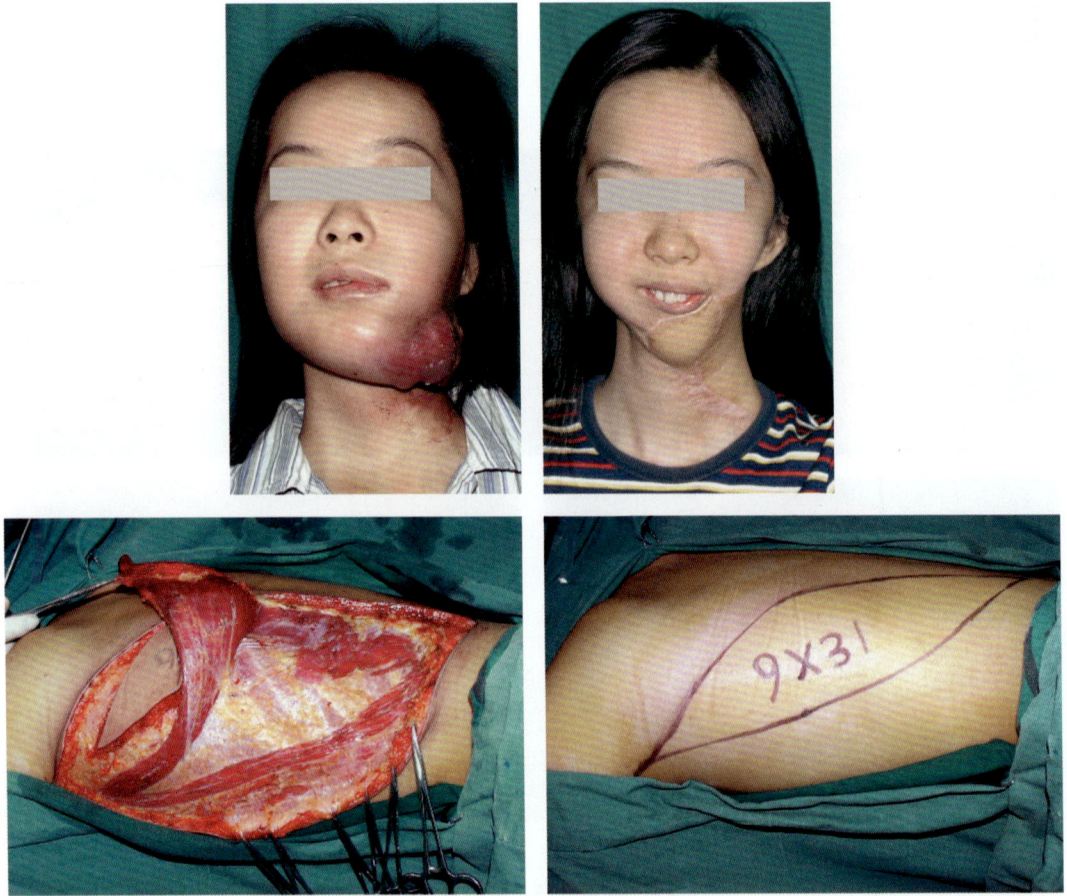

图 5-2-4 背阔肌修复左侧面部、颈部缺损

直接起于腋动脉的只占 7%，在进入背阔肌前发出旋肩胛动脉，这就是背阔肌瓣+肩胛皮瓣，单蒂双瓣的解剖基础。胸背动脉入肌前分为内、外两侧支，分支有变异，但对手术影响不大，静脉相伴于动脉，神经为由背丛后索发出的胸背神经，游离移植时一般不做缝合，动脉外径 2.5~3.0mm，静脉外径 3~4mm。

（二）常用骨组织瓣

1. 髂骨肌瓣　髂嵴作为下颌骨缺损的供骨源已有 30 多年的历史。Manchester 最早报告髂骨前部弯曲的外形与人体的半侧下颌骨外形十分相似。1979 年，澳大利亚的 Taylor 确定旋髂深动脉（deep circumflex iliac artery，DCIA）和旋髂深静脉（deep circumflex iliac vein，DCIV）是髂骨移植最为可靠和方便的血管蒂。1989 年，Urken 报道了利用改良的髂骨肌皮瓣行口腔下颌骨重建，所采用的组织瓣的主要优点在于同时包含了腹内斜肌，这非常有利于口腔内的修复。目前髂嵴游离复合组织瓣已成为口腔颌面部硬组织缺损修复的主要供区之一（图 5-2-5）。

【临床应用】

各种原因导致的部分上、下颌骨缺损。髂骨复合瓣在头颈外科中最常见的适应证为长度<9cm 的下颌骨节段性缺损的修复。全下颌骨或次全下颌骨缺损的修复需要利用腓骨瓣。

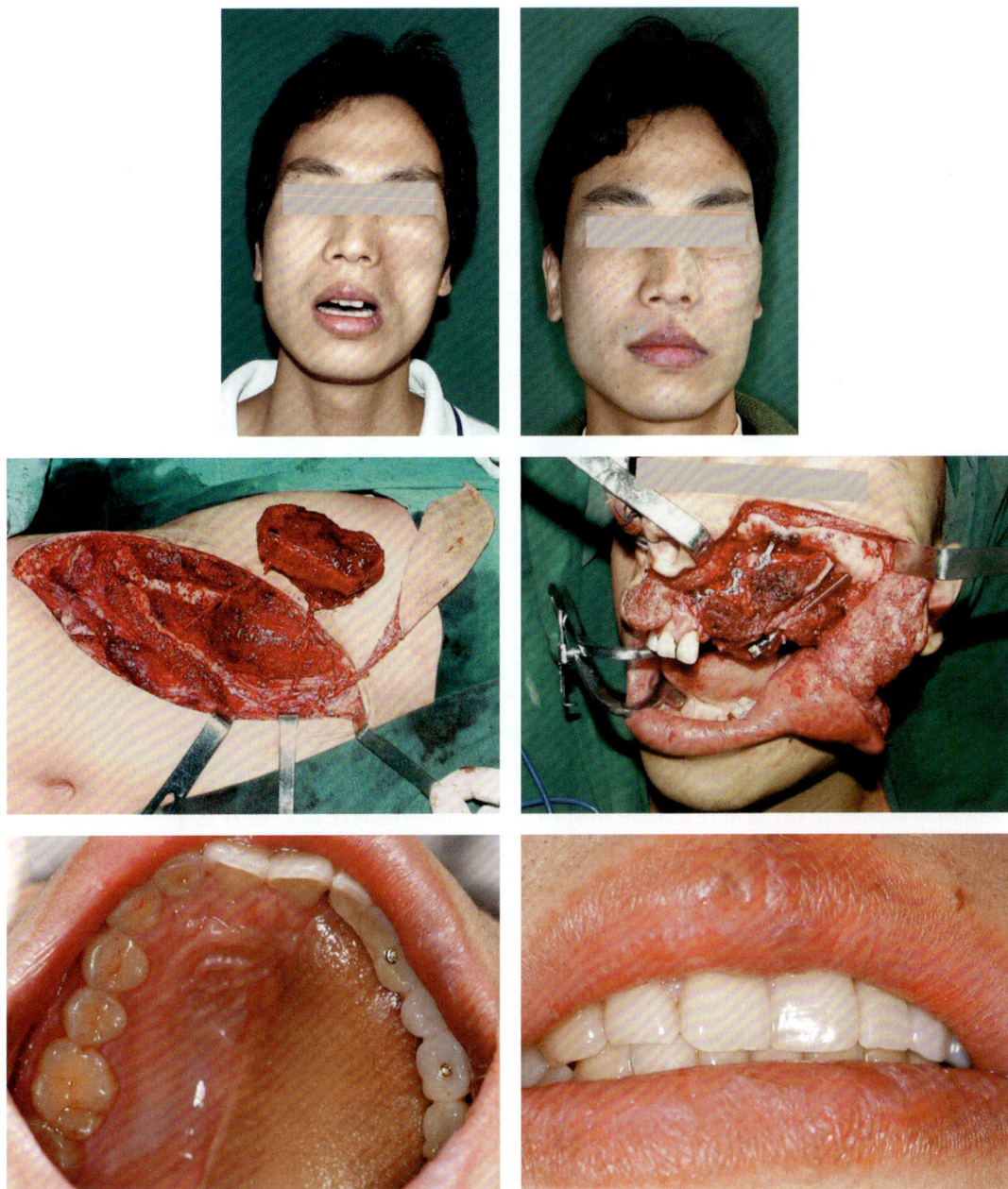

图 5-2-5 髂骨复合组织瓣同期穿颧种植修复上颌骨缺损

【应用解剖】

髂骨的上缘称为髂嵴,由皮肤和皮下脂肪覆盖。髂嵴上面有两个可被触及的骨性隆起,即髂前上棘(anterior superior iliac spine, ASIS)和髂后上棘(posterior superior iliac spine, PSIS)。髂骨内面由髂窝构成,髂窝表面附有髂肌,腹横肌附丽于髂嵴内面,而缝匠肌、阔筋膜张肌、内外斜肌和背阔肌则附着于髂嵴外面。

髂骨的血液供应途径有多条,临床上常用的血管蒂为旋髂深动脉(DCIA)、旋髂深静脉(DCIV)。该血管在腹股沟韧带稍内上起自髂外血管,然后沿韧带内侧在腹横筋膜和髂筋膜融合而成的纤维隧道内向外上走行,在 ASIS 附近,DCIA 发出一条主要分支(升支),供应腹内斜肌、腹横肌及深面的腹膜。在 ASIS 上方,DCIA 沿髂嵴内唇走行,发出多条穿支,供应邻近髂骨和髂肌。肌皮穿支有 3~9 支,主要肌皮穿支位于 ASIS 6~9cm 处,为 DCIA 的终末支。

组织瓣设计:髂骨可提供较多骨量,用于颌面部骨缺损修复。前后向可取骨量取决于 ASIS 至 PSIS 的曲线距离,可取骨的垂直高度取决于 ASIS 至髂前下棘(anterior inferior iliac spine,AIIS)的距离。最大取骨长度可达 16cm,宽度 3~4cm,足以修复同侧髁突至对侧下颌体范围的骨段缺损。如取全层骨块,厚度通常接近下颌骨厚度,最适合放置骨内种植牙。使用往复锯,仅切取髂嵴内侧皮质,可获得单层皮质骨块。

当缺损涉及骨和软组织时,可设计制作骨皮瓣或骨肌皮瓣,皮瓣血供通常来自 DCIA 的肌皮穿支,故方向必须与髂嵴内缘平行,以保证有适量的肌皮穿支包含在软组织内。实际上髂腹股沟区皮肤的血供主要来自旋髂浅系统,因此当皮瓣设计过大时,为了确保皮瓣成活,可切取旋髂浅系统。

为了克服骨皮瓣中皮瓣血供不可靠的弱点,Urken 等制作并提倡用内斜肌-髂嵴骨肌皮瓣进行口腔-下颌骨重建。手术时,以薄、柔韧的内斜肌(由 DCIA 升支供血,但不供应髂骨及表面皮肤)修复口腔与咽部黏膜缺损。

【皮瓣特点】

(1) 组织瓣的设计和利用:皮瓣的设计必须使皮岛包含 3~9 根从腹外斜肌穿出的穿支血管。这些穿支分布区域的延伸范围大约达 ASIS 后方 9cm 及髂嵴内侧 2.5cm 处。通过将皮岛设计为以 ASIS 于肩胛下角之连线为中轴线,可以将这些穿支血管分布的区域包含在皮岛内。必须保留通过这些血管穿支的腹外斜肌、腹内斜肌和腹横肌的肌袖。尽管可以在皮肤深面辨认这些血管,通常还是在距髂骨内板处保留一定的距离以避开这些穿支血管。同时,由于位于该区域的血管穿支十分细小,在手术操作中必须保持皮肤与骨组织的正常解剖关系,以免扭曲或牵拉这些血管。

由于髂骨的血供丰富,所取骨块的大小和形状有很大的灵活性。髂骨的两侧均为皮质骨,中间夹以较厚的松质骨,以横截面积作为比较,髂骨的骨量明显优于腓骨、肩胛骨和桡骨。根据受区血管的位置,髂骨可以多种方法就位以改变组织瓣血管蒂的位置。在设计和计划所取的髂骨时,必须充分考虑髂骨的自然弯曲。可以通过加深在髂骨体部的截骨线来增加所取髂骨的高度。根据 Manchester 建立的原则,ASIS 可作为新下颌骨的下颌角,通过向髂前下棘延伸截骨线而形成下颌支及髁突。切取的髂骨还可以通过截骨的方法进一步塑形,以与下颌联合处的弯曲外形相匹配。在所有的病例中,髂骨位置的摆放必须使得 DCIA 和 DCIV 位于新下颌骨的舌侧,从而让坚固内固定钛板可置于髂骨的颊侧皮质骨上。

髂嵴-腹内斜肌复合瓣(图 5-2-6)是由三部分结构组成的骨肌皮瓣,为口腔下颌骨修复提供了充足的三维空间和体积。80%

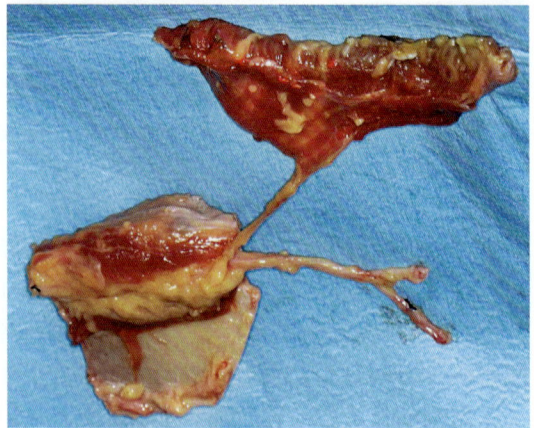

图 5-2-6　髂嵴-腹内斜肌复合瓣

的病例中,腹内斜肌为轴型血供,这使得腹内斜肌具有很好的移动性,也使得外科医师能在三维空间很好地摆放组织瓣的不同部分。大多数病例,腹内斜肌位于口腔内并包裹新下颌骨,或向后转位以覆盖于咽腔的缺损处。可以在肌肉的表面行中厚皮片移植做一期的前庭沟成形术,以恢复前庭沟的解剖和保持舌的动度。去神经支配的腹内斜肌会发生萎缩,最终在新下颌骨的表面形成一层薄而固定且血供良好的组织层。在口腔黏膜的缺损仅限于牙龈者,腹内斜肌可以裸露而任其黏膜化,从而避免植皮操作。该组织瓣对同时累及口腔黏膜、骨和皮肤缺损的修复十分理想。此时组织瓣的皮岛可以很好地就位,用以修复颈部和面下份的皮肤缺损。

(2)神经血管解剖:一系列的尸体解剖研究表明,DCIA 的直径为 2~3mm。DCIA 起自髂外动脉,经 ASIS 内侧向髂窝方向走行,长 5~7cm。DCIV 可能长于 DCIA 几厘米,这是因为 DCIV 在汇入髂外静脉之前呈纵向走行。DCIV 通常由两根 DCIA 伴行静脉组成,在距髂外静脉一定距离处汇合成一根 DCIV。DCIV 在汇入髂外静脉之前,接受一较为恒定的升支。为了获得尽可能长的 DCIV,必须结扎此分支血管。DCIV 可从髂外动脉的浅面或深面通过,随后由髂外静脉的内侧汇入髂外静脉。

股外侧皮神经自盆腔穿出,在 ASIS 的内侧行走,于 DCIA 和 DCIV 的浅面或深面越过,该神经可以通过精细的解剖得以保留,如果必要,也可以切取该神经的一部分用于游离神经移植,以桥接头颈部的神经缺损,如下牙槽神经、舌神经等。另外,股神经在髂外动脉和髂外静脉的外侧走行于更深的平面。虽然在整个解剖过程中极少暴露该神经,但在创口缝合时必须注意该神经的位置,以免损伤。

(3)解剖变异:除 DCIA 升支发出分支的部位和数目的变异外,该供区很少有较大的解剖变异。根据 Urken 等的临床工作统计,大约 5% 的病例中,升支单独从髂外动脉处发出。

2. 腓骨肌瓣 陈中伟等于 1983 年首次报道了腓骨骨皮瓣的应用,最初介绍的游离腓骨瓣均用于修复四肢长骨的缺损。直到 1989 年,美国的 Hidalgo 才将游离腓骨瓣应用于下颌骨节段性切除术后缺损的修复。由于该组织瓣制备简便,血供可靠,并且供区远离头颈部,所以得到了越来越多的应用。由于腓骨可切取的长度可达 25cm,使其成为全下颌骨或次全下颌骨缺损修复的最佳供区。

【临床应用】

用于下颌骨节段性缺损的修复,特别是跨越中线的大于 9cm 的缺损;上颌骨缺损的修复(图 5-2-7)。

【应用解剖】

腓动脉和静脉是腓骨骨皮瓣的主要血供。传统的描述是腘动脉分叉为胫前和胫后动脉。后者随后又分出腓动脉。腓动脉及两根伴行静脉在小腿的拇长屈肌和胫后肌之间下行。腓动脉和腓静脉除供应腓骨的滋养动脉及肌肉-骨膜血管外,还发出走行于小腿后肌间隔内的筋膜皮肤穿支以供应该区域的皮肤。关于这些供应小腿外侧皮肤血管穿支的位置、大小、行程及可靠性,目前已有很多的研究。这一点在利用腓骨复合瓣同时修复下颌骨、口腔黏膜和皮肤的复合缺损时尤为重要。

切取腓动脉后最大的顾虑是足部动脉供血的变异。根据 Senion 的研究发现,未见有腓动脉缺失的报道,同样胫前动脉也无缺失的报道。但是,胫前动脉有可能发生管径的显著减小。在 10%~20% 的病例中,胫前动脉或胫后动脉在小腿的行程中变得越来越细小。在这

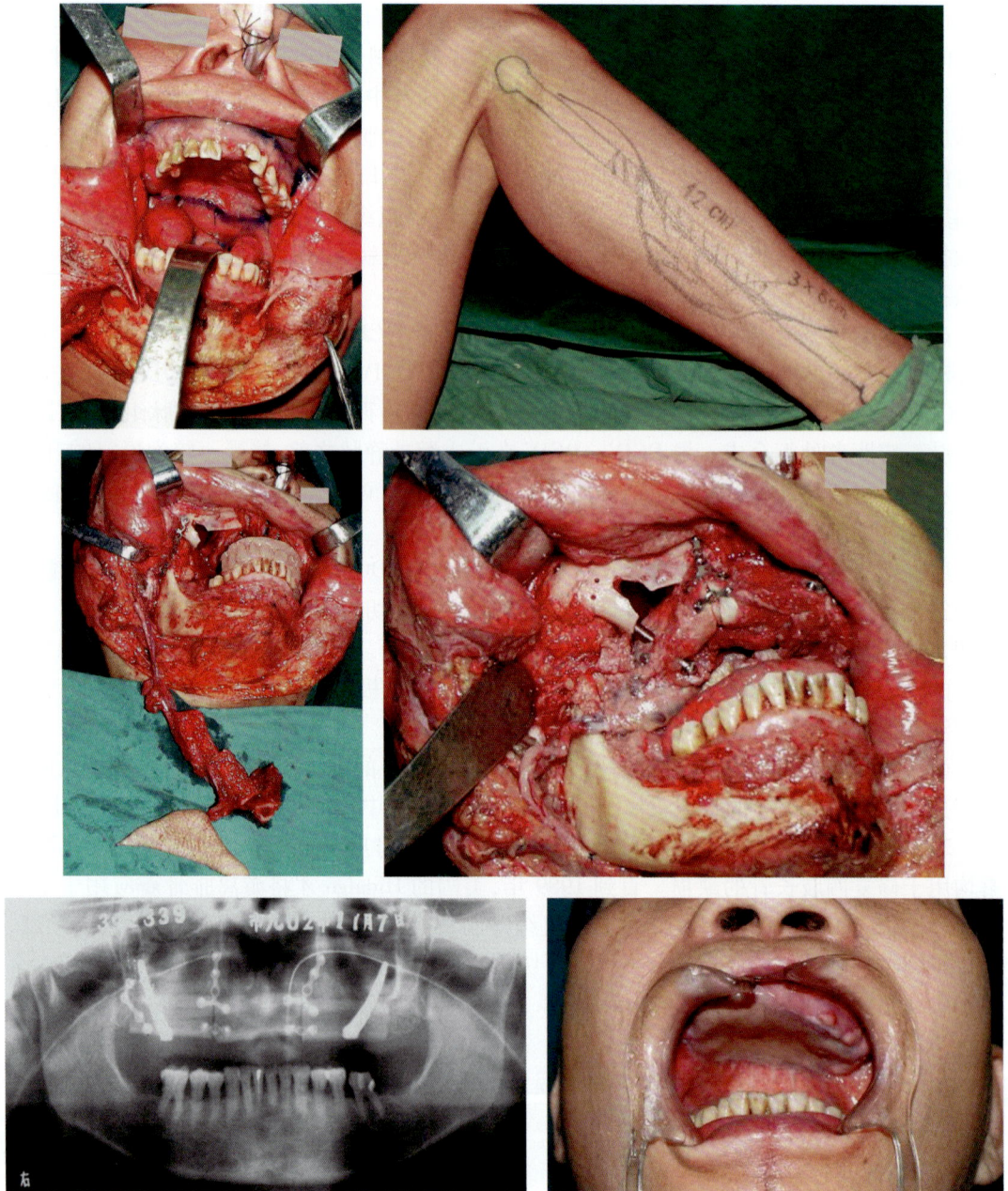

图 5-2-7　腓骨肌皮瓣同期种植重建上颌骨缺损

种情形下,来自腓动脉的一个交通支将会变细或缺失动脉远端肢体血供。很明显,在这种情况下,牺牲腓动脉可能会造成足部的缺血现象。

组织瓣设计:在小腿上标示出腓骨头、腓骨体和腓骨外踝及腓总神经的位置。另一个主要的软组织标志是比目鱼肌前外侧和腓短肌及腓长肌筋膜联合形成的线轮廓,此系腓骨的分离平面。如切取皮肤,皮瓣应以腓骨长轴为中心。切口的设计,通常为"S"形,若需要同时获取小腿外侧筋膜皮瓣,则"S"形切口的下部弧线应向后弯曲,如此可避免皮瓣切口与皮肤切口分离而影响美观。由于主要的隔皮穿支通常位于小腿较远端的位置,因此皮岛的中央点通常为小腿中 1/3 和远中 1/3 的交界处。

【皮瓣特点】

腓骨瓣可以设计为游离骨瓣或游离骨皮瓣的方式进行移植。小腿外侧的皮肤由腓动、静脉发出的隔皮穿支或肌皮穿支供血。这些血管的位置变异均沿着小腿后肌间隔分布。因此,建议设计较长的皮岛以包含这些有可能发生位置变异的穿支血管。

虽然腓骨瓣血管蒂的位置和血管口径均十分恒定,但由于受到胫后动脉分叉部位的牵制,血管蒂的长度通常都较短。通过切取更为远端的腓骨及皮岛,将血管蒂向远端行骨膜下游离,并丢弃一段近中骨段,可以达到延长血管蒂的目的。

腓动脉和静脉在沿着腓骨全长走行的过程中,口径并无明显的改变。这种特性使得腓骨瓣可以作为桥瓣,在腓动脉的远端再连接第二块游离瓣而成串联皮瓣。

笔直的腓骨必须通过采用楔形闭合式截骨术行塑形以与下颌骨的形状相匹配。为减少腓骨瓣转移过程中的缺血时间,可以在断蒂前完成对腓骨的塑形。塑形通常采用腓骨外侧面的内楔形截骨术,但必须注意保护好腓骨内侧的骨膜血供,慎防损伤,否则将发生骨坏死。如果骨膜没有受到严重的损伤,则腓骨行多处截骨后仍不会影响远端的血液循环。完成塑形后的腓骨可以采用小钛板或重建钛板做坚固内固定。为了确保塑形的准确和精确性,常借助于手术切除的标本或术中制作的下颌骨缺损模板。腓骨的准确塑形,可大大缩短游离腓骨瓣断蒂后的缺血时间,提高成活率。

用于下颌骨的重建时,组织瓣的位置必须使得腓骨的血管蒂位于新下颌骨的舌侧面,这样可使皮岛位于腓骨的下缘。皮岛可以绕过腓骨的颊侧而到达口腔内,并同时覆盖腓骨颊侧的固定装置。另外,拇长屈肌的肌袖还可以用于颌下区的充填。

3. 肩胛骨瓣　肩胛骨为不规则三角形扁骨,部位隐蔽,血供丰富,外侧缘和肩胛冈骨质较厚。钟世镇等(1983)对肩胛骨和肩胛部血管进行了应用解剖研究,提出肩胛骨外侧缘是较理想的骨瓣供区,旋肩胛血管是此骨瓣的主要血管蒂。杨立民等(1983)报道了吻合旋肩胛血管肩胛骨外侧缘骨皮瓣的临床应用。1986 年 Granick 和 Swartz 分别介绍了游离肩胛瓣和游离肩胛骨皮瓣在头颈缺损修复中的应用。目前是头颈部修复重建的供骨区之一。

【临床应用】

各种原因导致的部分上、下颌骨缺损,特别适用于同时有较多软组织缺损的情况。

【应用解剖】

肩胛骨的血供甚为丰富,为多源性的血供来源。主要有旋肩胛血管的深支、胸背血管的肩胛骨支,以及肩胛上血管、颈横动脉等。目前临床常用的肩胛骨-骨肌皮瓣的血供与肩胛皮瓣相同,来自肩胛下动脉的分支旋肩胛动脉。肩胛下血管发自腋动脉的第三段,自发出后向下走行 2~4cm 分成旋肩胛动脉和胸背动脉。

旋肩胛血管粗大而恒定,是肩胛骨、附丽肌肉和表面皮肤的主要供血动脉。自肩胛下血管发出后,先行于大圆肌的深面,并发出分支营养之,随后进入三边间隙(又称三边孔)。三边间隙由上方的小圆肌、下方的大圆肌和外侧的三头肌长头组成。旋肩胛血管行于三边间隙时,发出肌肉支和骨膜支,通过肩胛骨浅面或深面的骨膜血管网供应肩胛骨的外侧缘。此外,胸背血管的肩胛骨支供应肩胛骨中、下段和肩胛角。

组织瓣设计:肩胛骨-骨肌皮瓣的设计较为灵活,可根据受区修复的需要,选用旋肩胛血管、胸背血管或肩胛下血管为蒂,并可与背阔肌皮瓣、侧胸皮瓣、前锯肌瓣等组合使用。

【皮瓣特点】

虽然肩胛骨在下颌骨重建中曾发挥过重要的作用,但是由于形态和骨量的限制,不能很好地适应牙种植体的植入,因此随着游离腓骨瓣重建口腔下颌骨技术的日益普及,目前应用肩胛骨行下颌骨重建的报道已呈下降的趋势。但对于大型的口腔下颌骨复合缺损,特别是软组织缺损较大的复合组织缺损仍有应用价值。

(三) 不同缺损部位的修复选择

口腔颌面部的显微外科修复重建的选择可以有很多种,在临床选用的时候常会感觉困难。目前尚没有通用的标准来进行皮瓣选择。在临床实践中常常根据缺损的性质、部位和范围,以及缺损的组织进行选择。根据缺损部位可以简要分为以下四种情况。

1. 口腔和口咽缺损　口腔和口咽部缺损选用显微外科游离皮瓣修复重建,可以改善患者功能并减少并发症。修复原则是关闭口腔创面,隔绝口内外联系;恢复切除后的软组织体积;保持口腔完整;维持口腔功能运动。

(1) 单纯软组织缺损:对于本区域组织量不大的软组织缺损,前臂皮瓣是比较好的选择,此外上臂外侧皮瓣也可以选用,这两种皮瓣都可以通过吻合感觉神经而改善皮瓣区域的感觉功能。股前外侧皮瓣或背阔肌、腹直肌等肌皮瓣对面积较大的缺损较为实用。

(2) 复合组织缺损:此类缺损常包含颌骨和软组织缺损,常见如下颌体及口底、舌部分缺损。如果缺损范围较小,可以选用骨肌皮瓣同时修复软、硬组织。如果缺损较大,例如两侧下颌角之间的下颌骨缺损伴有口底和舌前 2/3 的软组织缺损,单一骨肌皮瓣难以提供足够组织量,可选用两个游离皮瓣进行组合修复,如腓骨肌皮瓣加股前外侧皮瓣等。

2. 面中部缺损　面中部缺损传统上是采用赝复体修复,近年来由于显微外科技术的普遍应用,国内外开始应用游离皮瓣重建面中部缺损。本区域重建的原则是恢复面中部的外形和突度;恢复上颌骨的承力框架,为牙种植恢复咬合提供条件;关闭眼眶缺损,并为义眼修复提供条件;维持有功能的泪道系统。

(1) 单纯上颌骨缺损:目前上颌骨缺损分类对修复重建具有参考价值,比较有代表性的是 2000 年 Brown 等提出的分类。根据上颌骨缺损范围可以选用腓骨肌皮瓣、髂骨肌瓣或肩胛骨瓣。

(2) 骨和软组织复合缺损:此类缺损的修复重建较为复杂,需要一个骨瓣和另一个皮瓣复合修复,或者采用肩胛骨瓣复合肩胛瓣或背阔肌瓣修复。

3. 颅底缺损　显微外科修复重建手段是颅底肿瘤外科治疗的关键。颅底缺损修复的原则是关闭颅底骨缺损,封闭硬脑膜;覆盖颈动脉;消除无效腔,恢复颅骨和面部外形。颅底缺损可以分为前方和侧方两种情况,前方缺损常包含眼眶、上颌骨,这种情况下,修复重建应全面考虑。本区域缺损常选用肌皮瓣,如腹直肌、背阔肌等。

4. 面、颈部皮肤缺损　面部单纯的皮肤缺损通常选用邻近瓣修复,皮瓣的色泽、质地比较容易匹配。但在一些缺损较大或邻近皮瓣难以达到的位置,仍旧需要游离皮瓣修复。修复重建的原则是覆盖重要组织结构(如血管、脑神经等),恢复软组织外形等。组织瓣的选择应根据缺损的范围决定,可选择前臂皮瓣、上臂外侧皮瓣或股前外侧皮瓣等。

(四) 小结

血管化显微外科游离组织移植是口腔颌面外科的革命性进步,由于技术的进步,目前这一手术方法可靠,成功率可达 95% 以上,为外科医师提供了施行复杂肿瘤手术切除与重建一期完成的可能。结合其他如牙种植等相关技术应用,可以较理想地恢复咀嚼、感觉等功能。显微外科修复重建的主要缺点是技术较复杂、手术时间长、需要专门的医师培训和专用的手术器械、常需要两组手术医师等。前臂皮瓣目前还是口腔颌面应用最广的皮瓣,肌皮瓣由于体积较厚,常用于广泛软组织缺损的修复。骨组织瓣的选择主要根据骨缺损的范围、受区血管的情况和累及软组织缺损的情况,目前对于大范围的骨和软组织缺损,还没有理想的修复选择。

第三节　口腔颌面-头颈肿瘤的微创手术治疗

(一) 微创手术的概念

"微创"理念是现代外科重要的内容之一,为传统外科思维带来了巨大的变革。口腔颌面-头颈肿瘤微创治疗从总体上看,顺应了外科学技术和理念新的发展方向。尽管追求微创,甚至无创治疗,贯穿了外科学的发展里程,但是形成理论体系来发展微创概念仅有 20 余年的历史。1985 年,英国医师 Payne 和 Wickham 首次使用"minimally invasive therapy"一词,使微创治疗的范畴逐渐明确起来,目前外科学的各个领域都有"微创"技术的应用。

随着新世纪的到来,肿瘤微创治疗在设备、材料、技术、方法等各方面焕然一新,凭借高新科技迅速发展,显示出广阔的前景与十足的动力。以影像技术为导向,集先进的医学影像技术、药物治疗、生物、基因技术和高新科技(如射频消融、激光、超声聚焦、内镜、腔镜等)为一体,具有精确定位、精确治疗、创伤小、痛苦轻、疗效确切等优点的现代肿瘤治疗方法已成为主流。口腔颌面-头颈肿瘤是口腔颌面外科学的一个分支学科,既与大外科有着密切关系,又有自身的特点。医学和相关学科的发展,特别是腔镜、内镜和介入治疗等技术的出现,以及人们对健康和美容等更高的要求,使得口腔颌面-头颈肿瘤微创外科的诞生成为必然。

口腔颌面-头颈部良、恶性肿瘤的治疗,目前基本以手术为主。患者对颜面美容及保留功能的要求,使减小手术治疗创伤成为口腔颌面外科医师一直以来追求的目标之一。特别是对于一些良性肿瘤的治疗,保存颜面外观对患者保持良好的心理健康非常重要,也是生存质量的一个重要评判标准。对浅表肿瘤的手术治疗而言,"微创"手术主要体现在追求小切口、微小软组织损伤和尽可能减少瘢痕。此外,由于口腔颌面-颈部复杂的解剖结构、间隙、毗邻关系及丰富的窦腔存在,传统手术显露位于颅底与上颌骨交界部位、窦腔深部等肿瘤,会带来较大的创伤。对于一些传统手术,如下颌下腺切除、腮腺区良性肿瘤切除等需要经面颈部皮肤直接进路的手术,手术操作无法避免术后瘢痕和可能的面神经损伤对面容的影响,始终是治疗中较矛盾的问题之一。是否可以利用微创技术对这些目前外科治疗中存在的问题提供更好的解决方式,是对每一位口腔颌面外科医师的要求,也是口腔颌面外科作为一个较独立的自成体系的外科学分支获得持久生命力的要求。

(二) 微创手术在口腔颌面-头颈肿瘤外科的应用现状

1. 甲状腺肿瘤　与微创外科的总体发展较一致,内镜辅助技术是目前应用于口腔颌面-头颈肿瘤治疗的主要形式。20 世纪 80 年代后期是腔(内)镜技术迅速发展的时期,将其引入头颈部疾病外科治疗主要建立在腔(内)镜,特别是腹腔镜、胸腔镜等技术较为成熟的基础上。近年来国内外对甲状腺及甲状旁腺肿瘤的内镜外科手术报道较多。最早分别由 Gagner 和 Huscher 等报道了锁骨上颈部入路内镜手术。20 世纪 90 年代 Miccoli 和 Dralle 等做了大量该方面的临床研究。他们对应用内镜技术经颈部小切口行甲状腺及甲状旁腺肿瘤微创手术切除的技术、适应证选择、优缺点等,进行了系统的研究与总结。目前,大部分甲状腺、甲状旁腺区的良性肿瘤,以及一些低度恶性肿瘤如滤泡状腺瘤、低度恶性乳头状癌、多结节甲状腺肿、格雷夫斯病(Graves disease)、毒性腺瘤等,均可通过内镜系统辅助实现真正意义上的微创手术治疗。2004年Miccoli总结了1998年至2003年间600余例微创甲状腺切除术病例,与传统甲状腺手术方式对比,在内镜系统辅助下,对直径不超过3.5cm的甲状腺肿瘤通过胸骨上方仅1.5cm长的切口进行切除,近99%的病例成功完成手术。而且内镜辅助下完善的显露及精确的外科操作,避免了单纯小切口外科手术操作的盲目性。患者术后疼痛、对手术的满意度等明显优于同期完成的传统手术。这一结论在一系列多中心研究中均得到证实。甲状腺及甲状旁腺肿瘤的内镜手术可以达到较好的美容效果,颈胸部无手术瘢痕或仅留小瘢痕,颈部皮肤麻木感及感觉异常极少发生,而且颈部很快恢复正常活动。主要缺点为手术过程复杂、对术者要求较高、手术时间较长等。目前争论的焦点为甲状腺癌患者是否可行内镜手术,最终结论有待以循证医学数据为依据的大样本长期随访的临床研究。

2. 唾液腺肿瘤　唾液腺肿瘤的微创手术治疗是近些年口腔颌面外科较受重视的技术之一。受限于现有治疗观念和技术水平,相关这一领域的研究多集中在内镜辅助下经口内完成的下颌下腺摘除术及腮腺区较小的良性肿瘤切除术等方面。尽管经过口底进路完成下颌下腺摘除术在内镜技术出现前就已有尝试,但是手术显露及对深部操作缺乏可靠性,很大程度依靠手术者的手术技术及经验。小直径内镜及电视介导显露形式的出现,使经过口内切口行下颌下腺及下颌下区肿瘤切除具备了很强的可操作性;手术中对神经、血管等关键解剖结构的显露、分离均可以获得明确的提示,使损伤这些结构的风险大大下降。采用口内进路避免了传统手术经下颌下切口遗留的瘢痕及可能出现的面神经损伤。腮腺肿瘤的微创手术也有一些尝试。出于完整切除肿瘤及保护面神经的目的,传统的腮腺区肿瘤手术多采用"S"形大切口作为进路,由此造成的创伤和美观缺陷是显而易见的。内镜及电视介导有助于避免传统手术较长的切口,尤其是体积较小的浅叶肿瘤或位于副腮腺区的肿瘤,通过耳前区很小的切口就可以获得良好显露及操作空间,这是在传统手术中难以实现的。国内高力等报道通过仅4.5cm长的耳前切口进路,完成了腮腺浅叶良性肿瘤的完整切除。由于无须完整显露深叶部分,术中保留了耳大神经,可避免术后耳垂区麻木。术后患者均未出现永久性面瘫症状。术后随访期内(1~2年)未出现肿瘤复发。对于副腮腺区的肿瘤,尤其是良性肿瘤,利用内镜辅助来显露和切除肿瘤,不仅避免了常规腮腺手术进路造成的瘢痕,而且大大缩短了手术时间。

3. 颅底及相邻区域肿瘤　颅底由于所处的解剖学位置为几个传统学科的交界区域,所以是目前最活跃、发展最快,也是手术风险较大的区域。由于内镜技术的普及与成熟、手术导航技术的引入、颅底局部解剖的深入了解,内镜辅助显微神经外科、激光切除侧颅底肿瘤及锁孔技术侧颅底肿瘤切除术等,有望给侧颅底肿瘤外科治疗带来新的突破。特别是现代手术影像导航技术,在内镜颅底肿瘤手术中应用导航系统能及时反馈肿瘤的切除深度,使术者随时了解颅底肿瘤与周围重要解剖结构的关系,从而增加手术安全性,加速手术进程,避免重要结构的副损伤。当然,导航系统也存在手术过程中的软组织移位和费用昂贵等问题,在临床上应慎重选择适应证,不宜大范围推广使用。此外,位于如上颌窦、筛窦、鼻咽部、颅底区的一些良性肿瘤,由于位置深在,手术显露常会造成很大创伤,且无法获得满意的显露效果,而内镜辅助使得这些部位的显露及操作大大简化。如通过神经内镜经鼻-蝶手术入路切除垂体瘤,较经额颞开颅或口-鼻-蝶入路的创伤及术后并发症大大减小,有利于保存正常组织,而且通过内镜可直接清晰显示肿瘤,有利于微创器械完成肿瘤的切除,对这部分疾病的外科治疗是一个很大的进步。随着外科学对保存功能及提高生存质量的日益重视,通过一种破坏性很大的方式来获取并不完全可靠的治疗结果的操作,必将被微创思维指导下新的治疗手段替代。

4. 颈淋巴清扫　颈淋巴清扫术是治疗口腔颌面-头颈肿瘤基本的也是重要的手术操作之一。颈部具有层次较为清晰的筋膜间隙,颈淋巴清扫术实施的大部分操作是以这些筋膜为界限进行的,这为微创手术提供了相对有利的条件。采用微创手术方式有望进一步降低手术并发症的发生,减少术后颈部瘢痕。1996 年 Salvat 报道了内镜辅助下微创腋窝淋巴清扫术,Dulguerov 受此启发进行了内镜下小型猪颈淋巴清扫术的尝试。国内学者则是利用成年犬初步探索了通过微创外科行颈淋巴清扫术,即通过内镜提供照明光源、电视介导,经颈侧中部 30mm 长的切口,实施了改良根治性颈淋巴清扫术加下颌下腺、甲状腺和半侧甲状软骨板切除手术。尽管在手术时间、术中出血量等方面稍多于常规大切口组,但结果证明通过微创手术行颈淋巴清扫术是可行的。术中缺乏专门的微创手术器械给手术操作带来的不利影响,可随着专用手术器械的研制及手术操作技巧不断熟练而得到一定程度的弥补。当然,在临床应用这些技术前尚须解决一些关键问题:手术医师必须经过严格的培训,熟练掌握开放手术技术及对一些术中、术后并发症的处理;特殊手术器械的设计制作;CO_2 术中皮下充入易引起高碳酸血症、皮下气肿、呼吸性酸中毒等并发症;创口较小,对大块组织的摘取也较困难等。随着这些问题的解决,颈淋巴清扫术这一重要的口腔颌面-头颈肿瘤外科手术操作微创化将得以实现。

（三）微创外科在肿瘤治疗中的局限性和不足

目前,在口腔颌面-头颈肿瘤微创外科中内镜技术起着主要作用。它可以为较小切口下的外科操作提供良好的术野显示,使在许多平时难以清晰显示的病灶区进行准确操作成为可能;在操作中借助内镜系统,手术过程真正意义上实现了微创化,而不是仅仅停留在小切口技术上。当然,口腔颌面部肿瘤的微创外科尚处于萌芽阶段,应严格把握适应证,特别是对恶性肿瘤的应用。在肿瘤治疗中生存率是评价疗效的最重要指标,应在保证生存率的前提下应用微创外科手段,在治疗中必须严格遵循肿瘤的治疗原则,不能因单纯追求"微创"而违背这些治疗原则。此外,在大部分口腔颌面部肿瘤的治疗中,传统的手术仍处于主导地位,微创外科并没有从根本上改变肿瘤手术的形式,而且口腔颌面部肿瘤的微创外科治疗仅有少量报道,大多是探索性质的尝试。微创外科应强调整体治疗观念,避免盲目追求小切口而显露不充分,造成副损伤。只有科技进步,更先进微创干预外科治疗手段出现,肿瘤治疗观念进一步发展,真正意义上的口腔颌面-头颈微创肿瘤外科才可能出现。

第四节　口腔颌面-头颈肿瘤的救治外科

一、救治外科的概念

救治外科(salvage surgery)通常是指外科手术以外的方法治疗无效的患者所采用的外科手术方法。接受口腔颌面-头颈肿瘤的救治性外科治疗的患者一般都患有晚期恶性肿瘤,肿瘤往往危及生命,累及重要的解剖结构或器官,如颈总动脉、颈内动脉和颅底(图5-4-1),另外还可能引起严重的功能障碍,如呼吸、吞咽、咀嚼和言语功能障碍等。

二、救治外科在口腔颌面-头颈肿瘤外科的应用现状

(一) 累及颈动脉的肿瘤治疗

喉癌、下咽癌、鼻咽癌、口腔癌、甲状腺癌等头颈部恶性肿瘤发展到晚期或术后及放疗后复发者,尤其是复发性颈淋巴转移癌,约4%的病例有颈总动脉或颈内动脉受侵犯。动脉受侵后治疗困难,预后差。学术界对这类患者行颈动脉切除术的治疗价值及是否进行颈动脉重建术仍存有争议。

近年来,随着病例选择方法的改进、麻醉技术和手术操作的进步,可根据颈动脉受肿瘤侵犯的程度而采取相应的治疗措施。一般而言,根据肿瘤包裹动脉的程度将

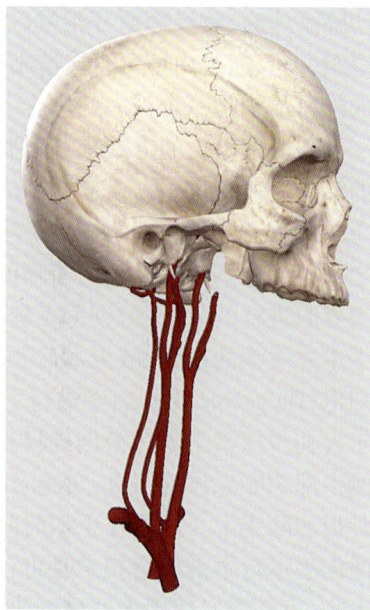

图5-4-1　颈动脉与颅底关系

肿瘤与动脉的关系分为三种:①肿瘤包裹动脉壁≤1/2周;②肿瘤包裹动脉壁>1/2周;③动脉被肿瘤全周包裹。临床上,可根据术前影像学检查和术中实际评估,决定受累颈动脉的保留与否及是否同期重建。

1. 保留动脉完整性的肿瘤剥除术　Ketchum等提出颈动脉鞘和动脉壁具有阻止肿瘤浸润的屏障作用。对于与颈动脉粘连的恶性肿瘤,可采取从颈动脉壁上将肿瘤剥离下来,从而保留动脉的完整性,降低手术危险。但此类方法手术切缘有限,疗效甚差,且剥除动脉外膜后,肿瘤更易侵犯颈动脉而引起致命性大出血。

2. 受侵颈动脉连同瘤体切除术　对于一些肿瘤侵犯颈动脉的病例,曾尝试选择性颈动脉切除术,以期获得局部控制。由于大多数患者是晚期或复发病例,通常做过放疗,而颈动脉切除术为此类患者提供了缓解或治愈的机会。切除一侧颈总动脉或颈内动脉,必然影响大脑的血液循环。如大脑侧支循环不良,可引起严重并发症,甚至死亡。Moore等早期报道88例选择性颈总动脉或颈内动脉结扎病例,神经系统并发症率为45%,死亡率为31%。Lorē等报道10例颈动脉切除病例,死亡率为22%,卒中发生率为30%,3例患者存活2年以上。Atkinson等报道12例侵及颈内动脉或颈动脉分叉的头颈鳞癌患者,选择性颈动脉切除术后,神经并发症率为16.7%,死亡率为8.3%。Biller等复习26例颈动脉切除术病例,神经并发症率为7%,死亡率为15%,1年生存率为25%。Snyderman等对158例颈动脉切除患者进行meta分析,永久性神经并发症发生率为17%,1年无瘤生存率为44%,2年无瘤生存率为22%。Nayak等报道18例颈动脉切除病例,术后神经并发症率为33%,死亡率为11%,2年无瘤生存率为21%。

上海交通大学医学院附属第九人民医院口腔颌面外科从1999年到2004年共施行颈动结扎或切除术17例,其中颈动脉体瘤7例,恶性肿瘤侵及颈动脉10例。术前经球囊阻断试验(balloon occlusion test,BOT)评价阴性,将瘤体连同受侵颈动脉一并切除。切除颈内动脉5

例,颈总动脉 5 例,颈总动脉、颈内动脉和颈外动脉一并切除 7 例。术后有 4 例出现近期并发症(偏瘫或失语),原因可能是颈动脉结扎后,结扎端形成血栓,血栓脱落、上行而致脑梗。经对症治疗,病情好转后出院。有 3 例恶性肿瘤患者分别于术后 1~4 个月死亡。术后远期观察仍有 7 例患者有不同程度的并发症或不适症状。

颈动脉结扎、切除的主要危险是脑缺血,严重者可致死亡。在毫无准备的情况下突然阻断一侧颈总或颈内动脉,神经并发症发生率高达 50%,死亡率达 33%。因此,颈动脉手术前准确预测脑侧支循环状况,明确患者对颈动脉阻断的耐受性至关重要。

3. 肿瘤连同颈动脉切除及颈动脉重建术

(1) 颈动脉切除后重建的意义:颈动脉是头颈部的主要动脉干,是维系大脑活力的生命线。颈内动脉直径约 0.5cm,每分钟通过 350mL 血液,2 条颈内动脉供应大脑全部血液的 85%。临床上结扎颈动脉后,20% 的患者在手术中可出现脑缺血症状。

颈动脉重建术可迅速恢复大脑血流,防止发生脑缺血。用核素测定的正常大脑血流量平均为 50mL/(100g·min),当减少到 25~30mL/(100g·min)时,就会出现神经错乱,甚至意识丧失。对于行颈动脉阻断手术的患者,脑电图检查显示,引起神经细胞机能损害的临界血流量为 18mL/(100g·min)。单纯切除颈动脉后,尽管患者大脑的侧支循环良好,结扎端血栓形成,上行或手术后长期低血压,仍可发生术后脑缺血和卒中。Meleca 等报道 20 例选择性颈动脉切除术的病例,12 例单纯结扎切除者中 7 例出现神经并发症。8 例以股浅动脉或大隐静脉行重建术,仅 1 例出现神经并发症,差别显著。因此,颈动脉切除-重建术是保证肿瘤彻底切除、改善局部控制和降低手术风险的重要措施,已越来越被临床医师及患者所接受。

(2) 颈动脉重建的方法:术前应详细询问病史,进行全面体检,特别应注意有无卒中、一过性脑缺血历史和颈部血管杂音。影像学检查有助于明确肿瘤侵犯范围和颈动脉被肿瘤包绕的程度,大脑的侧支循环状况(若侧支循环不良,术中需要行分流术)。用于颈动脉重建的材料包括自体大隐静脉、股浅动脉和人工血管等。根据颈动脉受侵的程度和位置,颈动脉重建术可分为颈段颈动脉重建术和颅内外颈动脉搭桥重建术。

1) 颈段颈动脉重建术:颈段颈动脉指颈总动脉分叉处,如该处被肿瘤侵及或包绕颈总动脉,可将该段颈动脉连同肿瘤一并切除,同期重建颈动脉。术中首先确保根治性整块切除肿瘤,游离近、远中段与肿瘤无粘连的颈动脉,近心端吻合处可选择颈总动脉、锁骨下动脉或腋动脉,远心端为颈内动脉。阻断和切除颈动脉前,全身应用肝素。吻合血管时,如大脑侧支循环良好,近心端可行端侧吻合,远心端行端端吻合。如大脑侧支循环不良,则需要采用 Javid 分流管或 14 号血管导管建立分流,在近心端吻合完成前,将分流管抽出,完成血管吻合。暴露的颈动脉,应当用各种肌皮瓣覆盖保护,防止术后感染及颈动脉破裂。术中应尽量避免进入上消化-呼吸道,因为伤口污染后容易感染和形成瘘管,可导致血管重建失败,尤其是使用人工血管时。移植血管应避开肿瘤易复发区。如血管吻合超过 1 小时,肝素用量应达 300~400U/kg。术后一般不使用抗凝药物。

2) 颈动脉高位切除重建术:肿瘤侵及颈内动脉位置较高,颈动脉重建时暴露颈内动脉比较困难,无法直接动脉吻合,需要行颈动脉高位切除重建术。为了暴露颈内动脉上端,需要附加耳后切口行乳突根治术,去除中耳及内耳结构,面神经改道前移,显露颞骨段颈内动脉进行吻合。亦可用电钻磨去颅底骨质,使颈内动脉充分暴露。对高位颈动脉的显露,采用内转流技术,适度暴露颈内动脉近颅端是吻合血管成功的关键。Pech等认为如切除高位颈动脉,接近颅底无法进行颈段动脉重建时,应将颈内动脉C5段(岩骨段、颈动脉管段)磨去,暴露颅底骨内颈内动脉垂直段,使近颅端颈内动脉有足够长度,有利于血管移植重建。笔者也采用这一方法,获得了良好的术区暴露,且利于吻合。

3)颅内外颈动脉搭桥重建术:对于切除颈动脉位置过高,接近颅底,在技术上无法直接进行高位颈动脉重建吻合术者,可采用颅内外颈动脉搭桥重建术(extracranio-intracranial arterial bypass)。该手术有两种术式。一种术式由同侧动脉搭桥,行颈内动脉颈-岩段搭桥术。取颞部进颅切口,在颞骨鳞部和颧弓上后份打洞,显露颞窝底部,识别棘孔和卵圆孔。在腰部置引流管排放脑脊液,以利牵开颞叶。在卵圆孔后方,棘孔内侧打开颅窝底,显露颈内动脉水平段。在切除颈部肿瘤时,游离颈动脉近心段,备好移植血管。阻断颈动脉前,给患者静脉滴注戊巴比妥钠,以抑制脑电兴奋,同时静脉滴注肝素。用小血管钳钳夹颈内动脉水平段的近、远心段,切断动脉,结扎远心端。用8-0单丝尼龙线将人工血管远心端与颈内动脉水平段的近心端行端侧吻合。近心端经耳前皮下隧道进入颈部(亦可经下颌骨、颞肌和颧骨深面的隧道入颈),与颈内动脉远心端吻合。另一种术式由对侧动脉搭桥,当肿瘤广泛侵犯同侧颈总动脉和锁骨下动脉,无法用同侧动脉搭桥时,可选择患侧大脑中动脉-健侧颈外动脉搭桥术。Kinugasa等曾采用此法治疗1例65岁右侧颈部肿瘤广泛侵犯颈总动脉和锁骨下动脉患者。取自体大隐静脉38cm,套以人工血管获得成功。

(3)手术并发症及预防:颈动脉重建术后早期或晚期,可发生卒中、动脉暴露或感染、破裂大出血等严重并发症。

1)脑缺血:是较常见的严重并发症,轻者偏瘫,重者持续昏迷或死亡。研究表明,脑血流量减少至10~15mL/(100g·min)时,即发生不可逆性卒中。为防止脑缺血发生,除术前准确判断脑侧支循环外,还可采用控制性高血压。重建血管时,尽量减少血流阻断时间。术后要严密监护患者,收缩压维持在100mmHg以上,及时补充血容量。

2)血栓形成:多数发生在术后1~2个月,主要原因是局部感染、吻合口过窄或吻合技术不佳。为了防止血栓形成,切取大隐静脉时,要防止损伤静脉壁,保留静脉瓣膜。吻合血管时不要损伤血管内膜,并全身或局部应用肝素。一旦确定血栓形成,就应立即手术探查,吸出血栓或重新移植。

3)脑血栓或栓塞:一般发生于术中或术后48小时,也可发生于术后数周。主要原因是阻断一侧颈动脉后,脑血流减少或减慢,以及脑血管痉挛,导致脑血栓形成。另外,吻合口血栓也可沿动脉干延伸至颅内,栓塞Willis环。为防止发生,术中可使用低剂量肝素,术后继续用10余天。术中切断或封闭颈上神经节,防止脑血管病变发生。

4)颈动脉破裂:一般发生于术后1周左右。主要原因是局部感染,特别是咽瘘形成,使颈动脉或吻合口破裂,导致致命性大出血。术前曾行放疗、继发感染、手术涉及上消化道、术中颈部缺损未予修复者较易发生。术中当颈动脉区被口咽分泌物污染时,应避免尝试颈动脉重建,更不宜采用人工血管;重建血管后须以各种组织瓣覆盖保护;在移植静脉外套以人工血管等,都是预防颈动脉破裂的有效措施。

(二)颅颌联合根治

颅颌面联合手术是指原发于鼻窦、上颌窦、颞下颌关节、颞下窝、翼腭窝、咽旁间隙、腮腺、眼眶和耳部等部位的肿瘤已侵犯(破坏)颅底骨结构,或者是颅内肿瘤向外生长已破坏颅底骨结构侵及上述部位,范围涉及颌面外科、神经外科及耳鼻咽喉头颈外科等肿瘤的外科治疗。要求术者既熟悉颅底解剖及神经外科手术的技能,又熟悉颌面、眼、耳、鼻的解剖及手术技能,才能彻底切除肿瘤。据上海交通大学医学院附属第九人民医院口腔颌面外科的统计资料,1978—2004年接受颅颌面联合切除的患者,3年、5年生存率分别为46.3%、35.8%。

1. 适应证和禁忌证 原发于筛窦、额窦的恶性肿瘤或起于上颌骨(含上颌窦)、颞骨、眶区、颞下窝、颞下颌关节区、腮腺区,以及口腔颌面其他部位的恶性肿瘤波及颅前和/或颅中窝底,无远处转移,全身情况较好的患者。临床上伴有三叉神经第二、第三支分布区域的剧痛或麻木、张口受限,提示肿瘤已侵及颅底结构;有翼腭窝受侵、上颌窦后壁及翼板破坏;筛窦、颞下颌关节区或乳突骨质受侵者,应考虑颅颌骨联合切除术。

如确证癌瘤已侵入蝶窦(仅前下壁受累除外),脑实质受侵,以及鼻咽部、椎前间隙侵犯,蝶骨有大片吸收,卵圆孔、棘孔明显破坏扩大,破裂孔区已受累,确证有远处转移者,应视为手术禁忌。

2. 病变切除原则

(1) 整块切除:操作不进入肿瘤组织内,应在解剖结构之间,或在肿瘤之外整块切除。

(2) 手术步骤:应该按先颅内,后颅外;先无菌,后有菌;先侵入灶,后原发灶的处理原则。

(3) 硬脑膜的切除:硬脑膜的破坏区一般和肿瘤灶相对,且关系密切,术中应一并切除。若侵入灶未累及硬脑膜,硬脑膜可作为一道屏障,手术操作在硬脑膜外进行。

(4) 脑内侵入灶的处理:颅外肿瘤破坏了脑的解剖屏障(骨和硬脑膜),逐渐向脑内生长,一般情况下,如果术前体格检查及CT、MRI等影像学检查明确脑实质已受到侵犯,应放弃做颅颌联合手术。如果是术中发现脑实质受侵,应根据受侵部位的脑实质结构酌情处理,最好将受累脑实质一并切除。

(5) 肿瘤侵犯重要结构:如术前怀疑颈内动脉受肿瘤侵犯,应行颈动脉造影,充分了解肿瘤与颈动脉的关系、颅内Willis环交通及患侧大脑血供情况,必要时术前做颈动脉压迫训练2周以上,相对确保术中安全切除受肿瘤侵犯的颈动脉或行颈动脉重建。

3. 手术主要类型 依据肿瘤部位可分为经额骨、颞骨或枕骨进颅的三种手术进路和四种手术类型。

(1) 颅前窝入路:主要为切除鼻腔、上颌骨、筛窦和眶内肿瘤,以及肿瘤所波及的颅前窝底骨板采用的手术途径。采用蒂在同侧的额部皮瓣或选用冠状头皮皮瓣切口。开窗由额侧进颅,前颅底骨切开线循健侧筛板外缘向后,通过鞍结节前缘及前床突,在患侧与眶上裂相交于颅中窝凿骨线。

(2) 颅中窝入路:主要为切除鼻窦、上颌骨、颞下窝、翼腭窝部位恶性肿瘤侵及颅中窝底骨板采用的手术途径。采用蒂在同侧的额头皮瓣联合颌面部Weber-Fergusson切口、Morre切口或加用其他辅助切口。开窗由颞侧进颅,骨切开线循颅中窝凿骨线,即棘孔-卵圆孔-眶上裂-颞下颌关节顶连线。

(3) 颅前窝和颅中窝入路:主要为切除肿瘤已侵及颅前窝和颅中窝底骨板采用的手术途径。也采用蒂在同侧的额头皮瓣联合颌面部切口。开窗由额、颞联合骨瓣进颅。骨切开线将上述二者连在一起。

（4）颅后窝入路：主要为切除耳道、颞下颌关节、腮腺区等部位已侵犯颅后窝的晚期恶性肿瘤采用的手术途径。采用耳后枕部迂回皮肤切口，于乳突部位切断胸锁乳突肌，解剖至枕骨基部，把头侧弯，以便暴露位于 C1 横突和颅后窝之间的空隙，裸露面神经管和乙状窦后可以切除乳突，直至枕骨髁，经枕骨开窗进颅后窝。

4. 手术步骤和方法

（1）术前准备

1）一般检查同头颈部大手术的开颅术准备。

2）根据脑神经功能障碍情况（如眼球运动、三叉神经分布区感觉丧失或减退、面瘫、张口度和是否呛咳等），估计病变范围。

3）影像学检查：①头颅平片，了解病变对骨质的破坏情况。②血管造影，了解肿瘤的供血情况及与颅内血管的关系。如血供丰富，可考虑术前行辅助性颈外动脉栓塞术。③CT 和 MRI 检查，了解肿瘤全貌及与周围结构的关系，对估计切除范围、确定术式有重要的参考价值。

4）抗生素：对原发于鼻腔、鼻窦和耳部的原发肿瘤，或经鼻腔、鼻窦和口腔入路的手术，肿瘤有破溃者，应在术前应用抗生素 2~3 天。局部做口腔清洁护理，必要时术前连续 3 天、每天早晨 1 次的咽拭子细菌培养和药敏试验。

5）备皮：术前 1 天剃去头发。对考虑立即整复者，要包括供区备皮。

6）气管内全身麻醉术前护理准备。

7）对于涉及鼻咽、口咽部的大范围手术或有张口困难，估计术后会发生呼吸道梗阻者，术前须行气管切开术。

8）对于术后暂不能经口进食的患者，术前或术中须插入鼻饲管。

（2）麻醉：行气管插管降温全身麻醉。术中维持浅低温（30~32℃）可增加机体对创伤及失血的耐受性，有利于缩小脑容积，降低颅内压。此外，在显露和整块切除颅底组织的操作过程中，短暂适当地降低血压，可减少出血，保证手术野干净、清晰，有利于安全而准确的操作。

（3）切口设计

1）按肿瘤外科的要求，确保切除所有肿瘤组织，并有一定的安全缘。

2）考虑好颅底骨质切除后保护脑组织的整复措施，以及颅外组织缺损的整复方法。

3）颅颌面联合手术切口通常由头部切口和面部切口两部分组成。两部分切口可以分开，也可以联合。头部切口包括发际内冠状切口、额部纵形切口和眉弓处横形切口等。面部切口包括 Weber-Fergusson 切口等。面侧方切口通常采用颞部、耳前、腮腺区、颈部联合切口。头部切口相对恒定，面部切口可视原发肿瘤范围灵活掌握。

（4）颅内手术：翻开额-头皮皮瓣。在额部或颞骨鳞部（以后者为例），前至额颞交界，后至颞颌关节窝水平，上齐发际，下平颧弓水平，行颅骨钻孔；线锯锯开，形成上附颞肌的颞骨骨瓣；向患侧翻转，显露颞叶硬脑膜。如果需要同时切除颅前窝，可在额部增加一个蒂在中线，向健侧翻转的额骨骨瓣。甘露醇脱水后，从颅中窝外上侧沿硬膜外自颅底分离，循脑膜中动脉显露棘孔，结扎切断脑膜中动脉；自棘孔向前寻找卵圆孔，切断三叉神经第三支，再向前在圆孔处切断三叉神经第二支；再稍加分离，可见眶上裂，分别切断三叉神经第一支及动眼神经、滑车神经和展神经。用锐利小骨凿按棘孔→卵圆孔→圆孔→眶上裂→颞下颌关节窝顶连线凿开颅底;分别于眶上裂及颞下颌关节鼓板部(如关节窝有肿瘤侵犯则在骨性外耳道顶部)引出线锯,锯断颞鳞部及额颞交界处骨质。此时,颅中窝切除线即告完成。如欲同时行颅前窝切除,从额骨瓣下界起始向下后分离额叶硬脑膜,切断嗅神经,显露筛窦、筛板直至鞍结节前缘及前床突。从健侧筛窦外缘开始,通过鞍结节前缘及前床突部凿骨,在患侧与眶上裂相交于颅中窝的凿骨线;再自健侧筛窦凿骨线上通一线锯至健侧鼻腔,锯断剩余额骨、鼻骨。至此,颅前窝的切除线亦告完成。患侧视神经的切断在标本取下时进行比较安全。

(5) 颅外手术:颅外切除术视原发肿瘤波及范围而定,由于病例多属晚期,一般均包括上颌骨、颧骨、下颌支,以及眶内容物的切除;如欲保存眶内容,颅内手术分离至眶上裂处不应切断通过眶上裂的脑神经,否则将影响眼球的运动功能。

(6) 切除标本及关闭创口:颅内外手术均完成后,肿瘤标本一般可整块取下。彻底止血并细心检查硬脑膜有无破裂,对有脑脊液漏出的破孔区,可用细丝线严密缝合;骨瓣复位,缝合骨膜数针;采用含有抗生素的生理盐水冲洗创面,放置引流,关闭创口。

(7) 组织缺损的修复

1) 脑膜缺损的修复:因掀颅骨瓣造成的硬脑膜撕裂,可用细丝线直接严密缝合。因肿瘤侵犯而切除的脑膜缺损,多数操作者采用颞肌筋膜或帽状腱膜颅骨膜修复,术后1~2天即可停止脑脊液漏。

2) 颅底骨缺损的修复:颅底骨缺损的脑膜暴露区,应着眼于覆盖和保护硬脑膜,减少脑膜及颅内感染的机会。上海交通大学医学院附属第九人民医院口腔颌面外科在20世纪70年代,曾采用全额皮瓣重建13例颅底缺损获得了良好修复。但额部皮瓣转移至颅底缺损区,会导致额部遗留新的创面。1989年采用显微外科技术,行血管吻合的游离胸大肌皮瓣移植立即封闭式修复颅中窝及上颌骨切除后的缺损,既能完全覆盖颅底保护脑膜,又能将额颞瓣回复原位,获得了满意的外形效果,且有效地减少了继发颌骨骨髓炎等并发症。

A. 颅前窝缺损的修复:对于该区的颅底骨和软组织缺损,有作者报道骨缺损<4cm^{2}者,可采用肌浆、皮片填塞或衬垫修复,或用鼻中隔移位修复;≥4cm^{2}的骨缺损,可采用游离颞骨或髂骨块制作成楔形,嵌在缺损处,固定好以后,将预先准备好的中厚皮片外衬在颅底鼻腔面,下填塞碘仿纱条以防滑脱或贴合不紧,形成"三明治"式人工颅底修复。优点是简便,但仅适用于原发于筛窦、部分上颌骨(额鼻窦)切除,留有大部分上颌骨支撑修复组织者。而颅颌面联合切除后的大面积缺损采用游离骨和游离皮片移植,容易发生坏死、脱落而失败。肿瘤切除后残留的前颅底、眼窝及颌面缺损,有术者采用吻合血管的游离腹直肌皮瓣连带第6、8肋软骨行眼眶下缘及颧弓重建,可维持颜面外形;而眼球摘除后利用游离腹直肌皮瓣充填眼窝及患侧颌面部残腔,利用其皮瓣制成小皮岛与上、下结合膜缝合,一期制作假眼床,术后酌情安装义眼。

B. 颅中窝缺损的修复:由于显微外科技术的迅速发展和广泛应用,多数医师主张用吻合血管的游离组织移植修复颅中窝缺损(图5-4-2),如腹直肌皮瓣、背阔肌瓣、胸大肌瓣、前臂皮瓣、髂骨和肩胛骨瓣等。但究竟用哪种组织瓣较合适,应根据缺损面积多少来设计。假如仅仅是颅中窝底缺损,尚有部分上颌骨作支撑,可设计用组织量少、结构简单、操作方便的

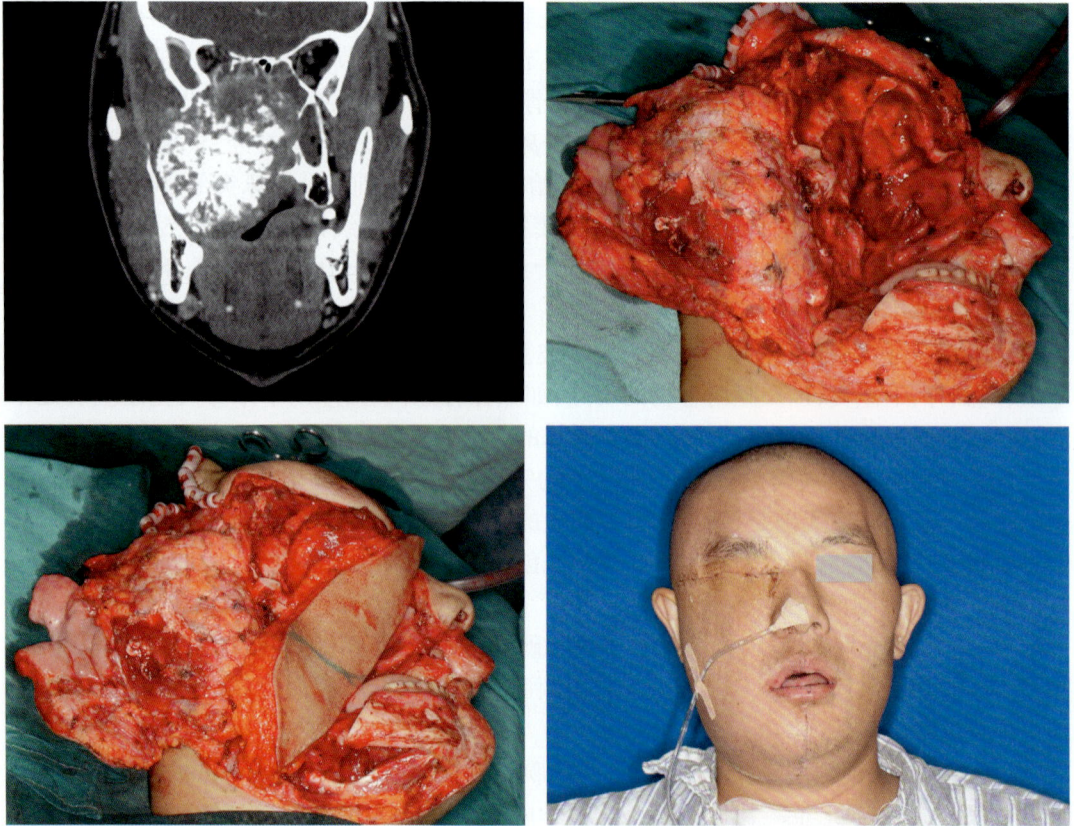

图 5-4-2　股前外侧皮瓣修复颅底及腭部缺损

前臂皮瓣或肩胛皮瓣带部分肩胛骨。假如是颅前窝、颅中窝联合上颌骨、颧骨切除术后的洞穿型大面积缺损,若要修复重建颅底、口内及颜面部皮肤缺损,就要移植大量组织。据笔者的临床经验,可用吻合血管的由单根供养主干动脉携带 2~3 块组织瓣(称为单蒂双叶瓣或单蒂三叶瓣)移植或由 2 块独立的游离组织瓣通过血管吻合后连成 1 块(串联皮瓣)修复缺损。最常用的单蒂多叶瓣是肩胛下动脉携带肩胛皮(或骨)瓣、前锯肌瓣和背阔肌皮瓣。最常用的串联皮瓣是游离胸大肌皮瓣连接前臂皮瓣。上海交通大学医学院附属第九人民医院口腔颌面外科在 1978—1997 年的 46 例颅颌面手术中,21 例采用血管化游离肌皮瓣修复颅底缺损,其中 2 例单蒂双叶瓣,5 例串联皮瓣,成功率 95.2%,均获得满意结果。

　　3) 颅外组织缺损的修复:对口腔颌面外科来说,颅外组织缺损主要是指面中、面下 2/3 软硬组织的缺损。功能性重建除软组织修复,恢复面部外形以外,重点是颌骨修复、牙列重建以恢复咀嚼功能,包括非手术和手术重建两种方法。

　　A. 赝复体修复:上颌骨、颧骨、眼、耳等面中下 2/3 组织缺损的常用非手术修复方法,使用人工义眼、义颌、义齿联合赝复体,采用中空式阻塞器和义齿粘接成一体式修复体。它有利于术后检查,观察肿瘤有无复发;修复体可以重新制作,对机体损伤小,简单方便。存在的缺陷包括:①赝复体体积大,牙槽突区相对较重,摘戴困难;②阻塞器部分和义齿部分粘连性差;③义颌边缘封闭性差,固位不良,难以反映肌肉动态的正常外形。窝凸嵌合形式、磁性连接形式和负压吸合形式设计制作的组合式赝复体,可将义颌、义齿分成两部分,分装组合戴入,具有一定的优点。但赝复体的固位、支持和稳定仍存在一定缺陷。

B. 种植体修复:近年来,以骨内种植体为固位基础的颅颌面种植修复重建获得了迅速发展。骨内种植为颌骨缺损后制作的赝复体提供固位和支持装置,有足够的强度和长期的稳定性。颅颌面种植体的部件分为牙种植体和赝复体固位支持种植体(图5-4-3)。植入固位种植体的常见部位是额骨、颧骨、残余上颌骨及上颌结节。如果有骨移植承受主要咬合力,一般只需要2个骨内种植体。对于颅面部贯通式缺损,可采用带磁性附着体的杆状夹板,将口内外多个种植赝复体通过磁性附着固位和杆卡式附着固位连成一整体,重建面部外形和功能。种植赝复体存在的主要问题是承受垂直咬合力与水平固位种植体的生物力学不

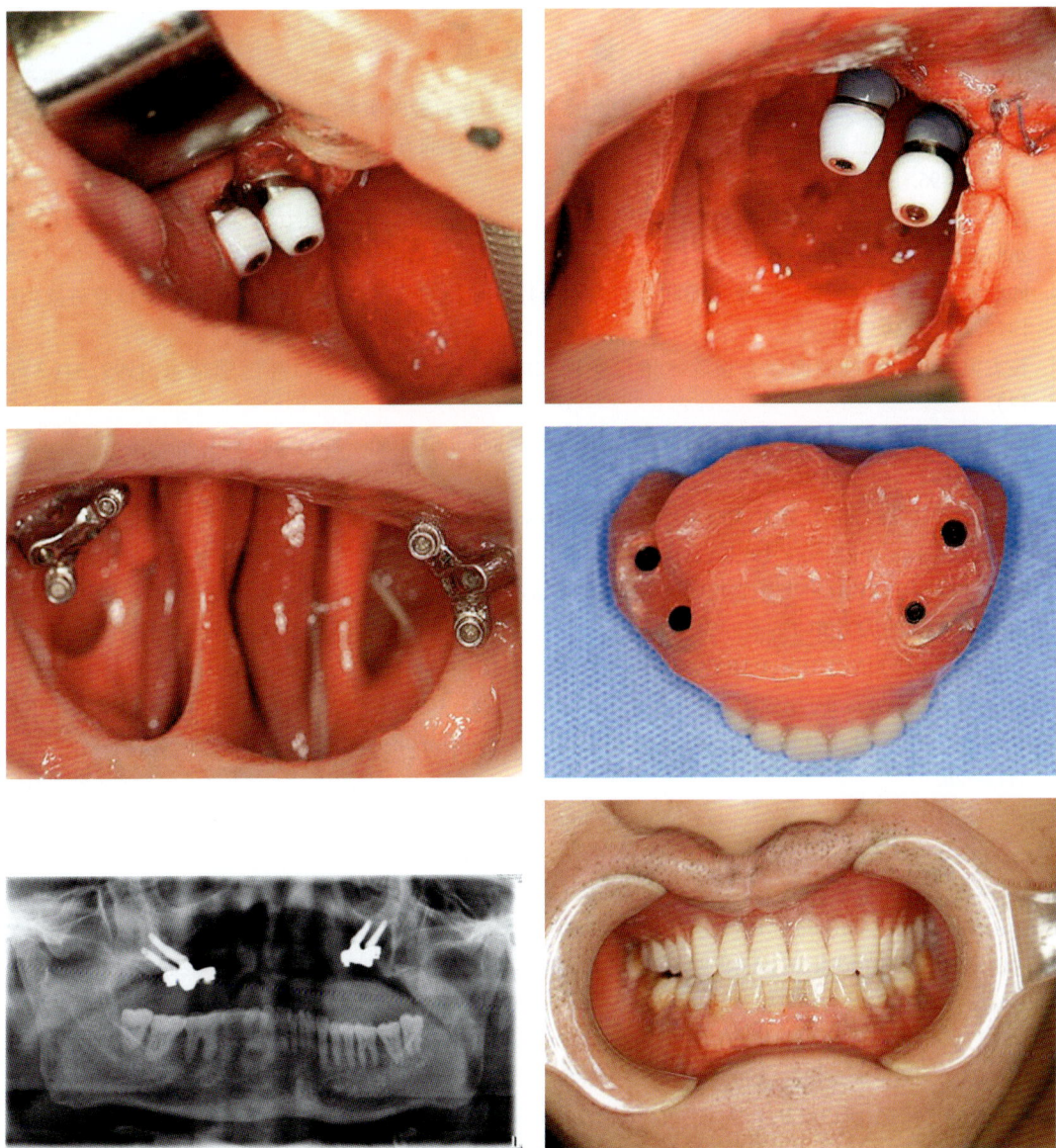

图 5-4-3　赝复体结合穿颧种植修复上颌骨缺损

一致,加之种植体基台较长,植骨区骨量不足,可造成种植失败。血管化的骨移植可减轻赝复体重量,使移植骨与咬合面平行,轴向传导咀嚼力,恢复咀嚼功能。

C. 组织移植修复:颅颌面联合切除术后遗留大面积组织缺损,通常会造成患者面部外形丑陋。大多数患者希望立即修复改善外形与功能。迅速发展的显微外科技术,可通过血管化软硬组织瓣即刻修复颅颌面联合切除后的缺损,采用单蒂双叶复合组织瓣或串联皮瓣可以提供足够的骨组织完成上颌骨重建,软组织充填缺损区空腔和被覆上皮修复口、鼻、颊面部黏膜和皮肤缺损。血管化软硬组织瓣的主要优点是保持移植组织原有的血供,颌骨重建后能行即刻种植,有利于牙列重建。主要缺点是具有较高的手术操作要求,一旦血管吻合失败,就将带来较大的手术创伤。

(张陈平　蔡志刚)

参 考 文 献

1. 张志愿,竺涵光,孙坚,等. 颈动脉手术35例临床分析. 中华口腔医学杂志,2006,41(1):25-28.

2. 张志愿,郑家伟,范新东. 颈动脉手术围术期预测脑侧支循环的方法评价. 中国口腔颌面外科杂志,2005, 3(2):93-96.

3. 孙坚,张志愿,叶为民,等. 恶性肿瘤侵犯高位颈动脉切除与重建术. 中国临床医学,2000,7(3): 268-269.

4. 邱蔚六,刘善学,何荣根,等. 颅颌面联合切除术治疗晚期颌面部恶性肿瘤初步报告. 中华口腔科杂志, 1979,14(4):197-201.

5. 张志愿,邱蔚六. 颅颌面联合切除术治疗颌面部晚期恶性肿瘤. 中华口腔医学杂志,1999,34(3): 133.

6. KETCHAM A S,HOYE R C. Spontaneous carotid artery hemorrhage after head and neck surgery. Am J Surg, 1965,110(4):649-655.

7. HUVOS A G,LEAMING R H,MOORE O S. Clinicopathologic study of the resected carotid artery. Analysis of sixty-four cases. Am J Surg,1973,126(4):570-574.

8. KENNEDY J T,KRAUSE C J,LOEVY S. The importance of tumor attachment to the carotid artery. Arch Otolaryngol,1977,103(2):70-73.

9. FEE W E,GOFFINET D R,PARYANI S,et al. Intraoperative iodine 125 implants. Their use in large tumors in the neck attached to the carotid artery. Arch Otolaryngol,1983,109(11):727-730.

10. MOORE O,BAKER H W. Carotid-artery ligation in surgery of the head and neck. Cancer,1955,8(4): 712-726.

11. LORÉ J M,BOULOS E J. Resection and reconstruction of the carotid artery in metastatic squamous cell carcinoma. Am J Surg,1981,142(4):437-442.

12. ATKINSON D P,JACOBS L A,WEAVER A W. Elective carotid resection for squamous cell carcinoma of the head and neck. Am J Surg,1984,148(4):483-488.

13. BILLER H F,URKEN M,LAWSON W,et al. Carotid artery resection and bypass for neck carcinoma. Laryngoscope,1988,98(2):181-183.

14. SNYDERMAN C H,D'AMICO F. Outcome of carotid artery resection for neoplastic disease:a meta-analysis. Am J Otolaryngol,1992,13(6):373-380.

15. NAYAK U K,DONALD P J,STEVENS D. Internal carotid artery resection for invasion of malignant tumors. Arch Otolaryngol Head Neck Surg,1995,121(9):1029-1033.

16. MELECA R J,MARKS S C. Carotid artery resection for cancer of the head and neck. Arch Otolaryngol Head

Neck Surg,1994,120(9):974-978.

17. PECH A,MERCIER C,THOMASSIN J M,et al. L'abord chirurgical de la partie haute de la carotide interne cervicale [Surgical approach to the upper part of the cervical internal carotid artery]. J Fr Otorhinolaryngol Audiophonol Chir Maxillofac,1983,32(7):401-406.

18. KINUGASA K,SAKURAI M,OHMOTO T. Contralateral external carotid-to-middle cerebral artery graft using the saphenous vein. Case report. J Neurosurg,1993,78(2):290-293.

19. FAN K W. Ronald Malt or Chen Zhongwei:Who performed the first surgical replantation? J Med Biogr,2020, 28(4):220-224.

第六章 口腔颌面-头颈肿瘤内科治疗的现状与挑战

第一节 口腔颌面-头颈肿瘤内科学的建立及内涵

一、学科发展及创建的意义

自 1956 年我国口腔颌面外科建立,历经半个多世纪,几代口腔医务工作者在口腔颌面肿瘤诊断和治疗方面已积累了丰富经验。在国内率先开展了以口腔颌面为主的头颈部良恶性肿瘤的外科治疗、化疗、放疗,以及热疗、生物治疗、中医中药治疗等;将显微外科修复技术引入该领域,明显提高了患者的生存率,改善了生活质量,被国际同行赞誉为具有中国特色的口腔颌面外科。

20 世纪末,针对临床医学各学科的迅速发展,邱蔚六教授提出了晚期口腔颌面-头颈肿瘤应提倡综合序列治疗的理念,以严谨的科学态度处理好肿瘤的根治与功能修复、生存率与生活质量的关系,并提出"努力建立口腔颌面-头颈肿瘤内科治疗体系,这对今后口腔颌面-头颈肿瘤的综合治疗和学科发展不仅有推动作用,而且也是必不可少的内容。下大力气丰富和发展口腔颌面-头颈肿瘤内科,也是口腔颌面-头颈肿瘤外科医师义不容辞的历史责任"。

鉴于此,上海交通大学医学院附属第九人民医院口腔颌面外科自 1999 年始,在国内较早组建了口腔颌面肿瘤化疗病区,专门开展包括化疗、生物治疗、冷冻、热疗等为主要内容的综合治疗的基础和临床研究。其发展经历了从无到有,从小到大的过程。20 世纪 70 年代中期只有简单的化疗门诊,90 年代末建立了化疗病房后,在口腔颌面肿瘤实验室的配合下,根据肿瘤药物敏感试验选择个体化的化疗方案,使某些肿瘤如头颈部 B 细胞型淋巴瘤、恶性黑色素瘤和胚胎性横纹肌肉瘤等的疗效都有了明显提高。该院每年诊治新发的头颈癌患者逾5 000 人次,并且在稳步增加,有了固定的患者服务群体,产生了良好的社会效益。

2004 年 6 月在绵阳市举办了第一次口腔颌面肿瘤生物治疗及综合序列治疗研讨会暨讲习班,特别邀请了中国科学院院士魏于全教授、中国工程院院士邱蔚六教授和我国口腔颌面外科著名专家王大章教授等到会演讲。该研讨会的特点是层次高,讨论深入。会议重点讨论了口腔颌面肿瘤各种治疗方法的优缺点及局限性,达成了共识——口腔颌面晚期肿瘤的治疗需要多学科的共同合作,即综合序列治疗,从而达到治疗的标准化、规范化和个体化。与会代表一致认为,我国目前在口腔颌面肿瘤综合序列治疗的基础研究和临床实践方面均取得了长足进步,并培养出一支较稳定的队伍,但与国内外相关学科比较,仍然有较大差距,因此,为缩小这一差距,应以学科组织的形式,进一步加强和促进学术交流,造福肿瘤患者。

2006 年 4 月经中华口腔医学会口腔颌面外科专业委员会及全国继续医学教育委员会批准,由上海交通大学医学院附属第九人民医院主办、安徽省口腔医学会承办,在黄山召开第二次全国口腔颌面-头颈肿瘤内科综合治疗研讨会暨口腔颌面肿瘤综合序列治疗学习班。会议认为,为提升广大专业人员的口腔颌面-头颈肿瘤诊治水平,探索并规范肿瘤诊断和治疗的常规,改善患者的生活质量和生存率,促进多中心和多学科协作研究,推动口腔颌面肿瘤诊断和治疗的标准化、规范化、专业化、个体化,需要成立专业的学术组织,同时加强与 ASCO 和 CACA 等国际、国内权威学术组织或医疗机构的战略合作关系。加速学习和借鉴国内外同行的先进经验,力争早日建立具有中国特色的口腔颌面-头颈肿瘤内科学体系。

通过举办专业学术会议和国家级继续教育学习班,培养了一批高级专业人员,逐渐形成了专业梯队。目前国内主要的口腔医学院校不同程度地开展了口腔颌面-头颈肿瘤综合序列治疗的临床工作,具备了开展多学科治疗口腔颌面-头颈肿瘤的临床基础。在中华口腔医学会口腔颌面外科专业委员会的指导下,来自国内几所主要口腔医学院的口腔颌面外科中青年医师,历经数年的努力,为创立具有中国特色的口腔颌面-头颈肿瘤内科做了大量的准备工作,也为推动口腔颌面肿瘤诊断和治疗的标准化、规范化、专业化、个体化作了铺垫,且越来越为同行认可。

2007 年 4 月在徐州市召开了第三次全国口腔颌面-头颈肿瘤综合治疗学术研讨会暨中华口腔医学会口腔颌面外科专业委员会口腔颌面-头颈肿瘤内科协作组成立大会。协作组的成立不仅是口腔颌面-头颈肿瘤学科和谐健康发展的重要标志,而且是学科发展和临床医疗的需要。

二、学科的内涵

2002 年首届中国肿瘤内科论坛会议建议肿瘤内科应包括八个方面内容:①肿瘤诊断;②肿瘤随访;③肿瘤药物治疗;④肿瘤关怀治疗;⑤肿瘤生物治疗;⑥肿瘤内科急症和并发症;⑦肿瘤预防;⑧肿瘤微创治疗。这使我们对肿瘤内科的内涵、任务更加明了。

三、现状及展望

(一) 放化疗

经典教科书中关于 PF、PVP、PVF 等化疗方案在指导临床医师救治晚期口腔颌面-头颈肿瘤患者中起到了重要的作用。近年来随着化疗新药的研发,一些不良反应小、给药途径简约的新药问世。一组采用肿瘤药物敏感试验检测,应用 PTP(奈达铂、VM-26、平阳霉素)方案治疗 64 例晚期口腔颌面-头颈肿瘤患者术前诱导化疗的临床研究显示,近期疗效较传统的 PVP 方案提高 4%~5%。PTP 方案的远期疗效和多中心随机研究尚需要进一步印证。在"十一五"国家课题支持下,由张志愿院士带领的口腔颌面部鳞癌个体化综合序列治疗前瞻性研究的单中心随机临床项目已经完成。5 年随访结果,总生存率 61.1%;其中 TPF 组 64.8%,对照组 57.4%。"TPF 诱导化疗不能整体提高局部晚期口腔鳞癌的生存率,但对化疗有效、病理反应好的患者(在病理学上肿瘤细胞杀伤高于 90%,肿瘤细胞残留小于 10%),

5 年生存率得到显著提高,较对照组高出 7%。"

近 10 年,新发展的放疗技术——三维适形放疗和调强放疗,基于计算机技术在医学领域的应用,包括肿瘤及周围正常结构的三维立体虚拟重建;放疗计划计算机系统的发明;放疗计划执行的质量控制和保证等,使放疗的精确性得到很大提高。新放射源的开发和组织内定位技术的发展,使 ^{125}I 粒子组织间放疗被用于治疗口腔颌面-头颈恶性肿瘤。一组 153 例肿瘤患者 ^{125}I 粒子植入治疗的近期随访显示,局部控制率为 86.3%,远期疗效有待进一步观察。

国际上推崇的同期放化疗,在国内部分单位业已开展,取得了一定的疗效。如何降低放化疗的不良反应和提高疗效,是今后的努力方向。

(二) 生物治疗

随着当代系统生物学、分子生物学、细胞生物学及免疫学的飞速发展,生物治疗在肿瘤综合治疗中的作用日渐重要。具有靶向性的表皮生长因子受体阻断剂、针对某些特定细胞标志物的单克隆抗体、针对某些癌基因和癌的细胞遗传学标志的药物、抗肿瘤血管生成的药物等的共同特点:非细胞毒性靶向性的药物;具有调节作用和细胞稳定性作用;毒性作用谱和临床表现与细胞毒性药物有很大区别;与常规治疗方法联合应用有更好的疗效。

目前国内开展的抗 EGFR 单抗、重组腺病毒 P53 基因治疗口腔颌面肿瘤,以及重组抗肿瘤血管生成药物等都取得了一定疗效。

在细胞因子疗法中,α-干扰素是应用最早、最广、最多,且疗效最肯定的生物制剂。它通过多种途径直接和间接发挥抗癌作用,包括增强肿瘤杀伤细胞活性,抑制肿瘤细胞增殖、诱导分化、调节表面抗原等。多中心研究证实,对于头颈部淋巴瘤、恶性黑色素瘤、卡波肉瘤等,IFN-α 能提高治疗缓解率,减少化疗药物用量,延长生存期,改善生活质量。在肿瘤治疗中运用较多的集落刺激因子主要是 G-CSF、GM-CSF,文献报道与化疗药物联合应用,白细胞减少发生率明显降低,可以增加 20%~40% 的化疗剂量。

(三) 中医中药

中西医结合治疗口腔颌面-头颈肿瘤可以提高疗效和延长生存期。主要表现在中药联合放化疗的减毒增效作用;晚期肿瘤已经不适合西医治疗,临床证实应用中医中药治疗可以减轻临床症状,稳定瘤体,延长生存时间。中医认为患者接受了大手术创伤、放疗、化疗等,或多或少伤害了人体气血、津液和五脏六腑功能。临床应用健脾和胃、补气养血、养阴清热的中药可以减轻和改善不良反应。邱蔚六教授带领的一项中医中药治疗晚期口腔癌的国际合作项目,历经 10 余年,在动物实验和临床研究中都证明了"参阳方"在辅助治疗晚期口腔癌方面的免疫调节作用和临床疗效。目前该中药已成为临床常用处方。

50 多年来,在中华口腔医学会口腔颌面外科专业委员会的领导下,口腔颌面肿瘤的临床诊断和防治及基础研究的成果极大地推动了口腔颌面-头颈肿瘤综合序列治疗理念的临床实践和普及,不仅为患者带来了福祉,而且形成了具有中国特色并享有国际声望的学科体系。口腔颌面-头颈肿瘤内科学组仅仅成立 10 年,发展成长离不开兄弟学科的扶持帮助,更离不开中华口腔医学会口腔颌面外科专业委员会的领导。毋庸置疑,过去在几代热爱口腔颌面-头颈肿瘤内科专业同仁的不懈努力下,我们探索循证医学和规范肿瘤诊治常规,改善患者的生存质量和提高生存率,取得了一定成就。今后愿我们共同努力,为弘扬具有中国特色的口腔颌面-头颈肿瘤内科学事业而努力奋斗。

第二节　口腔颌面-头颈肿瘤的化学治疗

一、化学治疗的过去、现在和未来

现代肿瘤化学治疗起始于 20 世纪 40 年代,当时磺胺、青霉素等抗生素药物刚刚被发现,并在抗感染治疗中得到了巨大成功。受此启发,人们开始尝试通过药物来治疗肿瘤。此后又在偶然的事故"巴里灾难"中,发现芥子气能明显引起皮肤、胃肠道黏膜、骨髓造血系统、性腺等增殖活跃组织的毒性,遂于 1942 年在美国将芥子气的主要成分氮芥用于一例晚期淋巴瘤患者,获得了意想不到的治疗效果,从此开启了肿瘤化疗的时代。此后的几十年间里,人们投入了大量时间和精力去寻找抗肿瘤药物,进行化疗药物的药理学研究。新的抗肿瘤药物不断涌现,令人鼓舞的治疗效果也层出不穷,可以说肿瘤内科治疗的每次飞跃都和新化疗药物的出现分不开。肿瘤化疗的目的从最初的姑息性治疗逐渐过渡到对部分肿瘤的根治性治疗。目前已有包括绒毛膜上皮癌、恶性葡萄胎、睾丸癌、肾母细胞瘤、胚胎性横纹肌肉瘤、急性白血病、恶性淋巴瘤等十多种恶性肿瘤,可以通过化疗或化疗联合其他疗法得到根治。经过几十年的不断发展,化疗、手术治疗、放疗已成为三种主要的抗肿瘤治疗手段。

近 20 年来,随着肿瘤遗传学、分子生物学及基因组学的迅猛发展,肿瘤的基础及临床研究都得到了长足进步,药物的研发和临床试验方法更加科学可信。一些特异性靶点的化疗药物的发现,例如紫杉烷类药物、拓扑异构酶抑制剂类药物、卡铂、草酸铂和奈达铂等新一代铂类药物,以及一些强有力的化疗对症支持治疗药物的出现,例如 5-羟色胺 3(5-HT3)受体拮抗剂、造血细胞集落刺激因子(colony stimulating factor,CSF)、促红细胞生成素(erythropoietin,EPO)、化疗解毒药氨磷汀类药物及自体干细胞移植技术的应用,使长期困扰化疗的障碍——药物不良反应,有了足够有效的应对措施,从而保证了化疗的顺利实施。特别是近 10 多年来,面对肿瘤发病率逐渐上升的严峻形势,综合治疗越来越受到重视,愈加迫切需要行之有效的化疗药物和方案,尤其是抗肿瘤转移和复发,以及晚期肿瘤的姑息治疗和全身支持治疗等,一直是肿瘤治疗的难点。对包括口腔癌在内的头颈癌而言,有关化疗的作用和地位一直是争论不休的问题,前些年因为没有足够充分的证据证明化疗能够延长患者的远期生存率,头颈癌的化学药物治疗备受争议。因此,化疗对头颈癌来说,一直处于手术和放疗的从属地位。然而,近几年的多项临床试验有了令人信服的结论,首先体现在紫杉烷类药物对头颈癌显示出的高效抗肿瘤活性;其次是同期放化疗在控制原发灶、喉等重要器官保存等方面取得喜人疗效;最后是表皮生长因子受体(EGFR)、血管内皮生长因子受体(vascular endothelial growth receptor,VEGR)抑制剂等分子靶向药物临床应用的逐渐开展。这些都提示了化疗或化疗联合其他方法能显著地提高头颈癌患者的总生存率和无病生存率。值得一提的是,近几年来分子靶向药物的出现揭开了肿瘤内科治疗的新篇章,尤其是分子靶向药物联合化疗或放疗已经显示出巨大的抗肿瘤潜力,以分子靶向治疗为代表的个体化治疗已成为今后肿瘤治疗发展的方向。

展望未来,随着人们对肿瘤基础研究认识的深入,特别是对肿瘤的遗传学、分子生物学本质的揭示,肿瘤将像其他慢性疾病一样,成为一种可控、可保持长期良好生活质量的疾病。

肿瘤个体化治疗将成为主流,肿瘤的治疗不再片面地强调根治或扩大根治。抗癌化疗药物联合分子靶向药物治疗就可使肿瘤得到治愈,或使肿瘤的长期控制逐渐成为现实。化学药物治疗和生物治疗将很有可能担当未来人类攻克恶性肿瘤的重任。

二、化学治疗的原则和常见肿瘤的化疗方案

(一) 化学治疗的原则

1. 选择有效的药物　根据肿瘤的病理类型、以往的临床试验结果,以及药物敏感试验结果选择最敏感的药物治疗,以取得最大疗效。

2. 联合用药的原则　除个别肿瘤(如唇癌的热化疗)或个别不能耐受多种药物毒性的患者外,一般主张用联合方案治疗,即选择几种作用机制不同、对细胞增殖周期作用互补、毒副作用相异的几种药物联合治疗,不主张单药化疗,通常不超过四种药物。

3. 综合治疗　化疗要与其他抗肿瘤方法有机结合,取长补短,依靠协同效应增加疗效。如联合手术、放疗、免疫治疗、基因治疗、热疗等局部或全身治疗方法。

4. 围化疗期工作

(1) 临床诊断必须以肿瘤的组织病理学结果为依据,细针抽吸活检不能作为最终的诊断依据,必要时要重新活检,还可以在活检同时做药物敏感试验或相关的基因检测。

(2) 血、尿、便等常规及空腹血糖检查,肝肾心肺等脏器功能检查,一些肿瘤相关的免疫性标志物检测。

(3) 胸部 X 线检查、肿瘤 CT 或 MRI 检查。

(4) 肿瘤照相、测量等,为化疗后的疗效评价做准备。

(5) 化疗前谈话,与患者及家属签订知情同意书。

(6) 化疗中,通常每 3 天复查一次血常规,每周复查一次肝肾功能。

(7) 化疗后也要定期复查上述项目,并做好疗效评价。

(二) 口腔颌面-头颈肿瘤化疗的适应证与禁忌证

1. 适应证　口腔颌面-头颈部的解剖结构复杂,涉及多个器官,病理类型多样,施行化疗的目的和指征是有所区别的。一般临床上根据 TNM 分期属于 Ⅲ~Ⅳ 的患者,可以选择以下治疗。

(1) 诱导化疗(induction chemotherapy):又称新辅助化疗(neoadjuvant chemotherapy)或初始化疗(initiative chemotherapy),指在未经过任何治疗之前实施的化疗,目的是通过化疗为后续的治疗创造条件,以提高局部根治率或远期生存率。如晚期的口腔癌、鼻咽癌在手术前和放疗前所采取的化疗都属于此列。

(2) 辅助化疗(adjuvant chemotherapy):手术或放疗后对恶性程度高、易发生局部复发或远处转移的肿瘤,可考虑进一步实施化疗,主要目的是通过消灭机体内残余的肿瘤细胞和亚临床病灶,降低发生远处转移和局部复发率。

(3) 根治性化疗:头颈部恶性淋巴瘤、浆细胞骨髓瘤及胚胎性横纹肌肉瘤等对化疗较敏感。通过单用化疗或配合局部放疗,就可以达到较高的完全缓解率和远期生存率。对这类肿瘤实施的化疗是以根治为目的的,要充分考虑用药的剂量强度和治疗周期,以及后期的巩固和维持治疗。

（4）姑息性化疗（palliative chemotherapy）：晚期发生远处转移或局部复发已无手术指征的恶性肿瘤，为了减轻痛苦，控制病灶发展，提高生活质量所采取的化疗。因此要衡量疗效和药物毒性之间的得失，更注重获得较高的生活质量。

（5）介入性化疗：对于有明确的单一动脉供血的部位发生的肿瘤，如上颌窦、舌，可经该供血动脉直接向肿瘤区输注化疗药物，通过短时间内输注大剂量药物提高靶区的药物浓度，从而增加对肿瘤细胞的杀伤率。通常为了尽可能地增大药物剂量，在静脉通路同步输注解毒药物，即所谓的"双路化疗"，该方法有助于减少药物对正常组织器官的毒性。

（6）瘤腔内注射：属于化疗药物的局部应用，主要用于脉管畸形的治疗或某些抗肿瘤生物制剂。应严格选择药物和把握注射技巧，通常不主张对恶性肿瘤的瘤腔内注射化疗药物。

（7）经外周置入的中心静脉导管（peripherally inserted central catheter，PICC）：在小血管输入一些药物，会引起内皮损伤，进而造成静脉炎，形成血栓。PICC终止于上腔静脉，因而在输入药物时，高渗溶液或刺激性药物可被高流速和大流量的血液迅速稀释和疏通。

1）PICC导管的适应证：①缺乏血管通道倾向的；②需要7天以上静脉输液治疗；③需要输注刺激性药物，如化疗药物等；④需要输注高渗性或黏稠性液体，如脂肪乳、蛋白等；⑤需要反复输血或血制品，以及反复采血；⑥输液泵或重力输液，支持CT注射造影剂；⑦急重症抢救患者；⑧需要监测中心静脉压。

2）PICC导管的禁忌证：①缺乏外周静脉通道（如多次化疗静脉已损伤患者、乳癌手术后患者的患侧手臂）；②上腔静脉压迫综合征；③预插管途径有感染源（如在穿刺点附近有皮肤感染或损伤）；④预插管途径有放疗史、静脉血栓形成史、外伤史、血管外科手术史、乳腺癌根治术后患侧；⑤有严重的凝血机制障碍的患者；⑥患者发热38℃以上；⑦顺应性差的患者。

3）PICC静脉选择：肘部贵要静脉为首选，肘正中静脉为次选，头静脉为再次选。

4）PICC的常见并发症及处理

A. 导管堵塞

原因：药物反应或沉积，纤维蛋白形成，封管手势不到位，插管时静脉损伤，患者血凝度高等。

主要表现：回抽冲管有阻力，抽不出回血，滴注困难。

护理措施：严格遵守封管冲管原则，掌握药物配伍禁忌，避免导管打折，改变体位，拍摄X线片确定导管的位置并及时调整。首先用10mL注射器缓慢回抽，尽量回抽血凝块或药物结晶。血液因素产生的阻塞用1：5 000U尿激酶溶栓。药物沉积根据药物的pH选弱酸性药物或碳酸氢钠。建议使用正压接头。

B. 穿刺部位感染

原因：无菌技术不严，反复穿刺，局部出汗过多，导管固定不牢，贴膜失效。

护理措施：加强换药，可改为4层无菌纱布覆盖，每日换药1~2次并局部应用抗生素涂剂，如莫匹罗星。感染部位做细菌培养和药敏试验，合理选用抗生素并及时更换贴膜，严格固定好导管，酌情拔管处理。

C. 静脉炎-机械性静脉炎

原因:穿刺技术不熟练,穿刺所选静脉较细。

护理措施:轻度者湿热敷 20min/次,4 次/d,抬高穿刺侧;中度者 50% 硫酸镁湿敷,外敷如意金黄散或沿静脉走向涂抹喜疗妥,观察患者局部与全身反应,不能用其他原因解释时拔除导管,并做健侧手臂、导管腔内、穿刺侧手臂血的细菌培养。

D. 导管脱出

原因:固定不佳,肢体活动幅度过大。

护理措施:做好健康宣教,让患者学会自我保护,意识不清者须专人看护。正确固定导管避免移动或滑出,避免局部出汗、受潮,贴膜脱落。保持干燥密闭的固定部分脱出,若经证实在血管中,根据病情可继续使用,严密观察;若全部脱出,应按拔管处理。

2. 禁忌证

(1) 机体状态差,ECOG 计分大于 3 分(表 6-2-1),或卡氏(Karnofsky)评分低于 60 分(表 6-2-2),有恶病质,处于高凝状态或预计生存时间少于 3 个月者。

表 6-2-1 ECOG 体力状况计分标准

计分	活动水平
0	完全正常,能毫无限制地进行所有正常活动
1	不能进行剧烈的体力活动,但可以走动,并能从事轻体力活动或办公室工作
2	可以走动,生活可自理,但不能进行任何工作,白天卧床时间不超过 50%
3	生活勉强可以自理,白天超过 50% 的时间需要卧床或坐在椅子上休息
4	完全丧失活动能力,生活严重不能自理,必须卧床或使用轮椅
5	死亡

表 6-2-2 Karnofsky 体力状况计分标准

计分	活动水平
100	能正常活动,无不适或疾病症状
90	能进行正常活动,有轻微病症
80	勉强可进行正常活动,有一些症状或体征
70	生活可自理,但不能维持正常活动或积极工作
60	生活上偶尔需要他人帮助,但大多数时间可自理
50	生活上经常需要他人帮助,或频繁的医疗护理
40	生活不能自理,需要特别帮助和照顾
30	生活完全不能自理,应该住院,但无死亡危险
20	必须住院,病情严重,需要进行积极的支持治疗
10	病危,临近死亡
0	死亡

（2）骨髓抑制，白细胞低于 $4×10^9/L$，血小板低于 $70×10^9/L$，既往有化疗史，曾出现过严重骨髓抑制者更应慎重。

（3）严重的肝肾功能异常，特别是肝炎活动期不主张实施化疗，肝炎病毒携带者应采取足够的抗病毒治疗，以防止化疗后导致病毒激活。

（4）严重的心肺功能异常，不足以耐受化疗药物毒性者。

（5）妊娠期或哺乳期患者。

（三）口腔颌面-头颈肿瘤近年研发的化疗药物

化疗药物按照作用机制和化学结构分为六类：烷化剂、抗代谢类、抗生素类、植物类、激素类和杂类。根据抗肿瘤药物作用于肿瘤细胞增殖周期的时相不同，分为细胞周期特异性药物和细胞周期非特异药物两类。下面将对口腔颌面-头颈部恶性肿瘤的一些新研发化疗药物加以介绍，常用的化疗药物见本科口腔医学专业规划教材。

1. 烷化剂　作用机制是通过释放活化的烷化基团，与细胞内的有机大分子亲和基团，如蛋白质和核酸上的羧基、氨基、巯基、磷酸基等结合，以烷基取代这些分子上的氢原子，导致 DNA 链的断裂，从而影响和干扰细胞的增殖，最终引起细胞死亡。G1、M 期细胞对烷化剂的细胞毒作用最敏感，大剂量时可以杀伤各个时相的细胞。故烷化剂对正常细胞的毒性作用也较大，有毒性限制剂量，长期应用还有致畸和致癌作用。代表性的烷化剂抗肿瘤药物有异环磷酰胺（ifosfamide，IFO）。

环磷酰胺（cyclophosphamide，CTX）是继氮芥后又一广泛应用的烷化剂，毒性远较氮芥低。临床上已经取代氮芥。异环磷酰胺是磷酰胺类的衍生物，抗瘤谱较 CTX 有所不同。

（1）作用机制：IFO 是一种潜伏性药物，局部应用没有抗肿瘤活性，必须进入肝脏在线粒体酶的作用下，转化为 4-羟环磷酰胺和醛磷酰胺，后者开环后又代谢为磷酰胺氮芥而发挥抗肿瘤作用。属于周期非特异性药物，但对 S 期细胞作用更强。IFO 的生物利用度更高，血浆等效剂量是 CTX 的 3.5 倍。研究显示该药连续给药可使毒性减小而作用不减。最终代谢产物是羟基-异环磷酰胺，经尿排出。该物对膀胱有较强的刺激作用，故应同时使用保护剂。

（2）用法：有多种给药方式，口服 $50\sim100mg$，每日 2 次，总量 $10\sim15g$。静脉给药 $500\sim100mg/m^2$。IFO 常用剂量为 $2.5\sim5.0g/m^2$，连续用 $3\sim5$ 天，每 $3\sim4$ 周为一个周期，最大剂量是 $18g/m^2$，注意在用药过程中用保护剂美司钠解毒。

（3）不良反应：骨髓抑制、消化道反应、脱发、黏膜炎等，IFO 和大剂量 CTX 可发生出血性膀胱炎。

2. 抗代谢类　此类药的化学结构与核酸的组成成分类似，但不具备其功能，通过参与核酸的合成，掺入到核酸的分子中，干扰了核酸的一些功能，从而抑制了细胞的增殖。如二氢叶酸还原酶抑制剂甲氨蝶呤、胸苷酸合成酶抑制剂 5-氟尿嘧啶（5-fluorouracil，5-FU）、嘌呤核苷酸合成抑制剂 6-巯嘌呤、核苷酸还原酶抑制剂羟基脲、DNA 聚合酶抑制剂阿糖胞苷、吉西他滨（gemcitabinc）等。该类药物只对增殖细胞有作用。

吉西他滨是临床上常用的抗代谢类药物，对多种肿瘤有效，尤其是治疗头颈癌肺转移，与其他药物联合有协同抗癌效果。

（1）作用机制：①在体内转化成吉西他滨一磷酸盐（dFdCMP）、二磷酸盐（dFdCDP）、三磷酸盐（dFdCTP），后两者为活性产物，dFdCDP 可抑制 RNA 还原酶，干扰 RNA 合成；

②dFdCTP 可与 dCTP 竞争性结合 DNA,干扰 DNA 合成,从而影响 DNA 的合成。属于周期特异性药物,主要作用于 S 期细胞。

(2)用法:口腔鳞癌化疗通常采用静脉滴注,1 000mg/(m² · d),30 分钟静脉滴注,每周 1 次,连续 3 周,休息 1 周,可依据不良反应调整剂量。

(3)不良反应:主要是恶心、呕吐、腹泻等胃肠道反应,口腔黏膜炎,骨髓抑制。通常出现迟缓,用药 1 周后出现,持续 1 周后大多恢复。

3. 抗生素类　该类药物是由微生物产生的具有抗癌活性的化学物质,如蒽环类的柔红霉素和多柔比星、糖肽类的博来霉素、色肽类的放线菌素等。

(1)多柔比星类,包括柔红霉素(daunorubicin,DNR)、多柔比星(adriamycin,ADM)、表柔比星(epirubicin,EPI)和吡柔比星(pirarubicin,THP)等,均属于蒽环类抗肿瘤抗生素。柔红霉素因为毒性大,现在已基本停用;多柔比星也因明显的心脏毒性而应用受到限制。新一代的表柔比星和吡柔比星的心脏毒性大大减小,已成为主要的蒽环类抗肿瘤药物,广泛用于临床。

1)作用机制:①蒽环类药物的主要作用是插入 DNA 相邻的碱基对之间,使 DNA 链断裂,阻碍 DNA 合成,干扰转录过程,阻止 mRNA 的合成;②抑制 DNA 聚合酶,阻止核酸的合成,对 G2 期有阻滞作用;③对细胞膜和转运系统也有一定作用。该类药物属于细胞周期非特异性药物,是光谱的抗肿瘤药物,对多种肿瘤都有良好的疗效。

2)用法:静脉注射给药,ADM 40~60mg/m²,每 3 周一次;或 20~30mg/m²。连续 3 天,每 3 周一个周期。EPI 75~90mg/m²,每 3 周一次;或 40~50mg/m²,连续 2 天,每 3 周给药一次。THP 35~50mg/m²,每 3~4 周一次;或 20mg/m² 每周一次。动脉内灌注,10~20mg/次,连日或隔日共 5~10 次。

3)不良反应:骨髓抑制、心脏毒性、消化道反应、脱发等。

(2)博来霉素、平阳霉素和博安霉素:属于糖肽类抗肿瘤抗生素,日本产的博来霉素的主要成分为 A2 和少量的 B2,而我国产的平阳霉素是 A5 单一组分,博安霉素则是 A6 单一组分。

1)作用机制:通过嵌入 DNA,并促使释放游离的超氧自由基,引起 DNA 链断裂,阻止胸腺脱氧嘧啶核苷酸掺入 DNA。为周期非特异性药物,但对于 M 及 G2 期细胞作用更强。

2)用法:肌内注射或静脉注射,博来霉素 15~30mg/次,每天一次或隔日一次,300~600mg 为一个疗程。平阳霉素 8mg/次,每天一次或隔日一次,200~400mg 为一个疗程。

3)不良反应:该药对骨髓毒性轻微,最常见不良反应是发热,也有皮肤色素沉着、皮疹、角化增厚、指甲变色、脱发等,累积剂量毒性是肺纤维化或间质性肺炎。偶有过敏致死的报道,原则上在治疗前应做药物过敏试验。

4. 植物类　从植物中提取的类似细胞毒作用的物质,主要作用于细胞的微管,影响纺锤体的形成,使细胞有丝分裂阻滞于 M 期,从而达到抗肿瘤的目的。常用的药物有长春碱类、羟喜树碱、鬼臼毒类等,近几年又发现了紫杉烷类药物,抗癌谱更广,在多种肿瘤都显示良好的疗效。

(1)紫杉烷类药物:包括紫杉醇(paclitaxel)和多西他赛(docetaxel)。紫杉醇是从太平洋紫杉树干、树皮及针叶中提取的抗肿瘤活性的二萜类化合物,近年来在我国的红豆杉和欧洲的紫杉中也提取到了该类化合物并生产成药。后者具有更强的抗肿瘤活性。

1）作用机制:紫杉烷类药物是目前唯一能促进微管聚合的药物,通过促进微管蛋白聚合并抑制微管解聚,形成稳定的非功能性微管束,抑制肿瘤细胞的分裂和增殖。多西他赛与微管蛋白的亲和力是紫杉醇的 2 倍,细胞毒活性是它的 1.3 ~ 9.3 倍,属于新一代紫杉烷类药物。

2）用法:紫杉醇 $135 \sim 175mg/m^2$,每 3 ~ 4 周一次;多西他赛 $75mg/m^2$,3 周一次。用药前要排除过敏史,并用糖皮质激素和苯海拉明、西咪替丁等药物做预处理,以防止过敏。

3）不良反应:骨髓抑制、过敏、神经毒性、脱发及轻度胃肠道反应。

（2）羟喜树碱(hydroxycamptothecine,HCPT):我国科研工作者从喜树中提取的一种植物碱,对口腔颌面-头颈肿瘤,无论是鳞癌和腺癌都有一定的疗效。

1）作用机制:属于拓扑异构酶抑制剂,能选择性地抑制 DNA 拓扑异构酶 Ⅰ,干扰 DNA 复制,在 DNA 合成期作用最强。

2）用法:$10 \sim 12mg/m^2$,连续用 5 天,3 周重复,静脉输注。

3）不良反应:消化道反应是主要的不良反应,包括恶心、呕吐和腹泻等。骨髓抑制和肝肾损害轻。

（3）替尼泊苷(teniposide,VM-26):属于鬼臼毒素类药物,是鬼臼属植物的提取物鬼臼毒的半合成衍生物,除了替尼泊苷,还有依托泊苷(etoposide,VP-16),二者抗瘤谱和活性大致相当。

1）作用机制:在细胞内的作用靶点是拓扑异构酶 Ⅱ,干扰 DNA 断链重新连接,使高分子量的 DNA 转变成低分子量的 DNA,从而抑制有丝分裂,使细胞分裂停止于 S ~ G2 期,是一种细胞周期特异性药物。

2）用法:常用剂量 $50 \sim 100mg/m^2$,连续 3 ~ 5 天,静脉滴注。

3）不良反应:血液毒性、胃肠道反应、脱发。偶有过敏现象。

5. 激素类　抗癌机制尚不十分明了,通常认为激素药物可以改变肿瘤生长所依赖的条件,并可以选择性地作用于肿瘤细胞表面的受体,杀伤或抑制肿瘤细胞生长,对骨髓等正常组织几乎没有毒性,与其他种类化疗药物联合能显著提高抗癌效果。主要药物有肾上腺皮质激素、性激素等。

以下主要介绍孕酮类药物。

（1）作用机制:为孕激素的类似物,作用机制尚不清楚,具有体内抑制雌激素的作用。通过与孕酮、睾酮和皮质激素受体结合,降低雌激素水平,患者用后能增加食欲,使蛋白质摄入增多,纠正负氮平衡,还能减轻癌症性疼痛。多用于乳腺癌的激素治疗,在口腔癌的化疗中主要作为辅助用药。

（2）用法:辅助用药时,甲地孕酮 160mg,1 ~ 2 次/d,口服;甲羟孕酮 250mg,1 ~ 2 次/d,口服。

（3）不良反应:水钠潴留、库欣综合征。

6. 杂类　包括铂类(顺铂、卡铂、奥沙利铂、奈达铂等)、丙卡巴肼、抗肿瘤中药(详见中药抗肿瘤相关章节)等。因铂类在抗肿瘤治疗中应用最广,疗效也最显著,有时也将铂类作为单独一类抗肿瘤药物。

奈达铂(nedaplatin,NDP)属于新一代铂类,由日本研发并开始应用,对胃肠道及头颈癌有较好的效果,与顺铂相比,疗效更高,毒性更小,有取代顺铂之势。

（1）作用机制:同顺铂。

（2）用法:通常 $100mg/m^2$,静脉滴注,可用于所有含铂方案,不需要水化利尿。也可采用小剂量多日给药,剂量与顺铂相当。

（3）不良反应:骨髓抑制、胃肠道反应。

（四） 口腔颌面-头颈肿瘤常用的化疗方案

1. 口腔颌面-头颈鳞状细胞癌

（1）TPF 方案

1）评价:在 PF 方案基础上加入多西他赛,是目前证实对头颈部鳞状细胞癌（squamous cell carcinoma,SCC）有效的方案之一,作为新辅助化疗方案,可提高晚期头颈鳞癌的总生存期,对无进展生存有益。

2）用法

第 1 天多西他赛 $75\sim100mg/m^2$ 静脉,用前要做预处理。

顺铂 $75\sim100mg/m^2$ 静脉（2 小时）,需要水化利尿。

第 $1\sim5$ 天 5-FU $750\sim1\,000mg/m^2$ 静脉（大于 6 小时）。

3 周重复,2~3 个周期为一个疗程。

（2）PTP 方案

1）评价:该方案由上海交通大学医学院附属第九人民医院口腔颌面头颈肿瘤科结合肿瘤药敏试验结果和多年应用经验总结而成,对口腔鳞癌效果显著,特点是不良反应较轻,尤其对骨髓毒性小,更适合术前诱导。

2）用法

顺铂 $100mg/m^2$ 静脉（1~2 小时）,需要水化利尿。

第 2~4 天 VM-26 100mg 静脉。

第 5~14 天 PYM 8mg 或 BLM 15mg 静脉,建议用前试敏。

3~4 周为一个周期,2~3 个周期为一个疗程。

2. 口腔颌面-头颈恶性淋巴瘤　　口腔颌面-头颈部是恶性淋巴瘤的高发区域,肿瘤治疗原则和方法与其他部位恶性淋巴瘤基本相同。当出现骨髓侵犯时,应该遵循淋巴细胞性白血病的治疗原则。

（1）CHOP 方案

1）评价:该方案是非霍奇金淋巴瘤（non-Hodgkin lymphoma,NHL）的标准方案之一,缓解率达 50%~80%。主要用于中度恶性 NHL。

2）用法

第 1、8 天环磷酰胺 $750mg/m^2$,静脉。

长春新碱 $1.4mg/m^2$,静脉。

多柔比星 $40mg/m^2$,静脉。

第 1~5 天泼尼松 $100mg/m^2$,口服。

3 周为一个周期,2~3 个周期为一个疗程。

（2）COP 方案

1）评价:主要用于低度恶性 NHL,不良反应较轻,尤其是心脏毒性小,适用于老年人及心功能不良者。

2）用法

第 1、8 天 CTX 600mg/m^2，静脉。

VCR 1.4mg/m^2，静脉。

第 1~14 天 PDN 40mg/m^2，口服。

3 周为一个周期,2~3 个周期为一个疗程。

（3）COP-BLAM 方案

1）评价:适用于中高度恶性 NHL,在 CHOP 方案基础上加入 BLM 和丙卡巴肼(procarbazine,PCZ）。剂量强度增加,毒性加大,需要有效的支持辅助治疗。

2）用法

第 1、8 天 CTX 400mg/m^2，静脉。

VCR 1mg/m^2，静脉。

ADM 40mg/m^2，静脉。

第 1~10 天 PDN 40mg/m^2，口服。

PCZ 100mg/m^2，口服。

第 14 天 BLM 15mg/m^2，静脉。

3 周为一个周期,4~6 个周期为一个疗程。

（4）DICE 方案

1）评价:用于耐药性、复发性 NHL 的二线解救方案,特别是中高度恶性 NHL,总有效率 69%,主要不良反应是骨髓抑制。

2）用法

第 1~4 天 DXM 10mg/m^2，静脉,每 6 小时一次。

IFO 1g/m^2，静脉。

CDDP 25mg/m^2，静脉。

VP-16 100mg/m^2，静脉。

21~28 天为一个周期。

（5）FMD 方案

1）评价:用于惰性淋巴瘤或慢性淋巴细胞性白血病,毒性较低,缓解率高。

2）用法

第 1~3 天氟达拉滨 25mg/m^2，静脉。

DXM 10mg/m^2，静脉,每 6 小时一次。

第 1 天米托蒽醌 10mg/m^2，静脉。

（6）MOPP 方案

1）评价:治疗霍奇金淋巴瘤的经典方案,有 80% 的缓解率,并可长期维持,但毒性较大,主要为生殖系统毒性和诱发白血病,现已不作为首选方案,但因无蒽环类药物,故可作为老年人和心功能差者首选。

2）用法

第 1、8 天 HN$_2$ 6mg/m^2，静脉。

VCR 1.4mg/m^2，静脉。

第 1~14 天 PDN 40mg/m^2，口服。

PCZ 100mg/m², 口服。

4 周为一个周期,6~8 个周期为一个疗程。

（7）ABVD 方案

1）评价:疗效优于 MOPP 方案,对于晚期 HD,5 年生存率为 73%,且因毒性更低,已成为霍奇金淋巴瘤的标准方案。又因其与 MOPP 无交叉耐药,故可作为 MOPP 的补充方案,两者可交替或序贯应用。特点是毒性低,尤其对生殖系统毒性低,且都为暂时性,更适合儿童,很少发生第二原发癌,但应警惕肺纤维化的发生。

2）用法

第 1、15 天 ADM 25mg/m², 静脉。

BLM 10mg/m², 静脉。

VCR 1.4mg/m², 静脉。

DTIC 375mg/m², 静脉。

4 周为一个周期,6 个周期为一个疗程。

3. 恶性黑色素瘤

（1）DTIC 单药方案

1）评价:DTIC 是目前为止对恶性黑色素瘤最有效的化疗药物,单药缓解率可到 20% 左右,是抗恶性黑色素瘤的一线药物,但恶性黑色素瘤还是要采取综合治疗。

2）用法

第 1 天 DTIC 850~1 000mg/m², 静脉。

或第 1~5 天 DTIC 250mg/m², 静脉。

3~4 周重复。

（2）PD 方案

1）评价:该方案是比较常用的联合方案,常同时联合干扰素治疗。

2）用法

第 1 天 CDDP 100mg/m², 静脉。

第 1~5 天 DTIC 250mg/m², 静脉。

3~4 周重复。

对于高危因素的恶性黑色素瘤,除上述方案化疗外,还应联合干扰素治疗,有关超大剂量干扰素治疗详见生物治疗章节。

4. 软组织肉瘤

（1）HD-MTX-CF 方案

1）评价:该方案治疗强度较大,需要在治疗过程前后给予利尿、水化、碱化、补充电解质等。有条件检测 MTX 的血药浓度,以指导 CF 解毒的实施。

2）用法

第 1 天 MTX 1~3g/m², 静脉。

第 1~3 天 CF 6~12mg 肌内注射,每 6 小时一次（MTX 后 2~4 小时开始）。

4 周重复一次。

（2）MAID 方案

1）评价:该方案是肉瘤的基本化疗方案,效果确实,对晚期初治患者有效率为 32%。

骨髓毒性重,需要支持治疗。

2）用法

第 1~3 天美司钠 $1.5g/(m^2 \cdot d)$,静脉。

IFO $2.5g/(m^2 \cdot d)$,静脉。

第 1~4 天 AMD $15mg/(m^2 \cdot d)$,静脉。

DTIC $250mg/(m^2 \cdot d)$,静脉。

3 周重复一次。

三、个体化方案的选择

（一）个体化治疗或精准医学（personalized medical care,precision medicine）的内涵

个体化治疗以患者的个体信息为基础制订治疗方案,以基因组或其生物标志物表达变化的差异来把握治疗效果或不良反应等。根据患者的具体情况,通过临床检测手段,筛选确定针对这一患者个体特点的相对最佳的治疗方案。广义上个体化治疗还要考虑患者的社会心理、经济条件等多个因素,即在诊疗中还要反映患者自身期望。肿瘤治疗的个体化绝对不是治疗的随意化和经验化,而是建立在标准化和规范化治疗的基础上,充分考虑患者的个体差异,科学、有计划地应用现有的手段,选择有效的治疗药物和方法,使患者的治疗得到最大的收益。

个体化治疗是对肿瘤治疗提出的更高要求和新的探索,随着分子生物学技术的发展,特别是人类功能基因组、蛋白质组等组学的逐渐破解,个体化治疗是继"肿瘤综合序列治疗"之后又一具有划时代意义的新理念,将是 21 世纪肿瘤治疗的主流。

（二）个体化治疗的基础

遗传药理学为个体化治疗提供理论依据,是个体化治疗的基础。遗传药理学（pharma-cogenetics）是阐明药物应答相关基因信息的科学,在遗传学方面研究机体对药物反应产生个体差异的原因。研究内容包括基因多态性分析和基因表达信息分析,即提取药物应答相关的候选基因（群）,明确其核苷酸序列、变化及功能意义,并通过临床研究证明多态性与药物应答的相关性。目前主要采用 SNPs 分析和 cDNA 生物芯片分析技术。

用于识别肿瘤患者个体差异的分子靶点大致可归纳为三类:①肿瘤治疗性药物的相关靶点,如 EGFR、CD20、VEGF、HER-2 等;②肿瘤药物代谢相关的靶点,如 *UGT1A1* 基因与伊立替康代谢有关,*CYP2D6* 基因产物是他莫昔芬的主要代谢酶 CYP2D6,将影响其用药剂量等;③肿瘤药物发挥作用路径的相关靶点,如 ERCC1 mRNA 表达水平与铂类药物的疗效密切相关,ERCC1 参与铂类药物导致的 DNA 损伤的修复,如 ERCC1 高表达将导致铂类药物疗效降低。这类靶点是识别患者个体差异的最主要靶点。

（三）个体化应用范例

头颈癌个体化治疗最典型的例证无疑是 EGFR 抑制剂的应用,现已发现 EGFR 是头颈部鳞状细胞癌（SCCHN）、结肠癌、非小细胞肺癌的有效治疗靶点,针对 EGFR 的西妥昔单抗（cetuximab）及抑制其信号转导的小分子化合物酪氨酸激酶抑制剂（tyrosine kinase inhibitor, TKI）,如吉非替尼、厄洛替尼等靶向药物相继用于 SCCHN 的治疗。研究发现,对于复发转移性 SCCHN,含铂一线化疗加用西妥昔单抗后可显著改善 OS 和 PFS,突破了含铂化疗的疗效

瓶颈。但检测发现 EGFR 高表达并不是西妥昔单抗疗效的预测因子,而 EGFR 突变却是预测指标,发生突变者疗效较好。进一步研究发现 *KRAS* 基因突变时,即使 EGFR 发生了突变,西妥昔单抗治疗也无效。这是由于 *KRAS* 是西妥昔单抗结合肿瘤细胞表面受体 EGFR 后下游信号传递链中的一个组分。如果 *KRAS* 基因发生激活性的突变,上游药物将失去效用。因此,EGFR 和 *KRAS* 基因突变的检测可以指导 SCCHN 的个体化治疗。

此外,通过 ERCC1 mRNA 表达水平指导铂类药物的应用、通过 *UGT1A1* 基因预测伊立替康的毒性反应等都是个体化治疗的体现。

四、严重不良反应的预防和处理

(一) 血液毒性

血液毒性是化疗的主要不良反应,包括白细胞减少、中性粒细胞减少、血小板减少、贫血,绝大多数化疗药物,尤其是烷化剂,都会引起血液毒性。血液毒性导致的继发感染也是化疗后造成相关性死亡的原因之一。

1. 白细胞(中性粒细胞)减少(neutropenia) 通常化疗后发生 1~2 度白细胞减少是安全的,可以逐渐恢复至正常,无须特殊处理。当发生 3~4 度毒性时,要做如下对症处理。

(1) 应用粒细胞集落刺激因子(G-CSF)或粒-巨噬细胞集落刺激因子(GM-CSF),G/GM-CSF 的推荐剂量为 5μg/kg,皮下注射,每日 1~2 次,连用 3~5 天,直至中性粒细胞计数超过 $10×10^9$/L。用后的主要不良反应是骨痛、肌肉酸痛,长期应用可发生脾脏肿大。

(2) 预防性抗感染治疗,推荐选用三代以上头孢的广谱抗生素,如出现感染性发热,治疗前应做血细菌培养。

(3) 注意消毒隔离,有条件者入住层流病房。

2. 血小板减少(thrombocytopenia) 往往伴随白细胞减少而同时发生。一般而言,血小板降低程度要低于白细胞降低的程度。治疗措施包括两点。

(1) 输注血小板,通常 PLT<$50×10^9$/L 是输注血小板的指征。

(2) 应用造血生长因子,包括促血小板生成素(TPO)、IL-1、IL-3、IL-11 等,TPO 的应用剂量为 300U/(kg·d),每日一次,连续应用 7~14 天,用药后 4 天开始显效,用药过程中待 PLT≥$50×10^9$/L 时即应停用。IL-1、IL-3、IL-11 等有一定的升高 PLT 的作用,但临床应用效果不确切。

3. 贫血(anemia) 防治对策包括输血和应用促红细胞生成素(EPO)。

(1) 当血红蛋白(Hb)低于 70g/L 考虑成分输血,包括红细胞悬液和血浆。

(2) EPO 用法为 50~100U/kg,皮下注射,连续用 3~6 周。

(3) 口服鲨肝醇、利血生,以及中药血宁糖浆、养阴生血合剂等药物,有利于改善贫血状态,但显效缓慢,宜长期服用。

(二) 消化道毒性

消化道毒性是化疗后经常发生的主要不良反应之一,根据不同的药物会引起相应的毒性症状,如常见的恶心、呕吐、食欲缺乏,以及腹泻或便秘等。

1. 恶心(nausea)、呕吐(vomiting) 处理原则是化疗前后采用 5-HT3 受体拮抗剂联合糖皮质激素、多巴胺受体 D_2 阻断剂(甲氧氯普胺)、苯二氮䓬类镇静药(劳拉西泮、地西泮)及抗组胺受体 H_1 药(异丙嗪、苯海拉明)的联合应用,必要时还要考虑加用胃黏膜保护剂,如抗组胺受体 H_2 剂(如西咪替丁)和质子泵抑制剂(如奥美拉唑)。近几年,神经激肽(NK-1)受体拮抗剂阿瑞匹坦(aprepitant)的出现对减少呕吐更有效,逐渐成为化疗性呕吐的首选药物。临床实践中应根据不同药物引起恶心呕吐的严重程度,选择上述药物进行干预。2009NCCN 推荐方案如下。

(1) 中、高致吐性风险的预防和治疗:通常三联药物(5-HT3 受体拮抗剂+糖皮质激素+神经肽受体拮抗剂)即能达到良好的止吐效果。其中,急性呕吐处置:选择一种 5-HT3 受体拮抗剂(昂丹司琼 8mg、托烷司琼 5mg 或格拉司琼 3mg 于化疗前 10~30 分钟静脉滴注,每日 2~4 次)+地塞米松(20mg 化疗前 30 分钟静脉注射,后 10mg 每日 2 次)+阿瑞匹坦(推荐剂量为化疗前 1 小时,口服 125mg,第二、第三天清晨各 80mg,无论与食物是否同服均可),必要时加入劳拉西泮、H_2 受体阻滞剂或质子泵抑制剂。而对于延迟性呕吐,可采用阿瑞匹坦+地塞米松二联±劳拉西泮。

(2) 低致吐性风险:地塞米松或甲氧氯普胺 1~2mg/kg,化疗前 30 分钟静脉注射,2~4 次/d。

(3) 解救性治疗:在确认三联药物应用已足够充分的基础上,可考虑静脉大剂量联合甲氧氯普胺(>120mg/24h)或用其替代 5-HT3 受体拮抗剂。

2. 食欲缺乏(anorexia) 是化疗后较普遍发生的症状之一,通常在停药后消失,轻度者无须处理。重者可辅助口服助消化药物,如乳酸菌素片、多酶片等。孕酮类药物除能减小化疗药物对骨髓的毒性外,还能改善食欲和精神状态。常用方法:甲地孕酮分散片 160mg 1~3 次/d,口服;甲羟孕酮分散片 250mg 1~3 次/d,口服。

3. 腹泻(diarrhea) 腹泻超过 5 次/d 或出现血便,应立即停止化疗,并及时治疗。处理措施包括三点。

(1) 应用止泻药,如盐酸洛哌丁胺胶囊等,用药直到腹泻停止 24 小时以上方能停药。

(2) 抗感染治疗,治疗和预防继发性肠道感染,口服庆大霉素或全身采用喹诺酮类药物。

(3) 及时补充营养、水及电解质,预防和纠正水及电解质紊乱,尤其是低钾血症的发生。

4. 便秘(constipation) 处理对策包括调整饮食,选择富含纤维素食物,鼓励患者多饮水或果汁;做适当的运动,促进胃肠道蠕动;选用适当的粪便软化剂、缓泻剂和润肠剂,如果导、麻仁丸、番泻叶等,腹胀腹痛严重者可用开塞露或灌肠处理。

(三) 心脏毒性

心脏毒性包括心肌损害、心律失常,可表现为心电图异常、心功能异常等。化疗药物中心脏毒性最强的药物是蒽环类药物,具有明显的累积毒性,其次 CTX、IFO、CDDP、5-FU 及紫杉醇等都对心脏产生影响,但机制都不同于蒽环类药物。防治对策包括三点。

1. 严格控制蒽环类药物的药物累积量,如多柔比星的累积量应低于 450~550mg/m^2,表柔比星为 900mg/m^2,吡柔比星 1 000mg/m^2 等。

2. 变更给药方式,延长给药时间,分割给药,脂质体多柔比星的应用等。

3. 应用一些心脏保护剂,如右雷佐生,2,6-二磷酸果糖(FDP)、氨磷汀等,以及维生素 C、维生素 E、辅酶 Q$_{10}$ 等一些抗氧化剂,以改善心肌营养。

（四）肝脏毒性

化疗药物肝脏毒性的主要表现是肝功能异常（hepatic dysfunction），重者可出现暴发性肝衰竭。化疗后肝功能化验检查，谷丙转氨酶（ALT）>40U/L 或间接胆红素（DBIL）>6.0μmol/L 或血清白蛋白<35g/L，可视为肝功能异常。化疗药物引起的肝功能损害通常是一过性可逆的。防治措施包括四点。

1. 化疗前充分评估患者的肝功能，化疗中及化疗后严密监测。

2. 应用保肝药物，如还原性谷胱甘肽、复合维生素 B、大剂量维生素 C、肌酐等。

3. 调节饮食，避免高脂肪和高糖类食物，以免加重肝脏负担。

4. 根据化疗药物对肝脏毒性的大小及时调整药物剂量，甚至停药。

（五）泌尿系统毒性

泌尿系统毒性表现为出血性膀胱炎（hemorrhagic cystitis）、尿酸性肾病综合征和肿瘤溶解综合征等。化验室检查表现为肾功能异常（renal dysfunction），诊断标准：每天测定血尿素氮及血清肌酐 1 次，连续 2 次以上血尿素氮和血清肌酐高于正常值上限，或两者呈动态性升高者。预防和治疗措施包括四点。

1. 化疗前充分评估肾功能，了解所用化疗药物的肾毒性。

2. 对于强烈的肾毒性药物，如顺铂、MTX 等，在化疗前就要开始水化、碱化，保持尿量>100mL/h，在治疗过程中还可应用解毒药物，如 CDDP 用硫代硫酸钠或氨磷汀解毒，MTX 用 CF 解毒等。

3. 按时监测肾功能，根据肌酐清除率的变化来调整药物剂量。

4. 对于 IFO 和 CTX 引起的出血性膀胱炎，只要严格使用美司钠解毒，完全可以避免。用法：美司钠的用量是 IFO 用量的 60%，分三次于 IFO 用药后第 0 小时、第 4 小时、第 8 小时给予。高剂量 IFO 时，美司钠的用量是 IFO 的 120%~160%。

（六）神经毒性（neurotoxicity）

抗肿瘤药物的神经毒性发生率比较低，主要发生在周围神经如肢端感觉异常、腱反射减弱、面神经麻痹、声带麻痹、吞咽困难、高频听力障碍、味觉与嗅觉异常等。中枢性神经毒性表现为失眠、兴奋、头痛、谵妄、嗜睡、抑郁、运动失调等。常用的能引起神经毒性的药物包括大剂量或鞘内注射 MTX、VCR、CDDP、草酸铂、紫杉烷类、大剂量干扰素等。

防治对策包括三点。

1. 化疗中仔细观察神经毒性反应，如发生严重的神经毒性反应要及时停药。

2. 采用水化利尿等措施促进药物尽快排出体外，同时采用解救药物，如叶酸、B 族维生素、还原型谷胱甘肽、氨磷汀、神经营养药物等。

3. 改变药物种类，选择毒性小的药物，或减少药物剂量和给药方式，以减轻神经毒性和促进神经功能恢复。

（七）肺毒性

肺毒性包括肺间质纤维化/间质性肺炎（pulmonary interstitial fibrosis/interstitial pneumonia），是一种严重的不可逆的远期毒性，致死率高。表现为呼吸困难、呼吸急促、干咳、吸气末有啰音，肺功能检查肺活量降低、限制性通气障碍等。胸片可见弥漫性纹理增强致密影。

防治对策包括五点。

1. 化疗前评估患者的肺功能，合理选择用药。

2. 严格掌握肺毒性药物的累积药量,如 BLM 不超过 300mg,慎重联合放疗或多种化疗药物联合用药,因为放疗能增加药物的肺毒性。

3. 定期复查肺功能和胸部 X 线检查。

4. 使用糖皮质激素,这对肺纤维化有预防和治疗作用。

5. 发生肺纤维化后应预防感染并低流量吸氧治疗。

(八) 黏膜毒性

黏膜毒性包括口腔炎(stomatitis)、食管炎(esophagitis)等。既可由抗肿瘤药物直接破坏黏膜引起口腔、食管黏膜的糜烂、溃疡等炎症反应,也可由化疗后骨髓抑制继发感染引起,通常发生于化疗后 10 天以后,主要表现是感染和出血。

防治对策包括七点。

1. 保持口腔清洁,避免机械性刺激。

2. 用复方硼酸、氯己定、碳酸氢钠或双氧水溶液含漱。

3. 避免食用刺激性食物,以常温高营养流质或软食为宜,注意补充水及电解质。

4. 局部可用局麻药或西瓜霜冰硼散等药物治疗,以减轻疼痛。

5. 根据口腔细菌培养结果合理选用全身抗生素治疗。合并病毒感染者,行抗病毒治疗。合并真菌感染者,还要抗真菌治疗,局部涂布制霉菌素、碳酸氢钠溶液含漱有助于控制病情。

6. 由血小板减少引起的出血,除局部处理外,还要输注血小板。

7. 食管炎较重时还要采用黏膜保护剂,防止胃液反流,加重食管炎。

(九) 过敏(allergy)

过敏的症状有呼吸困难、血压下降、血管神经性水肿、皮肤红斑、潮红、发热、心动过速、过敏性休克等,严重可导致死亡。能引起过敏反应的常见化疗药物有 BLM、紫杉烷类、CDDP、MTX 等。

防治对策包括四点。

1. 铂类和 MTX 等抗代谢药物造成的过敏属于 I 型变态反应,故多次应用后发生过敏概率增加,有必要预防性应用糖皮质激素或抗组胺药物。

2. 对于 BLM 药物,使用前应做药物过敏试验,如 BLM 在用药前皮内注射或静脉推注 3mg,观察 4 小时内无急性反应,再应用,能避免严重过敏反应的发生。

3. 紫杉烷类药物在应用前常规做预处理,可大大降低过敏的发生。预处理包括治疗前 6~12 小时,地塞米松 20mg,口服或静推,苯海拉明 50mg 或盐酸异丙嗪 25mg 用药前 30 分钟肌内注射,西咪替丁 300mg 用药前 30 分钟推注。

4. 出现过敏性休克应按抗休克治疗进行抢救。

(十) 皮肤及附件毒性

皮肤及附件毒性包括过敏、皮疹(rash)、色素沉着、皮肤角化、光敏性增高、脱发(alopecia)等。

1. 过敏的治疗同上。药物性皮疹除全身抗过敏外,局部可涂布糖皮质激素软膏。

2. 皮肤色素沉着和皮肤角化等不会带来身体上的不适,也不影响化疗的进行,化疗结束后会逐渐恢复正常,故无须特殊处理。

3. 光敏性增高者应避免阳光照射,佩戴相应的防护用具。

4. 脱发尚无肯定的防治性药物,化疗前要做好患者的思想工作,多数化疗造成的脱发是可再生的。对脱发的防治方法主要是尽量减少头皮毛囊细胞对化疗药物的吸收,包括发际周围结扎止血带压迫、头皮冰帽降温等。

(十一) 生殖系统毒性

性腺功能低下、发育迟缓、不孕不育等,以往对这方面的不良反应不够重视,但随着肿瘤患者生存期的延长,以及一些肿瘤经过化疗得到治愈,化疗药物对生殖系统的毒性逐渐得到重视。原则上对于育龄期患者或儿童,在达到治疗目的的前提下,尽量选择对生殖系统和生长发育毒性小的药物治疗,比如用铂类代替烷化剂。还可以在化疗前冷冻保存生殖细胞,为以后的生育创造条件。另外,可应用激素和维生素等以减小化疗药物的毒性作用,但效果尚不肯定。

WHO 抗肿瘤药物常见毒副反应分级标准见表 6-2-3。

表 6-2-3 WHO 抗肿瘤药物常见毒副反应分级标准

毒副反应指标		分级				
		0 度	I 度	II 度	III 度	IV 度
血液系统	血红蛋白/($g \cdot L^{-1}$)	≥110	95~109	80~94	65~79	<65
	白细胞/($\times10^9 \cdot L^{-1}$)	≥4.0	3.0~3.9	2.0~2.9	1.0~1.9	<1.0
	粒细胞/($\times10^9 \cdot L^{-1}$)	≥2.0	1.5~1.9	1.0~1.4	0.5~0.9	<0.5
	血小板/($\times10^9 \cdot L^{-1}$)	≥100	75~99	50~74	25~49	<25
	出血	无	瘀点	轻度失血	明显失血	严重失血
消化道	胆红素	≤1.25×N	1.26~2.50×N	2.6~5.0×N	5.1~10.0×N	>10×N
	谷丙转氨酶	≤1.25×N	1.26~2.50×N	2.6~5.0×N	5.1~10.0×N	>10×N
	碱性磷酸酶	≤1.25×N	1.26~2.50×N	2.6~5.0×N	5.1~10.0×N	>10×N
	口腔	无异常	红斑、疼痛	红斑、溃疡,可进食	溃疡,只能进流食	不能进食
	恶心呕吐	无	恶心	暂时性呕吐	呕吐,需要治疗	难控制的呕吐
	腹泻	无	短暂(<2 天)	能忍受(>2 天)	不能忍受,需要治疗	血性腹泻
肾功能	尿素氮	≤1.25×N	1.26~2.50×N	2.6~5.0×N	5.1~10.0×N	>10×N
	肌酐	≤1.25×N	1.26~2.50×N	2.6~5.0×N	5.1~10.0×N	>10×N
	蛋白尿	无	+,<0.3g/100mL	++,+++,0.3~1.0g/100mL	++++,>1.0g/100mL	肾病综合征
	血尿	无	镜下血尿	严重血尿	严重血尿,带血块	泌尿道梗阻

续表

毒副反应指标		分级				
		0 度	I 度	II 度	III 度	IV 度
肺		无症状	症状轻微	活动后呼吸困难	休息时呼吸困难	需要完全卧床
发热(药物性)		无	<38℃	38~40℃	>40℃	发热伴低血压
过敏		无	水肿	支气管痉挛,无须注射治疗	支气管痉挛,需要注射治疗	过敏反应
皮肤		无	红斑	干性脱皮,水疱、瘙痒	湿性皮炎,溃疡	剥脱性皮炎、坏死,需要手术
头发		无	轻度脱发	中度、斑状脱发	完全脱发,可再生	脱发,不能再生
感染(特殊部位)		无	轻度感染	中度感染	重度感染	重度感染伴低血压
心脏	节率	正常	窦性心动过速,休息心率>100次/min	单灶 PVC,房性心律失常	多灶性 PVC	室性心律不齐
	心功能	正常	无症状,但有异常心脏征象	短暂的心功能不足,但无须治疗	有症状,心功能不足,治疗有效	有症状,心功能不足,治疗无效
	心包炎	无	有心包积液,无症状	有症状,但无须抽积液	心脏压塞,需要抽积液	心脏压塞,需要手术治疗
神经系统	神志	清醒	短暂时间嗜睡	嗜睡时间不及清醒的 50%	嗜睡时间超过清醒的 50%	昏迷
	周围神经	正常	感觉异常或腱反射减退	严重感觉异常或轻度无力	不能忍受的感觉异常或显著运动障碍	瘫痪
	便秘	无	轻度	中度	腹胀	腹胀、呕吐
	疼痛(非肿瘤引起)	无	轻度	中度	严重	难控制

注:N=正常值上限。

五、化疗联合放疗的进展

化疗与放疗联合是晚期头颈癌的主要治疗手段之一,尤其是对晚期不可切除者,是唯一的治疗模式。利用化疗药物的增敏作用及其与放疗作用机制的不同,通过相互补充和协同抗癌效应,达到提高肿瘤局控率、降低远处转移的效果。

同期放化疗(concurrent chemoradiotherapy,CCRT)是晚期头颈鳞癌的一种有效的治疗手段,同步放化疗较单纯放疗不但有较高的局部控制率和降低远处转移率,还能提高10%~20%的生存率,尤其能实现头颈部的喉等重要器官的保留,对提高患者的生活质量具有重要意义。

同期放化疗的毒性也是严重的,这一直是限制该治疗方法广泛应用的主要原因。通常需要强有力的支持对症治疗,严重者需要鼻饲、胃造瘘,方可得到改善。

近几年的进展体现在以下几方面:第一,放疗设备和方法的改进(详见放射章节),如超分割放疗或加速超分割、调强适形放疗等,可进一步提高局控率,减轻局部不良反应和全身骨髓毒性,从而相应减轻同步化疗时的不良反应。第二,化疗方法和药物的改进,如在给药方式方面,变大剂量冲击为小剂量每周给药;还体现在紫杉醇、EGFR 靶向药物等新药的应用,使同期放化疗近远期疗效又进一步提高。第三,支持辅助治疗的加强,如 G-CSF 和氨磷汀的应用,减轻了同步放化疗的毒性反应,保证了疗程的顺利完成。

附1　WHO 实体瘤客观疗效评定标准

完全缓解(complete response,CR):所有可见病变完全消失并维持4周以上。

部分缓解(partial response,PR):肿瘤病灶的最大径及最大垂直径的乘积减少50%以上,维持4周以上。

好转(moderate response,MR):肿瘤病灶的两径乘积缩小25%以上,但<50%,无新病灶出现。

疾病稳定(stable disease,SD):肿瘤病灶两径乘积缩小<25%,或增大<25%,无新病灶出现。

疾病进展(progressive disease,PD):肿瘤病灶两径乘积增大>25%,或出现新病灶。

附2　实体瘤的疗效评价标准(response evaluation criteria in solid tumors,RECIST,v1.1)

(1) 肿瘤病灶基线的评价:要确立基线的全部肿瘤负荷,对此在其后的测量中进行比较,可测量的目标病灶至少有一个,如是有限、孤立的病灶,需要组织病理学证实。①可测量的目标病灶:应代表所有累及的器官,每个脏器最多2个病灶,全部病灶总数最多5个作为目标病灶,并在基线时测量和记录。目标病灶应根据病灶长径大小和可准确重复测量来选择。所有目标病灶的长度总和,作为有效缓解记录的参考基线。②非目标病灶:所有其他病灶应作为非目标病灶并在基线上记录,无须测量的病灶在随诊期间要注意其存在或消失。

(2) 缓解的标准

1) 目标病灶的评价

CR:所有目标病灶消失。

PR:基线病灶长径总和缩小≥30%。

PD:基线病灶长径总和增加≥20%,绝对数增大5mm 或出现新病灶。

SD：基线病灶长径总和有缩小但未达 PR 或有增加但未达 PD。

2）非目标病灶的评价

CR：所有非目标病灶消失和肿瘤标志物水平正常。

SD：一个或多个非目标病灶和/或肿瘤标志物高于正常持续存在。

PD：出现一个或多个新病灶和/或存在非目标病灶进展。

（3）总疗效评价（表6-2-4）

表 6-2-4　总疗效评价

目标病灶	非目标病灶	新病灶	总疗效
CR	CR	无	CR
CR	未达	CR/SD	无 PR
PR		无 PD	无 PR
SD		无 PD	无 SD
PD		任何	有/无 PD
任何	PD		有/无 PD
任何		任何	有 PD

第三节　口腔颌面-头颈肿瘤生物治疗的现状和展望

一、靶　向　治　疗

（一）分子靶向药物治疗特点

分子靶向药物治疗属于病理生理治疗，即封闭肿瘤发展过程中的关键受体和纠正其病理过程。这类药物具有非细胞毒性和靶向性的特点，主要对肿瘤细胞起调节作用和稳定作用。

临床药理学：Ⅰ期临床试验研究无法达到剂量限制性毒性和最大耐受剂量；应用分子靶向药物具有特定的患者，肿瘤的分子标记（marker）尤为关键，也体现了"异病同治"。

（二）分子靶向药物分类

1. 根据化学结构　分为单克隆抗体、酪氨酸激酶抑制剂（小分子 TKI）。

2. 根据作用靶点

（1）EGFR：erbitux、gefitinib、erlotinib。

（2）VEGF 抑制剂：sunitinib、sorafenib、thalidomide、bevicizumab。

（3）蛋白酶抑制剂：bortezomib。

（4）Src 抑制剂：dasatinib。

（5）PDGF 抑制剂：imatinib。

（6）mTor 抑制剂：RAD001。

（三）单克隆抗体与酪氨酸激酶抑制剂的区别（表6-3-1）

表6-3-1 单克隆抗体与酪氨酸激酶抑制剂的区别

单克隆抗体	酪氨酸激酶抑制剂
高选择性、特异性强（与受体结合）	低选择性（可拮抗多种受体）
静脉注射	口服
半衰期长	半衰期短（每天应用）
肿瘤穿透力差	肿瘤穿透力强
下调受体水平	不下调受体水平
介导免疫反应（ADCC/CDC）	不介导免疫反应
副反应:过敏/HACA	副反应:腹泻/皮疹

（四）以抗表皮生长因子受体（EGFR）为靶点不同受体间激活（CROSS TALK）（图6-3-1）

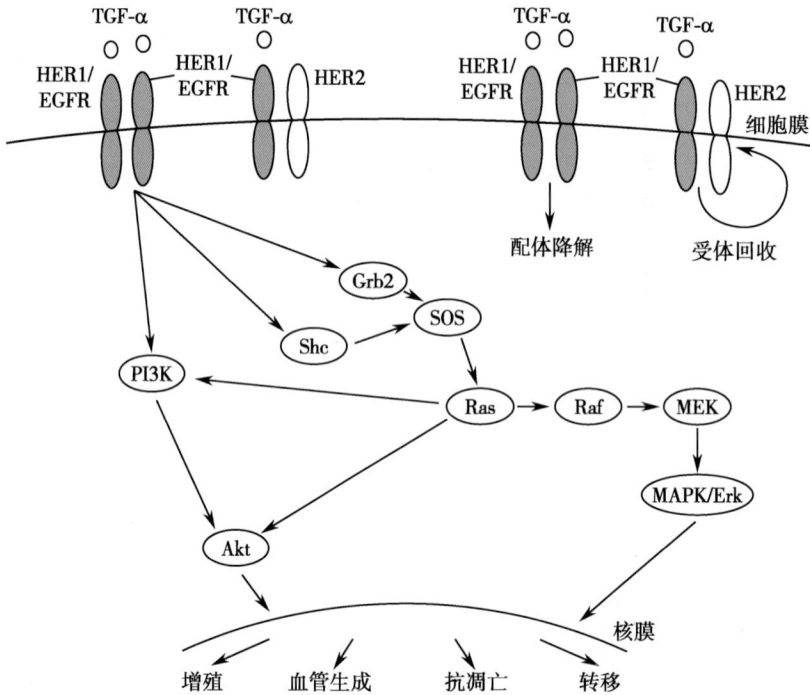

图6-3-1 靶点不同受体间激活

尼妥珠单抗是一种新的分子靶向药物,可与正常细胞和多种肿瘤细胞表面的表皮生长因子受体（EGFR）特异性结合,竞争性阻断表皮生长因子（EGF）和其他配体与EGFR的结合,从而阻断细胞内信号转导途径,起到治疗肿瘤的作用,是针对EGFR的IgG1单克隆抗体。

单药或联合放化疗,对于人表皮生长因子受体（EGFR）过度表达的肿瘤,如头颈部肿瘤、结直肠癌、非小细胞肺癌、食管癌、胃癌、神经胶质瘤、胰腺癌等,显示出良好的治疗效果。

学名:重组人源化抗人表皮生长因子受体单克隆抗体。

通用名:尼妥珠单抗注射液。

商品名:泰欣生。

研究表明,在许多实体瘤中存在着 EGFR 的过度表达、EGFR 变异、EGFR 配体表达增多。

EGFR 的高表达及异常表达对肿瘤细胞产生以下影响:肿瘤细胞的异常增殖;诱导新生血管生成;肿瘤侵袭;远处转移;细胞凋亡的抑制;诱导对放化疗的抵抗(图6-3-2)。

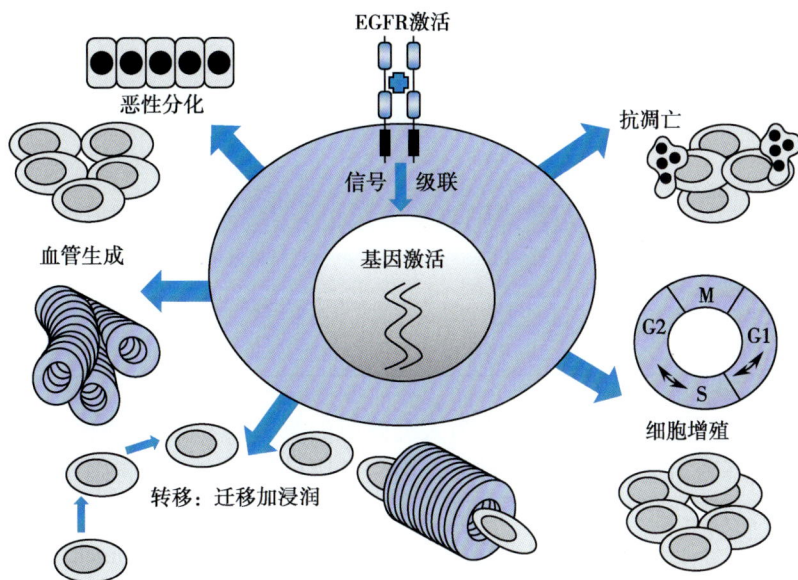

图 6-3-2　EGFR 激活的结果

高水平的 EGFR 往往与肿瘤的恶性程度和不良预后有关(表6-3-2)。

二、基因治疗

基因治疗是随着分子生物学和基因工程技术的发展而逐渐形成的一种新型的"分子靶向治疗"手段。除了急性创伤等特殊情况,几乎所有遗传性疾病和其他后天性疾病都不同程度地和基因的异常有关。因此,基因治疗是人类战胜疾病的重要途径之一,具有广阔的发展前景。基因治疗的内涵是指将限定的遗传物质转入特定的靶细胞中代替突变或缺失的基因;或者将突变的基因删除,使细胞恢复正常的生理功能,以达到预防或治疗疾病的方法。最初的基因治疗是用于治疗某些单基因缺陷的先天性疾病,如珠蛋白生成障碍性贫血(地中海贫血)、腺苷脱氨酶(adenosine deaminase,ADA)缺乏症引起的严重合并性免疫功能低下症(severe combined immunodeficiency,SCID)等,并取得了显著的疗效。在此成果的鼓舞下,人们将基因治疗的方向转向了一些难治的常见的后天获得性疾病上,如癌症、心脏病、糖尿病、神经系统疾病、自身免疫性疾病(类风湿关节炎、多发性硬化症等)、传染病[获得性免疫缺陷综合征(acquired immunodeficiency syndrome,AIDS)、肝炎等]。

表 6-3-2　EGFR 的高表达或异常表达与肿瘤的关系

肿瘤	EGFR 表达率/%	资料来源
头颈部癌	80~100	Salomon,Grandis
神经胶质瘤	40~63	Salomon,Watanabe,Rieske
宫颈/子宫癌	17~90	KarseMaekers,Feaures Kim
前列腺癌	40~80	Selmy
胃癌	33~74	Neal,Gam Boa
乳腺癌	14~91	Klijn,Bechman,Bucci,Walker
结直肠癌	25~77	Salomon,Messa
胰腺癌	30~50	Salomon,Uegaki
卵巢癌	35~70	Bartlett,Fischer-Colbrie
非小细胞肺癌	40~80	Fujcno,Rusch,Fontanini
食管癌	71~88	Salomon,Ltakura
肾脏细胞癌	50~90	Salomon,Yoshida
膀胱癌	31~48	Salomon,Chow

　　恶性肿瘤发病率高,死亡率高,已成为人类健康的第一杀手,是生物医学界需要攻克的首要难题。肿瘤基因治疗的原理是将目的基因用基因转移技术导入靶细胞,使其表达此基因而获得特定的功能,继而执行或介导对肿瘤的杀伤和抑制作用,从而达到治疗的目的。近十几年来,肿瘤的分子生物学研究迅猛发展,如人类基因组计划(Human Genome Project, HGP)和癌症基因组解剖方案(cancer genome anatomy project,CGAP)的即将完成等,为肿瘤的基因治疗奠定了坚实的基础。然而,恶性肿瘤的发生不同于单基因遗传病,是多基因异常和多种外界环境因素相互作用的结果,在治疗上远远难于单基因疾病的基因治疗,但在治疗方法上却比单基因疾病有更多的选择性。因为肿瘤的治疗基本目的是杀灭肿瘤细胞,无须长期或终身表达引进的基因。既可采用传统的基因替代或基因剔除疗法,也可以不顾及癌细胞中特殊的基因变异情况,针对与癌细胞生长、凋亡或血管生长有关的分子途径中某个或某些关键分子,设计分子靶向治疗方案,促进癌细胞凋亡、抑制其生长或转移。可见癌症的基因治疗在概念上比单基因治疗要广得多,已成基因治疗中的一个主要研究方向,也是肿瘤治疗研究中最活跃、最有希望的领域。

（一）基因治疗的基本策略

　　1. 反义技术介导的基因治疗　　反义技术也称反基因技术,原理是通过阻止从 DNA 的转录过程或从 mRNA 到蛋白质的翻译过程,来阻断细胞中的蛋白质合成。包括反义核酸技术和反义肽技术。反义核酸技术是根据核酸碱基互补配对的原则设计出能与靶基因特定区域结合的 RNA 或 DNA,以影响靶基因的表达,进而抑制其功能。包括反义寡聚核苷酸、反义基因和核酶三种,具有如下特点:①反义化合物的靶点是导致肿瘤发生的基因,通过调控基因产物的表达而发挥治疗作用,与传统的药物作用具有互补性。②反义化合物可用于治疗传统药物不能治愈的基因疾病。③反义治疗比表达载体基因治疗更安全有效,不良反应更少。

④治疗费用比传统药物更低廉。但是,反义技术仍有许多技术难点需要攻克,例如不易获得定向靶组织的反义药物、寡脱氧核苷酸(oligodeoxyuncleotide,ODN)易受核酸酶的破坏、在血浆中半衰期短、作用模式的不确定性及潜在的毒性等。反义肽是通过外源性的人工合成的反义肽对目的基因蛋白的结合而阻断基因产物的生物学效应。

(1) 反义寡聚核苷酸:一般不超过三十聚体,通过内吞及被动扩散方式进入细胞。为了提高内吞效率和减少体内核酸酶的降解作用,通常对人工合成的寡聚核苷酸进行化学修饰,如甲基化磷酸、硫化磷酸铵类似物代替磷酸二酯键骨架,形成甲基磷酸型、硫化磷酸型寡聚核苷酸等。寡聚核苷酸到达细胞后,在 DNA 结合蛋白的识别位点处,以氢键结合的方式阻止基因的转录和复制,从而产生基因治疗效应。实验结果表明,用反义 bcl-2 可以封闭慢性粒细胞白血病的 *bcl-abl* 融合基因的表达,能抑制肿瘤生长。也可以阻止非霍奇金淋巴瘤的生长。反义 K-ras 能封闭胰腺癌、肺癌的 *K-ras* 癌基因,明显地抑制肿瘤细胞的生长。

(2) 反义基因:通过表达载体介导的反义基因,是将特异的反义基因连接到质粒载体或病毒载体上,转化或转染肿瘤细胞,在细胞内转录出能与目的基因正义 RNA 互补的反义RNA,从而阻断目的基因蛋白质的表达,发挥治疗肿瘤的作用。目前发现的 100 余种与肿瘤相关的癌基因都可作为特异性反义 DNA 介导的基因治疗攻击的靶点。

(3) 核酶:核酶是具有反义催化活性的反义 RNA,能催化性地切割靶基因,破坏遗传信息,而不抑制蛋白质的功能,因此应用领域更广泛。作用的靶基因有癌基因、融合基因、抗药基因及端粒酶基因等。

2. 三链 DNA 靶向基因治疗　作用于双链 DNA 的脱氧寡核苷酸,通过专一性序列结合形成三链 DNA,阻止基因转录或 DNA 复制,此脱氧寡核苷酸被称为三链 DNA 形成脱氧寡核苷酸(triplex-forming oligonucleotide,TFO)。为了与反义 RNA 技术区别,三链 DNA 技术也称反基因技术。TFO 基因治疗只针对转录水平的 DNA 序列,信息没有放大,因此所需要的剂量比较小。TFO 通常结合在蛋白识别位点,由 15~40 个碱基设计合成,严格地按照 T+AT、C+GC、G+GC、A+AT 三碱基体的规律与双链 DNA 结合,具有较强的特异性,1~2 个碱基的错配将导致三链 DNA 稳定性大大降低。但是 TFO 的稳定性不足、半衰期短等问题仍未解决,目前还不能临床应用。

3. 抑癌基因介导的基因治疗　抑癌基因具有抑制增殖或转移、诱导凋亡、促进分化的作用。抑癌基因介导的基因治疗是将外源性的正常基因导入抑癌基因失活的肿瘤细胞内,恢复由于缺失或突变而丧失功能的抑癌基因。目前最常用的抑癌基因是 *RB*、*P53*、*APC* 等。其中人类 *P53* 基因是研究最深入的抑癌基因,位于 17 号染色体短臂 17p13.1。转录产物为 2.5kb mRNA,编码 393 个氨基酸的蛋白,分子量为 53kD,是一种半衰期很短的核磷酸蛋白,对细胞生长具有负向调节作用,野生型 *P53* 被认为是细胞周期的负性调控因子。*P53* 的改变与多种肿瘤有关,如肺癌、肝癌、结肠癌、乳腺癌、食管癌等几乎所有人类的恶性肿瘤都发现突变型 *P53* 表达增加。通过尝试用野生型 *P53* 基因导入这些肿瘤细胞,均能发现细胞生长速度明显减慢,细胞周期发生改变,即 G0/G1 期升高,S 期细胞减少,以及琼脂集落形成率和裸鼠致瘤能力降低等。

我国生产的重组人 P53 腺病毒注射液,在临床应用于头颈癌的治疗中取得了一定的效果。裸鼠动物实验发现皮下接种 1×10^7 个肿瘤细胞,7 天后,100% 裸鼠出现花生米大小的瘤块;若在第 3 天注射重组人 P53 腺病毒注射液,则 100% 裸鼠均未见瘤块长出。Ⅰ期临床试验的 12 例喉癌患者 4~6 年的随访表明,11/12 例患者存活,平均生存时间 5.9 年,无病生存者 9/12 例;5 年生存率 91.7%。在另一组治疗头颈部鳞癌的 Ⅱ/Ⅲ 期多中心临床试验中,77% 为 Ⅲ~Ⅳ 期。重组人 P53 腺病毒注射液联合放疗组的肿瘤完全消退(CR)率达 64%,肿瘤部分消退(PR)率为 29%,有效(CR+PR)率为 93%;单纯放疗组 CR 率为 19%,PR 率为 60%,有效率为 79%;两组间 CR、PR 率有显著差异($P<0.01$)。基因治疗联合放疗将单纯放疗的肿瘤完全消退(CR)率提高约 3.4 倍,$P<0.01$。主要不良反应是自限性发热,发生频率约 32%。在口腔癌治疗方面,李龙江等采用重组人 P53 腺病毒注射液联合化疗药物经选择性动脉灌注给药的方式治疗晚期口腔癌,联合用药组、单纯重组人 P53 腺病毒注射液组和单纯化疗组的 CR 率分别为 28.57%、16.67%、10.00%。而且联合用药组的不良反应明显轻于化疗组。

4. 病毒基因治疗 原理是通过对病毒基因进行改造,使改造后的病毒能在肿瘤细胞中特异性地增殖,而对正常细胞没有影响,因此,当病毒感染肿瘤细胞后在细胞内增殖并裂解肿瘤细胞,裂解后释放的病毒颗粒再次感染其他的肿瘤细胞,直到将全部肿瘤细胞杀灭,故这种病毒也称肿瘤特异性增殖病毒或溶瘤病毒。其中,病毒在肿瘤细胞中特异性地增殖的机制包括:①利用某些病毒对特定组织的亲和性,通过这些病毒表明的结合蛋白使其与特定的肿瘤组织细胞结合而发生感染达到溶瘤作用。②选择性转录病毒增殖必需基因,将肿瘤组织特异性启动子或增强子插入病毒增殖必需基因的上游,使其表达仅限于肿瘤细胞,从而达到该病毒对肿瘤细胞的特异性感染。③将病毒在正常细胞内复制所必需而在肿瘤细胞内非必需的病毒基因选择性地缺失,如 P53 基因是宿主细胞抗病毒的主要蛋白,正常细胞感染腺病毒后即激活 P53,导致细胞凋亡,使病毒复制终止。野生型腺病毒由于存在能抑制 P53 激活的 E1B 55kD 蛋白,故野生型腺病毒能在正常细胞内增殖。当腺病毒缺失这种蛋白时,感染正常细胞后,P53 被激活,使细胞凋亡,腺病毒不能再继续增殖而使感染终止。而在 P53 突变的肿瘤细胞中,病毒感染后,P53 不能被激活,缺乏 E1B 55kD 蛋白的腺病毒能继续复制增殖,最终使肿瘤细胞溶解死亡。Clayman 等用腺病毒载体携带 B-D-半乳糖苷酶基因转染口腔黏膜鳞癌细胞,达到抑制癌细胞 DNA 复制的目的,使鳞癌细胞发生明显凋亡。他还比较了 P53、P21 是否有抗肿瘤活性,将腺病毒转导入人头颈癌细胞中。结果在体外和动物体内均显示前者有明显抗肿瘤作用,后者无抑癌作用。1997 年 Chang 等人报道用 P53 基因替代法联合放射治疗裸鼠移植瘤模型,取得很好的抗肿瘤效果。机制是野生型 P53 基因可以解除人头颈鳞癌细胞 DNA 合成前期的阻滞状态,增强肿瘤细胞对放疗的敏感性,进而引起凋亡。这进一步提示该方法临床应用的可能性。

目前,唯一正式获准上市用于临床治疗的病毒基因治疗药物是 2005 年 11 月经国家食品药品监督管理局(State Food and Drug Administration,SFDA)批准的组织工程腺病毒注射液,主要用于鼻咽癌的治疗。重组人 5 型腺病毒注射液是一种删除 E1B-55kD 和 E3 区基因片段的重组人 5 型腺病毒颗粒。能够特异性地在肿瘤细胞中复制、包装及释放,最终导致癌细胞裂解。在正常组织细胞中不能有效复制,因而无损伤作用。受感染癌细胞裂解后释放出的病毒可感染、裂解新的肿瘤细胞。经中山大学肿瘤防治中心等 13 个全国重点大型医院进行临床试验结果表明,在人体肿瘤内重复注射重组人 5 型腺病毒注射液$(0.5~1.5)\times 10^{12}$vp/d,连续 5 天与全身化疗并用是可行的;联合化疗(顺铂+5-FU)治疗组的客观有效率比单纯化疗组有所提高。在头颈癌的客观有效率分别为 78.8% 和 39.6%,在鼻咽癌分别为

86.5%和59.4%,差异都具有统计学意义。显示出重组人5型腺病毒注射液瘤内注射对头颈-食管鳞癌有明确的治疗作用。同时还发现注射重组人5型腺病毒注射液后出现的发热反应有利于提高疗效。重组人5型腺病毒注射液主要的不良反应为注射局部反应、发热、白细胞粒细胞减少和包括寒战、头痛、肌痛、乏力在内的流行性感冒样症状。

5. 肿瘤的免疫基因治疗 肿瘤免疫基因治疗是指利用基因进行免疫治疗,即通过增强肿瘤抗原或免疫效应细胞的杀伤活性,实现抗肿瘤的目的。包括肿瘤的细胞因子基因治疗、肿瘤抗原靶向的基因治疗(肿瘤疫苗)、自杀基因疗法、肿瘤的共刺激分子基因治疗、抗体介导的肿瘤免疫基因治疗等。

(1) 细胞因子免疫基因治疗:细胞因子(cytokine,CK)是一类由免疫细胞(淋巴细胞、单核巨噬细胞等)和相关细胞(成纤维细胞、内皮细胞等)产生的调节细胞功能的高活性、多功能蛋白质多肽分子,但不包括免疫球蛋白、补体和一般生理型细胞产物,绝大多数细胞因子是低分子量(15~30kD)的蛋白或糖蛋白。以单体形式存在,少数形成二聚体和三聚体。根据细胞因子的作用机制不同可分为效应性细胞因子和调节性细胞因子。细胞因子具有多种功能,包括抗病毒活性、免疫调节活性、炎症介导活性和调节造血生长活性等。按功能可分为六大类:白细胞介素(interleukin,IL)、干扰素(interferon,IFN)、肿瘤坏死因子(tumor necrosis factor,TNF)、趋化因子(chemokine)、集落刺激因子(colony stimulating,CSF)和生长因子(growth factor,GF)。用于抗肿瘤治疗的细胞因子基因治疗包括四种。

1) 免疫效应细胞介导的细胞因子治疗:主要原理是以过继免疫疗法为基础,将细胞因子基因转染到免疫效应细胞内,增强抗肿瘤作用,以免疫细胞为载体,在输注免疫细胞的同时将细胞因子基因携带至相应的靶部位,增高局部细胞因子的浓度,从而增强局部的抗肿瘤免疫效应。目前用于肿瘤治疗的免疫效应细胞主要有肿瘤浸润淋巴细胞(tumor infiltrating lymphocyte,TIL)、淋巴因子激活的杀伤细胞(lymphokine-activated killer cell,LAK cell)、细胞毒性T淋巴细胞(cytotoxic T lymphocyte,CTL)、自然杀伤细胞(natural killer cell,NK cell)和巨噬细胞(macrophage,MΦ)等。将TNF基因导入TIL细胞进行肿瘤基因治疗曾一度产生轰动。1990年11月,美国国立卫生研究院(National Institutes of Health,NIH)和美国食品药品监督管理局(Food and Drug Administration,FDA)还批准将该方法用于恶性黑色素瘤的临床治疗,取得了一定的缓解,但远期效果并不令人满意。国内郭伟等在术后标本的引流区淋巴结中提取淋巴细胞(DNL)并转染TNF基因后,经过扩增用来治疗口腔癌患者,取得了初步疗效。LAK细胞的抗肿瘤作用是非特异的,靶向性也差,故现已很少将其用作受体细胞。CTL细胞可以特异性识别、结合和杀伤相应的靶细胞,大量的动物实验都取得了显著的效果。但由于肿瘤细胞多缺乏较强的抗原表达,诱导、分离和扩增困难,不便于临床应用。NK无须抗原致敏就可杀伤肿瘤细胞,发挥重要的免疫监视功能,动物实验和临床应用都取得了明显的抗肿瘤效果,副作用也很轻微,还有待于进一步临床试验。MΦ既是抗肿瘤的免疫效应细胞,也是重要的抗原提呈细胞,还可以分泌大量细胞因子,是一种较理想的受体细胞。因为MΦ是一种终末期细胞,用逆转录病毒转染较困难,而用能感染非分裂细胞的腺病毒作为载体,能使MΦ的体外杀伤活性明显提高。

2) 非免疫效应细胞介导的细胞因子基因治疗:以成纤维细胞、骨髓细胞、内皮细胞等非免疫效应细胞作为受体细胞具有诸多优点,包括这类细胞易于获取和培养、生命周期较长、容易转染外源基因并稳定表达、在体内可持续产生细胞因子、回植的细胞容易取出等。国内外对该方法的研究比较多,取得了大量研究成果,其中成纤维细胞介导的细胞因子基因疗法已进入临床试验。

3) 体内途径的细胞因子基因治疗:直接将细胞因子基因导入体内,发挥抗肿瘤作用。包括裸露的细胞因子表达质粒的肌内注射法、携带细胞因子基因的腺病毒或痘病毒体内注射、将前两者用脂质体包裹后体内注射等。该方法简便易行,应用十分广泛。

4) 肿瘤细胞靶向的细胞因子受体基因治疗:通过将细胞因子受体基因转染,使肿瘤细胞表面的细胞因子受体表达增多,增加了细胞因子与靶细胞的结合,提高了靶细胞对细胞因子作用的敏感性,从而增强了细胞因子的抗肿瘤效果。

(2) 转基因肿瘤疫苗:将细胞因子或免疫相关基因导入肿瘤细胞制备成肿瘤疫苗,增强肿瘤细胞的抗原性和抗体对肿瘤抗原的识别和提呈能力,修复机体的抗肿瘤免疫缺陷和肿瘤细胞的免疫逃避,实现机体的抗肿瘤免疫。

1) 细胞因子基因导入肿瘤细胞:原理是以主动免疫为基础,将经过实验证实具有增强免疫功能和抗肿瘤作用的细胞因子基因转染肿瘤细胞,制备成新型肿瘤疫苗,再输入宿主体内,不仅能在体内持续产生细胞因子,维持局部细胞因子的高浓度,而且更重要的是这些导入细胞因子基因的肿瘤细胞经过基因水平的调控或局部高浓度的细胞因子的作用,已变为具有强免疫原性的细胞,能有效地激发宿主的特异性抗肿瘤免疫反应。随着人们对免疫细胞和免疫应答机制的认识的不断深入、新型细胞因子的发现,以及新型细胞因子表达载体等的发展,这一类肿瘤疫苗的制备变得简化和多样化。

2) 免疫相关基因导入肿瘤细胞:这类方法包括肿瘤的 MHC 基因治疗和肿瘤的共刺激分子基因治疗等。CD8$^+$CTL 必须识别肿瘤表面的 MHC-Ⅰ分子抗原肽复合物才能发挥杀伤作用,同样,CD4$^+$Th 只有识别 APC 表面的 MHC-Ⅱ分子抗原复合物,才能产生免疫应答,而两者都需要 B7 共同刺激。肿瘤细胞低水平表达或不表达 MHC 分子即共刺激分子,造成抗原提呈障碍,逃避机体免疫。肿瘤的 MHC 基因治疗的目的是促进肿瘤细胞重新表达内源性 MHC-Ⅰ类分子,或将外源性 MHC-Ⅰ类分子转移至肿瘤细胞中使其高表达 MHC-Ⅰ类分子,激活机体的肿瘤排斥反应。单独 B7 基因治疗对无免疫原性的肿瘤细胞作用弱,故 B7 基因治疗多与 MHC 基因治疗联合应用。

3) DNA 疫苗:DNA 疫苗由来自病原微生物或肿瘤细胞有编码基因的非复制型 DNA 质粒组成。将编码不同蛋白质的质粒接种于体内,可激发 T 细胞和相应抗体对这些蛋白产生免疫应答,从而提供一种特异性免疫手段。具有避免导入强毒力病毒的风险;易于大量制备,价格便宜;可以干粉形式长期保存;小剂量即可诱导保护性免疫;一次即能产生长期免疫力等诸多优点。可应用于病毒诱发的肿瘤。抗病毒的预防性免疫接种可降低肿瘤发生率。

(3) 自杀基因治疗:将药物敏感性基因转染肿瘤细胞,通过提高肿瘤细胞的药物敏感性而达到杀灭肿瘤细胞的方法,又称为病毒导向的酶前药物疗法(virus directed enzyme prodrug therapy,VDEPT)。原理是把编码某一敏感因子的基因转入肿瘤细胞,使其对原本无毒或低毒的药物产生特异的敏感性而死亡。这一表达敏感性因子的基因称为药物敏感基因或自杀基因。多数自杀基因疗法是通过编码病毒或细菌的酶来介导药物敏感性,即肿瘤细胞产生的酶把药物的无活性形式转化成毒性代谢产物,来抑制核酸的合成。自杀基因治疗的不足是仅能杀伤 S 期细胞。

1) 自杀基因作用体系:自杀基因治疗是一个治疗体系,包括自杀基因和前体药物两个部分。常用的自杀基因有单纯疱疹病毒胸苷激酶(*HSK-TK*)基因、水痘-带状疱疹病毒苷激酶(*VZV-TK*)基因、大肠杆菌胞嘧啶脱氨酶(*CD*)基因、黄嘌呤-鸟嘌呤磷酸核糖转移酶(*XGPRT*)基因、嘌呤核苷磷酸化酶(*PNT*)基因、细胞色素氧化酶*P450*基因、胞苷激酶(*DCK*)基因等。前药部分在肿瘤细胞内没有抗肿瘤效应,当被腺病毒携带的活化基因转化后,才能转化为有抗癌活性的药物,发挥肿瘤杀伤效应。目前有两种自杀基因治疗系统,包括胞嘧啶脱氨解酶基因/5-氟胞嘧啶(CD/5-FC)和胸苷激酶基因/甘昔洛韦(TK/GCV)两种。一般以逆转录病毒、复制缺陷性腺病毒为载体,HSV-1-tk/GCV 系统较为常用。

2)旁观者效应:实验中发现,在转染自杀基因的肿瘤细胞被杀死后,还能引起其旁边未被转染自杀基因的肿瘤细胞死亡,这种效应称为旁观者效应(bystander effect,BE)。关于旁观者效应的机制,多数学者认为是由于细胞之间的缝隙连接引起的。还有学者认为是细胞凋亡产生的小泡可以包裹自杀基因产物,这些小泡被邻近的细胞吞噬后将自杀性蛋白传递给这些肿瘤细胞,导致其死亡。最新的研究发现 T 淋巴细胞介导的免疫反应可能在 BE 中起关键作用。BE 的意义在于能扩大自杀基因的杀伤作用,弥补了该方法转导效率低的问题,对肿瘤治疗有重要意义。

3)自杀基因疗法的应用:O'Mally 等用腺病毒介导单纯疱疹胸腺嘧啶激酶治疗人头颈鳞癌裸鼠移植瘤模型。首先在裸鼠口底区接种瘤细胞,14 天后,将含有单纯疱疹胸腺嘧啶激酶基因的缺陷病毒颗粒 1010 直接注入肿瘤结节内,8 小时后腹腔注射更昔洛韦(ganciclovir),100μg/kg,每天 2 次,连续 6 天。接种肿瘤后 21 天处死裸鼠。疗效的评定标准,采用计算机图像分析对肿瘤横断面积定量检测。结果治疗组比对照组中的指数有显著差异($P < 0.001$);存活率的研究表明,在治疗 160 天后,治疗组 50% 存活,而对照组 43 天全部死亡。本研究提示由腺病毒介导的自杀基因治疗动物肿瘤模型的实验研究,为临床基因治疗头颈癌展示了良好的应用前景。Wilson 等用动物实验证实更昔洛韦可以杀伤由 *HSV-tk* 基因感染的人头颈癌细胞,表现为局部及远隔部位旁观者效应。美国国立卫生研究院用这一方法治疗脑肿瘤,在观察的 10 个病例中 6 例有效。国内顾建人等也报道得出类似治疗效果。有人将这一疗法亦称为"分子化疗"。

(4)树突状细胞(dendritic cell,DC)介导的基因治疗:树突状细胞是目前发现的功能最强的抗原提呈细胞,具有典型的树突状形态,膜表面高表达丰富的 MHC-Ⅱ类分子及 B7 等,能够移行至淋巴器官和刺激初始型 T 细胞的增殖分化,表面有相对特异性标志的一类抗原提呈细胞。DC 是机体免疫反应的始动者,对于诱导免疫应答有重要作用。人类的 DC 表面表达 CD1a、CD1c、CD83,大鼠为 OX62,小鼠为 33D1 和 NLDC145。

DC 抗肿瘤的机制,包括捕获抗原加工成短肽,以抗原肽-MHC 分子复合物的形式提呈给 T 细胞,启动 MHC-Ⅰ类限制性 $CD8^+$CTL 和 MHC-Ⅱ类限制性 $CD4^+$Th1 变态反应;分泌 IL-12、趋化因子等细胞因子以增强免疫反应强度。

以 DC 为基础的肿瘤免疫基因治疗的策略:一方面,用肿瘤抗原基因修饰 DC 后回输体内,诱导特异性抗肿瘤免疫反应。另一方面,用细胞因子基因修饰 DC 后,通过 DC 在体内表达的细胞因子增强局部的免疫功能。

目前,DC 细胞基因治疗只用于恶性黑色素瘤、前列腺癌、乳腺癌、宫颈癌、结肠癌等,许多临床试验得到了满意的结果。曹雪涛等采用抗原致敏的人树突状细胞(antigen presenting dendritic cell,APDC)治疗结肠癌有效率达到 46.2%,而化疗组的有效率仅为 22.5%,显示了相当好的临床应用前景。

（5）其他类型的免疫基因治疗

1）抗体介导的肿瘤免疫基因治疗：将肿瘤特异性单链抗体基因导入免疫效应细胞，使之分泌抗体，通过抗体的特异性结合增强免疫基因治疗的靶向性，还可通过抗体杀伤肿瘤细胞；还可通过合成胞内抗体特异性灭活某些靶蛋白，抑制肿瘤生长。

2）肿瘤抗原靶向的基因治疗：抗肿瘤机制是把肿瘤特异性抗原或肿瘤相关抗原基因通过适当的载体（病毒、成纤维细胞、DC 等）在宿主体内表达，打破机体对肿瘤抗原的免疫耐受，刺激机体产生抗肿瘤免疫反应。目前所应用的肿瘤抗原有黑色素瘤相关抗原 MAGE、癌胚抗原 CEA、酪氨酸酶、gp100 等。

3）综合性基因治疗：根据不同免疫基因疗法的原理不同，将不同的基因治疗方法加以综合或与传统的放化疗联合，以发挥相加或协同作用，提高抗肿瘤疗效，具有广阔的发展前景。

6. 抗肿瘤血管形成基因治疗　肿瘤通过血管获得营养，并可通过血管发生转移，故抗肿瘤血管形成是抗肿瘤治疗的基本策略之一，属于抗肿瘤间质治疗。因此，从基因水平破坏肿瘤新生血管具有靶点单一、特异性强、生理毒性小等特点，对抑制肿瘤的生长、预防肿瘤的转移和复发有重要的意义。

肿瘤细胞生长过程中分泌血管内皮细胞生长因子（VEGR），从而促进肿瘤血管形成。VEGF 是一种碱性可分泌的肝素结合蛋白，其编码基因位于 6p21.3，由 8 个外显子构成。VEGF 受体 Flt/Flk 为酪氨酸蛋白激酶型膜受体，具有高度的特异性。VEGF 与受体结合后，可以刺激血管内皮细胞增殖，促进血管形成，增加血管通透性，由此增加肿瘤细胞的营养供应。血管形成的各个阶段都可以作为基因治疗的攻击靶位，包括抑制血管生成因子的形成和释放、阻断血管生成因子与血管内皮细胞的结合、抑制细胞外基质的重塑、诱导内皮细胞的凋亡等。目前已有多种药物应用于临床，如 endostatin、TNP-470、TSP-1、PF4 等。

7. 肿瘤多药耐药基因治疗　肿瘤细胞的多药耐药（multidrug resistance，MDR）现象是影响化疗疗效的主要原因。研究发现 MDR1 基因编码的 P-糖蛋白（P-glycoprotein，P-gp）的过度表达是引起多药耐药发生的重要原因。故通过对 MDR1 及其调节基因的修饰，达到抑制 MDR1 的表达，进而提高肿瘤细胞对化疗药物的敏感性。如利用反义技术制备 MDR1 的反义寡聚脱氧核苷酸（AOD）影响 MDR1 的转录，用 MDR1 基因的反义 RNA 抑制 MDR1 的 mRNA 的翻译，用核酶切割 MDR1 mRNA 等，都能减少 MDR1 的表达，抑制 P-gp 介导的药物外排，逆转肿瘤细胞对化疗药物的耐受性。还可将一些细胞因子（如 IFN、TNF、IL-2 等）基因或抑癌基因（如 P53）导入肿瘤细胞，通过增加局部的细胞因子浓度或激活抑癌基因来降低 MDR1 的表达。另外，将 MDR1 基因导入正常细胞（如造血干细胞），可以避免化疗药物对正常细胞的毒性，提高机体对大剂量化疗的耐受性。

总之，MDR1 是肿瘤基因治疗的又一重要靶点，既可用来逆转肿瘤细胞的耐药性，也可用来保护正常的细胞以提高化疗的耐受性；但目前因为基因技术尚不成熟，还无法应用于临床，尚有许多问题需要解决；相信随着基因工程理论和技术的不断发展，必将为肿瘤的化学药物治疗揭开新的一页。

8. 端粒酶为靶点的治疗　端粒（telomere）是真核生物细胞染色体末端的一种特殊结构，DNA 序列由长 5~15kb 的（TTAGGG）n 的串联重复片段组成。端粒的功能是稳定染色体、防止染色体末端的融合、保护染色体结构基因等。端粒酶（telomerase）是一种核糖蛋白酶,由三部分组成,即人端粒酶 RNA(rTR)、端粒酶相关蛋白(TP1/TLP1)和人端粒酶催化蛋白亚单位(hRERT)。端粒酶具有逆转录活性,能以 rTR 为模板,向染色体末端添加 TTAGGG 序列。

端粒和端粒酶与细胞的衰老和肿瘤的发生有密切的关系。大量研究资料表明,约 85% 的人类肿瘤细胞存在端粒酶活性的明显升高,而绝大多数体细胞和良性肿瘤缺乏端粒酶活性,是广泛的肿瘤标志物之一。因此,端粒和端粒酶可作为生物治疗的重要靶点。围绕以抑制端粒酶活性为靶点的肿瘤基因治疗策略主要包括五点。

(1) 阻断 rTR 的模板作用:通过反义技术封闭 rTR,抑制端粒酶活性,从而实现限制端粒的合成。

(2) 抑制 hRERT 的基因表达:研究发现,hRERT 与肿瘤的发生最密切,下调 hRERT 基因能抑制端粒酶的活性。

(3) 核苷类似物竞争性抑制逆转录过程:利用一些核苷类似物竞争性抑制端粒酶的逆转录过程,达到抑制端粒酶活性和阻止端粒延长的目的。

(4) 细胞分化诱导剂抑制端粒酶活性:研究发现,维 A 酸(retinoic acid,RA)、二甲亚砜(dimethyl sulfoxide,DMSO)等能抑制端粒酶的活性,但机制尚不清楚。

(5) 其他端粒酶活性抑制剂:如 DNA 交联剂和蛋白激酶抑制剂等,都能抑制端粒酶活性。

以端粒酶为靶点的肿瘤治疗具有良好的应用前景,但还没有应用于临床,存在着诸如端粒酶活性调控机制尚不明了,对显示端粒酶性的人体正常细胞如生殖细胞、造血干细胞、表皮细胞等的毒性等问题还没有解决。相信随着研究的不断深入,以端粒酶为靶点的基因治疗有可能成为一种有效的抗肿瘤手段。

(二)基因治疗的基本方法

1. 基因治疗的靶位

(1) 基因治疗的靶组织及靶器官:用于基因治疗的靶组织及器官包括骨髓、皮肤、上皮细胞、血管内皮、间皮、肌肉、神经、肝脏、胰腺等。其中,骨髓具有容易获得、可在体外培养和易于返回体内的优点,应用也最广泛。皮肤是最容易大面积接近的组织,并能持续表达更新来影响全身,也是比较理想的靶组织。

(2) 基因治疗的靶细胞:基因治疗的靶细胞又称受体细胞,通常要求符合的基本条件包括来源容易;能在体外培养和扩增;易于被基因转染并进行高效表达;易于体内移植或回输,进入人体后所携带的目的基因能稳定地表达;具有比较长的生存寿命。用于基因治疗的靶细胞包括淋巴细胞类、肿瘤细胞、造血干细胞、肌细胞、皮肤或纤维细胞等。

1)免疫细胞:外周血淋巴细胞是各种基因治疗的主要靶细胞。其中 T 淋巴细胞是主要的肿瘤基因治疗靶细胞,如肿瘤浸润性淋巴细胞(TIL)、肿瘤引流淋巴结细胞(DNL)等都取得了一定的临床应用疗效。

2)肿瘤细胞:癌细胞是肿瘤基因治疗的主要靶细胞之一。可采用原代肿瘤细胞或 HLA 配型的肿瘤细胞株。通过构建肿瘤细胞特异性定向高表达病毒载体,使肿瘤细胞作为受体细胞更具有优越性。

3)造血干细胞:在肿瘤的基因治疗中,造血干细胞是耐药基因、细胞因子基因等较理想的受体细胞。此外,造血干细胞还常用于遗传病、自身免疫性疾病的基因治疗。

4）成纤维细胞:成纤维细胞遍布全身并具有较强的自我更新能力。各种基因转移技术中均可以采用成纤维细胞作为靶细胞,是基因治疗理想的受体细胞之一。主要缺点是在体内由于细胞凋亡而引起的基因表达失活。

5）其他:肝细胞、骨骼肌细胞、神经胶质细胞、角质细胞、血管平滑肌细胞、上皮细胞等都具有各自的特点,可作为肿瘤基因治疗的受体细胞。

（3）肿瘤基因治疗的目的基因:主要包括细胞因子基因、MHC 分子基因、协同刺激分子基因、抗癌基因、反义核酸、肿瘤的药物相关基因及病毒基因等。根据肿瘤基因治疗的目的可分如下四类靶基因。

1）能改变肿瘤细胞的恶性表型的基因:针对癌基因的突变、扩增、过度表达等,采用反义核酸或核酶。而对于抑癌基因的突变、失活,可采用野生型的正常基因替换或剔除缺陷基因。

2）能提高肿瘤细胞的免疫原性的基因:细胞因子(IL-2、IFN、GM-CSF、TNF 等)基因、共刺激分子 B7 基因等,以增强宿主的抗癌免疫反应,这类基因治疗统称免疫基因治疗。

3）肿瘤药物增敏基因:将编码某一敏感性因子的基因转入肿瘤细胞,使其对某种原本无毒或低毒的药物产生特异的敏感性而死亡。这一表达敏感性的基因也称自杀基因。自杀基因通常由病毒载体转移进入细胞,该法又称病毒导向的酶前药物疗法(VDEPT)。

4）耐药基因:主要目的是提高造血干细胞对化疗药物的耐受性,防止化疗药物的骨髓抑制作用。研究比较深入的耐药基因有多药耐药基因(MDRL)、二氢叶酸还原酶(dihydrofolate reductase,DHFR)等。

2. 基因治疗的载体　运载或携带治疗性遗传物质的工具称为载体(vector)。基因载体系统是基因治疗的关键技术之一。基因载体必须能容易进入靶细胞内,并在靶细胞内能特异、有效、持续地表达外源性基因,整个过程还必须毒性低、安全可控。遗憾的是,目前为止还没有一种完全满足这些条件的基因载体。常用基因治疗载体可分为病毒载体和非病毒载体两大类。天然存在的载体可通过结合(和运动)、转导和转染三种形式在不同细胞之间转移。转导依赖于整合入细胞基因组并经过细胞分裂繁殖的病毒 DNA 分子。转染是将 DNA 通过物理或化学的方法被动转运至细胞内的过程。病毒载体转染效率较高,是目前基因治疗的主要手段,但病毒载体缺点在于制备复杂,有免疫原性,体内不能反复应用,安全性也存在隐患及非导向性,必须进一步改建。非病毒载体是病毒载体的重要补充途径,体外试验应用较多,通常利用亲水或疏水的多价阳离子聚合物来凝聚重组质粒或反义寡核苷酸,形成微粒,被细胞内吞。非病毒载体在基因表达质粒、反义寡核苷酸或反义表达质粒真核细胞的靶向转移中,有着病毒载体不可替代的作用。尽管非病毒载体转染效率目前较低,但具有低毒、低免疫反应、靶向性和易于组装等优点。另外,非病毒载体作为一种药物释放系统,对药物尤其是化疗药物能定点释放,是一种潜在的靶向化疗载体。

此外,新近出现的嵌合性载体和多肽基因释放系统,为基因治疗提供了更有效的手段。

（1）病毒性载体

1）腺病毒(adenovirus,AV)载体:经过基因重组的腺病毒载体在基因转移中的应用非常广泛。优点是能够感染非增殖细胞,不会整合入机体细胞染色体,滴度高,免疫原性强等。缺点是容量仅 4.5kb 大小,体内表达时间短,使用次数受限制等。

2）逆转录病毒(retrovirus,RV)载体:经修饰的逆转录病毒,复制所需要的基因被除去,代以治疗性基因和选择性标志物。优点是能在体外条件下把基因高效转入增殖细胞,可同时感染大量细胞,有广泛的宿主范围,能稳定整合,插入基因的表达时间长等。缺点是 RV 的负载容量限于 8kb,整合的随机性有潜在的危险性,基因导入原代人类细胞的效率低及靶细胞稳定转化后就难以逆转治疗等。在肿瘤基因治疗研究中,逆转录病毒载体介导法是应用最广泛、有效的基因转移方法。

3)痘苗病毒(vaccinia virus,VV)载体:优点是复制能力强,载体容易构建,容量大,可容纳 25kb 片段并且掺入基因的数量没有限制,免疫原性强,使用安全等。缺点是病毒的强复制能力可能对处于免疫抑制状态的患者有害。

4)腺相关病毒(adeno-associated virus,AAV)载体:4.7kb 单链 DNA 基因组的人类微小病毒。AAV 载体的优点:①AAV 并不引起任何疾病,而在细胞培养及动物模型可表现抗肿瘤作用;②病毒本身只有两个基因,即复制基因 *REP* 和编码衣壳蛋白的基因 *CAP*,后者易于消除并可降低细胞毒性 T 淋巴细胞反应的危险性;③可在 19 号染色体上进行位点特异性整合,如果没有辅助病毒如腺病毒、疱疹病毒或水痘病毒等共感染,野生型 AAV 就潜伏在 19 号染色体上的特定部位,直到辅助因子出现才复制;④病毒 DNA 能够稳定有效地整合人细胞基因组;⑤有宽广的宿主范围,该载体似乎易感染造血干细胞,能潜伏感染非分裂期细胞;⑥AAV 是一种可富聚的物理性质稳定的病毒体;⑦单链载体基因组存活于静态培养基,但经刺激后可分裂,然后可进行收获转导;⑧在动物模型中表达可持续半年以上。AAV 载体也有一些局限性,如病毒小,最大插入序列仅 4.5kb,复制基因 *REP* 缺失的 AaV 与野生型 AAV 相比,载体整合效率较低、位点特异性较差。

5)单纯疱疹病毒(herpes simplex virus,HSV):HSV-1 是嗜神经性病毒,该载体可用于脑肿瘤基因治疗。优点是容量大(40~45kb),能感染有丝分裂后的细胞,能永久维持潜伏状态等。缺点是可能引起潜伏感染等。

6)其他病毒载体:EB 病毒(Epstein-Barr virus,EBV)衍生的载体、猴病毒 40(simian virus 40,SV40)、人类巨细胞病毒(human cytomegalovirus,hCMV)、狂犬病与假狂犬病病毒及基于 HIV 的慢病毒载体等都可用于基因治疗。

(2)非病毒性载体

1)脂质体(liposome):由磷脂和相似的两性脂形成的稳定的微囊。可分为带正电荷的或阳离子型脂质体和带负电荷的或 pH 敏感的脂质体两种类型。基因治疗用脂质体多为阳离子型脂质体,优点是制备与使用方法简单;可携带大片段 DNA,乃至整个染色体;可容纳疏水性及亲水性物质;能与 100% DNA 形成复合物;消除了危险重组与形成的可能性;通用于各种类型的裸露 DNA 或 RNA;能转染各种类型的细胞,转染率较高;没有免疫原性。阳离子型脂质体已成为商业化产品。

2)配体-多聚赖氨酸-DNA 复合物(polyplex):polyplex 是有效的转染制剂,活性发挥并不需要脂质体的参与。阳离子聚胺(polymine)是该制剂的重要成分,并与阴离子 DNA 形成复合物。另一种制剂多聚-L-赖氨酸的优点是不同的配体与碱性氨基酸基团耦联。多聚乙烯亚氨(PEL)是具有最高阳电荷密度的有机大分子,是基因治疗的高度有效载体。可用以进行体内外寡核苷酸和质粒的传递。此外,各种脂精氨(lipospermine)显示了较高的基因转移水平。

3)树突三聚体(dendrimer):树突三聚体作为基因转移载体的优点有可形成精确的大

分子结构;构件极其微小;没有免疫原性。

4）受体介导的内吞作用:受体介异载体也称为分子交连载体。原理是 DNA 连接到靶向分子如多聚赖氨酸,交连的 DNA 复合体再结合到特异的细胞表面受体,通过内吞作用将 DNA 转入细胞。

5）其他非病毒载体:合成的肽复合物、人工(合成)病毒载体及人工染色体等非病毒载体尚在不断研究和完善中。

(3) 嵌合性载体:又称杂合性载体,是近几年来出现的基因载体系统。通过把不同性质的基因载体联合起来,取长补短,以满足理想的基因载体的要求。联合的方式:①嵌合病毒载体,即将两种或两种以上的病毒进行组合。②非病毒载体与病毒载体的联合,不但能发挥非病毒载体的靶向性强、黏附性强,可将病毒载体包裹混入 DNA 复合物的优点,还可以发挥病毒载体转染效率高,能促进细胞内吞活性,以增加非病毒载体的摄入量的优势。③非病毒载体的联合应用,主要是脂质体与阳离子多聚物的联合。

(4) 多肽基因释放系统(polypeptide gene delivery systems):多肽载体是配体区、结合 DNA 的阳离子区、核定位信号区四位一体的合成短肽。外源性 DNA 通过某种方式共价结合到细胞表面特异受体的配基或单克隆抗体或病毒胞膜蛋白等,利用特异的结合特性而介导外源性基因导入到某一类型的细胞中。多肽系统可以用多肽合成仪大规模合成,与其他系统相比具有制备简单、对补体系统活化作用弱、小型化的优点。不足之处是该系统的阳离子负荷偏少。

3. 基因转移技术　根据转移进入体内的途径不同可分为回体法基因转移、体内基因转移和直接注射法三种基因转移技术。每种技术各有特点,下面分别作一介绍。

(1) 回体法基因转移:回体基因治疗一般应用病毒载体将目的基因离体转移(ex vivo)后再回输给患者,也可采用体内直接注射途径。由于前者更有效,所以在临床试验中较常使用。该方法的缺点是在把细胞植入机体之前,可能发生细胞的遗传性改变,植入体内不能长期生存等。在具体的操作过程中,又可分如下五种方式。

1）化学法:常用钙磷酸盐转染法,即先将质粒 DNA 与氯化钙溶液混合,然后再加入磷酸盐缓冲液,通过形成质粒 DNA 钙盐沉淀达到转移的目的,转移效率不足 1%,转染之后很难观察到转移基因的表达。该方法的细胞毒性极低,操作简单。

2）物理法:①电穿孔法,通过在细胞上施加电场作用,使细胞膜上暂时形成小孔或开口,以便把大分子如 DNA 导入细胞。该法具有可重复、干净、快速及相对没有毒性等优点,但基因转移的效果仍然较差。②基因枪,也称颗粒轰击法或生物子弹微射法,基因枪可直接轰击包被金属颗粒的治疗性 DNA,将其直接射入靶组织或单个靶细胞。该法具有简单、快速、可重复、基因传递谱广泛、不受基因大小及数量限制等优点。缺点是进入内脏器官受限、基因转入细胞核的效果差、植入的 DNA 稳定整合的水平较低等。③显微注射法,在显微镜下,人工用带细针的注射器穿透细胞膜并把遗传物质注入细胞质的方法。该法主要用于胚素基因转移。④超声波介导的转染,超声波增加细胞膜的通透性,并使质粒被动扩散进入细胞变得容易。该法是把外源性 DNA 及其他大分子导入细胞的较有前景的方法。

3）细胞介导的基因治疗:将细胞在体外扩增、修饰后,注入机体靶组织。常用于介导基因治疗的细胞有成纤维细胞、淋巴细胞、骨骼肌细胞、血管平滑肌细胞、肝细胞、神经元细胞等。

4）囊包细胞植入：该技术采用选择性通透膜包囊靶细胞，然后植入宿主体内特定部位。

5）靶向基因治疗：将基因转运到特定的靶细胞是提高基因治疗效果和减少不良反应的重要措施。常用靶向基因治疗转移技术包括：①靶向逆转录病毒载体，逆转录病毒包被基因的修饰、包被蛋白的耦联剂、伪饰型包被的再导向；②靶向腺病毒载体，应用分子交联剂的靶向治疗、靶向非病毒的基因疗法-位点控制区（LCR）、脂质体靶向基因治疗、抗体介导的基因导入法、用细胞结合肽作为载体的细胞靶向的基因治疗、转录打靶、由疾病相关蛋白激活的基因转移等。

（2）体内基因转移：体内基因治疗是直接把遗传物质导入人体，这可以用非病毒载体完成。体内基因转移可以是局部（原位的）或全身性转移，其中原位基因转移（in situ gene therapy）是将遗传物质直接导入人体局部区域；全身性基因转移时，基因传递的部位可能与某种形式的靶位无关，只要治疗分子最终到达作用部位即可。体内基因治疗的优点：①不需要特殊细胞培养设施；②在控制条件下，大量制备临床用质粒DNA要比制备病毒载体容易；③没有回体基因治疗可能造成的致病性，一般较为完全等。体内基因治疗的缺点是由于难以接近靶组织，所以转移效率较低，注入的DNA的稳定整合的水平也较低等。体内基因治疗的载体既可以是病毒载体，也可以是非病毒载体。基因DNA直接导入机体的途径见表6-3-3。

表 6-3-3 基因直接进入机体的途径及优点

途径	优点
直接注射	
皮下注射	与药物制剂的应用相似
肌内注射	方法比较简单
直接注射到肿瘤等	治疗性蛋白质可转入靶器官局部
鼻腔内注射	外源基因可在终末分化的非分裂期细胞表达
静脉注射	可在活体宿主以全身或组织特异性方式进行基因转移及表达 最有效的载体是重组织腺病毒；血管平滑肌是主要靶细胞
经导管动脉内转移	比肝、肾等组织结构简单 可用于消化道疾病治疗
骨髓内基因转移	可用于腺病毒、质粒载体
经黏膜传递DNA	可用于相应器官疾病治疗
气管内基因转移	腹膜面积大；淋巴引流丰富
器官内注射	
腹膜内基因治疗	

（3）直接注射法：体内直接途径的基因治疗不需要细胞移植而直接将外源DNA注射至机体内，DNA可单独注射，也可以与辅助物如脂质体一起注射，使其在体内转录、表达而发挥作用。体内直接途径比 ex vivo 或 in vitro 的基因治疗方式简单、直接、经济，疗效也比较确切。

1）用注射器或经血管床灌注直接注射"裸露"的 DNA 至特定的组织。该方法是利用细胞膜破裂直接传递 DNA，可用于 DNA 转入肌肉及脑组织等。

2）直接注射交连于脂质体载体的 DNA。脂质体是由磷脂形成的稳定的微型载体，可按药物使用的常规途径给药，在每次临床应用时可根据需要优化大小和表面性质。

3）血管内注射病毒载体如腺病毒载体等，或注射非病毒载体如阳离子型脂质体复合物等。动、静脉内传递 DNA 重组病毒或非病毒载体，可以全身或组织特异性方式进行基因转移和表达。

4）基因枪颗粒介导基因转入各种组织。包括插入皮肤、乳腺、肝脏、肌肉、神经、血管（淋巴组织）及暴露的肿瘤组织等。

（三）基因治疗存在的问题及展望

据统计，2004 年共有 900 多个基因治疗方案进入临床，其中 63.4% 用于癌症治疗，但获得显著疗效的方案很少。肿瘤在实际应用过程中除存在缺少高效、导向的载体系统和对目的基因的有效调控等问题外，还有安全性和社会伦理等问题。

1. 载体系统的问题　目前虽然有许多载体系统，但能够高效、靶向地将基因导入体内靶细胞的基因导入系统尚不多。脂质体等转染性载体虽然简便易行、抗原性弱等，但有转染效率低、基因表达短暂等缺点。而腺病毒等转导性载体高效、持久、容易生产，但抗原性较强，容易引起免疫排斥及炎症反应，大多数的基因治疗都以病毒介导为主。不少临床治疗方案的失败归因于载体系统未达到要求，通过改良病毒载体和采用新型的嵌合型载体、多肽基因释放系统等有望解决载体系统的问题。

2. 外源性基因体内表达的可控性问题　增加基因的可控性表达，使外源性基因在体内高表达以达到抗肿瘤治疗的目的，是肿瘤基因治疗的一个关键。目前发现的可诱导的调控系统——TAXI/UAS 系统是迄今为止唯一可调控的系统。该系统以一个酵母 GAL4 的顺式元件作为外源基因的上游，另组建一个激素受体（孕酮）及一段 GAL4 的反调控基因的嵌合体，将两个载体共转染靶细胞后，只有当诱导物（孕酮）或其拮抗物（RU486）存在时，目的基因才能表达，从而实现对基因表达的诱导性调控。

3. 安全性和社会伦理问题　基因治疗自从诞生之日起就备受争议，主要是伦理学问题，集中在对种系细胞的基因改造方面，可能导致克隆人的产生。故目前国际上对于种系基因治疗一般持反对态度。

另外，由于对基因治疗取得的一些成果的过度乐观和狂热，低估了基因治疗的复杂性，忽略了安全性问题，产生了一系列负面效果，因此，加强有关的教育和严格的规范是十分必要的。在人体上的试验必须十分谨慎，在美国任何一项基因治疗临床试验必须得到 FDA 的批准，其他许多国家也制定了相关措施来管理基因治疗，这都是为了最大限度地减小基因治疗带来危害的可能性。

（郭　伟　任国欣）

三、中医中药治疗

祖国古代文献对肿瘤一病很早就有记载，在殷墟甲骨文上已见到有"瘤"的病名。《说文解字》中有"肿，痈也"，《释名》有"瘤，流也，血流聚而生瘤肿也"。与肉偕生为疣，病而渐生为瘤。已认识到息肉赘疣与肿瘤有着密切的关系,气血流聚而增生是发生肿瘤的因素。我国现存最早的医学典籍《黄帝内经》中对肿瘤有较详细的记载,认为肿瘤的病因是"邪气居其间""久留而内着",继而在不同的部位发为不同的肿瘤,如《灵枢·刺节真邪》则有筋瘤、肠瘤、昔瘤、骨疽、肉疽等。此后历代医家在实践中对肿瘤又有进一步的认识。隋代《诸病源候论》所载"癥瘕",与宋代《三因极一病证方论》所论"瘤则有六,骨瘤、脂瘤、石瘤、肉瘤、脓瘤、血瘤",无疑都包括现代肿瘤疾病。宋代《圣济总录》谓:"瘤之为义,留滞而不去也。……方剂所治,与治瘿法同,但瘿有可针割,而瘤慎不可破尔。"宋代《卫济宝书》第一次提到"癌"字。元代《丹溪心法》已提到"乳癌"。对于食管肿瘤,宋代《仁斋直指》也作了详细的记载,"其槁在上,近咽之下,水饮可行,食物难入,间或可入,入亦不多,名之曰噎;其槁在下,与胃为近,食虽可入,难尽入胃,良久复出,名之曰膈。"对于头颈肿瘤,如口腔癌、鼻咽癌、甲状腺癌、颈淋巴瘤、喉癌等恶性肿瘤,中国古代医籍并无以上病名的记载,但根据其临床症状,大致属于中医鼻渊、喉菌、百叶喉、瘰疬、瘿瘤、噎膈等病证的范畴。

(一) 肿瘤的病因与病机

肿瘤的病因与发病机制,迄今尚未完全阐明,但中医学对肿瘤的发病原因可概括为外因和内因两个方面。外因是指六淫(风、寒、暑、湿、燥、火)之邪,或饮食所伤,以致邪毒蕴结于经络脏腑;内因为正气虚弱,气血运行失常,脏腑功能失调等。但中医非常重视内因在肿瘤形成中的作用。疾病的发生,主要是人体先有正气内虚,邪毒(致癌因子)乘虚而入,蕴聚于经络、脏腑,使得机体阴阳失调,气血功能障碍,产生气滞、血瘀、痰凝、毒聚相互胶结的病理变化,日久则成肿瘤。当然,精神抑郁、生活习惯和长期慢性刺激等,可引起机体的阴阳失调、气血失和,亦为诱发肿瘤的因素。由此可见,正气虚损是形成肿瘤的内在依据,邪毒外侵只是形成肿瘤的一个条件。

对于头颈部肿瘤,中医认为病位在口舌咽喉的疾病与肺、脾、肾三脏功能失调相关。从经络循行看,肺、脾、肾三经均循行至口舌咽喉部位。《灵枢·经脉》中记载:"肺手太阴之脉,……还循胃口,上膈属肺,从肺系横出腋下。""脾足太阴之脉,……属脾,络胃,上膈,挟咽,连舌本,散舌下。""肾足少阴之脉,……其直者,从肾上贯肝膈,入肺中,循喉咙,挟舌本。"而从功能上看,肺开窍于鼻,在液为涕,具有濡润鼻窍的功能;脾开窍于口,其华在唇,在液为涎,有濡润口腔的作用;肾开窍于耳,在液为唾,与口腔咽喉涎唾津液的分泌输布有着密切联系。可见,口腔咽喉部的生理功能与肺、脾、肾三脏联系密切。在病理状态下,肺、脾、肾三脏功能失调,气血阴阳不足,不能上承口鼻诸窍,使口鼻咽喉之涎唾津液分泌减少,导致正气亏虚,阴液不足,局部失于濡润,痰凝、血瘀、气滞相互搏结,遂发为有形之积。

(二) 肿瘤的治疗法则

中医以整体观来看待疾病的本质,认为肿瘤是一个全身属虚、局部属实的疾病。因此,中医治疗肿瘤的方法可归纳为扶正与祛邪两个方面。扶正的方法有补气、补血、滋阴、温阳等不同,祛邪的方法有活血化瘀、清热解毒、化痰软坚等。扶正是为祛邪创造条件,祛邪是为了进一步保护正气。在扶正的同时,酌情辅以祛邪之法,可以达到邪祛正安的目的;而邪气的祛除,可以减少对正气的损伤,使正气进一步得到恢复,提高抗病能力,使疾病转危为安,此即"邪消正长"之意。由于肿瘤病情复杂、变化迅速,在不同时期,邪正的消长在不断变化,因此,正确处理扶正与祛邪、整体与局部之间的关系,在肿瘤治疗中是非常重要的环节。

1. 辨证与辨病　　辨证论治,是中医认识疾病与治疗疾病的主要方法。辨证就是以中医理论为指导,对望闻问切四诊所得到的症状、体征、舌苔、脉象等资料进行整理、归纳、分析,辨别为何种证候的思维方法。就恶性肿瘤患者而言,临床以八纲辨证、气血辨证、脏腑辨证为主,辨明病因、患者的阴阳气血虚实、经络脏腑虚实,然后制订治疗方法。但是对于肿瘤的治疗,还必须结合辨病治疗。此处辨病,指除辨清中医的疾病及证候类型外,还要以现代医学的各种诊断手段来判明病变部位及性质、病理细胞类型、病期,确定疾病的诊断。这样通过辨证与辨病的结合,中西医明确诊断,病证合参,既注意选择针对肿瘤的抗肿瘤药物,又注意到辨证论治,调整机体的抗病能力,从而提高治疗癌症的效果。

2. 局部与整体　　中医学非常强调整体观念,认为癌肿与人体之间是对立统一的辩证关系。因此,在治疗癌灶的同时,还必须重视调整全身状况。缩小癌灶可改善全身状况,而全身状况的好转,又能增强机体的抗癌能力,控制癌灶的发展。所以,扶正是为祛邪创造条件,祛邪又进一步保护正气,两者是辩证统一的关系。扶正与祛邪两个方法不可偏废,必须从实际出发,具体分析患者阴阳气血的盛衰、经络脏腑的虚实、肿瘤的种类、病理类型、病型病期、病程长短和临床表现等一系列情况,使攻补两法在临床中起到"相辅相成"的作用,达到"治病留人"的目的。如果只见局部,不见整体,一味滥用攻法,不顾正气,则不但达不到祛邪的目的,反而因药物本身的副作用,造成机体(正气)进一步损伤。因此,对于癌肿的治疗,应扶正与祛邪、局部与全身结合。

3. 治标与治本　　在患病的过程中,肿瘤始终是疾病之本,肿瘤并发的各种症状,或疾病发生过程中出现的可威胁患者生命的急迫症状,这些症状均属于标,如出血、发热、感染、胸腹腔大量积液、上腔静脉压迫征等,需要及时治疗,即"急则治标",待症状有所改善后,再继续抗肿瘤治疗。但癌肿患者也常常发生标本错杂的情况,治疗时常要标本兼顾,本不除,标也难治。

(三)　常用的治疗方法

中医认为恶性肿瘤是由正气虚损、邪毒入侵而导致气滞血瘀、痰凝毒聚的病理变化。因此,对肿瘤的治疗有扶正培本、化痰软坚、活血化瘀、清热解毒等方法。

1. 扶正培本法

(1) 益气健脾法:治疗气虚的基本方法。气虚的临床表现为神疲乏力、面色㿠白、动则气短、自汗、脉弱无力、舌质淡胖、舌苔薄白等。由于脾胃为后天之本,水谷之海,气血生化之源,调理脾胃,不仅治本脏之病,也可安他脏之患。正如李东垣所说:"善治病者,惟在调和脾胃"。《景岳全书》认为"若积聚渐久,元气日虚……只宜专培脾胃,以固其本"。方用四君子汤、补中益气汤或参苓白术散加减。常用药物有黄芪、太子参、党参、白术、茯苓、山药、大枣、甘草等。气虚及肾而见肾气虚衰时,须用肉苁蓉、巴戟天、枸杞子、菟丝子等填精益髓药物来配伍,以其"精能化气"。

(2) 温肾壮阳法:适用于肾阳衰微或脾肾阳虚之证。症见形寒肢冷、少气懒言、颜面浮肿、腰膝酸软、小便清长、大便溏薄、舌淡胖嫩、脉沉迟无力或沉弱。常用药物有附子、肉桂、鹿角、补骨脂、仙茅、淫羊藿、巴戟天、菟丝子、杜仲、肉苁蓉。运用补阳药时,常根据中医"阴阳互根"的理论,以熟地黄、龟板、山茱萸等益肾精、补肾阴药物作为配伍。

（3）滋阴补血法:适用于血虚证。常有头晕、目眩、心悸、怔忡、面色萎黄、唇和指甲苍白、腰酸、疲乏无力、脉细、舌淡白等临床表现。常用药物有熟地、当归、阿胶、白芍、龟板胶、制首乌、枸杞子、女贞子、龙眼肉、紫河车、红枣、花生衣等。这类药物大多具有补血填精的作用,常与补气药、健脾药同用。

（4）养阴生津法:用于阴虚内热之证。症见午后潮热、虚烦不寐、五心烦热、盗汗、口渴咽干、干咳无痰或痰少而黏、痰中带血、声音嘶哑、便干溲赤、舌红苔少或无苔、脉弦细数。方用沙参麦冬汤。常用药物有生地、沙参、麦冬、天冬、玉竹、石斛、知母、百合、玄参、龟板、鳖甲、黄精、天花粉等。这一类药物多具有养阴清肺、养阴增液和滋养肝肾的作用。

2. 化痰软坚法　适用于一切痰凝之证。未行手术的患者,常见有癌肿较大,或有局部压迫症状,或有局部淋巴结肿大。此乃脾虚气弱,中焦气滞,痰浊内生,或肺热灼津为痰,日久胶结而成有形积块。治疗上在扶正的同时,配合化痰软坚之品以控制或缩小局部病灶。临证时多用夏枯草、海藻、昆布、生牡蛎等软坚散结,并酌情选用生南星、泽漆、山慈菇、山海螺、蜀羊泉等化痰软坚、解毒散结。

3. 活血化瘀法　适用于治疗肿瘤见瘀血证。症见局部疼痛、部位固定、舌黯有瘀斑、脉涩。血瘀轻证,疼痛尚能忍受,可仅有舌黯红、脉细涩的表现,多用丹参、丹皮、水红花子、王不留行、地鳖虫等活血通络止痛;血瘀重证,则疼痛剧烈,难以承受,局部肿块固定,舌黯有瘀斑,脉涩,多用三棱、莪术、乳香、没药、蜂房等祛瘀消积。

4. 清热解毒法　适用于治疗邪热壅盛的肿瘤患者。临床主要表现为全身发热、肿块增大、局部灼热肿痛、口渴、小便黄赤、便秘、舌质红绛、脉数等。常用药有白花蛇舌草、半枝莲、石上柏、龙葵、重楼、蛇莓、白英、山豆根、苦参、夏枯草、土茯苓、天葵子、鱼腥草、冬凌草、紫草、野葡萄藤、苍耳草、菝葜、黄芩、黄连、黄柏、凤尾草等。

（四）中西医结合治疗肿瘤的方法和效果

中西医结合的治疗方法包括中医药与手术相结合,中医药与化疗相结合,中医药与放疗相结合等。使用中医药扶正与手术、化疗、放疗等方法是相辅相成的。扶正的作用在于调整体内的阴阳、气血、经络、脏腑的生理功能,增强人体的抗病能力。而化疗、放疗、手术都是祛邪的方法,最终目的也是扶正。因此,必须根据患者具体情况应用中西医疗法,有机结合才能取得满意的效果。

1. 中医药与手术相结合　手术是目前根治或减少肿瘤细胞负荷的重要手段和方法,在有适应证的情况下应作为首选治疗方法。但手术给机体带来的损伤也是很大的,另外,术后的复发或转移也是威胁患者生存的主要原因之一。目前,中医药在术前、术后的运用主要有以下方面:①术前使用中药可以改善机体状况,增强体力,调理因其他疾病引起的肝肾障碍,以利于手术开展。②手术多伤及气血,中医常予益气固表、补血活血治疗,使患者由手术造成的损伤早日康复,利于接受其他治疗。③术后辅助中药治疗,可以防止或减少肿瘤的复发、转移,延长患者生存时间。临床与实验研究初步提示,长期使用中药治疗有可能延缓肿瘤复发。此外,扶正中药可以改善机体免疫功能;活血化瘀中药可降低血液黏度、血小板聚集,改善血液流变学,抑制肿瘤灶周围新生血管形成;其他中药对肿瘤基质降解酶、血小板黏附蛋白表达等,也显示了抗浸润、抗转移作用的可能性。

邱蔚六等对中西医结合治疗晚期口腔颌面部恶性肿瘤提出了"扶正培本"原则,认为"气虚"为该病主要病因病机,经过临床研究发现中药治疗具有延长患者生存时间的作用。

20世纪90年代又从"益气活血""益肾温阳"法入手,提出了"肾气虚"的病因基础,采用"参阳方"(党参、黄芪、丹参、锁阳、女贞子)治疗104例口腔鳞癌术后患者,结果确实能延长口腔鳞癌患者的生存期并提高生存率;COX模型因素统计分析的方法显示,"参阳方"是影响预后的一项独立因素,认为中药"参阳方"可作为综合序列治疗的辅助方法之一。

2. 中医药与放射治疗相结合 放射治疗直接杀伤肿瘤细胞,同时也损伤正常的组织细胞,因此放疗时配合使用中医药可减少或防止放射线的损伤。养阴清热中药可以减轻头颈部放疗引起的口干、舌燥、咽喉疼痛等症状,缓解放射性肺炎引起的咳嗽等症状。活血化瘀中药可防治肺纤维化等。中药益气活血之剂合并放射疗法治疗鼻咽癌、食管癌等,增加了放疗效果,延长了生存期。广州陈效莲报道了110例根治性放疗并用中医辨证施治的鼻咽癌,5年生存率为68.18%,与同期单用放疗的5年生存率37.9%相比较,有显著差异($P<0.01$)。

3. 中医药与化学治疗相结合 随着新化疗药物不断出现,抗肿瘤药物的药理学、药效学的进展,化疗药物应用越来越广,中医药与化疗结合在综合治疗中所占比例最高,这也是目前应用最普遍的中西医结合治疗方式。

中医药与化疗结合可提高化疗效果,减轻化疗的副作用。中医药配合全身化疗或介入化疗,对肺癌、肝癌有增加缓解率的效果;对胃癌、肠癌、乳腺癌等术后辅助化疗有延长生存期的效果。化疗药物的毒副作用主要表现为骨髓抑制、胃肠道不良反应,以及影响心、肝、肾功能。中医认为此为化疗药物损伤人体气血津液,伤及五脏六腑功能所致,临床上健脾和胃、益气养血等中药可减轻和改善这些副作用。

(五)中医药治疗肿瘤的机制研究

1. 调节机体的免疫功能 肿瘤的发生和发展与整个机体的免疫功能减退密切相关。扶正培本、活血化瘀、清热解毒中药能保护或提高机体的免疫功能,调动机体自身的抗癌能力,从而达到延长患者生存期与改善生活质量的作用。临床研究证实,许多中药能激活T细胞、B细胞、NK细胞、杀伤性T细胞(CLT)、淋巴因子激活的杀伤细胞(LAK)等免疫细胞的活性。

2. 逆转肿瘤的多药耐药性 肿瘤细胞对抗肿瘤药物多药耐药(multiple drug resistance,MDR)已经成为提高肿瘤治疗疗效的一大障碍,一些学者已转向从中药中寻找高效、低毒、多靶点的逆转剂,并已在白血病、肝癌等肿瘤对长春新碱(VCR)、多柔比星(ADM)、柔红霉素(DNR)、依托泊苷(VP-16)等多种化疗药物的MDR逆转方面取得一定的疗效。有学者研究11种具有钙通道拮抗作用的单体,多数对长春新碱耐药的细胞株有体外细胞毒增效作用,其中粉防己碱、蝙蝠葛碱、莲心碱和人参皂苷作用明显。川芎嗪、薏苡仁提取物、大黄素可减少P-糖蛋白(产生耐药性的关键蛋白)的表达,从而提高细胞内药物的有效浓度。

3. 抑制肿瘤血管的生成 肿瘤的生长、浸润、转移及复发与肿瘤内微血管生成密切相关,实体肿瘤没有新生血管供应营养,将不再增大而长期处于微小的状态,红藤(雷公藤根分离出的活性单位)可抑制血管内皮细胞增殖及血管内皮细胞形成小管的能力,抑制小管内皮细胞的迁移。半枝莲、丹参、赤芍、莪术、薏苡仁注射液、人参皂苷能下调VEGF蛋白表达,有效抑制肿瘤血管生成。

4. 抑制肿瘤细胞黏附与浸润转移 肿瘤细胞的浸润转移与内皮细胞膜表面的黏附相关,内皮细胞是抗肿瘤的最前沿屏障,肿瘤细胞只有越过内皮细胞才能发生转移。丹参可明显抑制 SMMC-7721 细胞的侵袭黏附能力,减少肿瘤细胞进入血液循环和其与血管内皮细胞黏附在循环中形成瘤栓的能力,降低其从循环中游出的机会。川芎嗪、苦参碱对肿瘤细胞与内皮细胞的黏附具有明显的抑制作用,并可明显抑制 CD44、CD49 黏附分子的表达,减轻内皮细胞的通透性,保护内皮细胞的完整,阻断肿瘤细胞与基质的黏附,从而减少肿瘤转移的形成。

5. 诱导肿瘤细胞分化和凋亡　肿瘤细胞的凋亡与多种基因直接相关,如凋亡抑制基因家族 *bcl-2*、*MYC* 和凋亡诱导基因 *P53* 等。银杏外种皮多糖、白藜芦醇、苦参碱、天花粉蛋白、灵芝醇提取物、人参皂苷、当归的丙酮提取物均报道具有调控 *bcl-2* 和 *BAX* 表达的作用,从而实现对肿瘤细胞凋亡的调节。同时,丹参酮、人参皂苷 Rg1-Rh1、雄黄均可逆转肿瘤细胞向正常细胞转化。

（六）展望

晚期口腔颌面-头颈肿瘤需要多学科的综合序列治疗已成为共识,而手术、放疗、化疗是以针对瘤灶的治疗为主,均有一定的副作用,常对机体免疫功能及抗病能力带来损伤,影响患者生存质量。中医药着眼于全身状态的调节,长于辨证论治、扶正培本,虽然临床上对瘤灶作用不够显著,但是可增强肿瘤患者机体免疫功能和抗病能力,改善生存质量,延长生存期,在肿瘤综合治疗中起重要作用。因此,把中医药与西医进行有机结合,取长补短,充分发挥二者之长,在提高疗效、延长患者生存期及维护和改善癌症患者生存质量方面,可取得比单纯中医药或西医治疗更佳的疗效。

（郭　伟）

第四节　口腔颌面-头颈肿瘤冷冻及加热治疗

一、冷　冻　治　疗

（一）冷冻治疗对组织和细胞作用的机制

冷冻对细胞和组织的损害是多因素共同作用的结果,包括以下五个方面。

1. 细胞内、外冰晶形成和再结晶　在低温条件下,细胞内首先形成冰晶,继而细胞间也开始形成冰晶。融化过程中,特别是缓慢融化时,许多小冰晶先融化,但其分子会附着在尚未融化的较大冰晶表面,形成对细胞更大损伤的大冰晶,这种现象叫再结晶。冰晶的作用主要是对细胞内微结构的机械性损伤。经过低温→冰晶形成→解冻复温过程,发生冰晶和再结晶对细胞器的损害,是冷冻造成细胞死亡的主要原因之一。

2. 冷休克　细胞因温度急剧变化而呈休克状态。特别是快速冷冻,即每分钟降温在 100℃ 以上,使细胞膜破裂而解体。绝大多数细胞经快速冷冻至 -40℃,3 分钟便可造成不可逆的损害。

3. 细胞和组织的生化改变　冷冻过程中,冰晶的形成导致细胞内外液浓缩,平衡失调,高浓度电解质可产生酸中毒和代谢障碍。冷冻还可直接损伤细胞膜的结构,破坏细胞膜的完整性,脂蛋白丧失,细胞膜通透性改变,最终细胞死亡。

4. 组织内血液循环障碍　冷冻消融阻断肿瘤的血液循环是治疗肿瘤的一个重要机制,冷冻过程中,冷冻区血液循环被完全阻断,融化后,内皮细胞肿胀,剥离,血管壁通透性增加,血小板聚集和血流停滞。小血管完全被封闭,导致局部组织缺血直至坏死。

5. 免疫反应　肿瘤细胞经过冷冻破坏后释放出大量抗原物质,刺激机体发生抗体-低温免疫反应。这在动物实验和冷冻患者的免疫功能检测中都得到了验证。尤其是恶性黑色素瘤等免疫原性较强的肿瘤,对冷冻表现出较其他肿瘤更好的疗效,这是冷冻激发机体抗肿瘤免疫作用的结果。

（二）冷冻治疗的分类

1. 接触法　采用冷冻探头直接与病灶接触实施冷冻,特别适用于口腔颌面部表浅病变的冷冻,可根据病灶形状选择相应的冷冻探头,具有冷冻范围精确、避免对周围正常组织损伤的优点。缺点是冷冻深度较浅,只适合表浅病变。此外,对于颌面部过小的病损,采用棉签吸附冷冻液后直接接触冷冻也可以达到良好的效果。

2. 喷射法　通过专门的喷头将液氮直接喷射至病变区域,达到迅速降温的方法,破坏力强,适合大面积冷冻治疗,冷冻深度可达 2cm 以上。操作中应注意液氮喷溅误伤正常组织,尤其是要防止流入咽喉部,甚至上呼吸道和上消化道。

3. 浸泡法　主要用于下颌骨肿瘤,先截除病变的一段下颌骨,刮除肿瘤后,在骨表面均匀钻孔,放入液氮中浸泡处理后,重新放回原处结扎固定,避免了自身取骨重建。该方法现已基本弃用。浸泡法还可用于肢端的恶性肿瘤冷冻。

4. 刺入法　以冷冻针刺入病灶中,注入冷冻剂后达到深部冷冻。主要用于深部脏器的冷冻,口腔颌面外科较少应用。

（三）冷冻治疗的适应证

1. 皮肤、黏膜的良性病变　包括各种外生性表浅病变,如痣、疣、乳头状瘤、黏液囊肿、增生性瘢痕等,一些种类的脉管畸形通过冷冻也可取得较好效果。

2. 癌前病变　包括口腔黏膜的白斑、红斑、黑斑、扁平苔藓、慢性盘状红斑狼疮等。由于上述病变多表浅、分散,通过多点冷冻可以同期处理,避免了手术带来的组织缺损。

3. 口腔颌面部恶性肿瘤　口腔黏膜恶性黑色素瘤原发灶的治疗应首选冷冻。对于口腔鳞癌,冷冻只适用于 T_1N_0,并同时伴有严重系统性疾病而无法接受手术治疗者。

4. 术中冷冻　对于术中无法切除的恶性肿瘤,可以在术区采取冷冻治疗。常见的情况包括腮腺癌切除术需要保存面神经、上颌窦癌或腺样囊性癌侵犯颅底或眶底无法达到安全缘、深部的血管畸形术中无法彻底切除时,均可采用冷冻方法作为补充。此外,上颌恶性黑色素瘤侵入鼻腔或颅底,常规冷冻无法达到有效深度者,可以采用手术方法暴露肿瘤,边冷冻边切除或切除后在基底区补充冷冻。

5. 姑息性冷冻　晚期癌肿表面坏死破溃、出血、疼痛等,局部通过冷冻治疗,可以达到缓解症状的作用。

6. 冷冻活组织检查　在致死性低温条件下对病损进行活组织检查,可以有效地避免肿瘤的转移或播散。特别是恶性黑色素瘤等血运丰富、容易播散的肿瘤,更适合冷冻活组织检查。缺点是冷冻后的细胞形态发生变形、细胞内生化发生变化,干扰常规染色和免疫组化染色,需要有一定经验的病理医师作出诊断。

（四）冷冻治疗后组织反应与并发症的预防和处理

1. 冷冻后组织反应　主要是冷冻和融化过程中出现疼痛,通常疼痛持续 2~3 小时后消失。冷冻半小时后开始出现组织水肿,肿胀程度与冷冻温度、时间、范围和组织部位有关,冷冻温度越低、时间越长、范围越大,肿胀越严重。舌、口底和颊肿胀明显,而腭及牙龈等致密组织肿胀较轻。肿胀通常在5~7天后消退。冷冻后1周开始,冷冻局部的组织开始坏死,呈灰白色,从边缘开始逐渐脱落,伴有腐臭,应注意加强口腔护理,预防感染。

2. 并发症　总体上讲冷冻是一种安全的治疗方法,只要严格掌握适应证和操作规范,不会引起致命并发症。

(1) 呼吸道梗阻:冷冻术中,由喷射不当或吸引不及造成冷冻液的误吸误咽,引起呼吸道冻伤,发生喉水肿,可采用糖皮质激素等控制水肿,注意监测血氧,严重者需要气管切开。对于舌根、磨牙后区、口底后区的冷冻,要控制好患者的体位,助手熟练配合以避免冷冻液流入咽喉,嘱咐患者正确地呼吸以配合治疗,通常可以避免呼吸道梗阻的发生。

(2) 出血:通常发生在冷冻后2周以后,坏死组织脱落时,尤其是有知名血管的区域,如切牙孔、腭大孔、舌腹、唇红黏膜等区域。冷冻后要事先告知患者简易的止血方法。一旦发生,可采用压迫止血或缝扎止血。

(3) 感觉异常:冷冻区愈合后有局部感觉异常,表现为针刺样疼痛、麻木等,半年至1年后可以恢复,必要时可以给予神经营养药。

(4) 死骨形成:见于牙槽骨和硬腭区的冷冻后,一般死骨于术后2~3个月与正常组织分离而脱落,范围较大者必须行死骨清除术,可因骨组织缺损发生口鼻瘘和病理性骨折。

(5) 继发感染:冷冻创面直接暴露于口腔有菌环境中,患者局部或全身抵抗力低下时,可发生局部感染,所以应加强口腔卫生,及时病灶清理,必要时用抗生素治疗。

(五) 冷冻治疗的现状和展望

冷冻治疗(cryosurgery)作为一种有效的抗肿瘤手段经历了曲折的发展历程。由于冷冻设备的落后、测温方法的不可靠甚至缺失,临床治疗仅限于口腔颌面部及体表皮肤病变。冷冻治疗特别是深部脏器的冷冻一度销声匿迹。近10年来,随着影像学技术、电子计算机技术、导航技术和靶向治疗技术的发展,低温冷冻治疗技术又发生了革命性的变革,代表就是氩氦刀靶向治疗技术(cryocare targeted cryoablaton therapy),由美国Endocare公司研制成功,并于1998年通过美国FDA批准应用于临床。该治疗系统利用空心超导刀先后输入高压氩气(制冷源)和高压氦气(制热源)。先使组织60秒内降温至-170℃,再急速升温至45℃,并通过高精度温度传感器及时反馈调节冷冻温度。该技术不但继承发展了超低温治疗性的基础和临床研究成果,而且推出了制冷的新概念和新技术。将超低温冷冻和介入性热疗有机地结合起来,为冷冻治疗技术带来突破性进展。然而,目前临床上应用的氩氦刀,对口腔颌面部表浅肿瘤似乎并不适用。如何将该技术小型化、更加微创化,适合以口腔颌面部恶性肿瘤为代表的特殊部位冷冻治疗的要求,还有很长的路要走。

此外,对于口腔颌面部的低温冷冻治疗,除设备和冷冻技术需要更新外,迫切需要一种准确、可靠、便捷的测温技术,使冷冻治疗具有科学的评估方法和研究体系,以利于该学科不断向前发展。

二、加 热 治 疗

(一) 热疗抗肿瘤机制研究的现状与进展

热疗(hyperthermia,HT),又称温热疗(mild hyperthermia),是通过物理加热装置,选择性

地将肿瘤加热至治疗温度(40~44℃),从而杀灭肿瘤细胞的方法。温热对肿瘤细胞的杀伤机制已基本阐明,包括以下三个方面。

1. 直接的细胞毒作用　温热的作用靶点是细胞的膜系统(细胞外膜及核糖体、溶酶体、粗面内质网等细胞器的膜),热作用使膜的流动性加强,通透性增高,继而引起膜的液晶态发生相变。还可导致膜蛋白变性、脱落、异位等变化。这些变化使细胞内外各种离子梯度及细胞内 pH 的改变,抑制膜结构参与的能量代谢和物质合成,最终引起细胞损伤,以致死亡。

2. 与放化疗的协同抗瘤效应　包括:①增敏作用,热疗除可阻止肿瘤细胞对射线和化学药物造成的各种损伤的修复外,还可解除肿瘤细胞对放化疗的抵抗。②互补作用,肿瘤组织内呈不均质性和血管发育异常,散热性差,加热后出现热积聚,故很难使肿瘤均匀加热,尤其是肿瘤周边区域往往达不到治疗温度。而肿瘤中心区域乏氧、低营养化,使该区域的肿瘤细胞对放疗不敏感,同样化疗药物也不易渗透至中心部分。但放疗造成的肿瘤局部纤维化和血运障碍,加重了肿瘤的乏氧、低 pH 及低营养化,却增加了此微环境下肿瘤细胞的热敏性。③从细胞增殖周期的时相来看,M 期细胞对放射线最敏感,S 期细胞对射线多表现为抗拒,而温热却对 S 期细胞杀伤作用最强。以上均说明温热与放化疗具有多方面的互补优势和联合应用的合理性。

3. 温热增强机体的抗肿瘤免疫反应　温热能改变机体的免疫状态,提高免疫功能。可能的机制:①温热增加膜脂质流动性,使镶嵌在细胞膜脂质双层中的抗原流动性增加,并积聚在细胞膜表面,有利于抗体与抗原结合。②高热阻止抗原抗体复合物脱落,使免疫效应对靶细胞发挥细胞毒作用。③热疗后肿瘤细胞变性蛋白、坏死的分解产物,作为一种抗原刺激机体免疫系统产生抗肿瘤的免疫反应,如果过热则会损害细胞表面抗原,而使免疫原性下降。④最新的研究表明,肿瘤细胞受热后产生热激蛋白(heat shock protein,HSP)尤其是HSP70,可与抗原肽结合,通过抗原提呈细胞(antigen presenting cell,APC)的加工,被细胞毒性 T 淋巴细胞(CTL)识别,杀灭肿瘤细胞,产生抗肿瘤免疫反应。

(二) 加热治疗的方法分类及适应证

1. 加热治疗的方法分类

(1) 按加热范围分类

1) 局部加热:加热范围仅限于病变和周围小部分正常组织,是最常用的一种热疗方法。特点:①安全,对正常组织和全身各系统影响很小,并发症少。②容易操控,使肿瘤容易达到有效的治疗温度。③局部加热的方法比较多,可根据肿瘤的部位、形状、种类等特点灵活选择最合适的加热方法。④操作简便,便于推广。

2) 区域加热:加热范围比局部加热更大的热疗方法。通常认为加热范围占机体体积的1/4~1/3,属于区域加热。由于加热范围较大,对机体的影响比较大,因此需要同时采取严格的体温监控和对重要脏器(如颅脑)的保护措施,且有时需要在全麻下施行。

3) 全身加热:对全身各个部位同时加热,需要在全麻下进行,适用于广泛转移和播散性肿瘤的治疗,尤其联合化疗时疗效更加显著。该方法对机体影响很大,故要求对体温、心律、血压等生命体征和生理参数进行严格监控,同时对颅脑等重要器官的保护至关重要。

(2) 按加热作用部位分类

1) 经体表加热:热源经过体表对病变部位加热,是最常用的肿瘤热疗方法。经体表加热会因体表至肿瘤之间的组织异质性(如骨、脂肪组织)而影响加热效果。

2）体腔内加热:将热源置于体腔内对体腔内的病变加热的方法。该方法可直接对腔内肿瘤加热,避开体表和肿瘤之间正常组织对热量的吸收。体腔加热要求热源的辐射器制作成适合不同体腔的形状,以便于有效的加热操作。

3）组织间加热:把加热电极或辐射器制成针状直接刺入病变组织中进行加热的方法。该方法具有损伤性,在作用范围内加热温度可高达60℃以上,可根据肿瘤的形状和范围插入多个电极或辐射器。多用于肝癌、颅脑肿瘤和对术中瘤床的加热治疗。

（3）按热源分类:目前常用的热源有射频、微波和超声波。

1）射频(radio frequency,RF):一种频率在 3kHz ~ 300MHz 之间的电磁波,常用于热疗的波段是 3~30MHz。按加热方式可分为电容性射频加热(短波和超短波)和电感性射频(短波)加热两种。既可用于表浅肿瘤的治疗,也可用于深部肿瘤的治疗。

2）微波(microwave,MW):指频率在 300MHz ~ 30GHz 的电磁波,目前的微波热疗频率有 2 450MHz、915MHz 和 434MHz。微波的加热原理与射频相同,也属于内源热。主要用于浅表、体积较小肿瘤的热疗,如唇癌、皮肤癌等。微波对测温有干扰,且有辐射,需要做必要的防护。

3）超声波(ultrasound,US):指频率在 20kHz ~ 1 000MHz 的声波,是一种机械振动波。常用的加热治疗频率是 0.5MHz ~ 5.0MHz。超声波通过作用于组织内的细胞、细胞器等各种微粒发生机械振动,使之相互摩擦产生内源热发挥热效应,从而杀灭肿瘤细胞。此外,超声波的“空化效应”在抗肿瘤过程中也发挥重要作用。所谓“空化效应”是指超声波作用于液体或软组织中形成的空泡,在压力作用下发生振荡、膨胀、收缩等一系列交替出现的动力学过程,当达到一定的声压,气泡出现破裂的现象。空化效应产生的瞬时高温、高压,对组织细胞产生很大的破坏作用。通过多元聚焦技术,超声波可以对深部肿瘤进行加热。

4）其他:如红外线加热、热水浴、体外血液循环加热等,主要用于全身加热,在此不作详述。

2. 加热治疗的原则　理想的热疗,应力求对全部肿瘤组织加热到有效的治疗温度范围,并维持一定的治疗时间,避免对靶区以外的正常组织过度加热。口腔颌面-头颈部恶性肿瘤的加热治疗要遵循以下原则。

（1）病例和加热方法的选择:受头颈部解剖关系的复杂性、各种加热技术和测温技术的局限性、患者的个体差异等因素的影响,选择加热治疗时要全面考虑各种因素,制订最有效的热疗方案。例如,微波仅能用于唇癌、皮肤癌、颊癌、唾液腺癌等表浅的部位。电容式射频透热最好选择皮下脂肪层较薄的患者,以避免发生脂肪过热现象。超声加热可用于较深部位的肿瘤加热,但是要避开口腔、鼻腔、鼻窦等含气空腔和颌骨等对声波传导的不利因素。头颈部毗邻颅脑,并有眼、出入颅脑的许多重要血管神经,考虑到这些特殊解剖关系,原则上应选择局部热疗而不采用全身热疗。

（2）综合治疗的原则:综合治疗是肿瘤治疗的公认原则。尽管单纯热疗对部分肿瘤能达到近期完全缓解,但是维持时间短,很少有治愈的,因此不主张单独采用热疗治疗肿瘤。热疗是增加放射治疗和化学药物疗效的重要辅助手段。临床研究结果表明,对化疗耐受、放疗抵抗者联合热疗后,仍表现出显著的疗效。近来,热放化疗“三联”疗法取得了显著的完全缓解率,正成为研究的热点。

（3）保证准确、可靠的测温：温度是热疗各种参数的第一要素，不能凭经验，或患者的感觉，或根据达到有效加热温度的加热功率来估计加热温度。这样不能科学地评价热疗疗效，也不利于热疗的临床研究和学术交流。应该按照有关的热疗质量保证建议书开展临床热疗。

3. 加热治疗的适应证　理论上热疗适合治疗各种类型的恶性肿瘤。头颈部肿瘤大多位置表浅，采用局部热疗往往能取得较好的效果，但必须联合放疗和/或化疗才能保证巩固的疗效。对于口腔内的肿瘤尤其舌根部的肿瘤，以及颌骨深部的肿瘤，因不便于加热，目前还没有合适的加热方法。热疗对于缓解晚期肿瘤顽固性疼痛有显著的效果。

4. 加热治疗的禁忌证

（1）患者一般情况较差，有重要脏器功能不全，Karnofsky 评分低于 60 分。

（2）加热部位的皮肤有损伤。

（3）行热化疗或热放疗时，有化疗或放疗禁忌证，具体参照有关章节。

（4）安装心脏起搏器者不宜采用电磁波加热装置。

（5）出血倾向性疾病。

（6）邻近颅脑部位的头颈部肿瘤禁用射频透热。

（7）体温高于 38℃ 的发热患者。

（三）口腔颌面-头颈肿瘤加热治疗的应用

作为一种能显著提高肿瘤治疗效果的手段，热联合治疗的目的是提高晚期肿瘤的可切除性和局部控制率，增加生存率，延长疼痛缓解期。Kim 等应用 CDDP 100mg/m^2 + 5-FU 1 000mg/m^2 结合局部加热 40~42℃ 30~40 分钟，治疗 5 例放化疗抵抗及术后复发的晚期口腔癌患者。经过 2 个周期的治疗，2 例达到完全缓解（CR），1 例部分缓解（PR）。原来对 CDDP 耐受的患者又重新表现为有效，其中 1 例后经手术治疗，随访 26 个月仍无复发。反映出了该方法乐观的前景。但由于化学药物代谢的复杂性及对 HT 仍缺乏可控性，有效的热化疗方案尚未确立。国内在头颈癌的热化疗方面与国际几乎同步，早在 1982 年，李名烈等就采用微波加热装置联合化疗治疗口腔鳞癌 20 例，总有效率达 85%，其中 CR 35%（7/20），PR 50%（10/20），随访 5 年生存率 76.6%（14/18），5 例单纯热化疗的 5 年生存率为 100%（5/5），12 例热化疗后行根治性手术者 5 年生存率达 75%（9/12）。毛祖彝等应用热化疗治疗口腔癌，并尝试用高糖作为热增敏剂，其中的 34 例唇癌 CR 76.5%（26/34），PR 23.5%（8/34），总缓解率 100%，保留了器官，效果令人满意。可见，对于能够达到有效治疗温度的表浅肿瘤，热化疗的疗效是肯定的。随着对 HT 与放疗、化疗协同抗癌机制研究的深入，人们把注意力转移到热化放疗（hyperthermochemoradiotherapy，HCRT）上，以期获得更大的局部控制率及远期生存率，并在包括头颈癌在内的各种实体瘤中取得了可喜的效果。Amichetti 等对 18 例晚期头颈癌采用术前 HCRT 方案，包括：CDDP 20mg/（m^2·w）+HT 42.5℃/30min+RT 2Gy×5 次×7 周取得了 88.8% 的缓解率，其中 CR 66.6%。HCRT 不但能提高局部控制率和可切除率，还能提高无瘤生存率和总生存率。Tohnai 等应用类似的 HCRT 方案后行根治性手术治疗 8 例 N$_3$ 口腔癌患者，具体方法：CDDP 100mg/（m^2·w）+HT 42.5℃/30min+RT 40Gy，结果术前 PR 6/8 例，NC 2/8 例，术后随访 13~64 个月，6 例生存，5 年累积生存率 70%，无瘤生存期最长 63 个月，从而提示这种方法很有前途，可以提高头颈癌综合治疗后的总体疗效。Hoshina 等以 HCRT 治疗晚期头颈癌 18 例（25 个部位），并与 22 例（27 个部位）

接受放化疗（RCT）的晚期头颈癌进行比较。结果 HCRT 组的总缓解率为 92.0%，其中 CR 44%（11/25）；而 RCT 组的总缓解率是 63%，CR 18.5%（5/27）。HCRT 组的 5 年累积局部控制率和生存率分别是 68.2% 和 44.4%，RCT 组为 22.2% 和 18.2%。无论在总缓解率、CR 率还是在预后方面，HCRT 都具有显著优势。

　　加热并非能提高所有化疗药物的细胞毒性作用。顺铂是被证明最具温度依赖性的细胞毒性药物之一，也是热化疗中使用最多的药物。Matsumoto 等认为，CDDP 与 HT 联合还具有独特的协同机制，即 CDDP 通过活化 HSP72 转录抑制因子，显著地抑制 HSP72 蛋白的积聚，从而改变 HT 后细胞对 CDDP 的敏感性。多项临床试验采用不同的 HCRT 方案，治疗头颈癌取得了令人鼓舞的疗效，但尚未得出肯定的结论。相关的临床Ⅲ期试验结果尚未报道，因此治疗口腔癌及头颈癌的最佳 HCRT 方案仍未建立。

（四）加热治疗面临的挑战

　　1. 均匀、有效的加热　绝大多数加热治疗无效的患者都是没有达到有效的温度造成的。而这又与加热装置的局限性和肿瘤解剖的特殊性有关。无论微波、射频还是超声波加温都有局限性，如深度、范围、组织类型等，相信随着加温技术的改进，这些问题会得以解决。如采用相控阵（phased array technology）和聚焦超声技术（high intensity focused ultrasound，HIFU）将肿瘤分割成多区域，分别进行加热，取得了良好的均匀加热和加热深度。

　　2. 无损伤测温　必要的测温装置及技术是达到均匀加热的保证，也是热疗研究的需要。目前临床应用的各种测温装置都是侵入性的有创测温，均能达到 0.1℃ 精度的要求，并可做到多点、多层次的立体测温。虽然尚无因侵入性测温造成肿瘤转移和扩散的报道，但给患者增加了痛苦，而且有时加温和测温装置相互干扰，为治疗带来操作上的不便。目前已有无创测温设备（如 MRI 测温）正式产品投入临床。

　　3. 热增敏　使用热增敏剂是提高 HT 疗效的途径之一。通过抑制热激蛋白的表达，阻止热耐受的发生，从而提高细胞的热敏性，如 Q 物质［槲皮素（quercetin）］、丝裂霉素、顺铂、苯甲醛、高糖等，但都处于实验研究阶段，尚未广泛应用。

　　4. 热剂量　热疗目前还没有一个公认的科学的计量单位。加热的温度和时间是热疗的两个重要参数，但热疗不能像放疗那样用总的施加能量来表示治疗的强度。这是由于低于有效的治疗温度（43℃），即使加热时间再长也不会杀灭肿瘤细胞，可见热剂量单位必须包括加热的质（有效的加热温度）和加热的量（保持一定的加热时间）两个要素。目前国际上能得到广泛认可的热剂量单位是 T90，即指在肿瘤全部测温点的全部温度数据中有 90% 达到此温度的数值。在此基础上衍生出 CM T90（达到和超过 T90 的累积时间）、CEM43T90（某段时间的 T90 换算为相当于 43℃ 加热的时间）等。但是由于加热技术和测温技术的局限性，不可能做到均匀加热和对肿瘤内部每个点进行实时准确测温，这些参数的计算会存在很大的误差。相信随着计算机技术广泛应用和无创伤测温技术的不断发展，热剂量单位一定能更加完善。

　　5. 热放化疗　这三种肿瘤治疗方法联合，有协同作用，并能取长补短。因此，可适当减少放化疗的剂量以减少不良反应。临床上取得了非常高的完全缓解率。但是，目前面临的难题是如何将三者有机地结合，取得最佳的序贯；减少多少放化疗剂量才能达到同样的抗肿瘤效果，这方面尚缺乏多中心临床试验结果的证实。

（任国欣　郭　伟）

第五节　口腔颌面-头颈肿瘤的激光治疗

一、激光治疗的机制

（一）激光技术在口腔颌面-头颈肿瘤诊治的作用范畴

众所周知,激光医学的应用技术包括了利用各种波长的激光设备,以及其他光源如强脉冲光和 LED 发光二极管等光源设备来开展的临床应用。确切地说应该是激光及其光子技术的医学应用。本节将以激光为主要代表来进行叙述,当然也包括一些光子的内容。提到激光在医学的应用,不得不追溯激光问世至今的 64 年的历史。在西方医学中激光的最早应用学科是眼科和皮肤科。在我国,激光医学有着学习和紧跟西方步伐的过程。因此,眼科和皮肤科也是最早涉足激光的学科。非常幸运的是,我国的口腔颌面外科包括头颈肿瘤外科也是较早涉足激光应用研究的学科之一。邱蔚六、马宝章教授等,在 20 世纪 70 年代就是最早涉猎这一领域的先驱。经由马宝章教授潜心研究、勇于创新,开创了口腔颌面外科激光应用的国内领先和国际一流水准的大好局面。如当时的国家八五攻关课题项目"血卟啉及其衍生物诊断和治疗口腔癌的临床机理研究"和国家自然科学基金课题"善离子激光激发肿瘤自体荧光诊断恶性肿瘤的研究"等。目前国内这一领域的工作和随之发展的大部分工作,完全是建立在这一时期工作的基础之上。

激光在口腔颌面-头颈肿瘤中的应用和作用,常被简单地认为是单一的照射和气化治疗。其实,激光的应用包括肿瘤诊断应用相关技术和肿瘤治疗技术。激光对于口腔颌面-头颈肿瘤的诊断应用包括激光荧光诊断技术和激光辅助肿瘤活检方法。激光在肿瘤诊断中的应用机理包括应用强弱激光作用于肿瘤组织所产生的不同的生物物理效应和结合其他化学药物联合应用所产生的光敏化效应来实施的。当一束激光或其他光源的光束照射到人体的软组织,光的生物物理效应会有光的吸收、反射、散射、衍射、荧光和拉曼光谱等多种现象产生。例如激光照射到软组织肿瘤如血管瘤时,由于 $800\sim1\,300nm$ 左右的波长光都有被氧合血红蛋白较强吸收,激光的光能大部分被转化为血管瘤组织中的热能,引起肿瘤组织的收缩,即可区别于其他不同的组织结构如神经、肌肉、腺体、牙体及骨组织,因此具有鉴别诊断的作用。利用 $330\sim410nm$ 左右波长激光照射恶性肿瘤时,绝大部分肿瘤组织会被激励而产生另一种波长的光,物理上称为荧光。利用激光直接照射肿瘤发生的荧光,医学上称为肿瘤自体荧光或内源荧光。这一方法对口腔癌和头颈肿瘤具有 89% 左右的诊断病理符合率。目前在德国等国家应用于体表的口腔和头颈肿瘤的筛查工作。其实该机理是源于恶性肿瘤中较高的新生血管分布的构建,组织中富含内源性卟啉的缘故,卟啉遇到激光的照射会发出特征性荧光现象。目前,只有进一步研究提高激光荧光检测灵敏度,才能真正造福肿瘤患者。相信不久的将来,激光荧光诊断肿瘤的技术会如激光多普勒测量皮瓣血运好坏一样广泛用于临床。其具有无创、可明确指示肿瘤边界以指导手术安全切缘的显著优点。光动力激光肿瘤荧光诊断技术是与前述的肿瘤自体荧光诊断技术一起发展而来的技术。该诊断方法的原理:利用特定波长的激光照射到事先系统应用光敏化药物的个体的可疑肿瘤病灶,若观测到荧光现象就可诊断为肿瘤组织。称其为光动力激光肿瘤荧光诊断的原因是,激光照射到肿瘤组织时,内部含有高于正常组织浓度的光敏化药物,后者被激光的光能激发后发生环状分子基团的共轭效应,从而发射荧光光子。该方法的优点也是具有可以明确肿瘤边界的特点,缺点是目前的诊断特异性和灵敏度有待提高。美国和欧洲口腔及头颈肿瘤外科将其结合应用到CT、PET-CT的肿瘤检测,优点是可以增强肿瘤影像和明确周界,特别是用于具有高转移性肿瘤的远处转移灶的检查;同时大大提高了影像诊断检出肿瘤的灵敏度,为临床上及时采取各种治疗方案赢得宝贵的时机。这方面的工作由美国 Roswell Park 癌症研究所的科学家等提出,并化学合成了一系列具有红外波长吸收特征的光敏化合物。

在常规的激光应用方面,上海交通大学医学院附属第九人民医院口腔颌面外科于 10 年前提出了应用激光光刀替代常规手术器械开展口腔颌面肿瘤的切取活检和切除活检术。这一方法的具体内容可参见邱蔚六主编的《口腔颌面-头颈外科手术学》一书的相关章节。由于目前应用的 CO_2 激光器已具有较精细的聚焦特性,因此实施激光肿块切取活检极为方便。通过配合内窥镜的使用,可对较狭小的内腔实施活检。激光可止血甚至不出血的优点,加上高能激光束气化杀灭肿瘤细胞的特点有效预防了肿瘤的播散。这一简单方法有利于基层医院的普及。对早期检出肿瘤的患者获得进一步的正规综合序列治疗具有重要意义。

(二) 激光的治疗方法和机制

激光治疗肿瘤的方法仅分为两种,即激光对肿瘤的切除性治疗术和激光光动力疗法。

激光切除肿瘤主要应用于较浅表的原发灶,或较多和较大面积范围肿瘤病灶的姑息性治疗。这种激光方法的优点是范围孤立的肿瘤可获得根治。同时对于口腔黏膜的癌前病变和奎瑞特红斑(即原位癌),可以根治。无须皮瓣修复,可重复治疗复发和再发病灶,是一种治疗口腔黏膜早期恶性肿瘤的适宜方法。同时,临床上对于一部分年老体弱的晚期口腔癌患者,由于无法承受较大手术和放化疗,可考虑部分处理原发病灶的姑息性治疗。激光切割和气化方法对此种情况较为适合,具有痛苦小、创伤小和容易被患者接受的优点,对改善晚期肿瘤患者的生存质量发挥积极的作用。

激光光动力疗法治疗肿瘤已经历 37 年左右的发展,虽然目前仍然无法成为常规治疗肿瘤的几大疗法,但是已朝着这一方向迈进了坚实的一大步。激光光动力治疗方法的机制早已明了。采用局部和系统性应用光敏药物后,在一定的时间间隔内应用合适的波长激光光源对肿瘤病灶进行照射。激光发射的光能被富含光敏药物的肿瘤组织成分吸收,被具有各种大环如吡咯环分子的共轭键产生光激励。后者产生单线态氧分子和自由基等高度氧化剂,具有较强的细胞毒性。从而引起肿瘤细胞凋亡和死亡,即所谓的 I 型光敏反应和 II 型光敏反应。光动力疗法治疗肿瘤的瓶颈主要是第一代光敏药物均只具有 400nm 左右的吸收峰,采用红光波长的激光照射的转化激励效应较弱。由于采用紫光照射肿瘤时组织内光穿透深度太浅,无法达到肿瘤治疗所要求的深度,而采用红光照射时,这类光敏药物对光的吸收较弱,因此对肿瘤的杀伤作用较弱。目前国内外达成的共识是研发具有红光和红外光波长吸收谱的光敏化合物,进而开发新型光敏药物。我国正在研发的"竹红菌素"和"福达赛因"就是这一类药物。国外和我国也有开展将弥散光纤插入肿瘤间质内实施激光光动力治疗的报道。另外,我国台湾、其他国家和地区也有报道应用光敏药物的前身物 5-ALA 配合红色激光开展治疗口腔黏膜原位癌,并获得一定的成功。但是有一些争议,原因是 5-ALA 可被肿瘤细胞代谢转化成为原卟啉IX,由于代谢生成的量较低,因此激光治疗需要重复进行,与肿瘤治疗要求彻底性(根治)的无瘤原则有所差距。当然,这种方法不失为对治疗肿瘤新方法的探索,有待深入研究。

二、激光治疗口腔颌面-头颈肿瘤的适应证

激光治疗口腔颌面-头颈肿瘤与肿瘤外科治疗的不同点非常明确。口腔颌面-头颈肿瘤手术治疗的模式是联合根治术，即将肿瘤原发灶与所相关引流的区域淋巴结进行联合切除和清扫，并强调 on-block 一并整体切除，而激光治疗仅作用于肿瘤原发灶，当然激光也可以治疗肿瘤复发病灶，但是激光无法处理区域淋巴结。这一特点决定了激光治疗不是目前治疗口腔颌面部肿瘤的常规方法。即使今后发展出红光和红外波长吸收的新型光敏药物，大大提高激光光动力治疗肿瘤的效果，也无法使其成为治疗口腔颌面部和头颈肿瘤的常规方法。那么，激光治疗对口腔颌面部肿瘤的意义又何在，又为何需要发展呢？原因有以下几点：首先，激光治疗对仅有肿瘤原发病灶的早期肿瘤具有根治的疗效。其次，激光治疗肿瘤对口腔黏膜病灶恶变而来的广泛、表浅的病灶具有良好的适应性。如采用激光光动力治疗后可以不对病灶组织区实施修复，即无须采用皮瓣等修复手段。再则，激光治疗本身有止血和出血较少、光动力治疗时不出血的优点。如果采用非热效应光动力治疗模式，可比目前治疗模式的副反应少。尤其在口腔颌面部应用时，患者的耐受性好，术后的肿胀和疼痛轻微，一般不需要做预防性气管切开，可以应用于大量年老体弱的肿瘤患者。最后，对于晚期肿瘤患者，非热效应激光光动力治疗可以作为一种普遍的姑息性治疗，为患者延长存活时间和提高生活质量发挥重要作用。同时激光可以治疗多个弥散性病灶，如口腔黏膜的红斑。采用5-ALA 的激光光动力治疗，已有报道可获得较好的疗效。方法：激光术前 7~8 小时，采用 1%~2% 浓度的 5-ALA 液体涂抹于口腔红斑处。保持 0.5~1.0 小时的反复涂抹。其后采用 600~630nm 左右的半导体激光或者 LED 光源进行照射。光功率密度为 100~150MJ/cm^2 左右，照射时间为 20~30 分钟。次日可重复治疗一次。由于 5-ALA 激光光动力治疗没有应用光敏药物，5-ALA 本身仅为光敏化合物的前身结构，在肿瘤组织内经历 9 种酶的代谢最终形成光敏化合物原卟啉IX，因此，采用该激光治疗后患者无须避光，日常生活不受影响，较为方便，利于普及。在激光光动力治疗中，利用传输光纤的作用可对位于口咽部的肿瘤开展治疗。因此，激光治疗肿瘤的适应证概括为早期原发病灶、较大范围的黏膜恶变和晚期姑息性病灶等。

三、激光光动力治疗口腔颌面-头颈肿瘤的现状和展望

激光治疗口腔颌面-头颈肿瘤的现状前面已有叙述，主要归纳为肿瘤的气化切除和激光光动力治疗。目前只能服务于小部分肿瘤患者。制约激光治疗成为肿瘤常规治疗方法的理论性考虑是如何提高激光治疗肿瘤时的光穿透深度。对激光气化治疗来讲，今后研制切割效果更锐利的特殊波长激光，如激光牙钻的钬激光（Ho：YAG），可实施光刀手术治疗。这是一个基本层面的激光应用发展。而更高层面的考虑是，如何将激光光动力治疗发展成为口腔颌面-头颈肿瘤的常规治疗方法。比较近期的发展是匹配红光波长激光激励的光敏药物的研发。目前国内外研发的四氢叶绿素类光敏制剂便是这类工作。此外，光敏化合物结合肿瘤表面特异性抗原、抗体、补体蛋白的靶向型光敏药物，也是激光光动力实验研究的一个热点。目前哈佛医学院研究人员已经将这种靶向型激光光动力治疗尝试应用到对牙周病细

菌的杀灭。利用另外分子构建的特点合成的光敏剂具有放射增敏效应的特性,美国学者的实验工作将光敏制剂联合 CT 和 PET-CT,尝试应用在脊髓和中枢神经系统恶性肿瘤的影像学检查中。我们目前与上海交通大学化工学院研究者进行的一项合作性实验工作,旨在合成纳米化光敏制剂。利用纳米材料分子在肿瘤中的特异聚集和对光敏化合物结构的缓释作用,希望提高其在今后激光光动力中的肿瘤治疗效果。初步的研究结果提示,纳米化光敏制剂对体外培养的人口腔肿瘤细胞可有效增加激光光动力作用。进一步研究将尝试将其应用在实体肿瘤荷瘤小鼠的激光荧光诊断和光动力治疗中。日本的医学研究人员正在进行的肝癌激光光动力研究的尝试和设想,也可以给我们启示。他们的重点是应用插入性光纤开展肝癌的介入性激光光动力治疗。通过经皮内窥镜将导管埋入肝癌病灶内,在体外留置导管,患者每隔一个周期在家里自行开展激光光动力治疗。当然这一想法的实施还要有待新型光敏药物的研制,克服常规光动力治疗时的不适,提高患者对该种治疗方法的耐受性。包括降解周期短时相光敏药物的研发,与红光匹配性光敏药物及非热效应激光弥散型光纤的应用等。同理,我们也可以开展肿瘤介入性激光光动力治疗的研究,以应用于中晚期口腔肿瘤的治疗。近年来我们应用纳米材料的特性,研制纳米缓释光敏制剂、具有高效增氧的光敏制剂和带小干扰 RNA 基因的光敏制剂。基础研究和体外试验显示具有较好的抗肿瘤作用。这种治疗的研究包括肿瘤荧光诊断的提高和光动力效应的提高。

由此可见,激光治疗在口腔颌面-头颈肿瘤领域的应用研究要走的路还很长,多学科的交叉合作研究是激光医学发展的必由之路。

(周国瑜)

参 考 文 献

1. 邱蔚六. 新的五年,新的挑战:我国口腔颌面-头颈肿瘤外科发展之我见. 中华口腔医学杂志,2006,41(8):449-452.

2. 《中华医学会中华医学杂志》编辑委员会. 首届中国肿瘤内科论坛会议纪要. 中华医学杂志,2003,83(3):183-187.

3. 陈万涛,周晓健,徐骎,等. 替尼泊甙对口腔鳞癌化疗敏感性的体外研究. 中华口腔医学杂志,2003,38(6):441-443.

4. 邱蔚六. 口腔颌面部癌瘤治疗的新理念:浅析综合序列治疗. 上海第二医科大学学报,2005,25(4):321-324,358.

5. 任国欣,郭伟,叶冬霞,等. 超声加热诱导舌鳞癌 Tca8113 细胞凋亡的机制探讨. 上海口腔医学,2006,15(5):507-511.

6. 蒋灿华,叶冬霞,陈万涛,等. 中药"参阳"方冲剂对舌鳞癌SD大鼠外周血淋巴细胞亚群的调节作用. 中华口腔医学杂志,2005,40(2):118-121.

7. 邱蔚六,陆昌语,郭一钦,等. 中药"参阳"方延长口腔鳞癌病员生存期的前瞻性研究. 耳鼻咽喉:头颈外科,1996,3(2):69-73.

8. 邱蔚六. 口腔颌面外科理论与实践. 北京:人民卫生出版社,1998.

9. 蔡莉,臧家兰,曹鸿艳. 肿瘤个体化治疗的研究进展//马军,秦叔逵,张清媛. 中国临床肿瘤学教育专辑(2007). 哈尔滨:黑龙江科学技术出版社,2007:523-529.

10. 孙燕. 靶向治疗提高内科治疗在肿瘤综合防治中的地位//蒋国樑,李进,马军. 中国临床肿瘤学教育专辑(2008). 北京:中国协和医科大学出版社,2008:1-4.

11. 盛立军. 化疗药物所致恶心呕吐的防治进展//马军,秦叔逵. 中国临床肿瘤学教育专辑(2009). 北京:中国协和医科大学出版社,2009:591-594.

12. 邓觐云.药物基因组学在肿瘤化疗领域中的研究进展//马军,秦叔逵.中国临床肿瘤学教育专辑(2009).北京:中国协和医科大学出版社,2009:756-762.

13. 毛祖彝.口腔颌面部恶性肿瘤的热疗.口腔颌面外科杂志,1993,3(4):230-232.

14. 任国欣,郭伟.局部热疗在头颈癌综合治疗中的应用.中国口腔颌面外科杂志,2004,2(1):52-55.

15. 刘珈.肿瘤热疗技术与临床实践.北京:中国医药科技出版社,2009.

16. CHAN A T,HSU M M,GOH B C,et al. Multicenter,phase Ⅱ study of cetuximab in combination with carboplatin in patients with recurrent or metastatic nasopharyngeal carcinoma. J Clin Oncol, 2005, 23 (15): 3568-3576.

17. PIVOT X,MAGNÉ N,GUARDIOLA E,et al. Prognostic impact of the epidermal growth factor receptor levels for patients with larynx and hypopharynx cancer. Oral Oncol,2005,41(3):320-327.

18. RESSEL A,SCHMITT O,WEISS C,et al. Therapeutic outcome and side-effects after radiotherapy,chemotherapy and/or hyperthermia treatment of head and neck tumour xenografts. Eur J Cancer,2002,38(4):594-601.

19. WHO. WHO handbook for reporting results of cancer treatment. [2024-04-01]. http://apps. who. int/iris/bitstream/10665/37200/1/WHO_OFFSET_48. pdf.

20. EISENHAUER E A,THERASSE P,BOGAERTS J,et al. New response evaluation criteria in solid tumours: revised RECIST guideline(version 1. 1). Eur J Cancer,2009,45(2):228-247.

21. CHABNER B A,LONGO D L. Cancer chemotherapy and biotherapy principles and practices. 4th ed. Philadelphia:Lippincott Williams and Wilkins,2006.

22. ZHONG L P,ZHANG C P,REN G X,et al. Long-term results of a randomized phase Ⅲ trial of TPF induction chemotherapy followed by surgery and radiation in locally advanced oral squamous cell carcinoma. Oncotarget, 2015,6(21):18707-18714.

第七章 口腔颌面-头颈肿瘤放射治疗的现状与挑战

第一节 三维适形调强放射治疗

放射治疗与手术治疗、化学治疗共同组成有效治疗口腔颌面-头颈部恶性肿瘤的三大手段,有60%~70%的患者将放射治疗作为首选治疗或综合治疗的组成部分。

随着近20年来肿瘤治疗新技术的不断涌现,肿瘤放射治疗学这门既有放射物理学、放射生物学等基础理论,又有百年临床实践的完整学科受到前所未有的挑战。得益于计算机和高新技术的引入,肿瘤放射治疗设备和技术取得了令人瞩目的升级,放射治疗(简称放疗)技术从常规二维技术快速发展为三维,肿瘤立体定向放射治疗、三维适形放射治疗、调强放射治疗、三维近距离放射治疗等新技术相继出现,并通过调强计划验证和CT/MR图像引导放疗新技术确保了精确放疗的实施。随着调强放射治疗技术的成熟和普及、人工智能(artificial intelligence,AI)技术的应用,现代个体化精确放疗时代已经来临。

一、肿瘤放射治疗的优势和目标

(一)肿瘤放射治疗的优势

放射治疗用肉眼看不见的放射线来根治肿瘤,常可以保存正常组织、器官的外形和功能,故又称为不用刀的癌瘤切除术。

与手术治疗相比,放射治疗的一个优势是更安全,没有麻醉及手术死亡,无伤口,不切去组织,因此倍受患者欢迎。现代癌症治疗强调给患者较好的疗后生活质量和器官功能,放疗无疑是比较理想的治疗手段。已有许多放疗成功治愈唇癌、舌癌、硬腭癌、软腭癌等口腔癌的病例,患者既获得长期生存,又有较高的疗后生活质量。

放射治疗与手术治疗相比的另一个优势是较少受解剖部位及重要器官的限制,必要时放射野可以放大,对已侵入到瘤外组织的散在肿瘤细胞或亚临床灶进行杀灭(亚临床灶只需80%的放射致死剂量就可杀灭),并同时对淋巴引流区进行治疗。须知,亚临床灶目前还不能由CT、MRI或PET-CT显示,手术中肉眼也无法辨别。病理连续切片的显微镜检查发现,肿瘤细胞不规律地散落在瘤外,甚至远至瘤外3~5cm;腺样囊性癌的癌细胞可沿脑神经直达颅底。而目前手术切缘的安全标准为瘤外5mm。这就解释了为什么四周每个方向仅取一小块的"切缘阴性"患者,术后还有相当多的局部复发。

（二）肿瘤放射治疗的目标

1. **根治性放疗**　指通过放射治疗彻底消灭恶性肿瘤的原发和转移病灶,使患者完全康复。对于早期、肿瘤较为局限的患者,根治性放疗的疗效与手术相似,且保存了器官功能。放疗所给的剂量需要达到根治剂量。对于中晚期患者,根治性放疗通常作为综合序列治疗的一部分,与手术、化疗等联合应用。

2. **姑息性放疗**　指以解除晚期恶性肿瘤患者痛苦、改善症状及延长生命为目的的放射治疗。临床上分为两类,一类患者一般情况尚好,所给剂量为根治量或接近根治量,称为高姑息性放疗。另一类患者一般状况较差或病已到晚期,只希望起到减轻痛苦作用,剂量仅为根治量的 1/2 或 1/3,称为低姑息性放疗。姑息性放疗的作用:①缓解疼痛,癌症骨转移及软组织浸润等引起的较剧烈疼痛;②解压迫症状,恶性肿瘤引起的消化道梗阻、脑占位性病变所致的脑神经症状、颈部巨大肿块包绕/压迫神经和血管等;③治疗脑转移瘤;④止血,如鼻咽出血等。

3. **预防性放疗**　主要用于亚临床病灶的预防照射,如中晚期高危口腔癌 N_0 患者的颈部预防性放疗。

根治和姑息两者是相对的,根治性放疗有时可能起不到根治的效果,而姑息性放疗有时却可获得意想不到的治愈性效果。另外,由于放射敏感的肿瘤常为恶性程度高、转移发生早的一类肿瘤,因此尽管肿瘤在局部得到控制,患者却常因远处转移而死亡,且这类肿瘤放射治疗后的复发率高。

二、调强放射治疗

（一）调强放射治疗的特点和优势

三维适形调强放疗(intensity modulated radiotherapy,IMRT),简称调强放疗,是肿瘤放射治疗划时代的先进技术,是近 20 年来得益于计算机和高新技术的引入发展起来的;采用计算机控制的电动多叶光栅直线加速器来完成治疗,既提高了肿瘤的局部控制率,又减少了正常组织的放射损伤,已成为现代放射治疗外照射的主流模式。目前调强放疗已从静态调强、动态调强到旋转调强(arc)、容积调强(volumetric modulated arc therapy,VMAT)、断层调强,调强技术在向更高精确度、更快速度、更完美的剂量分布曲线的方向发展。

1. 调强放疗的剂量学特点

（1）常规放疗:传统的二维照射方法,照射范围包括肿瘤、附近转移灶、亚临床病灶,每天照射 1 次,每周 5 次,每次给予 180~200cGy 的放疗剂量。常规放疗治疗费用低廉,但周围正常组织无法避免受到不必要的高剂量照射而产生明显的放疗副反应。图 7-1-1 为某头颈肿瘤患者 3 野常规放疗的剂量,双侧腮腺不可避免受到高剂量放射线的照射,放疗后患者会发生严重的口干症。这

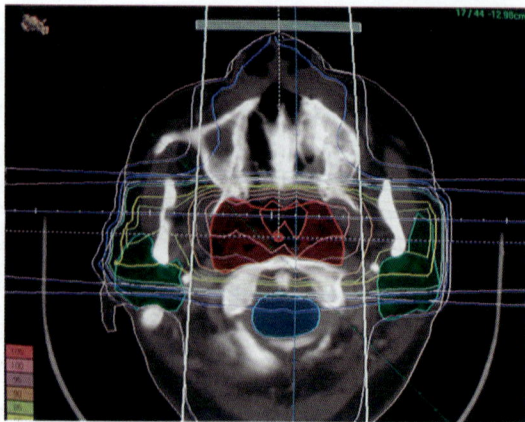

图 7-1-1　某头颈肿瘤患者 3 野常规放疗的剂量

是在调强放疗新技术出现前患者为治疗肿瘤的无奈选择。

（2）三维适形放疗（three dimensional conformal RT，3D-CRT）：通过对照射野的控制，使高剂量分布区的形状在三维方向上与病变（靶区）的形状一致，即在照射方向上放射野形状与病变靶区的投影形状相一致，技术上是通过直线加速器多叶光栅技术实现。三维适形放疗是现代精确放疗的初始阶段。图7-1-2为某头颈肿瘤患者的5野三维适形放疗剂量，高剂量线向靶区收缩，使双侧腮腺受到的放射剂量比常规放疗（图7-1-1）有所减少。对于形态不规则的肿瘤，三维适形放疗难以达到照射野和靶区良好的适形效果，最好选择调强放疗技术。

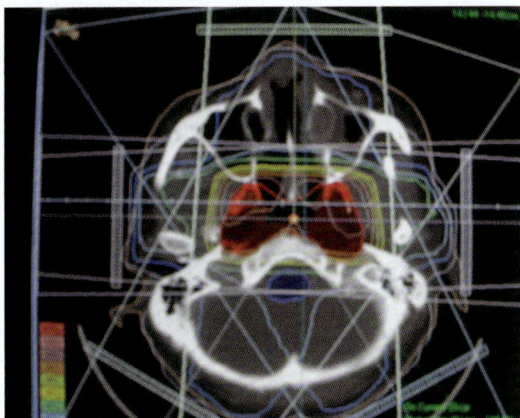

图 7-1-2　某头颈肿瘤患者的 5 野三维适形放疗剂量

（3）调强放疗：指放射野的形状和照射剂量在三维立体空间方向上与靶区（肿瘤）的实际形状相一致。它不同于常规放疗，完全采用精确的体位固定和三维CT/MR定位技术、精确的治疗计划，以及精确多野（通常是7～9野）照射，达到靶区的定位和照射最准、靶区的照射剂量最大、靶区外周围正常组织受照射剂量最小、靶区的剂量分布最均匀的要求。一般而言，适合做常规放疗的病例都可以考虑行IMRT，尤其是肿瘤形态不规则、肿瘤靠近危险器官（如脑干、脊髓、视神经、眼球等）或肿瘤部位较深、普通X线确定靶区及范围有困难等许多情况，特别适合做调强放疗。图7-1-3为某头颈肿瘤患者的7野调强放疗剂量，高剂量线进一步向靶区适形收缩且更均匀，双侧腮腺、脊髓和口腔受到很低的放射剂量照射，从而达到肿瘤高疗效、正常组织低放射损伤，可谓"一箭双雕"。

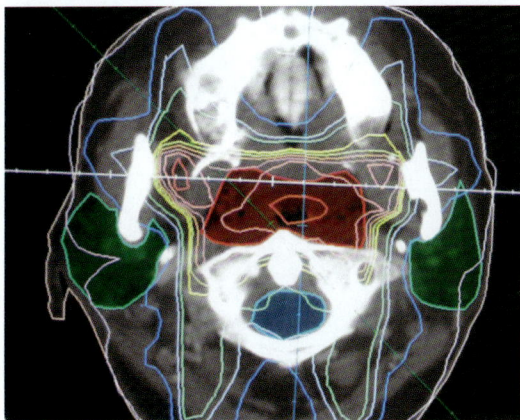

图 7-1-3　某头颈肿瘤患者的 7 野调强放疗剂量

2. 调强放疗的优势　调强放疗与常规放疗相比的优势：①采用精确的体位固定和三维定位，大大提高了定位精度和照射精度；②采用计算机逆向调强计划（inverse planning）、优化配置射野内各线束的权重，达到肿瘤靶区三维适形、高剂量的均匀照射，邻近危险器官（如脑干、脊髓、视神经、眼球等）和周围敏感组织（如腮腺、下颌下腺、下颌骨、口腔黏膜）的低剂量照射要求；③可在同一个放疗计划中进行大野照射和小野追加照射，使不同靶区获得相应所需的剂量，缩短了疗程总时间。因此，调强放疗提高了肿瘤放疗的治疗比（therapeutic gain factor，TGF），提高肿瘤的局控率，并大大下降放疗后口干症，下颌骨放射性颌骨骨髓炎，眼、脑脊髓损伤等放疗并发症，改善患者的生存质量。例如一例左侧下颌下腺腺样囊性癌术后肿瘤沿左侧下颌神经转移复发从颅底进颅，经调强放疗成功治愈。患者放疗前MRI检查显示,左侧下颌神经增粗、异常信号(图7-1-4A)。患者的调强放疗计划剂量显示,红色高剂量线(75Gy)包围全部病变左侧下颌神经,周围正常组织在低剂量区(图7-1-4B)。患者在头颈肩S面罩固定下(图7-1-4C)行30次调强放射治疗(每周5次,共6周)。患者调强放疗后2个月的随访MRI检查显示,左侧下颌神经异常信号明显消退(图7-1-4D)。

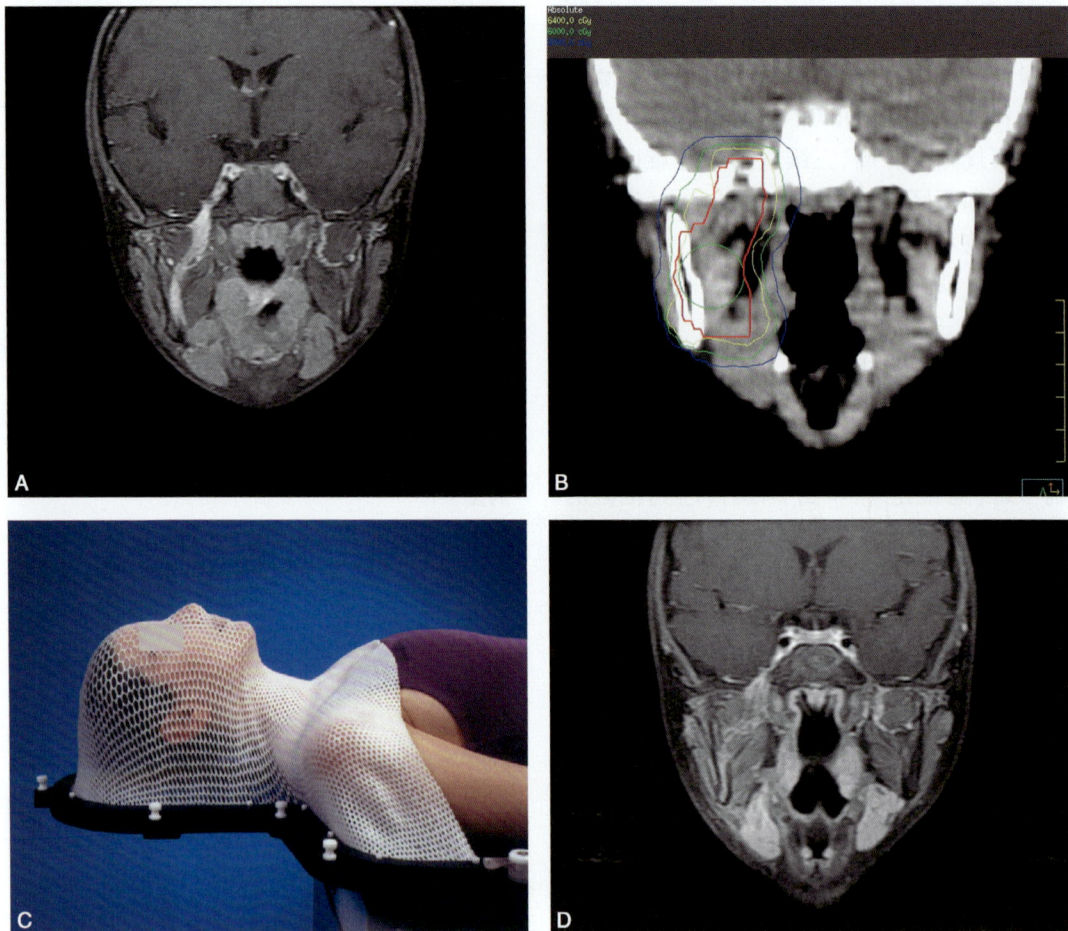

图7-1-4 左侧下颌下腺腺样囊性癌术后肿瘤转移复发采用调强放疗成功治愈

A. 患者放疗前MRI检查示左侧下颌下腺腺样囊性癌术后肿瘤沿左侧下颌神经转移复发从颅底进颅;B. 患者的调强放疗计划剂量;C. 患者在头颈肩S面罩固定下行调强放射治疗;D. 患者调强放疗后2个月的随访MRI检查。

3. 调强放疗可明显减少放疗后口干症 据研究,人类80%的唾液由腮腺、下颌下腺、舌下腺等大唾液腺产生,而腮腺是分泌唾液最重要的来源。已知腮腺的浆液腺是放射线的敏感组织之一,15~20Gy剂量的照射可造成唾液量明显减少和口干症状,40~50Gy以上的照射将导致永久性腮腺功能损伤,更高剂量的照射可导致大部分腺体功能的不可逆损害,口干症状将严重和持久,唾液分泌量甚至可降至零。同时,唾液的成分与物理性质也发生改变,pH由正常的6.5~7.0逐步降至5.0~6.5。

上海交通大学医学院附属第九人民医院放射治疗科的一项头颈部恶性肿瘤常规放射剂量研究表明,肿瘤在中线、近中线或一侧,当肿瘤受照射剂量为60Gy时,腮腺受照射剂量最低为 40.1Gy,最高达 64.3Gy。放射性口干症的高发生率由此而来。从机制上讲,急性放射反应口干是腮腺浆液腺细胞在分裂期被高能射线杀伤所致,而放疗后口干症则是干细胞死亡及纤维基质破坏导致腮腺腺体的慢性萎缩所引发。如果不进行适当处理,口干症将导致牙、牙龈、口腔黏膜及下颌骨的进行性损害。采用调强放疗技术,在肿瘤区治疗高剂量不变的情况下,通过剂量限值制定,可使对侧腮腺及下颌下腺的放射剂量低于 10Gy,明显减少口干症发生比例及严重程度。同理,通过剂量限值制定,调强放疗对下颌骨的照射剂量也大大下降,大大减少下颌骨放射性颌骨骨髓炎的发生。图 7-1-5 为右侧舌癌术后常规放疗剂量,腮腺和下颌下腺受到高剂量的照射,放疗后口干症必然明显。

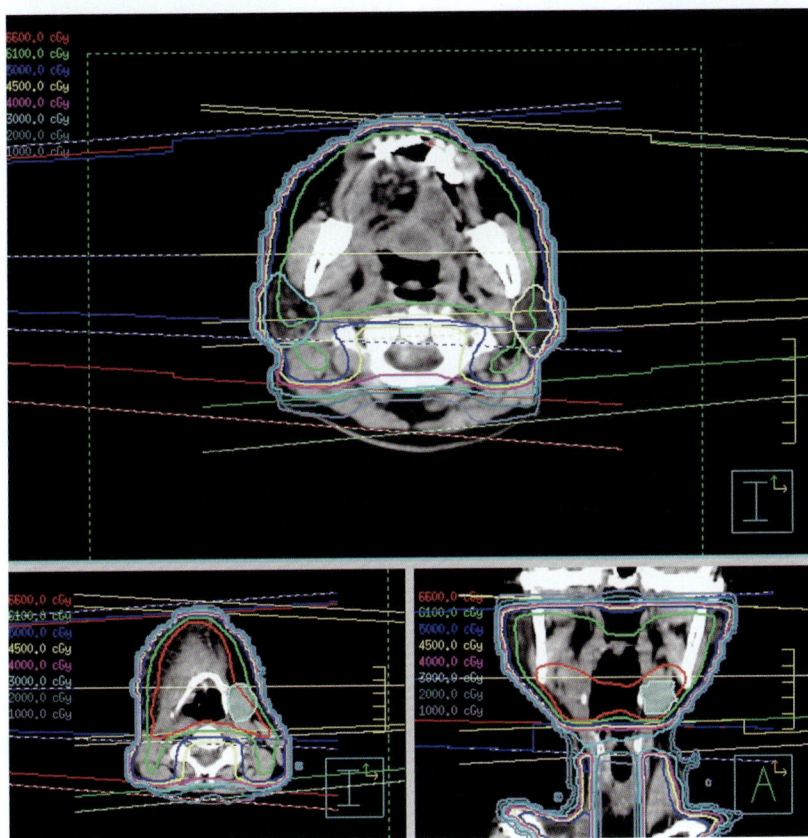

图 7-1-5　右侧舌癌术后常规放疗剂量

图 7-1-6 为左侧舌癌术后调强放疗剂量,射线绕开腮腺和下颌下腺,使之得到保护、仅受很低剂量的照射,放疗后的口干症明显减少,甚至不发生。笔者对 N_0 舌癌患者采用调强放疗的同时,保护未受累及的双侧腮腺和对侧下颌下腺,结果放疗后口干症已极少发生,即使放疗后有轻度口干,也会在放疗后 6 个月消失。

（二）术后调强放疗

术后调强放疗是口腔颌面-头颈肿瘤患者重要的综合治疗模式。

1. 术后调强放疗适应证

（1）对于中晚期口腔颌面-头颈肿瘤患者,除非手术非常彻底,一般应加术后放疗,可明

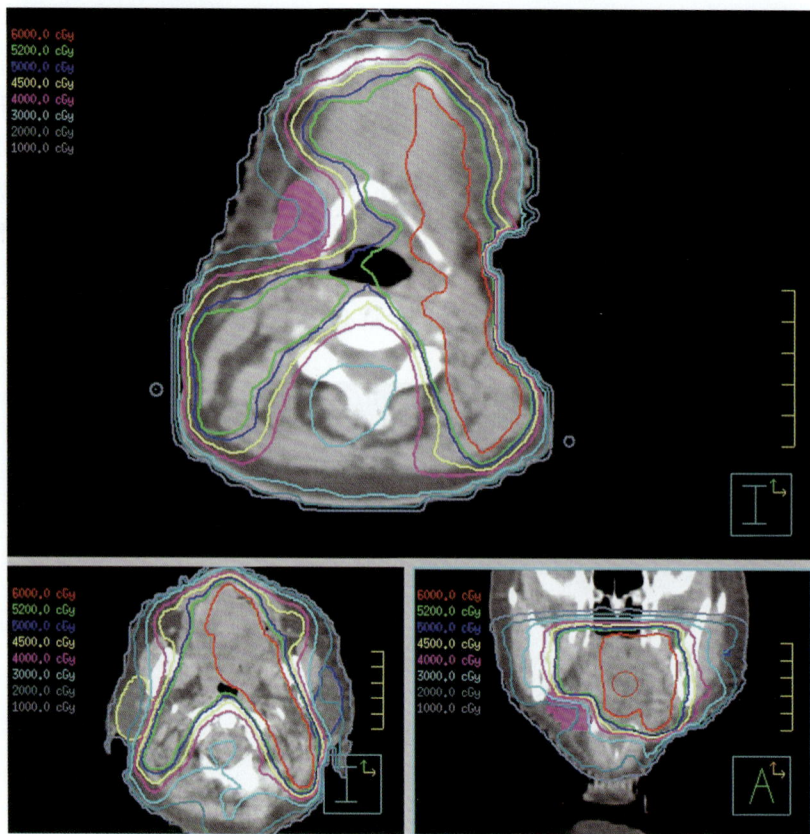

图 7-1-6　左侧舌癌术后调强放疗剂量

显提高疗效。

（2）手术后局部复发再手术的患者，术后再次复发率高，一般没有再次手术的机会。

（3）手术病理报告有下列一项或多项指标：①切缘阳性；②肿瘤近切缘（<5mm）；③骨或软骨侵犯；④神经侵犯；⑤大血管及周围侵犯；⑥淋巴结 1 个以上转移；⑦淋巴结囊外癌侵犯或淋巴管内见癌栓；⑧病理恶性程度高（如高度恶性黏液表皮样癌）；⑨病理为腺样囊性癌（术后复发率高、易沿神经侵犯）。

（4）手术中有下列 1 项或多项指征：①无瘤原则不够，如切破肿瘤；②手术怀疑有肿瘤残留（应留置银夹）；③肿瘤仅部分切除，有残瘤体。

2. 术后调强放疗禁忌证

（1）全身情况很差，Karnofsky 评分低于 50 分，无法耐受放疗者。

（2）已有心、脑、肝、肾功能严重损害者。

（3）局部已有高剂量放疗史，再次放疗可能发生严重并发症，对患者造成明显损害者。

（4）全身广泛转移、预计生存期不超过 3 个月者。

（5）伤口明显不愈，特别是颈总动脉区，有大出血危险者。

3. 术后调强放疗最佳时间段　口腔颌面-头颈肿瘤的术后调强放疗一般在术后 4 周开始，最迟不晚于术后 6 周内进行，或放疗在术后 13 周前结束，否则会增加复发机会。由于残存肿瘤细胞在术后就开始增殖，对高危患者只要伤口完全愈合，放疗可早于 4 周开始，以争取更好的疗效。

（三）调强放疗尚需解决的问题及展望

调强放疗能否带来实际收益,取决于适应证的选择是否合理,靶区勾画是否都是最好的。治疗靶区无法确定或肿瘤过大的患者,不宜采用调强放疗;靶区小而规则,周围没有特殊需要保护的正常组织的患者,采用常规放疗技术可以达到准确照射。放疗计划和实施是否规范,存在的问题还包括:①对基于 CT/MRI 的靶区勾画的准确识别存在不确定性及放疗医师的勾画误差;②调强放疗并非对所有患者同等疗效,治疗更简单方便;③在设备硬件、软件、人员培训未达到调强放疗开展条件情况下做调强放疗,也可能增加患者肿瘤复发率。

调强放疗未来的发展方向应该是从当前的物理调强发展到与生物调强有机结合,即生物靶区(biological target volume,BTV)调强放疗,它的基础是个体分子病理学和生物靶区(含乏氧细胞区等)显像,在人工智能(AI)技术的参与下实现真正的个体化的靶区勾画,按乏氧细胞区、高增殖细胞区、高代谢细胞区及坏死区分别给予不同(不均匀)的剂量,即个体化的最佳放疗剂量,完成真正意义上的个体化生物适形调强放疗。

现代放射治疗在口腔颌面-头颈部恶性肿瘤治疗上的地位已稳步提高。在我国调强放疗得到普及并成为放疗主流的同时,质子和重离子放疗(目前主要是碳离子)已经出现,使口腔颌面-头颈部恶性肿瘤的治疗又多了一个选择。相比传统光子调强放疗,质子和重离子射线由质子、重离子加速器产生,射线具有良好的物理特性"布拉格(Bragg)峰"和生物学特性,可对肿瘤病灶进行强有力的"集中爆破",同时减少对正常组织的伤害,减少了疼痛、黏膜皮肤反应,实现疗效最大化。美国著名肿瘤治疗机构 MD Anderson 的资料称,实体的、有确定边界的、尚未扩散的肿瘤会从质子治疗中获益。有专家也指出可能存在一些不确定性,目前短期治疗效果是明显的,但长期效果需要长期的随访观察。质子、重离子治疗设备需要庞大的基础设施投入及高昂的运营、人力成本,治疗费用比较昂贵。根据上海市质子重离子医院提供的信息,目前每个疗程平均价格是 27.8 万元。随着国产装备的产业化,我国质子重离子医院将不断涌现,治疗价格也会下降。

三、调强放疗同步化疗

近年来多项前瞻性临床随机试验表明,同步放化疗(含调强放疗同步化疗)(concurrent chemo-IMRT,concomitant chemo-IMRT)可显著提高中晚期口腔颌面-头颈肿瘤患者的无病生存率和总生存率,保存患者的器官功能和生存质量。最近的 2 项 meta 分析结果也支持上述结论。据 9 615 例头颈部患者同步放化疗相比单放疗患者的 meta 分析,同步放化疗患者 5 年绝对生存率上升 $6.5\% \pm 1.0\%$($P < 0.000\ 1$);局部区域控制率上升 $9.3\% \pm 1.2\%$($P < 0.000\ 1$);远处转移率下降 $2.5\% \pm 1.2\%$($P < 0.004$)。

头颈部肿瘤临床实践指南提出对可以手术切除的中晚期患者(T_2 晚、T_3 和部分 T_4 病变),建议先采用放疗或同步放化疗;对不能手术切除的晚期病变,体力状态评分 PS 0~1 分的患者,建议同步放化疗或诱导化疗继之同步放化疗。大量的临床研究结果认为,同步放化疗对提高肿瘤局部控制率的作用比较肯定,同时显示对改善总生存率有一定的优势。因此,加上调强放疗正常组织保护和改善患者生存质量的优势,同步调强放化疗已成为口腔颌面-头颈肿瘤重要和看好的治疗手段。

（一）同步调强放化疗的理论依据

调强放疗与化疗同时进行的目的是使两者产生叠加或协同效应,理论依据包括:①化疗药抑制放射后肿瘤细胞亚致死性损伤或潜在致死性损伤的修复,并减少肿瘤细胞在疗程中出现的加速增殖。②化疗药物与放射线对乏氧细胞和作用的细胞时相不同,两者作用于不同肿瘤细胞亚群。化疗药物调整了肿瘤细胞生长周期,提高了放射敏感时相的细胞比例。已发现,化疗药物可促使肿瘤细胞由 G0 期进入对治疗敏感的细胞循环周期。③化疗药物本身可杀伤肿瘤细胞,缩小瘤块、改善血液供应,提高了肿瘤的放射敏感性和化学敏感性,并抑制耐化疗或耐放疗肿瘤细胞亚群的出现。因为 DNA 修复基因扩增,细胞内自由基清除剂合成增加,对放疗耐受的 S 相细胞增加,某些致癌基因激活,肿瘤微循环改变以及肿瘤体积过大等原因,可使癌细胞对放疗产生耐受。④有些化疗药又是放射增敏剂,起放疗增敏作用。⑤杀灭远处转移亚临床灶。⑥通过放疗,使肿瘤减负荷,提高化疗药的局部浓度。

（二）同步调强放化疗的单药化疗与多药化疗

文献报道同步调强放化疗应用的化疗药物主要有紫杉醇、5-FU、顺铂、羟基脲、博来霉素、甲氨蝶呤、长春新碱、多柔比星和吉西他滨等,可单一用药,或联合用药。

1. 调强放疗同期单药化疗

（1）5-FU:有放疗增敏作用,延长药物作用时间至 48 小时,随后给予放疗,增敏作用最为显著。临床试验表明,24 小时连续静滴的效果优于一次性注射。

（2）顺铂（DDP）:治疗头颈癌最常用的药物,通常在放疗期间给予大剂量顺铂（100mg/m²,隔 3 周重复,连续 3 个周期）治疗;或放疗同期行每周 1 次的低剂量顺铂（20mg/m²）化疗。

（3）卡铂:推荐剂量为 100mg/m²,隔 3 周重复,连续 3 个周期。

（4）紫杉醇（taxol）:对复发及转移性头颈癌有效,对放疗也有增敏作用,通常在放疗期间给予大剂量（100mg/m²,隔 3 周重复,连续 3 个周期）治疗;或放疗同期行每周 1 次的低剂量（20mg/m²）化疗。

2. 调强放疗同期多药化疗 常用以顺铂或紫杉醇为主的多药同步放化疗,方案有多种,据文献报道疗效虽好,但治疗毒性比单药更大,患者可发生严重黏膜炎和吞咽困难,常需鼻饲或胃造瘘以完成治疗。

3. 靶向药物联合同期放化疗 近年来靶向药物联合同期放化疗也为临床所接受。Cohen 等对 69 例局部晚期头颈部癌采用表皮生长因子受体（EGFR）抑制剂吉非替尼（gefitinib）联合诱导化疗加同步放化疗（吉非替尼每天 250mg,使用 2 年）,经中位随访 3.5 年,90% 的患者获 CR,4 年总生存率、无进展生存率和疾病相关生存率分别为 74%、72% 和 89%。Cohen 等认为该治疗模式在 CR 率和生存率方面具有优势,更适合 EGFR 高表达、预后差的局部晚期头颈部癌。

（三）同步调强放化疗的前瞻性临床研究

Shanta 等报告 157 例口腔癌的前瞻性研究结果,放疗组的肿瘤完全消退率和 5 年生存率分别为 19% 和 24%,放疗联合博来霉素为 79% 和 66%,同步放化疗组明显优于放疗组。美国北加利福尼亚州协作组（Northern California Oncology Group,NCOG）Fu 等报告的前瞻性研究结果类似,共有 96 例头颈部恶性肿瘤进入研究,放疗组的肿瘤完全消退率和 3 年生存率分别为 45% 和 25%;同步放化疗组为 67% 和 48%,同步放化疗组明显优于放疗组。欧洲癌症研究治疗组织(European Organization of Research and Treatment of Cancer,EORTC)22931课题和美国肿瘤放射治疗组(Radiation Therapy Oncology Group,RTOG)9501课题关于晚期头颈部鳞癌术后单放疗与同步放化疗的研究结果显示,对于切缘阳性及淋巴结包膜外受侵犯的患者,术后同步放化疗可提高总生存率、降低局部失败率42%、降低治疗后失败风险23%,但增加治疗毒性34%~77%(有4例患者死亡)。

Taguchi等分析101例晚期头颈部鳞癌同步放化疗的疗效影响因素,发现原发肿瘤的可切除性和肿瘤病理学分化程度是显著影响患者生存率的预测因素;原发肿瘤的T分期和病理学分化程度显著性影响器官保存。Taguchi等认为,同步放化疗可改善不可切除的晚期患者及病理学低分化患者的器官保存和生存率。

Fan等对201例晚期舌体癌3年生存率进行回顾性研究,结果发现,舌鳞癌有淋巴结包膜外侵犯者术后放疗的3年无复发生存率为15%,而加术后同步放化疗可提高至48.2%。术后同步放化疗明显改善淋巴结包膜外受侵患者的3年生存率($P=0.038$),但不能明显改善无淋巴结包膜外受侵患者(包括多淋巴结转移和癌细胞分化程度)的3年生存率($P>0.05$)。Fan等认为,淋巴结包膜外受侵是术后同步放化疗的绝对适应证。

(四)术后同步放化疗

美国肿瘤放射治疗组R95-01随机研究选定有2个或以上淋巴结受侵、切缘阳性或肿瘤包膜外受侵的患者,接受标准术后放疗或相同的放疗加同步顺铂治疗,剂量为$100mg/m^2$,每3周1次,共3次。结果表明,同步顺铂化疗组局部区域控制率和无病生存率都有显著提高,但总体生存率没有差异;而欧洲癌症研究治疗组织(EORTC)对有淋巴结包膜侵犯,切缘阳性,多个阳性淋巴结(无包膜外受侵),血管、淋巴管、神经周围侵犯,血管内瘤栓,原发肿瘤T_{4a}及具有Ⅳ区淋巴结阳性患者进行同步顺铂化疗与术后放疗的对比研究,结果同步顺铂化疗患者的生存率和其他疗效指标均优于单术后放疗。欧洲随机临床试验有几种顺铂的使用方案(例如每周50mg,静脉滴注或每天$6mg/m^2$),但大多数医疗中心采用高剂量顺铂治疗(每3周$100mg/m^2$)。为了更好地定义不良预后因素,对该2个临床研究的预后因素和治疗结果进行了综合分析,结果表明,肿瘤淋巴结包膜外侵犯和/或切缘阳性的患者都推荐进行同步术后放化疗;对于仅有多个淋巴结受侵,而没有包膜外受侵或其他不良预后因素的患者,推荐进行术后放疗;但是否进行同步放化疗可根据临床判断。

(五)同步放化疗的治疗毒性

同步放化疗联合组常常有严重的副反应,联合用药比单一用药的副反应更大,患者生活质量差,导致依从性不高。

(六)展望

同期调强放疗及化疗治疗模式在治疗晚期口腔颌面-头颈肿瘤中的价值已经出现,特别是能提高肿瘤的局部控制率,但是否对患者的生存率有提高,尚有待于今后大量病例组前瞻性临床研究的结果。为了进一步提高同步调强放化疗的疗效,今后应继续探索更好的联合顺序,并寻求对头颈部恶性肿瘤疗效更好的新药。如放化疗顺序或交替进行,可能使患者耐受更好。此外,随着一些新技术,如药物敏感性预测技术、疗效早期预报技术的发展和完善并进入临床使用,完全有可能使调强放化疗同时应用,既获得协同疗效,又避免严重副反应的发生。

四、调强放射联合靶向治疗

近年来,靶向治疗通过个体化肿瘤基因检测与恶性程度(包括侵袭性、复发转移、使生存率下降等)密切相关的异常信号通路或异常表达基因,选择靶向药物阻断该特定生物靶点,打击肿瘤细胞而不殃及正常细胞,疗效好且毒副作用小。靶向治疗与调强放疗联用可减低肿瘤细胞的增殖,也可用于不能耐受同期放化疗的晚期、复发,或伴有远处转移的患者。调强放疗联合靶向治疗(IMRT combined with targeted therapy)下降了肿瘤复发或恶化风险,临床应用具有非常大的优势,已成为口腔颌面-头颈肿瘤综合治疗的选项之一。

(一) 肿瘤治疗以靶向治疗为契机迈入精准医疗时代

靶向治疗是针对肿瘤细胞的恶性表型异常基因、促进肿瘤生长及复发转移的特异性受体、信号转导通道等靶点来产生疗效。近年来,分子生物新技术的飞速发展,使肿瘤生物靶点的检测更敏感、更准确,从而使肿瘤药物的个体化选择和应用成为可能,肿瘤疗效的动态监测也更容易。针对肿瘤生物靶点的靶向治疗新药正源源不断地研发出来,并通过临床试验被批准使用。靶向治疗的个体化、精准化使肿瘤治疗迈入精准医疗时代。

口腔颌面-头颈部恶性肿瘤种类繁多,恶性表型异常基因种类更多,目前根据其表达频率高低和可选药物及疗效,靶向治疗主要为以表皮生长因子受体(epidermal growth factor receptor,EGFR)和血管内皮细胞生长因子受体(vascular endothelial growth factor receptor,VEGFR)为靶点的两类。以人表皮生长因子受体2(human epidermal growth factor receptor 2,HER2)及 *KIT* 等基因为靶点的靶向治疗,今后也有希望得到较好的发展。期待更多的循证医学证据的支持和验证,并在技术上有效筛选出驱动基因及治疗合适患者群。可以预料,三维适形调强放疗的个体化、精准化优势加上靶向治疗的个体化、精准化特点,一定会给口腔颌面-头颈部恶性肿瘤患者带来更好的疗效及治疗体验。

(二) 调强放疗联合阻断 EGF/EGFR 通路的靶向治疗

头颈部鳞癌中约90%为EGFR高表达,唾液腺腺样囊性癌EGFR表达36%~58%不等。EGFR高表达促进肿瘤细胞增殖、黏着和侵袭,与恶性程度、复发性、生存率的下降密切相关,并与肿瘤细胞的凋亡相关。此外,放射抗性的增强与EGFR的高表达相一致,EGFR及其配体 TGF-α 高表达与放疗后残留癌细胞的快速再增殖相一致。抗EGFR药物阻断EGFR信号系统既降低肿瘤细胞增殖,又提高放疗敏感性,是放疗联合EGFR靶向治疗的机制。

以EGFR为靶点或针对EGFR信号通路的靶向治疗单独应用或与传统放化疗联合治疗局部晚期和复发转移的头颈部鳞癌,在多项临床研究中得到提高疗效的结果,已被美国国家癌症综合网络(NCCN)头颈部肿瘤临床实践指南推荐为标准方案。目前常用的EGFR单抗药物有西妥昔单抗(cetuximab)和尼妥珠单抗(nimotuzumab);EGFR小分子药物酪氨酸激酶抑制剂(tyrosine kinase inhibitor,TKI)有吉非替尼(gefitinib)、厄洛替尼(erlotinib)、阿法替尼、奥希替尼等。

2006年Bonner等报道了靶向药物西妥昔单抗联合放疗多中心Ⅲ期研究结果,424例Ⅲ~Ⅳ期头颈部鳞癌患者随机分为大剂量放疗组(213例)和大剂量放疗联合西妥昔单抗组(初次 $400mg/m^2$,随后每周 $250mg/m^2$)(211例)。结果显示,联合西妥昔单抗组和单放疗组的3年局部区域控制率分别为47%和34%($P=0$);3年总生存率分别为55%和45%

（$P=0.05$）；联合组患者中有55%发生黏膜炎，而在单放疗组患者为52%，靶向药物不加重与放疗相关的毒性作用。2010年Bonner等又报道联合西妥昔单抗组和单放疗组的5年总生存率分别为45.6%和36.4%（$P=0.018$）。

尼妥珠单抗联合放疗有效率为100%，肿瘤完全缓解率为90.63%。与单纯放疗相比，尼妥珠单抗联合放疗组3年生存率为84.29%，较对照组提高了近10%，显著延长了患者的生存时间。患者少见输注反应（相比西妥昔单抗），未见发生痤疮样皮疹。

关于靶向联合化疗，2010年Lu等报道西妥昔单抗联合顺铂同期鼻咽癌调强放疗的初步结果，近期有效率为100%，不良反应轻微。Cohen等报道69例局部晚期头颈部癌采用吉非替尼联合诱导化疗加同步放化疗（吉非替尼每天250mg，使用2年）。经中位随访时间3.5年，90%患者获肿瘤全部消失（CR），4年总生存率、无进展生存率和疾病相关生存率分别为74%、72%和89%。Herchenhorn等对37例局部晚期头颈部鳞癌患者采用厄洛替尼联合放化疗，其中放化疗期间每天口服厄洛替尼150mg的31例中，有23例（74%）肿瘤完全消失，3例行挽救手术痊愈，疗效良好。经中位37个月随访，3年总生存率为72%。

上海交通大学医学院附属第九人民医院放射治疗科正在进行中晚期口腔鳞癌放疗同步联合西妥昔单抗和尼妥珠单抗的临床研究。初步的结果表明，联合靶向治疗未增加调强放疗的急性并发症，总体疗效有所提高。目前主要应用于高危术后口腔颌面-头颈部鳞癌患者（有切缘阳性、有淋巴结包膜外受侵犯或颈部2个以上淋巴结转移、转移淋巴结>3cm、软组织或骨侵犯、鳞癌Ⅱ/Ⅲ级）。笔者发现，尼妥珠单抗的不良反应轻微，耐受性和依从性良好，是一种安全的靶向药物。

（三）阻断VEGF信号通路靶向治疗的临床研究

抗VEGF靶向治疗以肿瘤血管为靶点，具有广谱、高效、不易产生耐药性等优点。血管依赖性是所有肿瘤的共性，当肿瘤体积达到$2\sim3mm^3$以上时，必须依赖新生血管为其继续增殖提供足够的氧气和营养物质。因此抗VEGF靶向治疗理论上适合所有实体瘤的治疗。已发现舌鳞癌VEGF标志物对患者预后影响为第四位。抗VEGF靶向药物与放疗联合抗癌增效机制包括：①使放射抵抗肿瘤细胞增敏，提高放射线对癌细胞的杀伤力；②诱导肿瘤血管内皮细胞凋亡，干扰肿瘤营养供应，促进癌细胞死亡和提高放射治疗的疗效；③药物使肿瘤血管"正常化"，改善肿瘤血管分布，改善血流和充氧，通过减少肿瘤缺氧细胞提高放射敏感性。

以VEGFR为靶点的药物有贝伐珠单抗（bevacizumab）、舒尼替尼、索拉非尼及国产小分子药物重组人血管内皮抑素（rh-endostatin）、阿帕替尼（apatinib）等。贝伐珠单抗在临床试验中已获得肯定疗效，于2007年3月开始应用于临床。

Koontz等报道2例头颈部血管肉瘤患者采用术前放疗50Gy联合贝伐珠单抗（放疗期间每天静脉注射$5\sim10mg/kg$），术后病理检查发现肿瘤细胞完全消失，随访8.5个月至2.1年未见复发，疗效优异。

Argiris等报道40例复发或转移的头颈部鳞癌采用化疗联合贝伐珠单抗（15mg/kg，$1\sim21$天），在37例可评价的患者中，86%肿瘤完全消退，但6例有3度出血不良反应，其中2例为致死性。

国内中晚期头颈鳞癌综合治疗中，针对VEGF/VEGFR通路小分子靶向药物发展迅速并显示出良好前景。国内应用的药物主要有广谱血管生成抑制剂重组人血管内皮抑素和阿帕替尼,在临床治疗上已取得不俗的疗效。

重组人血管内皮抑素是1997年分离得到的一种血管生成抑制因子,2005年获中国新药证书,该药通过影响体内占基因组12%的与血管生成相关的基因发挥抗血管生成作用,因此具有广谱抗肿瘤的特性。

重组人血管内皮抑素静脉给药,7.5mg/m^{2}加入250mL生理盐水静脉滴注3~4小时。与放化疗方案联合给药时,本品在治疗周期的第1~14天,每天给药一次,连续14天,休息1周,再继续下一周期的治疗。通常可进行2~4个周期的治疗。推荐在患者能够耐受的情况下可适当延长本品的使用时间。心、肾功能不全者慎用。常见不良反应为用药初期少数患者可出现轻度疲乏、胸闷、心慌,不影响继续用药;少见的不良反应有可逆的无症状性或中度转氨酶升高、腹泻、黄疸等。皮肤过敏反应表现为全身斑丘疹,伴瘙痒,此不良反应可逆,暂停使用药物后可缓解。

在VEGFR系统中,VEGFR-2是肿瘤血管生成的中心通路。阿帕替尼是小分子络合物激酶抑制剂,对VEGFR-2的选择性更高,可强力抑制肿瘤新生血管生成。该药于2014年12月上市,我国拥有独立知识产权。晚期胃癌和晚期乳腺癌的Ⅲ期临床研究表明,阿帕替尼显著延长中位生存期和无进展生存期,疾病控制率(DCR)显著高于对照组($P<0.000\ 1$)。以后可扩大用于晚期复发、远处转移的头颈部鳞癌、腺样囊腺癌肺转移等。阿帕替尼为口服剂,500mg每天1次,连续服用,直至疾病进展或不可耐受的不良反应。常见不良反应为高血压、蛋白尿、乏力和腹泻,也可造成白细胞或血小板减少,大多通过对症处理(如降压药)、减少或暂停用药可控制或逆转,对放疗后患者需要注意存在的大出血风险,应及早预防。

上海交通大学医学院第九人民医院放射治疗科对晚期复发或远处转移口腔鳞癌、腺样囊腺癌肺转移的阿帕替尼临床研究正在顺利进行,已看到某些患者用药后控瘤迅速,疗效令人振奋,最近已开始用于手术前、放疗前患者。

(四) 阻断其他异常基因及多靶点靶向治疗

据研究,其他一些异常基因也可能成为潜在的生物靶点,如在部分头颈部癌、唾液腺癌患者中存在HER2的高表达。以HER2为靶点的药物曲妥珠单抗(trastuzumab)、拉帕替尼(lapatinib)等大部分用于治疗HER2阳性乳腺癌,疗效显著,目前也开始用于头颈部癌的治疗。药物通过干扰HER2功能、抑制该信号转导系统的激活,从而抑制癌细胞的增殖。国内研发的小分子药物艾力替尼(alitinib)、吡咯替尼(pyrotinib)、阿法替尼等已开始用于晚期非小细胞肺癌和头颈部癌。在唾液腺癌尤其在腺样囊性癌中50%~52%有*KIT*异常高表达,其抑制剂伊马替尼(imatinib)、舒尼替尼(sunitinib)已用于腺样囊性癌的治疗。此外,雌激素受体(estrogen receptors)也可能成为潜在的生物靶点。

单个基因靶向药物在个体疗效上存在明显差异,目前仅部分患者获益,用药一段时间后耐药性的出现,更使疗效下降至消失。开发广谱、多靶点药物是大势所趋,多靶点药物可同时抑制癌细胞的多个靶点,减少药物抵抗,提高疗效,具有低毒副作用和低耐药性,为头颈部癌未来的靶向治疗带来更好的治疗体验。

(五) 展望

调强放疗联合靶向药物治疗是当今抗肿瘤治疗中最具挑战性的热点领域。靶向治疗正在逐步成为口腔颌面-头颈部恶性肿瘤规范化综合治疗的常规选项,可在手术或放化疗前后、间插或序贯应用,为患者带来更好的生存率和生活质量。如是,则传统的诱导化疗的地位可能会被诱导靶向治疗撼动。

关于靶向药物分子靶点的检测,直接测序法是检测基因突变的"金标准",免疫组化和荧光原位杂交(fluorescence in situ hybridization,FISH)检测是常用的方法,新一代的测序技术可以检测低至 1% 的突变,恶性生物标志物尤其是异常驱动基因代码检测,对优化用药、患者预后均提供了依据。例如对 EGFR 基因表达的检测已细分为选择 EGFR 单抗,还是选择 EGFR 小分子 TKI 药物提供优化建议。未经生物靶点检测就采用靶向药物治疗的"盲治"不可能使患者获益最大化,甚至会延误治疗时机。一种比检测外周血液循环肿瘤细胞(CTC)更敏感的外周血液循环肿瘤 DNA(ctDNA)动态检测新技术(肿瘤细胞释放在血浆中的微量 DNA 片段),将用于肿瘤的早期诊断及疗效监控。

可以相信,临床医师依据临床病理、影像学数据和肿瘤基因组表达谱分析来实现肿瘤分子分型、个体靶向择药和联合放化疗、靶向联合免疫药物、预判药物敏感性和耐受性,必将实现真正意义上的肿瘤个体化精准医疗。

五、小　　结

1. 调强放疗是放疗技术划时代的进步,宣告了现代个体化、精准放疗的来临。术后放疗是中晚期口腔颌面-头颈肿瘤重要的综合治疗手段,通过调强放射治疗保护唾液腺、下颌骨等头颈部器官功能,在提高肿瘤局部控制率的同时,大大下降了目前口腔颌面-头颈部常规放疗高发的放疗并发症(口干症、下颌骨放射性颌骨骨髓炎、眼与脑脊髓损伤等),是口腔颌面-头颈肿瘤术后调强放射治疗的重要成果。

2. 同步放化疗对提高肿瘤局部控制率的作用比较肯定,同时对改善总生存率有一定的优势。因此,加上调强放疗的同步调强放化疗已成为口腔颌面-头颈肿瘤一种重要和看好的治疗手段。

3. 调强放疗联合靶向-免疫治疗正在逐步成为口腔颌面-头颈部恶性肿瘤规范化综合治疗的常规选项,二者间插、序贯应用,或在化疗前后应用,以提高生存率和保存患者的生活质量。可以预料,三维适形调强放疗的个体化、精准化优势加上靶向治疗的个体化、精准化特点,一定会给口腔颌面-头颈部恶性肿瘤患者带来更好的疗效及治疗体验,最终实现真正意义上的肿瘤个体化精准医疗指日可待。

(王中和　涂文勇)

第二节　近距离放疗

一、近距离放疗特点及历史简介

近距离放疗(brachytherapy)属于放疗范畴,应用近距离放疗治疗肿瘤已有百余年历史。近距离放疗又称内放射治疗,"brachy"一词来源于希腊词汇,意为"近"。自 1898 年玛丽·居里(即"居里夫人")发现放射性元素镭以后,法国和美国就将镭(^{226}Ra)和氡(^{222}Rn)植入应用于肿瘤治疗。近距离放疗最初的应用是将镭等放射性物质装入胶囊样器皿内安置在皮肤表面以治疗皮肤和唇部肿瘤。1904 年 Wickham 实现了将放射性物质植入肿瘤内。1930

年,Paterson 和 Parker 在曼彻斯特发明了一种放射源植入的方法,可以使靶区内放射剂量均匀分布。1950 年,人工放射性同位素的发明开启了近距离放疗的新纪元。随着粒子回旋加速器的出现,以 William G Meyer 等为代表的科学家们发明了可以通过小的针和导管运送的人造放射性源,这种人工放射源可以根据实际使用情况进行改造,如 ^{192}Ir 粒子和 ^{222}Rn 粒子可通过塑料导管植入肿瘤内。美国的 Ulrich Henschke 和法国的 Bernard Pierquin 首先将人工放射源应用于临床。

近距离放疗有多种形式,按照放射源放置方式不同可分为组织间插植式(interstitial)和接触式(contact);按照剂量率不同可分为低剂量率(low-dose-rate,LDR)、中剂量率(medium-dose-rate,MDR)、高剂量率(high-dose-rate,HDR)和脉冲式剂量率(pulsed-dose rate,PDR);按照放射源植入持续时间可分为短期植入(temporary)和永久植入(permanent)。本节所述近距离放疗形式为永久性放射性粒子组织间植入,常用的放射性粒子源为 ^{125}I(碘-125)和 ^{103}Pd(钯-103)等。治疗特点为靶区剂量由植入的粒子所释放剂量叠加而成,近源处剂量高,而靶区外剂量迅速跌落。放射性粒子植入至靶区后缓慢释放射线,达到杀伤肿瘤细胞的目的。

放射性粒子组织间植入近距离放疗的治疗流程包括三个步骤:第一步,根据肿瘤的病理类型、分化程度、生物学行为、位置、大小等特点,选择不同活度的放射性粒子,制订根治肿瘤的放射剂量,即处方剂量(prescription dose,PD),应用治疗计划系统(treatment planning system,TPS)制订治疗计划。第二步,按照术前治疗计划实施粒子植入。由于头颈部解剖结构复杂,可选择 3D 打印个性化模板、远红外线导航、术中 CT 引导等多种方式引导放射性粒子精确植入。第三步,术后剂量计算及质量验证,评估粒子植入后的剂量分布、正常组织所受剂量等,肿瘤治疗靶区的剂量分布计算与总剂量、剂量率同等重要。剂量计算最初是基于二维图像计算,并未与解剖学信息相联系。而到了 20 世纪中后期,随着三维影像学的发展,基于肿瘤体和周围重要危险器官如眼、脊髓、下颌骨等解剖学信息的三维剂量计算得到广泛应用。剂量体积直方图(dose-volume histogram,DVH)可以描述特定剂量范围的靶区体积(V100、V150、V200),以及特定的靶区体积所受到的剂量(D90、D100)。综上所述,放射性粒子植入必须有精确的治疗前设计和剂量计算,而且植入后必须进行剂量验证,得出真实的植入后剂量分布,以一系列的剂量体积参数来评估治疗质量。

二、放射性粒子植入引导技术

^{125}I 放射性粒子近距离治疗要求放射性粒子植入针严格按治疗计划插植至靶区,粒子按计划均匀布于靶区内,以保证靶区内剂量高分布且尽量均匀,同时正常组织接受剂量小。为解决以上问题,经典的放射性粒子植入治疗是在影像引导下的经模板插植。Syed-Neblett 模板在 1977 年问世以后极大地促进了放射性粒子近距离治疗的发展。作为一种平面模板,Syed-Neblett 模板主要功能是限定粒子针的间距和方向,使粒子针平行有序排列,减少术中的人为操作误差。目前,国际上最成熟的前列腺癌放射性粒子植入治疗通常采用经直肠超声定位下,经平面模板引导植入。而由于头颈部复杂的解剖结构及运动的灵活性,没有模板引导下的简单经验性穿刺植入无法与术前计划一致,同时植入时很难控制粒子植入针的位置、方向及排列分布,也就不能达到精确插植的要求,严重影响疗效及治疗的安全性。临床医师单纯凭借个人经验和穿刺手感进行操作,易产生操作误差,引起大出血、脑脊液漏、颅内

感染等操作并发症。北京大学口腔医院开创性地设计数字模型3D打印个体化模板,根据含TPS治疗计划信息的CT等影像资料制作,优点包括:①含有患者面部形态信息,与患者面部贴合,模板定位准确、稳定,基本消除了摆位误差;同时,又包含放射性粒子植入针道的位置、方向、深度、数目信息,有利于精确插植;个性化模板能同时包含多个方向针道的信息,通过在植入过程中调整进针的位置和方向,能有效地避免插植过程中损伤重要组织器官。②个性化模板的大小可以根据靶区大小调整,从而有效覆盖靶区。传统平面模板尺寸固定,无法覆盖较大的靶区,只能通过移动模板位置解决,也增加了出现摆位误差的可能性。该非共面数字模型个体化模板的设计理念已获得国内外放射治疗同行的认可。

随着计算机技术在医学领域中应用的深入发展,计算机集成外科手术(computer-integrated surgery,CIS)成为研究和临床应用的热点。CIS是集数字图像处理、计算机视觉、网络通信、解剖学和外科学等诸多学科于一体,从生命科学与工程学理论和方法的角度,将传统医疗器械与信息技术相结合的产物,是多学科交叉的新型研究领域。其中,手术导航系统(surgical navigation system),又称为图像引导手术导航系统(image-guided surgical navigation system),是计算机集成外科手术的核心部分。工作原理是利用数字化扫描技术在手术前获得患者的影像学信息,然后在电子计算机上对获取的二维影像信息进行快速的三维重建及可视化,之后手术医师可通过操作相关软件在此影像基础上进行术前路径的规划并模拟路径的执行进程,实际手术过程中通过特殊的定位导航设备动态追踪手术器械与手术患者特定解剖结构的相对位置,显示在患者的二维、三维影像资料上,手术医师通过显示屏从各个方位观察当前粒子植入器械的切入口及角度、深度等参数,从而最大限度地避开危险区,在最优化的路径和最短的时间内到达靶点病灶,大大提高了手术的精确性,减少了并发症,实现了真正意义上的微创手术。随着放射性粒子植入技术的不断发展,插植针的穿刺由最初的开放性手术中直视下操作,逐步发展为在各种影像学图像和模板的引导下操作。影像学用于引导插植针穿刺包括超声引导、CT引导、MRI引导等,使得放射性粒子植入的实施过程更加精确,也用于评价粒子植入后的位置分布及治疗效果。

三、近距离放疗在头颈部肿瘤中的应用

近距离放疗是一种治疗头颈部恶性肿瘤的重要手段。随着医学的发展,现代治疗理念越来越注重器官保存和生存质量的提高。目前头颈部恶性肿瘤局部控制率较之前有所提高,因而维持与改善患者整体生活质量和器官功能愈发受到人们的关注。近距离治疗具有组织穿透力较弱的特点,因此,放射性粒子组织间植入近距离放射治疗可以保证靶区内高剂量,同时边缘剂量骤降,可减少周围正常组织器官所受到的辐射,实现高度适形。在提升治疗有效率的同时,达到维持患者外形容貌美观、功能正常及心理健康的目的。

对于某些头颈部恶性肿瘤,近距离放疗可以作为单一疗法,也可以作为一种术后辅助治疗手段。在某些特定情况下(如高龄、幼儿等不宜手术者),也可联合外放疗、化疗应用。对于高级别肿瘤或肿瘤侵犯淋巴结、血管、周围神经及术后切缘阳性者,近距离放疗可作为一种手术后或外放疗后很好的追加治疗手段。而针对晚期恶性肿瘤,近距离放疗可以以不同的形式联合手术、外放疗和化疗应用。

值得注意的是,目前尚无前瞻性随机对照试验结果等高级别证据来比较近距离放疗和

调强适形外放疗在治疗头颈癌上的优劣。由于头颈部解剖结构复杂,近距离放疗的疗效可能与实施近距离放疗的医师所接受的训练、技术和经验有关。实施近距离放疗的最佳场所为病源量充足的肿瘤治疗中心,由外科学、肿瘤内科学、肿瘤放疗学、疼痛治疗学、物理学专家共同组成序列治疗团队,通过相互合作完成近距离放疗。

近距离放疗优化了放疗剂量分布,加强了对肿瘤的局部控制,并最大程度保护周围的组织器官与功能。手术后进行近距离放疗,对手术切缘的病灶进行照射,加强了手术效果。单纯近距离放疗则可以避免手术导致的组织缺损。根据病灶区域侵犯的可能性大小,可以采用外放疗联合近距离放疗的手段,通过近距离放疗精准、高剂量推量达到控制肿瘤的目的。

近距离放疗由于对肿瘤周围正常组织剂量小,因此也适用于外放疗后复发的患者。治疗的复杂性及风险性取决于病变的大小、解剖位置,以及病变与周围骨、血管等组织结构的关系。在近距离放疗联合外放疗治疗中,近距离放疗可以在外放疗前,也可在外放疗后实施。外放疗前施行近距离放疗,优势在于病变组织显示清楚;外放疗后施行近距离放疗,优势在于对微病灶的控制。在近距离放疗实施过程中,放射源可安置在瘤体表面或植入至瘤体内,可将正常组织移离放射源。通常高剂量率近距离放疗的布源过程,可在屏蔽辐射条件下的手术室进行;低剂量率近距离放疗的布源过程,可在无屏蔽防护的手术室进行。

永久性粒子植入因仅需一次操作而十分方便,但粒子在黏膜表面或可动性软组织中的分布控制十分困难。粒子一旦植入,位置就无法被有意地移动或调整。在靶区不规则的情况下,用于高剂量率粒子输送的布源管道在植入过程中容易弯折,因而插植针介导的永久性植入具有优势。^{125}I 是永久性植入里最常用的放射源,其他用于永久性植入的同位素还有^{103}Pd 和^{198}Au。

^{192}Ir 为暂时性组织间植入的粒子,可释放高能量的光子,因而治疗必须在特定的环境中,以保证放射性安全。通过中空布源管道的支架植入组织间,以免于放射性暴露。^{192}Ir 粒子可暂时性装入管道中进行治疗(即为后装),放射源可以通过人工植入或机器人传送设备植入。放射源在被移除后即无放射性。人工装载的低活度^{192}Ir 粒子以 0.5cm 的间隔嵌在尼龙"缎带"上,或作为连续线的一部分。而目前更常见的是粒子作为单一高强度的放射源被机械化嵌入至细线的末端(远距离后装)。

暂时性近距离放疗按照剂量率进行分类,小于 2Gy/h 的定义为低剂量率(LDR),主要为将低能量的^{192}Ir 粒子通过人工嵌入至丝带上输送至后装管道。通过将剂量率与治疗时间(通常为 1~3 天)相乘来计算剂量。由于医务人员在布源过程中或术后护理过程中易受到放射性暴露,因此应用受到限制。

高剂量率(HDR)指大于 12Gy/h 者(中间剂量率则为 2~12Gy/h),采用远距离后装设备放置放射源,合理地解决了医务人员的放射性防护问题。在 20 世纪 80 年代,国际上开始研发可靠的机械化后装设备。根据每天所给剂量的数目和大小又分为高剂量率(HDR)和脉冲剂量率(PDR)。高剂量率指每次给予 3~6Gy(最高 20Gy),每日治疗 2 次(有时 3 次),每次间隔 4~6 小时。由于生物学效应随着剂量增加而指数式上升,因此这种大剂量分割疗法具有显著的放射生物学意义。PDR 模仿持续性低剂量率治疗的放射生物学特点,在 12 或 24 小时的疗程中每小时给予小剂量放疗。

高活度放射源的微型化是肿瘤放疗学重要技术发展之一,计算机技术发展使得远程装载高剂量率粒子成为可能;与低剂量率近距离放疗相比,其优势体现于靶区体积更精确、降低医疗人员的辐射危险、优化的剂量分布、靶区内剂量同质性、对正常组织放射量减少、植入时间减少,以及装载时受器官移动的影响小等。而低剂量率近距离放疗则可在整个细胞循环中持续照射肿瘤细胞,减少由细胞缺氧造成的影响及正常组织损伤,增加正常组织的受损修复能力。脉冲剂量近距离放疗中,肿瘤组织接受了中等放射源照射,在非脉冲时间内患者不接受任何放射线,使患者可以随意走动。

放射治疗主要应用于恶性肿瘤,对于一些良性疾病,临床实践证明也可以取得较好的疗效。对于某些病理类型特殊、发生部位特殊、多次复发、无法手术治疗,或者手术治疗效果不佳且术后并发症严重的病例,^{125}I 放射性粒子组织间植入作为一种可以选择的治疗手段,可单独应用或联合手术治疗,达到保存器官和功能、提高患者生活质量的目的。然而,良性疾病放射治疗的适应证应该严格把握,且病例需要长期随访,放射生物学及剂量学尚需进一步研究。

四、^{125}I 粒子近距离放疗在成人唾液腺癌中的应用

唾液腺肿瘤是一种较少见的头颈部肿瘤,发病率在 1.5/10 万至 4/10 万之间,其中恶性肿瘤占头颈部肿瘤的 1%~3%。唾液腺恶性肿瘤可发生于大、小唾液腺,组织学类型具有多样性特点,不同组织学类型肿瘤的生物学行为差异也较大。以往认为腮腺恶性肿瘤对放射治疗不敏感,主要采用单纯根治性手术治疗,术后面瘫发生率高达 86%,局部复发率达 27%~64%。20 世纪 60 年代,Patey 及 Thackray 在剜除术后试图采用局部放射性镭、铱针植入或外照射以降低术后复发率;1975 年,Guillamondegui 报道 120 例单纯手术治疗局部复发率为 26%,而 26 例接受术后放疗者局部复发率为 14%。随着临床经验的积累及近代放疗技术的进展,放射性治疗在唾液腺肿瘤中的作用逐渐得到认可。

手术是唾液腺恶性肿瘤的主要治疗方法,对于早期和分化好的肿瘤,单独手术切除可获得良好的治疗效果;对于晚期和分化差的肿瘤,手术+术后辅助放疗也可获得较理想的治疗效果。对于不能手术的唾液腺恶性肿瘤,推荐首选放射治疗,包括:①局部进展期的原发性唾液腺恶性肿瘤,不能完整切除者;②复发性唾液腺恶性肿瘤,不能完整切除者;③由于合并其他疾病不能耐受手术或拒绝手术者。目前,不能手术的唾液腺恶性肿瘤放射治疗的研究多为采用常规外放疗的临床观察性研究,但所报道的疗效并不理想,根据现有文献的粗略估计,肿瘤局部控制率平均不超过 30%,这主要与唾液腺恶性肿瘤为“放射抗拒性”肿瘤有关。在唯一的一项由美国肿瘤放射治疗组(Radiation Therapy Oncology Group,RTOG)和英国医学研究理事会(Medical Reserch Council,MRC)联合主持的多中心随机对照研究中,常规外放疗的 2 年局部控制率(local control rate,LCR)仅有 17%。近些年,一些新的观察研究认为,常规外放疗治疗不能手术的唾液腺恶性肿瘤的疗效可能被低估,Chen 等报道了一项长期观察研究结果,其 5 年和 10 年局部控制率分别为 70% 和 57%。但仔细分析文献后不难发现,Chen 等的研究对象构成中,T_4 患者仅占 27%,无 1 例有淋巴结转移,且全为初治病例,其中 29% 患者进行了肿瘤次全切除,7% 为手术切除后肿瘤残留,故其研究对象并不具有代表性,结果很难有说服力。在临床实践中,常规外放疗治疗不能手术的唾液腺恶性肿瘤的疗效不理想已是不争的事实,如何提高不能手术的唾液腺恶性肿瘤的局部控制率一直是临床研究的重要课题之一。

腮腺肿瘤的放射治疗靶区常用技术主要有两种。一是采用 ^{60}Co 或高能光子束加楔形板的两野照射或用同侧光子和电子混合照射,通常推荐剂量为 60Gy。二是应用三维适形放疗、调强放疗等新技术,近年来以后者为主流,大大下降了正常组织所受剂量。1952 年,在美国劳伦斯伯克利国家实验室开始使用粒子束治疗恶性肿瘤。20 世纪 80 年代快中子在大范围临床试验中应用于此,Douglas 等报道了 279 例行快中子治疗者,中期随访时间约 36 个月,6 年局部区域控制率为 59%,无远处转移生存率为 64%,特异性生存率为 67%,但一些患者出现了难以耐受的副反应及并发症。日本千叶国立放射学研究所以碳粒子束放射治疗 195 例头颈部恶性肿瘤患者(腺癌 27 例、腺样囊性癌 70 例、乳头状癌 13 例、恶性黑色素瘤 85 例),5 年局控率分别为 76%、74%、81% 和 75%;5 年生存率分别为 47%、70%、26% 和 75%。近年来我国应用 ^{125}I 粒子组织间植入治疗腺源性恶性肿瘤取得良好效果,朱俏等在 42 例腮腺恶性肿瘤局部切除联合放射性 ^{125}I 粒子组织间植入治疗(腺泡细胞癌 16 例、黏液样表皮样癌 11 例等)中,中位随访时间为 48 个月,5 年生存率为 91.6%,总生存率为 85.9%。Huang M W 等对于口腔颌面部复发性和局部进展性腺样囊性癌等 38 例患者行单纯 ^{125}I 粒子治疗,中位随访时间为 51 个月,2 年、5 年、10 年总生存率分别为 92.1%、65% 和 34.1%。

就放射治疗而言,提高照射剂量、应用高线性传能密度(linear energy transfer,LET)射线照射和运用精确放疗技术可以提高局部控制率。相对常规外放疗的光子射线而言,快中子为高 LET 射线,具有更高的相对生物学效应,可获得更高的局部控制率。RTOG 和 MRC 的随机对照研究结果显示,快中子放疗的 2 年局部控制率可由光子放疗的 17% 提高到 67%。但快中子剂量学分布不佳,易导致严重远期毒副反应,限制了临床应用的潜在价值。质子放疗,如 ^{12}C 重粒子具有更高的相对生物学效应和更佳的剂量学分布,被认为具有更大的潜在临床价值,可以适中的毒副作用为代价获得更高的局部控制率。在欧洲一些国家已经将调强放疗(intensity-modulated radiation therapy,IMRT)+ ^{12}C 重粒子推量放疗推荐为治疗不能手术的唾液腺恶性肿瘤的标准方案,但 ^{12}C 重粒子放疗目前仍处于早期临床研究阶段。

当前,放疗技术已进入精确放疗时代,精确放疗可以减小对正常组织的损伤,获得更高的局部控制率,较常规外放疗有更高的治疗增益比。在应用于头颈部的精确放疗技术中,调强放射治疗最具代表性,在临床实践中,正在逐渐取代常规外放疗成为头颈部肿瘤放疗的主流技术。调强放疗具备优化生成每个射野的各个子束强度的能力,这种能力极大加强了对射野辐射通量的控制,使按需要生成最优剂量分布成为可能。这一改进后的剂量分布有可能在提高局部控制率的同时降低正常组织损伤。尽管目前尚无研究证据证明 IMRT 可明显提高局部控制率,但很多研究已经证明 IMRT 治疗头颈癌在降低毒副反应方面明显优于常规外放疗。一项比较 IMRT 和三维适形放疗治疗头颈癌临床结果显示:3 年局控率和总生存无差异,但 IMRT 可明显降低近期和远期的毒副作用。

^{125}I 粒子组织间植入属近距离放疗(又称内放疗)范畴,是将密封的微型化 ^{125}I 核素源永久性植入肿瘤内,利用其自然衰变释放的光子射线治疗肿瘤。^{125}I 粒子发明于 20 世纪 60 年代,曾用于全身各个部位实体瘤的治疗。目前,在欧美等发达国家,^{125}I 粒子组织间植入治疗早期前列腺癌已被推荐为一线治疗方案。与外放疗相比,^{125}I 粒子剂量分布高度"适形",可明显提高肿瘤内照射剂量,而周围正常组织受照剂量则很小,能以较小的正常组织损伤为代价获得更高的局部控制率。^{125}I 粒子释放的为高 LET 射线,相对生物学效应(relative biological effectiveness,RBE)约为 1.4,在肿瘤局部控制上,较低 LET 常规外放疗更有优势。此外,^{125}I放射线核素的半衰期为 59.4 天,为中长半衰期核素,更适合慢增殖肿瘤的治疗,唾液腺恶性肿瘤多数为慢增殖肿瘤,国际上的初步研究表明^{125}I 粒子治疗唾液腺恶性肿瘤具有潜在的临床应用价值。北京大学口腔医院口腔颌面外科应用^{125}I 粒子治疗唾液腺恶性肿瘤已近20 年,开展了多项临床Ⅱ期研究,结果表明^{125}I 粒子治疗唾液腺恶性肿瘤具有安全有效,肿瘤控制率高,毒副反应小(主要表现为肿瘤区表面皮肤和黏膜充血、糜烂,皮肤色素沉着和皮下组织纤维化等),简便易行,易于推广等优点。

五、^{125}I 粒子近距离放疗在儿童头颈部肿瘤中的应用

(一)^{125}I 粒子近距离放疗在儿童唾液腺恶性肿瘤中的应用

儿童唾液腺恶性肿瘤的发病率较低,占所有唾液腺恶性肿瘤的 5% 左右,占儿童头颈部恶性肿瘤的 8%~10%。如除外血管畸形,其中发生恶性肿瘤的概率为 50%。儿童腮腺恶性上皮性肿瘤中,最常见的是黏液表皮样癌,约占所有腺源性恶性肿瘤的 50%,好发于 10~16 岁年龄组,高分化常见,恶性程度较成人低。其次为腺泡细胞癌,同样好发于 10~16 岁年龄组,与成年患者相同,恶性程度较低,预后较好。腺样囊性癌、未分化癌等发生率较低,其中腺样囊性癌恶性程度较高,容易复发及转移,需要手术彻底,常附加术后辅助治疗,未分化癌常发生于 10 岁以下儿童。

由于儿童唾液腺恶性肿瘤发病率低,治疗方案需要借鉴成人患者的治疗经验,即以手术为主的综合治疗,必要时辅以放射治疗和化学药物治疗,以期达到最佳的治疗效果。

手术和放射治疗是治疗腮腺癌的有效方法。手术切除是治疗绝大多数早期唾液腺癌的首选和最佳方法。手术原则应从包膜外 1.0~1.5cm 正常组织内进行,同时切除部分或整个腺体,如果肿瘤与面神经无粘连应尽可能保存面神经,减少机械性损伤。对于受肿瘤累及的面神经,国内有学者提倡应予最大程度地保留,即尽量保留面神经,必要时术后辅助放射治疗。近年来,随着放疗技术的发展,尤其是调强放疗(IMRT)及近距离放疗的普及,为腮腺恶性肿瘤的相对保守的术式奠定了基础,其中张建国等采用局部手术联合术后^{125}I 粒子近距离放疗治疗儿童腮腺癌,病理类型包括黏液表皮样癌及腺样囊性癌,对于术中受累的面神经,均给予保留,可残留部分肿瘤组织,术后辅助^{125}I 粒子近距离放疗,经过 7 年随访,无患者复发,且面神经功能恢复良好,为儿童腮腺癌的治疗模式提供了新的依据。

腺泡细胞癌是儿童中第二常见的腮腺腺源性恶性肿瘤,在儿童患者中,占唾液腺恶性肿瘤的 6%~37%,是继黏液表皮样癌之后第二好发的恶性肿瘤,发病年龄多小于 16 岁,女性好发,病因尚不清楚,有报道指出与 EB 病毒感染相关,但尚缺乏基因组学方面证据。最常见发病部位为腮腺,占 81%~98%。

手术仍然是治疗腺泡细胞癌的首选方法,术式主要为肿物及部分腺体切除术,部分学者提倡对局部晚期及面神经受累者采用腮腺全切术,并牺牲面神经。放疗被一致认为是腺泡细胞癌的次要治疗手段,因为学者们认为腺泡细胞癌对放疗不敏感。但这并不意味着术后辅助放疗没有意义,一些研究者已经发现对于高危因素者(肿瘤残余、保留受累面神经、局部晚期等),术后辅助放疗疗效显著。外放疗为较普及的治疗方式之一,可以较好

地提高局部控制率,延长生存时间,疗效肯定。但放疗后毒副反应仍然不能忽视,包括口干、张口受限、放射性颌骨骨髓炎等。且外放射治疗存在缺点,即对于放疗后复发的患者,局部组织对放疗的耐受程度有限,使再程放疗变得十分困难。有文献报道^{125}I放射性粒子在头颈肿瘤的治疗中取得较好的临床效果。Goffinet等报道^{125}I粒子近距离放疗应用于头颈部晚期及复发性恶性肿瘤,取得较好疗效,3年总局部控制率为70%。Glaser等报道在复发性头颈部肿瘤治疗中,^{125}I粒子近距离放疗疗效较好,2年、5年的无病生存率分别为89%和53%。

成涎细胞瘤是一种先天性或出生后不久即发生的肿瘤,发病年龄多小于2岁,成人患者少见。因其主要由基底样细胞及肌上皮细胞构成,又称为"先天性基底细胞腺瘤""基底细胞腺瘤""先天性胚胎基底细胞腺瘤-腺样囊性癌",1988年Taylor将其命名为成涎细胞瘤。因其具有局部侵袭性及远处转移的报道,故成涎细胞瘤被认为是恶性肿瘤。

对于边界清楚的初诊或复发患者,手术切除仍是首选方法,对于腮腺成涎细胞瘤患者,保证切缘阴性的肿瘤扩大切除术至关重要。手术后切缘阳性、肿瘤残余、保留受累面神经患者应追加术后辅助放疗或化疗。对于复发的患者,常需要手术、放疗和化疗相结合的治疗方法。46例患者中有8例复发患者接受化疗,其中5例患者完全缓解(62.5%),1例患者局部无进展(12.5%),2例患者病情无法评估;7例复发患者接受放射治疗,其中3例患者完全缓解(42.9%),4例患者疗效不能评估(57.1%)。Prigent等报道单纯化疗治疗1例手术后局部复发伴远处转移的患者,取得较好的临床疗效,治疗后肺部转移灶完全缓解,原发灶部分缓解,原发灶再次手术后随访1年未见复发。

张建国等采用^{125}I粒子近距离放疗治疗腮腺成涎细胞瘤3例,男性1例,女性2例,发病年龄分别为2岁、2岁和12岁,初次就诊患者2例(T_2),复发患者1例(直径4cm),3例患者均先行手术治疗,手术后2周内患儿接受^{125}I粒子近距离放疗,平均随访时间61.6个月(分别为45个月、60个月和80个月),其中1例患者术后12个月局部复发,经再次手术联合粒子治疗后未见复发,取得了满意的效果。

(二)^{125}I粒子近距离放疗在儿童肉瘤中的应用

1. 儿童头颈部软组织肉瘤(pediatric head and neck soft tissue sarcoma) 儿童软组织肉瘤是间叶组织和神经外胚层组织来源,且具有不同临床和病理表现的一组少见的恶性肿瘤,占儿童恶性肿瘤的7%~8%。最常见发病部位为四肢,其次可见于躯干、腹膜后和头颈部等位置,其中发生于头颈部者约占35%。软组织肉瘤可分成横纹肌肉瘤和非横纹肌软组织肉瘤两类。保证切缘为足够正常组织的外科手术切除,仍为局限型原发型软组织肉瘤的首选治疗;对于肿瘤体积较大、放化疗敏感的组织学类型,可辅助术前或术后放化疗以达降期,减少肿瘤局部复发风险的作用。整体而言,软组织肉瘤的疗效并不理想,预后较差,局部复发率及全身转移率高,影响预后的因素包括病理分级、肿瘤分期,以及切缘等。近年来,手术、放疗、化疗等多学科协作的治疗模式愈益推广。儿童处于生长发育期,儿童头颈部软组织肉瘤的治疗必须考虑对咀嚼、吞咽、语音、容貌及社会心理的影响。

2. 近距离放疗治疗软组织肉瘤背景 早在20世纪60年代,Habrand等人就利用铱作为近距离放疗的放射源治疗软组织肉瘤,对48例原发或复发软组织肉瘤患者,联合手术、外放疗、化疗等综合治疗,随访16个月至20年(中位随访时间82个月),原发和复发患者的

5 年生存率分别为 62% 和 56.5%。国外的 Siddhartha Laskar 等应用单纯近距离放疗或近距离放疗联合外放疗治疗儿童软组织肉瘤,中位随访 51 个月后,局部控制率、无病生存率、总体生存率分别为 82%、68% 和 71%。国内北京同仁医院 Xin Ge 等应用 ^{125}I 放射性粒子组织间植入治疗 10 例眶周横纹肌肉瘤,随访(57.00±17.43)个月(中位随访时间 55 个月),9 例达到完全缓解,1 例部分缓解。北京大学口腔医院赵丹等采取手术、化疗联合治疗 ^{125}I 放射性粒子组织间植入 24 例儿童口腔颌面-头颈部软组织肉瘤,随访观察 9~48 个月,1 例颞部横纹肌肉瘤患儿观察至 12 个月发生颅底区进展,2 例横纹肌肉瘤患儿局部控制,全身进展,其余患儿肿瘤完全消退,随访期内未见复发,Kaplan-Meier 生存分析显示 1 年及 3 年局部控制率均为 94.1%,1 年及 3 年无瘤生存率分别为 87.4% 和 77.7%。目前已有多种近距离放疗源、放疗方式应用于软组织肉瘤的治疗中,相比外放疗,靶区内剂量高,靶区外剂量迅速跌落,毒副反应轻,是一种可供选择的治疗方式。

3. ^{125}I 放射性粒子近距离放疗儿童软组织肉瘤 原发儿童软组织肉瘤患者,首先需要活检明确病理学诊断,根据疾病类型、病变部位,以及病理学类型、大小、部位等危险因素制订治疗方案。对于局限型头颈部软组织肉瘤,如能达到切缘阴性的要求,且手术对患儿外形、功能影响较小,建议采取手术切除、^{125}I 放射性粒子植入联合化疗的治疗方案。手术切除病灶后行 2~4 个疗程化疗,待血细胞分析及生化检查等指标稳定后,行 ^{125}I 放射性粒子植入近距离放疗,继续完成化疗疗程。对于无法达到切缘阴性要求的头颈部软组织肉瘤患儿,可采取 ^{125}I 放射性粒子植入联合化疗的治疗方案,化疗 4~6 个疗程后再行 ^{125}I 放射性粒子组织间植入。患者在行 ^{125}I 粒子植入前,拍摄头颈部增强 CT,将 CT 数据导入治疗计划系统,结合病变范围确定临床靶区(clinical tumor volume,CTV)和计划靶区(planning tumor volume,PTV),处方剂量为 80~140Gy,分层布源,全麻下经 3D 打印个体化模板引导行 ^{125}I 放射性粒子植入术,必要时采用远红外线导航引导辅助手术,术后拍摄 CT 做植入质量验证。^{125}I 放射性粒子植入之后继续完成化疗疗程。以横纹肌肉瘤为例,主要一线化疗药物包括长春新碱(VCR)、放线菌素 D(AMD)及环磷酰胺(CTX)等,标准化疗方案为 VAC 方案。完成治疗后进行观察随访,^{125}I 放射性粒子植入后按半衰期即 2、4、6 个月复查,之后每 3 个月定期复查,评估肿瘤局部控制情况。

总结近年来国内外学者对儿童软组织肉瘤的生存分析,结果受多因素影响,如病理类型、肿瘤部位和大小、临床分期、发病年龄等,5 年生存率为 70% 左右。近距离放疗应用于儿童头颈部软组织肉瘤的治疗,局部控制率较高,方法相对简便,微创且不良作用小,完全可以在化疗周期内进行,不因放疗影响化疗周期的实施,避免了外放疗与化疗之间等待间隔中出现病情变化,缩短了治疗时间。

六、典型病例介绍

患儿,女性,8 岁,因左侧腮腺区肿物来院就诊。患儿 2 年前发现左侧耳下区无痛性肿物,大小约 20mm×20mm,于当地医院行肿瘤及腮腺浅叶切除,术中保存左侧面神经,术后病理检查结果为左侧腮腺上皮-肌上皮癌,未行其他治疗。手术后 1 年,于原发部位再次发现肿瘤并缓慢生长,患儿无明显其他症状,遂来院就诊。

1. 临床检查 口腔颌面部检查可见患儿面部运动无异常,无张口受限。左侧耳下区可扪及一无痛性肿块,质地坚硬,形状不规则,边界不清(图7-2-1)。肿块表面皮肤色泽、质地无异常。咽旁间隙未受累,颈部未扪及肿大淋巴结。

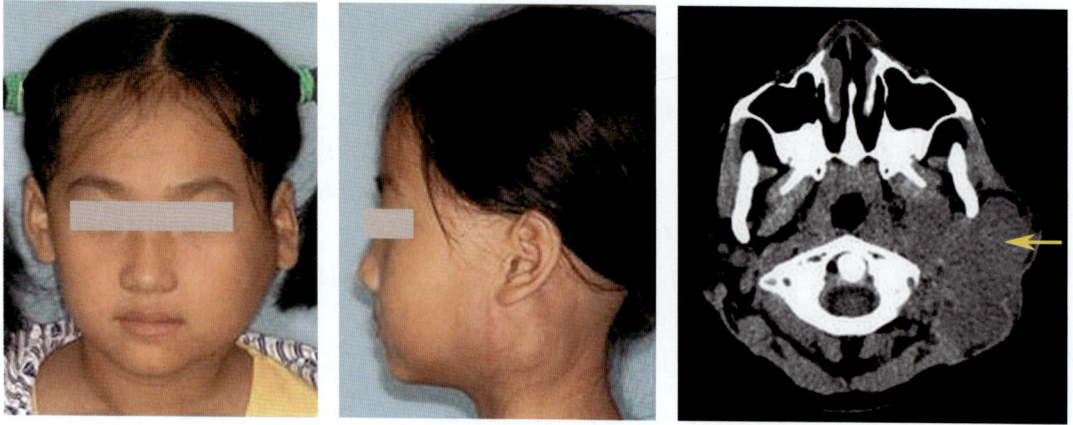

图7-2-1 左侧腮腺区肿物,侵犯范围广泛,边界不清

2. 影像学检查 CT检查示左侧腮腺区大范围占位影,大小约70mm×70mm×60mm,边界不清。肿物上界达颧骨下,下界达舌骨水平。胸片未见转移灶。

结合临床表现及影像学检查,考虑左侧腮腺上皮-肌上皮癌术后复发。

全麻下行左侧腮腺肿物切除术。常规腮腺切口,翻开皮瓣,暴露肿物后见面神经被肿物包绕。由于家属拒绝牺牲面神经,遂行肿瘤保守切除,保留面神经。

术后石蜡切片病理报告为上皮-肌上皮癌。

待手术伤口愈合后,患儿接受^{125}I放射性粒子组织间植入近距离放疗。基于患儿CT图像进行肿瘤轮廓勾画及临床靶区勾画。计划靶区定义为临床靶区外1cm。处方剂量为120Gy。^{125}I放射性粒子在术中CT引导下植入至靶区内。术后1年PET-CT检查示左侧腮腺区未见放射性浓聚,肿瘤完全消退(图7-2-2)。术后4年复查,患儿面神经功能正常,无不适症状(图7-2-3)。

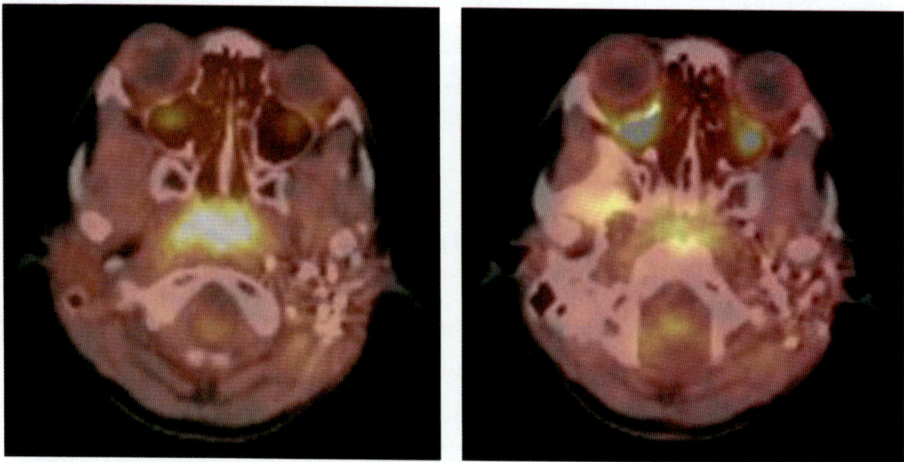

图7-2-2 术后1年PET-CT检查示肿瘤完全消退

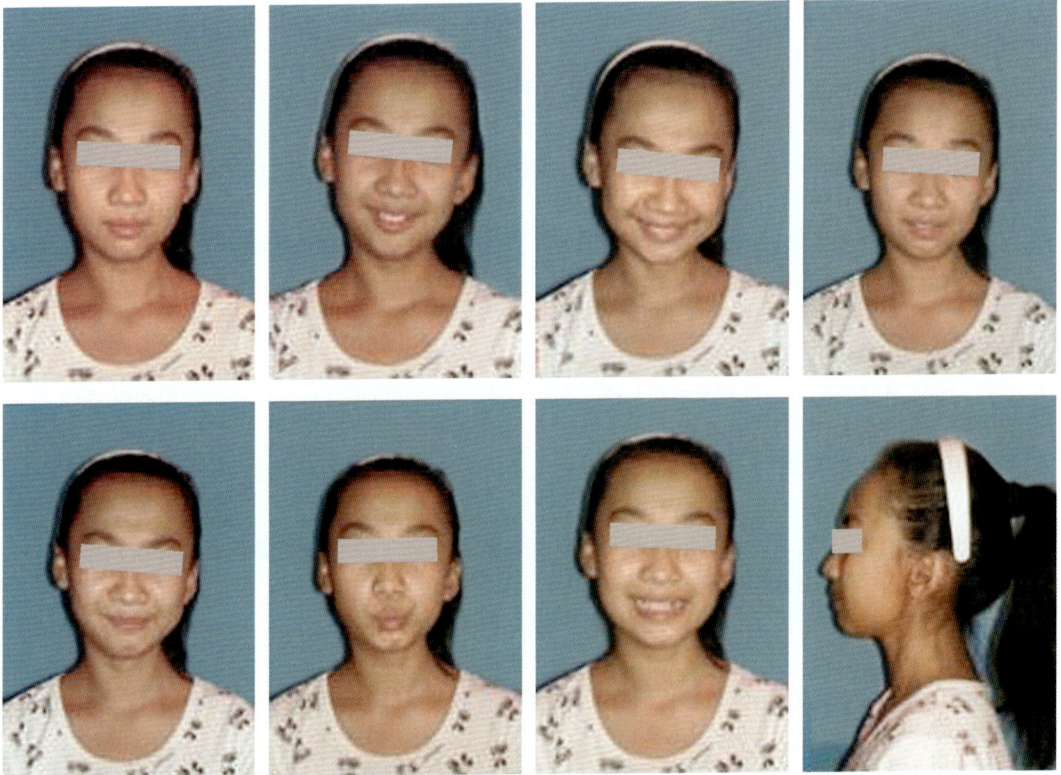

图 7-2-3　治疗后 4 年复查,面神经功能正常

（张建国）

参 考 文 献

1. 王中和. 口腔颌面-头颈肿瘤放射治疗学. 上海:上海世界图书出版公司,2013:95-101,209-218.

2. 王中和. 口腔癌的放射治疗. 中国口腔颌面外科杂志,2007,5(5):327-334.

3. 王中和. 临床肿瘤放射治疗临床手册. 上海:上海世界图书出版公司,2007.

4. 王中和. 头颈部恶性肿瘤的术后调强放射治疗. 中华临床医学杂志,2008,9(9):36-39.

5. 王中和. 呼吁建立我国的口干燥症分级标准. 中华口腔医学杂志,2010,45(8):449-452.

6. 王中和,张志愿,陈晓莉. 放疗对下颌骨缺损钛板立即修复的影响. 上海第二医科大学学报,1999,19(6):
   501-503.

7. 阎超,王中和,胡海生,等. 调强和常规放疗对头颈部癌患者生存质量影响评估. 中华放射肿瘤学杂志,
   2009,18(6):431-434.

8. 王中和. 三维适形调强放射治疗减少放疗后口干症. 中华临床医学卫生杂志,2007,5(2):1-4.

9. 王中和. 减少下颌骨放射性骨坏死的新策略. 口腔颌面外科杂志,2009,19(4):229-233.

10. 郭华秋,刘树铭,张杰,等. 老年头颈癌患者[125]I 粒子植入治疗后的生存质量研究. 中华放射医学与防护
    杂志,2013,33(5):501-504.

11. 黄明伟,佟岱,张杰,等. 上颌恶性肿瘤术后[125]I 粒子近距离治疗的应用与剂量分析. 中华口腔医学杂志,
    2009,44(9):517-519.

12. 黄明伟,张杰,宋铁砾,等. 义齿基托布源器治疗颌周恶性肿瘤的初步应用. 实用口腔医学杂志,2008,24
    (2):244-247.

13. 刘树铭,孙艳,郑磊,等.外放疗联合碘-125 粒子植入治疗头颈癌的临床应用.北京大学学报(医学版), 2011,43(1):102-105.

14. 吕晓鸣,石妍,刘树铭,等.手术联合^{125}I 放射性粒子植入治疗下颌下腺腺源性恶性肿瘤.中华放射医学与防护杂志,2017,37(7):505-507,556.

15. 石妍,毛凯,黄明伟,等.^{125}I 粒子治疗舌下腺恶性肿瘤的靶区剂量分布研究.中华放射医学与防护杂志, 2015,35(2):114-118.

16. 宋铁砾,张建国,于世平,等.放射性粒子定向植入治疗计划系统在口腔颌面部肿瘤中的初步应用.现代口腔医学杂志,2005,19(2):126-129.

17. 宋铁砾,郑磊,李亚刚,等.放射性^{125}I 粒子植入腮腺区后位置的稳定性.中华放射医学与防护杂志, 2008,28(5):517-519.

18. 许宁,郑磊,张杰,等.放射性粒子组织间植入近距离放疗在颅底腺源性恶性肿瘤治疗中的应用.实用口腔医学杂志,2017,33(6):798-801.

19. 张建国,张杰,宋铁砾,等.放射性粒子组织间植入治疗口腔颌面部恶性肿瘤初探.中华口腔医学杂志, 2006,41(8):464-466.

20. 张建国,张杰,宋铁砾,等.^{125}I 放射性粒子组织间植入治疗面神经受侵的腮腺恶性肿瘤初步临床观察.中华口腔医学杂志,2008,43(3):132-135.

21. 张杰,张建国,宋铁砾,等.经 CT 引导头颈部恶性肿瘤^{125}I 放射性粒子的植入.华西口腔医学杂志,2008, 26(1):8-9.

22. 赵丹,郑磊,吕晓鸣,等.^{125}I 放射性粒子植入近距离放疗在儿童口腔颌面-头颈部肉瘤治疗中的应用.中华医学杂志,2017,97(1):33-37.

23. 朱俏,张建国,张杰,等.肿瘤保守切除联合放射性粒子植入治疗腮腺癌.中华放射医学与防护杂志, 2014,34(4):283-285.

24. WANG Z,QIU W,MENDENHALL W M. Influence of radiation therapy on reconstructive flaps after radical resection of head and neck cancer. Int J Oral Maxillofac Surg,2003,32(1):35-38.

25. WANG Z H,ZHANG S Z,ZHANG Z Y,et al. Protecting the oral mucosa in patients with oral tongue squamous cell carcinoma treated postoperatively with intensity-modulated radiotherapy:a randomized study. Laryngoscope, 2012,122(2):291-298.

26. WANG Z H,YAN C,ZHANG Z Y,et al. Impact of salivary gland dosimetry on post-IMRT recovery of saliva output and xerostomia grade for head-and-neck cancer patients treated with or without contralateral submandibular gland sparing:a longitudinal study. Int J Radiat Oncol Biol Phys,2011,81(5):1479-1487.

27. WANG Z H,YAN C,ZHANG Z Y,et al. Radiation-induced volume changes in parotid and submandibular glands in patients with head and neck cancer receiving postoperative radiotherapy:a longitudinal study. Laryngoscope,2009,119(10):1966-1974.

28. WANG Z H,ZHANG Z Y,MENDENHALL W M. Postoperative radiotherapy after titanium plate mandibular reconstruction for oral cavity cancer. Am J Clin Oncol,2005,28(5):460-463.

29. THIAGARAJAN A,CARIA N,SCHÖDER H,et al. Target volume delineation in oropharyngeal cancer:impact of PET,MRI,and physical examination. Int J Radiat Oncol Biol Phys,2012,83(1):220-227.

30. LOK B H,SETTON J,CARIA N,et al. Intensity-modulated radiation therapy in oropharyngeal carcinoma:effect of tumor volume on clinical outcomes. Int J Radiat Oncol Biol Phys,2012,82(5):1851-1857.

31. MAINGON P,CRÉHANGE G,CHAMOIS J,et al. Intensity modulated radiation therapy for head and neck cancer:the standard. Cancer Radiother,2011,15(6/7):473-476.

32. LOIMU V,COLLAN J,VAALAVIRTA L,et al. Patterns of relapse following definitive treatment of head and neck squamous cell cancer by intensity modulated radiotherapy and weekly cisplatin. Radiother Oncol,2011,98

（1）:34-37.

33. ZHANG J,ZHENG L,LIU S M,et al. Brachytherapy for recurrent malignant tumours of the parotid gland. Br J Oral Maxillofac Surg,2015,53(1):58-62.

34. STUDER G,RORDORF T,GLANZMANN C. Impact of tumor volume and systemic therapy on outcome in patients undergoing IMRT for large volume head neck cancer. Radiat Oncol,2011,6:120.

35. GOMEZ D R,ESTILO C L,WOLDEN S L,et al. Correlation of osteoradionecrosis and dental events with dosimetric parameters in intensity-modulated radiation therapy for head-and-neck cancer. Int J Radiat Oncol Biol Phys,2011,81(4):e207-e213.

36. TOLEDANO I,GRAFF P,SERRE A,et al. Intensity-modulated radiotherapy in head and neck cancer:results of the prospective study GORTEC 2004-03. Radiother Oncol,2012,103(1):57-62.

37. BHIDE S A,AHMED M,NEWBOLD K,et al. The role of intensity modulated radiotherapy in advanced oral cavity carcinoma. J Cancer Res Ther,2012,8(Suppl 1):S67-S71.

38. FREIDLIN B,MCSHANE L M,POLLEY M Y,et al. Randomized phase Ⅱ trial designs with biomarkers. J Clin Oncol,2012,30(26):3304-3309.

39. BONNER J A,HARARI P M,GIRALT J,et al. Radiotherapy plus cetuximab for squamous-cell carcinoma of the head and neck. N Engl J Med,2006,354(6):567-578.

40. COCA-PELAZ A,RODRIGO J P,BRADLEY P J,et al. Adenoid cystic carcinoma of the head and neck:an update. Oral Oncol,2015,51(7):652-661.

41. BONNER J A,HARARI P M,GIRALT J,et al. Radiotherapy plus cetuximab for locoregionally advanced head and neck cancer:5-year survival data from a phase 3 randomised trial,and relation between cetuximab-induced rash and survival. Lancet Oncol,2010,11(1):21-28.

42. LU T,ZHAO C,CHEN C,et al. An open,multicenter clinical study on cetuximab combined with intensity modulated radiotherapy(IMRT)plus concurrent chemotherapy in nasopharyngeal carcinoma(NPC):preliminary report. J Clin Oncol,2010,28(15Suppl):5577.

43. COHEN E E,HARAF D J,KUNNAVAKKAM R,et al. Epidermal growth factor receptor inhibitor gefitinib added to chemoradiotherapy in locally advanced head and neck cancer. J Clin Oncol,2010,28(20):3336-3343.

44. CROCI D O,CERLIANI J P,DALOTTO-MORENO T,et al. Glycosylation-dependent lectin-receptor interactions preserve angiogenesis in anti-VEGF refractory tumors. Cell,2014,156(4):744-758.

45. CARMELIET P,JAIN R K. Molecular mechanisms and clinical applications of angiogenesis. Nature,2011,473(7347):298-307.

46. ALMANGUSH A,HEIKKINEN I,MÄKITIE A A,et al. Prognostic biomarkers for oral tongue squamous cell carcinoma:a systematic review and meta-analysis. Br J Cancer,2017,117(6):856-866.

47. KUWAHARA Y,MORI M,KITAHARA S,et al. Targeting of tumor endothelial cells combining 2 Gy/day of X-ray with overolimus is the effective modality for overcoming clinically relevant radioresistant tumors. Cancer Med,2014,3(2):310-321.

48. HU X,ZHANG J,XU B,et al. Multicenter phase Ⅱ study of apatinib,a novel VEGFR inhibitor in heavily pretreated patients with metastatic triple-negative breast cancer. Int J Cancer,2014,135(8):1961-1969.

49. CHAU N G,HOTTE S J,CHEN E X,et al. A phase Ⅱ study of sunitinib in recurrent and/or metastatic adenoid cystic carcinoma(ACC)of the salivary glands:current progress and challenges in evaluating molecularly targeted agents in ACC. Ann Oncol,2012,23(6):1562-1570.

50. HRUSTANOVIC G,LEE B J,BIVONA T G. Mechanisms of resistance to EGFR targeted therapies. Cancer Biol Ther,2013,14(4):304-314.

51. PAPADATOS-PASTOS D,DE MIGUEL LUKEN M J,YAP T A. Combining targeted therapeutics in the era of

precision medicine. Br J Cancer,2015,112(1):1-3.

52. IGNATIADIS M,DAWSON S J. Circulating tumor cells and circulating tumor DNA for precision medicine: dream or reality? Ann Oncol,2014,25(12):2304-2313.

53. BAKSH K,WEBER J. Immune checkpoint protein inhibition for cancer:preclinical justification for CTLA-4 and PD-1 blockade and new combinations. Semin Oncol,2015,42(3):363-377.

54. TURNIS M E,ANDREWS L P,VIGNALI D A. Inhibitory receptors as targets for cancer immunotherapy. Eur J Immunol,2015,45(7):1892-1905.

55. ABBE R. Radium in surgery. Journal of the American Medical Association,1906,47(2510):317-319.

56. ARONOWITZ J N. Afterloading:the technique that rescued brachytherapy. Int J Radiat Oncol Biol Phys,2015, 92(3):479-487.

57. ARONOWITZ J N,RIVARD M J. The evolution of computerized treatment planning for brachytherapy:American contributions. J Contemp Brachytherapy,2014,6(2):185-190.

58. BARRETT W L,GLEICH L,WILSON K,et al. Organ preservation with interstitial radiation for base of tongue cancer. Am J Clin Oncol,2002,25(5):485-488.

59. BEITLER J J,SMITH R V,SILVER C E,et al. Close or positive margins after surgical resection for the head and neck cancer patient:the addition of brachytherapy improves local control. Int J Radiat Oncol Biol Phys, 1998,40(2):313-317.

60. CLARKE D H,EDMUNDSON G K,MARTINEZ A,et al. The clinical advantages of ^{125}I seeds as a substitute for ^{192}Ir seeds in temporary plastic tube implants. Int J Radiat Oncol Biol Phys,1989,17(4):859-863.

61. FAN Y,HUANG M W,ZHAO Y J,et al. Radioactive seed migration following parotid gland interstitial brachytherapy. Brachytherapy,2017,16(6):1219-1224.

62. FAN Y,HUANG M W,ZHENG L,et al. Three-dimensional verification of ^{125}I seed stability after permanent implantation in the parotid gland and periparotid region. Radiat Oncol,2015,10:242.

63. FU K K,RAY J W,CHAN E K,et al. External and interstitial radiation therapy of carcinoma of the oral tongue:a review of 32 years' experience. AJR Am J Roentgenol,1976,126(1):107-115.

64. GLASSER O,QUIMBY E H,TAYLOR L S,et al. Physical foundations of radiology. Journal of Medical Education,1962,37(3):253.

65. GOFFINET D R,FEE W E JR,WELLS J,et al. [192]Ir pharyngoepiglottic fold interstitial implants. The key to successful treatment of base tongue carcinoma by radiation therapy. Cancer,1985,55(5):941-948.

66. HARRISON L B,ZELEFSKY M J,ARMSTRONG J G,et al. Performance status after treatment for squamous cell cancer of the base of tongue:a comparison of primary radiation therapy versus primary surgery. Int J Radiat Oncol Biol Phys,1994,30(4):953-957.

67. HARRISON L B,ZELEFSKY M J,PFISTER D G,et al. Detailed quality of life assessment in patients treated with primary radiotherapy for squamous cell cancer of the base of the tongue. Head Neck,1997,19(3): 169-175.

68. HENSCHKE U K,HILARIS B S,MAHAN G D. Afterloading in interstitial and intracavitary radiation therapy. Am J Roentgenol Radium Ther Nucl Med,1963,90:386-395.

69. HUANG M W,ZHANG J G,TONG D,et al. Postoperative ^{125}I brachytherapy delivered by digital model obturators for recurrent or locally advanced maxillary cancers. Laryngoscope,2012,122(11):2461-2467.

70. HUANG M W,LIU S M,ZHENG L,et al. A digital model individual template and CT-guided ^{125}I seed implants for malignant tumors of the head and neck. J Radiat Res,2012,53(6):973-977.

71. HUANG M W,WU W J,LV X M,et al. The role of ^{125}I interstitial brachytherapy for inoperable parotid gland carcinoma. Brachytherapy,2018,17(1):244-249.

72. HUANG M W,ZHANG J G,ZHANG J,et al. Oncocytic carcinoma of the parotid gland. Laryngoscope,2013, 123(2):381-385.

73. HUANG M W,ZHANG J G,ZHENG L,et al. Accuracy evaluation of a 3D-printed individual template for needle guidance in head and neck brachytherapy. J Radiat Res,2016,57(6):662-667.

74. HUANG M W,ZHENG L,LIU S M,et al. [125]I brachytherapy alone for recurrent or locally advanced adenoid cystic carcinoma of the oral and maxillofacial region. Strahlenther Onkol,2013,189(6):502-507.

75. JAMES A G,HENSCHKE U K,MYERS W G. The clinical use of radioactive gold([198]Au)seeds. Cancer,1953, 6(5):1034-1039.

76. LAPEYRE M,BOLLET M A,RACADOT S,et al. Postoperative brachytherapy alone and combined postoperative radiotherapy and brachytherapy boost for squamous cell carcinoma of the oral cavity,with positive or close margins. Head Neck,2004,26(3):216-223.

77. ZHENG L,LV X,SHI Y,et al. [125]I interstitial brachytherapy for the treatment of myoepithelial carcinoma of the oral and maxillofacial region. Brachytherapy,2016,15(2):240-245.

78. LESSARD E,POULIOT J. Inverse planning anatomy-based dose optimization for HDR-brachytherapy of the prostate using fast simulated annealing algorithm and dedicated objective function. Med Phys,2001,28(5): 773-779.

79. LEVENDAG P,NIJDAM W,NOEVER I,et al. Brachytherapy versus surgery in carcinoma of tonsillar fossa and/or soft palate:late adverse sequelae and performance status:can we be more selective and obtain better tissue sparing? Int J Radiat Oncol Biol Phys,2004,59(3):713-724.

80. LIU S M,WANG H B,SUN Y,et al. The efficacy of iodine-125 permanent brachytherapy versus intensity-modulated radiation for inoperable salivary gland malignancies:study protocol of a randomised controlled trial. BMC Cancer,2016,16:193.

81. LOOSER K G,SHAH J P,STRONG E W. The significance of "positive" margins insurgically resected epidermoid carcinomas. Head Neck Surg,1978,1(2):107-111.

82. MAO M H,ZHANG J,ZHANG J G. Comparing the RTOG/EORTC and LENT-SOMA scoring systems for the evaluation of late skin toxicity after ^{125}I seed brachytherapy for parotid gland cancer. Brachytherapy,2017,16 (4):877-883.

83. MAO M H,ZHANG J G,ZHANG J,et al. Postoperative ^{125}I seed brachytherapy in the treatment of acinic cell carcinoma of the parotid gland:with associated risk factors. Strahlenther Onkol,2014,190(11): 1008-1014.

84. MAO M H,ZHANG J G,ZHENG L,et al. The incidence of radioepidermitis and the dose-response relationship in parotid gland cancer patients treated with ^{125}I seed brachytherapy:incidence of radioepidermitis and the dose-response relationship. Strahlenther Onkol,2015,191(1):26-33.

85. MAO M H,ZHENG L,WANG X M,et al. Surgery combined with postoperative ^{125}I seed brachytherapy for the treatment of mucoepidermoid carcinoma of the parotid gland in pediatric patients. Pediatr Blood Cancer,2017, 64(1):57-63.

86. MAZERON J J,GERBAULET A. The centenary of discovery of radium. Radiother Oncol,1998,49(3): 205-216.

87. MAZERON J J,NOËL G,SIMON J M. Head and neck brachytherapy. Semin Radiat Oncol,2002,12(1): 95-108.

88. MEREDITH W J,PATERSON R. Radium dosage:the Manchester system. 2nd ed. Edinburgh:Livingstone,1967.

89. MORTON R. Treatment by Roentgen and radium rays. Br Med J,1904,1(2260):941-944.

90. NAG S. Principles and practice of brachytherapy. Armonk:Futura Publishing Co. ,1997.

91. NATH R. New directions in radionuclide sources for brachytherapy. Semin Radiat Oncol, 1993, 3 (4): 278-289.

92. PATERSON R. Studies in optimum dosage. Br J Radiol, 1952, 25(298):505-516.

93. PATERSON R, PARKER H. A dosage system for gamma ray therapy. 1934. Br J Radiol, 1995, 68(808):H60-H100.

94. PERNOT M, LUPORSI E, HOFFSTETTER S, et al. Complications following definitive irradiation for cancers of the oral cavity and the oropharynx(in a series of 1134 patients). Int J Radiat Oncol Biol Phys, 1997, 37(3): 577-585.

95. PIERQUIN B, DUTREIX A, PAINE C H, et al. The Paris system in interstitial radiation therapy. Acta Radiol Oncol Radiat Phys Biol, 1978, 17(1):33-48.

96. PIGNEUX J, RICHAUD P M, LAGARDE C. The place of interstitial therapy using 192 iridium in the management of carcinoma of the lip. Cancer, 1979, 43(3):1073-1077.

97. PIRO J D, BATTLE L W, HARRISON L B, et al. Conversion of complete dentures to a radiation shield prosthesis. J Prosthet Dent, 1991, 65(6):731-732.

98. QUIMBY E H. Dosage table for linear radium sources. Radiology, 1944, 43(6):572-577.

99. VIKRAM B, MISHRA S. Permanent iodine-125 implants in postoperative radiotherapy for head and neck cancer with positive surgical margins. Head Neck, 1994, 16(2):155-157.

100. WICKHAM L, DEGRAIS D. Radiumtherapie. Berlin: Springer, 1910.

101. WU W J, GUO H Q, YU G Y, et al. Iodine-125 interstitial brachytherapy for pediatric desmoid-type fibromatosis of the head and neck: a case report. J Oral Maxillofac Surg, 2017, 75(4):768. e1-768. e11.

102. WU W J, SHAO X, HUANG M W, et al. Postoperative iodine-125 interstitial brachytherapy for the early stages of minor salivary gland carcinomas of the lip and buccal mucosa with positive or close margins. Head Neck, 2017, 39(3):572-577.

第八章 口腔颌面-头颈肿瘤患者的术后康复治疗

随着医疗技术的发展和人类生活质量的不断提高,恶性肿瘤患者的康复治疗也日益显示出必要性和重要性,逐渐成为恶性肿瘤综合治疗的重要组成部分。世界卫生组织(WHO)已经制定了人身损害、人身伤残和人身障碍的分类,强调考虑疾患对患者正常生理功能影响的重要性。所谓人身损害是指心理、生理及解剖结构或功能上的任何丧失或异常;而人身伤残则是指损伤导致的能力受限或不足,无法从事在某种意义上或某种范围内被认为是正常人力所能及的活动;人身障碍则是指人身损害或人身伤残对某一特定个体造成损失,限制或阻碍其完成正常人的角色。由此看来,人身障碍是所有恶性肿瘤治疗过程中或治疗后患者必须面对的重要问题,这种残疾可能是肿瘤本身造成的,也可能是治疗过程中医源性因素引起的。几乎所有接受癌症治疗的患者都需要一定的康复治疗,原因是一半以上的癌症患者可望存活5年以上,特别是口腔癌患者治疗后5年生存率还要高10%~15%,一些患者还可以正常度过人生。即使对于那些不幸的患者,康复治疗也是完善的癌症治疗不可分割的一部分。1972年美国国家癌症研究所(NCI)阐明了癌症康复的四个方面:①诊断后的心理支持;②治疗后的最佳生理功能维护;③必要时的职业咨询,以及癌症治疗和控制的最终目的;④恢复满意的社会功能。总结起来就是癌症康复的目的是帮助患者尽可能获得正常完整的生活。康复治疗应关注整个机体而不仅仅是癌症生长的特殊部位。

口腔颌面-头颈肿瘤因发病部位的特殊性,更容易对患者造成各种不同类型的人身障碍,使患者发生语言、咀嚼、吞咽、味觉、听觉,以及面部表情运动等多项功能障碍。该部位的恶性肿瘤本身的特点或治疗手段常常导致患者毁容和诸多功能障碍。现阶段这种"拆东墙补西墙"的手段也不可避免地会造成供区的一些功能障碍。随着口腔颌面-头颈部重建技术的发展,口腔颌面-头颈肿瘤治疗后康复治疗的目的应该是现实的和个体化的,取决于患者的功能状态和疾病阶段。干预方法相应可以是预防性的、恢复性的、支持性的,或是姑息性的。预防性干预是通过对患者的训练和教育以期减少预期的残疾,例如对于预期因肿瘤侵犯必须牺牲面神经或进行面神经修复术的患者,在术前就应该向患者解释清楚,术后一定会有一段时间的面瘫症状,可以对患者进行面肌功能训练的培训。恢复性干预的目的则是尽可能使患者恢复至治疗前状态,比如颌骨切除术后的颌骨重建手术。支持性干预则是提供给那些癌症或治疗所致残疾的患者,使他们保留大部分日常生活的能力,如全舌或大部分舌切除术后必要的吞咽功能和语言功能训练。而姑息性干预则是提供舒适的日常功能辅助,最主要的是对那些进展期癌症或恢复无望的患者进行合理的心理辅导和情感支持。

本章将对口腔颌面-头颈部恶性肿瘤切除术后常见的一些功能障碍,以及修复重建手术供区可能产生的功能障碍进行分析;并针对不同的功能障碍,探讨康复治疗的一些进展,以期对临床治疗有所帮助。

第一节 口腔颌面-头颈肿瘤的心理康复治疗

随着医学模式向"生物-心理-社会医学"模式的转变,肿瘤患者的心理健康问题日益受到广泛关注。现有研究报告称,肿瘤患者普遍存在着痛苦、恐惧、抑郁等心理健康方面的问题。肿瘤心理治疗主要是研究心理治疗对肿瘤患者的心理、行为、躯体功能和症状的作用,从而探索人类战胜肿瘤的心理社会学方法及功效。现有研究报告称,心理治疗不仅能改善肿瘤患者的抑郁、焦虑等不良状态,还能提高肿瘤患者的生活质量,延长生存期。

由于口腔颌面-头颈部恶性肿瘤位置的特殊性,患者经过口腔颌面-头颈部毁损性手术治疗之后,往往伴随进食、咀嚼、饮水、呼吸、说话障碍及外貌变形等问题,心理受到极大的打击,进而产生明显的社交和职业问题,以及抑郁、焦虑与痛苦情绪,社会生活和心理健康也受到强烈的负面影响。因此,对口腔颌面-头颈肿瘤患者进行心理社会筛查,对存在的心理健康问题进行积极治疗,可以进一步提高患者的生活质量和社会心理健康水平。

一、口腔颌面-头颈肿瘤患者的主要心理障碍

1. 抑郁和焦虑 抑郁和焦虑是口腔颌面-头颈部恶性肿瘤患者术后最常见的心理健康问题。通常可以采用汉密尔顿抑郁量表(Hamilton Depression Scale,HAMD)和焦虑自评量表(Self-Rating Anxiety Scale,SAS)等对患者进行评估,一旦确诊为抑郁症或焦虑症,就应积极给予干预和治疗。Lazure 等认为口腔颌面-头颈部恶性肿瘤患者的抑郁和焦虑可加重病情,并促进肿瘤的复发、转移、恶化等。因此,对口腔颌面-头颈部恶性肿瘤患者而言,一旦出现抑郁和焦虑症状,且这些症状达到抑郁症和焦虑的诊断标准,就非常有必要确立诊断并进行心理治疗。

2. 痛苦 痛苦主要是指面对生活应激事件所形成的较为一般的心理不适应状态。由于心理痛苦水平的测量极为复杂,Noyes 等研制了一个疾病痛苦量表,作为对与严重疾病有关的痛苦程度的简易测量,测量内容包括失意、躯体疾病、医疗和社会孤独等。此外,也有研究采用心理痛苦温度计量表(Distress Thermometer,DT)评分法对肿瘤患者的痛苦水平进行测量。该量表标有 0~10 刻度数值,表示心理痛苦程度(0 表示无心理痛苦,10 表示极度心理痛苦),通过测定困扰分值确定患者的心理困扰水平。

3. 其他情绪 除最为常见的痛苦、焦虑和抑郁之外,患者还常常伴有疼痛、恶心和呕吐、厌食、逃避、疑虑和家庭紧张等情绪。

二、口腔颌面-头颈肿瘤心理治疗的常用方法

1. 认知行为干预 认知行为干预起源于条件反射的学习,是指通过改变或影响已有的认知思维模式来影响个体的行为水平的主动措施。口腔颌面-头颈肿瘤患者常常伴有痛苦、抑郁及焦虑等有害症状,情感波动、行为改变及认知变化均可能对上述症状产生明显的影

响。认知行为干预可以为患者提供疾病相关的信息,使患者对疾病有一个全面而客观的认识,有利于患者和医务人员的沟通及配合,减轻患者对疾病产生的焦虑和恐惧,进而提高患者的生活质量。

2. 适应性行为训练　适应性行为是人适应外界环境、赖以生存的能力。口腔颌面-头颈肿瘤患者往往在生理和心理上承受巨大的社会压力,手术之后容易觉得难以适应新的生活。加强适应性行为训练通常可以使患者在术后重新适应社会,找到重新面对生活的勇气。

3. 心理教育干预　对口腔颌面-头颈肿瘤患者进行心理教育,使患者重新认识疾病,缓解心理压力,降低抑郁和焦虑情绪。研究表明,对患者进行心理教育治疗可以降低患者心理抑郁及焦虑情绪,增强患者的应对能力及社会适应能力。但是此种有益作用存在争议,部分研究认为无效。

4. 家庭和社会支持　肿瘤患者的痛苦、抑郁及焦虑情绪,与家庭和社会密切相关,因此家庭成员和社会应给予必要的支持、理解和关照。

三、小结与展望

肿瘤患者的心理治疗干预是一个多学科联合的综合治疗过程。目前,认知行为干预、适应性行为训练、心理干预、家庭和社会支持等多种方法联合使用,是治疗肿瘤患者痛苦、抑郁和焦虑的主要方法。通过多学科多方法联合治疗,将躯体疾病和心理疾病的特点结合起来,完成对疾病的总体认识和治疗,进而达到身心健康的目的。

近 20 年来,有研究发现,恶性肿瘤在带来消极影响的同时,也可以获得积极的影响,称为创伤后成长,且创伤后成长能缓冲压力带来的冲击,减少治疗中的主观损害和适应障碍,增加生活满意度,在一定程度上提高患者的生活质量。毛驰等通过对口腔癌患者创伤后成长的研究发现,口腔颌面部恶性肿瘤患者存在中等程度的创伤后成长。关注患者创伤后成长有助于更全面地理解患者的心理状态,适当干预以减少创伤后的应激和增强成长,指导患者有效应对术后康复过程中的问题,有利于促进患者的康复进程。

尽管目前主流观点认为肿瘤心理治疗对患者的身心健康有促进作用,但是 Semple 和 Mills 等通过系统回顾心理社会干预措施对口腔颌面-头颈肿瘤患者生活质量及情绪改善的作用时却发现,至今没有高质量的证据证明心理社会干预治疗对患者有确切疗效。不过文章纳入样本量较少,证据质量较低,因此今后仍需要高质量的研究进一步论证心理干预治疗对口腔颌面-头颈肿瘤患者的生理及情绪的疗效。

第二节　口腔颌面-头颈肿瘤切除术后
吞咽咀嚼功能的康复治疗

目前口腔颌面部中晚期恶性肿瘤的治疗主要采用以手术为主,放疗、化疗为辅的综合治疗,5 年生存率为 50% ~ 60%。经过 30 多年的演变和发展,口腔颌面部恶性肿瘤外科手术已从单纯切除局部病变组织器官,发展为切除病灶后用各种类型组织瓣进行即刻功能性修复的手术模式。为提高患者的生存质量,口腔癌根治术加同期软硬组织瓣修复重建术被临床广泛应用,但术后仍然会造成一定程度的面部畸形和器官功能障碍,影响患者的语言交流、吞咽咀嚼等功能,给患者造成较大的精神压力。其中吞咽咀嚼障碍是口腔颌面-头颈肿瘤切除术后患者常见的并发症之一,而吞咽咀嚼障碍的发生可能导致肺部感染、营养不良等并发症,严重影响了患者的生存质量。因此早期对患者的吞咽及咀嚼功能进行积极的评估及有效的康复治疗,对缩短病程、减轻患者及社会的负担、提高患者的生存质量及降低死亡率等方面均有显著的影响。

一、吞咽咀嚼的正常生理及吞咽咀嚼障碍

吞咽是人类复杂的行为之一,是食物经咀嚼形成食团,由口腔经咽部和食管入胃的过程。正常的吞咽过程分为四个时期:口腔准备期、口腔自主期、咽喉期和食管期。包括六个阶段:①食物入口前阶段,进食前对食物产生的一种本能的反应,有分泌唾液或舔舌等动作。②食物入口阶段,口唇、前牙及舌等协调地适应食物和餐具的形态,并顺利地将食物纳入口中。但口轮匝肌结构破坏、口唇闭合不良的患者,不能顺利地将食物纳入口中,或即使能够将食物送入口腔,亦多又漏出。③咀嚼及食物形成的阶段,食物在口内与唾液充分地混合,最后形成容易吞咽的形状即食团,食团的形成因食物的形态而异。例如:流质饮食易于吞咽;粥类、果冻等半流质食物则需要通过舌体的上下活动,使食物在舌与硬腭之间被推压、挤碎即"推压咀嚼"并形成食团;固体食物则除"推压咀嚼"外,还需要舌体左右活动并使食物在牙上磨碎即"磨碎咀嚼",形成食团;食物在咀嚼时,下颌做上下、回旋运动,软腭和舌根之间(咽峡部)闭锁,避免食物进入咽部。但是如果患者的咀嚼功能、食物的形成及保持出现障碍,那么食物可能被囫囵吞下,或者吞咽反射未引出便流入咽部。④食物进入咽部的阶段(口腔相),在咀嚼完成以后,上抬舌,食物便沿着硬腭从舌尖部被推到舌根,抵达诱发吞咽反射的部位,然后口唇闭锁,下颌固定不动,发生吞咽动作。如果患者在咀嚼后不能立即将食物顺利地送到舌根部,可嘱咐患者将头部后仰,或者患者在仰卧位下,利用重力的作用促进食物抵达舌根部进入咽部;而舌部、腭部及上颌骨切除术后功能障碍者,完成困难。⑤食物通过咽部的阶段(咽相),食物到达咽部后,软腭和会厌分别关闭鼻腔、气管与咽部的通路,引起瞬间吞咽性呼吸停止,同时舌根向咽后壁推压,咽壁产生蠕动,食管入口括约肌松弛,将食团送入食管,这个过程称为吞咽反射。正常人完成一次吞咽反射约需要0.5秒的时间。当患者吞咽无力、食物吞咽不完时,残留在咽部的食物在呼吸的过程中有可能进入气管,或者在吞咽反射动作不协调,气管闭锁不完全时食物进入气管,即误咽。⑥食物通过食管的阶段(食管相),食物在进入食管后,由于食管内负压,食物被食管挤压进入胃。正常情况下吞咽的完成受第Ⅴ(三叉神经)、Ⅶ(面神经)、Ⅸ(舌咽神经)、Ⅹ(迷走神经)、Ⅺ(副神经)及Ⅻ(舌下神经)六对脑神经及第一至第三颈椎神经的支配。因此上述六期之间任何一部分出现问题及相关神经出现病变,都可能引起吞咽困难。

吞咽障碍(dysphagia)是指由多种原因引起的,摄食吞咽过程中一个或多个阶段受损导致吞咽困难的一组临床综合征。吞咽障碍可影响摄食及营养吸收,还可使食物误吸入气管导致吸入性肺炎,严重者危及生命。康复训练是改善吞咽障碍的必要措施。口腔颌面-头颈肿瘤切除术后患者发生吞咽困难,主要是由于术后的组织缺损(包括双唇、下颌、舌部、软腭、上颌及咽喉等)、放射治疗等导致的口唇闭合不良、腭咽闭合不全及吞咽反射引出障碍等功能受损,无法有效地把食物从口腔送到胃内的进食困难。或者支配吞咽肌的相应神经切除

后,舌运动受限,软腭麻痹,口内和咽的压力不能充分升高,食物从口腔向咽和食管移动乏力,通过时间显著延长,滞留增加,导致吞咽障碍。

口腔通过咀嚼运动对食物进行机械性加工。咀嚼(mastication)是在神经系统的调节下,通过咀嚼肌的运动,使牙、颞下颌关节及颌骨产生有节律的运动来实现的。各咀嚼肌(咬肌、翼内肌、翼外肌和颞肌等)有序收缩组成的复杂反射性动作,可使下颌向上、向下、向左右及向前方运动,上下颌牙列相互接触,可以产生很大的压力以磨碎食物。咀嚼还使食物与唾液充分混合,形成食团,便于吞咽。咀嚼障碍(dysmasesia)是指疾病导致患者唇、舌、上下颌等器官在咀嚼的过程中不能相对协调地运用,表现为咀嚼费力、咀嚼迟缓或咀嚼疼痛,致使患者在口内不能将食物充分嚼碎的一种临床症状。表现为咀嚼缓慢、疼痛或不能咀嚼。轻度咀嚼障碍表现为咀嚼无力和弛缓,重度咀嚼障碍表现为咀嚼不全或不能咀嚼。尽管口腔颌面部恶性肿瘤根治术中同期行软硬组织瓣修复重建术,术后仍然会造成一定程度的面部畸形和器官功能障碍,直接影响患者的咀嚼功能。

二、吞咽咀嚼障碍的检查诊断与临床评估

(一) 实验室检查

1. 吞咽 X 线荧光透视造影检查(video floroscopic swallowing study,VFSS) 该检查能在透视下观察患者吞咽液体、浓汤及糊状等不同黏稠度的由钡剂或碘水包裹的食团和不同容积的食团的情况,并通过从侧位及前后位成像对吞咽的不同阶段进行评估,称为诊断吞咽障碍,确定口咽功能紊乱机制的“金标准”。该方法可对整个吞咽过程进行详细的评估和分析,通过观察侧位及正位成像可对吞咽的不同阶段(包括口腔准备期、口腔自主期、咽喉期、食管期)的情况进行评估,也能对舌、软腭、咽部和喉部的解剖结构及食团的运送过程进行观察。所以 VFSS 是临床常用的诊断方法,也是重要的研究手段。

2. 纤维鼻咽喉镜吞咽功能检查(fiberoptic-endoseopic examination of swallowing,FEES) FEES 是吞咽功能检查的另一种常用方法。该检查使用光纤内镜经过口腔或鼻腔,能够直观地获得吞咽过程中的解剖、咽部结构的活动性和感觉障碍等信息。FEES 可在直视下观察平静呼吸、用力呼吸、咳嗽、说话和吞咽过程中鼻、咽部、喉部、会厌、杓状软骨和声带等功能状况,了解进食时食物积聚的位置及量,判断是否存在误吸。附带的视频系统可以录制内镜所见内容,可供反复观看和详细分析。

3. 脉冲血氧定量法(pulse oximetry) 脉冲血氧定量法是一种无创的床边吞咽评估方法。一般以血氧饱和度基线水平下降2%作为误吸的预测标准,而敏感性和特异性最高的检查方法是将脉冲血氧定量法与床边吞咽筛查法联合应用。

4. 其他 超声检查、食管吞钡造影检查、表面肌电图、电声门图、吞咽压力测定、闪烁照相、CT、MRI、电子束 CT 及核素扫描等功能性评估法,因各自具有不同的特点,在评估吞咽障碍的某些方面时具有更高的特异性。

(二) 吞咽功能筛查

临床常用饮水试验和联合吞咽筛查方案进行吞咽功能筛查。

1. 洼田饮水试验 1982 年由日本学者洼田俊夫提出,是经典的床边检查方法。适用于神志清楚、检查合作的患者。观察的阳性指标有饮水中和饮水后的咳嗽、呛咳症状。分级明

确清楚,操作简单,利于选择有治疗适应证的患者。吞咽水试验能筛查出大部分的吞咽障碍患者,灵敏度为 42%~92%,特异度为 59%~91%。但是该检查根据患者主观感觉判断,与临床和实验室检查结果有时不一致,因此仅以临床症状为依据,吞咽水试验常常会漏诊无症状性误吸的患者。

2. 联合吞咽筛查方案　目前常用的联合吞咽筛查方案有"any two"吞咽筛查、标准吞咽功能评估等。联合应用多个临床征象作为筛查工具,希望能更灵敏地发现患者的吞咽障碍。

标准吞咽功能评估检查患者的意识状态、体位及头位的控制,自主咳嗽能力,口腔分泌物的控制,舌的活动,呼吸情况,发音异常,以及患者吞咽 50~60mL 水后有无水漏出口外,缺乏吞咽动作、咳嗽、呛咳、气促及吞咽后发音异常等征象。出现上述异常征象之一即认为患者可能存在吞咽障碍。

(三) 咀嚼功能检查

目前对于口腔颌面部肿瘤术后所致的口腔颌面部骨组织缺损的患者,多主张用植骨加同期或延期种植的方法来恢复患者面部的美观和功能。术前应用 CAD/CAM 等虚拟外科技术精确预测手术效果,术中、术后可应用计算机导航技术进一步验证术前设计效果。因此颌骨重建的目的不仅在于恢复颌骨的连续性和完整性,还必须为种植义齿的固位与行使咀嚼功能创造有利条件。

一般咀嚼功能检查包括殆力检查、咀嚼效能检测、下颌运动轨迹检查及肌电图检查等方面。其中肌电图检查以表面肌电图应用较多,可以无创记录静息状态下和咀嚼、吞咽运动时肌肉活动的生物电信号,通过时域、频域分析等方法评估表浅肌肉的功能。

三、吞咽咀嚼障碍的康复治疗

(一) 心理治疗

口腔颌面-头颈肿瘤切除术后发生吞咽障碍的患者不同程度地存在语言不清、烦躁易怒及情绪抑郁等情况。在康复治疗期间必须同时做好患者及家属的心理疏导及家属宣教工作,提高患者进行吞咽康复训练的主动性。患者的主动配合对支配吞咽肌群的活动是一种良性刺激,做好心理护理是保证康复训练效果的基础。

(二) 术后咀嚼吞咽功能康复治疗

咀嚼吞咽训练作为咀嚼吞咽康复训练的基础治疗方式,需要努力为患者创造一个清洁、安静、舒适的环境,同时针对不同患者的性格特点、文化程度和社会阅历等有的放矢地进行个体化的治疗。咀嚼吞咽训练一般包括基础训练和摄食训练。

1. 基础训练　主要包括颈部肌肉放松训练、下颌的运动训练、口腔肌肉组织运动训练及口腔本体感觉刺激训练等。

(1) 颈部肌肉放松训练:颈部前屈、后伸、左右转头及颈部小范围旋转训练。

(2) 下颌的运动训练:让患者尽量张口,然后松弛,下颌向两侧运动。

以上运动每天进行 3 次,每次 10 分钟。

(3) 口腔肌肉组织运动训练:可根据患者的病情,循序渐进地指导患者进行早、晚各 1 次的口腔肌肉组织运动训练。具体训练步骤如下:

1）对于颌面部肿胀明显者,可按摩面颊部肌肉,以恢复面部的对称和感觉。分别用戴上手套的拇指和示指置于患者面颊部,从面颊骨向唇中部方向往下拉动,拉动至唇中央部位时,停留5秒,然后换对侧进行。

2）对于唇部闭合不全者,为增加面颊部肌肉力量和肌张力,加强唇部闭合,指导患者进行吹堵住的吸管运动,即患者用吸管进行吸气,堵住吸管的另一端,以增加吸气阻力。

3）为增加双唇力量,提高嘴唇闭合能力和减少流涎症状,进行唇部压舌板运动。将压舌板放在患者双唇中间,让其含紧,然后用双手将压舌板往外拉出,嘱患者双唇始终保持含紧压舌板。尽量不让压舌板拉出,共做25次。

4）为增强腭咽闭合能力,减少呛咳,可进行咽收缩练习。让患者口中含气,辅助紧闭嘴唇做空咀嚼、鼓腮、吹气、空吞咽运动。

5）进行声门紧闭运动。嘱患者坐在有背部支撑的椅子上,双臂伸直去推椅板,在推出的同时说出:"一、二、三、四、五。"每次练习15~20分钟。

6）手术创口愈合拆线后,指导患者进行舌部运动,增加舌体力量、肌张力和协调性。嘱患者张口,将舌尽力向外伸出,先舔下唇及左右口角,转至舔上唇及硬腭部,然后将舌缩回,闭口做上、下颌牙叩及咀嚼运动10次。

（4）口腔本体感觉刺激训练:患者用温水和冰水交替漱口,进行冷热温度刺激,给予不同味道食物进行味觉刺激,指导患者进行口腔刺激训练。

2. 摄食训练

（1）食物的选择:选择容易吞咽的食物,特征为密度均一,有适当的黏性,不易松散,容易变形,不易在黏膜上残留。

（2）进食体位:90°的坐姿对于发生吞咽困难的患者是最佳的进食体位,可最大限度地保护气管。

（3）饮食方法:对患者进行特别吞咽方法的指导。

饮水时具体指导:指导患者屏住呼吸,喝一口水,头往后仰,将水倒入喉咙,此时仍然屏住呼吸。连续吞下去,直到水全部吞完,立即咳嗽清理喉咙。如此反复连续练习5次。

进食时具体指导:用勺子取适量食物送至舌根处,让患者吞咽,舌部行皮瓣修复的患者送至健侧舌根处,放入食团后可将匙背轻压舌部一下,以刺激患者吞咽。每次进食后,嘱患者多吞咽几次,或进食后饮少量的水,这样既有利于去除口腔咽部的食物残留,又可诱发吞咽反射。

（三）电刺激治疗

电刺激治疗法是利用一定强度的预设刺激程序刺激口咽部肌肉,诱发肌肉的运动或模拟正常的自主运动,以达到改善或修复被刺激肌肉或肌群运动功能的目的。如采用低频电刺激治疗,为双向方波,波宽为700ms,频率范围在30~80Hz可调,电流强度为0~15mA,每日1次,每次30分钟,10次为1个疗程。通过刺激完整的外周运动神经激活肌肉的电刺激,经过皮肤对颈部吞咽肌群进行低频电刺激,帮助维持或增强吞咽相关肌肉的肌力,并通过增强肌力和提高速度而使喉提升功能改善,从而改善吞咽功能。

电刺激治疗可兴奋咽喉部与吞咽相关的肌肉,一方面防止失用性萎缩;另一方面通过刺激受损部位的神经,使脑部相关区域的活性增加,同时反复刺激兴奋大脑的高级运动中枢,有助于正常的反射弧恢复和重建,促进中枢到咽喉运动的新的传导通路形成。

（四）针灸治疗

针灸是祖国传统医学的瑰宝,针灸刺激能使体内产生红外辐射、微粒子流、电磁及多种"内源性药物因子"等物质,使人体线粒体的过氧化氢酶增加,增强细胞的新陈代谢。电针能提高超氧化物歧化酶的活性,使肌体有效地清除自由基,促进神经递质传导功能的恢复。临床上针刺治疗吞咽障碍效果较为明显,可能原因为头针运动区改善神经元的兴奋性,纠正或抑制泛化,改善缺血性半暗带神经元的低氧超极化状态,使神经功能恢复,从而改善吞咽障碍。

（五）其他治疗

其他治疗方式如咽部冷刺激、球囊扩张术、高压氧治疗及吞咽障碍康复体操等的具体疗效,是否可以将上述治疗方式相结合,对存在吞咽障碍患者是否具有更好的临床效果等,需要更完善的平行随机临床试验来证实。

四、小结与展望

综上所述,口腔颌面-头颈肿瘤患者切除术后有不同程度的咀嚼吞咽功能障碍,主要原因是肿瘤连同咀嚼吞咽器官的部分或整体切除,以及术后肿胀所致。研究结果表明咀嚼吞咽障碍的康复训练能改善患者的症状,有助于患者早日回归家庭、回归社会。在咀嚼吞咽障碍的应对方法上,积极地进行咀嚼吞咽训练是最有效的。口腔肌肉长期不使用便会丧失功能,通过训练可以预防口腔肌肉功能衰退。经口摄食咀嚼吞咽训练与口腔癌治疗后长期理想的饮食生活成正相关,同时进行了经口摄食咀嚼吞咽训练的患者恢复正常饮食的概率最高,对插管营养的依赖时间明显缩短。目前,咀嚼吞咽障碍的康复治疗尚无特异性疗法,需要将来作更深入的研究。

第三节　口腔颌面-头颈肿瘤切除术后语言功能的康复治疗

语言是社会交往的重要工具,语言的损害常和严重的功能与社会心理问题及生活质量降低相关。目前治疗口腔癌的主要目标仍然是改善肿瘤特异的和总体的生存率,并达到更好的局部控制率。但是随着术后生存率的提高及术后生存时间的延长,保存和维持患者良好的功能和生活质量也越来越重要。随着显微外科技术的进步,虽然越来越多的口腔癌患者可以通过修复重建技术获得更好的功能结果,但是据估计,大约半数的口腔和口咽癌患者会发生术后语言问题。术后语言功能有一个自我恢复的过程,术后1年基本达到稳定状态,对于自我恢复不佳或对语言要求较高的患者,可辅以语音训练来提高患者的语音功能。

对于语音训练的内容及方法,国内外区别较大。发达国家多开设语音病理学(speech and language pathology)专业,进行语言语音的相关研究及教学,培养出专业的语音病理学家(speech and language pathologist)及语音治疗师(speech and language therapist),对语言语音障碍现象进行分析、诊断和相关治疗。而我国缺乏专业的语音病理学家及治疗师,对语音语言障碍人群的功能康复多由护士或临床医师完成。同时我国也缺乏规范的语音治疗准则,不同的治疗中心对治疗的时机和内容有所差异,多根据各自临床经验制订相应治疗方案。

在任何语音训练开始之前,医师都必须对患者的病史、手术等相关情况有详细的了解,对目前语音状况有完整的评价,明确诊断,确定语音训练目的。语音训练的基本方法有两种。

一、发音器官的机械运动训练

1. 唇肌运动训练　存在组织缺损或肌肉功能障碍的患者,可能因为唇运动障碍使相关发音正确性受到影响,可加强唇肌运动,包括:①双唇紧闭而后突然开放并送气;②口形变化练习,交替发"i"和"u"音;③上颌牙轻咬下唇,下颌牙轻咬上唇,交替练习;④双唇卷入口内,放松,反复练习;⑤噘嘴练习。

2. 舌运动功能训练　通过舌运动功能练习增加舌体活动力度和速度,建立正确的舌腭接触关系,包括:①伸舌-缩舌练习,由慢到快,反复进行;②舔唇训练,将舌尽量伸出口外,交替舔上下唇;③卷舌训练,舌前部两侧边缘向中间收缩卷起、复原,反复练习;④顶舌练习,舌尖交替顶上下前牙内侧,增加舌体感觉和力度;⑤弹舌练习,用舌尖顶弹硬腭前部,发出"得"音,以增加舌肌强度;⑥将舌置于上下唇间,保持舌位不变,发出"丝"音。

3. 腭咽闭合训练　包括:①传统的吹气、吸吮、含漱及吞咽练习;②增加腭咽闭合连续性练习,大开口发元音,尽量延长每个元音的发音时间;③捏鼻及放鼻发音练习,捏鼻时进行吹气和发口腔压力辅音,逐渐放鼻,直到完全放开仍无鼻漏气产生。

二、反馈治疗

反馈治疗是借助一定的设备或电子仪器对发音活动进行监测,并及时将所得信息利用视、听、触觉反馈给患者,使患者在某种程度上自我调节控制发音器官的功能活动,以达到矫正不良发音习惯,恢复语音功能的目的。常用反馈方法有镜子实验、听觉(录音)反馈治疗、触觉(矫治器)反馈治疗及鼻音计、鼻咽纤维镜和腭电图等方法。

我国术后开始语音训练的时间、训练频率和强度没有统一的标准,根据文献报道,大多数医疗机构通常在术后2~4周开始语音训练,每日训练1次或每周3~5次,每次训练时间20~60分钟。

语音训练对患者的生活质量改善具有重要意义,正确的训练方法可保证治疗效果,缩短语言功能的恢复时间。但是由于我国缺乏专业的语音功能康复机构及专业人员,临床语音康复训练多由护士完成,同时受方言众多、患者配合度差异较大等影响,我国语音康复工作仍面临着巨大的挑战。

第四节　口腔颌面-头颈肿瘤切除术后面部表情肌的功能训练

面神经损伤导致的面瘫造成表情运动功能障碍,进一步影响了患者的心理状态,使其难以进行正常的社会生活。面神经损伤所致面瘫及后遗症的治疗一直是人们关注的热点。晚期面瘫的治疗方法有限,效果往往不理想。生物反馈功能训练用于治疗晚期面瘫,以及面神经-舌下神经吻合术后造成的运动不协调，已有报道称取得了很好的疗效。功能训练对于促进创伤性面瘫的恢复也有一定的作用。

面肌功能训练主要包括三方面内容：患者教育、功能训练及日常锻炼。

一、患者教育

患者教育指的是让患者了解面神经和表情肌的走行与功能，以利于患者理解并有意识控制特定表情下的肌肉运动模式。

二、功能训练

功能训练包括系统训练及面部按摩。功能训练可以选择对镜练习，模仿患者本人正常表情的视频，或采用肌电图辅助。

1. 训练方法

（1）额部：①尽力皱眉。不能运动时，在眉的内侧角处加力，协助运动；对其拮抗时，可以在眉的内侧角处加一相反的力。②用力抬眉。不能运动时，在眉中间处加力，协助运动；拮抗时可以在眉中间施力。

（2）眼部：①用力闭眼。如不能完全闭合，可用手指加力帮助；拮抗时，在眼睑处施以微力。②紧闭眼与轻闭眼交替进行。

（3）鼻部：①尽量扩大鼻孔，似不能呼吸样。②尽量缩小鼻孔，似遇难闻气息样。③用力皱鼻，在鼻根处形成皱纹。力量不够时可以手指力量帮助；拮抗时于鼻唇沟处加力。

（4）唇部：①用手指压住嘴角两边，前伸嘴唇，像是在发“u”音。②用手指压住嘴角两边，后拉嘴唇，像是在发“i”音。③运动上唇，作显露上颌牙龈状。力量不足时，可以用手指协助运动；拮抗时用手指从鼻底向唇方压黏膜。④运动下唇，作显露下颌牙龈状。此时可感到颈部肌肉的紧张。力量不足时，可以用手指轻压下颌区皮肤，协助运动；拮抗时，用手指从颏部向唇方加力。⑤两唇之间衔一物，并试着移动它。

2. 训练要点　训练时要求环境安静，注意力集中。每个训练动作均做到最大限度，只锻炼患侧肌肉；对于力量弱的肌肉，要用手指协助达到正常位置。肌肉可以运动时，应该施以轻微的拮抗力，达到增强肌肉力量的目的，长期坚持，持之以恒。

3. 训练步骤　训练从面神经损伤后 14 日开始，临床医师根据患者面神经损伤部位及程度制订训练方案，并指导患者掌握训练方法。患者掌握训练方法后，可自行对镜练习，并由家人协助进行自我训练。定期复查，评定神经恢复情况，修改训练方案，纠正训练方法。

4. 训练时间　所有病例均于手术后 15 日开始训练，每天 2～4 次，每个动作重复 4～5 次。

三、日常锻炼

日常锻炼主要是平时练习鼓腮，噘嘴，发“p”“b”“sh”“f”等音节，练习闭眼及闭眼后眼睛向下看等动作。

面肌功能训练在面神经损伤的治疗中起着重要的作用。多数研究认为,长期系统的功能训练能够有效改善晚期面神经损伤遗留的后遗症状,少数患者能够模拟出较自然的表情。另外,功能训练可以减轻其他运动神经桥接治疗面瘫后并发运动不协调的程度,使患者表情运动自然。而在腮腺区手术导致的医源性面神经损伤,以及周围性面神经损伤修复手术后,相应的面肌功能训练可促进面部的血液循环,延缓面肌萎缩,对神经损伤后面肌的不协调运动加以矫正,阻断其错误的中枢反馈通路,促使神经再支配后正确运动功能的早日出现。对于重度神经损伤的患者,不仅可延缓肌萎缩,而且可能阻断其他侧支神经对失神经肌肉的支配,从而减少后遗症状的发生。

在患者进行功能训练时,开始可能要运动健侧肌肉,以便患者掌握如何正确运动单侧肌肉,一旦掌握肌肉运动技巧,就开始训练患者在做功能训练时避免健侧肌肉运动,从而达到单独训练患侧肌肉的目的。因此,只要掌握正确的训练方法,早期进行功能训练是可行的。并强调训练时尽量使两侧表情运动协调,即在训练患侧肌肉的同时,放松健侧肌肉,以保持两侧肌肉的力量平衡。训练时动作较快可能使肌肉易于疲劳,达不到训练效果,并且患者容易丧失耐心。训练时让患者注意力集中,每次运动均要做到最大限度,缓慢进行,并对各个动作单独训练,训练效果明显。

对于长期面瘫的患者,有学者认为,通过肌电反馈功能训练,或与其他方法合用,可使大脑中枢重建神经反馈通路,从而恢复中枢神经系统对肌肉的控制能力。也有学者认为,面部肌肉系统在支配神经损伤后,不仅接受原来神经支配,其他如对侧面神经、蝶腭神经、三叉神经也有可能参与该损伤肌的支配,这就有可能导致联带运动或面肌抽搐的发生,而功能训练可抑制这些侧支神经的支配,减少后遗症状的发生。

第五节　颈清术后颈肩功能的康复治疗

颈淋巴清扫术(neck dissection,ND)是口腔颌面-头颈部恶性肿瘤综合治疗中极为重要的外科治疗手段之一,能够有效预防和治疗头颈部恶性肿瘤发生的颈淋巴结转移。传统的根治性颈淋巴清扫术(radical neck dissection,RND),1906 年由 Crile 提出,它的出现挽救了许多已发生颈淋巴结转移的头颈癌患者的生命。但由于该手术常规切除胸锁乳突肌、副神经、颈内静脉和颈丛神经,从而导致术后一系列症状,其中切除支配斜方肌的主要神经——副神经,常导致患者斜方肌瘫痪萎缩,出现翼状肩胛、垂肩、肩周疼痛麻木、手臂活动受限,以及功能障碍等并发症,即所谓的肩综合征(shoulder syndrome)。尽管后来对此术式加以改良,如功能性颈淋巴清扫术(functional neck dissection,FND),即保留颈内静脉、胸锁乳突肌和副神经,从一定程度上改善了术后肩功能的恢复,但是患者术后肩部活动受限发生率仍为25%～57%,影响患者的生活质量。

一、颈淋巴清扫术后肩综合征

肩综合征(shoulder syndrome),又称肩臂综合征(shoulder-arm syndrome)。1952 年由 Ewing 和 Martin 首次报道,1961 年由 Nathum 命名。肩综合征是指根治性颈淋巴清扫术中切除了一些运动神经(包括脊髓副神经和颈丛斜方肌支)等结构,从而引起斜方肌瘫痪萎缩,并压迫深部的提肩胛肌、菱形肌,引起肩部下垂,肩关节及手臂活动受限,肩周麻木、疼痛等症状。

副神经为运动神经,是斜方肌的主要支配神经,由颅根和脊髓根组成,故有时又称脊副神经。脊髓根由脊神经的前、后根之间出脊髓上行,经枕骨大孔入颅腔,与颅根合并成副神经干,自颈静脉孔出颅。而颈丛的运动支,无论是肩胛提肌支还是斜方肌支等均起源于脊髓前角,颈丛支配斜方肌的分支中主要来自 $C_2 \sim C_4$ 腹侧运动根的神经纤维。研究表明71.1%的副神经与颈丛有交叉吻合,61%的颈丛含有运动神经纤维,且主要表现于 C_3、C_4 纤维中。研究发现颈丛神经与副神经的交通吻合支大多位于枕三角区内,颈丛神经的斜方肌肌支在颈深筋膜下直接支配斜方肌,而枕三角区内很少出现淋巴结转移,因此采用保留颈丛深支的根治性颈淋巴清扫术,术后半年患者肩部功能恢复较满意,一般功能均可完成。而未保留颈神经丛的患者术后半年患侧上肢外展不能超过水平线,后旋、内收困难,影响工作和生活。另有研究发现,术中行颈丛肩胛提肌支-副神经移位吻合,可获得较大程度的斜方肌功能恢复,利于斜方肌神经再生。

肩综合征在术后给患者带来了诸多不便,不仅影响患者的肩部运动,而且影响患者术后生存质量,因此术后如何通过康复训练降低甚至消除颈肩功能的影响显得尤为重要。

二、颈淋巴清扫术后康复治疗

颈淋巴清扫术后并发肩综合征的可能性很大,因此在术后对患者进行有效的康复治疗(rehabilitation treatment)尤为重要。

(一) 心理康复

研究表明,手术造成的颌面颈部畸形,使接受该类手术的患者易出现心理问题,具体表现为沮丧、担心、焦虑,拒绝与他人接触等方面。在康复治疗期间医护人员必须同时做好患者及家属的心理疏导及家属宣教工作,让患者了解手术导致术后头颈肩部的运动不适与不便,从而促使他们树立正确的观念,建立信心,积极进行康复训练,提高患者进行康复训练的主动性。做好心理护理是保证康复训练效果的基础。

(二) 功能训练

功能训练即针对肩综合征开展的一系列康复训练,包括颈两侧及前后向训练(头向两侧倾斜)、肩关节训练(旋转、抬高和摆动)及上臂训练(屈肘、上抬和对伸)。这里介绍一种康复训练程序,具体分为三个阶段。

1. 第一阶段(术后24小时至术后1周) 保护性康复训练。以肩关节小范围活动为主,目的是消肿、镇痛和减轻炎症反应,预防挛缩和粘连。

具体方法:①术后24小时至引流管拔除期间,患侧手握拳或弹力橡胶圈,每2小时锻炼5~10分钟;②术后引流管拔除至拆线进行被动活动期间,健侧手握住患侧手腕,弯曲肘关节,每2小时屈肘20~30次。

2. 第二阶段(术后1周至术后3个月) 运动功能恢复训练。进行日常活动练习和肩关节灵活性、协调性训练,目的是在不增加疼痛和肿胀的前提下恢复肩关节正常活动,减轻肌肉萎缩,预防并发症。

(1) 拆线至术后1个月:进行上肢举高练习,肘部自然抬高并保持颈部直立,每次上肢抬高的位置不低于上一次,并用患侧手梳头、刷牙、洗脸,10次/组,4组/d。

(2) 术后1个月至术后2个月:练习做划船动作,并练习肩关节前屈、耸肩、后展,每个动作停留20~30秒,10次/组,4组/d。

(3) 术后2个月至术后3个月:肩关节大范围活动,包括手臂平举、上举、后展,每个动作停留20~30秒,另配合精细动作,如用患侧上肢穿衣、扣纽扣、翻书及开关收音机等,10次/组,4组/d。

3. 第三阶段(术后3个月以后)　增强肌力的康复训练、增加肩关节主动活动范围和抗阻训练,目的是促进患者的全面康复。除继续第二阶段练习外,进行力量练习,提举重物并保持手臂垂直或水平,每个位置停留20~30秒,10次/组,4组/d。若颈淋巴清扫术侧上肢行前臂或上臂皮瓣切取移植术,康复训练从术后10天左右开始,练习内容顺延。

康复训练能够在术后第一个月预防由肩胛骨和韧带的僵硬引起的运动受限,还能促进运动能力的恢复,并且物理疗法能促进患者在纤维化导致二期关节粘连、肩关节肌肉萎缩、术后僵直前保持肩关节足够的运动空间。功能训练是康复治疗的最基本形式,适用于大部分患者,训练时要循序渐进,同时要注意健患侧同时训练,并且训练后注意休息和恢复。

康复相关训练的内容可以在手术前以图片、文字形式发给患者和家属,手术后至出院前由护士对其进行一对一的康复指导。干预过程家属在场,住院期间护士除对患者进行训练外,也指导家属掌握相关训练内容,出院后由家属指导并监督患者练习,并要求患者填写训练日志,护士每月进行1次电话随访,询问并解决患者训练过程中出现的问题。

（三）营养支持

在口腔颌面-头颈部手术,尤其是颈淋巴清扫手术前后,通常会辅以放疗+化疗的综合治疗方案,对患者的身体有较大的损伤,再加上手术本身的创伤和手术造成的口腔、咽喉部的生理结构改变而造成进食困难,因此增加营养支持治疗至关重要。

（四）其他康复训练

手术后理疗方法可通过肩矫形器进行,例如Akman-Sari肩矫形器。使用时置于接受手术一侧的腋窝处,覆盖住肩胛骨的下方和侧方,用无弹性绷带越过对侧肩膀和腋窝包裹。肩矫形器具有很高的实用性,易穿戴且美观性较好。另外,还可以选择超短波、微波、频谱透热等其他康复治疗手段,这些对局部症状的缓解及整体功能的恢复都有帮助。

（五）康复训练的注意事项

康复训练的重点在于干预时间合理。研究表明,术后早期进行干预可以减轻炎症等症状,并有效预防关节纤维化。训练方法有针对性,在术后的不同阶段应采取不同的应对措施,从而逐步恢复肩部功能,研究表明,有针对性地坚持康复治疗能改善患者的预后。训练方式应合理有效,研究表明,合理的术后指导、及时有效地回访及带动家属一起参与的康复治疗对患者更加有效。所以术后的康复治疗是一个全面系统而又复杂的内容。以口腔颌面外科医师为主,协同康复科、营养科、心理科、护理部等多科室组成治疗小组,结合患者自身的情况,制订完善的康复计划并督促其有效实施,以提高生存质量。

三、康复治疗效果评估

对康复治疗的效果评估主要集中于肩部疼痛程度、运动范围及肩部力量,其中肩部运动范围主要通过对肩部外展角度的测量评估。评价内容由主观评价和客观评价两部分构成,主观评价包括患者的肩部疼痛程度和日常活动能力;客观评价涉及与肩部功能相关的运动范围(外展、内屈、外旋、内旋)和肩部力量测定,分别用角度计和拉力计测定。

综上所述,在颈淋巴清扫术后通常均会有肩综合征的发生,对患者的生活质量产生影响,早期进行及时有效的康复训练治疗尤为重要。近年来,对颈淋巴清扫手术方法的改进及术后康复治疗的探索已受到足够重视,尤其在康复训练时机的把握、针对不同症状选择合适有效的康复方法,以及康复效果的评估等方面有待进一步研究和开发。

第六节 前臂皮瓣术后供区的康复治疗

前臂游离皮瓣(radial forearm flap,RFF)首先由中国学者杨果凡应用于临床,亦称"中国皮瓣"。由于具有薄而柔软、皮肤毛发少、血管管径较粗,以及血管蒂长等优点,前臂游离皮瓣在头颈部软组织缺损(尤其是口腔、咽部缺损)重建中得到广泛应用,取得了良好的效果。采用该皮瓣最大的缺点是皮瓣切取后的供区缺损需要取其他皮肤组织覆盖,才能关闭创口。一般在腹部切取全厚皮片来修复前臂供区缺损,但是供区仍可能出现并发症,如皮片开裂、创口延期愈合,以及局部瘢痕明显,而且有在腹部增加一个创口、腹部皮肤的颜色与前臂不一致等缺陷。另外,也有报道在前臂采用组织扩张技术来修复供区,但这需要在根治重建手术前6~8周埋置组织扩张器,可能延误手术时机。为此,也有一种设计用同侧前臂局部全厚皮片来修复前臂游离皮瓣切取后供区缺损的方法,获得较好的临床效果。因此早期对术后供区进行积极的评估及有效的康复治疗,对提高患者的生存质量有显著的影响。

一、前臂桡侧皮瓣移植供区对手臂功能的检查

通过询问病史及体检的方法,对供区手臂的感觉、运动功能进行评价。感觉功能采用自身手术侧与非手术侧对比的方法,感觉功能检查包括桡神经、正中神经、尺神经、分布区的触觉、痛觉及两点分辨觉。

1. 轻触-深压觉检查(light touch-deep pressure) 是一种精细的触觉检查,可客观地将触觉障碍分为5级,以评定触觉的障碍程度和在康复中的变化。检查时采用Semmes-Weinstein单丝法,简称SW法。测量时应避免受测手移动,遮住患者双目,检查者持数值最小的单丝开始试验,使丝垂直作用在患者手指掌面皮肤上,当患者有触感时即应告知检查者记录。

2. Moberg触觉识别评定 试验时在桌上放一个约12cm×15cm的纸盒,在纸盒的旁边放置螺母、回形针、硬币、别针、尖头螺丝、钥匙、铁垫圈、约5.0cm×2.5cm的双层绒布块、直径2.5cm左右的绒布制棋子或绒布包裹的圆钮等9种物体,让患者尽快地、每次一件地将桌面上的物体拾到纸盒内,先用患侧手进行,在睁眼情况下拾一次,再闭眼拾一次;然后用健侧手睁、闭眼做一次。计算每次拾完物体所需的时间,并观察患者拾物时用哪几个手指、何种捏法,记录睁眼及闭眼情况下所需时间。

3. 两点分辨觉(two point discrimination,2PD) 压力影响结果,应测轻触下的2PD,可用伸直的回形针两端进行测定。测定时掌心向上,手背放在预先放于桌上的油腻子上,以防移动影响结果。然后沿长轴测试,10次中有7次极准确的数值即为结果;也可测3次,以2次

报正确为准。掌侧面:2PD<6mm 为正常,7~15mm 为部分丧失,>15mm 为完全丧失。运动功能检查包括背伸、掌屈、尺偏、桡偏、旋前、旋后、握力、拇指捏匙力、拇指与示指指尖捏力。手臂感觉、运动功能评价采用自身双侧对比的方法是可靠的。

二、前臂桡侧皮瓣移植供区对手臂功能的影响

关于前臂桡侧皮瓣移植术对供区感觉的影响,研究认为只要术中仔细保护桡神经浅支,切取前臂桡侧皮瓣就不会引起桡神经分布区的感觉障碍。而多数学者研究指出,前臂桡侧皮瓣移植术后,桡神经分布区有感觉障碍。研究结果表明,绝大多数患者桡神经分布区保护性感觉恢复,一部分患者感觉可以完全恢复,只有个别患者仅恢复深痛觉。由此可见,前臂桡侧皮瓣移植术后,感觉障碍较普遍,但多数可以恢复保护性感觉;而个别患者的感觉功能恢复较差,可能与术中神经被切断有关,对患者感觉功能影响较大。因此,在前臂桡侧皮瓣切取过程中,应仔细操作,注意桡神经浅支的保护,防止较严重的感觉障碍发生。另有研究显示,皮瓣供区 20~40 岁年龄组感觉数值与 60 岁以上组有统计学差异。供区感觉功能均有一定的增龄性变化,即随着年龄增长,各皮瓣供区的感觉功能逐渐减弱,各供区皮肤感觉无性别差异。

供区手臂运动功能若发生障碍,将直接影响患者的正常生活,危害较大。前臂桡侧皮瓣设计位于手腕附近,切取过程中不会影响供区手臂的运动功能。有研究认为,前臂桡侧皮瓣切取后,供区手臂的握力及捏力分别较对侧下降 21% 和 8%。而多数学者认为,该手术对供区手臂的运动功能,包括背伸、桡偏、尺偏、掌屈、旋前、旋后活动,以及手臂的握力、拇指捏匙力及拇指与示指指尖捏力均无影响。因为前臂桡侧皮瓣移植术对供区的肌肉或肌腱损伤较小,不会影响手臂的运动功能。

三、前臂桡侧皮瓣移植供区手臂功能的康复治疗

术中常规设计前臂皮瓣,供区缝合完成后,用凡士林纱条覆盖,棉垫加压包扎。术后限制手和前臂活动,7 天后检查伤口。如无异常,再用棉垫轻微加压包扎 1 周,为更好地恢复前臂的感觉和运动功能,可在术后进行有效的康复治疗(rehabilitation treatment)。

1. 心理康复 由于手术造成了局部畸形,患者易出现心理问题,具体表现为沮丧、担心、焦虑,拒绝与他人接触等方面。在康复治疗期间,医护人员必须同时做好患者及家属的心理疏导及家属宣教工作,让患者了解手术导致局部的感觉与运动功能有不适与不便,使他们建立信心,积极进行康复训练,提高患者进行康复训练的主动性。还应注意让患者克服经常出现的悲观情绪,配合治疗,坚持训练。做好心理护理是保证康复训练效果的基础,必要时可请心理康复师介入后期的治疗。

2. 功能训练 应将全程康复观念,贯穿整个手术及康复治疗计划中。在皮瓣逐步建立血运后,应将系统的功能锻炼及康复作为提高供区康复的一项重要内容,及早指导患者行患、健肢功能锻炼。在医护人员指导下先行被动活动手指及腕部,逐步过渡到自行活动及器械体疗。

具体方法:在 30~35℃ 的温水中由专门的医护人员被动活动手指及腕关节,每日 1~2

次,30min/次。能自行活动后,应用握力器、健身球锻炼手指关节,可防止关节僵硬、运动功能退化、感觉功能降低等并发症的发生。然后逐步过渡到主动活动,主动活动锻炼应坚持不懈,以便取得较好的康复效果。

现代医学认为,损伤过程的结束即是治疗和康复过程的开始。"功能康复链"的全程康复概念的提出和应用已被证实可提高外科手术的成功率,忽视其中任何一个环节都难以达到预期的功能康复目的。皮瓣移植手术的康复治疗,是将所有环节紧密地结合起来,使手术和系统的康复治疗成为相互的医疗整体,从而达到手术的目的。术后早期开始的理疗及运动康复均可减少供区水肿,促进伤口康复,而后期康复则是促使增生瘢痕纤维组织朝着有利于正常的生理运动方向塑形。心理治疗亦是系统化康复治疗的一个重要组成部分,在全程治疗中应贯彻始终。

第七节　腓骨瓣术后供区的康复治疗

1975 年 Taylor 首次报道了应用游离腓骨瓣移植治疗胫骨缺损并取得成功,开创了游离腓骨瓣临床应用的先河。随着显微外科技术及相关学科的发展,游离腓骨移植已广泛应用于骨缺损的重建治疗中。腓骨是小腿的非主要承重骨,切除后远期对下肢的负重和稳定影响不大,但术后早期患者下肢存在不同程度的功能障碍,主要表现为踝关节肿胀,活动、行走耐力、蹬趾运动受限。对游离腓骨瓣术后患者行康复训练,可促进其下肢功能的恢复。

游离腓骨瓣术后下肢康复训练主要包括三个阶段。

1. 第一阶段　卧床期间、术后 6 天以内。该阶段应以抬高患肢、局部按摩热敷为主,以促进血液循环和减轻肿痛贯穿训练始终。

具体方法:①患肢抬高 15°~30°,高于心脏水平;②局部按摩、热敷足背和踝关节;③术后第 4 天开始脚趾的主被动屈伸练习,第 5~6 天开始脚踝主被动屈伸练习。

2. 第二阶段　下地活动,术后第 7~14 天。该阶段进行脚踝的大范围活动和直腿抬高练习,通过股四头肌的等长收缩训练来维持小腿肌肉力量,此期最重要的工作是让患者掌握行走的方法,通过扶拐逐步从单脚站立过渡到术侧脚尖站立,最后到双脚站立,并渐进性练习扶拐行走。

除继续第一阶段的练习外,还应配合以下训练:①进行足内外翻、脚踝环形运动、直腿抬高练习;②术后第 7 天,双侧扶拐,床旁站立,术侧下肢不承重;③术后第 8~9 天,双侧扶拐,术侧脚尖着地行走;④术后第 10~14 天,双侧扶拐,术侧全脚掌着地行走。

3. 第三阶段　出院以后。该阶段除继续第一、第二阶段部分练习外,开始练习弃拐行走,逐渐增加运动量,并针对蹬趾肌力下降进行抗阻练习。

具体方法:①患者弃拐行走,循序渐进增加运动量;②蹬趾背屈后的抗阻练习,即手指朝下按压翘起的蹬趾,蹬趾用力抵抗以维持上翘的姿势。

训练中应注意:①遵循循序渐进的原则,以患者不感到疲劳、疼痛为度,提倡主动活动为主,被动活动为辅,以免被动活动造成损伤;②每次锻炼后均抬高术侧肢体,可进行局部热敷,对于锻炼引起的下肢肿胀,可做向心性按摩;③训练过程中注意安全。

评价腓骨瓣术后患者下肢功能的文献较多,包括踝关节评分问卷、Kitaoka Ankle-Hindfoot 评分系统、Enneking 下肢功能评分系统、角度计和拉力计测量关节活动范围及肌力等主客观工具。结果显示,腓骨部分切除后足背屈、跖屈、内翻和外翻,外踝的上下移位和侧向移位的电位都大大增加。供区下肢血流及血红蛋白灌注降低。临床观察,术后2周至1个月患者能恢复行走,但行走耐力受限,长距离行走步伐协同性降低,术后6个月以内踝关节活动受限。术后3个月以后患者步态逐步正常化,至术后8~12个月踝关节功能恢复正常,供区没有永久性的病理变化。

　　文献报道,患者术后长期踇趾运动受限的发生率为30%~50%,建议术后进行物理治疗和应用维生素B_1、B_{12}等营养神经肌肉的药物。腓骨瓣制备后将冗余的部分进行纵向切开填补供区,可轻微改善踝关节外翻功能。对腓骨瓣术后患者实施下肢康复训练的文献较少,实施训练能加快踝关节肿胀消退、促进肌力增加,加快患者下肢的康复速度。术后肿胀主要与术后静脉和淋巴回流受阻有关,卧床制动会引起肌肉的失用性萎缩和肌力下降。术后6个月时,下肢功能障碍主要表现为踝关节内翻、外翻,跖屈活动受限,踇趾活动受限和肌力下降。因此,训练的重点为患肢主、被动活动,以促进静脉、淋巴回流,减轻肿胀。术后早期活动、直腿抬高练习等能维持和促进下肢肌肉力量。足内外翻、脚踝环形运动、踇趾背屈后的抗阻训练等属于针对性练习。

（蔡志刚　叶金海）

参 考 文 献

1. 李峰. 语音功能训练在口腔舌癌修复术后的应用. 中国误诊学杂志,2005,5(12):2256-2257.

2. 李新明,李峰,冯艳萍,等. 语音训练在舌癌术后患者功能恢复中的应用价值. 中国临床康复,2004,8(32):7092-7093.

3. 凌磊,王伦,闫敬军,等. 腓骨骨折术后的早期康复治疗32例. 中国临床康复,2004,8(26):5661-5662.

4. 史炜琪. 舌癌术后患者的语音康复训练. 护理学杂志,2006,21(22):53-54.

5. 杨悦,彭歆,张芳,等. 游离腓骨瓣术后术肢康复训练的效果研究. 中华口腔医学杂志,2010,45(6):363-366.

6. 张韬,彭歆,毛驰,等. 血管化游离腓骨瓣下颌骨缺损重建的供区并发症及功能评价. 临床口腔医学杂志,2007,23(12):746-748.

7. AHLBERG A, ENGSTRÖM T, NIKOLAIDIS P, et al. Early self-care rehabilitation of head and neck cancer patients. Acta Otolaryngol,2011,131(5):552-561.

8. BAILE W F,SCOTT L. A model for psychosocial care in head and neck cancer patients. Cancer Control,1994,1(1):35-39.

9. BARDSLEY A F,SOUTAR D S,ELLIOT D,et al. Reducing morbidity in the radial forearm flap donor site. Plast Reconstr Surg,1990,86(2):287-292.

10. BOORMAN J G,BROWN J A,SYKES P J. Morbidity in the forearm flap donor arm. Br J Plast Surg,1987,40(2):207-212.

11. BRADLEY P J,FERLITO A,SILVER C E,et al. Neck treatment and shoulder morbidity:still a challenge. Head Neck,2011,33(7):1060-1067.

12. BROWN M T,CHENEY M L,CLIKLICH R L,et al. Assessment of functional morbidity in the radial forearm free flap donor site. Arch Otolaryngol Head Neck Surg,1996,122(9):991-994.

13. BROWN M T,COUCH M E,HUCHTON D M. Assessment of donor-site functional morbidity from radial forearm fasciocutaneous free flap harvest. Arch Otolaryngol Head Neck Surg,1999,125(12):1371-1374.

14. CARNABY G. An evaluation of a systematic review for dysphagia in head/neck cancer. J Evid Based Dent

Pract,2013,13(4):145-147.

15. CARROLL W R,LOCHER J L,CANON C L,et al. Pretreatment swallowing exercises improve swallow function after chemoradiation. Laryngoscope,2008,118(1):39-43.

16. CHAPLIN J M,MORTON R P. A prospective,longitudinal study of pain in head and neck cancer patients. Head Neck,1999,21(6):531-537.

17. COULSON S,ADAMS R,O'DWYER N J,et al. Use of video self-modelling and implementation intentions following facial nerve paralysis. International Journal of Therapy and Rehabilitation,2006,13(1):30-35.

18. COUSINS N,MACAULAY F,LANG H,et al. A systematic review of interventions for eating and drinking problems following treatment for head and neck cancer suggests a need to look beyond swallowing and trismus. Oral Oncol,2013,49(5):387-400.

19. DALTON S O,BOESEN E H,ROSS L,et al. Mind and cancer:do psychological factors cause cancer? Eur J Cancer,2002,38(10):1313-1323.

20. DAVIDSON J,BOYD B,GULLANE P,et al. A comparison of the results following oromandibular reconstruction using a radial forearm flap with either radial bone or a reconstruction plate. Plast Reconstr Surg,1991,88(2):201-208.

21. DENK D M,KAIDER A. Videoendoscopic biofeedback:a simple method to improve the efficacy of swallowing rehabilitation of patients after head and neck surgery. ORL J Otorhinolaryngol Relat Spec,1997,59(2):100-105.

22. DIJKSTRA P U,STERKEN M W,PATER R,et al. Exercise therapy for trismus in head and neck cancer. Oral Oncol,2007,43(4):389-394.

23. EADES M,CHASEN M,BHARGAVA R. Rehabilitation:long-term physical and functional changes following treatment. Semin Oncol Nurs,2009,25(3):222-230.

24. GOLDSTEIN D P,RINGASH J,BISSADA E,et al. Scoping review of the literature on shoulder impairments and disability after neck dissection. Head Neck,2014,36(2):299-308.

25. GÜLDIKEN Y,ORHAN K S,DEMIREL T,et al. Assessment of shoulder impairment after functional neck dissection:long term results. Auris Nasus Larynx,2005,32(4):387-391.

26. HADDAD R I,SHIN D M. Recent advances in head and neck cancer. N Engl J Med,2008,359(11):1143-1154.

27. HADLOCK T,CHENEY M L. Facial reanimation:an invited review andcommentary. Arch Facial Plast Surg,2008,10(6):413-417.

28. BRUDNY J,HAMMERSCHLAG P E,COHEN N L,et al. Electromyographic rehabilitation of facial function and introduction of a facial paralysis grading scale for hypoglossal-facial nerve anastomosis. Laryngoscope,1988,98(4):405-410.

29. HLAWITSCHKA M,LOUKOTA R,ECKELT U. Functional and radiological results of open and closed treatment of intracapsular(diacapitular)condylar fractures of the mandible. Int J Oral Maxillofac Surg,2005,34(6):597-604.

30. HÖLZLE F,SWAID S,NOLTE D,et al. Nutritive perfusion at donor site after microvascular fibula transfer. Microsurgery,2003,23(4):306-312.

31. HSIEH C H,CHEUNG S M,SUN C K,et al. Evaluation of the ankle function following reconstruction of the donor defect with a split fibular bone after a vascularized fibular flap transfer. Arch Orthop Trauma Surg,2010,130(6):781-786.

32. JURETIC M,CAR M,ZAMBELLI M. The radial forearm free flap:our experience in solving donor site problems. J Craniomaxillofac Surg,1992,20(4):184-186.

33. KIM T B,MOE K S,EISELE D W,et al. Full-thickness skin graft from the groin for coverage of the radial fore-arm free flap donor site. Am J Otolaryngol,2007,28(5):325-329.

34. KIZILAY A,KALCIOGLU M T,SAYDAM L,et al. A new shoulder orthosis for paralysis of the trapezius muscle after radical neck dissection:a preliminary report. Eur Arch Otorhinolaryngol,2006,263(5):477-480.

35. KOTZ T,FEDERMAN A D,KAO J,et al. Prophylactic swallowing exercises in patients with head and neck cancer undergoing chemoradiation:a randomized trial. Arch Otolaryngol Head Neck Surg,2012,138(4):376-382.

36. KRAAIJENGA S A,VAN DER MOLEN L,VAN DEN BREKEL M W,et al. Current assessment and treatment strategies of dysphagia in head and neck cancer patients:a systematic review of the 2012/13 literature. Curr Opin Support Palliat Care,2014,8(2):152-163.

37. KUGAYA A,AKECHI T,OKUYAMA T,et al. Prevalence,predictive factors,and screening for psychologic distress in patients with newly diagnosed head and neck cancer. Cancer,2000,88(12):2817-2823.

38. KULBERSH B D,ROSENTHAL E L,MCGREW B M,et al. Pretreatment,preoperative swallowing exercises may improve dysphagia quality of life. Laryngoscope,2006,116(6):883-886.

39. LANG H,FRANCE E,WILLIAMS B,et al. The psychological experience of living with head and neck cancer:a systematic review and meta-synthesis. Psychooncology,2013,22(12):2648-2663.

40. LAUCHLAN D T,MCCAUL J A,MCCARRON T. Neck dissection and the clinical appearance of post-operative shoulder disability:the post-operative role of physiotherapy. Eur J Cancer Care(Engl),2008,17(6):542-548.

41. LAZARUS C,LOGEMANN J A,GIBBONS P. Effects of maneuvers on swallowing function in a dysphagic oral cancer patient. Head Neck,1993,15(5):419-424.

42. LAZURE K E,LYDIATT W M,DENMAN D,et al. Association between depression and survival or disease recurrence in patients with head and neck cancer enrolled in a depression prevention trial. Head Neck,2009,31(7):888-892.

43. LEE J H,CHUNG C Y,MYOUNG H,et al. Gait analysis of donor leg after free fibular flap transfer. Int J Oral Maxillofac Surg,2008,37(7):625-629.

44. LEIPZIG B,SUEN J Y,ENGLISH J L,et al. Functional evaluation of the spinal accessory nerve after neck dissection. Am J Surg,1983,146(4):526-530.

45. LIANG L P,DUNN S M,GORMAN A,et al. Identifying priorities of psychosocial need in cancer patients. Br J Cancer,1990,62(6):1000-1003.

46. LIANG M D,SWARTZ W M,JONES N F. Local full-thickness skin-graft coverage for the radial forearm flap donor site. Plast Reconstr Surg,1994,93(3):621-625.

47. LLEWELLYN C D,MCGURK M,WEINMAN J. Are psycho-social and behavioural factors related to health related-quality of life in patients with head and neck cancer? A systematic review. Oral Oncol,2005,41(5):440-454.

48. LOGEMANN J A,PAULOSKI B R,RADEMAKER A W,et al. Speech and swallowing rehabilitation for head and neck cancer patients. Oncology(Williston Park),1997,11(5):651-656.

49. LOGEMANN J A,RADEMAKER A,PAULOSKI B R,et al. A randomized study comparing the Shaker exercise with traditional therapy:a preliminary study. Dysphagia,2009,24(4):403-411.

50. MANIKANTAN K,KHODE S,SAYED S I,et al. Dysphagia in head and neck cancer. Cancer Treat Rev,2009,35(8):724-732.

51. MARTINO R,FOLEY N,BHOGAL S,et al. Dysphagia after stroke:incidence,diagnosis,and pulmonary complications. Stroke,2005,36(12):2756-2763.

52. MCGARVEY A C,CHIARELLI P E,OSMOTHERLY P G,et al. Physiotherapy for accessory nerve shoulder

dysfunction following neck dissection surgery:a literature review. Head Neck,2011,33(2):274-280.

53. MCNEELY M L,PARLIAMENT M,COURNEYA K S,et al. A pilot study of a randomized controlled trial to evaluate the effects of progressive resistance exercise training on shoulder dysfunction caused by spinal accessory neurapraxia/neurectomy in head and neck cancer survivors. Head Neck,2004,26(6):518-530.

54. MCNEELY M L,PARLIAMENT M B,SEIKALY H,et al. Effect of exercise on upper extremity pain and dysfunction in head and neck cancer survivors:a randomized controlled trial. Cancer,2008,113(1):214-222.

55. MITTAL B B,PAULOSKI B R,HARAF D J,et al. Swallowing dysfunction:preventative and rehabilitation strategies in patients with head-and-neck cancers treated with surgery,radiotherapy,and chemotherapy:a critical review. Int J Radiat Oncol Biol Phys,2003,57(5):1219-1230.

56. ZACHARIADES N,MEZITIS M,MOUROUZIS C,et al. Fractures of the mandibular condyle:a review of 466 cases. Literature review, reflections on treatment and proposals. J Craniomaxillofac Surg, 2006, 34 (7): 421-432.

57. SIEG P,TANER C,HAKIM S G,et al. Long-term evaluation of donor site morbidity after free fibula transfer. Br J Oral Maxillofac Surg,2010,48(4):267-270.

58. PRAKASH V,HARIOHM K,VIJAYAKUMAR P,et al. Functional training in the management of chronic facial paralysis. Phys Ther,2012,92(4):605-613.

59. RICHARDSON D,FISHER S E,VAUGHAN E D,et al. Radial forearm flap donor-site complications and morbidity:a prospective study. Plast Reconstr Surg,1997,99(1):109-115.

60. ROSS B, NEDZELSKI J M, MCLEAN J A. Efficacy of feedback training in long-standing facial nerve paresis. Laryngoscope,1991,101(7 Pt 1):744-750.

61. ROTH A J,ROSENFELD B,KORNBLITH A B,et al. The memorial anxietyscale for prostate cancer:validation of a new scale to measure anxiety in men with with prostate cancer. Cancer,2003,97(11):2910-2918.

62. RUMSEY N,CLARKE A,WHITE P. Exploring the psychosocial concerns of outpatients with disfiguring conditions. J Wound Care,2003,12(7):247-252.

63. RYU J S,KANG J Y,PARK J Y,et al. The effect of electrical stimulation therapy on dysphagia following treatment for head and neck cancer. Oral Oncol,2009,45(8):665-668.

64. SALERNO G,CAVALIERE M,FOGLIA A,et al. The 11th nerve syndrome in functional neck dissection. Laryngoscope,2002,112(7 Pt 1):1299-1307.

65. SCHULLER D E,REICHES N A,HAMAKER R C,et al. Analysis of disability resulting from treatment including radical neck dissection or modified neck dissection. Head Neck Surg,1983,6(1):551-558.

66. SCHUSTER M,STELZLE F. Outcome measurements after oral cancer treatment:speech and speech-related aspects:an overview. Oral Maxillofac Surg,2012,16(3):291-298.

67. SKONER J M,BASCOM D A,COHEN J I,et al. Short-term functional donor site morbidity after radial forearm fasciocutaneous free flap harvest. Laryngoscope,2003,113(12):2091-2094.

68. SONG X M,YE J H,YUAN Y,et al. Radial forearm free flap for reconstruction of a large defect after radical ablation of carcinoma of the tongue and floor of the mouth:some new modifications. ORL J Otorhinolaryngol Relat Spec,2010,72(2):106-112.

69. SWANSON E,BOYD J B,MANKTELOW R T. The radial forearm flap:reconstructive applications and donor-site defects in 35 consecutive patients. Plast Reconstr Surg,1990,85(2):258-266.

70. TANG J A,RIEGER J M,WOLFAARDT J F. A review of functional outcomes related to prosthetic treatment after maxillary and mandibular reconstruction in patients with head and neck cancer. Int J Prosthodont,2008,21(4):337-354.

71. TAYLOR G I,MILLER G D,HAM F J. The free vascularized bone graft. A clinical extension of microvascular

techniques. Plast Reconstr Surg, 1975, 55(5): 533-544.

72. KNESER U, BROCKMANN S, LEFFLER M, et al. Comparison between distally based peroneus brevis and sural flaps for reconstruction of foot, ankle and distal lower leg: an analysis of donor-site morbidity and clinical outcome. J Plast Reconstr Aesthet Surg, 2011, 64(5): 656-662.

73. VIELE C S. Managing oral chemotherapy: the healthcare practitioner's role. Am J Health Syst Pharm, 2007, 64 (9 Suppl 5): S25-32.

74. VITTAYAKITTIPONG P. Donor-site morbidity after fibula free flap transfer: a comparison of subjective evaluation using a visual analogue scale and point evaluation system. Int J Oral Maxillofac Surg, 2013, 42(8): 956-961.

75. WANG Q, WHITTLE M, CUNNINGHAM J, et al. Fibula and its ligaments in load transmission and ankle joint stability. Clin Orthop Relat Res, 1996(330): 261-270.

76. CAI Z G, SHI X J, LU X G, et al. Efficacy of functional training of the facial muscles for treatment of incomplete peripheral facial nerve injury. Chin J Dent Res, 2010, 13(1): 37-43.

77. ZIMMERMANN C E, BÖRNER B I, HASSE A, et al. Donor site morbidity after microvascular fibula transfer. Clin Oral Investig, 2001, 5(4): 214-219.

第九章 再生医学在口腔颌面-头颈肿瘤外科中的研究现状与挑战

第一节 概　　述

口腔颌面-头颈肿瘤是严重威胁人类健康的疾病,因为肿瘤是一种侵袭性疾病,疾病本身可破坏颌面-头颈部骨、软骨、皮肤、黏膜等组织。目前口腔颌面-头颈肿瘤一般采取以手术治疗为主的序列治疗,尤其强调首次治疗的彻底性,并先后出现"整块"或"大块"切除(en bloc resection)、"超根治"(supraradical resection)或"扩大根治"(extended resection)等概念,以及"颅颌面联合根治术"(craniomaxillofacial resection)等术式。然而,上述超根治或扩大根治手术虽在一定程度上为手术的彻底性提供了保证,但也造成口腔颌面部组织大块缺损及继发畸形,如大块颌骨缺损及依附于此的牙的缺失等。此外,颌面肿瘤放疗可累及相关组织,如唾液腺分泌功能降低或丧失;而放疗引起的放射性颌骨坏死及继发的放射性颌骨骨髓炎,也可破坏颌骨组织。

口腔颌面-头颈部是人体呼吸道和消化道的起始部位,司职多种重要的生理功能。这个特殊部位的软硬组织缺损不仅可能影响患者的颜面容貌,还会造成咀嚼、吞咽、呼吸、语言等口腔功能的障碍,给患者带来生理、心理的双重影响。尤其是大块颌骨组织缺损,严重情况下会影响呼吸,从而危及生命。理想的修复要求做到:早期修复、外形修复和生理功能恢复。从外科学的发展历程来看,先后经历了3个"R"阶段,即切除(resection)、修补(repair)和替代(replacement)。尽管整复外科的技术水平得到了大幅提高,赝复体的制作工艺也得到迅速发展,但实际上,在颌面部组织缺损的完整修复和生理功能恢复方面尚有很大欠缺。组织工程学的出现,意味着外科学已进入再生医学(regenerative medicine)的新阶段,是第4个"R"。

一、再生医学概念

1987年美籍华裔科学家冯元桢提出了"再生医学"概念。但目前医学界对这一概念尚未统一,究其原因,与再生医学覆盖学科面广、内容更新快有关。再生医学覆盖生物工程、细胞和分子生物学、材料学、免疫学、药理学等多个领域,内容涉及创伤、肿瘤、退变、内分泌、免疫等,因此很难用一句话完全概括。目前比较公认的再生医学的概念主要有广义和狭义之分。广义上讲,再生医学是一门研究如何促进创伤与组织器官缺损生理性修复,以及如何进行组织器官再生与功能重建的新兴学科,可以理解为通过研究机体的正常组织特征与功能、创伤修复与再生的机制及干细胞分化的机制,寻找有效的治疗方法,促进机体自我修复与再生,或构建新的组织与器官,以维持、修复、再生或改善损伤组织和器官功能。狭义上讲是指利用生命科学、材料科学、计算机科学和工程学等学科的原理与方法,研究和开发用于替代、修复、改善或再生人体各种组织器官的科学,其技术和产品可用于疾病、创伤、衰老或遗传因素所造成的组织器官缺损或功能障碍的再生治疗。从以上定义来看,再生医学是一门涉及基础医学与临床医学多个方面的交叉学科。

组织工程(tissue engineering,TE)是应用生命科学与工程学的原理与技术,在正确认识哺乳动物生理及病理两种状态下组织结构与功能关系的基础上,研究、开发用于修复人体各种组织或器官损伤后功能和形态生物替代物的一门新兴学科。种子细胞、支架材料及生长因子构成组织工程三要素。国际再生医学基金会明确把组织工程学定为再生医学的分支学科。随着再生医学相关学科的发展,组织工程学将不断完善,而组织工程学的发展也将丰富再生医学的内涵。

二、干细胞、生物材料与再生医学

干细胞(stem cells)是指从胚胎、胎儿或成体组织中分离,具有自我复制能力的多潜能细胞,在一定条件下,可以分化成多种功能细胞。研究发现脊椎动物的再生方式主要通过干细胞激活完成,通过干细胞完成损伤组织修复的概念也就应运而生。在再生医学领域研究最多的干细胞是胚胎干细胞(embryonic stem cell,ESC)和存在于成体组织中的各类成体干细胞(adult stem cell,ASC)。此外,诱导多能干细胞(induced pluripotent stem cell,iPSC)的发展也使这种新型细胞具有良好的应用前景。

生物材料(biomaterials)是指以医疗为目的,与组织接触以形成功能的无生命的材料。有人认为它是一类特殊的功能材料,利用它可以实现机体的修复、替代与再生。生物材料可作为组织工程的支架材料,在种子细胞形成组织之前作为细胞生存和依附的三维支架,为细胞的增殖、分化、营养交换、新陈代谢,以及细胞外基质分泌等生理活动提供空间场所。理想的生物材料应具备以下基本特征:良好的生物相容性、三维多孔立体结构、良好的机械性能和适宜的生物降解速率。

将干细胞、生物材料、生长因子与组织工程相关技术相结合进行组织修复、替代与再生,是再生医学的重要内容和发展趋势。

三、再生医学在口腔颌面-头颈肿瘤外科中的应用概况

口腔颌面-头颈部组织缺损的修复方法包括自体、异体、异种组织移植,其中,自体组织移植是目前主要的修复方法。例如,下颌骨节段性缺损常用自体腓骨、肋骨或髂骨进行移植修复。自体骨移植由于具有较好的临床效果,是目前临床上骨缺损治疗的常用方法。然而,这是一种以"创伤修复创伤"的模式,不仅给患者增加了手术的痛苦,而且会给供区带来一定的并发症,包括血肿、感染、伤口不愈、瘢痕形成、感觉丧失、迁延性疼痛、运动障碍等。异体骨移植存在着病原体感染的潜在可能性。近年来随着分子生物学、细胞生物学、生物材料学的发展,利用再生医学的方法为口腔颌面-头颈部软硬组织缺损的修复与重建提供了新的途径。

再生医学技术修复颌面部缺损具有损伤小、准确重建缺损部位形态等优点,已经显示出

广阔的应用前景。以骨组织再生为例,目前已利用组织工程方法在大鼠、兔、犬、山羊及小型猪等颌面部骨缺损动物模型上进行了修复。Sandor 等借助 β-磷酸三钙(β-tricalcium phosphate,β-TCP)支架负载人重组骨形成蛋白2(recombinant human bone morphogenetic protein-2,rhBMP-2)和自体脂肪干细胞(adipose-derived stem cell,ADSC)修复下颌骨成釉细胞瘤切除造成的 10cm 节段性缺损,并于 10 个月后行牙种植功能修复,提示组织工程技术在大块颌骨再生中的巨大潜力。软组织再生方面,国内金岩课题组研制的组织工程皮肤已正式进入临床使用,是国内第一个实现产业化的组织工程产品,这一突破具有重要临床意义。再生医学技术在修复口腔颌面部牙、骨、软骨、唾液腺、周围神经、血管等方面取得了重要进展,并且部分研究已开展临床转化。

第二节　再生医学在口腔颌面-头颈肿瘤外科中的研究与应用

一、再生医学与口腔颌面-头颈部硬组织重建

(一)骨组织

口腔颌面部骨组织对面部外形及功能具有重要意义,口腔颌面-头颈肿瘤治疗中所造成的骨组织缺损严重影响患者的生存质量,因此,运用再生医学方法重建口腔颌面部骨组织成为当前重要的研究方向。

用于骨组织再生的种子细胞要求取材容易,对供体损伤小;体外培养时增殖及分化能力强;植入体内后能耐受机体免疫,快速进行成骨活动;无成瘤性等特点。除骨膜、骨组织来源的成骨细胞外,各种 ASC 及基因修饰的细胞等也是骨再生种子细胞的重要来源。成骨细胞(osteoblast)是骨形成的主要功能细胞,可合成、分泌骨基质并促进基质矿化形成骨组织,细胞内碱性磷酸酶含量较高,分泌Ⅰ型胶原、骨结合素、骨钙素、骨桥蛋白、纤连蛋白等骨基质成分,具有较强的成骨能力。将自体骨组织来源的成骨细胞经过体外培养、扩增,并与块状多孔 β-TCP 支架复合后,植于萎缩吸收的犬牙槽嵴顶,结果发现通过组织工程骨方法再生的牙槽嵴无论高度还是厚度均优于单纯材料组,并与自体髂骨修复效果相当(图 9-2-1)。

相对干细胞,成骨细胞体外培养周期较长、增殖能力相对有限,应用受到一定的限制。骨髓间充质干细胞(bone marrow stem cell,BMSC)及 ADSC 培养周期短,增殖能力强,具有明确的成骨潜能,是目前骨组织再生中应用最多的种子细胞。如 Zhao 等利用成骨诱导的BMSC 复合表面仿生矿化的丝蛋白构建组织工程骨,成功修复了犬下颌骨的 20mm×10mm 方块缺损(图 9-2-2);Yang 等将 ADSC 接种到Ⅰ型胶原包被的多孔 β-TCP 支架上,成功修复了兔桡骨临界骨缺损。对于口腔颌面部骨组织再生中种子细胞的应用,有研究比较了 BMSC和 ADSC 这两种干细胞的成骨能力,结果显示 BMSC 具有更强的快速成骨作用。目前还有研究着重关注于提升种子细胞的成骨能力,通过对种子细胞进行基因修饰,使其表达促细胞增殖和成骨分化的生长因子,增强成骨效果。如 *BMP-2* 基因修饰的 BMSC 复合仿生矿化丝蛋白材料在大鼠下颌骨缺损修复中体现出更强的修复能力。由于基因治疗潜在的安全性问题,有关研究还停留在实验阶段,但随着新型非病毒转基因系统的开发,安全有效的基因修饰细胞有望成为骨组织再生种子细胞的重要来源。

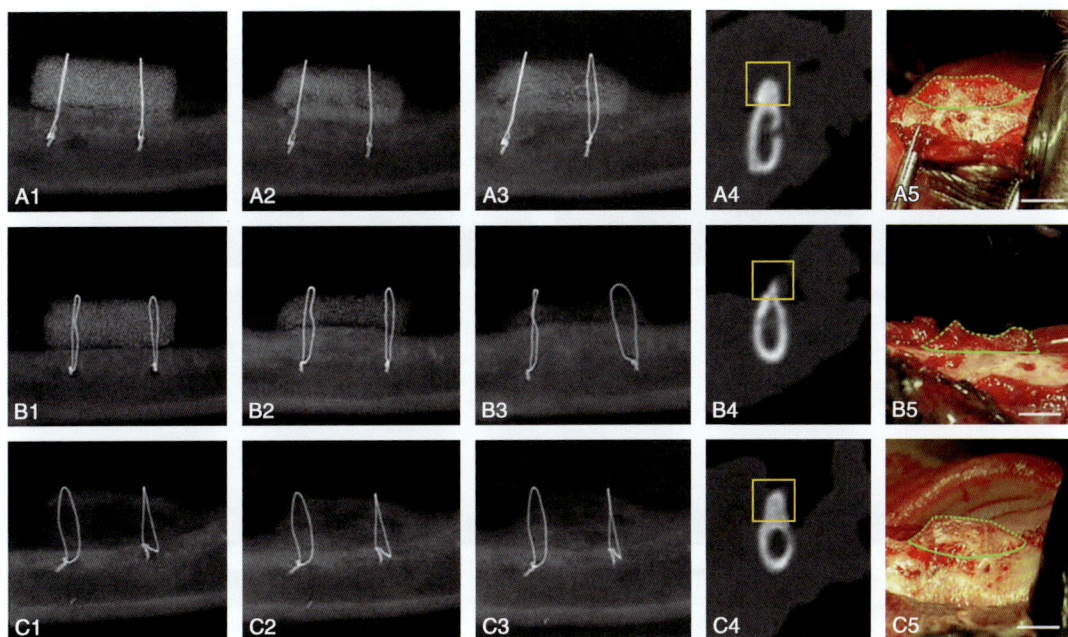

图 9-2-1 萎缩吸收犬牙槽嵴顶增高术后序列影像学检查与大体观测

A1~A5. 成骨细胞/β-TCP 复合组织工程骨组;B1~B5. β-TCP 支架组;C1~C5. 自体骨移植组;A5、B5、C5 为术后大体观。

除细胞外,生物材料的选择对口腔颌面部骨组织的再生同样具有至关重要的作用。珊瑚、壳聚糖、胶原和丝蛋白等天然可降解生物材料单独或复合细胞,在多种骨缺损模型上均表现出了一定的骨修复效果;聚羟基乙酸(polyglycolic acid,PGA)、聚乳酸(polylactic acid,PLA)、聚乳酸-羟基乙酸共聚物(polylactide-co-glycolide acid,PLGA)、β-TCP 和磷酸钙骨水泥(calcium phosphate cements,CPC)等人工合成可降解材料构建的三维多孔支架,在骨再生过程中主要起骨传导作用。在传统的生物材料基础上,开发的新型生物材料,例如骨组织仿生支架材料、生物活性复合支架材料及高强度水凝胶支架材料等已经展示了良好的应用前景。

在生长因子应用方面,BMPs、转化生长因子 β(transforming growth factor-β,TGF-β)、血管内皮生长因子(vascular endothelial growth factor,VEGF)、胰岛素样生长因子(insulin like growth factor,IGF)、血小板衍生生长因子(platelet derived growth factor,PDGF)、成纤维细胞生长因子(fibroblast growth factor,FGF)等生物活性分子都具有促进骨组织再生的能力,通过蛋白缓释及基因修饰方式加速成骨的效果明确。

骨组织是一种富含血管的组织,丰富的血管系统为骨组织细胞提供了必需的养分,并为代谢产物的运输建立了通道。目前临床上利用自体骨移植的方法治疗骨缺损时,往往辅以带蒂血管,以保证移植骨块的营养供应,提高存活率。对于组织工程骨来说,血运重建是关键,也是骨组织工程领域研究的热点之一。有研究利用过表达 HIF1α 慢病毒系统对 BMSC 进行转染,结果发现转染 BMSC 成血管相关指标表达上调,并且具有早期成骨分化的表征;将其与支架材料相复合用于修复大鼠颅骨缺损,术后 8 周发现转染 HIF1α 的 BMSC 所构建而成的组织工程骨内具有显著的新生血管形成,最终骨缺损修复的效果优于未转染组。另有研究通过离子成分修饰支架材料诱导血管化,通过氧化石墨烯/铜纳米颗粒复合物

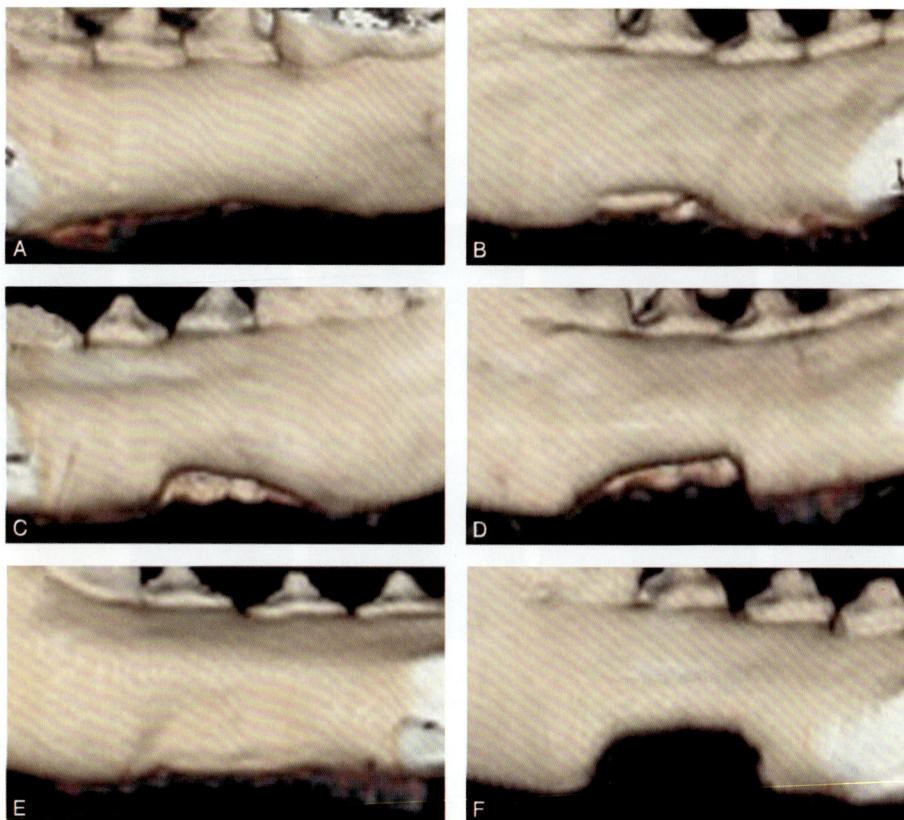

图 9-2-2　下颌骨缺损修复术后 12 个月的 Micro-CT 检查情况
A. BMSC/表面仿生矿化的丝蛋白支架组织工程骨组；B. BMSC/丝蛋白支架组织工程骨组；C. 单独表面仿生矿化的丝蛋白支架组；D. 单独丝蛋白支架组；E. 自体骨移植组；F. 空白对照组。

（GO-Cu）修饰多孔 CPC 支架材料，GO-Cu 可以通过上调 HIF1α 蛋白表达来调控干细胞成骨向分化及血管诱导因子的释放，GO-Cu 实现了铜离子的体内控释，可明显促进大鼠颅骨缺损区血管再生（图 9-2-3）。

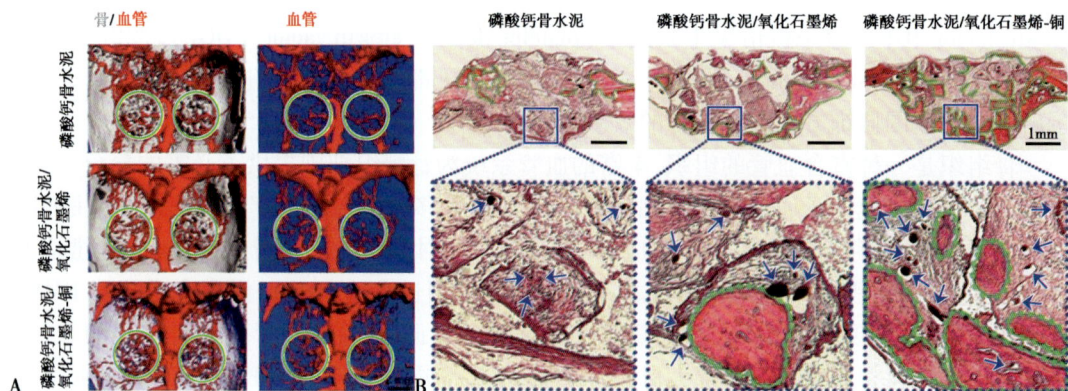

图 9-2-3　离子成分修饰支架材料诱导血管化
A. 颅骨区缺损血管灌注；B. HE 染色示颅骨缺损区新生骨情况。

近来,研究还提出了基于管道结构诱导材料整体快速血管化的策略,解决大块组织器官再生中的血管化问题。在管道结构贯通的多孔生物支架材料上负载内皮细胞进行预血管化处理,复合物植入体内后,自体组织血管沿管道快速长入支架内部,并与预植入的内皮细胞毛细管状结构吻合,实现支架材料整体快速血管化,进而提高干细胞的体内存活率与再生功能(图 9-2-4)。结合 3D 打印技术的优势,制备出具有中空管道结构的生物陶瓷支架材料,管道结构利于组织快速长入材料内部,同时加快生物活性陶瓷释放离子成分促进干细胞成骨

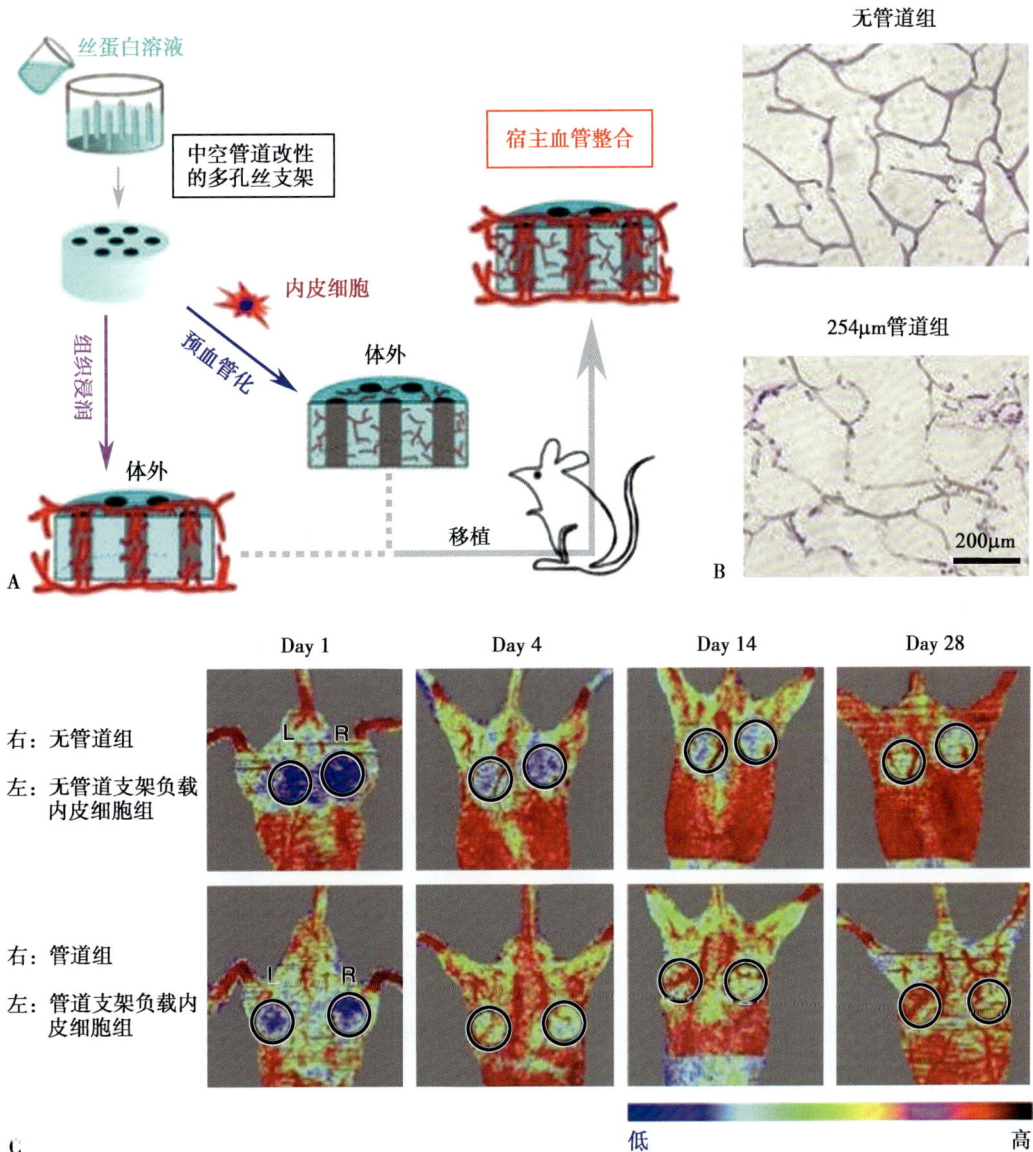

图 9-2-4　管道结构设计诱导支架材料血管化

A. 管道状丝蛋白支架材料快速血管化示意图;B. 支架材料负载内皮细胞于体外培养 7 天后,HE 染色示支架材料内部血管样结构;C. 激光多普勒血流成像仪检测支架材料血管化进程,管道组(254C)血管化进程明显快于无管道组(NC),支架负载内皮细胞(HUVEC)后进一步加快了血管化进程。

分化,并诱导内皮细胞迁移参与血管新生,实现了管道结构与离子成分协同促进血管化骨再生的效果(图 9-2-5)。

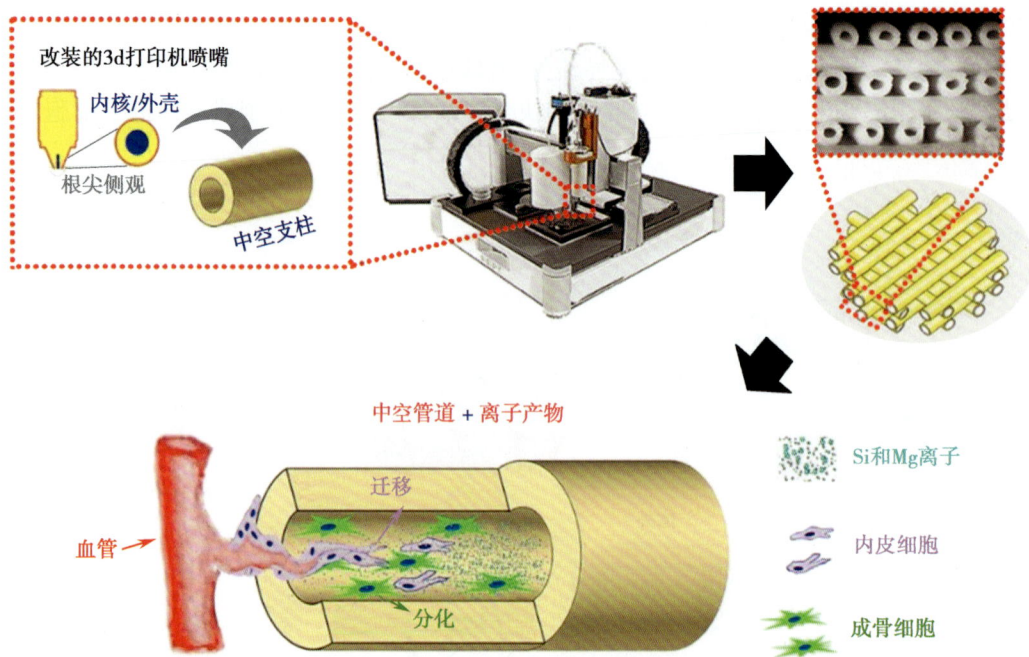

图 9-2-5 3D 打印中空管道支架材料制备及血管化骨再生机制示意图

种植体植入和咀嚼功能重建也是口腔颌面-头颈部组织再生修复的重要一环,随着牙种植体材料性能的提高和种植技术的快速发展,种植体同期植入组织工程骨将成为可能。颌骨重建辅以牙种植,不仅可恢复患者颜面形态,还可改善患者术后的语言、咀嚼和吞咽功能,提高患者的生存质量。

(二)软骨组织

口腔颌面-头颈肿瘤外科治疗,可造成软骨的缺损或缺失,影响外貌或关节运动等,如何再生及重建术后缺损的软骨组织是口腔颌面-头颈外科的一项重要工作。因软骨的再生能力比较差,缺损或缺失需要通过人工手段来修复。近年来,基于细胞、生物材料及生长因子的再生医学方法为口腔颌面部软骨再生提供了一种新的选择。

软骨细胞(chondrocyte)是软骨再生研究中应用最早的细胞,可通过酶解法从关节软骨、胸软骨、耳软骨等组织获得,能分泌胶原、蛋白多糖等细胞外基质,在软骨缺损或缺失的修复中发挥重要作用,是软骨再生种子细胞的重要来源之一。然而,软骨细胞来源有限,增殖较为缓慢,限制了临床应用。异体软骨细胞虽然一定程度上解决了软骨细胞来源问题,但是存在着免疫原性等问题。近年来发现 BMSC 等干细胞具有软骨分化潜能,可通过外源性生长因子、基因修饰或与软骨细胞共培养等方式诱导其软骨向分化,应用于软骨再生。Alhadlaq等将大鼠的 BMSC 诱导为软骨细胞,负载于水凝胶中,植入裸鼠背部 8 周后观察到新生的软骨组织。此外,ADSC 等其他干细胞也用于体外定向诱导获得软骨细胞,ESC 和 iPSC 等也有望成为软骨再生种子细胞。

　　软骨生物支架材料可分为天然材料和合成材料。天然材料包括透明质酸、胶原蛋白、藻酸盐、琼脂糖、纤维蛋白、壳聚糖、纤维素等。合成生物材料主要包括聚酯类的 PGA、PLA、聚羟基丁酸酯(poly hydroxybutyrate,PHB)等。目前,按比例将两种或两种以上材料混合制成的复合材料可兼顾各自的优点,效果较为理想。随着 3D 打印技术的日趋成熟,有越来越多的学者将其应用于骨/软骨组织工程复合支架的制备。Schek 等使用 3D 打印系统逐层打印聚乳酸/羟基磷灰石复合支架,动物实验结果显示该复合支架可同时促进骨和软骨生长。

　　TGF-β、BMPs、FGF2、IGF1 等多种生长因子在软骨细胞的增殖、基质合成及促进间充质干细胞向成软骨细胞分化等方面起着重要作用,常用于软骨损伤的修复。研究表明 BMSC 在 TGF-β、BMP-2、地塞米松诱导下可分化为软骨细胞。复合生长因子的支架具有更强的软骨再生诱导作用,如 Tanaka 等将 FGF2 与胶原凝胶复合后植入兔的膝关节软骨缺损处,4 周后发现 FGF2 明显促进了软骨缺损的修复。由于生长因子在体内的半衰期短,且费用高,也可采用基因修饰的方法,使种子细胞过表达特定的生长因子,从而促进软骨再生。Madry 等将含 *IGF1* 基因的质粒转入牛关节软骨细胞,与 PGA 复合后植入裸鼠皮下,形成具有蛋白多糖和 Ⅱ 型胶原的软骨样组织。该课题组进一步将转染 *IGF1* 的兔关节软骨细胞与藻酸盐凝胶复合,用于膝关节软骨全层缺损的修复,14 周后发现转入 *IGF1* 的软骨细胞凝胶复合移植物明显提高了软骨缺损修复和软骨下骨的形成。

　　随着对软骨再生机制的深入研究以及再生医学技术的发展,口腔颌面-头颈部软骨缺损的再生修复有望成为现实。

(三) 牙体硬组织

　　口腔颌面-头颈肿瘤本身及外科手术会导致牙的缺失,不仅影响美观,还影响咀嚼、语言等功能。传统的治疗方式如义齿修复和牙种植技术等虽然有一定疗效,但是离我们所期望的生理性再生仍相差甚远。再生医学的快速发展,为实现牙体硬组织乃至全牙再生带来了希望。有研究表明将适当的种子细胞、理想的支架材料和相关生长因子有机结合有可能实现牙体硬组织的再生。

　　牙体硬组织再生相关种子细胞可分为牙源性细胞及非牙源性细胞。国内外学者利用牙胚细胞、牙乳头细胞、胚胎期口腔上皮细胞及外胚间充质干细胞(ectomesenchymal stem cell,EMSC)等胚胎期牙源性细胞再生牙体硬组织已取得初步进展。例如 Young 等利用猪的牙胚细胞与支架材料复合能够在免疫缺陷大鼠体内形成牙釉质和牙本质样结构。国内有学者利用 EMSC 复合 PLGA 材料能够形成牙本质小管样结构。但是胚胎期牙源性细胞在成体几乎无法获得,制约其应用。因此,围绕牙源性成体干细胞的研究成为热点。牙源性间充质干细胞有牙髓干细胞(dental pulp stem cell,DPSC)、根尖牙乳头干细胞(stem cells from the apical papilla,SCAP)、牙周膜干细胞(periodontal ligament stem cell,PDLSC)、脱落乳牙干细胞(stem cells from human exfoliated deciduous teeth,SHED)及牙囊干细胞(dental follicle stem cell,DFSC)等。

　　研究表明 DPSC 具有向成牙本质细胞分化的潜能,复合生物支架材料后能够在裸鼠皮下形成牙髓-牙本质复合体结构。SCAP 是来自根尖牙乳头内的具有成牙本质分化能力的前体细胞,有研究结果显示 SCAP 所构建 3D 细胞团具有丰富的胞外基质,并能够在根管中形成牙髓-牙本质复合体结构。SCAP 在体外的实验中除成牙分化能力外,还具有其他方向分化的能力。PDLSC 与各种生物支架材料复合后能够在体内形成牙周膜和牙骨质样结构,Seo

等研究发现 PDLSC 可以促进牙骨质的再生。SHED 来源于人脱落的乳牙,也能够分化成为成牙本质细胞。Morsczeck 等报道 DFSC 具有向成牙本质细胞分化的能力,Handa 等学者发现 DFSC 能够在体内形成牙骨质样结构。另外,利用上皮源性干细胞进行相关研究也取得了一定的进展,如 Honda 等从猪(6 月龄)的第三磨牙分离得到牙源性间充质干细胞和上皮源性干细胞,在体外将两种细胞复合胶原海绵生物支架材料植入免疫缺陷大鼠皮下能够形成牙体样结构。但是牙源性成体干细胞来源也较为有限,较难满足实际临床需求。

非牙源性干细胞由于来源相对充足,在牙体组织再生领域受到越来越多的关注,如 BM-SC、ADSC、ESC 及 iPSC 等。研究显示 BMSC 能够在体内形成牙本质和牙骨质样结构,但是Yu 等发现 BMSC 的成牙本质潜能不如 DPSC,这可能是由于两者的来源不同(前者来源于中胚层,后者则来源于神经嵴)。研究表明 ADSC 也具有向成牙本质样细胞分化的潜能,但ADSC 的体内成牙分化能力仍需要进一步评估。ESC 和 iPSC 与上述种子细胞相比具有更强的多向分化潜能,目前已有学者开展了 ESC 及 iPSC 牙向分化的初步研究,虽然具有良好应用前景,但是 ESC 及 iPSC 的研究也面临一些挑战,如伦理问题、免疫排斥问题及复杂的基因操纵问题等。

生物支架材料对牙体硬组织再生也是必需的,理想的牙再生支架材料应该能够高度模拟体内的空间结构,能够起到与体内细胞外基质类似的生物学功能。另外,支架材料还应该具有适当的机械强度和良好的生物相容性。常见的用于牙体再生研究的生物支架材料有很多种,如羟基磷灰石-磷酸三钙、PLA、PCL、聚乙醇酸-左旋聚乳酸、明胶海绵、壳聚糖及胶原等。但由于牙体的结构非常复杂,含有机和无机两种成分,依靠现有的单一生物支架材料高度模拟体内的微环境还十分困难,目前尚没有一种理想的支架材料被广泛接受。现已有学者利用 DPSC 复合支架材料再生牙本质。亦有研究用 PDLSC 膜片在支架材料周围以再生牙周膜的方式,在小型猪颌骨内成功再生出具有牙周膜结构的生物牙根,冠修复后可行使生理功能。

牙体的发生及发育是多种基因参与调控的复杂过程,国内外学者利用各种生长因子进行牙体硬组织再生研究已取得一定进展。BMPs 与牙体形成、形态发生关系密切:据报道,在动物实验研究中应用 BMP2、BMP4、BMP7 与生物支架材料复合,都能够明显促进修复性牙本质的形成。Lovschal 等在大鼠动物模型局部应用 rhIGF1 后发现能够明显促进修复性牙本质形成。研究发现,应用 FGF2 在体外实验中可促进 DPSC 矿化,并上调趋化因子;在大鼠体内实验中 FGF2 能促进牙体硬组织矿化。牙本质基质蛋白 1(dentin matrix protein 1,DMP1)在成熟成牙本质细胞中表达,对牙本质矿化具有重要的调节功能,体内实验中应用 DMP1 能够诱导牙髓样基质形成,促进牙本质样矿化结构生成。此外,TGF-β 也对成牙本质细胞具有调控作用,体外实验显示能够促进牙髓中前体细胞向成牙本质细胞方向分化,并促进矿化。

但是生长因子也有一些不足之处,如体内半衰期较短、生物利用度低、费用昂贵等。在这种背景下,基因治疗也逐渐用于牙体硬组织的再生研究,例如 Rutherford 等的研究表明 *BMP7* 基因能够在体内促进修复性牙本质的形成;Jin 等学者发现 *BMP7* 基因可以在大鼠模型上促进牙骨质的再生。Nakashima 等发现 *BMP11* 基因能够促进犬的 DPSC 向成牙本质细胞分化及修复性牙本质的形成。研究发现,在体外对 DPSC 进行慢病毒转染 *PDGF* 后,其增殖活性增强、矿化能力上调,细胞中 DMP1、DSPP 在基因和蛋白水平显著上调。将过表达 *PDGF* 的 DPSC 复合 CPC 在裸鼠皮下移植可形成数量更多、质量更好的牙髓-牙本质复合体类似结构(图 9-2-6)。还有研究发现,将腺病毒介导 *SHH* 基因转染 DPSC 复合 CPC 亦可在裸鼠皮下形成类似牙髓-牙本质复合体结构。虽然基因治疗在实验室中取得较好的再生效果,但也面临挑战:如何选择合适的目的基因、如何构建最优化的载体并提高基因转导效率,以及如何避免各种毒副作用等,都是需要解决的问题。

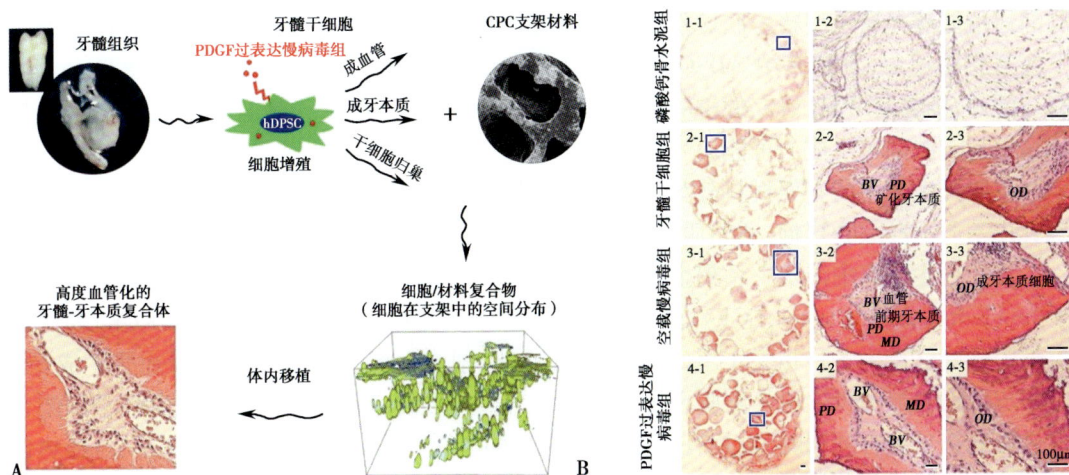

图 9-2-6　过表达 *PDGF* 牙髓干细胞促进血管化牙髓-牙本质复合体再生

A. 过表达 *PDGF* 牙髓干细胞促进血管化牙髓-牙本质复合体再生策略示意图;B. 过表达 *PDGF* 的牙髓干细胞复合 CPC,在裸鼠皮下移植 3 个月后,组织切片 HE 染色。

尽管牙体组织再生相关研究已取得一定进展,但是寻求合适的种子细胞,对其进行成牙诱导、研发理想的生物支架材料、体外构建细胞-材料复合体移植体内并使其发挥生理功能等,都是需要攻克的难题。随着相关学科的不断发展和研究的继续深入,希望最终能够实现牙体硬组织乃至全牙的再生。

二、再生医学与口腔颌面-头颈部软组织重建

(一) 皮肤、口腔黏膜

皮肤起源于外胚层和中胚层,由表皮、真皮和皮下组织构成,并含有附属器官如汗腺、皮脂腺等。皮肤一方面可以防止体内水分、电解质和其他物质的丢失,另一方面可以阻止外界有害物质的侵入,保持人体内环境的稳定。当前,对于颌面部肿瘤手术切除后的皮肤或口腔黏膜缺损,基本应用邻近组织瓣或皮片移植进行修复。这些传统方法存在很多问题,如可供移植的皮片来源有限,需要开辟第二术野等,应用组织工程再生医学方法有望避免以上治疗的缺陷。组织工程构建的组织工程皮肤,目前已经成为临床治疗皮肤损伤的新途径。

构建人工真皮、人工表皮,以及含有真皮和表皮两种组织结构的全层皮肤,是组织工程皮肤研究的重要内容,而表皮干细胞是构建组织工程全层皮肤的重要部分。表皮干细胞位于表皮基底层,在人体内具有增殖并分化形成全层表皮的能力,其表面能够高水平表达多种整合素,从而对基底膜产生高黏附性,利用这一特性可对表皮干细胞进行筛选。表皮干细胞具有很强的自我更新及增殖能力,是维持皮肤新陈代谢的主要功能细胞。有研究证实表皮

干细胞与皮肤附件毛囊、汗腺等的形成密切相关,提示可利用表皮干细胞作为组织工程皮肤的种子细胞,构建出具有毛囊、汗腺等附件的复合皮肤。

成体干细胞具有周期性及多向分化潜能等生物学特点,在组织中通过自我更新维持自身数量,并通过不对称分裂分化为终末细胞,以维持组织结构及功能的完整性。在组织工程皮肤的构建上,有学者针对非皮肤来源的 ASC,进行过深入研究,付小兵等研究发现 BMSC局部移植能够提高小型猪皮肤烫伤创面的修复质量;Klinger 等在肥厚性瘢痕患者伤口处皮下注射脂肪组织,利用其中 ADSC 的多向分化及组织修复能力,使得伤口愈合质量大大提高。此外,随着对 iPSC 研究的进一步成熟,利用诱导多能干细胞作为自体来源干细胞的替代物进行皮肤的再生成为可能。

皮肤再生使用的支架材料分为天然材料和合成材料两大类。天然生物材料主要有脱细胞真皮基质、胶原、壳聚糖、透明质酸及羊膜等,合成支架材料主要包括 PGA、PLA、PLGA 等。

皮肤再生研究中涉及一系列生长因子,如 PDGF、VEGF、TGF、FGF、IGF、表皮细胞生长因子(epidermal growth factor,EGF)、角化细胞生长因子(keratinocyte growth factor,KGF)等。各生长因子能够产生各种相关作用,如促进细胞趋化、细胞生长、细胞间质合成及血管生成等。

皮肤附属器的再生也是皮肤再生医学的一个重要方面。间充质干细胞作为种子细胞在促进皮肤伤口愈合的同时,也具有修复皮肤附属器的功能。Sheng 在体外将 BMSC 与经热休克处理的汗腺细胞共培养,可诱导 BMSC 向汗腺细胞方向分化,并且与脱细胞真皮基质复合修复患者皮肤伤口,术后 2 个月碘淀粉反应证实愈合伤口处具有汗液产生。毛囊干细胞的定位尚不十分明确,一般认为来源于毛囊上皮的外根鞘,早在十几年前国外就有利用培养的自体毛囊外根鞘细胞来治愈口腔溃疡的例子。利用毛囊干细胞构建的组织工程皮肤可以包含毛囊结构,这对完善组织工程皮肤的性能具有重要意义。毛发和皮脂腺的更新维持都与毛囊干细胞密切相关。*MYC* 超家族成员在毛囊的不同上皮成分中各自发挥作用,对毛囊干细胞的分化起着重要作用。毛囊发育过程中,*LEF1/TCF3* 的有序表达控制形成完整毛囊。2001 年发现的毛囊角蛋白 6 基因(*K6HF*)也被认为与毛囊的形成密切相关。近来研究发现*FGF9* 与毛发的再生密切相关,过表达 *FGF9* 可促进皮肤伤口处毛囊的再生。已知 *EDA* 基因可调控汗腺的发育,突变可以导致人类外胚层发育不全无汗综合征。EGF 作为促有丝分裂因子,也可促进汗腺的发生与成熟。目前,除了促进毛囊、汗腺的再生研究,利用 3D 结构载体搭载相关成血管因子以促进皮肤移植替代物的移植前血管化,恢复人工皮肤的神经分布的再生等也成为研究热点,这使得促进皮肤的再生从外观及功能上成为可能。

国内外已有商品化的组织工程皮肤,依据结构不同分为三类:表皮替代物、真皮替代物和全皮替代物。表皮替代物是将表皮细胞附着在聚乳酸膜片等支架材料上构成。真皮替代物是含有活细胞或不含细胞成分的基质结构,能够诱导成纤维细胞发生迁移、增殖,以及分泌细胞外基质。而全皮替代物既含有表皮结构又有真皮结构。随着更多的皮肤再生研究成果应用于临床,组织工程再生医学方法将成为修复皮肤缺损的理想途径。

口腔黏膜按结构分为表面的上皮层和下方的固有层。上皮层包含基底层、棘层、颗粒层和角化层,基底层内含干细胞、短暂的扩增细胞及终末分化细胞。固有层是由 I 型和 III 型胶原、弹性纤维、多糖和糖蛋白混合而成的网状结构。内部含有毛细血管、成纤维细胞和间充质干细胞。口腔黏膜和固有层干细胞在细胞更新、组织稳态、损伤治疗等方面起重要作用,并在疾病的发展与治疗方面显示出较好的疗效,但体内数量有限,培养条件要求较高,且缺乏表面特异性标记,要获得大量有活力纯化的干细胞,仍然具有挑战性。所以,对黏膜干细胞鉴定、纯化及应用等方面,仍需要深入研究。

常用的口腔黏膜组织工程替代物为交联胶原纤维膜,市面上已有商品化产品。此外,一些多聚物如丝蛋白等,因具有抗伤口收缩,促进上皮细胞自我修复的能力而得到应用。随着研究的深入,更多的学者将研究方向从支持细胞生长的单一膜性系统转向仿生学、可再生的三维组织工程口腔黏膜支架,以满足临床需要。

(二) 唾液腺

唾液腺的发生是胚胎期间上皮和间充质相互作用的结果,主要功能为分泌唾液并辅助摄食、消化、发音等。口腔颌面-头颈肿瘤外科手术及放射治疗等均可对唾液腺造成损害,引起唾液分泌功能障碍,从而极大影响患者的生活质量。唾液腺的修复重建较为困难,常缺乏足够的自身供体组织,异体移植也面临供体来源少及免疫排斥等问题。通过组织工程技术进行唾液腺再生成为治疗此类疾病的新方法。唾液腺组织工程的原理是在体外构建一个"人工唾液腺",回植体内使其能够发挥分泌唾液的功能,从而达到治疗目的。

用于唾液腺组织工程的种子细胞主要有自体唾液腺上皮细胞、唾液腺腺泡细胞、干细胞等。唾液腺腺泡细胞可表达多种内源性紧密连接相关蛋白及其他一些膜蛋白,形成细胞间紧密连接,从而形成极性单层上皮细胞层。而培养方法的改进,也在一定程度上弥补了唾液腺上皮细胞增殖传代能力较差的不足,可以更好地作为唾液腺组织工程的种子细胞。干细胞在唾液腺组织工程的应用还处在探索阶段,Rotter 等首次从腮腺中消化分离自体干细胞并进行鉴定,发现虽然该细胞来源于内胚层,但是所得到的干细胞仍然具备多向分化能力,能够作为唾液腺再生的细胞来源。此外,将一些来源丰富的成体干细胞改造成唾液腺组织工程合适的种子细胞也成为一大研究热点,目前已有学者能诱导 BMSC 向表达 α-淀粉酶的腺泡样细胞转化,并且在放射性唾液腺损伤小鼠模型的腺体内移植入 BMSC,发现可促进唾液生成,增加微血管密度,有利于唾液腺功能的恢复。

用于唾液腺组织工程的理想支架材料应具备良好的生物相容性、多孔三维结构、有效表面活性、可塑性、亲水性、细胞吸附性、生物降解性,利于种子细胞在管道内壁形成单层、有分泌功能的极性排列。目前研究的支架材料主要为天然管状生物材料、人工合成高分子材料等。有学者将原代唾液腺细胞种植于透明质酸水凝胶 3D 支架,经体外培养可形成球状体,并随着细胞的增殖进一步形成腺泡样结构,在体外保持形态稳定,将其植入大鼠体内,该结构能够模仿唾液腺分泌淀粉酶。PLGA 因具有支持唾液腺上皮细胞黏附与增殖的效果,也是常用的支架材料之一,并且纳米纤维 PLGA 支架可以支持游离的原代腺细胞自行聚集,成为分枝腺样结构。此外,壳聚糖来源广泛,改性后的胶原蛋白海绵、蚕丝等材料具有较好的孔隙率及组织相容性,研究表明壳聚糖膜能够促进细胞在其表面分泌胶原等细胞外基质及下颌下腺的分枝化,也可用作人工唾液腺再生的生物支架材料之一。

目前,将基因治疗应用于唾液腺的再生也成为一大热点。有研究通过重组病毒系统,将水通道蛋白基因等转染至导管上皮细胞并结合入基底膜,使其向腺泡细胞(如唾液分泌细胞)转化,该方面 I 期临床试验已经在唾液腺功能障碍的患者中开展。目前唾液腺功能重建主要涉及的基因为水通道蛋白基因(aquaporin, AQP)和多种离子通道蛋白基因。人体内的唾液腺导管细胞不表达水通道蛋白,所以没有跨膜转运水分子的功能,如果能通过基因修饰的方法使导管细胞顶膜表达水通道蛋白,就有可能再造导管细胞分泌原始唾液的能力。在运用基因修饰技术修复损伤唾液腺功能方面,国内王松灵等建立了小型猪唾液腺疾病模型,用 AQP 基因转染治疗腮腺放射损伤的研究取得了一定效果。还有研究通过腺病毒载体将 KGF 转染至唾液腺损伤模型的腺细胞内,结果发现通过转导该基因能够起到保护腺泡上皮细胞的作用,维持正常的唾液流量,从而恢复部分损伤的唾液腺功能。

对于唾液腺萎缩等唾液腺疾病,选用组织工程的方法进行治疗,一是通过导管注入 FGF2 等刺激唾液腺细胞增殖的生长因子,可促进萎缩腺体的增生和分泌功能的恢复;二是在体外培养唾液腺细胞再回植入体内;三是在体外生物材料支架上构建唾液腺组织再回植入体内,使唾液腺组织再生,进而分泌唾液;四是利用基因修饰的方式将腺体萎缩后残留的"吸收型"导管上皮细胞转化为"分泌型"腺体上皮细胞,以达到组织替代或功能替代,促进唾液腺再生和恢复腺体分泌功能的治疗目的。

唾液腺组织工程最终要将体外构建的支架/细胞复合物植入口腔黏膜下,导管开口于口内,以达到模拟天然唾液腺系统,向口内分泌唾液的目的。尽管唾液腺组织工程研究已取得许多进展,但在体外如何构建具有盲端的树枝状管状支架及细胞/支架复合体,如何使种子细胞定向分化为所需的组织细胞,组织工程化唾液腺植入体内后生物相容性、细胞毒性、血管化和神经支配调节等问题还有待解决。

(三) 神经

与口腔颌面部关系密切的神经主要有三叉神经、面神经、舌下神经、舌咽神经、迷走神经、副神经、颈丛和颈交感干。对周围神经而言,最严重的损伤为神经断裂伤,导致支配区域的感觉和运动功能障碍。近几十年,显微外科技术的发展和成熟使神经吻合术的精确程度大大提高,一定程度上改善了神经断裂伤的修复效果。在显微外科基础上的自体神经移植是目前临床上修复周围神经缺损的首选方案,但同时存在着供体神经来源有限、供受区神经匹配度差、移植后成功率不高等问题,限制了自体神经移植的临床应用。

神经再生是一个由细胞、因子、细胞外基质共同参与的复杂生物学过程。周围神经在轴突断伤后有一定的再生修复能力,理想情况下,神经纤维可再生并重新支配靶器官。研究证实神经损伤后机体会发生特征性生理反应,如远端神经的变性崩解、施万细胞(Schwann cell)的增殖排列及近端神经的出芽再生等。早期有关周围神经再生的理论主要包括接触引导理论和神经趋化理论。20 世纪 80 年代,Lundborg 等通过 Y 型硅胶管实验证实了周围神经再生中神经趋化性的存在。这些研究推动了临床医师对神经断裂伤治疗方法的改进,也促进了神经导管修复在神经再生这一领域的应用。

近年来随着神经生物学研究的深入,人们对神经再生的内在机制有了更深的了解。再生医学的兴起,特别是组织工程技术的发展和成熟,为周围神经损伤修复提供了新的思路。组织工程神经修复主要是以合适的生物材料制成导管,物理性桥接神经两断端,同时辅以营养因子和细胞移植,发挥化学诱导和生物诱导的作用。生物活性可控的复合神经导管可模拟自体神经,创造最有利于缺损修复的再生微环境。

在自体神经移植修复周围神经缺损的过程中,施万细胞起到了关键作用,可以合成细胞外基质,表达黏附分子,分泌营养因子,引导轴突生长,并形成髓鞘,实现神经功能的恢复。因此施万细胞是神经组织工程再生中较理想的种子细胞,但由于人源性的施万细胞很难培养和扩增,因此常需要使用神经胶质因子和其他丝裂原促进其体外增殖。除施万细胞外,嗅鞘细胞、营养因子基因修饰的成纤维细胞也是神经再生研究中使用较多的种子细胞。此外,也有许多学者研究使用干细胞作为神经再生的种子细胞,如 BMSC 可分化为施万样细胞并显著促进神经修复;但也有研究发现一些其他类型的间充质干细胞比骨髓间充质干细胞神经向增殖分化能力更强,如 Kingham 等对 ADSC 辅以一系列神经胶质生长因子处理,发现 ADSC 能够形成类似施万细胞的纺锤状样结构;Xiao 等分离出了 DPSC,该细胞来源于神经嵴,能够向神经元与神经胶质细胞等神经嵴来源细胞方向分化,并且 DPSC 能够分泌多种神经营养因子与趋化因子以支持、促进神经元细胞的增殖与分化。在中枢神经系统损伤的动物模型实验中发现,通过移植 DPSC 能够修复神经元组织的功能。

用于制作神经导管的材料主要包括生物型和非生物型两大类。生物型主要包括肌肉、静脉、羊膜、小肠黏膜下层等,具有来源充足、性能稳定、可完全降解等优点,可为轴突再生提供良好的生长环境。但自体取材时,首先,对供区功能的损伤是应用中不可避免的问题;其次,自体静脉桥接神经缺损在长度上也有一定的局限。非生物型神经导管可分为天然材料(胶原、透明质酸、藻酸盐、壳聚糖、丝素等)及人工合成材料(PLA、PGA、PHB、硅胶等)。目前研究主要集中在优化神经导管的渗透性、内部构造和电学特性,或通过加入生长基质、释放营养因子、植入神经元支持细胞及基因修饰细胞,模拟神经的结构、性能及机体修复的复杂信号环境,促进神经的再生能力。Savignat 等建立大鼠颏神经损伤模型,运用组织工程的方法,构建了含有神经生长因子的聚乳酸聚乙醇酸共聚物薄膜,植入损伤部位后发现可明显改善损伤神经的感觉传入功能。

多项研究证明神经营养因子与神经再生中细胞的生存、迁移、增殖和分化密切相关,也间接证明了神经趋化现象的存在。目前研究较多的营养因子是神经营养素家族,如神经生长因子、脑源性神经营养因子(brain-derived neurotrophic factor,BDNF)等,另外如胶质细胞源性神经营养因子(glia cell line-derived neurotrophic factor,GDNF)、FGF 等也多有报道。如何在体内缓释这些活性蛋白因子一直是研究者努力的方向。早期有皮下植入渗透微泵、注射装置的探索,随着材料学的发展,开始以各种基质材料作为缓释营养因子的载体,主要策略包括将生长因子物理吸附或共价结合于支架表面、在支架材料的制备过程中直接掺入生长因子、将生长因子负载于微球再包裹入支架材料中等。例如有学者将 GDNF 负载于 PLGA 微球中,随后结合进纤维蛋白凝胶,应用于大鼠腓总神经损伤的修复,研究结果表明该方法可改善腓总神经的再生。此外,以细胞为基础缓释神经营养因子的系统也正在研究中;Park 等在体外构建了 3D 胶原凝胶支架系统,负载脐带血细胞,发现该支架能够为细胞提供良好的微环境,并且促进其缓释各种营养神经因子,与神经前体细胞相互作用能够促进神经突的增长。

另外,通过基因工程技术过表达某些营养因子相关基因,也可用于促进神经再生。比如,Hottinger 等学者的研究证实,如果直接将载有 GDNF 基因的慢病毒载体注入损伤部位,可促使运动神经元表达外源性营养因子,通过自分泌或旁分泌的方式减少神经元的死亡,促进神经修复再生。通过基因治疗技术将目的基因转入施万细胞或其他种子细胞,使其高表达相关神经营养因子,继而与生物支架结合,也为组织工程神经再生提供了新的方法。

除此以外,对神经元施加一定强度的电流,可刺激神经元突起的出芽生长。神经断伤后对损伤部位进行电流刺激的实验模型也可提高损伤轴突的生长速度,并促进终末器官的特异性神经再支配。Gordon 等对腕管综合征的患者进行了一个随机对照临床试验,试验显示电刺激组较对照假刺激组在神经再生的速度和功能恢复的效果上均有改善。因此,电刺激也应是一种促进口腔颌面-头颈部神经再生的辅助方法。

（四）血管

根治性颈淋巴清扫术、颈动脉体瘤切除术是造成口腔颌面-头颈部大血管缺损的常见原因。大血管切除后的处理,有血管修补、血管吻合、自体大隐静脉血管移植等方法,但这些方法受到组织来源的限制。再生医学的发展,使得组织工程方法重建缺损血管成为可能。

在过去的20年中,组织工程血管已成为组织工程中的一项重大课题,且发展迅速。组织工程血管的研发综合了多学科的知识与技术体系,包括生物工程学、血管生物学、组织工程学、生物材料学及干细胞生物学等。传统的组织工程血管策略常分为四步:①自体组织取材培养种子细胞;②实验室制备支架材料;③种子细胞接种于支架材料上构建成圆管状血管结构;④通过机械、生物反应等信号激活管状结构发挥功能。原位生长的组织工程血管则通过利用宿主本身作为生物反应器(bioreactors),激发宿主细胞血管再生的潜能,在缺损原位构建出自体血管,从而达到修复的目的,现已成为血管再生医学的新趋势。

血管形成主要包括以下三种方式:①血管发生(vasculogenesis),是通过激活血管内皮细胞的前体细胞形成新生血管,胚胎时期血管网的形成都以这种形式实现。②血管生成(angiogenesis),是指已存在的毛细血管的内皮细胞发生迁移和增殖而形成新生血管网的过程,在成人体内,血管再生主要是通过血管生成这一机制完成。血管生成的过程主要包括血管基底膜降解,血管通透性改变;血管内皮细胞的激活、迁移和增殖;血管内腔形成;重建形成成熟的血管和血管网。这是一个涉及多种因子的复杂过程,正常情况下,血管生成促进因子和抑制因子的协调作用处于平衡状态。③动脉生成(arteriogenesis),通常也称为继发性血管生长,是指小动脉成熟为大动脉的过程。

稳定的血管再生涉及内皮细胞(endothelial cell,EC)和平滑肌细胞(smooth muscle cell,SMC)两种细胞的组织过程,内皮细胞形成最初的管状结构,随后平滑肌细胞聚集,从而形成完整的血管。内皮细胞可从体内大血管、脑组织和肾组织等组织中获得,体外培养的内皮细胞可用于人造血管的内皮化;而平滑肌细胞表现出收缩特性,能够对各种生理性和病理性刺激作出反应,来调节血管的紧张度和管径,目前体外培养的平滑肌细胞多取材于动物的胸腹主动脉段。自1980年起,许多学者就致力于将EC与SMC负载于支架材料上构建功能性组织工程血管移植物。然而,这两种细胞的体外扩增能力有限,在供体身上通过外科方法获得具有很大的局限性。有报道表明间充质干细胞(mesenchymal stem cell,MSC)在特定条件下能够显示出内皮细胞的相关表型,例如通过富含VEGF的特定培养基或使用剪切力处理细胞,均能使MSC的内皮相关表面标志物的表达上调;iPSC具有很强的分化能力,也能够向EC方向进行分化。此外,作为存在于外周血中的前体细胞——循环内皮祖细胞,也具有形成成熟内皮细胞的潜能,可用于组织工程血管内皮化的研究。

目前,组织工程血管化中的支架材料结构上通常分为双层,其中内层需要有良好的血液相容性,一般为表面经过特殊处理的可降解材料;外层材料则具有一定的强度和韧性,以提供支撑作用。早期的研究主要为利用天然性材料例如胶原基质、纤维蛋白、弹性蛋白等与细胞共建血管移植物,该方法的主要问题为机械强度不足,有学者通过引入聚酯纤维网来提供额外的支持。随着材料技术的发展,多种人工合成材料已被开发出来,并且材料性能显著提高,为血管移植物的构建提供了更加丰富的选择,如PGA、PLA、聚乙二醇水凝胶、聚羟基丁酸、聚三亚甲基碳酸酯等。Niklason等利用SMC种植于管状PGA支架的表面,最终在体外成功构建出血管移植物。2001 年,Shinoka 等首次开展了 PCL/PLA 双聚物负载血管内皮细胞应用于血管再生的临床试验,该试验的开展为多聚物复合细胞用于临床血管再生提供了可能性。

近来的研究中,除了提高支架材料的生物相容性,降低材料在体内促凝性也是一大研究热点。通过将材料管腔上负载 EC,可促进材料表面的内皮化,从而降低血栓形成的可能性。此外,有研究通过在体内原位招募 EC 或其前体细胞至材料表面来达到内皮化,旨在提高血管移植物表面的趋化性能,从而缩短在体外扩增细胞的时间,以及消除同种同异体细胞的免疫原性问题。也有报道利用聚乙二醇、两性离子聚合物、肝素、明胶等对材料表面的修饰,能够促进支架材料内皮化效果;某些氨基酸、短肽如 RGD、CAG、REDV、YIGSR 等修饰材料后,可选择性地促进内皮细胞黏附。此外,通过基因工程技术对内皮细胞转染特定的基因片段亦可促进血管内皮层的形成,目前有研究通过脂质体、聚乙烯亚胺、阳离子树状体等工具,携带 *FGF*、*VEGF*、*ZNF580* 等目标基因片段转染内皮细胞促血管形成。尽管目前还没有利用组织工程血管重建口腔颌面-头颈部血管缺损的临床报道,但是 Zava 等利用一种以透明质酸为基础的组织工程血管支架材料,在家猪体内成功重建了颈总动脉,该支架材料展示了良好的血管再生能力,为今后临床血管重建提供了有益的借鉴。

第三节　再生医学在口腔颌面-头颈肿瘤学中的挑战与展望

一、挑　战

(一) 干细胞

基于干细胞的再生医学为口腔颌面部组织再生及重建提供了新的途径。目前研究较多的干细胞有 ESC 及 ASC 等,另外,iPSC 也是近年来发现的一种具有良好应用前景的新型多能干细胞。干细胞及干细胞相关技术为实现口腔颌面-头颈肿瘤外科涉及的组织再生和重建带来了新的希望,但是在将干细胞广泛地应用于临床之前,一些关键问题及挑战必须予以充分的重视。

ESC 是指受精卵分裂发育成的早期胚胎内细胞团或原始生殖细胞,经体外分化抑制培养筛选出的细胞。ESC 具有以下特点:易进行大量扩增;具有全能性;在一定条件下可能分化成内、中、外 3 个胚层的细胞和组织;易进行各种基因改造操作;可形成嵌合体动物,从而可进行细胞与个体联系的研究。目前,相关研究已通过外源性生长因子诱导、基因转入、与其他细胞共培养的方式,成功诱导 ESC 向神经细胞、心肌细胞、肺泡上皮细胞、造血细胞、表皮上皮细胞、色素上皮细胞、骨细胞等方向分化。但 ESC 的获得方式仍较有限,关于 ESC 的分离培养及鉴定尚未形成统一标准。目前已有相关研究尝试通过与牙髓成纤维细胞共培养方式诱导 ESC 向成牙本质样细胞分化,但将 ESC 诱导为颌面部的细胞或组织的条件、方法及相关机制,还需要进一步深入研究。现阶段,胚胎干细胞的应用主要面临三大问题:①伦理问题,由于存在伦理争议,目前尚有国家明文禁止进行胚胎干细胞相关研究;②胚胎干细胞体外培养的条件十分严格并且控制诱导分化的机制不明;③安全性问题,胚胎干细胞分化方向难以控制,动物实验发现胚胎干细胞回植体内后易形成畸胎瘤,这使得实现临床推广应用更具挑战。

ASC 在口腔颌面部再生中的应用也取得了一定的进展,尤其是近年来形成牙齿主体的牙乳头细胞,作为颅面部起源的外胚间充质干细胞也颇受关注。但一些问题仍有待解决:从成体组织分离出 ASC 还存在一定难度;ASC 自我更新能力及分化增殖能力远不及 ESC,并且可能随着年龄的增加而弱化;如何有效地大量扩增 ASC;颌面部一些复合组织及器官是由不同来源细胞相互作用、相互诱导形成,但不同来源细胞相互作用机制尚未完全清楚,因此如何在这类组织中将不同来源的干细胞复合,进行组织及器官再生存在着困难。此外,体外培养如何维持干细胞状态;如何实现干细胞的定向诱导分化;成体干细胞治疗与免疫排斥的问题也需要予以重视。

iPSC 是指通过载体将胚胎干细胞特异性转录因子导入体细胞,从而影响染色质的表观遗传修饰,调控基因的沉默与表达,对体细胞进行重编程,使得成体细胞逆分化为具有胚胎干细胞特性和功能的多能干细胞。近年来在口腔干细胞再生医学领域,也有很多关于 iPSC 重编程核心调控因子的相关报道,如 Kerkis 等从脱落乳牙中分离到表达 Oct4、Nanog、SSEA3、SSEA4 等胚胎干细胞标志的牙髓干细胞;Cheng 等亦报道成年猩猩的牙髓组织中含有 Oct4、Sox2、Nanog、Rex1 阳性细胞。iPSC 有望解决目前胚胎干细胞应用可能带来的伦理问题,从而为再生医学中干细胞来源问题提供全新的解决途径。但目前针对 iPSC 的研究相对 ESC 和 ASC 而言尚处于初级阶段,相关机制还需要继续研究和探讨,而且关于分化这一可逆性过程的研究目前仍存在许多未解答的问题,如在非自然条件下的细胞类型转换是否颠覆了传统的发育和分化伦理;细胞重编程及最终状态是否由外源性环境信号、细胞内在分子机制或两者共同决定;诱导效率及基因载体安全性也需要改进;如何实现 iPSC 的体外定向诱导,也是必须解决的问题。

(二) 生物材料

再生医学中生物材料研究的最终目的是临床应用。生物材料应用于人体,不可避免与人体相关组织相接触,存在与组织、细胞、蛋白等的相互作用。因此,如何设计出既具有良好的生物相容性、生物稳定性、生物活性、降解吸收性、与该组织相似的物理性质如强度和韧性等,并具有良好的加工、灭菌和临床操作性能的生物材料是临床推广应用需要解决的问题。除此之外,对于药物缓释系统,如何能使材料长期有效地释放因子;如何能够设计制造出与天然骨相同的 3D 支架材料,并且能使其同时具备成血管功能等,这些都是需要研究人员长期探索解决的。

(三) 临床应用免疫及伦理学问题

1. 临床应用的免疫问题　干细胞或组织工程产品作为外来移植物,植入体内可能带来相关移植免疫问题:①随着再生医学的发展,同种异体或异种干细胞用于组织工程及细胞治疗,可带来的移植免疫问题;②支架材料中的异种/异体天然组织衍生支架材料及天然多聚物支架材料,材料中的异种/异体成分可能引起的免疫问题;③细胞体外扩增过程中,培养基中的异种成分可能带来免疫问题风险也是不可忽略的问题。

2. 临床应用的伦理问题　在干细胞或组织工程产品临床应用,如自体干细胞的获取、胚胎干细胞应用、同体异体干细胞及异种干细胞应用都存在伦理问题;患者对各类生物材料的接受程度、组织工程产品体内植入效果及可能带来的安全性问题都需要从医学伦理学角度进行考虑。

二、展　望

（一）干细胞

干细胞应用于临床前的转化研究十分重要，也很艰难漫长。随着干细胞治疗、免疫细胞治疗和基因编辑等基础理论、技术手段和临床医疗探索研究的不断发展，细胞治疗产品为一些严重及难治性疾病提供了新的治疗思路与方法。为规范和指导这类产品按照药品管理规范进行研究、开发与评价，国家食品药品监督管理总局于 2017 年 12 月 22 日发布了《细胞治疗产品研究与评价技术指导原则（试行）》，提出了细胞治疗产品在药学研究、非临床研究和临床研究方面应遵循的一般原则和基本要求。该指导原则的发布，有利于推动和促进我国细胞治疗领域的健康发展。我国干细胞临床研究监管政策的陆续出台，以及前期良好的理论和技术积累，将大大加速干细胞产品的开发进程，使研究与应用进入快速规范发展阶段。

（二）生物材料

再生医学支架在合成和设计的过程中已经呈多元化发展，下面我们将从材料成分、材料结构、作为载体构建生长因子缓释系统及个体化生物支架精准制备等方面，对生物材料的未来发展进行相关展望。

1. 材料离子组成　研究证实，人体各组织和细胞外基质中的无机质主要由各种金属离子、磷酸盐等成分组成，而未来生物材料的发展趋势在于提高仿生性，使得支架材料本身可以通过掺入一些离子成分来模拟宿主组织中细胞外基质的微环境，而生物支架材料中含有的此类成分将是决定传导性和活性的一个关键因素。因此，支架材料中无机离子和微量元素的释放，对诱导细胞的特定分化有着至关重要的作用。

在人体骨组织中，硅离子可影响骨的形成和平衡，硅缺乏可直接导致骨发育异常、胶原形成减少和发育迟缓。研究发现，含钙、镁、硅离子的镁黄长石生物陶瓷浸提液对牙周膜干细胞的增殖和成骨/成牙分化具有强烈的促进作用，并且实验证明这与其释放的大量钙、镁和硅离子密切相关。在另外一项研究中，掺入镁离子的镁磷酸钙骨水泥材料，体外实验显示其中释放的镁离子可以促进细胞的黏附、增殖及 ALP 的表达，动物实验结果也验证其的确拥有更好的成骨效果。虽然锶在人体骨骼中的含量仅占 0.035%，并非是一种必要的元素，但是当支架材料中掺杂了锶离子后，可明显加强骨的再生能力，通过前期研究证实掺锶的硅酸钙陶瓷材料可以明显促进骨质疏松大鼠 BMSC 的成骨分化，动物实验结果显示有明显的新骨形成。以上相关研究对一些特定疾病患者的组织再生有非常重要的指导意义。值得注意的一点是，加入复合离子后，材料的弹性模量可出现很大的改变，使得材料的机械性能发生相应变化。如何修饰改性生物材料，并且不过多地对机械性能产生负面影响，使其能与目的宿主组织相匹配，是未来研究的一个方向。

2. 材料微纳结构修饰　细胞外基质拥有完整的天然几何解剖结构，表面形貌可由微米到纳米的不同层级组装而成。一方面，如果细胞接种的再生医学支架可以几近模拟细胞外基质的解剖形态，对细胞表型的保持和相关分化将会有很大的促进作用；另一方面，支架的结构形貌借助影响细胞黏附，从而引发各类应答实现对细胞调控。

在材料表面形貌的各种性能中，支架材料的孔径、孔隙率和相通性等显得格外重要。由于支架材料作为基质，不仅提供细胞迁移、增殖和分化的载体，还关系着液体组织的渗透程度和后续组织长入材料中的速度等,因此如何在制备过程中控制好这几大特性,使其在组织再生中能发挥好作用,是未来的研究方向。

另外,由于纳米仿生生物材料具有良好的生物相容性和生物活性,能与自体组织形成生物契合,可以进一步促进缺损或缺失组织的再生。一般认为纳米尺寸结构及微纳多级结构不仅可以促进细胞的黏附、增殖和分化,而且对组织的形成具有很强的诱导作用。例如,表面纳米修饰羟基磷灰石附着的成骨细胞 ALP 活性和细胞内钙含量均高于常规羟基磷灰石对照组,提示纳米羟基磷灰石能进一步增强成骨细胞的功能和代谢。同时,细胞外基质的微纳结构也将再生支架的形貌制备研究聚焦于仿生方向。

3. 新型生长因子缓释系统　尽管生物材料可以给细胞提供必要的机械支持和黏附位点,但是材料不具备像生长因子一样直接改变细胞表型的功能。相关研究已证实,组织工程生物材料结合生长因子是一种有效用于颌面组织修复和再生的方法。即除生物材料的成分、结构可以对细胞的信号应答产生影响外,生长因子的投递也会对细胞间的信号通路产生相应的作用,从而影响组织或器官的再生。

有很多方法可以在生物材料上负载生长因子,比如生长因子可以包被在细胞外基质中,或是以材料控释的方式进行。但如何让生长因子均匀分布在靶器官或组织,并且快速分解后不产生副作用和毒性;如何在局部达到需要的作用浓度,持续的发挥生物效应,是未来的研究热点。

借助纳米结构形貌的高比表面积性能构建生长因子缓释系统,也是目前一个重要的策略。有研究指出 3~5nm 的介孔可提供一个空间环境来吸收各种生物分子,比如药物、抗体和生长因子。这个系统降低了初始突发释放,延长了药物或因子的停留时间,有可能克服生物陶瓷和传统生物玻璃固有的爆发性释放问题。如何实现可控、靶向释放,提高生物利用率等方面来更好地实现生长因子对细胞应答的作用,如黏附、增殖、迁移、分化及最终的组织再生,仍需要不断探索。

4. 个体化生物材料精准制备　口腔颌面部缺损严重影响患者容貌,随着患者美学需求的增高,基于计算机辅助设计(computer-aided design,CAD)的生物支架制备也成为研究的热点,使得设计制备个体化、具有精确形貌结构的生物支架成为可能。使用数字化技术辅助颌骨修复手术的设计和引导,明显缩短了手术时间,提高了美观效果,现已应用于临床治疗当中。3D 打印作为一种新兴的快速成型技术,于近年取得飞速发展。3D 打印技术以 CAD 技术为基础,个体化设计支架结构,采用层层堆积的方式,精准制备三维仿生支架。3D 打印技术用于组织再生的优势有可预设内外部结构,制备高孔径率支架,利于物质交换、血管长入;控制支架成分的添加和配比,对支架进行成分改性等。Kang 等研发的组织器官整体打印技术,以载细胞水凝胶为原料,通过 CAD 技术设计组织外形并控制打印原料的空间分布,精准打印人体组织器官。同时,Kang 等将微管道结构添加入打印的器官,有助于营养物质的渗入和种子细胞的存活。该打印技术能够构建出结构稳定且具备功能的人耳、骨骼和肌肉组织,为实现个性化组织器官重建带来可能。

除此之外,Joraku 等人在唾液腺方面也取得了相关成就,在成功构建三维可降解的多聚谷氨酸支架后,在其上培养人的唾液腺上皮细胞,并置于小鼠模型中,组织学结果显示有泡状腺样结构生成,并且该结构有淀粉酶分泌功能,相关的标志性水通道蛋白检测也呈阳性。接着利用该支架在体外胶原和特定系统中重新构建人体唾液腺组织,镜下观察有腺泡单位,并且可以完好地行使相关功能,已在猴体内进行相关实验。

以上研究证实,基于计算机辅助设计、3D生物打印技术等先进制造技术的发展,在不久的将来既可以实现个性化生物修复支架材料的精准制备,也可以满足未来再生医学中高通量的生产要求。

（三）复合组织及器官再生

如何实现复合组织、器官的再生是目前再生医学亟待解决的难题,相关研究人员进行了大量的研究,并在特定复合组织及器官研究方面取得了一定的突破。但是复合组织及器官再生涉及种子细胞、生物材料,以及组织构建等相关要素,只有获得足够数量、具有特定生物学活性的种子细胞,配以合适的生物支架材料,通过特定的构建技术,才有可能获得具有正常生理结构与功能的复合组织及器官。随着干细胞、生物材料及组织工程学的发展,通过对复合组织及器官不同来源细胞相互作用机制、各类因子调控机制及微环境对种子细胞诱导分化等方面的研究,有望解决目前复合组织及器官重建中的一些关键问题,从而最终实现口腔颌面部复合组织及器官的再生。

（四）免疫及伦理学问题对策

降低干细胞及组织工程产品临床应用的免疫问题可以从以下几个策略进行考虑:①免疫隔离,即将异种异体移植物包裹在特制的囊中,可有效避免宿主的免疫排斥反应;②免疫抑制剂的使用,为了克服免疫排斥反应,可尝试类似器官移植所采用的免疫抑制剂;③生物材料,降低材料免疫原性,并通过表面修饰等改进方法来增加材料对细胞的亲和性,促进细胞的黏附、生长、分化、增殖。

针对临床应用的伦理学问题,需要在临床应用过程中遵守相关伦理学原则,包括尊重原则、有利不伤害原则和公正原则:①尊重原则主要体现在参与研究的受试者应该有知情同意权、自主的决策权和隐私的保密权,在参与试验过程中,受试者应受到充分尊重。②有利不伤害原则强调研究者应该从受试者的角度出发,以认真负责的态度,全面权衡利弊,进行风险分析,保证利益最大化,风险最小化,为受试者谋利。③公正原则指应该保证试验的参与者有同等的获得医疗资源的机会。

随着干细胞、生物材料、组织工程领域的发展,相关技术质控标准的逐步建立和完善,必将推动相关领域研究成果向临床应用转化,从而实现再生医学在口腔颌面-头颈肿瘤外科中的推广应用。

（蒋欣泉）

参 考 文 献

1. 曹谊林. 组织工程学理论与实践. 上海:上海科学技术出版社,2004.

2. 付小兵,王正国,吴祖泽. 再生医学原理与实践. 上海:上海科学技术出版社,2007.

3. 邱蔚六. 邱蔚六口腔颌面外科学. 上海:上海科学技术出版社,2008.

4. 王松灵,颜兴. 基因转导及组织工程重建涎腺功能. 口腔颌面外科杂志,2008,18(3):153-157.

5. 张志愿. 口腔颌面部肿瘤术后缺损的功能重建. 上海第二医科大学学报,2005,25(4):325-329.

6. 付小兵,方利君,王玉新,等. 骨髓间充质干细胞自体移植提高猪皮肤创面修复质量的初步研究. 中华医学杂志,2004,84(11):920-924.

7. 单兆臣,李钧,刘晓勇,等. 水通道基因治疗小型猪腮腺放射损伤的研究. 北京口腔医学,2005,13(3):141-144.

8. SANTIN M. Strategies in regenerative medicine: integrating biology with materials design. New York: Springer, 2009.

9. AMABILE G, MEISSNER A. Induced pluripotent stem cells: current progress and potential for regenerative medicine. Trends Mol Med, 2009, 15(2): 59-68.

10. HE Y, ZHANG Z Y, ZHU H G, et al. Experimental study on reconstruction of segmental mandible defects using tissue engineered bone combined bone marrow stromal cells with three-dimensional tricalcium phosphate. J Craniofac Surg, 2007, 18(4): 800-805.

11. JIANG X, ZHAO J, WANG S, et al. Mandibular repair in rats with premineralized silk scaffolds and BMP-2-modified bMSCs. Biomaterials, 2009, 30(27): 4522-4532.

12. MAO J J, GIANNOBILE W V, HELMS J A, et al. Craniofacial tissue engineering by stem cells. J Dent Res, 2006, 85(11): 966-979.

13. NOISHIKI Y, TOMIZAWA Y, YAMANE Y, et al. Autocrine angiogenic vascular prosthesis with bone marrow transplantation. Nat Med, 1996, 2(1): 90-93.

14. SAVIGNAT M, DE-DONCKER L, VODOUHE C, et al. Rat nerve regeneration with the use of a polymeric membrane loaded with NGF. J Dent Res, 2007, 86(11): 1051-1056.

15. SCHMIDT C E, LEACH J B. Neural tissue engineering: strategies for repair and regeneration. Annu Rev Biomed Eng, 2003, 5: 293-347.

16. THOMSON J A, ITSKOVITZ-ELDOR J, SHAPIRO S S, et al. Embryonic stem cell lines derived from human blastocysts. Science, 1998, 282(5391): 1145-1147.

17. WANG S, ZHANG Z, ZHAO J, et al. Vertical alveolar ridge augmentation with beta-tricalcium phosphate and autologous osteoblasts in canine mandible. Biomaterials, 2009, 30(13): 2489-2498.

18. WARNKE P H, SPRINGER I N, WILTFANG J, et al. Growth and transplantation of a custom vascularised bone graft in a man. Lancet, 2004, 364(9436): 766-770.

19. YEN A H, SHARPE P T. Stem cells and tooth tissue engineering. Cell Tissue Res, 2008, 331(1): 359-372.

20. ZHAO J, ZHANG Z, WANG S, et al. Apatite-coated silk fibroin scaffolds to healing mandibular border defects in canines. Bone, 2009, 45(3): 517-527.

21. LÜ K, XU L, XIA L, et al. An ectopic study of apatite-coated silk fibroin scaffolds seeded with AdBMP-2-modified canine bMSCs. J Biomater Sci Polym Ed, 2012, 23(1-4): 509-526.

22. ZHANG W, ZHANG X, WANG S, et al. Comparison of the use of adipose tissue-derived and bone marrow-derived stem cells for rapid bone regeneration. J Dent Res, 2013, 92(12): 1136-1141.

23. YANG C, UNURSAIKHAN O, LEE J S, et al. Osteoconductivity and biodegradation of synthetic bone substitutes with different tricalcium phosphate contents in rabbits. J Biomed Mater Res B Appl Biomater, 2014, 102(1): 80-88.

24. TAKECHI M, OHTA K, NINOMIYA Y, et al. 3-dimensional composite scaffolds consisting of apatite-PLGA-atelocollagen for bone tissue engineering. Dent Mater J, 2012, 31(3): 465-471.

25. ZHANG W, FENG C, YANG G, et al. 3D-printed scaffolds with synergistic effect of hollow-pipe structure and bioactive ions for vascularized bone regeneration. Biomaterials, 2017, 135: 85-95.

26. ALHADLAQ A, MAO J J. Tissue-engineered neogenesis of human-shaped mandibular condyle from rat mesenchymal stem cells. J Dent Res, 2003, 82(12): 951-956.

27. SCHEK R M, TABOAS J M, HOLLISTER S J, et al. Tissue engineering osteochondral implants for temporomandibular joint repair. Orthod Craniofac Res, 2005, 8(4): 313-319.

28. CUI X, BREITENKAMP K, FINN M G, et al. Direct human cartilage repair using three-dimensional bioprinting technology. Tissue Eng Part A, 2012, 18(11/12): 1304-1312.

29. KANG H W,LEE S J,KO I K,et al. A 3D bioprinting system to produce human-scale tissue constructs with structural integrity. Nat Biotechnol,2016,34(3):312-319.

30. MADRY H,KAUL G,ZURAKOWSKI D,et al. Cartilage constructs engineered from chondrocytes overexpressing IGF-I improve the repair of osteochondral defects in a rabbit model. Eur Cell Mater,2013,25:229-247.

31. HASHEMI-BENI B,KHOROUSHI M,FOROUGHI M R,et al. Tissue engineering:dentin-pulp complex regeneration approaches(a review). Tissue Cell,2017,49(5):552-564.

32. SONOYAMA W,SEO B M,YAMAZA T,et al. Human Hertwig's epithelial root sheath cells play crucial roles in cementum formation. J Dent Res,2007,86(7):594-599.

33. YU J,WANG Y,DENG Z,et al. Odontogenic capability:bone marrow stromal stem cells versus dental pulp stem cells. Biol Cell,2007,99(8):465-474.

34. SUN Y,LU Y,CHEN L,et al. DMP1 processing is essential to dentin and jaw formation. J Dent Res,2011,90(5):619-624.

35. RUTHERFORD R B,NUSSENBAUM B,KREBSBACH P H. Bone morphogenetic protein 7 ex vivo gene therapy. Drug News Perspect,2003,16(1):5-10.

36. NAKASHIMA M,IOHARA K. Recent progress in translation from bench to a pilot clinical study on total pulp regeneration. J Endod,2017,43(9S):S82-S86.

37. XIA L,ZHANG M,CHANG Q,et al. Enhanced dentin-like mineralized tissue formation by AdShh-transfected human dental pulp cells and porous calcium phosphate cement. PLoS One,2013,8(5):e62645.

38. ZHANG M,JIANG F,ZHANG X,et al. The effects of platelet-derived growth factor-BB on human dental pulp stem cells mediated dentin-pulp complex regeneration. Stem Cells Transl Med,2017,6(12):2126-2134.

39. IBATICI A,CAVIGGIOLI F,VALERIANO V,et al. Comparison of cell number, viability, phenotypic profile, clonogenic, and proliferative potential of adipose-derived stem cell populations between centrifuged and noncentrifuged fat. Aesthetic Plast Surg,2014,38(5):985-993.

40. SHENG Z,FU X,CAI S,et al. Regeneration of functional sweat gland-like structures by transplanted differentiated bone marrow mesenchymal stem cells. Wound Repair Regen,2009,17(3):427-435.

41. ROTTER N,ODER J,SCHLENKE P,et al. Isolation and characterization of adult stem cells from human salivary glands. Stem Cells Dev,2008,17(3):509-518.

42. KOJIMA T,KANEMARU S,HIRANO S,et al. Regeneration of radiation damaged salivary glands with adipose-derived stromal cells. Laryngoscope,2011,121(9):1864-1869.

43. PRADHAN-BHATT S,HARRINGTON D A,DUNCAN R L,et al. A novel in vivo model for evaluating functional restoration of a tissue-engineered salivary gland. Laryngoscope,2014,124(2):456-461.

44. CAI S,TSUI Y P,TAM K W,et al. Directed differentiation of human bone marrow stromal cells to fate-committed Schwann cells. Stem Cell Reports,2017,9(4):1097-1108.

45. REID A J,SUN M,WIBERG M,et al. Nerve repair with adipose-derived stem cells protects dorsal root ganglia neurons from apoptosis. Neuroscience,2011,199:515-522.

46. XIAO L,TSUTSUI T. Human dental mesenchymal stem cells and neural regeneration. Hum Cell,2013,26(3):91-96.

47. WOOD M D,GORDON T,KIM H,et al. Fibrin gels containing GDNF microspheres increase axonal regeneration after delayed peripheral nerve repair. Regen Med,2013,8(1):27 37.

48. PARK J W,KANG Y D,KIM J S,et al. 3D microenvironment of collagen hydrogel enhances the release of neurotrophic factors from human umbilical cord blood cells and stimulates the neurite outgrowth of human neural precursor cells. Biochem Biophys Res Commun,2014,447(3):400-406.

49. GORDON T,AMIRJANI N,EDWARDS D C,et al. Brief post-surgical electrical stimulation accelerates axon re-

generation and muscle reinnervation without affecting the functional measures in carpal tunnel syndrome patients. Exp Neurol,2010,223(1):192-202.

50. LI S,SENGUPTA D,CHIEN S. Vascular tissue engineering:from in vitro to in situ. Wiley Interdiscip Rev Syst Biol Med,2014,6(1):61-76.

51. CHLUPÁČ J,FILOVÁ E,BAČÁKOVÁ L. Blood vessel replacement:50 years of development and tissue engineering paradigms in vascular surgery. Physiol Res,2009,58(Suppl 2):S119-S140.

52. XIONG G M,YUAN S,TAN C K,et al. Endothelial cell thrombogenicity is reduced by ATRP-mediated grafting of gelatin onto PCL surfaces. J Mater Chem B,2014,2(5):485-493.

53. SHI C,YAO F,LI Q,et al. Regulation of the endothelialization by human vascular endothelial cells by ZNF580 gene complexed with biodegradable microparticles. Biomaterials,2014,35(25):7133-7145.

54. ZOU D,ZHANG Z,HE J,et al. Repairing critical-sized calvarial defects with BMSCs modified by a constitutively active form of hypoxia-inducible factor-1α and a phosphate cement scaffold. Biomaterials,2011,32(36):9707-9718.

55. ZHANG W,CHANG Q,XU L,et al. Graphene oxide-copper nanocomposite-coated porous cap scaffold for vascularized bone regeneration via activation of HIF-1α. Adv Healthc Mater,2016,5(11):1299-1309.

56. ZHANG W,WRAY L S,RNJAK-KOVACINA J,et al. Vascularization of hollow channel-modified porous silk scaffolds with endothelial cells for tissue regeneration. Biomaterials,2015,56:68-77.

57. FENG C,ZHANG W,DENG C,et al. 3D printing of lotus root-like biomimetic materials for cell delivery and tissue regeneration. Adv Sci(Weinh),2017,4(12):1700401.

58. XIA L G,ZENG D L,SUN X J,et al. Engineering of bone using rhbmp-2-loaded mesoporous silica bioglass and bone marrow stromal cells for oromaxillofacial bone regeneration. Microporous and Mesoporous Materials,2013,173:155-165.

59. CÂMARA D A,MAMBELLI L I,PORCACCHIA A S,et al. Advances and challenges on cancer cells reprogramming using induced pluripotent stem cells technologies. J Cancer,2016,7(15):2296-2303.

60. GAUVIN R,CHEN Y C,LEE J W,et al. Microfabrication of complex porous tissue engineering scaffolds using 3D projection stereolithography. Biomaterials,2012,33(15):3824-3834.

61. JORAKU A,SULLIVAN C A,YOO J,et al. In-vitro reconstitution of three-dimensional human salivary gland tissue structures. Differentiation,2007,75(4):318-324.

第十章 数字医学在口腔颌面-头颈肿瘤外科中的应用现状与挑战

第一节 概　　述

21世纪医学科学的发展朝着个性化、精确化、微创化与信息化的方向迈进。因此,在科学技术前沿的重要领域中,现代医学的发展与信息科学的发展息息相关。数字化技术在现代医学的广泛运用、渗透和交融,大大加快了现代医学的发展,从而涌现出极具创新性的医学分支学科即数字医学,同时数字医学的发展也赋予了现代医学新的内容,丰富了信息科学的内涵。数字医学是将现代医学和数字化高新技术相结合,涵盖医学、计算机科学、数学、信息学、电子学、机械工程学等多学科的一门新兴的交叉学科。

近年来,数字医学(digital medicine)作为信息科学与现代医学相结合的产物,已经从概念的提出,发展到逐渐在国内外医学界、科技界和信息产业界推广,并且达成共识。数字医学的概念最先由美国哈佛大学医学院的华纳·V·斯赖克教授提出,并由其经过探索而逐渐发展起来。其后欧、美、日等发达国家或地区凭借技术优势,在数字医学领域的研发和应用方面居于世界前列。韩国和新加坡等国家对数字医学关注较早,并相继取得了重要进展。华纳·V·斯赖克教授早在30多年前就已从事计算机在医学领域应用研究的开拓性工作,被公认为此领域的先驱和奠基者。被誉为"赛博医师"的他,担任美国医学信息学会(American Medical Informatics Association,AMIA)权威刊物 *M. D. Computing* 的主编。赛博的英文原文为"cyber",即信息传递与控制科学,也可广义解释为信息技术、计算机广泛应用等。赛博医学就是指计算机在医疗领域广泛应用的数字医学。

一、数字医学的概念

数字医学的概念有广义和狭义之分。

广义理解,数字医学即数字化技术通过交叉、渗透最终融入整个医学科技领域。因此,广义的数字医学包括数字化医疗设备的研发应用、医疗管理信息系统和临床信息系统的开发与实施、数字化医院的建设与管理、临床医疗技术的数字化、区域医疗协同与信息资源共享、远程医疗会诊与远程医学教育、基础医学各个分支学科的数字技术应用、疾病预防控制与公共卫生管理的数字化等。

狭义理解,数字医学是主要研究和应用数字化医疗技术的一个医学分支。运用先进的计算机、数字化手段对临床医学进行新的探索和创造,主要包括对原有医疗技术进行辅助实施,以及为达到更加可靠和精确的诊断、更加有效和准确的治疗而提供全新的数字医疗技术,其中与外科领域最密切相关的是我们常提及的计算机辅助外科。本章主要聚焦于数字医学的狭义概念,围绕计算机辅助外科展开讨论。

二、数字医学的分类

数字医学发展至今,已经渗透到医学的各个领域,形成了依托计算机技术发展起来的各种新的分支学科。依据对数字医学的广义理解,目前的数字医学大致分为三类:数字影像技术、医学信息管理和传输技术、各种数字化诊断与治疗技术等。内容包括医学数字化,计算机辅助外科,医学人工智能,医学三维测量技术,医学计算机图形、图像处理,医院、诊所信息系统,智能化医疗诊断仪器,计算机与医学的生物力学等。其中,与口腔颌面-头颈外科临床医疗实践活动密切相关的是计算机辅助外科。

三、数字医学的发展简史

数字医学的起步始于医学数字化,20世纪70年代产生的CT技术,借助计算机将各个角度获取的人体X线扫描信号储存并进行数字处理,以获得被检查部位的断层图像,率先实现了早期的医学图像数字化和可视化。随后应运而生的MRI、DSA、PET、SPECT等数字化图像及功能影像技术,进一步提高了数字医学图像的量化和功能化。随着数字技术的不断创新和发展,影像学已不仅仅局限于显示图像形态,而且还可以进一步进行图像的量化、功能化。数字医学除可用于医学诊断外,还常用于手术前规划、个体化手术设计、手术导航。数字医学在临床医学尤其是手术方面应用的发展大致经历了有框架立体定向系统、无框架立体定向计算机系统和计算机辅助外科三个阶段。

(一) 有框架立体定向系统(framed stereotaxy systems)

1. 有框架立体定向系统的发展　立体定向手术最先被神经外科医师应用于脑脓肿的引流、破坏头痛患者大脑的孤立病灶(discrete portion)以缓解疼痛、对精神病患者进行手术治疗,以及减轻震颤患者的非自主性震颤等方面,获得了较为满意的疗效。Speigel和Wycis(1947)首先发展并将立体定向仪器真正用于临床。随后,许多可用于立体定向操作的手术仪器被不断推出。但绝大多数立体定向仪器最初都是采用X线平片、解剖标志结构和标准脑解剖图来进行配准的。直到CT扫描问世后,医师开始使用新的影像学技术进行立体定向手术和放射治疗。Bergstrom和Greitz(1976)制作了一种类似头盔的塑料固定装置,让患者戴上这种定制的装置,并将一个金属循迹环固定在患者的头部,然后进行CT扫描。当CT扫描完成后,术者通过金属循迹环进行简单的颅内手术操作。数年后,Brown设计了一个使用丙烯酸框架和三维CT图像的立体定向仪器。Perry等(1980)介绍了采用基于CT扫描,同时携带斜测量杆的框架作为扫描计算机的参考基准点的立体定向仪器。自从立体定向成功用于CT扫描后,术中通过手术仪器进行重复扫描以确定探测仪器末梢的位置成为可能。

2. 有框架立体定向系统的不足　立体定向技术大多数都是有框架的手术系统,虽然用于有框架立体定向开发的仪器在数十年中历经发展和改良,但是使用固定于患者头部的框架这一手段并未改变。有框架立体定向技术的缺点是操作复杂,给患者造成一定创伤并缺乏术中实时引导信息,既阻碍了术者的手术进路,又不能实时显示手术器械的位置,以致极大地妨碍术者操作,这些不足都使有框架立体定向技术的临床应用受到限制。后来学者们经过不断努力,又研发出了能够克服上述缺点的无框架立体定向技术。

（二）无框架立体定向计算机系统（frameless stereotactic computer systems）

1. 无框架立体定向计算机系统的发展　Roberts（1986）等首先创立了无框架立体定向计算机系统,称为现代导航的雏形。术前患者行 CT 检查,检查时在患者头上固定 3 个不能被射线穿透的玻璃标记物作为基准标志。然后,将 CT 扫描所获得的数据传输到手术室中安装的计算机上,计算机与一个装有超声定位器的手术显微镜相连。手术显微镜被固定在 3 个基准标记物上,基准标记物的固定位置可以通过音速数字转换器进行记录,患者与显微镜的位置关系则可用三角测量仪进行精确测量。术中 CT 扫描的重建（reformatted）图像通过手术显微镜配备的一个小型视频监视器提供给术者。无框架立体定向仪器设备与有框架立体定向仪器设备相比,其优势在于不需要使用机械框架进行定位,而是通过将机械臂技术与计算机技术密切结合来进行实时定位,因此显得更为轻便,但有时定位的精确度不够（精确度为 0.7~6.0mm,平均 2.0mm）,这是它的一个缺点。无框架立体定向仪器设备的机械臂上有多个关节,手术中计算机通过测量关节的相对运动来确定机械臂的位置,它的另一个缺点是机械臂可动性较差。

Watanabe 等设计了神经导航仪器,通过一个连接杆将一个三维转换器与手术探测仪相连,6 个可自由运动的机械臂分别装有压力计。手术中计算机能通过已知的臂长和压力计测得的数据,精确测得每个部分之间的关系,以及手术探测仪尖端的精确位置。术前 3 个金属的基准标记物被放置在患者的面部,通过 CT 扫描可以获得基准标记物 10mm 厚的片层。将硬拷贝（hard copy）的 CT 扫描图像扫描到计算机中,位置感受臂可用来校对患者的术中位置与 CT 扫描位置。该神经导航系统在手术室的平均误差为 3mm。

Reinhardt 等（1988）报道了由 3 个铝壳包含 4 个传感器组成的计算机转换臂。将一台计算机用于分析来自传感器的资料,同时通过一台数码摄像机和术前的 CT 扫描图像相叠加。通过固定在患者头上的塑料标记物校准患者的术中位置。据报道临床上的误差只有 2mm。

2. 立体定向外科（stereotactic surgery）概念的提出和发展　1991 年对立体定向外科具有重要意义,许多学者先后应用不同的仪器设备开展和发展了立体定向外科。Guthrie 和 Adler 率先详细描述了立体定向外科的定义,真正确立了立体定向外科的概念。他们提出:当 CT 扫描或 MRI 成像获得患者的数字影像时,数字影像空间上的任意一个点都能用 x、y、z 值来表示,称为影像坐标。影像坐标之间的相互关系需要至少 3 个非共线的点来表示影像空间和立体空间。Guthrie 通过使用有框立体定向仪器来指导手术,从而使有框立体定向仪器的作用由以往的辅助术者,发展为真正指导和进行手术。随后,Watanabe 等报道了使用新的神经导航系统为 68 例患者行神经外科手术,他们认为术中最大误差只有 2.5mm。Kato 等描述了采用电磁数字化仪器用于计算机辅助神经外科手术,他们借助这种仪器开展了 10 例神经外科手术,证实误差在 4mm 左右。同年,加拿大 ISG 技术公司的工作人员 Leggett 等介绍了靶向视窗（viewing wand）技术,该系统主要包含两部分,一个安装有 6 个平衡臂的定位仪和一个无菌的远位探测仪。使用靶向视窗技术进行颅底肿瘤切除手术、视神经减压术、穿蝶骨活检术,误差为 2~3mm。Zinreich 等（1993）经过临床应用发现,靶向视窗技术的误差与有框架的立体定向技术相近。

Barnett 等（1993）提出了无框无臂系统（frameless and armless system）,这一无框无臂的

立体定向计算机系统应该由以下四种配件组成:一个包含 2 个超声波发射器的探头,一个安装在手术台上的声波接收器,用于计时和控制信号产生和接收的软件,能用于术中使用的计算机。经过临床上用无框无臂系统对术前行 1mm 层厚 CT 扫描的 5 个病例的试用,发现误差只有 1.5mm。同年,Barnett 等在另一篇文章中报道了使用超声导航定位的方法进行开颅手术,系统的平均误差为 4.8mm,他们认为,尽管超声导航定位系统具有一定的手术指导作用,但是由于精确度不够,因而不适合取代有框架的立体定向系统。Klimek 等(1993)指出,某些应用鼻内镜很难进入的眼眶深在病变,应用无框架立体定向计算机系统可以进行术中视野修正,或者当术中出血时,可以迅速确定出血点的位置。他们应用无框架立体定向计算机系统,对术前行 1~2mm 层厚 CT 扫描的 21 个病例进行了眼眶手术,发现光学编码机械臂(optical encoder rigid arm)的误差为 1mm。其他学者在 1994 年和 1995 年也报道了使用上述计算机指导的立体定向外科系统的经验。

(三) 计算机辅助外科

1. 计算机辅助外科的发展概述　计算机辅助外科(computer aided surgery or computer assisted surgery,CAS)以往在医学文献中也称为影像导航外科(image guided surgery,IGS)、手术导航(surgery navigation)等,是信息科学和生命科学等多学科交叉渗透的产物,是随着计算机技术的不断进步和完善,以及影像学的发展应运而生的。机器人辅助外科(robotics aided surgery)是该领域的最前沿进展。最早在 20 世纪 70 年代,国外就有计算机辅助外科研发和临床应用的报道。之后,全球有超过 50 家公司及科研机构相继投入研发生产。20 世纪 90 年代初,华中理工大学、清华大学、上海交通大学、复旦大学等国内著名高校的学术机构也相继进行了计算机辅助外科的研究开发,并进行了临床应用。CAS 可以通过计算机处理各种图像数据,设计模拟手术及术中导航,使手术趋于更加精确、微创,开启了外科手术的新篇章。时至今日,主流的计算机辅助外科设备(包括机器人)主要来自发达国家,这些系统无论从临床应用的操作便利还是精确度来看,都已经达到比较成熟的阶段,而我国在此领域的研发虽已取得令人瞩目的进展,但总体而言尚处于初级阶段。计算机辅助外科作为一门新的学科,与口腔颌面外科及其各分支学科互相渗透关联。随着科学技术的日新月异和医疗水平的不断提高,计算机辅助外科有着广阔的发展前景。

2. 计算机辅助外科系统的工作原理　计算机辅助外科是一种基于计算机对大量数据信息的高速处理及控制能力,通过虚拟手术环境为外科医师从技术上提供支援,使手术更安全、更准确的新技术。医学影像学技术的不断提升是计算机辅助外科发展的基础,随着 CT、MRI 等计算机图形以及处理技术的提高,使计算机辅助外科技术在临床医学中得到广泛应用。计算机可将诸如 CT、MRI、DSA、PET 等所提供的图像信息进行三维图像重建,这些重建后的图像能使外科医师进行直观的手术模拟、精确的手术导航和手术定位,并制订合理的手术方案。同时,由于这些图像信息准确可靠,因此常用于手术机器人等在手术中接受指令并进行操作。这种基于三维位置信息的精细手术,大大缩小了手术创面,最大限度地减轻了术区邻近结构的损伤,以及患者术后的痛苦,从而使恢复时间缩短,也推动了微创手术的迅速发展。

3. 计算机辅助外科的分类和内容　作为数字医学在临床应用发展的第三阶段的计算机辅助外科,包括以影像(X 线、CT、MRI、DSA、PET、MEG 等)为引导的计算机辅助外科(image guided surgery)和无需影像引导的计算机辅助外科两种。

计算机辅助外科所包含的内容较为广泛,以影像为引导的计算机辅助外科大致可分为虚拟手术、手术导航技术、机器人技术三类;无须影像引导的计算机辅助外科则涉及计算机辅助设计/制造(CAD/CAM)技术、快速成型技术、反求技术等相关技术。计算机三维可视化技术是各项技术的基础,计算机辅助外科是诸多技术在外科临床中的综合应用。

4. 计算机辅助外科的目标 计算机辅助外科的发展主要有以下目标:①获取多种影像信息,以提高诊断水平。CT 对骨组织有高的分辨率,MRI 在显示软组织病变如神经、肌肉、血管等及功能器官的信息方面价值较大,DSA 是检查血管畸形和血管病变的有效工具。如果将同一组织的不同信息加以融合(fusion)和分析,则能更好地有效反映组织器官的功能、位置、形态等特征。②多模图像配准、定位有利于提高手术的精确性。配准的目的在于以术前图像为基础,对手术器械进行定位。配准时,首先建立术中坐标系与定位传感器的联系,以及术前坐标系与术前图像的联系,然后估计术中坐标系与术前坐标系的转换方式,从而提高手术的精确性。③制订手术方案,选择最佳手术路径进行手术模拟。这对减轻手术损伤,提高手术中的定位精度和手术成功率尤为重要。④依靠术中图像信息,借助导航系统,执行预定的手术方案。在没有计算机辅助手术干预的情况下,医师往往主观地将来自不同参照系统的图像信息综合起来。这些不同参照系统主要是获取术前图像和术中图像的医学设备。而计算机辅助外科可以客观地完成这些复杂信息的高速精确运算分析,通过导航系统并在医师的参与下获得预期的手术效果。⑤完成手术医师难以触及或无法用肉眼看到的组织器官的手术操作,并替代医务人员进行较危险的操作,如颅底、颞下窝等的可视性操作;或在感染、放射情况下,通过精确复杂的计算机辅助外科保护医务人员,是十分必要和重要的。

5. 计算机辅助外科的优势 随着计算机辅助外科的发展,通过术前模拟、术中导航、术后评价,我们发现计算机辅助外科有着与传统外科无法比拟的优势:①减少手术创伤,使部分大手术变小,减轻患者的痛苦,缩短住院和术后的康复时间,降低医疗费用等;②手术更安全、手术精度高;③从根本上改变手术观念,使以往不能治疗或治疗困难的疾病能够治疗和治愈;④减少输血比率和输血并发症;⑤减轻医护人员和患者的负担;⑥降低传染病等感染医护人员的风险。

第二节 计算机辅助外科在口腔颌面-头颈肿瘤外科中的应用现状

计算机辅助外科是数字医学的重要组成部分和与外科医师直接相关的主要部分。计算机辅助外科作为融入外科医师临床治疗能力的一项数字化技术,在术前手术规划、个体化手术器械或治疗辅助工具的开发与临床应用、个性化植入假体置换手术,以及手术导航等方面的成功应用,有力推动了外科临床治疗向个性化、精确化、微创化和信息化的方向发展。由于计算机辅助外科包括虚拟手术、手术导航技术、机器人技术、CAD/CAM 技术和快速成型技术等多种技术,本节将分别介绍这些相关技术及其在口腔颌面-头颈肿瘤外科领域的应用。

一、三维重建技术——数字外科的基础

(一)三维重建技术(3D-reconstruction technology)的定义
三维重建是将准备用于计算机辅助设备的患者数据,包括 X 线数据、CT 断层扫描数据、

MRI 成像数据等用强大的图像处理软件和图形工作站进行可视化处理,并进行术前或实时术中显示的技术,外科医师可以将重建后的不同组织分层次、分对比度并标注不同颜色进行动态观察,从而提高术前诊断准确率,合理设计手术方案,并在术中精确操作,为术后疗效和预后评价提供可靠依据。

在图像处理系统中,常用的标准文件格式有 BMP(bit map)、TIFF(tag image file format)、JPEG(joint photography expert group)等。前两种是 PC 和 Windows 环境支持下常用的图像格式,后一种是目前最流行的静态图像压缩标准,当其压缩比在 20 倍以内时,基本察觉不出图像的失真,但随着压缩比的增大,信息损失越严重。另外,许多医学检测和诊断设备以 DICOM(digital imaging and communication of medicine)的格式输出图像。DICOM 格式是由美国放射学会和美国国家电器制造商协会共同制定的,专门用于医学图像存储及传输的标准,现已被各国医疗界和医疗设备制造商广泛接受。

(二) 三维重建技术在围手术期的应用

三维重建图像或模型可通过轮廓、线框和不同亮度、透明度和反射率的方式加以显示,并可在计算机屏幕上随意进行不同角度旋转和不同切面显示三维解剖图像,或在直视下对三维模型进行多角度观察;同时可以精确测量重建模型的体积和表面积。三维重建图像不仅可以提供直观的图像,有助于外科医师减少判读错误,也可以选择性地对感兴趣的区域进行三维重建,并且可以通过放大和旋转获得局部细节。目前的三维重建技术已经能够对硬组织和软组织进行三维重建,根据三维重建图像或模型所提供的各种信息特征,有效地辅助外科手术,在围手术期的各个阶段发挥重要作用。然而,尽管三维重建的过程十分精确,但是用以进行三维重建的原始信息来源于影像学检查,扫描的数据本身可能就存在误差,从而导致计算机辅助外科与实际外科手术间存在误差。因此,在三维重建组织和器官时,尽量减少医学影像的误差是提高重建质量的关键。

二、CAD/CAM 技术——数字影像和计算机加工制作的结合

(一) CAD/CAM 技术的定义

计算机辅助制造(computer-aided manufacturing,CAM)技术是通过对 CT、MRI 图像中不同密度的组织,选择不同的窗位,根据体素(voxel)堆积成像的原理,建立骨骼硬组织或软组织三维图像模型,并通过计算机辅助设计(computer-aided design,CAD)软件驱动计算机数控机床(computer numerical control milling,CNCM)生产出不同材料的三维实体模型。

(二) CAD/CAM 技术的过程简介

1. 患者数据准备　将患者患病部位的螺旋 CT 数据以特殊的 DICOM 标准格式进行存储。

2. 医学图像处理　读入图像数据文件,解析并提取出建模所需的像素(pixel)信息,将其压缩存储。计算机接着读入所有压缩数据文件,进行线性插值,构建三维图像,进行中值滤波、图像增强和目标分割。

3. 三维重建　提取、跟踪、逼近单层切片的轮廓,结果以初始图形交换规范(initial graphics exchange specification,IGES)格式输出。对结果进行运算、修正和缩减,并以 STL 文件格式存盘。

4. CAD 设计、原型制造 由 CAD 系统在计算机上模拟手术,设计出康复模型。

5. 有限元建模 分割目标组织为网格单元,统一编号;计算表观密度和材料常数,对边界上的单元节点进行平滑运算。

(三) CAD/CAM 技术在口腔颌面-头颈肿瘤外科中的应用

CAM 技术在口腔颌面外科中的应用主要在肿瘤外科和创伤外科领域。在口腔颌面-头颈肿瘤外科中,可以直接利用 CAM 技术制作出上、下颌骨的切除模板和生物材料的颌骨植入体,并使切除模板的固定板与植入体的连接板完全一致,从而保证手术的精确性。另外,还可以通过 CAM 技术制作非植入的颌骨模板,引导血管化移植骨瓣的塑形、定位和固定等过程,具有个体化、直观、准确的特点,能够减少手术时间,提高修复效果。目前,对于颌骨缺损,还可通过 CAD/CAM 技术设计并制作出与缺损颌骨一致的植入体或赝复体,进行上、下颌骨缺损的修复。在颅颌面后天性缺损畸形的治疗中,计算机三维成像系统结合 CAD 软件,可对患者的三维图像模型进行分析、测量和手术模拟,并可将所获信息通过 CAM 技术还原为实体模型,进行实体分析、预制钛板等,在缩短手术时间的同时,也提高手术成功率。

三、虚拟现实和外科手术模拟

虚拟手术是利用各种医学影像数据,使用虚拟现实技术在计算机中建立一个模拟环境。医师借助虚拟环境中的信息,进行手术计划、训练,以及在实际手术过程中引导手术,是计算机辅助外科的一种形式。

虚拟手术是建立在虚拟现实(virtual reality)和增强现实(augmented reality)基础上的。所谓虚拟现实,是指把现实中不存在的东西,真实地感触到;而增强现实是在实物的图像上增加现实的(或不可视的)信息,是基于图像信息构成位置与现实吻合的假设空间。虚拟现实是人们利用计算机技术模拟产生的,具有高度逼真性的三维视觉、听觉及触觉等感觉的虚假环境。

虚拟现实系统的基本构成:由一个包括虚拟环境数据库的高性能计算机系统组成的虚拟环境发射器;能使用自然声音或合成声音信号并对其进行特殊处理的声音合成及三维声音定位装置;能帮助进行大量数据输入等烦琐体力工作的语音识别装置;能对使用者各肢体及手脚的运动轨迹和位置进行跟踪的头-眼-手跟踪装置;能给使用者提供触觉、动觉等刺激而增加其在虚拟环境中身临其境感觉的触觉、动觉和温度感觉装置;能为使用者提供观察虚拟环境手段的头盔式或支架式立体视觉显示器。

虚拟现实系统具有两大特点:第一,与一般的交互式三维计算机图形不同,虚拟现实系统可以让使用者进入虚拟设置的环境空间中;第二,虚拟现实系统可以让使用者从数据空间向外看。

在虚拟现实系统中,利用计算机代替医师进行手术方案的三维构思,一方面比较客观、定量;另一方面,相关信息可供整个手术小组共享,结合 CT、MRI 等三维图像,可与手术小组成员进行人机交流,在虚拟的空间(virtual space)进行三维手术模拟,从而制订出较为完善的手术方案。如果所设想的空间能与现实空间(患者的术野)及位置正确对应,在手术中就可随时以此作为参考,达到虚拟现实和增强现实的统一。虚拟手术能够在很大程度上弥补传统手术中医师完全依靠主观的临床经验和外科技能进行手术方案的制订和实施手术,从而提高手术质量。

虚拟的现实系统不仅对手术起到极大的辅助作用,还有助于手术教学训练和进行远程医疗,为培训外科医师的手术操作提供了理想的平台。受训者可在虚拟手术系统上反复观摩外科专家的手术过程并重复演练实习,为受训者提供了极具临床真实感的训练环境。这种在虚拟环境中进行的手术操作接近现场,又不会发生严重的意外,能够缩短外科医师的培养时间,并获得实际手术中的手感。此外,虚拟的现实系统还可用于内镜、血管造影和护理技术的训练。在远程医疗中,专家或顾问医师通过虚拟系统甚至遥控操纵仪器,指导和帮助医疗操作,以及提供实时支援,突破了以往的时域和空间限制,促进了医疗效应的最大化。随着这些相关技术的完善,虚拟手术将得到极大的推广。

(一) 计算机手术模拟仪

近年来发展的虚拟现实训练系统可用于模拟术中可能发生复杂的情况和固有的解剖形态及结构。一个虚拟环境的训练系统通常包括计算机主机、图像处理器、整体化模型、再现和互动软件,以及显示器、输入设备和示踪设备。系统对使用者的表达和反馈的形式包括触觉、视觉、压力感觉和听觉,所有的感觉加在一起,提供了一个虚拟的现实环境。当前和将来发展的计算机手术模拟仪可以分为两大类,即沉浸式技术和非沉浸式技术。

由于视觉是人类最容易控制的感觉,因此视觉是虚拟现实技术最初涉及的方面,沉浸式技术建立在视觉基础上,使得使用者沉浸在虚拟的现实环境中变得可能。沉浸式的计算机模拟仪(immersive simulator)通过产生三维图像,制造虚拟环境,并将虚拟环境传送到使用者头戴的一个显示器中。头戴显示器通过将虚拟现实环境的视觉信息提供给使用者的眼睛,并且阻断使用者与真实环境的视觉接触,而让使用者完全沉浸在一个虚拟的现实环境中。非沉浸式计算机手术模拟仪依靠真实世界的道具来辅助增强虚拟现实技术的物质真实感,而并不是让使用完者完全浸润于虚拟的现实环境中。在非沉浸式计算机手术模拟仪(non-immersive simulator)中,标准的阴极射线管视频监视器和全景显示器广泛用于构建虚拟环境。完全虚拟和非完全虚拟感官技术各有优缺点。当然,何种类型的虚拟环境最有利于使用者,取决于多方面的因素,包括任务的特性、使用者的特性、人的感觉和电生理特点、多种模式的相互作用、费用和视觉、听觉、触觉组成的潜在需要等。

用计算机模拟手术的过程类似于实际手术,口腔颌面-头颈肿瘤外科医师通过计算机手术模拟仪,可以建立肿瘤的三维重建动态显示。在三维状态下,对肿瘤进行分析,使医师直观地了解病变与周围组织及重要器官和结构的关系,预设手术范围、估计术中可能出现的并发症,并进行手术模拟,可以帮助医师获得关于病变的详尽信息和可靠的手术结果,从而设计出最佳的手术方案。

计算机模拟手术的原理是在计算机基于三维 CT 扫描数据的基础上,利用模拟手术软件,在三维图像上进行任意方向及层厚的切割,将病变表面或病变组织分层切除,来显示病变在不同层面上与周围组织的关系。计算机模拟手术在口腔颌面-头颈肿瘤外科中的应用主要在以下几个方面:计算机模拟手术结合三维影像,能清晰显示肿瘤内骨质破坏与骨质生成情况,对颌骨肿瘤的定性有巨大的帮助;在计算机上对颌骨肿瘤进行模拟手术,进行术前手术方案的设计、预测手术范围、术中可能出现的并发症,以及肿瘤切除后颌骨缺损的修复方法;在计算机上对颌骨囊肿进行模拟手术,确定手术术式,避免过多地损伤正常组织;通过计算机手术模拟可以清晰显示,口腔颌面-头颈肿瘤在每一手术层面上肿瘤与周围组织及重要器官的关系,辅助手术医师设计最佳的手术方案;在计算机上预测种植体植入的部位、深度和方向;在计算机上对颅颌面各类先天性和后天性畸形进行三维重建,不仅可将每块颅颌面骨的立体解剖形态及病变情况单独显示出来,而且可使各块骨相关的复杂解剖结构一目了然;计算机模拟手术还可以用于临床教学,指导医师掌握口腔颌面-头颈部的手术解剖层次和局部解剖。

图 10-2-1 即为术前对 1 例拟行下颌骨节段性切除和血管化髂骨肌瓣重建的成釉细胞瘤病例,在计算机上进行下颌骨切除和重建手术的模拟,帮助设计手术方案、确定下颌骨切除范围和选择拟切取的髂嵴区域,并预测手术效果。

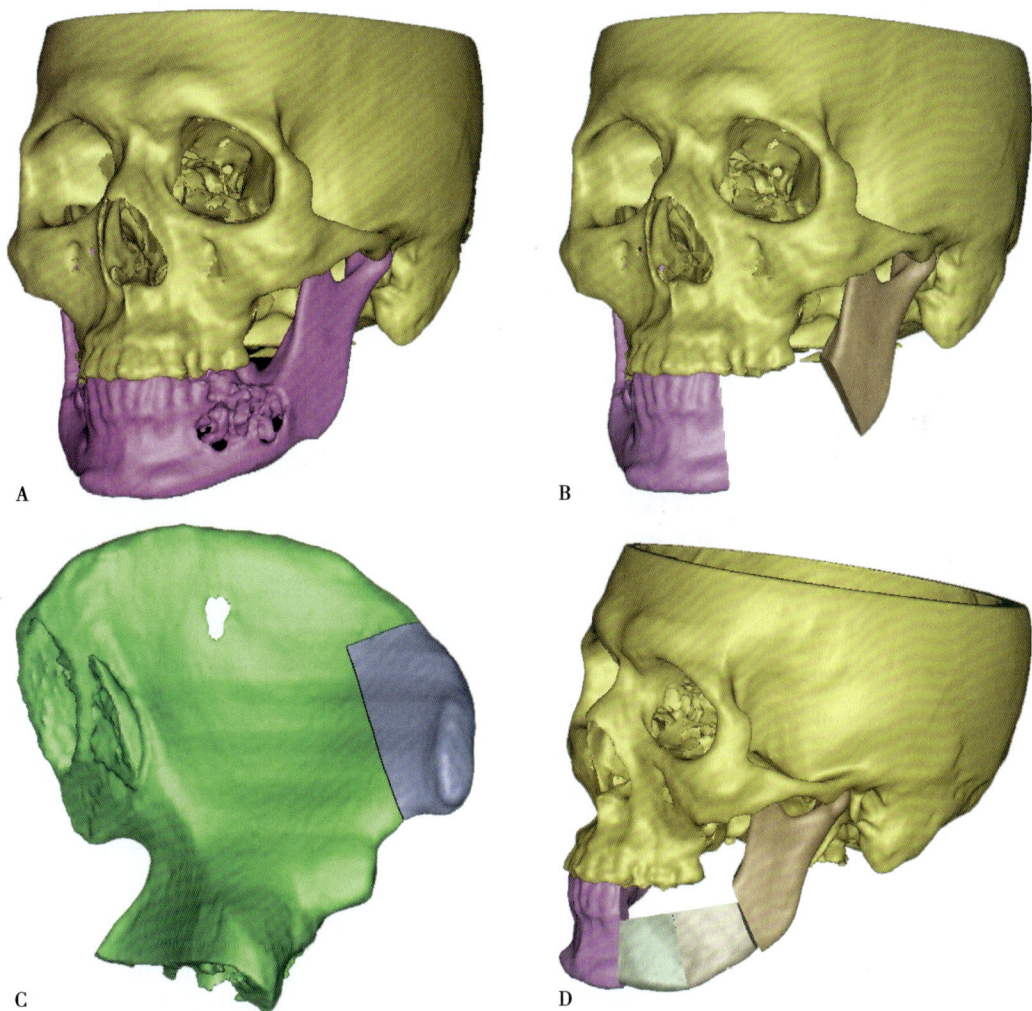

图 10-2-1　拟行下颌骨节段性切除和血管化髂骨肌瓣重建的成釉细胞瘤病例
A. 口腔颌面部三维重建示左侧下颌骨成釉细胞瘤;B. 手术设计软件中虚拟下颌骨肿物及节段性切除术;C. 虚拟髂骨瓣切取范围;D. 虚拟下颌骨缺损血管化髂骨肌瓣重建效果。

(二) 专家系统(expert system)和虚拟环境(virtual environments)

自从 Feigenbaum 等研制成功第一个专家系统 DENDRL 以来,专家系统就被广泛用于科学研究和社会生产实践中,产生了巨大的社会和经济效益。专家系统在医学领域的应用主要在医学诊断和治疗方面。所谓的专家系统,就是一种在某一特定领域中具有专家水平解决问题能力的计算机程序,能运用专家们积累多年的经验与专门知识,模拟人类才能解决的问题。具体到口腔颌面-头颈肿瘤外科领域,将比一般水平医师具有更多的专业知识、临床经验或专长的著名专家和学者的医疗知识和经验集中起来,并以某种形式存储到计算机里,组成"知识库",再把专家学者们运用这些专业知识诊断和治疗疾病的思维判断过程编成程序而建立"推理机",从而使计算机能像专家一样诊断疾病、设计手术方案,这种具有专家能力的计算机系统就是口腔颌面-头颈肿瘤外科专家系统。

可见,一个专家系统应该由上面所述的"知识库"和"推理机"这两大基本部分组成。专家系统应具有以下基本特征。

1. 具有专家水平的专门知识　一个专家系统要想达到像人类专家那样的工作水平,就必须存储足够的高质量专家的知识。计算机存储的知识越多,质量越高,解决问题的能力也就越强。一般来讲,专家系统中的知识应该包括三个层次:低级的数据级知识、中级的知识库级知识和高级的系统控制级知识。数据级知识是指计算机解决具体问题时所需要的初始证据,以及问题求解过程中所产生的中间结论和最终结论等。知识库级知识是指专家的知识,一个专家系统性能的好坏,主要取决于知识库级知识的质量和数量。系统控制级知识是关于如何运用领域级知识的知识,体现了专家系统所具有的"智能"程度。系统控制级知识又可分为两类:一类是关于我们所知道的知识的元知识,另一类是关于如何运用我们所知道的知识的元知识。通常,数据级知识和知识库级知识又可统称为领域级知识。领域级知识是面向具体的专业领域的知识,只有相应的专业人员才能掌握并且用来解决该专业的问题。在一个设计良好的专家系统中,领域级知识是专家系统建立的基础,而系统控制级知识则是反映专家系统运用"智能"水平高低的关键。

2. 能进行有效推理　专家系统的根本任务是求解领域内的现实问题,问题的求解过程是一个思维过程,也就是推理过程。专家系统不仅能做一般的推理,而且还能做启发式搜索、不精确推理和不完全推理。因此,专家系统与一般的数据库系统截然不同。

3. 具有解释功能　人们在运用专家系统求解问题时,不仅希望得到正确的答案,而且也希望了解该答案的依据,希望了解"为什么这么做"。这也是使用专家系统的医师自身学习和积累的过程。因此,专家系统多设有解释功能,以回答使用者提出的问题。

4. 具备人机对话功能　专家系统多采用人机交互系统。一方面,计算机需要与领域专家或知识工程师对话,以便扩充或更新知识库中的知识;另一方面,也可以方便使用者进行操作。

5. 专家系统应易维护和更新　目前,大多数专家系统都采用"知识库"和"推理机"分别设计的原则,两者之间相互独立。这样的设计有利于专家系统的更新和维护,很容易使知识库接纳新的内容,并对某些过时或一些不正确的知识进行修改,而不必为了修改知识库而对整个系统造成影响。

如果将多种形式的专家系统结合到虚拟现实系统中去,而为医疗训练提供智能的模拟工具,可以将计算机手术模拟仪的功能提升到一个新的层次。专家系统能使用多种方法识别使用者的声音、姿势指令和在虚拟环境中发生的行为。在手术模拟过程中,专家系统从上述暗示中推断背景关系,并提供符合背景情况的回答。使用者可以查询专家系统的任务和辅助操作的水平,以及在手术模拟过程中出现错误时自动从专家系统获得反馈信息。专家系统的界面上加入了一个解释模块,该模块可以把使用者的语音和姿势整合为通常的语义表达,专家系统根据制定的与常规手术操作步骤一致的规则,能够使用这些语义表达来解释使用者的动作。

(三) 训练转换(transfer of training)

应用虚拟现实技术及相关技术进行医学训练目前还处在起步阶段。因此,任何一个研发团队的主要时间和资源应当用在开发能为使用者提供有效的训练和价格相对便宜的系统上。现阶段,基于计算机的模拟训练系统价格昂贵,但效果却未经证实。将资金用于评估训练效果上,比将资金用于其他项目上更节约开支和减少浪费。

最基本的训练效果评价指标是训练转化百分比。在航空学中,效果转化比(transfer effectiveness ratio)用于监测模拟训练的效果。研究表明,计算机航空模拟训练能产生 0.48 的效果转化比,即 1 小时的计算机航空模拟训练能节省将近半小时的空中训练时间。效果转化比也可以用于比较哪种训练方法能让使用者在最短的时间内学到最多的东西。如果一种训练技术需要的费用比另外一种更少,但是使用者需要更长的时间才能将技术提高到一个更高的熟练程度,那么效果转化比实验设计就能决定每个训练项目进行每小时训练操作的设备花费效果。显而易见,对计算机手术模拟仪而言,如果手术医师不能在虚拟现实环境中进行有效的手术操作训练,那么将来购买该计算机手术模拟仪设备将变得没有益处。

四、导航外科——光学、电磁学示踪的外科技术

口腔颌面-头颈部手术需要手术医师术中对解剖结构精确辨认,但如果手术医师对病变范围广泛或既往曾行手术的患者施行手术,要达到对解剖结构的精确辨认则难度较大。手术导航系统就是为了增加口腔颌面-头颈外科手术的安全性和效果而研发的,通过手术导航系统,能够引导手术器械在手术区域移动,导航仪可以根据患者术前的 CT 或 MRI 扫描数据,将手术器械的实时定位信息呈现在一个三维视频显示器上。

手术导航的概念最早起源于"立体定向神经外科技术"(stereotactic neurosurgery),是一个利用解剖影像和定向仪将手术工具聚焦于脑内特定靶点提取组织标本,损毁病灶和去除病灶的过程。口腔颌面-头颈外科则运用其原理,对颅颌面种植和畸形手术矫治、颌面部复杂骨折的复位,以及复杂解剖区域高风险肿瘤切除手术进行立体可视化的术中定位操作,获得传统手术无法比拟的效果,有效降低手术创伤,最大限度地保留患者的功能和外形。Hassfeld(1995、2000、2001)连续报道了多例导航引导完成颌面部复杂解剖区域高风险肿瘤切除及截骨手术,获得了良好的效果。但由于软组织弹性形变的限制,将三维实时导航技术成功用于口腔颌面-头颈外科肿瘤切除的研究报道不多。

目前已经商业化的导航仪系统主要基于两种示踪技术:光学示踪系统和电磁学示踪系统。这两种导航系统都具有在手术中向手术医师提供精确解剖定位的功能,但两种系统使用的示踪技术不同,使得其在设计和功能上截然不同,可由手术医师根据需要和爱好进行选择。下面对导航仪系统作简单介绍。

(一) 导航仪操作的必要步骤

校准(calibration)、配准(registration)和精确的校验(verification)是所有导航系统共有的、确保手术开始时的设备完整和在整个手术过程中精确定位必不可少的步骤。随着手术导航机制的着重强调,手术导航技术在口腔颌面-头颈外科中的特殊应用将有很大的发展。

（二） 光学示踪系统（optical tracking system）

应用于口腔颌面-头颈外科和耳鼻咽喉-头颈外科的光学图像指导系统主要有德国的 BrainLab 系统、美国的 Strike 系统、奥地利的 VectorVision 系统和 Surgical Navigator 系统。这些系统大部分是将现有的用于神经外科和矫形外科的手术导航系统的软件和硬件包进行升级后，再用于口腔颌面-头颈外科和耳鼻咽喉-头颈外科手术。同时，大多数生产商也提供单独用于口腔颌面-头颈外科和耳鼻咽喉-头颈外科的更为廉价的手术导航系统。

这些光学示踪系统都使用红外示踪系统，是目前应用最普遍和精度最高的方法。光学示踪系统的原理是用至少 2 个摄像机观察目标的自然表面或特征点，然后重建这些点的三维形状，从而获得被测物体的三维位置。精度在 0.1~1.0mm 之间。用光学示踪系统进行导航操作时的配准就是比较手术区域的相关位置点和 CT 图像上的相应区域是否一致的过程。配准过程中基准点的选择与导航的效果密切相关。尽管患者头部的任何解剖位点都能用作基准点，但是为使导航效果达到最佳，通常应该选择手术区域周围的解剖部位作为基准点。而选择下方有颅颌面骨支持的皮肤解剖位点作为基准点，则能在屏幕上显示出最好的三维重建效果和将手术中的误差降到最小。

（三） 电磁学示踪系统（electromagnetic tracking system）

InstaTrak 是一个应用电磁学示踪技术的导航系统，首先用于窦腔手术。该系统是手术中让患者戴一个装有射频发射装置的特殊头戴送受话器，而在无磁性吸引器的手柄上则装有射频接收器，线缆将接收器和发射器连接到同一计算机工作平台上。在视频显示器上，吸引器的尖端通过"十"字交叉基准线描记在患者术前的矢状位、冠状位、轴位的三维 CT 图像中。电磁学示踪系统的原理是计算机通过根据接受信息的强度和相位，计算出空间位置和方向。一般精度在 2.0~5.0mm。

（四） 系统比较

光学示踪和电磁学示踪系统都被证实在口腔颌面-头颈外科和耳鼻咽喉-头颈外科手术中操作简单可靠，但由于软件和硬件设计上的不同，使它们在临床应用中有所区别。光学示踪系统的精度要高于电磁学示踪系统，对较深的窦腔或间隙等区域的导航操作准确性更高；而电磁学示踪系统对射频信号的传递没有干扰。两者最大的区别在于定位方式上的区别，在实际应用中，多采用混合定位法，以弥补各自的缺点。

（五） 导航技术在口腔颌面-头颈肿瘤外科中的应用

颅底是颈内动脉、颈内静脉及脑神经等重要解剖结构聚集的部位，是口腔颌面外科领域内最疑难和高风险的手术区域。颅底肿瘤位置深在，早期诊断的最佳手段是穿刺活检。然而，由于部位深在，且包含多个重要的血管神经结构，因此穿刺风险大，且不易准确定位获取瘤体组织。随着数字化技术的发展，计算机辅助设计与导航技术实现了手术中颅底盲区的可视化，极大地增加了手术的安全性和准确性。根据术前的 CT 数据，可在计算机软件中精确标记肿瘤范围及周围重要解剖结构与标志，设计穿刺路径，采用导航技术根据术前设计的穿刺路径与深度，应用特制的穿刺枪进行穿刺活检，显著提高颅底肿瘤穿刺活检的成功率与安全性。此外，数字化技术也可辅助颅底肿瘤的治疗。术前根据标记的肿瘤范围、重要结构及周围解剖标志点，在计算机软件中进行肿瘤切除范围的规划；术中采用导航技术验证切除范围，确认安全边界；同时显示操作部位与重要血管神经的三维位置关系，保护血管神经，提高手术的安全性。

由肿瘤切除、炎症及外伤等引起的上、下颌骨缺损,不仅影响患者颜面部的外形与美观,还造成咀嚼、吞咽及言语等生理功能障碍,严重影响患者的生活质量。近年来,随着"精准医学"概念的提出,个性化、功能性重建成为颌骨缺损重建的目标。数字化技术的发展恰恰符合上述目标并已成为颌骨缺损修复重建手术的常规辅助手段,主要包括三维重建、计算机辅助设计、快速成型及手术导航等技术。术前获取患者的 CT 数据,在计算机软件中生成三维影像,进行三维重建,可以直观地获得上、下颌骨及周围软硬组织的三维图像;随后,在计算机软件中对肿瘤范围、重要器官和解剖标志进行三维标记,获得三维可视化的视图,使医师精确判断肿瘤位置、范围及与周围组织结构的关系,克服了传统方法的不足;在精确三维重建的基础上,可在软件中模拟颌骨切除与重建手术过程,制订精确的手术计划,设计理想的修复效果;再将虚拟设计的数据通过快速成型技术打印出三维模型,并在模型上预弯制个性化的钛网或重建钛板等个性化修复装置,用于术中修复缺损或固定移植骨段。此外,还可以打印手术导板与模板,作为虚拟向现实转化的载体,用于术中截骨与塑形,使手术计划精确地转移到实际手术过程中。也可以通过手术导航技术实现虚拟向现实的转化,在术前根据手术设计进行导航规划,在术中使用手术导航仪辅助手术实施,对截骨的范围、移植骨的位置与方向等进行精确的实时定位,实现术前设计。

五、机器人外科——高难度手术的辅助

我国科学家对机器人的定义是"一种自动化的机器,所不同的是,这种机器具备一些与人或生物相似的智能能力,如感知能力、规划能力、动作能力和协同能力,是一种具有高度灵活性的自动化机器"。机器人技术的本质是感知、决策、行动和交互技术的结合。随着对机器人技术智能化本质认识的加深,人们结合人类活动各个领域的应用特点,开发和发展了各式各样的具有感知、决策、行动和交互能力的特种机器人和各种智能机器。医用手术机器人系统即是这类机器人中的一种,是集手术导航系统、机器人控制、自动化、智能化于一体的人工智能系统。手术机器人可以实现对手术部位高度精确的任意位置和姿态的控制,利用机器人代替术者手术,可进行比术者更精确的数字化手术操作,同时还能避免术者由疲劳、情绪、疏忽等可能造成的失误,达到手术操作的规范化、标准化、自动化和工业化水平,从而极大地提高手术效率和质量。

(一)　机器人机械臂的作用

机器人系统即机器人机械臂系统,是通过精确的定位及计算机运动控制技术,替代或帮助外科医师完成相应的高难度、高风险手术,诸如心脏、肝脏和颅脑等脏器手术,是目前最具人机交流能力的高智能产品。它可通过机器人手术臂部分替代人手完成许多复杂的外科手术,而且机器人辅助系统还可与内镜连接,将术中实时图像和机器人定位坐标同时提供给外科医师;同时医师也可进行远程控制指导,通过计算机指令驱动机械臂在内镜系统及传感遥控系统下,按术前设计好的手术步骤,精准完成精确度要求较高的外科手术。

(二)　机器人外科(robotics surgery)在口腔颌面-头颈肿瘤外科中的应用

近年来,手术机器人技术的开发,为进一步提高口腔颌面-头颈肿瘤外科手术的精确度提供了可能。1991 年,Taylor 等首先在整形外科手术中运用手术机器人。在口腔颌面外科领域,Kavanagh 等最先开展了手术机器人辅助上颌窦根治术的临床前试验。目前,手术机器人已

用于多种颅颌面手术治疗中,如经口内开颅术、口腔种植牙手术等,取得了良好的治疗效果。

口腔颌面外科的机器人技术主要应用范围应包括:①切除和截骨时能智能化地保护邻近的重要结构;②根据手术制订方案,对颅颌面骨进行切割和成形,并将骨块精确移位和固定;③正确引导种植体的植入部位、轴向和深度;④根据术前三维重建图像预制支架系统,在术中准确自如地放置于预设位置并加以固定。

北京大学口腔医院口腔颌面外科开展了手术机器人辅助游离腓骨瓣修复下颌骨缺损的模型实验与动物实验。实验采用"三臂"手术机器人辅助固定双侧游离端下颌骨及移植腓骨段。机器人具有"感应系统"与"视觉系统",可根据术前设计,准确定位下颌骨及腓骨位置。实验结果显示,手术机器人辅助模型实验中,术后腓骨位置平均偏移1.22mm;动物实验中,术后腓骨位置平均偏移1.77mm;以上结果均明显优于传统手术与单纯导航手术。该结果证实了手术机器人在下颌骨重建手术中的应用价值与优势,但仍需要进一步大样本量的临床前试验验证临床实际的应用效果。

六、快速成型技术

快速成型又称快速原型(rapid prototyping, RP/rapid prototyping manufacturing, RPM)技术,是国外20世纪80年代后期发展起来的一种高新制造技术,指在计算机的控制下,根据物体的模型或CT等数据,不借助其他设备,短时间内通过材料的精确堆积,制造原型的一种基于离散、堆积成型原理的新的数字化成型技术,集中体现了计算机辅助设计、激光加工、数控和新材料开发等多学科、多技术的综合应用,突破了传统CAD/CAM加工技术的局限性。因此,快速成型技术特别适合于复杂结构物件、单件或个体化小批量物件的生产。

1. 快速成型技术的种类 不同种类的快速成型系统因所用成型材料不同,而成型原理和系统特点各不相同。但实质都是"分层制造、逐层叠加",实现一种由点到线、由线到面、由面组成立体结构的过程。成型材料有液相、固相、粉末RP系统三种基本类型,最终模型也从纸、聚合物到金属等多种多样。快速成型技术在目前乃至相当长一段时间内,主要有六种成型方法:①液态光敏聚合物选择性固化(立体光固化成形)(stereolithography apparatus, SLA),采用低能量紫外激光扫描光敏树脂形成,多用丙烯酸酯作为原材料。SLA法适合制作复杂、清晰、体积不大的医学模型,如头颅模型。②薄形材料选择性切割(分层物体制造)(laminated object manufacturing, LOM),采用热活性黏合剂覆盖的纸张,在纸张上移动激光束切割出相应形状。LOM法适合制作中、大型医学模型,并能作为模具,直接或间接铸造金属移植物(或注射塑料移植物),成形过程为干式操作,比较适合医院的环境。③粉末材料选择性烧结(选择性激光烧结)(selected laser sintering, SLS),采用中等能量的激光束扫描粉末材料,使粉末熔化或黏结而形成模型。成形过程亦为干式操作,能采用聚苯乙烯、尼龙、蜡等多种材料,比较适合医院的环境。④丝状材料选择性熔覆(熔积成型)(fused deposition modeling, FDM),采用热塑性材料,通过一个电脑控制x、y轴运动的喷嘴喷出而制作模型。成形过程也为干式操作,比较适合医院的环境,但在成型速度、模型清晰度和表面品质方面均低于SLA法。⑤多相喷墨凝固(multiphase jet solidification, MJS),采用粉末或球形的不同黏度材料,从喷嘴喷出液态材料,制作金属或陶瓷模型。⑥喷墨式三维打印(three-dimensional printing, TDP),通过喷墨打印机喷嘴,喷出液态黏合剂,在金属或陶瓷粉末上逐层创建模型。优点是价格比较便宜,很适合医院的环境,可由医务人员亲自操作,但所制作的模型尺寸目前还比较小。

其中,在医学领域普遍应用 SLA 及 FDM 两种技术。

2. 快速成型技术的基本原理　快速成型技术的原理是将 CAD、CAM、计算机数控(computer numerical control,CNC)、激光精密伺服驱动和新材料等先进技术集于一体,依靠计算机构成的工件三维模型,然后用切片软件将三维模型分层切成 1~2mm 的薄片,得到各层截面的二维轮廓,即将三维信息转换成一系列的二维信息,各层截面轮廓数据转换成数控加工命令,控制激光来选择性切割纸或固化液态树脂,烧结粉末材料,形成各截面轮廓并逐步顺序叠加成三维实体模型。

目前随着可下载原始数据的螺旋 CT(spiral CT)投入临床使用及三维容积再现方法(volume rendering,VR)的问世,可将 CT 图像数据直接输入计算机,并用一定的数学方法在各层之间进行差值细化,三维产品的加工精度比以往依赖于透射式扫描仪读取 CT 扫描的图像胶片信息,再传输至个人计算机进行数据处理转换制成的产品,有了很大提高。

3. 快速成型技术的特点　快速成型技术应具备以下特点:①不需要任何机械加工工具;②可以 STL 格式文件,直接接受三维 CAD 实体模型数据;③采用"分层制造、逐层叠加"的原理;④快速、直接制造任意复杂形状的实体模型;⑤整个制造过程在计算机控制下进行。

4. 快速成型技术在口腔颌面-头颈肿瘤外科中的应用　外科学是快速成型技术最早应用的医学领域,口腔颌面外科领域的引入则可追溯至 1991 年,奥地利维也纳的口腔颌面外科医师首次将快速成型技术引入手术中。随后其在口腔颌面外科领域的应用,从简单复制模型、复合材料和复杂假体的制作修复,到组织工程器官制作,使该技术得到了迅速开展。目前部分研究成果已投入临床使用,并取得了良好的效果。

(1) 制订手术方案和模拟手术:尽管快速成型技术在 1991 年已引入口腔颌面外科领域,但真正意义上用来制订手术计划则是在 1992 年,Soker 等对 1 例需要行整复手术的腭裂患者在术前建立了一种塑料 SLA 模型。这种 SLA 模型是基于 CT 断层图像而制作的,可以显示模型的形态和内部结构,甚至复杂的倒凹结构。因而,外科医师能在 SLA 模型上制订手术计划,并可预见手术效果。快速成型技术进而在下颌骨畸形矫治和颧骨发育不全的整形手术中得到进一步应用,医师能从 SLA 模型上直观地获取骨缺损的信息,从而合理选用植入物及植入量。在一定程度上,快速成型技术与前面所提到的虚拟手术有异曲同工的效果,它们之间还能互通有无、互为补充,帮助医师制订更加完善合理的手术方案。

利用快速成型技术可以加工出内、外部三维结构完全仿真的生物模型(bio-model),其线尺寸误差小于 0.05mm,总体误差不超过 0.1%,这样的精度一方面可以完全满足外科手术的需要,另一方面则能克服获取生理解剖标本的难度及可能面临的伦理道德问题。对于某些复杂特殊的原发病变,外科医师通过仔细研究快速成型技术加工的患者术区仿真模型,可以直观地了解病变状况和邻近解剖结构,从而制订出更加个体化的手术方案。

医师还可以通过在模型上模拟手术来预演手术过程,估计术中可能会发生的情况,并比较不同术式的优劣。同时,也可向年轻医师演示手术过程或供他们进行手术操作训练。对于肿瘤手术,还可对术前及术后形态进行比较,以预测评估术后效果。另外,医师借助模型,更容易向患者及家属讲解相关的手术细节,加强医患间的沟通,使患者对手术形成直观的认识,从而理解和配合手术。

（2）制作个体化植入假体：指依据快速成型技术建模，硬质石膏、硅橡胶等翻模，制作熔模，然后熔模铸造的方法；现在已广泛用于下颌骨及义齿、关节假体等的个体化制作，技术已相当成熟。通过快速成型技术制作植入体的优点是植入假体更美观和准确适合，手术时间缩短，术后并发症减少。个体化植入假体的制作，使临床医师更精确地重建骨组织缺损，开辟了颅颌面整复外科的新阶段。

1）上、下颌骨缺损的重建：上海交通大学医学院附属第九人民医院自2001年起就运用CAD/CAM系统和快速成型技术，制作个体化的颌骨原型，并在此基础上，设计出一种较为理想的纯钛支架，应用于上、下颌骨缺损和畸形患者。在上颌骨缺损的重建方面，首先制作患者上颌骨头模，在头模上设计制作个体化钛网和钛板。钛网以颧骨、眶骨和对侧上颌骨牙槽嵴进行固定，支撑面部外形；然后以腓骨肌皮瓣重建缺损的牙槽嵴，皮岛（或串联前臂皮瓣）封闭口腔和鼻腔侧，形成三明治式闭合性上颌骨重建。一期或二期行种植义齿修复，重建咬合关系。临床随访结果显示，腓骨、钛网和种植义齿稳定性好，面形恢复对称满意，经语音清晰度测试和咬合力测定，发音、咀嚼功能良好，对于大型上颌骨缺损，这是目前较为理想的修复方法。同年，又将此技术引入下颌骨重建，通过CAD/CAM系统和快速成型技术制作个体化钛重建板，实现了下颌骨缺损的个体化修复，恢复了外形，并植入种植体以重建咀嚼功能。2003年起，依据该技术，提出了将腓骨肌皮瓣平行折叠重建牙槽嵴高度、结合人工关节重建接近或完全的一侧下颌骨缺损，同时恢复下颌支的高度和髁突的轴向和位置的方法，达到了植入支架和自体骨的良好结合，以及患者下颌骨外形和髁突空间位置的恢复，也为二期行种植义齿修复提供了便利，有效重建了咬合关系，获得了良好的临床效果。

2）颅骨、额骨、颧骨、眼眶缺损的重建：法国、德国、澳大利亚等国家在此方面均有成功的经验。他们都是根据患者的CT图像，通过快速成型技术，制作头颅模型，在模型上测量颅骨、额骨及颧骨缺损的大小、缺损边界与邻近组织的关系，并设计和模拟修复手术，制作合适的骨移植物，确定最佳的固定位置等。通过快速成型技术，还能重建眼眶缺损，应用三维成像及CAM技术，对单侧眶壁缺损患者进行植入物的设计制造。临床结果显示，植入物与缺损部分能精确匹配，缺损侧面形基本恢复至正常侧水平，所有患者对手术效果都非常满意。

3）快速成型技术除可用于上述硬组织缺损重建外，在软组织及器官修复中也有一定用途。例如，对于耳郭缺损，医师根据MRI上健侧耳郭数据，运用镜像原理和SLA法制作患侧耳模型，患者对翻制的患耳蜡型在外形、结构及位置匹配上的效果均满意，这显示了快速成型模型在软组织重建中的精确性。

第三节　数字医学在口腔颌面-头颈肿瘤外科领域的未来和展望

数字医学在临床上的广泛使用，促进了临床诊断和治疗水平的提高。在外科领域，导航技术和个性化手术规划及手术操作在临床上的应用，极大地提高了外科手术的准确性和个体匹配性。数字医学所包含的一系列技术、方法、知识、理论，在现代医学各学科中从未有过，将是完全改变传统概念、思路、体系和规律的变革。随着各种技术的不断发展和更新，数字医学技术的发展日新月异，其临床适用范围也在进一步扩大。未来总是让人难以预测，尽管我们现在无法完全展望数字医学正在和将要涌现出的新技术,但是就目前数字医学尤其是计算机辅助外科的发展而言,容积再现技术和透视容积导航、手术机器人技术及增强现实技术将是近期内研究者和手术医师聚焦的对象。

一、容积再现技术和透视容积导航

(一) 容积再现技术(volume rendering technology)

目前,随着计算机根据 CT 或 MRI 扫描数据进行三维重建技术的日益广泛应用,现代计算机系统所提供的容积再现程序能够用于制作高度逼真的三维模型。应用容积再现,能使更多的原始信息结合到最后生成的三维模型中,因而对于相同的扫描数据集,容积再现技术能最大程度地提供多幅图像,用于计算机三维模型的制作。最先开发的带有容积再现技术的计算机手术系统是诞生于 2000 年的 CBYON 计算机辅助手术平台,CBYON 系统将复杂的容积再现程序融入包含标准手术导航性能的计算机辅助手术软件包,目的是将以往仅局限于特别的计算机实验室的容积再现等技术向手术室推广。

容积再现技术最大的局限性在于结合的原始信息量过于庞大,使最后生成的三维模型更加复杂而难以制作,或者生成的三维模型无法进行操作。值得庆幸的是,伴随着更快速和便宜的微处理器、更大的计算机内存、更好的图形显示卡和显示系统的不断开发和应用,容积再现技术将变得切实可行。

(二) 透视容积导航

CBYON 软件还可以通过手术设备对手术区域的透视而呈现出三维容积再现效果,即在实时手术中,通过计算机从手术设备尖端采集手术区域的信息,并在屏幕上呈现出手术区域的三维模型,使手术过程可视化,这一技术称为透视容积导航(perspective volumetric navigation,PVN)。PVN 所结合的位置信息来自携带虚拟内镜的标准手术导航仪。虚拟内镜图像由 PVN 提供,能在时间上和空间上实现与图像增强内镜(image-enhanced eddoscopy,IEE)提供的术中内镜图像同步。PVN 和 IEE 能提供重要的方向信息。尽管刚性内镜能提供清晰的图像,但易受术中出血和其他手术杂物的干扰。此外,内镜图像只是对复杂的三维解剖结构的二维呈现,通常会出现视觉扭曲。为了扩展 PVN 提供的关于方向和定位的附加信息,有必要简化内镜显像。PVN 可以使目前为保持手术方向而需要的开放进路逐渐向内镜技术发展。

PVN 技术在口腔颌面-头颈外科中的应用,将对鼻窦炎症性疾病的鼻窦内镜手术产生显著影响。在这些手术中,手术导航仪通常提供关于鼻窦界限的信息,引导手术医师到达目标;而拥有 PVN 技术的 CBYON 系统,则能够通过由透视容积再现技术产生的虚拟视野,达到对颅脑、眼球和视神经等重要解剖结构的强化,来指导手术医师避开这些特殊结构,帮助医师避免可能的严重并发症。PVN 技术成功用于临床的前提,是计算机系统拥有强大的性能,计算机产生的图像足够细致和迅速变换。

二、手术机器人技术

近年来,手术机器人开始投入临床使用。与工业机器人不同的是,手术机器人不能独立完成任务,随时都需要操作熟练的手术医师对其发出指令。实际上,手术机器人是在手术医师和患者之间的界面上进行操作。Computer Motion 公司已经设计出三种手术机器人系统,分别是 HERMES 手术机器人系统、AESOP 手术机器人系统和 ZEUS 手术机器人系统。其他研发公司如 Intuitive Surgical 公司也生产了与 ZEUS 手术机器人系统相似的达·芬奇(da Vinci)手术机器人系统。

(一) HERMES 手术机器人系统

HERMES 提供了一个声音活性界面,这种界面使 HERMES 能控制与系统连接的医疗设备。

(二) AESOP 手术机器人系统

AESOP 同样提供了一个声音活性界面,使用机器臂来调整腹腔镜等刚性内镜设备的位置。AESOP 的作用之一,便是取代在腹腔镜手术过程中对相机进行调整的助手,因而能够减少腹腔镜等手术对助手的需要,同时还能把机器臂保持在手术医师需要的位置上。

(三) ZEUS 手术机器人系统

ZEUS 机器人能通过手术医师的实时控制来进行腹腔镜手术。应用 ZEUS 手术机器人系统,手术医师只需要坐在控制台上,即可直接控制 3 个机器臂执行手术医师输入的指令。同时,ZEUS 机器臂能进行精确的移动而不会产生疲劳或颤动等现象。

(四) 达·芬奇手术机器人系统

达·芬奇手术机器人包括三个系统,即医师操作系统、床房机械臂手术系统和视频处理系统。特点是高清晰三维视野、高精确性和灵活性、良好可操控性、模仿人手功能、自动滤除震颤并超越人手的极限,使得手术效果明显改善。

达·芬奇手术机器人系统是目前全球应用最广泛的手术机器人产品,已有数十个国家 3 000 多家医院正在使用,截至 2015 年底,全球已安装 3 597 台。截至 2017 年 3 月,国内装机 62 台。每年全球完成的机器人手术量以 15% 左右的增速逐年增长。达·芬奇手术机器人系统以精准、微创的特点受到越来越多的外科医师和患者的欢迎。

达·芬奇手术机器人系统已开始应用于口腔颌面-头颈肿瘤的临床治疗。经口腔入路机器人手术(transoral robotic surgery,TORS)主要针对喉、口腔、口咽及颅底等部位体积中等(T_3 以下)的肿瘤,且通过屏幕可以清楚显示与正常组织的交界。口咽部手术主要包括舌根部、扁桃体的肿瘤切除术。Weinstein 等对 27 例扁桃体鳞癌患者行 TORS 根治性扁桃体切除术,其中 93% 的患者切缘阴性,术后只有 2 例患者出现震颤性谵妄、黏膜出血和睡眠呼吸暂停并发症。此外,O'Malley 等应用 TROS 进行了 3 例舌根癌切除术,平均手术时间为 110 分钟,出血量少于 150mL。手术切缘均为阴性,术后第 2 天即进食流质,平均住院时间为 6 天,术后未出现舌部肿胀、气道狭窄及误吸等并发症。

达·芬奇手术机器人系统还可应用于颈淋巴清扫术。Lee 等在机器人辅助下通过面部除皱切口或耳后附加切口对 26 例 cN_0 口腔癌患者进行了肩胛舌骨上的颈清扫术,结果显示,与常规开放术式相比,机器人辅助手术虽然手术时间较长[两者分别为(157 ± 22)min、(78 ± 16)min],但两组颈清扫术的疗效、住院时间及并发症发生率等方面差异无统计学意义($P>0.05$)。患者主观评估术后美观方面,机器人辅助手术显著优于常规开放术式,手术切口隐蔽于耳后和发际内,避免了颈部瘢痕。

三、增强现实技术

与上述虚拟现实系统中使用者进入一个完全由计算机模拟产生的环境不同,增强现实(augment reality)追求在真实的手术区域添加三维计算机渲染图像。增强现实的目标是将所有相关的影像信息直接呈现给手术区域的手术医师,而不需要通过传统的标准图像窗和阴极射线管显示器。

(一) 头部装帧显示(head-mounted display,HMD)

如何实现增强现实,头部装帧显示系统能提供一个潜在的解决方案。当前常见的HMD是将传统的液晶显示器结合到头戴送受话器中,手术医师在手术过程中始终戴着这个头戴送受话器。由于HMD能提供手术医师双眼所见的信息,因此能用来创建立体视觉影像。然而,早期的HMD系统并不能提供最佳的效果。有的手术医师反映有视觉扭曲、定位不准的现象发生,这些感觉甚至能引起视疲劳、头痛、恶心等不适症状。此外,HMD的分辨率较差,图像很小,使得通过细小管道的远距离传送后的图像呈现出颗粒状影像,不能为手术提供最佳图像。

(二) 视网膜扫描显示(retinal scanning display,RSD)

RSD技术通过结合一个小的低能量图像来直接描画使用者的视网膜中的图像,能克服当前使用的HMD系统的局限。单眼、单色的RSD技术已经用于某些特殊军用直升机飞行员的相关信息传送中。在这些军事用途中,当飞行员通过驾驶舱的窗户观察真实景象时,应用RSD技术能精确发现目标和其他信息。将双眼、全彩RSD融入HMD中,将使增强现实和电视浸没在临床上的应用变为可行。目前,Microvision公司正在积极研制基于RSD的HMD系统。

关于数字化技术在口腔颌面外科的应用方面,如何进一步提高数字化辅助手术的精度,以及数字化技术在软组织中的应用,仍需要进一步探索和解决。数字化软件及导航系统价格昂贵、操作相对复杂,需要操作者经过专业培训,临床经验不足及任何不正确的操作都会延长手术时间,增加手术复杂性,因此该技术的普及与推广尚存在一定困难。数字化技术将是口腔颌面外科未来发展的一个重要方向。随着数字化技术的发展、人工智能的出现,以及大数据平台的建立,机器人辅助手术与数字化智能网络诊疗平台将是未来数字化外科的发展方向,数字化外科技术在口腔颌面外科的发展也必将有广阔的前景。

（孙　坚　彭　歆）

参 考 文 献

1. 王运赣. 快速成形技术. 武汉:华中科技大学出版社,1999.
2. 吕培军. 数学与计算机技术在口腔医学中的应用. 北京:中国科学技术出版社,2001.
3. 孙弘,孙坚. 颌面功能性外科学. 上海:第二军医大学出版社,2002.
4. 陈卫民,胡军武,陶学金. 口腔数字化技术学. 北京:中国医药科技出版社,2005.
5. 邱蔚六. 口腔颌面外科学. 6版. 北京:人民卫生出版社,2008.
6. 张圃. 颅颌面骨修复重建外科虚拟手术. 实用口腔医学杂志,2005,21(2):279-282.
7. 黄华文. 计算机辅助外科技术的应用与发展. 中国医疗器械信息,2007,13(1):18-26.
8. 王成焘,陈晓军,钱理为. 数字医学与计算机辅助手术. 中国医疗器械杂志,2007,31(5):313-323.

9. 傅征. 数字医学的提出与发展. 中国数字医学,2007,2(11):9-13.

10. CITARDI M J. Computer-aided otorhinolaryngology-head and neck surgery. Boca Raton:CRC Press,2002.

11. HASSFELD S,MÜHLING J. Computer assisted oral and maxillofacial surgery:a review and an assessment of technology. Int J Oral Maxillofac Surg,2001,30(1):2-13.

12. EWERS R,SCHICHO K,UNDT G,et al. Basic research and 12 years of clinical experience in computer-assisted navigation technology:a review. Int J Oral Maxillofac Surg,2005,34(1):1-8.

13. NIJMEH A D,GOODGER N M,HAWKES D,et al. Image-guided navigation in oral and maxillofacial surgery. Br J Oral Maxillofac Surg,2005,43(4):294-302.

14. CAMARILLO D B,KRUMMEL T M,SALISBURY J K JR. Robotic technology in surgery:past,present,and future. Am J Surg,2004,188(4A Suppl):2S-15S.

15. KORB W,MARMULLA R,RACZKOWSKY J,et al. Robots in the operatingtheatre:chances and challenges. Int J Oral Maxillofac Surg,2004,33(8):721-732.

16. AZIZ S R,ZICCARDI V B. Telemedicine using smartphones for oral and maxillofacial surgery consultation, communication,and treatment planning. J Oral Maxillofac Surg,2009,67(11):2505-2509.

17. HIRSCH D L,GARFEIN E S,CHRISTENSEN A M,et al. Use of computer-aided design and computer-aided manufacturing to produce orthognathically ideal surgical outcomes:a paradigm shift in head and neck reconstruction. J Oral Maxillofac Surg,2009,67(10):2115-2122.

18. JUERGENS P,KROL Z,ZEILHOFER H F,et al. Computer simulation and rapid prototyping for the reconstruction of the mandible. J Oral Maxillofac Surg,2009,67(10):2167-2170.

第十一章 循证医学在口腔颌面-头颈肿瘤外科中的应用

第一节 概　　述

循证医学(evidence-based medicine,EBM)是慎重、准确和明智地应用目前可获取的最佳研究证据,同时结合临床医师个人的专业技能和长期临床经验,考虑患者的价值观和意愿,完美地将三者结合在一起,制订出具体的治疗方案的学科。循证医学对患者的诊治决策建立在当前最新、最佳的证据基础之上,以追求最佳诊治效果。

循证医学的核心思想是医务人员应该认真地、明智地、深思熟虑地运用在临床研究中得到的最新、最有力的科学研究信息来诊治患者。循证医学强调临床医师应在仔细采集病史和体格检查的基础上,根据临床实践中需要解决的问题,进行有效的文献检索,并对其进行评价,找到最适宜和有力的证据,通过严谨的判断,将最适宜的诊断方法、最精确的预后估计及最安全有效的治疗方法用于对每个具体患者的服务。总之,任何临床医疗决策的制订都建立在客观的科学证据基础上。

一、循证医学的基本问题

(一) 随机对照试验是循证医学的优质证据资源

随机对照试验(randomized controlled trial,RCT)是把研究对象随机分配到不同的比较组,每组施加不同的干预措施,然后通过适当时间的随访观察,估计比较组间重要临床结局发生频率的差别,以定量估计不同措施的作用或效果的差别。RCT 是目前评估干预措施效果最严谨、最可靠的科学方法。首先,循证医学不等于 RCT,RCT 所提供的证据可信度最高,但并不意味着可以根据某个 RCT 的结果去治疗患者。对 RCT 结果应根据治疗性试验的评价标准进行打分,还要根据具体患者的情况分析是否适用。其次,循证医学并不局限于 RCT 和 meta 分析。当某一疗法目前尚没有 RCT 时,可以随访自己的患者得到外部证据,将此证据提供给他人使用。有时一个典型的个例报告在缺少其他更为重要的临床试验时是唯一可供使用的证据,此时就不一定需要 RCT。

(二) 循证医学的临床实践基础

1. 医师　是循证医学实践的主体。

2. 患者　是循证医学实践服务的主体。

3. 最佳证据　是实践循证医学的"武器",是解决患者临床问题的手段。

4. 医疗环境 循证医学实践要在具体的医疗环境下推行。

上述四个部分是循证医学的临床实践基础,缺一不可,循证医学是一个临床患者科学诊治的复杂系统工程(图 11-1-1)。还必须强调的是,要真正地实践循证医学,不掌握必要的临床流行病学的知识、理论与方法学,想要真实地认识、分析和评价最佳证据,有时往往有些困难。因为循证医学的理论、标准及方法学源于临床流行病学,且其为该学科在临床实践中的具体应用。

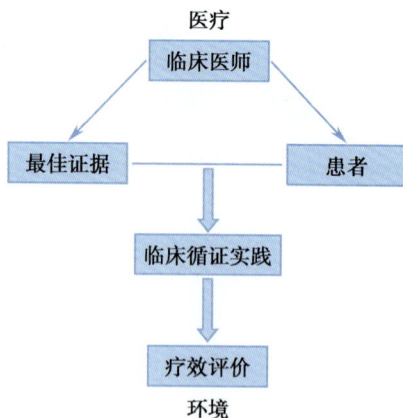

图 11-1-1 循证医学示意图

(三) 循证医学与传统医学的区别及联系

传统医学是以经验为主处理患者,即根据医师的经验、直觉或病理生理原理等来处理患者,对预后、诊断试验、治疗的有效性评价是建立在非实验性的临床经验,以及对发病机制和病理生理知识理解的基础上,专家与经验是临床实践的基础。因此传统医学常根据医师自己的经验和生物学知识,阅读教科书,请教专家,阅读杂志的引言、结论部分等诸多方式解决临床问题。

现代医学模式是在经验之上强调循证医学,即根据科学研究的依据来处理患者,在没有任何偏倚而有可重复性的情况下,系统地记录观察结果,可以明显增强个人对预后、诊断及治疗疾病的信心。循证医学也认为对疾病基础知识的理解是重要的,可以帮助说明临床观察的结果和证据,但对临床实践的指导是不够的。理解循证医学的原则对正确地说明病因、预后、诊断、治疗方案的文献是有帮助的。

但同时传统医学与循证医学又存在着紧密联系:循证医学不能取代临床技能和临床经验,所获得的证据必须在仔细采集病史、体格检查和实验室检查基础上作出临床判断,并慎重地决定此项研究结果能否用于自己的患者。同时,循证医学与传统医学不矛盾,循证医学的出现并不能取代原来的专业教科书,而是提供更为科学的临床数据资料,使其更完善、更科学。

二、循证医学实践的方法

简而言之,循证医学的实施步骤包括三个方面:首先,找什么证据(如何提出临床问题);其次,如何发现证据(如何确定资料来源及如何有效地使用证据);最后,用这些证据做什么(如何确定已找到证据的可靠性、准确性和可应用性,以及如何切实解决临床问题)。综合来讲可总结为实践循证医学的"五步曲"。

(一) 构建临床问题模式

P(population/participants/patients/problem)——指特定患病人群。

I(intervention/indicator)——指干预。

C(comparator/control)——指对照组或另一种可用于比较的干预措施。

O(outcome)——指结局。

临床问题的类型主要分为三种。

（1）一般性问题：①涉及患者基本信息的问题，如患者的性别、年龄等。②涉及有关所患疾病的基本问题，如某个具体的患者，存在什么临床问题；在什么地方、何种环境下发病；何时发病；如何发病；有关因素是什么等。此外，患者的主要临床表现又是什么。

（2）特殊临床问题：①患者存在的特殊问题；②干预；③干预措施的选择；④干预的最后结局问题。

（3）患者关心问题：应结合患者的具体情况提出问题。例如同一疾病不同年龄段的患者所关心的问题是不同的。

每个临床问题均由 PICO 四部分构成。图 11-1-2 显示了 3 个临床问题的组成方式：①对于口腔癌晚期患者，手术治疗与放射治疗相比，在生存率和生存质量方面哪种方法好？②对于口腔癌晚期患者，手术治疗联合放射治疗与单纯接受手术治疗相比，是否可以提高 5 年生存率？③对于口腔癌晚期接受手术治疗后的患者，接受术后放射治疗是否能预防肿瘤复发？

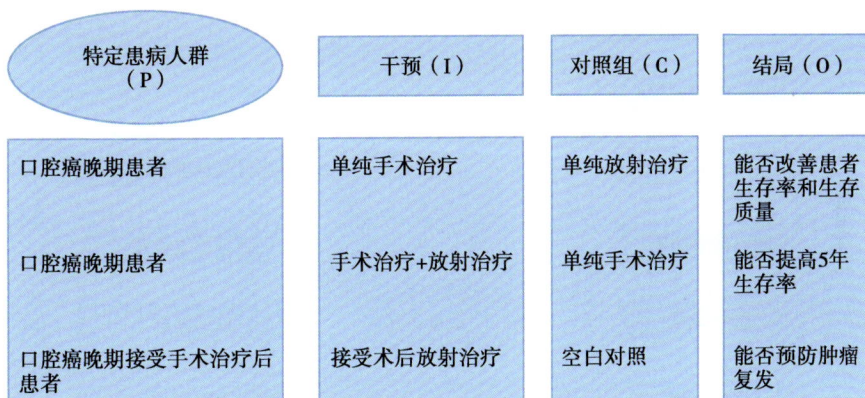

特定患病人群（P）	干预（I）	对照组（C）	结局（O）
口腔癌晚期患者	单纯手术治疗	单纯放射治疗	能否改善患者生存率和生存质量
口腔癌晚期患者	手术治疗+放射治疗	单纯手术治疗	能否提高5年生存率
口腔癌晚期接受手术治疗后患者	接受术后放射治疗	空白对照	能否预防肿瘤复发

图 11-1-2　临床问题的组成方式示意图

此时就可以根据 PICO 中的关键词，进行相关文献的检索。

（二）获取最佳临床证据

哈佛大学医学院的院长 Sydney Burwell 博士曾说过："医学生在学校接受的知识，10 年后其中一半可能是错误的，而可悲的是没有人能预测哪一半是错误的"。这就需要我们在浩如烟海的信息资源中去粗取精、去伪存真，为临床实际问题提供真实、可靠且有实用价值的信息。

循证医学的资源分布大致包括四类：系统综述和实践指南；概述性循证资源；综合性生物医学文献数据库；正在进行的科学研究。信息资源可分为四类：证据系统（system）、证据摘要（synopses）、系统评价（syntheses）和原始研究（studies）。

Mckibbon 等列出了四条选择证据资源的标准（表 11-1-1）。检索最佳证据的步骤归纳如图 11-1-3 所示。

循证医学的主要研究资源是通过互联网检索的相关数据库。常用数据库包括 Cochrane 协作网（中国 Cochrane 中心为中国循证医学中心）、Cochrane 图书馆、OVID 数据库、PubMed 检索系统、循证医学肿瘤数据库、TRIP 网站、Doctors Desk，还可以检索循证医学方面的免费电子版杂志、临床实践指南、卫生技术评估等网站，检索国内的生物医学文献数据库。

表 11-1-1   Mckibbon 等列出的四条选择证据资源的标准

选择标准	标准内容描述
循证方法的严谨性	推论是否严格遵循证据？ 提出的推荐意见是否给出支持结论的证据强度？ 是否为读者提供了证据链接以方便阅读？
内容的全面性和特异性	是否充分覆盖了我的专业领域或内容范围？ 是否覆盖了我提出的问题类型(治疗、诊断、预后、病因或不良反应)？ 是否针对我临床实践的具体专业领域？
易用性	能否快速、始终如一地提供我需要的信息？
可及性	是否在我需要使用的任何场所均能方便获取？ 是否能支付其费用？

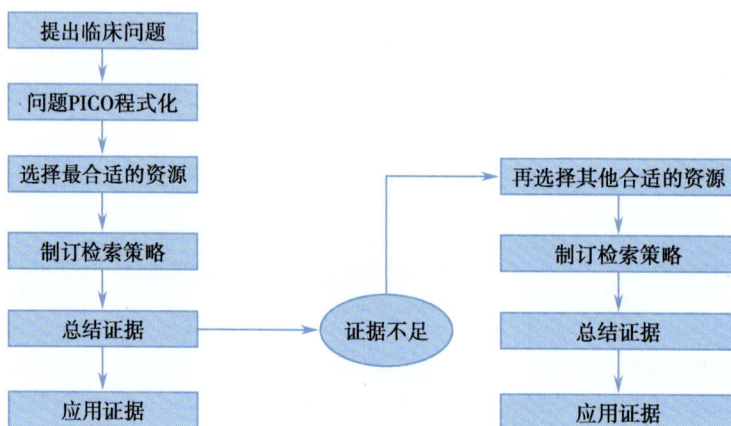

图 11-1-3   检索最佳证据的步骤示意图

（三）严格评估证据

证据的分类方法众多。按研究设计方案分类,可分为原始研究证据和二次研究证据;按研究问题分类,可分为诊断、治疗、预后、病因、预防、临床经济学等研究证据。

1998 年,Bob Phillips、Chris Ball、David Sackett 等临床流行病学和循证医学专家共同制定了证据分级标准,于 2001 年 5 月正式发表在英国牛津循证医学中心网站。研究证据使用的推荐强度分为五级,即Ⅰ级、Ⅱ级、Ⅲ级、Ⅳ级和Ⅴ级。可以应用牛津证据分级与推荐强度,评价证据的内部真实性、临床重要性和适用性。

由于肿瘤研究及结果评价的特殊性,美国国家癌症研究所(NCI)在其医师数据库(physician data query,PDQ)中,对癌症治疗的证据水平采用了另一种标准(表 11-1-2)。这是因为在肿瘤治疗中,研究观察终点可能不同,如总死亡率、特异死亡率、生命质量或无病生存率、疾病无进展生存或肿瘤反应率。为了帮助读者判断该研究的证据强度,从两方面评价证据水平:一是研究设计强度,二是观察终点强度。

另外,对肿瘤的筛查和预防研究的证据水平也采用了相似的,但又不同于循证医学的标准。

表 11-1-2　NCI 在 PDQ 中对癌症治疗的证据水平采用的标准

研究设计强度(强度依次降低)	观察终点强度(强度依次降低)
1. 随机对照临床试验 　(1) 双盲试验 　(2) 非盲法试验 2. 非随机对照临床试验 3. 病例系列 　(1) 总体为基础、连贯的系列 　(2) 连贯病例(非总体为基础) 　(3) 非连贯病例	1. 总死亡率(或从规定时间的总生存率) 2. 特异死亡率(或从规定时间的特异死亡率) 3. 生命质量评估 4. 间接替代 　(1) 无病生存 　(2) 无进展生存 　(3) 肿瘤反应率

(四) 应用最佳成果与临床决策

在临床实际中应用最佳成果实践循证医学的过程基本如图 11-1-4 所示。

(五) 通过实践,提高学术水平

通过前后比较、评价自身的临床能力和水平,不断总结经验,积累评价能力,从而提高学术水平。

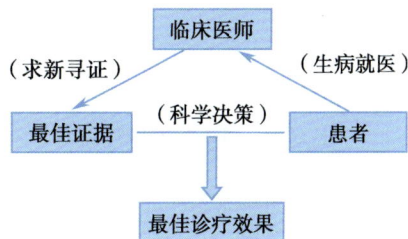

图 11-1-4　最佳成果实践循证医学的过程

三、医学文献的系统综述与 meta 分析

(一) 系统评价

系统评价(systematic review)是一种全新的文献综合方法,指针对某一具体临床问题(如病因、诊断、治疗、预后)系统、全面地收集已发表或未发表的临床研究,采用临床流行病学严格评价文献的原则和方法,筛选出符合质量标准的文献进行定性或定量合成(荟萃分析),得出可靠的综合结论。系统综述可以是定性的,也可以是定量的。

系统综述作为一种重要的科研方法,有一定的必然性。

1. 应对信息时代的挑战。

2. 及时转化和应用研究成果。

3. 提高统计效能。

系统评价和叙述性文献综述均是对临床研究文献的分析和总结,但二者又存在区别,想要确定一篇综述为叙述性文献综述,还是系统评价,以及其质量、价值如何,主要取决于是否采用科学的方法减少偏倚、混杂因素的影响。叙述性文献综述有助于广泛了解某一疾病的全貌,而系统评价则有助于深入了解某一具体疾病的诊治,具体区别如表 11-1-3 所示。

系统评价针对不同研究问题的研究方法和步骤相似,但在检索文献策略、评价文献质量的方法、原始文献中数据的提取,以及统计分析等方面有差别,基本方法和步骤如图 11-1-5 所示。

(二) meta 分析

如果系统评价中纳入的原始研究缺乏有效数据或异质性过大,那么就无法进行定量评价,只能得到定性描述结果;相反,如果符合定量分析的条件,就可以考虑进行定量评价,即

表 11-1-3　叙述性文献综述与系统评价的区别

特征	叙述性文献综述	系统评价
研究的问题	涉及的范畴常较广泛	常集中于某一临床问题
原始文献来源	常未说明、不全面	明确,常为多渠道
检索方法	常未说明	有明确的检索策略
原始文献的选择	常未说明、有潜在偏倚	有明确的选择标准
原始文献的评价	评价方法不统一	有严格的评价方法
结果的合成	多采用定性方法	多采用定量方法
结果的推断	有时遵循研究证据	多遵循研究依据
结果的更新	未定期更新	定期根据新试验进行更新

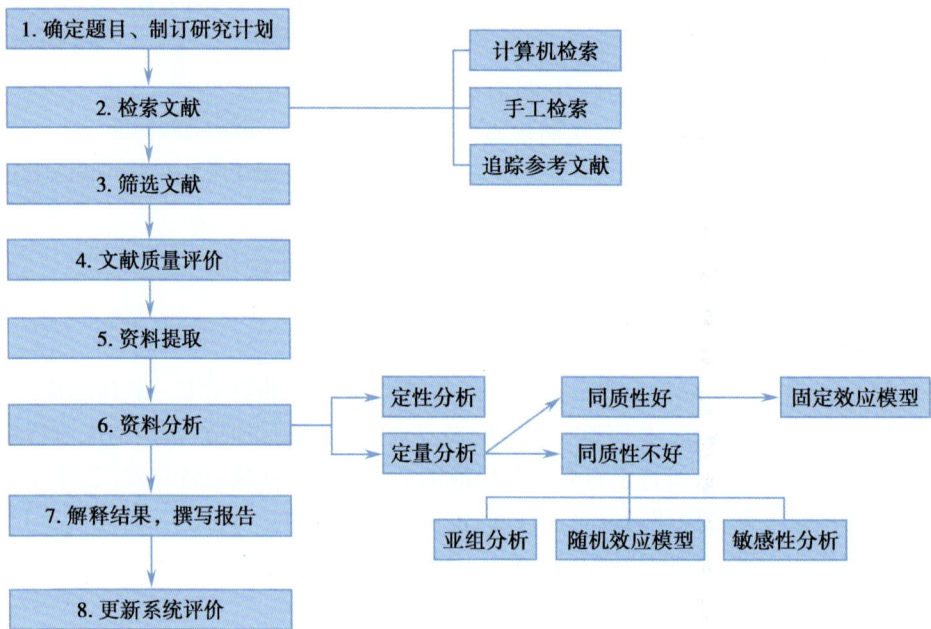

图 11-1-5　系统评价的基本方法和步骤流程图

meta 分析。meta 分析是将两个或多个相似研究结果进行定量综合分析的方法。meta 分析的广义概念包括提出问题、检索相关的研究文献、制定文献纳入和排除标准、描述基本信息、定量综合分析等一系列过程。meta 分析的狭义概念则专指系统综述的定量分析。

meta 分析的基本过程主要涉及四个方面。

1. 数据提取　准确而可靠的数据是 meta 分析的基础,在收集与提取数据时,应广开渠道,通过多途径收集,确保数据全面完整;同时,采用有效的质量控制措施,如多人同步提取数据,防止选择性偏倚;最后,对数据资料的真实性要进行严格评价,满足上述要求后方可进行 meta 分析。

2. 数据类型及效应量的表达　用于 meta 分析的数据主要包括五类:①二分类变量资料;

②数值变量/连续性变量资料;③等级资料/有序多分类变量资料;④计数资料;⑤生存资料。

数据类型不同决定了效应量的表达方式有所不同。二分类变量资料的常用效应量表达有相对危险度(relative risk,RR)、比值比(odds ratio,OR)、绝对危险度(absolute risk,AR)或NNT 等;定量变量资料或连续性变量资料的效应量采用均数差值(mean difference,MD)或标准化均数差值(standard mean difference,SMD)等表达方式;等级资料或计数资料,可根据实际情况转化为二分类变量资料或当作连续性变量资料进行处理,选用相应的效应量;生存资料效应量表达可用风险比(hazard ratio,HR)。

3. 异质性检验　meta 分析之前,应进行异质性检验,并根据异质性检验结果,来决定是否估计合并效应量。若异质性过于明显,则应探讨异质性的来源并进行相应处理。

4. 合并效应量估计及假设检验　在异质性检验的基础上,选用适当的方法进行分析。若异质性不明显,同时假定理论效应量为某一固定值,纳入研究效应量间的差距是由机遇造成的,可采用固定效应模型(fixed effect model)估计合并效应量;若存在异质性,且假定理论效应量不固定、服从某种分布类型,如服从正态分布时,可用随机效应模型(random effect model)估计效应量及范围;若异质性过于明显,可考虑亚组分析、meta 回归分析直至放弃汇总分析,只对结果进行简单描述。

第二节　循证医学在口腔颌面-头颈肿瘤外科中的应用现状

循证医学应用于口腔医学,则产生了循证口腔医学(evidence based dentistry)。国际Cochrane 协作网口腔卫生组(Cochrane Oral Health Group)建立于 1994 年,小组的目标是为口腔、牙和颅面部疾病与畸形的预防、治疗和修复提供服务。小组位于英国曼彻斯特大学牙科医院的牙科教育中心,由 Shaw 教授和 Worthington 医师负责。迄今为止,该小组已完成了多个系统评价课题。同时,英国还建立了牙科循证医学中心,主要负责口腔医学领域的Cochrane 系统评价的注册、评审,以及世界范围内相关数据库、杂志手检结果的登记和教育培训等,是口腔医务工作者医疗、科研遇到问题时首要必查的宝贵资源库。

循证口腔医学在我国尚处于起始阶段,传统的口腔医学模式在人们心目中的影响仍然较深。史宗道教授等对 15 种中文口腔杂志从创刊至 2000 年底的论文进行了手工检索,发现含有随机对照字样的论文有 1 072 篇,说明我国口腔临床研究资料并不少,但缺乏严格的设计,鲜有最佳证据提供给口腔医师。因此,积极进行循证医学实践十分必要,要善于寻找、评价和应用证据,解决临床实践问题,更要以自己的临床实践或科研成果为循证医学提供病因、诊断、治疗、预防和预后等方面的证据,追求证据的高质量并不断地补充完善。

在实践循证医学的过程中,如何以专科患者问题为中心,围绕临床实际问题开展循证医学是至关重要的,故本节以口腔颌面-头颈肿瘤学中具体的临床问题为例,详述循证医学实践的过程。

一、口腔颌面-头颈肿瘤病因学与危险因素研究的循证医学实践的临床范例

现以 *Oral Oncol* 2014 年第 50 卷第 4 期第 276~281 页中的"Association of tea consumption and the risk of oral cancer:a meta-analysis"为例,详述病因学与危险因素的循证医学实践过程。

（一）临床背景

2008 年的统计资料显示,口腔癌在中国的发病率是 3.29/10 万,病死率是 1.49/10 万。茶是世界范围内流行的饮品之一。已有实验证据表明茶叶及相关成分可抑制肿瘤发生,时至今日,大量的流行病学研究亦探索茶叶的消耗量与口腔癌发生的关系,但结论并未统一。

（二）提出问题

既往的体内、体外试验均证实茶叶中的多酚可对多种类型的癌症提供保护效应。已有 meta 分析资料证实地区绿茶的消耗量越大,肺癌的发病风险越低。亦有研究证实膀胱癌与乳腺癌的发病风险与茶叶消耗总量无关。

欲解决争议热点,必须弄清楚以下两个问题。

1. 茶叶的消耗总量是否与口腔癌的发生呈负相关?

2. 不同种类的茶叶消耗量与口腔癌的发生是否均相关?

（三）证据检索与评价

1. 证据检索　证据来源的数据库包括 PubMed、Web of Knowledge、万方医学网,相关文献的发表时间截至 2013 年 6 月。以"tea"和"oral cancer"为关键词不加其他限定条件检索,研究者可从检索出的文献的参考文献中找出更多相关的文献资料。

2. 纳入及排除标准

（1）纳入标准

1）评价茶叶消耗量与口腔癌发病风险之间关系的病例对照研究或队列研究。

2）暴露因素是绿茶、红茶或所有种类茶叶的消耗总量。

3）结局指标是口腔癌的发病率。

4）文献提供相对危险度（RR）、比值比（OR）及 95% 可信区间的数据,或提供可用于计算以上指标的必要信息。

5）提供口腔癌与茶叶消耗量的 RR 值 95% 可信区间的文献摘要亦纳入研究。

（2）排除标准

1）综述类文献资料。

2）重复发表的相关研究。

3. 检索结果　分别从 PubMed、Web of Knowledge、万方医学网检索相关文献 343 篇、595 篇、24 篇,去除重复文献后,剩余 658 篇,通过阅读文献题目及摘要,筛选出 28 篇相关文献,又在参考文献中筛选出 2 篇相关文献,经纳入及排除标准筛选,最终将 14 篇文献纳入本篇 meta 分析研究。

4. 定量合成　纳入的 14 篇文献包含 19 项研究（4 项前瞻性研究和 15 项病例对照研究）,共 4 675 例口腔癌病例。茶叶消耗量与口腔癌发病风险相关关系的合并 RR=0.853,95% CI=0.779~0.934,I^2=23.8%,绿茶、红茶分别与口腔癌发生风险相关关系的合并 RR 分别为 0.798、0.953,95% CI 分别为 0.673~0.947、0.792~1.146。

（四）实践决策

综合以上结果,本篇 meta 分析研究认为茶叶消耗量（尤其是绿茶的消耗量）是口腔癌发病的保护性因素。

二、口腔颌面-头颈肿瘤干预措施的循证医学实践的临床范例

现以 *Cochrane Database Syst Rev* 2011 年第 7 卷第 9 期中的"Interventions for the treatment of oral and oropharyngeal cancers：surgical treatment"为例，详述干预措施的循证医学实践过程。

（一）临床背景

包括原发灶切除术及颈淋巴清扫术在内的手术治疗是口腔癌的重要治疗手段。但手术治疗却较少应用于口咽癌的治疗过程中。单纯手术治疗可应用于肿瘤早期，或与放疗、化疗和免疫治疗/生物治疗相结合。针对口腔癌和口咽癌患者全体的全部治疗方案、手术的最佳时间和手术范围，仍存在争议。

（二）提出问题

针对进展期的口腔癌和口咽癌的治疗方案仍存在争议，传统意义上的手术治疗、放疗，或两者相结合，均会带来副作用。一方面，口咽癌早期通常无明显症状，这就使得在过去的40 年中，尽管大众宣传广泛普及，但是疾病诊断的时点并未发生变化。另一方面，手术治疗往往是损毁性的，导致患者生活质量下降，如社交相关的容貌改变、言语及饮食障碍等。本篇系统评价旨在评价口腔癌的不同治疗手段，以往的此类系统评价中将干预措施组分为四组：手术组、化疗组、放疗组和免疫治疗组。

欲解决争议热点，必须弄清楚以下两个问题。

1. 手术治疗，结合化疗和/或放疗是否提高口腔癌和口咽癌患者的生存状况？

2. 哪一种手术方式可以提高口腔癌和口咽癌患者的生存状况？

（三）证据检索与评价

1. 证据检索　提供证据的资料库包括 MEDLINE via OVID（从 1950 年到 2011 年 2 月 17日），The Cochrane Oral Health Group's Trials Register（截至 2011 年 2 月 17 日），The Cochrane Central Register of Controlled Trials（CENTRAL）（The Cochrane Library，2011，Issue 1），EMBASE via OVID（从 1980 年到 2011 年 2 月 17 日）。

2. 纳入及排除标准　比较不同手术方式或其他非手术干预措施（包括放疗、化疗）与手术治疗的随机对照试验。由于该篇系统综述为 2007 年于 *Cochrane Database Syst Rev* 发表的同名综述的更新，因此纳入放疗系统综述、化疗系统综述及生物治疗系统综述的随机对照试验，在此更新研究中排除。另有一项研究因少于 50% 的受试者患口咽癌，数据无法分离而排除。

3. 检索结果　通过电子检索，共检索出 2 940 篇相关文献。通过阅读标题及摘要后，筛选出 32 篇符合纳入标准的相关临床试验。最终经阅读全文，综合分析后，7 篇英文文献可用于综合分析口腔癌与口咽癌的治疗干预措施的比较研究。

4. 评价证据　数据的提取出两名研究者按照设计好的数据提取表格的要求分别进行，出现不一致的地方，由第三人负责核对或两人共同核实。

针对纳入的研究，同样由至少两名研究者应用 Cochrane 的风险评估工具对可能存在的偏倚风险进行评估。每一项纳入的研究，针对以下六个方面进行评估：随机序列生成、隐蔽分组、盲法、不完整数据资料、选择性报告风险和其他来源的偏倚。

(四) 实践决策

在该篇综述中并未比较原发灶不同切除方式的差异。从纳入的其中 4 项随机对照试验看,临床未查及肿大淋巴结的病例,与治疗性颈淋巴清扫术相比,选择性颈淋巴清扫术在总体生存时间或无病生存时间方面并无明显差异。其中 2 项随机对照试验表明根治性颈淋巴清扫术在总体生存时间或无病生存时间方面并未优于或差于选择性颈淋巴清扫术。但选择性颈淋巴清扫术确可减少局部复发。还需要更多关于这些手术患者术后生存质量的信息,以更全面地评价这些手术方式的利与弊。

第三节　循证医学在口腔颌面-头颈肿瘤中实践所面临的机遇与挑战

循证医学自 1992 年由加拿大麦克马斯特大学临床流行病学创始人之一、国际著名的内科学专家 David L. Sackett 正式提出以来,发展十分迅速,Lancet 曾将其誉为"医学实践领域的人类基因组计划",美国《纽约时报》亦将其称为 80 个震荡世界的伟大思想之一,其对医学研究、临床实践、医学教育卫生事业决策管理所作出的贡献已得到全世界的广泛认同。

证据是实践循证医学的本质所在,研究证据使用的推荐强度分为五级,其中同质性 RCT 的系统评价拥有最高的推荐强度级别,视为目前评估医学干预措施的金标准。一方面,实际情况下限于伦理方面的要求,与临床实践密切相关的 RCT 甚少,而大量涌现出的是大样本回顾性的观察性研究,这些研究往往缺乏预先设定的完美研究计划,亦没有严格的研究终点,这通常被循证医学理念视为不够客观。另一方面,我们必须认识到,就临床医学的实质而言,它是一门实践性极强的学科,总是随着自然科学和临床科学的发展,以及人们认识的深化而不断发展和丰富的。临床上肿瘤发展的病程有的可长达数年,甚至达 20 年以上,RCT 研究鉴于人力、物力的消耗通常持续时间较短,此时,对患者建立长期追踪的观察性研究,即纵向研究,就显示出巨大的优势。

循证医学提出时隔 20 年,2012 年的美国医学界权威杂志《美国医学会杂志》(The Journal of the American Medical Association,JAMA)上发表了 Concato 撰写的论文,提出了与循证医学刚好相反的全新概念——医学循证(medicine based evidence,MBE),它强调的是"经验",是"观察"。循证医学的提出和应用,无疑促进和推动了医学的发展,而从另一个角度上讲,医学本身也是立足于实践的一门科学。从临床实际出发,根据患者的临床特征,结合自己掌握的理论知识和临床经验得出相应的诊治决策,在一定程度上,当然也是"循证"的,只不过在即时采用最新和最佳的证据方面,也许有所不足,但不应视为"临床经验医学"。MBE 的提出使我们更加客观、全面地对待这门科学,它不应是对循证医学的否定与对立,而应是在辩证统一的关系中与循证医学互相促进和发展。毫无疑问,循证医学使用最现代化的科技信息手段,发掘与评价当今医学研究产出的最佳人类知识,从而使人类认识提高到一个新的水平。实际上这是人类本身认识世界的一个客观过程,只不过在信息知识爆炸和经济全球化的今天,人们认识和改造世界的水平达到一个新的高度而已,任何不尊重知识、经验,不按客观规律决策办事,贸然否定临床经验者,必然是不正确的。

口腔颌面-头颈肿瘤的处理还有很多需要用循证医学的概念来改变和改进之处,如头颈部鳞癌临床无颈部淋巴结转移(N_0)的处理,是一个在头颈外科界有很大争论的课题,争论的焦点在于如何处理颈部 N_0 病例。外科有不少人主张选择性全颈淋巴清扫术（elective RND），Pillsbury 主张只要颈部存在15%的概率有潜在淋巴结转移，这些患者就应该做选择性全颈淋巴清扫术。因此便产生了一个临床问题，即对100%的患者进行预防性治疗后，仅有15%的患者获益，这种做法是否可取，需要研究。不少肿瘤医师，只是从个人见解出发，企图从自己的临床资料中找一点可以证实这一做法的资料，而这样一个手术对 N_0 患者的应用价值，从来没有被临床试验证实过。因此亟须应用循证医学的观点看待这一有争议的问题，全面地搜集高质量的临床研究，合成分析治疗方案的优劣，为临床提供有价值的治疗策略和指导方案。

机遇总伴随着挑战，现在肿瘤学循证仍存在一些问题：①尽管循证医学对临床医师处理问题有很大帮助，但是调查显示，医师对循证医学缺乏使用意识及使用技术，仍是循证医学的推广和应用面临的巨大障碍。②肿瘤临床指南本身并不完善，有些情况下临床指南无法体现个体化或把复杂的结论变成了简单的公式，这样的结果有可能弊大于利。从社会角度来看，临床指南也有可能因为费用、公平性、资源利用等问题而对医疗起负面影响。③循证医学由于对医学发展和影响有巨大作用与潜力，所以受到了广泛重视，循证医学资源繁多给使用者带来了新的麻烦和困惑。系统评价数量繁多，而水平参差不齐，让证据使用者陷入和无指南时在数据海洋里寻找证据同样的困境。④国内在肿瘤治疗上除上述情况外，还有很多和循证肿瘤学不相符的地方。主要体现在两方面：一是循证专业技术方面，有关循证要求的基本设备、技术配备不能满足需要；医疗工作者没有得到循证相关知识和技能的教育培训，循证医学还没有广泛得到认识、推广和应用，以至很多肿瘤患者不能得到最佳的治疗。二是医疗体制方面，在新技术的开展和应用中，很多治疗新技术在没有得到充分的循证证据之前，盲目扩大适应证，对患者的危害特别大，这点在国内也尤其突出。

证据总是滞后于需要，问题总是多于答案，循证医学在我国尚处于发展阶段，只有坚持个性化原则，运用循证医学提供的最佳证据，具体情况具体分析，同时考虑患者接受相关诊治决策的价值取向、具体的医疗环境及条件，三者相统一，才可能使最佳决策得以实施。

（孙长伏）

参 考 文 献

1. 王家良. 循证医学. 北京：人民卫生出版社，2010.

2. 王吉耀. 循证医学与临床实践. 2 版. 北京：科学出版社，2006.

3. 邱蔚六. 口腔颌面-头颈肿瘤学. 北京：人民卫生出版社，2011.

4. 邱蔚六. 循证医学与医学循证的随想. 中华口腔医学杂志，2013，48（12）：705-707.

5. 史宗道，郭春岚，陈娥，等. 1953—2000 年十五种中文口腔医学杂志手检结果初步报告 中国循证医学杂志，2003，3（1）：18-21.

6. 邱蔚六，郑家伟，叶晨. 学习和实践循证医学，努力推进口腔医学发展. 继续医学教育，2006，20（22）：92-94.

7. 屠规益. 临床医学要求有证据的治疗学：论循证医学与头颈部肿瘤学. 循证医学，2001，1（1）：5-9.

8. 许峰，李幼平. 第六讲：肿瘤学研究中循证医学的应用. 医学与哲学（临床决策论坛版），2006，27（11）：79-81.

9. 林小萍，王庆生. 肿瘤循证医学的发展与实践. 中国肿瘤，2008，17（4）：286-289.

10. PILLSBURY H C 3RD，CLARK M. A rationale for therapy of the N_0 neck. Laryngoscope，1997，107（10）：1294-

1315.

11. WANG W C,YANG Y E,ZHANG W Y,et al. Association of tea consumption and the risk of oral cancer:a meta-analysis. Oral Oncol,2014,50(4):276-281.

12. BESSELL A,GLENNY A M,FURNESS S,et al. Interventions for the treatment of oral and oropharyngeal cancers:surgical treatment. Cochrane Database Syst Rev,2011,7(9):CD006205.

第十二章 口腔颌面-头颈肿瘤转化医学研究的现状与挑战

1992 年，Choi 在 *Science* 中首次提出"实验室到临床(bench to bedside，B to B)"的概念，强调实验室研究结果应用于临床的重要性；1996 年，"转化医学(translational medicine)"一词在 *Lancet* 中提出；2003 年，美国国立卫生研究院(National Institutes of Health，NIH)前任院长 Zerhouni 在 *Science* 上正式提出转化医学的概念，提出转化医学的主要目的在于突破基础医学与药物研发、临床医学之间的屏障，使基础医学研究的成果快速有效地应用于疾病的预防、诊断、治疗及预后的评估，同时将临床的研究结果或疑问反馈至基础研究，从而解决临床问题。转化医学作为一种新型的临床模式受到国内外学者的广泛关注和认同，全球对转化医学的认识从"概念"层面逐渐向"医学科研模式"转化。目前，转化医学已成为一门学科，是现代医学研究的一个分支，是近年来国际医学健康领域出现的新型学科。

第一节 概 况

转化医学是当前医学研究模式的热点，美国临床药理学和治疗学学会(American Society for Clinical Pharmacology and Therapeutics，ASCPT)在制定的临床策略中定义了"转化医学"。转化医学是指多学科间的转化，不是单一的学科或技术，更多的是一种转化的状态，通过从实验室到临床(bench to bedside)、从临床到实验室(bedside to bench)的连续转化过程，实现改善人类的生活质量和健康的目的。

转化医学的理念是实现基础研究与临床问题或研究的结合，在临床中发现问题，通过基础研究解决和/或解释临床问题，将研究成果迅速应用于临床，使研究利益最大化。转化研究的宗旨可以表述为三个方面：①揭示复杂生物体及其调节机制的新途径；②打破阻碍现代医学科学发展的壁垒；③加强临床应用研究，培养临床学者从事以患者为中心的临床医学研究。

转化医学的核心是以患者为中心，将生物基础研究结果有效迅速地转化为临床实际应用的理论、技术、方法和药物，解决临床问题。在临床与实验室之间架起一道桥梁，是实现临床与实验室双向转化的关键。目前，关于转化医学的模式还不明确。杨静等在对我国转化医学模式的循证评价中指出，转化医学的运行方式主要涉及科研管理与服务模式、中医药领域、儿科领域、创伤医学领域、病理生理学领域、疾病标志物领域、妇科领域等。在科研管理与服务模式上，主张采用"管理理念+管理体系+管理机制"的理念构建转化医学模式，强调树立转化医学理念，创造科研管理外部环境，充分挖掘政策资源，优化整合科研资源，创新科研组织管理体系,充分利用管理资源,提升多学科的文化交融度,促进知识融汇、技术融合,充分发挥智力资源。可以从以下五个方面构建转化医学的发展模式:①共同目标集成整个转化过程;②采取"大科学"研究模式;③聚焦每一名科研人员的利益;④促进科研资源自由流动;⑤动态评价科研成果。该模式从多角度提出相应解决策略,推动转化医学跨学科研究,实现科研成果快速普及与转化。在中医药领域,研究者提出中医药转化医学思路和模式必须符合中医药自身特点,结合现代医学转化研究思维,提出一系列的中医药转化医学思路,以及构建立体多维的中医药转化医学模式。在儿科领域,王天有等构建了以"创新研究机制+建立临床资源库+搭建交流及合作平台"为三大主题的转化医学模式。在创伤医学领域,研究者构建出"流行病学-易感基因-表现型-针对性干预手段"的转化医学模式,倡导建立多学科紧密合作的医师科学家团队与现代临床-基础紧密结合的转化研究机构,实现科研成果的快速转化。在病理生理学领域,杨青等结合南京医科大学病理生理学重点学科科研平台建设和管理的经验,探讨转化医学模式下病理生理实验室平台建设的思路和管理方法,证实了该模式能有效应用于学科平台建设和管理。在疾病标志物领域,研究者分析转化医学在疾病标志物发现与验证过程中的运用,指出以转化医学为指导的疾病标志物的挖掘,能够有效实现标志物实验发现与临床应用之间的过渡和转化。在妇科等领域,研究者主张整合基金,多学科同时发展,促进临床科研之间的转化。

第二节 转化医学在医学研究中的作用

转化医学作为当前医学科学研究领域的一个热点,打破了以往单一学科研究的局限性,打破了各学科之间的固有屏障,强调多学科的交叉,密切合作,发挥各自优势,将基础研究的成果"转化"为解决患者疾病的预防与控制,最终实现研究成果与临床治疗之间的转化。转化医学打破了基础、临床、预防和药学等领域之间的壁垒,使得各个学科之间相互沟通,密切联系,避免了单一领域研究的局限性和盲目性;使得基础科学的成果能及时为临床所用,临床中所要解决的问题,能及时反馈给基础研究者,引导其研究方向,最终使患者受益。转化医学在医学研究中主要起将临床与基础研究结合,预防疾病,治疗疾病的作用。目前转化医学主要关注肿瘤、心脑血管疾病的早期诊断、分型和个体化治疗的研究,生物标志物的应用,干细胞的转化研究,动物模型开发研究,药物研发(主要包括分子靶向药物研究和生物大分子药物研究);从而将基础研究所取得的成果,尽快转化为临床问题的解决方法,将基础研究获得的知识、成果快速应用到临床上。

一、转化医学与基础医学

随着大数据时代的来临,需要生命科学、数学、计算机科学和医学领域专家的通力合作与交叉研究,破解紧迫性的难题:如何将大量的研究数据转化为解决医疗问题的有用信息?例如,世界各国正在全基因组范围内开展的基因与疾病的关联性分析,寻找与疾病相关的易感基因和医学研究模式,从"组学"到系统生物学研究的转变等方法;在肿瘤的基础研究方面取得了突飞猛进的发展,尤其是在不同肿瘤的发生与发展相关的分子机制方面,这些分子机制研究在探索靶向药物方面起到很大的作用。转化医学可以架起宏观大数据与疾病基础研究的桥梁,使人们系统解释和解决医学问题,将基础研究的大量有用数据,通过转化研究,应用于临床诊断与治疗。

二、转化医学与预防医学

转化医学的最终目标在于疾病诊断和预防,转化医学将生命科学和与生物相关的现代科学技术融合至"4P"医学。在疾病的早期,患者很难自己发现疾病,一些深在的肿瘤性疾病往往在发现时已经处于晚期,失去了最佳的治疗时机,因此建设公共卫生体系,深入贯彻三级预防模式,将现代科学技术应用到疾病的诊断中,在疾病早期进行治疗,提高治愈率,将疾病的损害降至最低,从而降低医疗成本,提高患者的生活质量。

三、转化医学与临床治疗

目前在分子生物学的研究上取得了很大的进展,基于生物分子的研究,产生了分子医学和个体化医学,疾病的发生发展是一个复杂的过程,疾病发生机制的异质性很大,往往需要多种科学技术的协助才能实现早期诊断和准确诊断,从而实施合理的临床治疗。随着对疾病发生机制认识的深入,通过检测患者疾病相关的生物学指标,基于患者的遗传、分子生物学特征和疾病基本特征进行分子分型,确定适合患者的治疗方案,成为现代医学的目标。个体化治疗可以通过合理选择治疗策略,达到有效、经济和最小毒副反应的目的,获得最优化的治疗效果。同时在分子生物学的基础上,经过有效评估的生物分子,例如患者的生化表型、基因分型等指标进行药物筛选,评估患者预后,从而提高疗效和改善预后。

四、转化医学与药物研发

新药的转化研究主要将基础药理学与临床医学紧密结合,核心内容是阐明和预测先导化合物或候选药物的人体 PD、PK 及毒代动力学(toxicokinetics,TK)性质和机制等,以实现安全有效的临床应用目标。PD、TK 关注药物的有效性和安全性;PK 反映药物的吸收、分布、代谢、排泄/毒性(ADME/T)等体内过程,是药物有效性和安全性的必要支撑。由于动物与人类在 PK 方面的差异更为突出,因此在新药发现初期便建立有效的 ADME/T 或 PK/PD 筛选模型、及早介入成药性预测,可提高新药的研发成功率;或将前期结论不支持的后续研究及早终止,可尽可能地降低技术和经济风险。

通过各种组学方法及分子生物学数据库筛选生物标志物也是目前药物转化医学研究的热点。生物标志物是反映生物体与生存环境各因素之间的相互作用,引起的生理、生化、免疫和遗传等多方面改变的信号指标分子。目前将生物标志物分为接触性生物标志物、效应性生物标志物和易感性生物标志物。通过从生物介质中监测、评估这些生物标志物的水平及变化情况,有助于探索治疗靶标、判断用药效应、预测成药性。

药物的毒性研究离不开基础医学,在新药的研究过程中,基础医学的动物实验模型起到重要的作用,动物实验模型的构建决定了实验室研究能否过渡到临床试验研究中。相关的数据统计认为,动物毒性实验与人体相关性约为70%,有效性的相关性可能低于70%,总体相关性在 50% 以下,故应充分关注临床前研究与临床试验结果之间的相关性。

但是,目前应用分子生物技术开发研究与临床有较高一致性的理想动物模型,以及探索动物实验设计的最新理念和技术,仍然是亟待解决的难题。

五、转化医学与教育改革

医学教育具有双向性,是基础与临床的双向性,即基础医学教育要与临床应用相结合,同时临床实践要反馈到基础医学的教学中。另外,医师和患者也具有双向性,医师与患者之间的沟通在医疗中至关重要,在医疗中应该以患者而不是疾病为主体。转化医学理念的出现是医学教育发展的需要,它统一医学教育理念,避免了教育的盲目性,为教育指出了方向。转化医学最初强调的是基础与临床的双向转化,并且这一理念被广大医务人员所认可,同时为教育指出了一个方向,即基础教育与临床实践的相互转化。医学发展的最终目的是对危害人类健康的疾病的防治,医学发展服务的对象是患者,这就明确了医学教育也是以"患者为中心"的理念。以患者为中心体现了人文关怀,在医疗教育中培养转化医学的理念,注重教学内容与临床应用的结合,强调内容的临床化,把真正用于临床的理论技能和技术引入到教学当中去。

第三节　转化医学在口腔颌面-头颈肿瘤中的应用现状

一、转化医学在口腔医学中的开展

在发达国家,转化医学研究已备受关注。2006 年美国 NIH 开始实施临床与转化科学基金(Clinical and Translational Science Awards,CTSA)计划,以加速提高新药和诊疗方法的创新能力。2007—2012 年,NIH 每年出资 5 亿美元,资助 60 个健康研究中心。英国国家健康研究院建立了综合性和专科性的生物医学研究中心(Biomedical Research Centre,BRC),从 2007 年开始,5 年中提供超过 4.5 亿英镑资金,资助 5 个综合性的 BRC 和 6 个专科性的 BRC(主要开展肿瘤、眼科和心理健康等研究)进行转化医学研究。2006 年苏格兰启动了全球第一个转化医学合作研究中心,并与全球最大的制药公司进行合作。2008 年新加坡国立大学转化医学中心成立。国外许多著名的医疗单位,比如美国的 Johns Hopkins 医院、MD Anderson 癌症中心、Sloan Kettering 纪念癌症中心,除具有优秀的基础研究团队和临床研究团队外,每年还开展大量的临床研究,在基础研究成果的临床转化、提出患者的治疗新方法、改善患者的治疗效果等方面,都作出了巨大的贡献。

在口腔颌面部肿瘤的转化医学研究领域,国内外研究的整体差距还比较大,无论是在基础研究、临床研究,还是基础与临床研究相结合方面,都是如此。目前中国还没有像 CTSA 计划这样的大型资助计划出台。转化医学研究主要依赖于专业院校自身或之间,以及与某些商业机构的合作来运作。1989 年华西口腔医学院在卫生部口腔生物医学工程重点实验室成立了口腔医学界最早的"产-学-研"研究中心,并成功研究和开发了具有中国自主知识产权的人工骨、人工种植牙材料和技术。2007 年成立了口腔疾病研究国家重点实验室,又成立了口腔转化医学研究室,积极开展具有口腔医学特色的新材料、新药物、新设备、新技术的基础研究和临床应用的对接研究。在近 10 年的口腔颌面-头颈肿瘤领域中,学者们采用宏基因组学、蛋白组学、代谢组学及其他分子生物学技术,从分子水平上深入研究口腔颌面-头颈肿瘤的主要发病机制,将最新基础研究成果转化为临床医疗新技术和新方法,逐渐形成具有口腔医学特色的转化医学研究体系,并证实分子标志物的鉴定及应用对评价药物或疾病所致的生物学效应、治疗诊断及预后评估都具有重要的临床价值,这也是目前口腔转化医学研究的重点所在。

2017 年 12 月 20 日,上海精准医学研究院作为上海市教委Ⅳ类高峰学科建设项目,由上海交通大学医学院牵头,依托上海交通大学医学院附属第九人民医院实体化建设的上海市科技协同创新中心正式启用,也预示着精准医学、转化医学研究在口腔颌面-头颈肿瘤中的发展。

二、口腔颌面-头颈肿瘤的分子标志物

口腔颌面部具有复杂的组织结构,影响呼吸、言语、进食等多种机体功能,同时涉及美观。约有 5% 的人体肿瘤原发于头颈部,其中约 50% 发生于口腔,而口腔鳞状细胞癌(oral squamous cell carcinoma,OSCC)是口腔颌面部发生率最高的恶性肿瘤。几十年来,尽管各种医疗筛查、诊断和治疗技术取得了巨大的进步,但是针对 OSCC 的综合序列治疗所得到的总生存率并没有显著提高。早期诊断和早期治疗是提高患者生存率的关键。同时,针对性选择个体化的治疗方案,也是提高患者治疗效果的重要因素。

近年来,随着基因组学、蛋白质组学及生物信息学的发展,通过开发和利用各种组学方法和分子生物学数据库信息,筛选出各种生物标志物。作为肿瘤诊断、治疗、预后及疗效监测的有效工具,生物标志物成为基础与临床转化的桥梁。以生物标志物进行疾病的危险度评估、疾病诊断和分型、治疗方案选择和预后评估,可以有效提高药物和治疗方法筛选的成功率。而基于患者的遗传、分子生物学特征和疾病基本特征进行分子分型,并以此为基础选择个体化的治疗方案,是现代肿瘤学的发展方向。

目前筛选生物标志物的方法主要包括两大类。

(1) 以肿瘤抗原作为标志物的筛选方法:筛选肿瘤抗原的方法主要是利用对肿瘤抗原产生特异性免疫反应的效应细胞和效应分子来识别相应的肿瘤抗原。①利用肿瘤抗原的特异性 T 细胞,识别 T 细胞抗原表位,将肿瘤细胞的 cDNA 文库转染表达有主要组织相容性复合体(major histocompatibility complex,MHC)-Ⅰ或 MHC-Ⅱ分子的细胞系,通过检测细胞溶解或细胞因子的分泌得到阳性细胞克隆,最后扩增阳性单克隆细胞得到 DNA,测序后进一步鉴定。②利用肿瘤细胞特异性抗体识别 B 细胞抗原表位,主要是以肿瘤患者的血清筛选肿瘤细胞表达的抗原,常用的方法有血清学筛选重组 cDNA 表达文库(serological analysis of recombinant cDNA expression libraries,SEREX)和血清蛋白质组分析(serological proteome analysis,SERPA)等。

(2) 以基因差异表达产物的筛选方法:在疾病发生和发展过程中,基因表达改变是主要事件,因此,发现肿瘤标志物通常从寻找差异表达基因着手。用于研究 mRNA 表达差异的方法主要包括差异显示、代表性差异分析、差减杂交、抑制性差减杂交、交互减数差异显示、基因表达序列分析及 cDNA 微阵列;用于研究蛋白质表达差异的方法主要包括差异蛋白质组学方法和蛋白质芯片(或抗体芯片)。蛋白质组学是在蛋白质水平上定量、动态、整体性地研

究生物体。双向凝胶电泳、生物质谱技术(mass spectrometry,MS)及生物信息学是蛋白质组学研究的三大支柱。蛋白质芯片能够高通量地测定蛋白质的生物活性、蛋白质与大分子和小分子的相互作用,或者用于高通量定性和定量检测蛋白质,在肿瘤标志物筛选中的应用日益增多。

以上述方法为手段,已有大量针对口腔癌细胞系和临床特征的相关性研究,证实了多种基因及位点具有成为口腔癌诊断、治疗和预后的生物标志物的潜力。但是转化到临床当中,仍处在较起步的阶段。EGFR 抗体——西妥昔单抗,是被 FDA 批准应用于头颈鳞癌(head and neck squamous cell carcinoma,HNSCC)的靶向治疗药物。但是西妥昔单抗受限于较高频率的耐药性和较低的敏感性,替代药物的开发应用迫在眉睫。学者们已试图通过其他靶向药物,或者利用西妥昔单抗与其他药物联用,来调控肿瘤细胞的 DNA 损伤修复等功能,从而减少肿瘤对治疗的抵抗性,并且降低治疗对人体正常组织的毒性。

在 HNSCC 中,有学者正在大量研究多种针对克服放化疗抵抗性的分子和信号通路的抑制剂,包括 PARP、DNA-PK、PI3K、ATM、ATR、CHK1/2,以及 WEE1 抑制剂。经验证,有部分抑制剂的疗效与一些分子的表达异常或缺失有相关性。例如,DNA-PK 和 PI3K 的抑制剂 KU0060648 在 ATM 缺失的头颈癌细胞中,显示出合成致死效应(synthetic lethality)。因此,ATM 基因具有成为指导 KU0060648 药物临床应用的生物标志物。而一些靶向药物在基础研究的基础上,已被认为有可信的临床疗效。例如,PIK3CA 突变和富集,与 HNSCC 对西妥昔单抗的抵抗密切相关。而 Copanlisib,一种对 PIK3CA 突变型肿瘤仍有高度选择性和有效的 PI3K 抑制剂,与西妥昔单抗联用,可用于治疗转移性 HNSCC 和 PIK3CA 突变或富集的 HNSCC,现已通过一期临床试验,并开展二期临床试验。

大量研究证实 Wnt/β-catenin 通路在口腔颌面-头颈鳞癌的细胞增殖、迁移、凋亡的调控过程中起重要作用。Wnt/β-catenin 通路抑制细胞程序性凋亡(cell detachment-mediated apoptosis),并且促进头颈鳞癌移植瘤的瘤体生长。Wnt/β-catenin 通路的表达受多种拮抗基因调控,这些拮抗基因在口腔癌或头颈癌中的表达差异,往往提示与治疗敏感性及预后相关。多种 Wnt/β-catenin 通路的小分子抑制剂,已逐渐开展临床应用。但是在口腔癌领域,尚在基础研究阶段。例如,Honokiol,由 Magnolia officinalis 中提取,可以显著降低 OSCC SAS 细胞中的 transcription factor 4(TCF4)和 β-catenin 的表达水平,并降低 MYC 和 cyclin D1 的表达,继而影响肿瘤细胞的相关功能。LGK974,作为一种 Wnt/β-catenin 通路的靶向小分子抑制剂,体外和体内实验均证实可以抑制头颈癌 HN30 细胞的增殖。提示 Wnt/β-catenin 通路的相关基因,具备成为口腔颌面-头颈鳞癌治疗和预后的生物标志物的潜能,而针对 Wnt/β-catenin 通路的靶向抑制剂在口腔癌治疗中的应用,值得深入研究。

另有研究表明,一些 SHH 通路的相关蛋白,比如 glioma-associated oncogene homolog 1(GLI1)在 OSCC 和 HNSCC 患者中呈现高表达。GLI1 的过表达与 HNSCC 的临床分期、淋巴转移、肿瘤复发显著相关。SHH 通路相关蛋白可被看作为 HNSCC 预后差的标志,因此,SHH 抑制剂可能具有提高 HNSCC 化疗疗效的潜能。环巴胺(cyclopamine)(SHH 通路抑制剂)被验证可抑制 HNSCC 的肿瘤生长,而同环巴胺类似的一些 SHH 通路抑制剂具有更好的抑制效果。它们在口腔癌治疗中的应用研究正在进行中。

在 OSCC 患者中,多种 TGF-β 信号通路相关蛋白呈现过表达。例如,转化生长因子 β 受体 2(transforming growth factor beta receptor 2,TGFBR2)被报道在 OSCC 中有 21% 的突变率,

TGFBR2 的低表达与 OSCC 患者的较低生存率呈现相关性。而反义 TGF-β1 寡核苷酸,可以显著缩小 OSCC-SCC9 细胞系的小鼠移植瘤。因此,TGF-β 作为与肿瘤关系密切的细胞因子,被认为在 OSCC 中也可起到生物标志物的作用。

我国张志愿院士于 2008 年在国家"十一五"支撑计划的项目支持下,开展对中晚期口腔鳞癌 TPF 诱导化疗前瞻性随机临床试验。研究结果发现,TPF 诱导化疗不能整体提高所有患者的临床疗效,但是试验组对 TPF 诱导化疗疗效好的患者与疗效差或无效者,以及非化疗者(即对照组)比较,3 年生存率有显著差异($P<0.05$),该研究于 2013 年发表在肿瘤临床领域权威期刊 *Journal of Clinical Oncology* 上。同期建立生物样本库,为进一步开展预测 TPF 诱导化疗短期疗效的生物标志物的研究提供了良好的机会。上海交通大学医学院口腔颌面-头颈肿瘤科通过回顾性分析前瞻性临床试验患者活检标本中生物标志物的检测,如 GDF15、Cyclin D1、Annexin A1、P53 等,比较具有不同生物标志物表达的患者接受不同治疗后的疗效,发现了可以预测疗效的生物标志物,如高表达 GDF15 的 $T_{3/4c}N_0M_0$ 口腔鳞癌患者、高表达 Cyclin D1 的 cN_2M_0 口腔鳞癌患者、低表达 AnnexinA1 的中低分化口腔鳞癌患者,可以从 TPF 诱导化疗中生存获益。并在基础研究中,以 GDF15、CyclinD1、Annexin A1 等生物标志物为靶点,对这些基因的表达进行干预,发现敲减 GDF15、CyclinD1 表达的 OSCC 细胞系,细胞增殖能力增强,且对化疗敏感性降低;敲减 Annexin A1 表达的 OSCC 细胞系,细胞增殖能力减弱,且对化疗更为敏感。通过裸鼠皮下成瘤实验,得到相应的实验结果。结合这些相关生物标志物的基础研究,以它们作为筛选指标,进一步开展新的前瞻性临床试验进行验证,对整体提高口腔鳞癌患者的治疗效果具有重要意义,这也是转化医学的意义所在。

三、表观遗传机制与非编码 RNA

癌症,包括鳞状细胞癌,被认为是多因子疾病,由多种基因层面的调控所介导。常认为主要病因包括癌基因的激活,以及抑癌基因的沉默。然而,越来越多的研究证据表明,表观遗传机制——DNA 序列未改变而蛋白质表达异常,在癌症的发生发展过程中,同样起到重要的作用。表观遗传现象主要包括 DNA 甲基化、组蛋白修饰、染色质重塑和非编码 RNA 调控等。

1. DNA 甲基化　是指在 DNA 甲基化酶(DNA methyltransferases,DNMTs)的催化下,以 S-腺苷甲硫氨酸(S-adenosylmethionine,SAM)为甲基供体将甲基转移至 DNA 碱基上的一种表观遗传修饰方式。在哺乳动物中,目前已发现的 DNMTs 主要有四种,分别是 DNMT1、DNMT2、DNMT3A 和 DNMT3B。DNA 甲基化的异常存在于很多人类疾病中,其中研究最多的便是 DNA 甲基化与肿瘤之间的关系。现已发现肿瘤的发生发展中存在着 DNA 甲基化的失衡,主要体现为全基因组的低甲基化和某些抑癌基因与修复基因的高甲基化。目前研究已证实与 OSCC 发生有关的因高甲基化而失活的抑癌基因约有 40 个,并与多种细胞生物学活动相关,包括 *BRD7*、*LATS1*、*FHIT*、*MGMT* 与 *DAPK1* 等。这些基因都是潜在的生物标志物。

2. 组蛋白修饰　组蛋白的翻译后修饰有磷酸化、泛素化、甲基化和乙酰化。其中甲基化和乙酰化是常见的组蛋白修饰方式。组蛋白乙酰基转移酶(histone acetyltransferase,HAT)

与组蛋白去乙酰基酶（histone deacetylase，HDAC）对组蛋白乙酰化修饰最为重要。在多种头颈部恶性肿瘤细胞系中 HDAC1 和 HDAC2-P63 水平高于正常组织，且两者形成复合物可结合转录启动子 PUMA，抑制凋亡基因 *BCL-2* 的转录，促进鳞癌细胞增殖。已有研究者尝试使用组蛋白去乙酰基酶抑制剂（histone deacetylase inhibitors，HDACis）对 OSCC 进行治疗，并取得一定进展。

3. 染色质重塑　在基因表达的复制和重组等过程中，染色质的包装状态、核小体中组蛋白及对应 DNA 分子发生改变的分子机制，是以染色质构型改变为基础的表观遗传学机制。核小体是染色质结构的基本单位，染色质重塑主要涉及核小体的结构及其与 DNA 相对序列位置发生改变，增加了基因启动子区序列可接近性，结果使反式作用因子如转录因子等能与之结合而启动转录等过程。

4. 非编码 RNA 调控　非编码 RNA（non-coding RNA，ncRNA）在多种癌症的发生发展及病理生理调节方面起到重要作用。根据 ncRNA 的分子量大小和结构特点，分为小分子非编码 RNA（small ncRNA）、长链非编码 RNA（long ncRNA）和环状 RNA（circular RNA）。而 small ncRNA 主要包括微小 RNA microRNA（miRNA）、短干扰 RNA short interfering RNA（siRNA）、PIWI 相互作用 RNA PIWI-interacting RNA（piRNA）、小核仁 RNA small nucleolar RNA（snoRNA）、小核 RNA small nuclear RNA（snRNA）、重复相关小干扰 RNA repeat-associated siRNA（rasiRNA）。多种非编码 RNA 也证实为生物标志物，现已成为研究热点。

miRNA 在多种肿瘤组织中异常表达，并且在同一类型但不同亚型的肿瘤组织中，miRNA 的表达亦不一致。多项研究表明，miRNA 既可以发挥类似癌基因的致癌作用，同时在某些情况下，又可以产生抑癌作用。有研究表明，miR-21 在 OSCC 组织和正常口腔黏膜组织中表达情况不同，在 OSCC 中明显高表达，并且在舌鳞癌中，高表达的 miR-21 与两种目的基因（*TPM1* 和 *PTEN*）的低表达有相关性。此外，有学者验证出 miR-21 下调了抑癌基因 *P12CDK2AP1* 的转录水平，继而影响了细胞的增殖和侵袭。同样证实在口腔鳞癌组织或细胞系中有高表达的 miRNA 还包括 miR-24、miR-196、miR-10b 等。而 miR-125b、miR-9、miR-596 等 miRNA 在口腔鳞癌组织中往往表达下调，提示它们在 OSCC 中可能起抑癌作用。而某些 miRNA 和特定的肿瘤种类或级别相关，例如 MiR-375 在 T_3/T_4 临床分期的 OSCC 中明显低表达。各种 miRNA 证实可通过影响 PI3K-AKT-mTOR、Wnt/β-catenin、ERK1/2 等信号通路或其他相关分子，继而影响细胞增殖、凋亡、侵袭等功能。

针对 piRNA 的研究明显少于 miRNA，尤其在口腔癌领域。不过仍然有研究表明，piRNA 在一些头颈癌组织中表达异常。一个包含 41 种 piRNA 位点的 panel 被认为可以区分 HPV 阳性头颈癌和 HPV 阴性头颈癌。其中有 5 种（piR-35953、piR-36984、piR-39592、piR-36715、piR-30506）的表达情况同这些 HPV 阳性的患者的生存率具有相关性。另外，有一个包含 13 个 piRNA 位点的 panel 和口腔鳞癌患者的吸烟习惯具有相关性，其中 NONHSAT123636、NONHSAT113708 与肿瘤分级相关，而 NONHSAT067200 直接与总体生存率相关。

同 miRNA 类似，LncRNA 既可以发挥类似癌基因的致癌作用，同时在某些情况下，又可以产生抑癌作用。已知 LncRNA 参与多种生物学功能的调控，比如转录调控和基因编辑，但是相比较 miRNA，针对 LncRNA 在口腔癌中作用机制的研究较少。现已知的针对口腔癌 LncRNA 表达情况的研究表明，325 种 LncRNA 中的 60%，在口腔 dysplasia 中表达显著下调。另外，Hotair、Neat1 和 Uca1 等 LncRNA 逐渐被验证在口腔癌高表达，而 Meg-3 则呈现低表达。

CircRNA 往往通过作用于 miRNA 使其沉默，继而发挥作用。CircRNA-100290 在口腔癌组织中表达上调，并继而沉默 miR-29 家族，其表达在体外和体内都表现出与细胞的增殖呈正相关。另外，多种 ncRNA 和外泌体(exosomes)经验证可作为诊断和评估治疗反应的生物标志物。

近期，ncRNA 在肿瘤发生发展中的机制研究已是热点，而在口腔鳞癌中，多个不同种类的 ncRNA 异常表达，都已验证与肿瘤的特征和细胞的功能密切相关。但是大部分的研究仍停留在基础阶段，转化到临床中仍有不足。明确证实并应用的检测 panel 仍匮乏。不过，随着研究的深入和转化医学在口腔颌面-头颈肿瘤诊治中的进一步推广，ncRNA 对于口腔颌面-头颈肿瘤的诊断、分子分型及治疗指导的应用前景值得展望。

四、HPV 及其他口腔微生物

人乳头状瘤病毒(human papilloma virus, HPV)诱导的口咽鳞状细胞癌(oropharyngeal squamous cell carcinoma, OPSCC)相比较非 HPV 诱导者，发病年龄更低，往往无烟酒史，并且有更好的预后和总体生存率。因此 HPV 已作为 OPSCC 患者的常规检查指标，并且 P16 可作为判断是否为 HPV 感染诱导的金标准生物标志物。而患者体液中的游离 HPV-DNA 检测受到广泛关注，研究表明在原发 HNSCC 患者中，唾液游离 HPV-DNA 的检测用以判断 HPV 状态的敏感性和特异性可高达 92.9% 和 100%，并且 HPV-DNA 的含量通过"液体活检(liquid biopsy)"就可以完成检测，创伤小。

HPV 在其他部位的 HNSCC 中检测出的概率为 5%~15%，但是大量研究的统计学分析证实：这些口咽区以外的 HNSCC，是否由 HPV 感染诱导，与它们的总体生存率并不显著相关。因此，在非口咽部的 HNSCC(包括 OSCC)中，HPV 尚不能作为直接的生物标志物指导临床治疗。不过研究表明，HPV-driven 的口咽区以外的 HNSCC，之所以未表现出较好的生存率，可能与机体对肿瘤的免疫应答状态相关，并且提出可以进一步深入研究 HPV 与免疫治疗的探索前景。

口腔微生物已证实与多种口腔疾病的发生发展密切相关。由于口腔癌发生发展机制的复杂性，又由于口腔微生物具有的自身动态变化、分布差异、不同的取样检测方法影响一致性等特点，导致明确口腔微生物在口腔癌的发生发展中的具体作用较困难。现被广大学者一致接受的研究结论是口腔微生物自身不致癌，主要通过影响口腔内的慢性炎症状态，继而影响基因的表达通路。作为与肿瘤免疫反应关系最密切的转录因子，NF-κB(nuclear factor-κB)被认为是联系口腔菌群和口腔癌的关键因子。NF-κB 信号通路的激活，参与介导多种口腔微生物与肿瘤相关的机制。

已有多项文献记录，同健康人群相比，口腔癌患者口腔中的微生物有明显变化。然而，由于大部分该方面的研究仅仅局限于少量特定微生物，或采用的研究方法较单一，而非采用高通量的验证方法(比如二代测序技术)，因此对口腔微生物是否可作为口腔癌生物标志物的可靠研究较为稀缺。Schmidt 等学者对 5 例口腔癌和 8 例口腔癌前病变患者的口腔微生物进行采集，继而用 rRNA 基因扩增二代测序验证，得出结论：口腔微生物群厚壁菌门(firmicutes)和放线菌门(actinobacteria)在口腔癌和口腔癌前病变患者中显著减少。Guerrero-Preston 等学者报道，在口腔癌患者中，口腔微生物的总体含量和密度显著降低，唾液中乳杆菌（lactobacillus）数量增多，以及嗜血杆菌（Haemopilus）、奈瑟菌属（Neisseria）、孪生球菌属（Gemellaceae）、凝聚杆菌属（Aggregatibacter）减少，可看作 HNSCC 的潜在生物标志物。另有研究表明，放线菌属（actinomyces）的减少与 HNSCC 临床分期的提高有相关性。

近年来，液体活检（liquid biopsy）用来检测相关生物标志物的检测手段越来越受关注，但由于个体异质性差异，通过唾液检测得到的差异分子难以直接被应用于临床试验。已有唾液生物标志物 panel 应用于检测肿瘤，但是敏感度和特异度难以达到预期。而口腔微生物由于自身对口腔环境的变化具有适应性，相对其他分子，它们的变化在不同个体中相对保守。因此，通过液体活检的检测方法，结合口腔微生物和其他分子生物标志物，指导诊断、分型及治疗口腔颌面-头颈肿瘤，值得深入研究。

五、代 谢 组 学

代谢组学通过研究生物体的代谢途径和代谢产物的变化，反映生物体系的状态。目前，代谢组学研究常用的技术主要分为两大类：基于核磁共振（nuclear magnetic resonance，NMR）和基于质谱（mass spectrometry，MS）技术的方法。基于代谢组学技术的分析方法具有发现肿瘤相关标志物的潜能，越来越多地应用于口腔颌面-头颈肿瘤的风险预评估及早期诊断等。通过对口腔癌及口腔癌前病变患者的唾液、血液及组织中的代谢物进行检测分析，可得到相关的差异代谢物，从而作为可能的用于诊断、分型或分期口腔癌的生物标志物。

代谢组学用于检测生物标志物仍存在局限性。首先，口腔癌前病变发展至口腔癌这一过程的代谢改变研究甚少。其次，口腔癌及癌前病变的发生发展是多事件共同作用的结果，仅依靠单一层面的代谢物研究并不足以进行全面的分析。大量代谢组学研究已经得到与口腔疾病生理病理变化相关的潜在标志物，但各标志物之间的关联性不强。而且，利用代谢组学寻找肿瘤生物标志物的研究基本处于初级阶段，几乎未被相关临床试验所证实。因此，代谢组学的方法可给人们提供新的思路，但是仍然需要长期深入的研究。

第四节　转化医学在口腔颌面-头颈肿瘤中的挑战与展望

一、基础研究临床转化的难点

转化医学是指基础医学研究与临床应用之间的双向转化过程，是基础医学与临床医学之间的桥梁。转化医学研究是一种涉及多个学科的循环式的研究体系。转化研究虽然是一个循环的研究体系，但是各个部分间的转化过程却有不同的难点，基础研究向临床医学转化的过程是所有环节的难点。分析国内外基础研究转化过程发现，大量的基础研究数据在向临床实践转化时存在不同程度的困难，比如在临床实践中重复出基础研究的成果。因此，有学者提出基础研究成果缺乏可重复性，是目前转化医学失败的首要原因。分析基础研究向临床实践转化过程中的难点，主要体现在以下方面。

1. 基础研究与临床医学之间问题的转化　转化医学实施的困境主要在于基础研究在临床医学实践中的可行性。目前面临的问题是基础研究者只是为了单纯的基础研究,在进行研究的过程中缺少临床经验和临床调研,比较容易忽略临床医学的实际需求,由于基础研究的多样性和复杂性,同一种疾病可能有不同的作用机制。虽然不同机制内的研究在不断深入,但是机制之间往往缺少联系,同时不同领域之间的基础研究也大都是相互独立的。而临床医学研究者经常忽视基础研究的重要性,忽略了一些难以解释的临床问题是需要基础研究来解释。临床研究者通常忙于解决临床上的表象问题,没有一个系统的转化医学思维将临床问题深入研究。

2. 研究人员的不匹配阻碍了基础医学的转化　转化医学研究室是基础医学与临床医学的桥梁,但是基础研究者往往是脱离临床工作的研究者,基础研究和临床研究的最终是以患者为中心的,基础研究平台与临床研究之间的脱轨,使得基础研究在向临床研究中的转化过程障碍重重。但是研究者的精力和时间是有限的,大部分的临床研究者从事超负荷的临床工作。基础研究者的任务主要集中在基础研究本身,对临床问题的认识多少会有一定偏差,从而使得基础研究人员与临床工作者在面对基础研究成果应用到临床过程时的衔接会有偏差。因此,在临床教育过程中,应该把基础与临床相结合,基础研究人员培养的过程不能脱离临床,同样临床医师也要培养基础研究思维。转化医学是一个需要投入大量的人力和物力的过程,将基础研究向临床转化的过程中同样还面临着资金问题。

3. 基础研究的单一研究对象与临床试验多样化群体间的矛盾　基础研究往往为了达到研究目的,对研究对象进行了严格的筛选和培养,追求简单、效率性和因果性,相对容易获得成功。也就是说,基础研究产生的结果,是基于事先预定好的实验对象进行实验而得出的,这样得出的研究成果在面对有整体性、复杂性、多样性的患者身上,往往很难获得良好的重复性,需要长时间的临床试验来验证方法的可行性及临床疗效。因此,基础研究与临床研究研究对象之间的差异,使得基础研究在向临床医学的转化中面临巨大挑战。但是,基础研究对象的简单性与临床实践对象的复杂性是难以调和的,在基础研究运用到临床实践的过程中还需要大量的临床试验,临床医学只有通过大量的资料积累,长期的疗效观察,对不同条件下的人群反复验证,才能达到基础研究向临床医学的真正转化。

二、临床数据库建设的标准化

临床数据库(clinical database),又称为临床信息数据库、临床病例数据库、专科病例数据库,是一种数据集合,全面而有序地记录了患者诊治活动中所产生的信息。国外临床数据库应用早已兴起,比较知名的包括美国癌症研究所下属的 SEER 项目医学数据库(Surveillance,Epidemiology,and End Results-Medicare linked database)、英国结直肠癌数据库,以及日本从 2000 年至 2010 年陆续建立的日本心血管外科数据库(Japan Cardiovascular Surgery Database,JCVSD)和日本国家临床数据库。我国的临床数据库建设起步较晚,但已在单中心或多中心机构中有所报道。比如张国富等建立了北京精神疾病临床数据和生物样本数据库,并在北京市四家中心医院使用;北京积水潭医院经过 20 多年临床探索,已经建立了可供多中心使用的临床数据库,并开通了可以针对公众的免费网站,公开了除患者基本信息外的流行病学资料以供查询;高旭等基于 Microsoft Access 平台建立了前列腺癌 PC-Follow 数据库,并招募 12 家全国泌尿外科中心参与。

我国临床数据库建设存在几点问题。首先,国内仍缺乏临床数据管理人员。临床医师忙于一线临床工作,刚开始重视数据库的建设。部分医疗系统的临床数据库建设应用的意识较弱,管理水平有待提高。其次,临床数据收集、处理存在问题。数据收集大部分依靠人力输入,源头数据保存不完善,相对样本量偏小。数据类型以回顾性居多,存在回忆偏倚及失访情况。再者,各中心建立的数据库尚未建立共享机制,各中心数据库存在重复建设情况。最后,数据库的整体利用效率不高。一些小样本数据库随课题研究结束存在不更新现象。

针对国内临床数据库建设及使用现状,除要培养更多的临床数据分析医务人员、提高数据质量和数量、完善数据的建设与利用外,多数学者还倡议建立统一标准,发展多中心至全国性数据库。当今世界,仅凭单中心研究已远远不能胜任科研的需求,多中心研究甚至跨国研究已成为一种趋势。联合建库是突破资源制约,满足临床科研"多中心、大样本"的病例信息需求和建设高质量病例数据库的主要途径,为了使数据库能在更大范围内应用,各单位之间必须为数据做统一规划。不但要保证数据库中所建立的各字段值要符合统一的标准,降低各单位收集误差,而且要同时从政策上予以指导和规范,建立相关的标准并予以落实。发起或鼓励多中心共同建立,设置相应的权限,使不同的单位对数据的处理和使用受到相应的限制,防止误删、恶意泄露患者隐私等意外的发生,以更好地保护数据。对于在收集和利用患者信息过程中所产生的相关伦理问题,参与单位应获取相关的知情同意书,并完善相关的数据库管理规范,申报伦理审批。所建立的多中心或国家性质的临床数据库,应有多学科专业人员参与,包括数据库设计建设人员、网络管理人员、医疗专业人员及了解数据库的医务人员。有研究者认为,了解数据库相关知识的医务人员无论在单中心建立独立的数据库,还是在多中心数据库建设中均能发挥重要的桥梁作用,应是建设数据库的主体。医疗专业人员可负责明确数据库的建设需求与用途,由数据库设计团队进行实际建设,评估可行性,最后再反馈给了解数据库的医疗人员和科室人员,而且三方人员的协作也可在互动中不断完善。

三、临床治疗的规范化

口腔颌面部恶性肿瘤的治疗需要根据病灶的发生部位、累及范围及病理分级等因素,选择相对合适的治疗方案,主要包括手术治疗、放疗、化疗等。目前,早期口腔癌首选手术治疗;局部晚期可切除的口腔癌采用以手术为主的综合序列治疗;晚期不可切除的口腔癌多采用化疗、放疗为主的综合治疗。应该强调的是,多学科、多手段治疗方案已经确定为恶性肿瘤的治疗准则。口腔颌面部恶性肿瘤与所有恶性肿瘤一样,不再是单一学科的治疗对象。手术治疗、放疗、化疗等所有治疗手段,所有遵照循证医学原则形成的治疗方案,都应该用于肿瘤临床,为提高患者的生存率和生存质量发挥作用。

目前国际上针对口腔颌面部恶性肿瘤的诊治指南,常用的有美国 NCCN 和欧洲 ESMO 头颈癌临床实践指南等,其中,美国 NCCN 头颈癌临床实践指南的更新速度从以往每年 2 版,已达到每年 5 版。目前笔者可以查询到 2025 年第 2 版,更新速度的不断加快,要求临床医师具备扎实的专业外语阅读能力,及时了解和运用最新诊治指南中的方法和方案,服务到患者的一线诊疗实践中。

2013 年中国抗癌协会头颈肿瘤专业委员会/放射肿瘤专业委员会联合举办了一次专家共识会议,旨在为中国头颈部鳞癌患者提供最佳的综合治疗。专家们通过回顾文献、讨论并修改中国临床实践中的治疗策略,就最佳治疗方法达成共识(详见《头颈部鳞癌综合治疗:中国专家共识 2013 版》)。以下就口腔颌面-头颈肿瘤的诊疗规范进行相关归纳阐述。①针对早期头颈部鳞癌(T_{is},T_1N_0,部分 T_2N_0,AJCC 7th),如果手术对功能及美观影响小,首选手术治疗(原位癌首选手术),否则推荐首选放疗。②针对局部晚期口腔癌(任何 T,$N_{1\sim3}M_0$;$T_{3\sim4}N_0M_0$),首选手术治疗,术后根据切缘状况和淋巴结包膜外侵犯与否选择单纯放疗或同步放化疗。对于不能手术切除或术后缺损范围过大的情况,可考虑术前行诱导化疗或术前放疗,以期提高切除率。可手术切除的局部晚期口咽癌可以选择:同步顺铂放化疗(1 类证据)+挽救性手术(如有残留);手术+放疗;诱导化疗+放疗或同步放化疗+手术。局部晚期不可切除的病例推荐同步放化疗(1 类证据),或诱导化疗+放疗联合或不联合同步化疗。对不适合上述治疗的病例可用放疗联合西妥昔单抗(1 类证据)。③针对口腔颌面-头颈肿瘤不良预后因素(淋巴结包膜外转移、切缘阳性),术后应给予同步放化疗。其他局部晚期患者则术后进行单纯放疗。由于手术切缘对复发的影响,普遍认为应该获得足够的切缘。根据美国 NCCN 指南,充分切除指肿瘤整体切除后切缘至少距离大体肿瘤 2cm 或冰冻切片显示切缘阴性。其中,净切缘是指切缘距肿瘤边缘不少于5mm,近切缘指切缘距离肿瘤边缘少于 5mm。诱导化疗降期后的切缘范围不应小于原发病灶范围,切缘距离原发肿瘤至少 2mm。④放疗技术的选择应根据患者的具体情况、肿瘤部位、本单位的治疗条件和对所使用技术的熟练程度与经验来决定。⑤复发和/或转移口腔颌面-头颈肿瘤患者的治疗选择,应根据一、二线治疗推荐及患者的意愿,进行恰当的方案选择。

四、临床研究的规范化

医学发展已经进入"循证医学"时代。人们普遍认为现代医学应建立在科学循证的基础上,而不能仅仅靠医师的直觉判断与机械推理。随机临床试验是获取确凿医学证据的主要研究方法,该方法通过严谨的随机设计对受试者进行分组,并给予不同的临床干预,使潜在的风险随机分配到不同的实验组中,从而对各种医学干预效果进行有效客观的判断。

一个良好的临床研究方案有几个基本组成部分。

首先,提出研究假设。形成一个假设是基于对某个群体的兴趣,而验证假设的正确与否是基于该群体的一个样本而开展的临床试验活动。一旦研究者提出假设或理论,这些假设或理论就可以作为统计分析的目标。然后分析各种可选择的设计方法。需要考虑到的因素包括且不限于:①是否需要进行干预研究或观察性研究;②是否需要设置对照组,如何选择合适对照;③如何选择被研究群体,单中心、多中心还是跨国收集代表性样本;④样本量计算;⑤主(次)要研究终点;⑥试验的持续时间、随访时间;⑦数据的录入、收集、管理及统计分析。研究者应当在实施研究之前详细描述研究方案的设计。另外,确定可能的偏倚和如何在实际研究中减少或最大限度地降低偏倚。可参考如下几点原则:①研究样本要能够代表被研究群体;②最大限度做到随机化;③盲法。

其次,关于临床研究时样本量大小选择问题。需要明确几个基本概念:什么是显著性水平? 通常将出现 I 类错误的可能性称为显著性水平,记为 α,也即错误拒绝无效假设的可能性。而将 1-β(出现 II 类错误的可能性)的数量定义为试验的功效,即正确拒绝无效假设的可能性。那什么是效应量和变异系数? 在一个比较两种治疗方案的临床研究中,效应量为实际治疗组间差异的均值。实际的效应量是很难确定的,通常寄希望于先前有预试验或已发表的文献来为研究者提供参考。但对于任何临床研究来讲,效应量必须有临床意义,且估计值倾向保守为好。变异指总体(样本)中所包含个体之间的差异程度,变异的存在使研究成果具有不确定性。通常用总体标准差或总体率分别反映计量资料和计数资料的变异程度,而实际工作中以样本标准差和样本率取而代之。在不知道这些指标的情况下,可以通过预试验或查阅文献作出估计。通常推荐研究者在估计研究的样本量时,采用合乎逻辑的、相对保守的方法来评估有临床意义的效应量和变异系数,否则会导致研究的功效过低。

最后,关于研究终点的选择、数据管理和统计分析。选择临床研究主要观察终点指标,应符合以下标准:①应当具有生物学和临床重要意义;②应当构成研究目的的基础;③相互的相关性不应该过高;④针对研究设计的统计学假设,应当有足够的功效;⑤指标数目应相对较少(例如最多不超过 4 个)。多个主要终点指标事件之间不能有高度相互关联性,以便每个观察终点指标具有不同的实际意义,同时也是重要的信息。临床研究还可以包括几个次要观察终点指标,目的是将来研究产生验证的假设。次要观察终点指标往往具有这样的特征,它们有重要的生物学和临床意义但功效不足以作为主要观察终点指标,或者它们具有潜在重要性但与主要观察终点指标密切相关,或者它们所具有的意义仅仅是对研究目的起补充作用,同样地,它们之间也不应当具有高度关联性。

数据管理是临床研究过程中的关键部分,在监察机构管理的临床研究中,以下步骤均应给予实施,包括设计病例报告表,确定数据平台并选择数据处理方法,选择相应的数据库应用软件进行数据库设计与数据清理、指控、审核,以及统计分析。

一个好的临床研究方案设计,需要研究者和其他研究人员在完成研究工作过程中,从产生假设的那一刻直到最后的研究数据分析,都小心谨慎。

五、MDT 的普及与规范

多学科协作(multidisciplinary team,MDT)治疗是指由多个相关学科的专家组成相对固定的专家组,针对某种疾病进行定期的临床讨论会,从而确定临床解决方案。在口腔颌面-头颈肿瘤疾病的工作团队中,通常包括耳鼻咽喉科、口腔颌面外科及头颈肿瘤科、放疗科、肿瘤内科、病理科、影像科的密切合作,以及护理、心理治疗及理疗康复科、语言及吞咽训练、临床或社会支持、营养支持及辅助治疗团队的积极参与。头颈部解剖位置比较特殊,组织病理学类型复杂多样,还需考虑患者保留功能和生活质量的需求,因此诊疗过程比较复杂。同时,口腔颌面-头颈肿瘤的治疗目前尚缺乏足够的 I 级循证医学证据支持和指导,迫切需要普及并规范 MDT 治疗。

多学科协作的一般流程可概括为各专科接诊筛选病例后推荐至 MDT 会诊并形成会诊意见。其中,MDT 的会诊标准包括:①已经有明确证据(单一学科治疗有困难者),需要 MDT 会诊以确定治疗方案;②纳入临床试验的患者,需要 MDT 进一步讨论后决定;③疑难病例。MDT 会诊应设置固定的时间、地点,提供必要的投影、阅片等设备,协作组核心成员不应缺席。经 MDT 会诊并形成诊疗意见的患者应享有绿色通道,减少等待时间。

MDT 有助于优化肿瘤分期,评估治疗计划是否适当,推动个体化治疗,保全患者呼吸、言语及进食等功能,提高生活质量,以及为患者提供最有效的治疗。同时,MDT 可以显著缩短诊断到治疗的时间。不同专科的医师能够在同一时间看到全部的临床诊断资料,根据治疗原则和临床指南,制订适合具体患者的(个体化)最佳的治疗方案。此外,MDT 诊疗能促进学科交流,通过具体病例讨论,增进学科间相互了解,对疾病有更加全面的认识,有利于制订合理的治疗方案,以获得更好的治疗效果。MDT 对基础和临床研究的开展,以及加快知识更新也非常有利。NCCN 指南认为,肿瘤患者应该得到以临床试验为证据的最佳处理,因此特别鼓励肿瘤患者参加临床研究。

六、展　　望

由于口腔颌面部肿瘤的转化医学研究在国内尚处于起步阶段,在当前的医疗模式下还有很大的提升空间。基础研究和临床研究的紧密结合是转化医学研究发展的重要契机,也是目前提高临床疗效的重要手段。由于国内临床研究专业人才的培养、临床研究平台的完善、临床研究经费的投入有待于进一步的提升,因此在口腔医学教学基础上,培养口腔颌面肿瘤转化医学研究人才,将有助于提高口腔颌面肿瘤患者的临床治疗效果,完善口腔颌面肿瘤患者的临床治疗指南。

(张志愿　钟来平)

参 考 文 献

1. 栗美娜,刘嘉祯,张鹭鹭,等.转化医学的发展困境及模式探讨.中国医院管理,2014,34(10):63-64.

2. 高峰,赵明杰.转化医学应用现状及其困境分析.医学与哲学,2013,34(6A)4-8.

3. 戴尅戎.转化医学理念、策略与实践.西安:第四军医大学出版社,2012.

4. 郑黎薇,王琪,周学东.口腔转化医学.华西口腔医学杂志,2011,29(3):334-337.

5. 张志愿.口腔癌的转化医学研究现状与思考.中国肿瘤临床,2015,42(16):783-786.

6. 李建芳,朱正纲,刘炳亚.以肿瘤分子标志物为基础的转化医学研究进展.上海交通大学学报(医学版),2012,32(8):1088-1091.

7. 于雪迪,孙红英.代谢组学在口腔癌及口腔癌前病变标志物研究中的应用.口腔医学,2017,37(4):369-372.

8. 刘伟,聂亚平.医学临床信息数据库的研究与设计.福建电脑,2012,28(4):126-127.

9. 程杰.临床病例数据库建库设计.医学信息学杂志,2012,33(9):32-35.

10. 张国富,刘敏,肖乐,等.北京精神疾病临床数据和生物样本库的建设.临床心身疾病杂志,2015(5):141-143.

11. 牛晓辉,李远,徐海荣. 20 年磨一剑:记北京积水潭医院骨与软组织肿瘤数据库的建立. 中国骨与关节杂志,2015(9):654-658.

12. 高旭,王海峰,王燕,等. 基于浏览器/服务器架构的前列腺癌数据库的构建和临床应用. 中华泌尿外科杂志,2015,36(9):694-698.

13. 顾颖. 专科病例数据库建设现状与对策. 中华医学图书情报杂志,2011,20(11):20-22.

14. 司莉,邢文明. 国外科学数据管理与共享政策调查及对我国的启示. 情报资料工作,2013(1):61-66.

15. 中华口腔医学会口腔颌面外科专业委员会肿瘤学组. 口腔颌面部恶性肿瘤治疗指南. 中国实用口腔科杂志,2010,3(7):395-403.

16. 王晓雷,徐震纲,唐平章. 晚期梨状窝癌原发灶的手术治疗. 中国医学科学院学报,2006,28(4):534-537.

17. 王晓雷,徐震纲,唐平章. T_3 和 T_4 期梨状窝癌的综合治疗. 中华耳鼻咽喉头颈外科杂志,2006,41(2):123-127.

18. 郭伟. 晚期口腔颌面-头颈部鳞癌靶向治疗的进展浅析. 口腔颌面外科杂志,2012,22(2):77-81.

19. 王中和. 口腔颌面-头颈恶性肿瘤治疗的新策略:放疗联合个体化靶向治疗. 口腔颌面外科杂志,2014(5):325-329.

20. MARINCOLA F M. The trouble with translational medicine. J Intern Med,2011,270(2):123-127.

21. NUSSENBLATT R B,MARINCOLA F M,SCHECHTER A N. Translational medicine:doing it backwards. J Transl Med,2010,8:12.

22. GLORIEUX M,DOK R,NUYTS S. Novel DNA targeted therapies for head and neck cancers:clinical potential and biomarkers. Oncotarget,2017,8(46):81662-81678.

23. FAROOQI A A,SHU C W,HUANG H W,et al. TRAIL,Wnt,Sonic Hedgehog,TGF β,and miRNA signalings are potential targets for oral cancer therapy. Int J Mol Sci,2017,18(7):1523.

24. IRIMIE A I,BRAICU C,SONEA L,et al. A looking-glass of non-coding RNAs in oral cancer. Int J Mol Sci,2017,18(12):2620.

25. LIM Y,TOTSIKA M,MORRISON M,et al. Oral microbiome:a new biomarker reservoir for oral and oropharyngeal cancers. Theranostics,2017,7(17):4313-4321.

26. SCHMIDT B L,KUCZYNSKI J,BHATTACHARYA A,et al. Changes in abundance of oral microbiota associated with oral cancer. PLoS One,2014,9(6):e98741.

27. GUERRERO-PRESTON R,GODOY-VITORINO F,JEDLICKA A,et al. 16S rRNA amplicon sequencing identifies microbiota associated with oral cancer,human papilloma virus infection and surgical treatment. Oncotarget,2016,7(32):51320-51334.

28. ZHONG L P,ZHANG C P,REN G X,et al. Randomized phase III trial of induction chemotherapy with docetaxel,cisplatin,and fluorouracil followed by surgery versus up-front surgery in locally advanced resectable oral squamous cell carcinoma. J Clin Oncol,2013,31(6):744-751.

29. YANG C Z,MA J,ZHU D W,et al. GDF15 is a potential predictive biomarker for TPF induction chemotherapy and promotes tumorigenesis and progression in oral squamous cell carcinoma. Ann Oncol,2014,25(6):1215-1222.

30. ZHU D W,LIU Y,YANG X,et al. Low Annexin A1 expression predicts benefit from induction chemotherapy in oral cancer patients with moderate or poor pathologic differentiation grade. BMC Cancer,2013,13:301.

31. ZHONG L P,ZHU D W,WILLIAM W N JR,et al. Elevated cyclin D1 expression is predictive for a benefit from TPF induction chemotherapy in oral squamous cell carcinoma patients with advanced nodal disease. Mol Cancer Ther,2013,12(6):1112-1121.

32. LANG J,GAO L,GUO Y,et al. Comprehensive treatment of squamous cell cancer of head and neck:Chinese expert consensus 2013. Future Oncol,2014,10(9):1635-1648.

33. 张宗敏,唐平章,徐震纲,等.不同术前放射治疗剂量在下咽鳞癌综合治疗中的意义.中华放射肿瘤学杂志,2004,13(1):1-3.

34. CAPIZZI T,ZHANG J. Testing the hypothesis that matters for multiple primary endpoints. Therapeutic Innovation Regulatory Science,1996,30(4):949-956.

35. LE T Q,SMITH L,HARNETT J. A systematic review-biologically-based complementary medicine use by people living with cancer-is a more clearly defined role for the pharmacist required? Res Social Adm Pharm,2017,13(6):1037-1044.

第二篇
各类口腔颌面-头颈肿瘤的
诊治现状与挑战

第十三章 口腔黏膜鳞状细胞癌的诊治现状与挑战

口腔黏膜鳞状细胞癌(oral squamous cell carcinoma, OSCC)简称口腔鳞癌,是指发生于口腔黏膜上皮、以鳞状细胞癌为主的恶性肿瘤,不包括腺癌和发生于颜面部皮肤的鳞状细胞癌。临床上,口腔鳞癌具有以下几个主要特点。

1. 发病率高 口腔鳞癌占口腔恶性肿瘤的80%以上,位居全身恶性肿瘤的第六位。美国疾病控制预防中心(Centers for Disease Control and Prevention, CDC)的统计结果表明,全球每年新诊断644 000例口腔鳞癌患者,其中2/3在发展中国家,发病率逐年增高并呈年轻化的趋势。

2. 易发生早期颈淋巴结转移 2005年WHO头颈肿瘤病理学和遗传学分类中将口腔鳞癌定义为:一种具有不同程度分化的侵袭性肿瘤,倾向于早期、广泛的淋巴结转移。研究表明,口腔鳞癌的颈淋巴结转移率高达37%~58%,而且不同部位口腔鳞癌的转移规律不尽相同。

3. 肿瘤切除后缺损修复困难 肿瘤切除后遗留的缺损往往需要修复,否则会严重影响患者的美观、咀嚼、吞咽、呼吸和语言等功能,进而影响其生活质量。口腔颌面部解剖结构复杂,因此既要达到结构重建又要得到功能恢复,修复起来是十分困难的。

4. 预后差 临床上,早期的鳞癌患者较少,多数患者在就诊时已达进展期,疗效欠佳,5年生存率只有60%~65%,临床晚期或复发的口腔鳞癌患者5年生存率则更低。

因此,需结合不同部位口腔鳞癌的临床特点、淋巴结转移规律、临床分期及术后缺损情况,制订个体化的、合理的治疗方案,以确保在根治肿瘤的基础上尽量恢复患者的美观、功能和提高生活质量。

第一节 口腔鳞癌的临床病理特点

一、临床表现

口腔鳞癌多发生于40~60岁成人,男性多于女性,不过年轻人发病率有逐年升高的趋势。Myers等回顾M. D. Anderson癌症中心的22年随访资料发现,40岁以下的舌癌患者从1971年到1993年已经从4%增加到18%。口腔鳞癌的好发部位以舌、颊、牙龈、腭、上颌窦较为常见,主要症状包括溃疡或肿块、疼痛、吞咽困难、出血、张口或舌头运动受限、牙齿松动及颈部淋巴结肿大等。口腔鳞癌因其所在位置、活动度及供血情况不同,临床表现和转移规律也各有特点。

（一）舌癌

舌癌是最常见的口腔癌。按 UICC 分类，舌前 2/3 癌（舌体）属口腔癌范畴，舌后 1/3（舌根）则应属口咽癌范畴。舌癌约 85% 以上发生于舌体，舌体中又以舌中 1/3 侧缘最为好发，约占 70% 以上；其他好发顺序依次为舌腹、舌背，发生于舌尖者最少。舌癌中男性多于女性，但近年来有女性增多及发病年龄更年轻化的趋势。

由于舌体具有丰富的淋巴管和血液循环，加之舌的机械运动频繁，因此舌癌常发生早期颈淋巴结转移，且转移率较高。舌的颈淋巴结转移常在一侧，如发生于舌背或越过舌体中线的舌癌可以向对侧颈淋巴结转移；位于舌侧缘的癌多向下颌下及颈深淋巴结上、中群转移；舌尖部癌可以转移至颏下或直接至颈深中群淋巴结。此外，舌癌可发生远处转移，一般多转移至肺部。Grandi 等发现舌鳞癌存在头颈淋巴结转移时，其 5 年生存率从 65% 下降至 29%，而且病理学上淋巴结转移阳性（pN+）和远处转移相关，其整体生存率和疾病特异性生存率明显下降。淋巴结的被膜外侵犯对患者的预后带来了明显的副作用。在 266 例行颈部淋巴结清扫的舌鳞癌中，发现被膜外的侵犯是影响预后最重要的因素。

（二）牙龈癌

牙龈癌在口腔鳞癌构成比中居第二或第三位。若将上下牙龈分开计算，则下牙龈癌居第三位，上牙龈癌居第五位。男性多于女性。牙龈癌以溃疡性最为多见，生长相对缓慢。牙龈癌早期向牙槽突及颌骨浸润，颌骨破坏后可引起牙齿松动和疼痛；上牙龈癌可侵入上颌窦及腭部；下牙龈癌可侵及口底及颊部，如向后发展到磨牙后区及咽部时，可引起张口困难。

下牙龈癌比上牙龈癌淋巴结转移早，同时也较多见。下牙龈多转移到患侧下颌下及颏下淋巴结，以后到颈深淋巴结；上牙龈癌则转移到患侧下颌下及颈深淋巴结。远处转移比较少见。

（三）颊黏膜癌

颊黏膜癌也是最常见的口腔癌之一，在口腔癌中居第二或第三位。按 UICC 的划分，颊癌的区域应在上下颊沟之间、翼下颌韧带之前，并包括唇内侧黏膜。颊癌常发生于磨牙区附近，呈溃疡型或外生型。早期病变多表现为黏膜表面粗糙，但多因无痛而为患者所忽视。癌灶向深层浸润发展较快，向外可穿过颊肌及皮肤，引起颊部溃破，向上下发展可达龈颊沟，甚至累及牙龈和颌骨，如向后发展可累及翼下颌韧带以前，包括磨牙后区，导致张口困难。颊癌早期一般无明显疼痛，当癌肿侵犯浸润深层组织或合并感染时，出现明显疼痛，伴不同程度的张口受限，直至牙关紧闭。牙周组织受累后，可出现牙痛或牙松动。晚期的颊癌可以越过龈颊沟，侵犯上下颌骨，并向软硬腭、口底、口角等处蔓延，甚至向外浸润穿越皮肤，在面颊部即可见肿瘤外露。

颊癌的淋巴结转移以下颌下淋巴结最多，其次为颈深上淋巴结转移，有时叫转移至耳前及腮腺浅淋巴结内，与颊部紧邻的颌上淋巴结和颊淋巴结也可发生转移或直接受侵犯。这与病灶的部位有关，如病灶偏后者多先转移至颈深上淋巴结，病灶偏前者则可转移至下颌下或颏下淋巴结。位于后颊部的颊癌可发生耳前、腮腺下极或腮腺内淋巴结转移。颊癌的淋巴结转移多为病灶同侧转移，病灶对侧淋巴结转移很少见。远处转移也很少见。患者常有下颌下淋巴结肿大，亦可累及颈深上淋巴结群。淋巴结肿大可由于癌瘤转移，也可能系感染所致，应注意鉴别。

（四）口底癌

口底癌是指原发于口底黏膜的鳞癌,在我国约占口腔及唇癌的第六位。舌系带两侧的前口底为最好发部位。早期常发生于舌系带的一侧或中线两侧,多为低中度分化的鳞状细胞癌。生长于口底前部者,其恶性程度较后部者为低。早期的典型表现是浅表状红斑,黏膜呈浅表溃疡或肉芽状斑块隆起,其边界欠清,并常有白斑并存。由于口底区域不大,肿瘤易侵犯舌系带而发展至对侧,并很快向前侵及牙龈和下颌骨舌侧骨板。一旦累及下颌骨,肿瘤可沿骨膜浸润,进一步侵入骨皮质后使前牙发生松动、脱落。肿瘤向后侵犯,除涉及后口底外还可浸润舌腹肌层。肿瘤进一步发展可侵犯口底诸肌群,导致舌运动受限。若再合并感染,可产生顽固性疼痛、流涎、吞咽困难和语言障碍。口底后份的癌肿更易早期侵犯舌腹及下颌骨,两侧的下颌下腺导管均可被肿瘤侵犯引起堵塞。

口底癌常易早期发生淋巴结转移,转移率仅次于舌癌。一般转移至颏下、下颌下及颈深淋巴结,但大都先有下颌下区转移,以后转移到颈深淋巴结,并常发生双侧颈淋巴结转移。

（五）腭鳞癌

按 UICC 分类,腭鳞癌是指硬腭的原发鳞癌,软腭鳞癌归属于口咽癌。硬腭的黏膜上皮为鳞状上皮,因此腭癌主要为鳞状细胞癌。发生于硬腭的鳞癌,细胞分化度较高,发展一般比较缓慢,浸润基底而不活动,边界不清,质地较硬。患者初期无症状,偶可感觉到腭黏膜增粗,随病情发展可出现扁平或半球形肿物。较早出现溃疡,表面溃疡如菜花状或疣状,有较多坏死物,有臭味。疼痛明显,易出血。肿瘤侵犯牙槽骨时可出现牙松动。腭鳞癌常侵犯腭部骨质,引起穿孔,向上蔓延可至鼻腔及上颌窦,向两侧发展可侵蚀牙龈。侵犯鼻腔时出现鼻塞及鼻衄;肿瘤沿三叉神经上颌支经圆孔进入颅底,引起上颌神经受限症状;进入颅底者还可进入半月神经节、下颌神经及眼神经,并有受累的症状。

腭鳞癌的淋巴结转移主要是向下颌下淋巴结及颈深上淋巴结。咽后淋巴结转移在临床上很难判断,多在手术中才发现。硬腭淋巴引流主要沿牙弓内侧向后行至第三磨牙后回流,因此转移至颈深上淋巴结多于下颌下淋巴结。晚期腭鳞癌多发生双侧颈淋巴结转移,对侧转移常在颈深上淋巴结,硬腭鳞癌极少发生血行转移。

（六）唇癌

按照 UICC 的分类,唇癌仅限于可见唇红黏膜原发的鳞癌。多发生于下唇,常发生于下唇中外 1/3 之间的唇红缘部黏膜。早期为疱疹状结痂的肿块或局部黏膜增厚,随后出现火山口状溃疡或菜花状肿块,触之易出血。唇癌生长缓慢,一般无自觉症状。随着病情发展,肿瘤可以向周围皮肤及黏膜扩散,同时向深部肌组织浸润。晚期可以波及口腔前庭和颌骨。

下唇癌常向颏下及下颌下淋巴结转移,上唇癌则向耳前、下颌下及颈淋巴结转移。上唇癌的淋巴结转移较为多见,而且较下唇转移早。整体而言,唇癌的转移一般较其他口腔鳞癌少见,且转移时间较迟。

二、病 理 特 点

肉眼观,口腔鳞癌根据肿瘤的不同生长模式分为溃疡型、外生型、浸润型和疣状型等不同亚型。早期常表现为口腔黏膜白斑,表面粗糙,后随着病情的发展,可发展成为乳头状或溃疡型,或两者混合出现,其中又以溃疡型较为多见。其中有些黏膜发白、斑片状和皮革样改变,定义为早期疣状黏膜白斑;进展期病变更多表现为蕈伞样、茸毛状、外生型。剖面观,口腔鳞癌的浸润方式存在整体推进型、锯齿型、钉突型和跳跃型等几种方式。

显微镜下,可见癌瘤系鳞状上皮增殖而成。增殖的上皮侵入结缔组织内,形成许多互相连接的细胞巢(癌巢);在癌巢中进行着类似表皮的角化过程,形成轮层状小体者,称为癌珠。相当于基底层的细胞排列的癌巢的外围和结缔组织的间质相接。当口腔鳞癌不呈角化时,则其细胞巢是由形态相同的鳞状上皮细胞所组成,间有稍呈多形性的细胞,称为无角化性鳞癌,其恶性程度较高。口腔黏膜的原位癌比较少见,多发生在癌变的早期,但有转变为浸润性癌的危险。按照病理分化程度,鳞癌一般又分为三级:Ⅰ级分化较好,Ⅲ级分化最差;未分化癌的恶性程度最高。口腔颌面外科医师了解口腔鳞癌的浸润方式、病理特点,对术中确定手术切除范围以及制订后续治疗方案十分重要。

第二节 口腔鳞癌的诊治现状

一、口腔鳞癌的诊断进展

由于口腔鳞癌局部侵袭性强,且容易发生颈部淋巴结转移,晚期患者的临床治疗效果远低于早期患者。因此,头颈癌的早期发现和早期诊断对于提高患者的生存率和生存质量具有重要的意义。组织病理学诊断依然是目前临床上确诊 OSCC 的金标准。近年来,医学影像学、腔镜技术及肿瘤生物标志物的发展,给临床医师提供了早期诊断的有效工具。

(一)细胞学与活组织检查

1. 细胞学检查 包括各项脱落细胞学检查、穿刺细胞学检查、印片细胞学检查等。适用于病变浅表的无症状的癌前病变或病变范围不清的早期鳞癌,主要用于肿瘤筛查。对筛查阳性及可疑病例需进一步做活检确诊。对一些癌前病变还可进行脱落细胞学随访,此法患者易于接受。但60%的口腔早期鳞癌的癌细胞会直接突破基底膜向下浸润而表层上皮正常,脱落细胞学检查常呈阴性结果。

2. 活组织检查 对口腔鳞癌的术前确诊一般采用钳取或切取活检。由于肿瘤表面黏膜均已溃破或不正常,且位置浅表,因此应在肿瘤与周围正常组织交界处切取组织,使取得的材料既有肿瘤组织又有正常组织。疣状型口腔鳞癌表现为较温和的细胞改变伴随浸润型生长的边界,这一特征和进展型病变的自然增厚特征难以鉴别,往往需要多次活检才能证明其恶性改变。冷冻活检可以较明确地判定是否为肿瘤以及肿瘤的良恶性,但对确定肿瘤组织学分型有一定困难,因此临床上一般用于判断肿瘤性质和手术切缘是否安全。

3. 前哨淋巴结活检 前哨淋巴结是原发灶的癌细胞发生淋巴结转移所必经的第一站淋巴结。前哨淋巴结活检(sentinel lymph node biopsy,SLNB)对于 cN_0 口腔癌临床分期、手术方案的制订及预后方面具有较为可靠的预测价值。目前,探测前哨淋巴结的方法有三种:①应用活性蓝染料显示淋巴引流路径并使淋巴结染色;②淋巴闪烁显像结合手持 γ 探测仪定位;③荧光探测法。Meta 分析研究表明,SLNB 预测口腔鳞癌颈淋巴结转移敏感性和特异性分别为91%和100%;前哨淋巴结的阳性率最高为57%,最低为14%,中位数为30%,提示约1/3的口腔鳞癌患者在确诊时已发生了颈部淋巴结转移。

（二）影像学诊断技术

1. CT　CT 增强扫描检查具有较高的分辨率,在口腔鳞癌的诊断中往往作为首选的检查,尤其是发生于鼻窦、颅底及咽旁间隙的肿瘤。增强 CT 可以清晰地显示正常组织结构、肿瘤浸润范围及两者之间的关系。良性肿瘤表现为密度均匀的肿块,边界清晰,向四周呈膨胀性生长;而恶性肿瘤影像学表现为边界不清的浸润性生长,多伴有骨质破坏,增强扫描时有不同程度的强化,密度多不均匀且强化程度不一。

2. MRI　MRI 检查的优点是可避免接受 X 线照射,软组织分辨率高,并且能显示血管影像。MRI 成像可以直接获得人体横断面、矢状面及冠状面,更精确地了解肿瘤侵及范围,尤其是肿瘤侵及颅底时,对脑组织的显示更加明确。动态增强 MRI 通过分析造影剂的动力学,可以获得肿瘤的微血管环境信息。

3. PET-CT　PET-CT 能够通过图像融合技术,将 PET 反映分子功能代谢信息的优势和 CT 精确的解剖定位优势结合起来,能准确地描述代谢异常的解剖部位及其与周围组织的关系,实现了活体内分子代谢信息的可视化。早期口腔鳞癌的 PET-CT 显像表现为高代谢灶,CT 可见相应部位软组织肿块或组织增厚。大部分研究证实,PET-CT 检查对颈淋巴结转移癌的诊断的敏感性和准确度均优于单纯的增强 CT 检查。

4. 其他　X 线平片、断层摄影及 CBCT 在口腔鳞癌侵犯上下颌骨及鼻腔副鼻窦时,能够提供较多有价值的信息,但对口腔鳞癌的定位信息、侵犯范围特别是侵犯周围软组织情况的价值不大。放射性核素检查主要用于判断口腔鳞癌有无骨转移,在诊断口腔鳞癌的应用中尚少见。

（三）内镜检查

口腔颌面部为消化、呼吸的共有通道,借口腔、鼻腔与外界相通,这为各种内镜检查提供了可能。由于内镜检查具有图像清晰、光亮度强、能引导器械操作、取活检定位准确及患者痛苦小等特点,已经成为临床上观察鼻咽部、鼻腔鼻窦、喉咽、喉以及颈段食管最有价值和最具优势的手段之一。接触内镜通过高倍的放大使上皮细胞形态及微血管网动态显影。接触内镜技术已被用于鼻咽癌、口腔鳞癌、喉癌和食管癌的诊断,这有助于发现可疑的早期病变,从而提高活检的阳性率。Reid 等采用自身荧光成像的方法,有效地提高了临床上筛选口腔癌前病变患者中易癌变高危人群的能力。Farwell 等通过采用一种新型荧光系统-时间分辨激光诱导荧光系统,证实其能够有效提高诊断口腔鳞癌的敏感性。

（四）免疫组化检查

免疫组织化学染色(immunohistochemistry staining,IHC)检查是应用抗原抗体的特异性结合,再用显色剂显色以达到标记细胞某种抗原物质的定性或定位检测技术。近年来,随着各种肿瘤标志物的出现,免疫组化在肿瘤诊断和鉴别诊断中的实用价值受到了普遍的认可。免疫组化在低分化或未分化肿瘤的鉴别诊断中的准确率可达 50%~75%。在常规肿瘤病理诊断中,5%~10% 的病例单靠 HE 染色难以作出明确的形态学诊断,常需辅以免疫组织化学染色进行诊断。鳞状细胞癌抗原(squamous cell carcinoma antigen,SCC)和角蛋白(cytokeratin,CK)家族在人类各种鳞状上皮性恶性肿瘤中均有显著表达,也是口腔鳞癌的诊断和预后监测指标。端粒酶(telomerase)的激活是细胞走向永生化的必要途径,而永生化又被认为是肿瘤恶化的必要步骤,口腔鳞癌中 80% 以上端粒酶表达呈阳性。基质金属蛋白酶(matrix metalloproteinases,MMPs)通过破坏基质向周围组织侵袭和远处组织转移,在头颈肿瘤中也是判断肿瘤转移倾向的重要指标。血管内皮生长因子(vascular endothelial growth factor, VEGF)与肿瘤微血管生成相关;增殖细胞核抗原(PCNA)与肿瘤细胞增殖能力相关,这两个指标可用于评价肿瘤的恶性程度和生长潜能。

(五) 液态活检

液体活检就是通过血液、唾液或尿液等体液对癌症等疾病作出诊断,其优势在于通过非侵入性的取样方式有效地降低了活检的危害。目前,液体活检的主要检测物包括检测血液中游离的循环肿瘤细胞(circulating tumor cells,CTCs)、循环肿瘤DNA(circulating tumor deoxyribonucleic acid,ctDNA)碎片、循环RNA(circulating RNA)和外泌体。针对口腔鳞癌患者外周血中的CTCs、ctDNA和外泌体进行检测,可以实时、有效地用于口腔鳞癌的早期诊断、疗效监测、预后评估和精准治疗。最近,印度德里科技大学的Bansi Dhar Malhotra教授团队开发了一种新型口腔鳞癌检测的免疫电极传感器。将口腔鳞癌患者唾液中的生物标记蛋白CYFRA-21-1与免疫电极传感器上的生物标记识别蛋白anti-CYFRA-21-1结合,然后通过检测电流的变化来诊断口腔鳞癌。结果表明,正常人唾液中CYFRA-21-1蛋白大约3.8ng/mL,而口腔鳞癌患者的唾液中该蛋白的浓度可以高达16~18ng/mL。

二、口腔鳞癌的治疗进展

口腔鳞癌的治疗方法主要有手术治疗、放疗、化疗和生物治疗等。随着口腔鳞癌分子生物学研究的不断深入、靶向药物的开发应用以及多中心临床试验研究的开展,口腔鳞癌的治疗理念、治疗模式和治疗方法均发生了很大变化。

(一) 口腔鳞癌原发灶的处理原则

目前,手术仍然是口腔鳞癌的首选治疗方法。手术切除应在肿瘤以外1~2cm的范围内进行,而且要遵循"无瘤"原则,以防肿瘤种植。口腔鳞癌的浸润方式根据口腔局部解剖差异往往表现出不同的浸润特点,因此不同部位的口腔鳞癌其原发灶处理原则也不尽相同。

1. 舌癌　早期舌癌仅做传统的环形扩大切除即可。由于舌体本身是个复杂的肌肉器官,分别由舌内肌和舌外肌组成。因此,对于T_2期以上的舌癌应遵循类似于肢体骨骼肌肉瘤的间室切除(compartment resection)原则,即强调切除范围包括受累肌肉的起始端至终末端,以达到更彻底的根治目标。在下颌骨暂时性截开后,沿舌中隔将肿瘤原发灶、下颌舌骨肌、颏舌肌、舌骨舌肌、舌下腺、舌神经血管等,连同清扫的颈部脂肪淋巴组织一并完整行整块切除。若病灶已超过中线,则需要更加广泛的根治术甚至全舌切除;若病灶向后发展或达到会厌,则根据具体情况考虑实施全舌全喉切除术。Azzarelli等报道,间室切除显著提高了舌癌的局控率,其生存率为76%,与传统扩大切除(53%)相比差异有统计学意义($P < 0.001$)。

2. 颊黏膜癌　前颊部疏松且菲薄,肿瘤极易侵犯皮下组织。对于颊部前份的T_1/T_2浸润型颊癌患者及有手术指征的T_3/T_4颊癌患者,应提倡原发灶的贯通式切除(through-and-through resection),即连同颊黏膜所对应的皮肤一同行扩大切除。这种术式可以保证足够的切除范围和避免切破癌瘤,更好地贯彻"无瘤"原则,降低复发风险。此外,前颊部的鳞癌常靠近或累及唇部内侧黏膜,切除时不应单从美观角度去刻意保留上下唇及唇红组织,否则容易导致局部复发。

由于颊部后份组织层次多、厚度大,由内向外有黏膜下层、颊肌、颊咽筋膜、颊脂垫、翼内肌、下颌支、咬肌及皮肤下结缔组织等,因此肿瘤很少会累及皮肤。当原发灶(浸润癌)位于后颊部时,通常可以保留皮肤做非贯通式切除。但该区域癌细胞易沿颊肌纤维、翼内肌、颊脂垫等向颧弓下方侵袭,故原发灶切除时应包括部分翼内肌、下颌支前部(下颌孔前方)、颊肌前下部肌纤维。T_3 期颊黏膜癌有较高腮腺淋巴结癌转移风险,可考虑行腮腺全叶切除;若肿瘤未明显侵犯面神经,可保留颞面干。

当颊黏膜癌原发灶位于咬合线以下时,该区域组织厚度较小,常需要贯通切除,因为肿瘤易向下累及下颌骨,下颌骨边缘切除或节段性切除需要视情况而定。后颊部位于咬合线以下的原发灶,癌灶与颊肌、翼内肌无明显解剖联系,肿瘤不易向颧下组织侵犯,常不需行颧下区的扩大切除。咬合线以上颊黏膜癌的切除及上颌后部牙龈癌累及颊部切除方法同后颊癌,要重视颧下区及上颌骨后部的处理。

3. 牙龈癌　早期下颌牙龈癌仅波及牙槽突时,仅需将肿瘤及下颌骨做方块(或帽檐状)切除,以保持颌骨的连续性及功能。如癌瘤范围较广侵入颌骨时,则应将原发灶及部分或一侧下颌骨切除。上颌牙龈癌应做上颌骨次全切除。如已波及上颌窦内,可考虑将一侧上颌骨全切除。

4. 口底癌　较晚期的口底癌,如肿瘤侵及下颌骨,或有颈部淋巴转移时,应施行口底-下颌骨-颈淋巴联合根治术。

5. 硬腭鳞癌　细胞分化较好,适宜于手术切除。

6. 唇癌　早期病例无论采用外科手术、放射治疗、激光治疗或低温治疗,均有良好的疗效,但对晚期病例及有淋巴结转移者则应用外科治疗。

(二) 口腔鳞癌的颈部淋巴结处理原则

颈淋巴清扫术包括根治性颈淋巴清扫术、功能性颈淋巴清扫术、改良功能性颈淋巴清扫术和选择性颈淋巴清扫术。目前,一般很少做根治性颈淋巴清扫术,但有多个淋巴结转移或包膜外侵犯者,应做根治性颈淋巴清扫术。临床上,30% 左右的患者在初诊时已发生局部淋巴结转移,但不同部位的转移风险不同。因此,应根据口腔鳞癌发生部位、肿瘤大小、分化程度及有无颈淋巴结转移等,选择合适的颈淋巴清扫方式。

舌癌容易早期转移,而且颈淋巴结转移率高。对于早期舌癌,颈部行一期或二期颈淋巴清扫术,也可密切随访。对于中晚期舌癌,一般应行一侧肩胛舌骨上或功能性颈淋巴清扫术,若对侧有转移时应做双侧颈淋巴清扫术。同时,选择性颈淋巴清扫术比治疗性颈淋巴清扫术治愈率高,但一般不做双侧同期选择性根治性颈淋巴清扫术。此外,应尤其注意舌中隔淋巴结、舌旁淋巴结以及舌动脉根部淋巴结的处理。

早期颊黏膜癌或口底癌一般不主张行同期颈淋巴清扫术。对于中晚期颊黏膜癌应行选择性颈淋巴清扫术,而且应注意颌上淋巴结、腮腺淋巴结的处理。对于中晚期口底癌或有颈部淋巴转移时,应施行根治性颈淋巴清扫术。对双侧颈淋巴结转移的患者,可同时或分期行颈淋巴清扫术。

由于下颌牙龈癌的淋巴结转移率较高,一般应同期行选择性颈淋巴清扫术。上颌牙龈癌、腭鳞癌及唇癌的颈淋巴结转移率相对较低,不主张行同期颈淋巴清扫术,应加强术后随访观察,待有临床转移征象时再行颈淋巴清扫术。若临床上已证实存在颈淋巴结转移,则需行功能性或区域性颈淋巴清扫术。

（三）口腔鳞癌术后缺损的功能重建

由于口腔颌面部结构复杂,而且担负着咀嚼、呼吸、吞咽及语言等重要功能,所以肿瘤切除后缺损的修复重建显得尤其重要。一方面,在不影响局部控制率和 5 年生存率的情况下,尽量保存患者的重要解剖结构(如颌骨、神经和重要血管),最大限度地改善患者的生存质量;另一方面,皮瓣选择应遵循简单、实用、经济的原则,能用邻近组织瓣的就尽量不用血管化游离组织瓣,而带蒂胸大肌肌皮瓣一般作为最后考虑的皮瓣。

可用于口腔颌面部缺损修复的游离组织瓣有很多,例如前臂皮瓣、股前外侧肌皮瓣、上臂外侧皮瓣、背阔肌肌皮瓣等,其中股前外侧肌皮瓣具有制备方便、供区并发症少、组织量可控、切口隐蔽等优点,是目前临床上用于口腔颌面缺损修复的主力皮瓣。口内外同时存在缺损时,可以选用一蒂多岛的股前外侧肌皮瓣;若同时伴有上颌骨缺损或下颌骨节段性缺损,可采用腓骨肌皮瓣或串联皮瓣进行修复。除此之外,还应根据缺损的部位、范围和形态,对皮瓣进行个性化设计,以满足功能和美观的需求。

（四）口腔鳞癌的多学科综合序列治疗理念

手术切除是口腔鳞癌的主要治疗方法,中晚期口腔鳞癌还应辅以放疗、化疗或生物治疗。目前,对于早期(Ⅰ 、Ⅱ期)口腔鳞癌患者,单纯手术或放疗均可获得较好的效果,而对于临床晚期(Ⅲ、Ⅳ期)或复发的口腔鳞癌患者,则主张以手术为主的多学科综合序列治疗(multidisciplinary synthetic and sequential therapy),其中"手术+放疗+化疗"的经典三联疗法被大多数肿瘤外科医师推崇和认可。口腔鳞癌的多学科治疗团队(multidisciplinary team,MDT)应包括口腔颌面外科医师、头颈外科医师、肿瘤内科医师、放疗治疗医师、放射诊断医师、病理科医师、功能康复科医师、肿瘤基础研究人员、科研护士等。需要强调指出的是,综合序列治疗也不是手术、放疗和化疗几种方法杂乱无章的简单叠加,而是要根据患者的身心状况,肿瘤的原发部位、病理类型、侵犯范围和进展方式,结合细胞生物学和分子生物学改变,有计划、有步骤、合理有序地应用现有的多种有效治疗手段,以最适当的费用取得最好的治疗效果,并最大限度地改善患者的生存质量。

一般而言,中晚期口腔鳞癌应采用术前诱导化疗-手术(±缺损修复)-放疗-生物治疗-中药调整免疫-功能康复训练的治疗模式。术前诱导化疗的目的是控制原发灶,缩小肿瘤体积,便于根治或放射野的缩小,消除或缩小转移灶,去除肿瘤复发的根源。放疗多采用调强放疗和分割放疗,两种放疗方式均可使肿瘤接受到较高的放射剂量,而周围正常组织接受较小剂量照射。同时,分割放疗有利于将对放射线不敏感的肿瘤细胞转为敏感细胞,从而提高放疗效果。

对于没有手术适应证的晚期口腔鳞癌或者术后仍存在复发高危因素(如切缘阳性、淋巴结包膜外侵犯、神经血管受累)的患者,应建议术后采用同步放化疗(concurrent chemoradiotherapy)。大量文献报道显示,对于临床晚期的口腔鳞癌患者,同期放化疗可以取得较为满意的治疗效果(绝对获益率为8%),而且不会引起系统性的毒性反应,其较为严重的不良反应是造成不同程度的黏膜炎症。

（五）口腔鳞癌的分子靶向治疗现状

尽管手术、放疗和化疗在口腔鳞癌综合序列治疗中的作用已获得公认,然而口腔鳞癌的治疗并未因此取得完全的成功。生物治疗包括免疫治疗、细胞因子治疗、基因治疗和分子靶向治疗等,其中分子靶向治疗具有特异性强、效果显著以及不损伤正常组织的优点。在头颈肿瘤分子靶向治疗的临床试验中,靶向表皮生长因子受体(EGFR)、血管内皮细胞生长因子(VEGF)和环氧化酶-2(COX-2)的药物治疗显示出了潜在的疗效和良好的发展前景。EGFR的过度表达被认为是头颈部肿瘤的特征之一,与其预后不良和对放疗不敏感相关。美国食品药品监督管理局(FDA)2006年宣布,临床可使用EGFR单克隆抗体西妥昔单抗联合放疗治疗口腔鳞癌。大量临床应用结果表明,EGFR单抗或联合顺铂治疗对于铂类化疗失败的复发或转移性头颈鳞癌仍然有效。与单纯放疗相比,EGFR单抗联合放疗能够显著延长晚期头颈鳞癌的总生存期和无疾病生存时间。一项Ⅱ期临床试验结果显示,联合应用EGFR特异性单克隆抗体西妥昔单抗和化疗药物紫杉醇,对于头颈部复发和转移性鳞癌的总体有效率达到54%。

新生血管是肿瘤生长和转移的关键步骤之一,因而抗血管生成已成为肿瘤靶向治疗的热点。通过靶向抑制肿瘤新生血管形成来达到抑制肿瘤生长的目的,在多种不同的模型和临床前试验中都被证实有效。对于头颈部复发和转移性鳞癌的另一项Ⅱ期临床试验结果表明,抗VEGF的贝伐珠单抗联合化疗可以达到30%总体有效的治疗效果。环氧化酶-2是另一类具有抗肿瘤活性的靶向药物,是非类固醇消炎药,这类药物的作用机制为抑制环氧化酶,即花生四烯酸转化成前列腺素的关键酶。在肿瘤的发生中前列腺素具有刺激细胞增殖、迁徙,抑制凋亡和免疫监视,诱导血管形成的作用。有研究总结分析认为,联合采用抑制EGFR和COX-2的药物,对于头颈鳞癌有良好的治疗效果。

三、口腔鳞癌的预后

影响口腔鳞癌预后的因素有很多,例如患者年龄、原发灶部位、肿瘤大小、浸润深度、病理分级、淋巴结转移及神经血管受累情况等。口腔鳞癌的发展过程分为三个阶段:第一阶段是口腔内出现肿瘤(称为肿瘤原发灶),第二阶段是肿瘤细胞转移到颈部淋巴结,第三阶段指肿瘤细胞在颈部淋巴结待一段时间后转移扩散至全身其他地方(称为远处全身转移)。口腔鳞癌发展过程中的第一阶段是治愈疾病的最关键时段,在这一阶段时就积极治疗,患者5年生存率是相当高的,可达到80%以上,部分患者甚至可以治愈;在第二阶段时治疗,5年生存率就会下降,但也可达到50%以上;到第三阶段时再治疗,效果就会很差。

据近年来专业杂志统计,口腔鳞癌(含口咽癌)患者的总体5年生存率以及各阶段口腔鳞癌的5年生存率如表13-2-1所示(资料引自 *CA CANCER J CLIN* 杂志 Cancer Statistics 2009—2016文章)。

表13-2-1　口腔鳞癌(含口咽癌)患者的总体5年生存率及各阶段口腔鳞癌的5年生存率

年度	5年生存率			
	总体年	第一阶段	第二阶段	第三阶段
2009	60%	82%	53%	28%
2010	61%	83%	54%	32%
2012	61%	82%	56%	34%

年度	5 年生存率			
	总体年	第一阶段	第二阶段	第三阶段
2013	62%	82%	57%	35%
2014	62%	83%	59%	36%
2015	63%	83%	61%	37%
2016	63%	83%	62%	38%

第三节　口腔鳞癌诊治面临的挑战

回顾口腔鳞癌临床治疗的历史,从传统单一的手术治疗、放疗、化疗到现代的综合序列治疗,治疗方法和治疗理念都在与时俱进。然而,近几十年来患者的总体生存率和无疾病生存率仍然维持在徘徊不前的状态,并没有出现大的突破。全世界范围内,口腔鳞癌患者的总体5年生存率仍徘徊在60%左右。因此,口腔鳞癌的诊治在未来仍然面临着巨大的挑战。

在口腔鳞癌基础研究方面,必须建立口腔鳞癌资源库、系统生物学研究平台和转化研究中心。采用分析整合及生物信息学的方法,研究肿瘤发病过程中涉及的多种发病因素、多种基因、多种信号通路和多种发病途径,争取从本质上揭示口腔鳞癌的发病机制,在寻找新型特异性肿瘤标志物的同时对口腔鳞癌进行分子生物学分型,进而在肿瘤的早期诊断、预防和个体化治疗等方面取得突破。

相同分期的不同个体在接受手术后,可能最后的治疗效果相差很大,这是因为肿瘤细胞具有很大的异质性,也表明口腔鳞癌的分子生物学机制研究和临床前药物试验研究任重而道远。人源肿瘤异种移植模型(patient-derived xenograft model,PDX 模型)是指将手术患者的肿瘤组织切下来以后,接种在免疫缺陷的小鼠体内,在小鼠身上成瘤以后进一步传代以待后续研究。癌症患者来源的异种移植模型不仅能忠实地保留患者肿瘤的分子表型和基因型变化,而且能够再现原发肿瘤的异质性,因此被应用于肿瘤耐药机制和抗肿瘤药物筛选的研究。该模型保留了患者肿瘤基因表达模式、突变情况、药物反应和肿瘤结构等生物学特性,在临床肿瘤治疗转化医学研究中具有不可替代的作用。PDX 模型作为一个新的临床评价肿瘤药物敏感性的工具已在多种肿瘤治疗中发挥作用,且越来越受关注。近年来,随着肿瘤精准医学概念的提出,对 PDX 小鼠模型的需求和利用正日益扩大,其潜在的应用领域包括药效筛选、个性化用药指导和生物标志物研发。PDX 模型结合临床数据、基因组图谱以及药效数据可以增加药物特异性,应用于肿瘤患者个体化治疗,提高临床治疗成功率。PDX 模型无论在临床还是药物研发上都有广泛的应用前景,加强这方面研究有望实现口腔鳞癌的个体化和精准治疗。

鉴于口腔鳞癌与唾液在解剖学上的密切关系,以及唾液生物学样本易获取、转运、保存的生物学特点,近年来唾液组学借助各种高通量组学技术,从大规模口腔癌患者人群唾液样本中筛选出大量的生物标记物,为口腔肿瘤的早期诊断与个体化治疗提供了众多潜在的分子靶点。美国加州大学牙学院科学家团队建立了唾液组学知识网络,包括 Saliva Ontology 和 SdxMart 两大功能模块,前者通过统一的语言,实现不同研究者间以及唾液组学与其他系统组学间的数据对接;后者通过可视化界面,实现对口腔癌及其他常见口腔疾病在蛋白组、转录组、非编码小 RNA、代谢组等层面分子标记物的查找,旨在有效整合与共享唾液组学研究数据与临床资源,促进基础研究成果向临床口腔癌精准医疗的转化。

近年来的高通量测序研究表明,多数 HNSCC 中存在一些基因突变,包括 p53 信号通路相关的 TP53、与有丝分裂相关的 PIK3CA 以及 Notch 信号通路相关基因(*Notch1*、*Notch2* 以及 *Notch3*)等。另外,血管内皮生长因子(vascular endothelial growth factor,VEGF)基因突变以及 GSTM1 功能失活突变均被证实与亚洲人群口腔癌的易感性密切相关。针对上述分子靶点设计个体化基因治疗,将有助于实现口腔癌的精准治疗。四川大学华西口腔医院李龙江教授团队对不同阶段口腔鳞癌患者接受基因治疗敏感性的临床研究积累了长期经验,近期研究发现重组腺病毒 p53 基因治疗结合常规化疗可显著提高 Ⅲ 期口腔鳞癌患者的生存率,但对 Ⅳ 期口腔鳞癌患者生存率无明显促进效果,提示建立针对口腔鳞癌临床分期的个体化精准医疗势在必行。

围绕经典的肿瘤生物学理论,多认为肿瘤的治疗集中于尽可能地消除肿瘤细胞,而近年来越来越多的报道证实,肿瘤细胞周围的纤维细胞、炎症细胞、细胞因子及细胞外基质等共同构筑成"肿瘤微环境(tumor microenvironment)"以促进肿瘤的发生发展。口腔鳞癌的微环境与肿瘤发生、进展以及相关治疗抵抗的关系已被广大学者发现并进一步研究,并提示在口腔鳞癌治疗过程中,应将肿瘤作为动态的功能整体来治疗,不但要消除肿瘤细胞,还要改变肿瘤细胞赖以生存和发展的肿瘤微环境,使其产生抑制肿瘤生长的作用,综合调整肿瘤微环境有望成为口腔鳞癌患者治疗获益的新策略。由于肿瘤微环境是一个极为复杂的网络,使用单一靶点一般无法到达理论上的效果,故采用多靶点联合治疗或靶向治疗联合化疗等治疗模式以期望获得理想的治疗效果。

值得一提的是,我国学者尝试应用三氧化二砷(As_2O_3)治疗口腔鳞癌的研究已经取得初步进展。As_2O_3 俗名砒霜,是非常古老的药物,20 世纪 70 年代初哈尔滨医科大学就开始了关于三氧化二砷对急性早幼粒细胞白血病治疗的研究。随后的研究和临床试验证实 As_2O_3 在治疗急性早幼粒细胞白血病的显著疗效。我国用亚砷酸针剂治疗白血病已有十多年历史,虽有 70% ~ 80% 的治愈率,但因药物具有肝、肾与心脏毒性等副作用,很少用于一线治疗,一般只是在二线用药。近年来随着越来越多的学者对 As_2O_3 研究的深入,砷剂不再只是局限于治疗急性早幼粒细胞白血病,并且在对肝、肺、胰、胃、骨、淋巴等器官实体肿瘤的治疗中也正发挥越来越积极的作用。目前三氧化二砷治疗口腔鳞癌的研究处于细胞学实验和动物实验水平阶段,还没有临床试验能说明其对人口腔鳞癌的作用效果。前期的实验结果证明,三氧化二砷在细胞学水平对多种人类口腔鳞癌细胞系均有明显的生长抑制和诱导凋亡作用;动物实验方面,应用近红外光谱成像技术记录了三氧化二砷静脉注射到口腔鳞癌裸鼠模型 12 天之内肿瘤体积的变化过程,发现在 0 ~ 5mg/kg 剂量范围内,肿瘤抑制作用呈时间和剂量依赖式递增关系,当三氧化二砷剂量为 5mg/kg 时,在静脉注射第 12 天裸鼠口腔鳞癌瘤体完全消失。另外也有文献报道了关于三氧化二砷增强顺铂对于口腔鳞癌疗效的细胞学研究成果。任何一种药物在应用于临床之前都需要充足的实验理论基础和临床分期试验,三氧化二砷也不例外,关于其长期应用疗效、毒副作用的研究和剂量的选择还需要作进一步的相关研究。现阶段的研究已经展示了三氧化二砷对口腔鳞癌细胞的生长抑制和诱导凋亡作用。期待三氧化二砷与其他治疗手段联合起来,形成一种有效的综合治疗口腔鳞癌的机制。

总之,在未来攻克口腔鳞癌的艰难道路上,基础研究要和临床应用研究结合起来、从事基础研究的科学家要和临床医师携手,大力开展临床转化研究和多中心临床试验研究,努力使口腔鳞癌的治疗水平有更大的突破。

（尚政军　张　斌）

参 考 文 献

1. 张志愿. 口腔颌面外科学. 7 版. 北京:人民卫生出版社,2012.

2. 张志愿. 口腔颌面肿瘤学. 济南:山东科学技术出版社,2004.

3. 邱蔚六. 口腔颌面-头颈肿瘤学. 北京:人民卫生出版社,2011.

4. 陈万涛. 口腔颌面-头颈肿瘤生物学. 上海:上海交通大学出版社,2015.

5. 温玉明. 口腔颌面部肿瘤学:现代理论与临床实践. 北京:人民卫生出版社,2004.

6. 张陈平. 舌癌的间室外科. 中国癌症杂志,2013,23(12):937-941.

7. 张陈平,钟来平,张志愿. 晚期口腔鳞癌多学科综合序列治疗. 实用肿瘤杂志,2015,30(1):1-3.

8. 徐欣,郑欣,郑黎薇,等. 口腔精准医学:现状与挑战. 华西口腔医学杂志,2015(3):315-321.

9. LODI G,SCULLY C,CARROZZO M,et al. Current controversies in oral lichen planus:report of an international consensus meeting. Part 2. Clinical management and malignant transformation. Oral Surg Oral Med Oral Pathol Oral Radiol Endod,2005,100(2):164-178.

10. ALTER B P. Cancer in Fanconi Anemia 1927-2001. Cancer,2003,97:425-440.

11. LIAO C T,WANG H M,NG S H,et al. Good tumor control and survivals of squamous cell carcinoma of buccal mucosa treated with radical surgery with or without neck dissection in Taiwan. Oral Oncol,2006,42:800-809.

12. LIN C S,JEN Y M,CHENG M F,et al. Squamous cell carcinoma of the buccal mucosa:an aggressive cancer requiring multimodality treatment. Head Neck,2006,28:150-157.

13. LIN W J,JIANG R S,WU S H,et al. Smoking,alcohol,and betel quid and oral cancer:a prospective cohort study. J Oncol,2011,2011:525976.

14. WARNAKULASURIYA S. Global epidemiology of oral and oropharyngeal cancer. Oral Oncol,2009,45(4-5):309-316.

15. SPECENIER P,VERMORKEN J B. Biologic therapy in head and neck cancer:a road with hurdles. ISRN Oncol,2012,2012:163752.

16. JESSRI M,FARAH C S. Next generation sequencing and its application in deciphering head and neck cancer. Oral Oncol,2014,50(4):247-253.

17. MELO S A,SUGIMOTO H,O'CONNELL J T,et al. Cancer exosomes perform cell-independent microRNA biogenesis and promote tumorigenesis. Cancer Cell,2014,26(5):707-721.

18. CALABRESE L,BRUSCHINI R,GIUGLIANO G,et al. Compartmental tongue surgery:long term oncologic results in the treatment of tongue cancer. Oral Oncol,2011,47(3):174-179.

19. ROSHDY S,ELBADRAWY M,KHATER A,et al. Compartmental tongue resection with submental island flap reconstruction for large carcinoma of the oral tongue. Oral Maxillofac Surg,2017,21(3):289-294.

20. GONG Z J,REN Z H,WANG K,et al. Reconstruction design before tumour resection:a new concept of through-and-through cheek defect reconstruction. Oral Oncol,2017,74:123-129.

21. APARICIO S,HIDALGO M,KUNG A L. Examining the utility of patient-derived xenograft mouse models. Nat

Rev Cancer,2015,15(5):311-316.

22. SUN S,ZHANG Z. Patient-derived xenograft platform of OSCC:a renewable human bio-bank for preclinical cancer research and a new co-clinical model for treatment optimization. Front Med,2016,10(1):104-110.

23. AI J Y,SMITH B,WONG D T. Bioinformatics advances in saliva diagnostics. Int J Oral Sci,2012,4(2):85-87.

24. PICKERING C R,ZHANG J,YOO S Y,et al. Integrative genomic characterization of oral squamous cell carcinoma identifies frequent somatic drivers. Cancer Discov,2013,3(7):770-781.

25. POWELL E,PIWNICA-WORMS D,PIWNICA-WORMS H. Contribution of p53 to metastasis. Cancer Discov,2014,4(4):405-414.

26. LUI V W,HEDBERG M L,LI H,et al. Frequent mutation of the PI3K pathway in head and neck cancer defines predictive biomarkers. Cancer Discov,2013,3(7):761-769.

27. SUN W, GAYKALOVA D A, OCHS M F, et al. Activation of the NOTCH pathway in head and neck cancer. Cancer Res,2014,74(4):1091-1104.

28. MANDAL R K,YADAV S S,PANDA A K,et al. Vascular endothelial growth factor 936 c>T polymorphism increased oral cancer risk:evidence from a meta-analysis. Genet Test Mol Biomarkers,2013,17(7):543-547.

29. ZHAO S F,YANG X D,LU M X,et al. GSTM1 null polymorphisms and oral cancer risk:a meta-analysis. Tumour Biol,2014,35(1):287-293.

30. LI Y,LI L J,WANG L J,et al. Selective intra-arterial infusion of rAd-p53 with chemotherapy for advanced oral cancer:a randomized clinical trial. BMC Med,2014,12:16.

第十四章　口腔疣状癌的诊治现状与挑战

第一节　口腔疣状癌的诊治现状

口腔颌面部恶性肿瘤是头颈部常见肿瘤之一,其中以口腔鳞状细胞癌(oral squamous cell carcinoma,OSCC)居多,作为鳞癌的一种疣状变异型,口腔疣状癌(oral verrucous carcinoma,OVC)是一种具有独特组织学改变和生物学行为的恶性肿瘤,目前已得到广泛关注。

一般认为 OVC 呈疣状、乳头状外观,主要发生于下唇、舌、颊、牙龈和口底等口腔黏膜,好发于老年男性,并且生长缓慢,以外生为主,有局部侵袭性,很少转移,为预后较好的低度恶性肿瘤。虽然 OVC 被多数学者认为是一种光镜下具有典型"推进缘"、分化程度高,预后较好的恶性肿瘤,但临床上发现少部分 OVC 具有侵袭性,甚至发生淋巴结转移等高度恶性肿瘤临床生物学行为。因此,临床上常易造成误诊误治。研究发现其首次临床诊断符合率仅为35%,常被误诊为疣状增生(oral verrucous hyperplasia,OVH)、鳞状细胞乳头状瘤(oral squamous papilloma,OSP)、慢性念珠菌病、牙源性角化囊肿(odontogenic keratocyst,OKC)、侵袭性牙周炎、冠周炎和颌骨骨髓炎等疾病,延误治疗时机,导致病程进展,甚至发生转移,最后不得不采取扩大切除和根治性手术,严重影响患者生存质量,甚至危及生命。因此,正确对 OVC 进行临床分型,针对不同临床分型的 OVC 采取不同的治疗方案,以期达到提高 OVC 早期诊断率、减少误诊误治、提高患者生存率和生活质量的目的。

一、口腔疣状癌的诊断

OVC 诊断包括临床和病理两方面。临床上,根据 OVC 临床特点和生物学行为特征,可将 OVC 分为外生型、囊肿型和浸润型。

1. 外生型　外生型 OVC 是最常见的临床类型。外生型 OVC 一般发生在颊、唇及舌等口腔的浅表黏膜,临床表现为外突生长、无溃疡的白色乳头状病损,由一个宽的蒂部与口腔黏膜相连(图 14-1-1)。其生长缓慢、病史长,一般不发生颈淋巴结转移,多次复发可衍变为浸润型 OVC 或 OSCC。

2. 囊肿型　囊肿型 OVC 主要发生于牙龈或颌骨牙根尖区,早期具有牙源性囊肿样临床症状和体征,但随着骨质破坏、病变形成瘘或病理性裂隙,造成牙松动、牙拔除后创口不愈合,在瘘口、裂隙或不愈合的创口内可见大量的白色干涩豆渣样物排出。其病史较长,后期生长

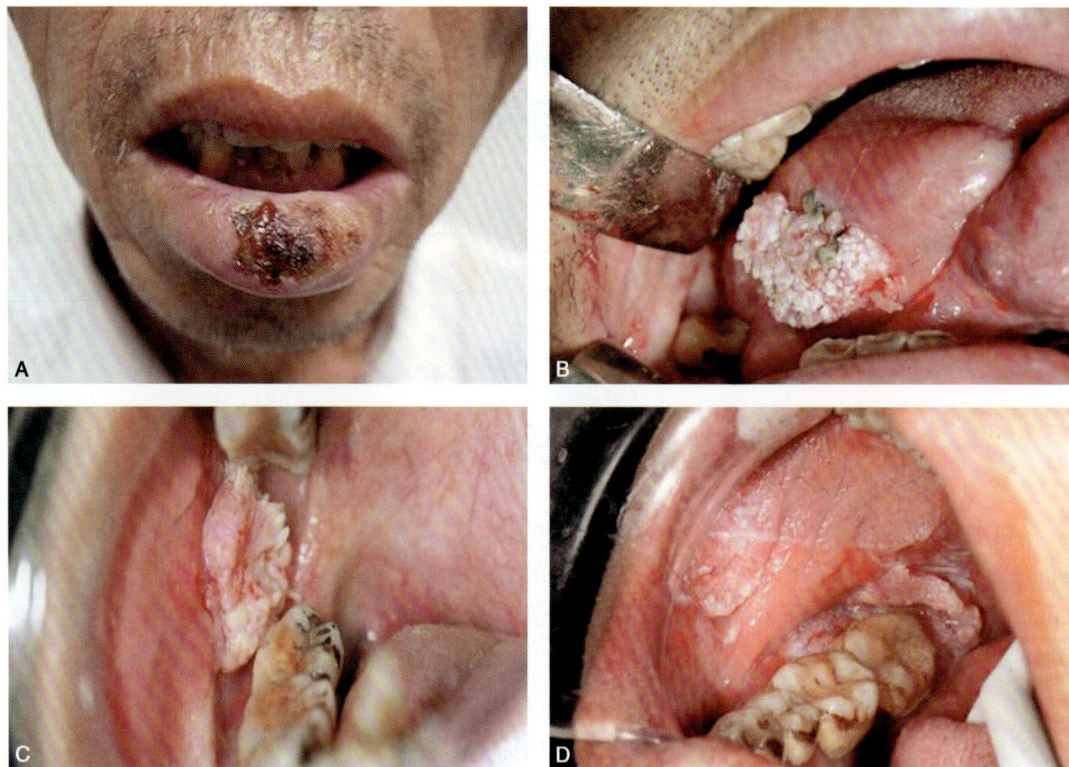

图 14-1-1 外生型 OVC
A.唇部外生型 OVC;B.舌部外生型 OVC;C.颊部外生型 OVC;D.磨牙后垫外生型 OVC。

迅速。X 线影像学显示,颌骨呈中央低密度影、周边整齐的囊肿样骨质变化(完全的囊肿影像);也可表现为囊肿影像与边缘不整齐恶性肿瘤破坏影像共存(癌变影像与囊肿影像共存)(图 14-1-2)。

3. 浸润型 浸润型 OVC 主要发生在牙龈或上、下颌骨。表现为肿瘤向牙周浸润,引起牙周组织破坏吸收,牙松动,继续浸润发展导致颌骨破坏、吸收,可见大量的白色干涩豆渣样物从牙周裂隙或"牙周袋"或肿瘤的"瘘管"排出。X 线影像学可显示有"牙周炎或颌骨骨髓炎"样改变。多数浸润型 OVC 具有侵袭性,预后差,部分病例可发生颈淋巴结转移(图 14-1-3)。

另有学者发现,临床上还存在着杂交瘤型 OVC,即在同一病例中 OVC 与 OSCC 并存。

OVC 的最终诊断需依靠组织病理学检查。其在光镜下的典型病理学特征主要表现为:鳞状上皮呈乳头状增生,乳头之间有大量不全角化物,表面不全角化形成大块角质栓塞,嵌入增生的上皮钉突中;上皮钉突几乎以同样深度向结缔组织区浸润(即推进缘,pushing border);可见高度增生的上皮钉突末端呈球根状(图 14-1-4)。

电镜下对三种不同临床分型 OVC 的体视学进行研究,有如下发现(图 14-1-5)。①外生型:细胞间隙较正常黏膜组织略增宽,细胞边界清楚,细胞膜未见明显伪足,细胞外形较规则。细胞核大,细胞核形状较规则,有核仁,染色质较少,核/质比例较正常细胞大,桥粒多,胞质内几乎未见桥粒,线粒体较少。②囊肿型:细胞呈瘦长的梭形,细胞间隙较外生型宽,细胞界限清楚,细胞间桥粒较少,细胞膜上伪足可见;细胞核大,细胞核形状不规则、有切迹,呈

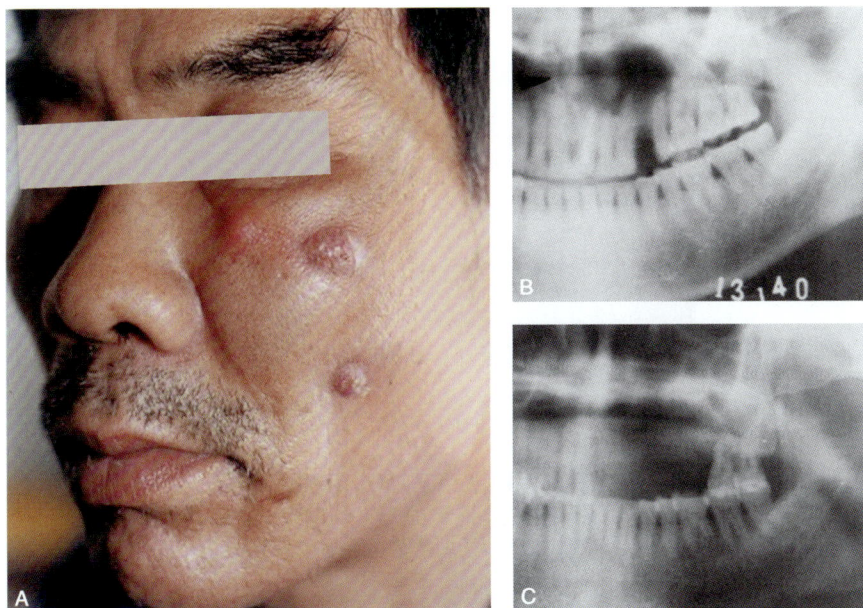

图 14-1-2　囊肿型 OVC

A. 囊肿型 OVC 刮治溃破后；B. 左侧上颌前牙根方可见一低密度透射影，边缘可见不整齐骨吸收；C. 囊肿型 OVC 刮治术后。

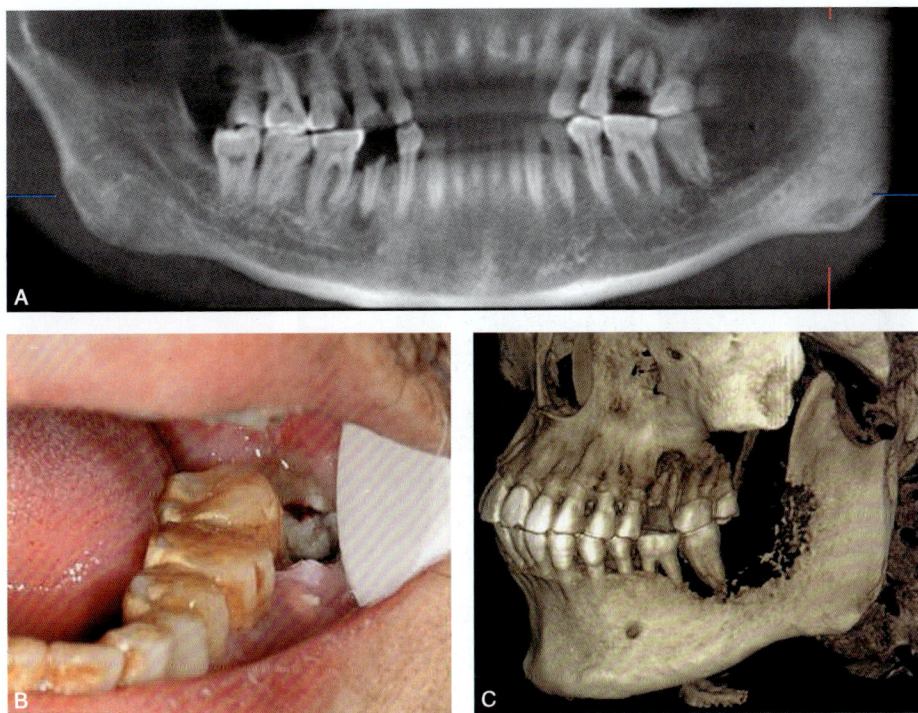

图 14-1-3　浸润型 OVC

A. 发生于左侧下颌第三磨牙区的浸润型 OVC 曲面体层片；B. 口内照片；C. CT 影像。

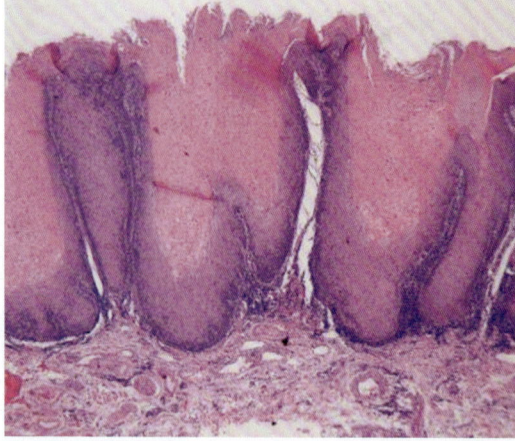

图 14-1-4　光镜下 OVC 病理图
可见典型推进缘,大部分上皮钉突几乎以同样深
度向结缔组织区浸润(即推进缘)(HE,×100)。

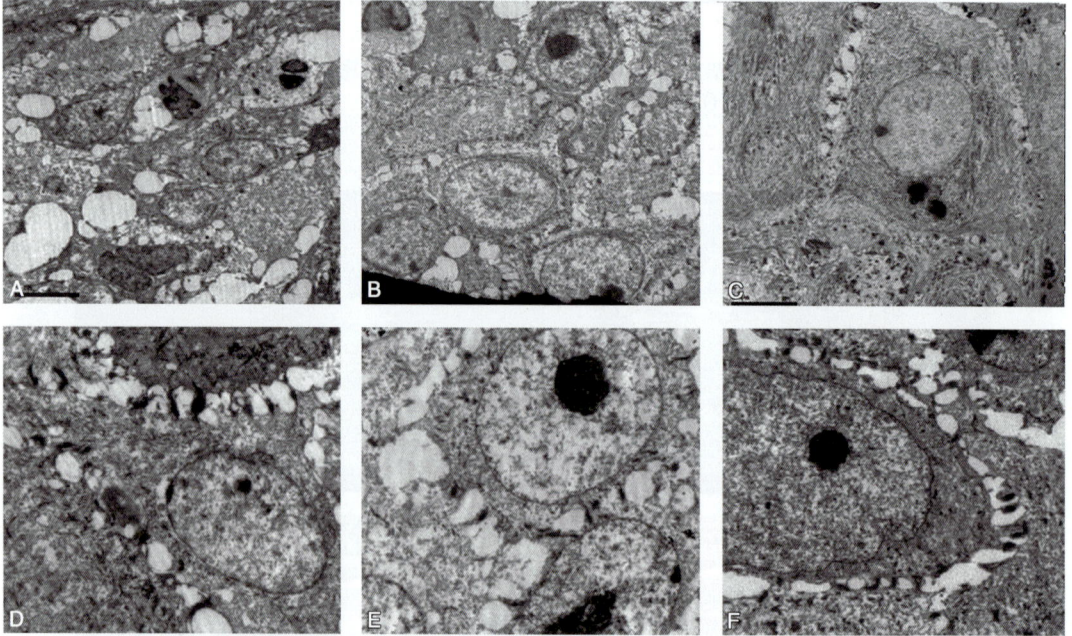

图 14-1-5　电镜下 OVC 病理图

A. 外生型 OVC(×5 000);B. 囊肿型 OVC(×5 000);C. 浸润型 OVC(×5 000);D. 外生型 OVC(×10 000);
E. 囊肿型 OVC(×10 000);F. 浸润型 OVC(×10 000)。

分叶状,核/质比例大,胞质有空泡性变,细胞质内桥粒较多,线粒体、内质网少。③浸润型:
细胞间隙较外生型宽,细胞界限清楚,桥粒较少,细胞膜上有伪足且较多,张力纤维沿胞膜突
入丝状伪足中,与桥粒相连;胞核大,细胞核形状不规则、有切迹,细胞核有凹陷,呈分叶状,
核仁明显,染色质丰富,近核膜处染色质多。核/质比例大,胞质有空泡样变,有的细胞仅存
裸核;细胞质内桥粒较多,线粒体、内质网少。

二、口腔疣状癌的鉴别诊断

(一) 外生型 OVC 的鉴别诊断

1. 疣状增生(oral verrucous hyperplasia,OVH)　外生型 OVC 与疣状增生表现为厚的白色斑块,或者疣状外生性突起的临床特征相似,较难区分。但疣状增生组织病理检查可见表层上皮增生,不侵袭固有层,部分病变可伴不同程度的上皮异常增生,而 OVC 病变上皮过度增生,上皮钉突呈推进缘特征,细胞无明显异形性(图 14-1-6)。此外,两者可借助一些免疫组化方面的生物标记物来辅助鉴别。如 CD34 在疣状增生中高表达而在 OVC 中低表达;α-SMA 在疣状增生几乎不表达而在 OVC 中高表达;HuR 蛋白在疣状增生和 OVC 的上皮表达位置不同,疣状增生主要集中表达在上皮的下 1/3,而 OVC 集中表达在上皮的上 2/3。因此,可根据病理学检查、免疫组织化学方法及临床特征来鉴别诊断。

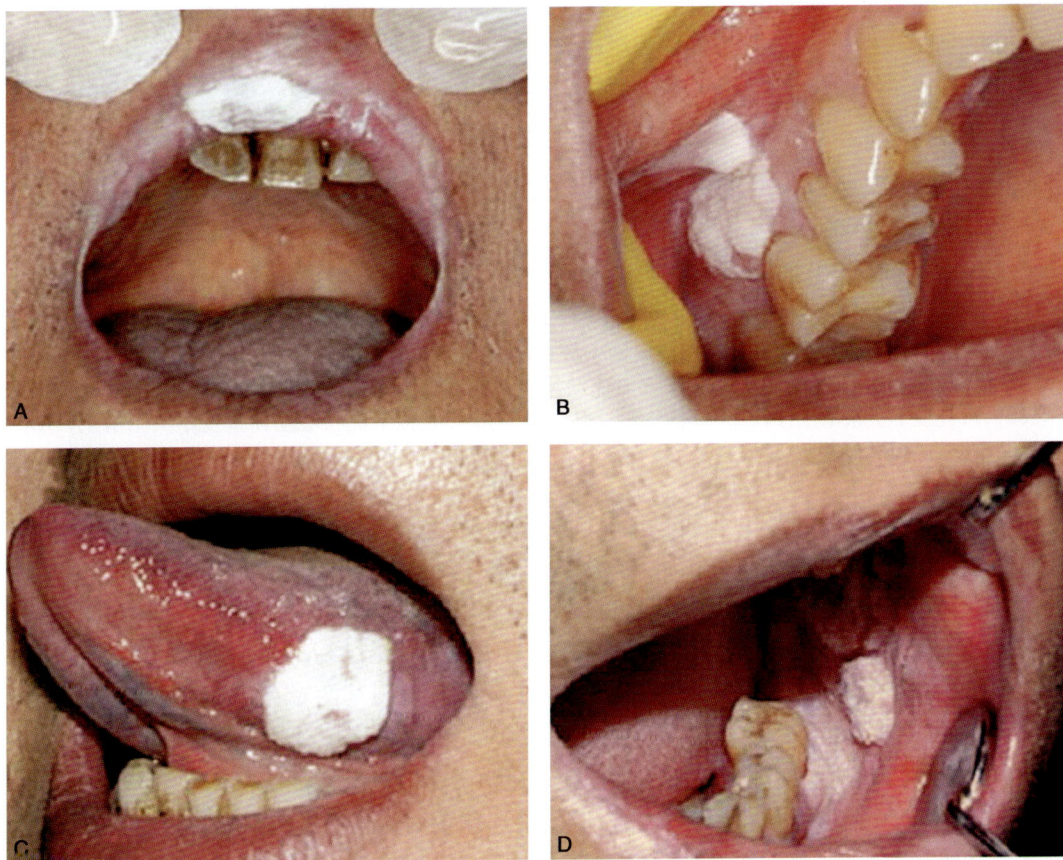

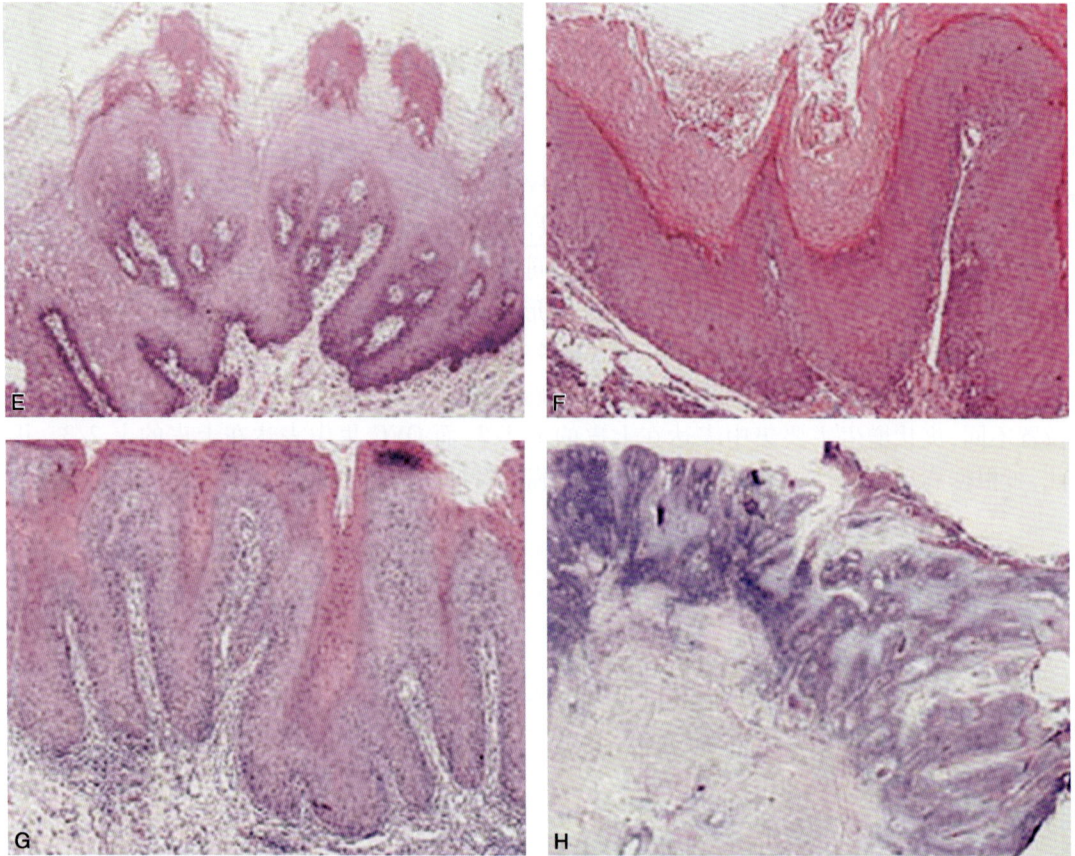

图 14-1-6　疣状增生与 OVC 临床与组织病理检查

A.唇部疣状增生;B.牙龈疣状增生;C.舌部疣状增生;D.颊部外生型 OVC;E.光镜下疣状增生(HE,×100);F.光镜下疣状增生伴轻度不典型增生(HE,×100);G.光镜下疣状增生伴重度不典型增生(HE,×100);H.OVC(HE,×20)。

2. 鳞状细胞乳头状瘤(oral squamous papilloma,OSP)　外生型 OVC 与鳞状细胞乳头状瘤具有相同的乳头状、疣状或菜花状等外生型临床特征,及角化的复层鳞状上皮增生而形成外生指状突起的病理学特征,导致其易被误诊为鳞状细胞乳头状瘤。但鳞状细胞乳头状瘤表现为外生型指状突起,没有固有层的浸润,乳头中轴为纤维结缔组织,有血管长入;而 OVC呈现典型的"推进缘"病理学特征,可予以鉴别。有研究发现其两者免疫组化可呈现出不同的表现,如 CK10、CK13、CK14、CK16 在 OSP 和 OVC 中的表达位置不同,可用于辅助诊断。因此,可结合临床表现、病理学特征及免疫组织化学的方法来鉴别该疾病。

3. 慢性念珠菌病　外生型 OVC 与口腔慢性念珠菌病偶见的乳头状增生、白色角质斑等临床表现难于鉴别,因此易被误诊为慢性念珠菌病(图 14-1-7)。但慢性念珠菌病的病理特征是增厚的不全角化上皮,其中有白色念珠菌菌丝侵入,称为皮上斑,实验室检查可证实病损存在病原菌。因此,除依靠病史和临床表现外,组织病理学及实验室检查是鉴别这两种疾病的有效方法。

(二) 囊肿型 OVC 的鉴别诊断

1. 牙源性角化囊肿(odontogenic keratocyst,OKC)　囊肿型 OVC 的 X 线影像学可表现为

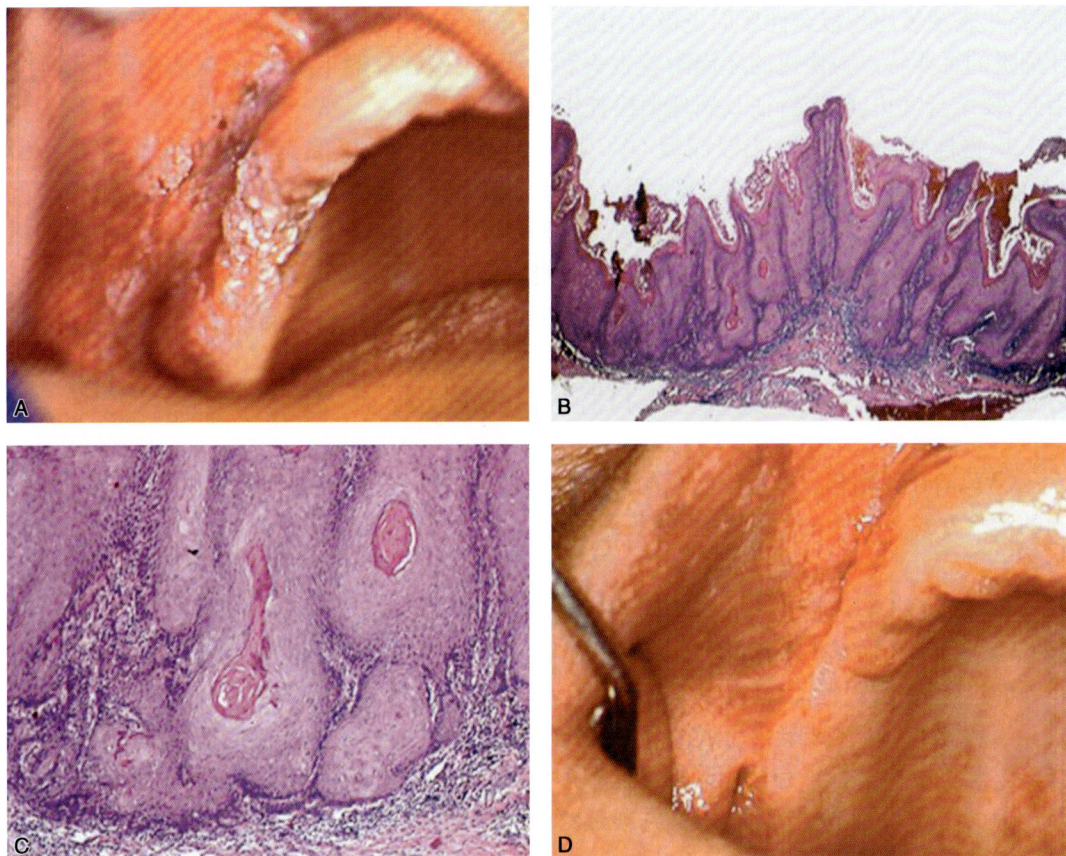

图 14-1-7 外生型 OVC

A. 牙龈及前庭沟疣状病损;B. 复层鳞状上皮增生和过度不全角化(HE,×25);C. 细胞异形性程度低,可见角化珠,大量炎症细胞浸润(HE,×100);D. 1 年后随访未见复发。

囊肿影像或癌变影像与囊肿影像共存,临床上易被误诊为牙源性角化囊肿或牙源性角化囊肿伴感染。牙源性角化囊肿有其特征性的临床表现和组织学改变,牙源性角化囊肿多发于儿童和青壮年,严重骨破坏后可扪及乒乓球感或波动感;牙源性角化囊肿的 X 线表现为边缘整齐的圆形或卵圆形密度减低影像,周围有致密白色线包绕,可沿颌骨长轴发展;穿刺囊肿可见淡黄色液或呈乳酪状。区别于牙源性角化囊肿,囊肿型 OVC 行刮治术后反复复发,伤口不愈且有豆渣样物从创口流出。亦有报道囊肿型 OVC 可由牙源性角化囊肿恶变或与牙源性角化囊肿并存,在病理学检查时若取材位于牙源性角化囊肿区则易导致误诊,病检时应做多点取材活检。

2. 成釉细胞瘤 囊肿型 OVC 的影像学表现亦可被误诊为成釉细胞瘤,且有报道 OVC 可伴发成釉细胞瘤,因此需要鉴别这两种疾病。成釉细胞瘤主要发生在下颌磨牙区和下颌支部,临床表现为无痛性、渐进性颌骨膨大,多向唇颊侧发展;X 线可表现为单房或多房性投射影,边界清楚,可见硬化带;囊性囊腔内含黄色或褐色液体,实性区呈白色或灰白色。因此,这两种疾病的鉴别诊断应结合临床表现及影像学检查、病理学检查。

(三)浸润性 OVC 的鉴别诊断

1. 侵袭性牙周炎 当浸润性 OVC 病变局限在牙槽突邻近牙根区时,牙松动的症状、体征、X线表现等均与侵袭性牙周炎极为相似。临床上易将其误诊为侵袭性牙周炎,但侵袭性牙周炎的主要特点为快速的牙周附着丧失和骨吸收,患者一般年龄较小,且有家族聚集性。因此,要结合病史、临床特征及病理学检查作出正确诊断。

2. 慢性颌骨骨髓炎 当浸润型OVC病变波及下颌体及下颌支时,X线影像学显示出"骨髓炎样"改变,从而容易被误诊为慢性颌骨骨髓炎。但慢性颌骨骨髓炎在上下颌骨均可发生,多数为化脓性炎症,可见骨膜反应,局部和全身症状明显,患部剧烈疼痛,病检可见髓腔化脓性渗出物和坏死物质及死骨形成。而浸润型OVC可从创口溢出豆渣样物。因此,可结合疾病病程、临床表现、影像学表现及病理学表现来鉴别这两种疾病。

三、口腔疣状癌的治疗

OVC治疗原则相比鳞状细胞癌的治疗原则有其特殊性,应根据不同的临床分型采取不同的治疗方式。OVC的治疗方法以手术治疗为主,配合放疗、化疗、冷冻治疗和CO_2激光治疗。

1. 外生型OVC治疗 手术治疗目前是外生型OVC的首选治疗方式。对于外生型OVC,手术切除(局部扩大切除)可以有效控制肿瘤范围,其切除范围较高分化鳞状细胞癌小,同时确保切缘阴性,因其复发率较低,不需同期行颈淋巴清扫术及放化疗,预后较好。

当病变组织较小或老年患者因全身情况不能耐受手术或拒绝手术时,可选择冷冻治疗或CO_2激光治疗。冷冻疗法能减少出血和疼痛,避免瘢痕产生,减少继发感染。但冷冻不涉及组织的切除,从而缺乏精度,较难判断最终坏死的组织体积。为了完全消除病变,通常要求联合使用冷冻和局部切除(shave excision)。Yeh于局麻下对20例OVC患者的26处病变先进行冷冻治疗,再进行局部的"外科刮除",取得了满意的疗效,认为这是一种简单、方便、创伤小的治疗方法。CO_2激光治疗的优点包括手术时间短、疼痛少,能起到快速止血、促进愈合和抗肿瘤转移(封闭相邻的淋巴管,从而减少恶性细胞的传播)的作用。Azevedo等使用波长$10.6\mu m$、功率6W的定向及非定向激光束治疗两例OVC,11个月后肿瘤及病损全部消失,3年内无复发。Kwon等采用咪喹莫特结合CO_2激光治疗下唇外生型OVC,获得显著疗效,使下唇保持良好的外形。

2. 囊肿型、浸润型OVC治疗 囊肿型、浸润型OVC主要发生于上、下颌骨,手术切除范围不能保守,且多数浸润型OVC具有侵袭性,预后差,有的可发生颈淋巴结转移,因此手术治疗应行原发灶扩大切除,并同时行颈淋巴清扫术。当肿瘤侵犯上下颌骨时,需扩大行上颌骨部分或次全切除,下颌骨方块甚至节段性切除。术后根据肿瘤分期联合放、化疗可适当减少肿瘤的复发和/或转移,以提高疗效,改善预后。是否需要放疗主要取决于原发肿瘤的分化程度、切缘是否有肿瘤残留和区域淋巴结是否受累。对于晚期的OVC患者,手术与放疗相结合有利于减少肿瘤的复发,获得较好的预后。当患者无法耐受手术时,放射治疗则是合适的治疗选择。但放疗可能造成上皮细胞的"去分化"现象,使其恶性程度增加,及引起许多副作用等问题,当行放射治疗时需请放疗科医师会诊。化疗是OVC的辅助治疗手段。对于病变组织不易切除干净的OVC患者和复发患者可配合化学药物。Wu等通过对15例OVC患者使用动脉灌注甲氨蝶呤(第一阶段:每天50mg,7.5天;第二阶段:每周25mg,10周),发现肿瘤显著退缩,并在2.5个月后彻底消除,43个月无复发。Salesiotis等通过对OVC患者使用卡培他滨(每天 2 次,每次 1 000mg,用 2 周停 1 周),病损几乎能在 3 周内显著消除。但这些药物的作用持久性和最终效果还值得进一步探究。在临床实践中,由于 OVC 患者存在较大的个体差异,临床医师需根据患者的具体情况及家属意见决定治疗策略,本方案仅供参考。

第二节 口腔疣状癌诊治面临的挑战

OVC 诊治的关键在于揭示 OVC 的发生机制,因此,近年来国内外学者对于 OVC 的发生机制进行了一系列研究。

1. 全基因谱表达和相关基因的研究 王月红等对 OVC 的全基因组寡核苷酸芯片分析,比较了 OVC 与 OSCC 及正常黏膜组织中的差异基因表达。与正常组织相比,OVC 差异表达已知基因 109 个,其中表达上调 66 个、下调 43 个;与 OSCC 相比,OVC 差异表达已知基因 167 个,其中表达上调 108 个、下调 59 个。其中,OVC 和鳞状细胞癌与各自相应正常黏膜比较,共同表达改变的基因 39 个,其中表达上调 22 个、下调 17 个;39 个共表达基因中,OVC 和鳞状细胞癌间表达差异的基因有 8 个,分别为:*ADAMTS-12*、*COL4A1*、*COL4A2*、*INHBA*、*MMP1*、*SERPINE1*、*TGFBI*、*HLF*,其中 *HLF* 表达下调,其余均表达上调。OVC 差异表达基因功能主要集中于遗传性疾病、炎症反应、免疫细胞攻击等方面;集中的规范信号途径主要为外源异生物经细胞色素 p450 代谢途径、花生四烯酸代谢途径等。

唐瞻贵等对部分差异基因进行了一系列相关研究和验证。研究表明,基质金属蛋白酶(matrix metalloproteinases,MMP)、上皮钙黏附素 E-cadherin、原癌基因(murine double miunte-2,MDM2)、c-erbB-3、p53、p16、血管生长因子(vascular endothelial growth factor,VEGF)、膜突蛋白(moesin)、蛋白酶抑制剂 Headpin、Maspin、热休克蛋白 αB-crystallin、糖基化蛋白(mucin 4,MUC4)、层粘连蛋白(laminin,LN)的表达异常均与 OVC 的发生、发展相关。

肿瘤细胞在侵袭转移过程中必须破坏由细胞基质及基底膜构成的细胞外基质屏障(ECM)。在参与破坏 ECM 的酶类中基质金属蛋白酶 MMPs(matrix metalloproteinases)与肿瘤侵袭转移的关系最为密切。研究表明,OVC 组织中 MMP2、MMP9 mRNA 的表达水平显著低于高、中、低分化 OSCC 组织,提示 OVC 发生转移浸润的潜能总体上低于鳞状细胞癌。但 OVC 组织中 MMP2、MMP9 mRNA 的表达仍然明显高于配对正常组织,证明 OVC 仍具有一定的浸润转移能力,这为解释临床上大多 OVC 生物学行为较好,但仍有部分可不断发展乃至侵袭、转移提供了一定的理论依据。

上皮钙黏附素 E-cadherin 是一种钙依赖性跨膜糖蛋白,其介导的细胞黏附系统是上皮细胞建立与保持正常极性及同型细胞间紧密连接的分子基础。其表达下降或丧失与肿瘤低分化、高侵袭、转移和复发率呈正相关,是预示肿瘤进展及预后的指标之一。研究发现,E-cadherin 在正常口腔黏膜、OVC、高分化 OSCC、低分化 OSCC 中表达主要位于细胞膜及细胞质。电镜观察显示其在细胞膜主要定位于桥粒,细胞质主要定位于肿胀的粗面内质网和线粒体上,细胞质部位的表达在上述组织中依次呈降低趋势(分别为 87.5%、61.1%、50% 和 30%)。这从 E-cadherin 的表达部位提示 OVC 的分化程度总体较鳞状细胞癌好,同时部分位于 OVC 细胞质的内陷桥粒可从形态学角度解释临床上部分 OVC 侵袭转移的原因。E-cadherin 的表达强度与肿瘤的分化程度呈正相关。但 OVC E-cadherin 的阳性表达与高分化鳞状细胞癌间差异无统计学意义,说明尽管 OVC 在光镜下具有良好的分化程度,且与高分化鳞状细胞癌的组织学结构不同,但是从细胞黏附能力的角度而言,其黏附能力下降程度却与高分化鳞状细胞癌接近。有研究表明某些 E-cadherin 阳性表达的癌细胞不能形成紧密的黏附,且可广泛转移,提示癌细胞可以抑制 E-cadherin 功能和破坏细胞间连接的机制,经研究表明该机制与多种细胞质内黏附相关蛋白有关。其中连环素是与 E-cadherin 关系最密切的细胞质内黏附相关蛋白。这提示即使 OVC 虽然存在着较高的阳性表达,但部分 OVC 侵袭和转移可能与癌细胞细胞质黏附相关蛋白与 E-cadherin 的相互作用和影响关系密切。

MDM2(murine double miunte-2)是一种原癌基因,在多种细胞株中过度表达时具有成瘤性,能使细胞转化,促进正常细胞恶变。在许多人类恶性肿瘤中有该基因的扩增和表达。研究发现 MDM2 在 OVC 和低分化鳞状细胞癌中的强阳性表达率分别为 53.85% 和 50%,而高分化鳞状细胞癌中以弱阳性表达为主(占 50%)。在中度以上阳性表达的比较中,OVC 和低分化鳞状细胞癌明显高于高分化鳞状细胞癌。但 MDM2 表达强度在高、低分化鳞状细胞癌间无显著差异。说明 OVC 发生与 MDM2 的相关程度比鳞状细胞癌更高,且 MDM2 表达与鳞状细胞癌的分化程度无关。OVC 中 MDM2 的表达程度与高、低分化鳞状细胞癌的表达程度存在显著差异,OVC 的 MDM2 表达强度明显高于高、低分化鳞状细胞癌。说明从原癌基因 MDM2 表达角度分析 OVC 不同于高、低分化鳞状细胞癌,OVC 的临床生物学表现(如浸润及远处转移等)有其基因学基础,预示着 OVC 可能具有比鳞状细胞癌更差的生物学行为。这为解释临床上某些 OVC 的恶性程度比普通鳞状细胞癌更高,其复发转移发生的速度比鳞状细胞癌更快提供了理论依据。

OVC 的发展过程与 c-erbB-3 蛋白和增殖细胞核抗原(proliferative cell nuclear antigen,PCNA)活性相关,正常口腔黏膜 c-erbB-3 呈弱阳性表达,疣状增生、OVC、鳞状细胞癌中 c-erbB-3 阳性表达率分别为 39%、84% 和 100%,同时在部分癌前病损和多数肿瘤细胞中 PCNA 表达增强,说明 c-erbB-3 与 PCNA 同时高表达预示着肿瘤的恶变和进展。

p53 基因分为野生型和突变型两种,正常情况下,野生型 p53 蛋白半衰期短,在细胞内表达水平低,用一般的组织学方法难以检测出。而突变型 p53 蛋白由于其构象改变而稳定性增加,半衰期延长,在细胞内积累后易被免疫组化方法检测出。突变型 p53 蛋白不仅丧失抑癌活性,而且获得增殖、转化和致瘤潜能,其阳性表达可作为反映 *p53* 基因突变的间接指标。研究发现,OVC 中 p53 蛋白的阳性表达率为 69.2%,而正常口腔黏膜上皮均呈阴性表达,因此可推测 OVC 中可能存在 *p53* 基因突变。

p16 基因是近年发现的多肿瘤抑制因子,其表达产物 p16 蛋白与 Cyclin D 竞争结合 CDK4、CDK6,抑制两者的活化,从而阻止细胞从 G1 期进入 S 期,抑制 DNA 的合成和细胞增殖。当 p16 蛋白丢失时,Cyclin D 和 CDK4、CDK6 结合就会增多,使肿瘤细胞逃避负性调控,成为恶性生长的重要环节。研究发现 OVC 中 p16 蛋白的阴性表达率为 23.1%,而正常口腔黏膜上皮中 p16 蛋白均有表达,提示 *p16* 基因的变异在 OVC 的发生过程中起一定作用。p16 蛋白的过度表达率为 69.2%,其平均染色强度高于高、低分化鳞状细胞癌和正常黏膜组,表明 OVC 的发生过程中同样可以存在 p16 蛋白的过度表达。

血管生成是肿瘤生长和转移的重要促进因素。血管生长因子(vascular endothelial growth factor,VEGF)能促进血管内皮细胞的生长,增加血管的通透性。研究发现在 OVC 中,VEGF 主要定位于肿瘤细胞的细胞质内质网和线粒体上,在血管内皮细胞核和核膜上亦有表达。OVC 中 VEGF 的平均染色强度明显高于正常黏膜,提示具有较好生物学行为的 OVC 具有侵袭转移的潜能。同时,OVC 中 VEGF 的平均染色强度低于高、低分化鳞状细胞癌,且与二者有显著差异,提示 OVC 是一种不同的恶性肿瘤,且侵袭转移能力低于鳞状细胞癌。这进一步说明 VEGF 蛋白与 OVC 的发生及临床表型相关。

Kobayashi 等对 moesin 在正常口腔黏膜上皮、口腔癌前病变、OVC 和鳞状细胞癌中的表达进行了比较研究,结果表明,在所有的正常口腔黏膜上皮有 moesin 表达,且位于基底层;癌前病变上皮除角质层细胞外主要为膜表达;在 OVC 和鳞状细胞癌中,moesin 为整个细胞混合表达。但与 OVC 相比,鳞状细胞癌细胞中细胞质表达增强,而细胞膜表达降低。结果提示,在口腔黏膜病变中 moesin 表达变化对区分上述病变有临床意义。

蛋白酶抑制剂在肿瘤生长、浸润和转移中起重要作用。Headpin 为一种新发现的蛋白酶抑制剂基因,与细胞外蛋白降解活性有关。染色体 18q21.3-q23 区域的等位基因缺失是 Headpin 基因在肿瘤细胞中表达减少的原因之一。研究发现 Headpin 基因 mRNA 在口腔黏膜正常组织、癌旁组织、OVC 组织中表达逐渐减少,表达差异有显著性,说明 Headpin 基因很可能作为一种抑癌基因参与 OVC 的发生发展,而转录水平的表达下调可能是该基因在肿瘤组织中抑癌作用下降的原因之一。已有研究表明部分丝氨酸蛋白酶抑制剂能通过抑制血管生成发挥抑癌作用。在 OVC 中,从正常组织到癌旁组织,再到癌组织,Headpin 基因表达逐渐下调,而 VEGF 基因表达逐渐上调,两者之间呈负相关,提示 Headpin 基因可能通过抑制 VEGF 的转录来抑制血管内皮生长因子的功能,从而发挥抑癌作用,Headpin 基因抑制血管生成的具体机制尚有待于进一步研究。同时,发现 Headpin 基因 mRNA 在 OVC 和鳞状细胞癌组织中的表达无显著性差异,说明 Headpin 基因在这两种肿瘤中抑癌作用丧失的程度相似,提示就 Headpin 基因 mRNA 水平而言,OVC 和鳞状细胞癌有着相似的恶性程度,可以解释为何临床中少数 OVC 生长较快,且发生侵袭、转移。

Maspin 是一种丝氨酸蛋白酶抑制剂,在肿瘤生长、浸润和转移过程中起重要作用。研究表明 OVC 中 Maspin 基因 mRNA 在正常口腔黏膜、癌旁、癌组织表达逐渐减少,OVC 中 Maspin 蛋白平均染色强度低于正常口腔黏膜组,说明 Maspin 基因在 OVC 的发生发展中起一定的抑癌作用。OVC 中 Maspin 基因 mRNA 表达高于鳞状细胞癌,且蛋白平均染色强度高于鳞状细胞癌,更高于淋巴结转移癌,说明该基因在 OVC 的发生发展中抑癌功能虽有部分丧失,但丧失程度较鳞状细胞癌少,这为解释临床上多数 OVC 生物学行为较好,但仍有部分 OVC 不断发展乃至侵袭、转移提供一定的理论依据。

αB-crystallin 属于小热休克蛋白家族,具有分子伴侣作用,在多种肿瘤中异常表达,其在多种因素作用下具有抑制细胞凋亡的作用,αB-crystallin 可以抑制凋亡蛋白酶-3(caspase-3)的自身水解,从而抑制细胞凋亡。研究发现 αB-crystallin 在 OVC 中呈过表达,其表达强度与肿瘤的恶性程度密切相关,而且在 OVC 中 αB-crystallin 表达与活化型 caspase-3 呈显著负相关,提示 αB-crystallin 可能是通过抑制 caspase-3 的自身水解来抑制细胞凋亡,从而在肿瘤的发生发展中发挥重要作用,其具体机制仍需要进一步研究。

MUC4(mucin 4)属于大分子糖基化蛋白,主要表达在人体管腔脏器的被覆上皮,有润滑和保护细胞的作用。由于其所具有的跨膜结构及其结构上的 EGF 样结构域,使 MUC4 蛋白能够接受细胞外信号并介导信号向下游转导,在细胞内外信号的转导传递过程中发挥重要的作用。以往研究表明其在胰腺癌、乳腺癌、前列腺癌、食管鳞癌和肺癌等均有异常表达。

同样,研究发现 MUC4 在 OVC 及鳞状细胞癌中的表达高于正常口腔黏膜,在阳性表达的 OVC 中,外生型 OVC 主要呈弱阳性表达,囊肿型和浸润型 OVC 呈中等至强阳性表达。在 OVC 中,MUC4 在肿瘤侵袭的前沿结构"推进缘"部位的表达相对较强,而鳞状细胞癌中,在癌珠和分化较差的癌巢表达相对较强。这些结果提示 MUC4 的表达可能与肿瘤的恶性程度有关,MUC4 可能在肿瘤侵袭和转移中有重要的作用。

层粘连蛋白(laminin,LN)是基底膜中的一种重要糖蛋白,肿瘤细胞的浸润和转移首先要突破细胞外基质,头颈部肿瘤的浸润和转移必然也经过附着、降解、移动和增殖等过程。LN 主要通过影响肿瘤细胞的黏附移动,从而在肿瘤细胞浸润和转移中发挥作用。研究发现在正常口腔黏膜、OVC、高分化鳞状细胞癌、低分化鳞状细胞癌中,LN 的表达逐渐增加,表明 OVC 的侵袭和转移能力弱于高、低分化鳞状细胞癌。在 OVC 中,LN 的基底膜线性染色为连续线状占 6/15、为断线状占 9/15,阳性表达率为 40%,癌巢基底膜变薄,但线性结构清晰。在高分化鳞状细胞癌中,部分区域基底膜出现断裂和小段的缺失,部分毛细血管基底膜也有破坏,而在低分化鳞状细胞癌中,基底膜断裂成条索和片段状,排列方向不规则,极性消失。由此可见,LN 在 OVC 的发生发展中发挥着重要作用,临床上可以通过 LN 的检测,对 OVC 的诊断提供依据。此外,也可以采取相应的措施,如用 LN 抗体或封闭瘤细胞表面的 LN-R 来阻断细胞表面与内源性 LN 的作用,抑制细胞黏附,从而阻止 OVC 的浸润转移。

另外,细胞周期蛋白 cyclinD1、角蛋白 cytokeratins 和 cathepsin B 等均与 OVC 的发生、发展有一定的联系。

2. DNA 甲基化研究 方小丹的研究表明,OVC 发生甲基化和去甲基化的区域大部分位于基因的启动子区并且大部分为 CpG 岛。染色体定位分析表明 OVC 的发生可能与 17 号染色体上基因发生甲基化有关;通过 GO 分析显示 OVC 差异甲基化基因细胞成分大部分为细胞核以及整合于细胞膜上。Pathway 分析结果显示 OVC 甲基化基因主要参与神经活性配体受体相互作用,NK 细胞介导的细胞毒性、细胞凋亡、细胞因子间相互作用及 MARK 信号通路等。

3. miRNA 表达谱及相关研究 王月红的研究同样对 OVC miRNA 表达谱进行了初步探索,与正常组织相比,OVC 表达 2 个差异 miRNA,分别为 mir-146、mir-15,且均表达下调;与鳞状细胞癌相比,OVC 表达 34 个差异 miRNA,其中表达上调 30 个、下调 4 个;OVC 和鳞状细胞癌与各自相应正常黏膜比较,共同表达改变的 miRNA 为 mir-146。OVC 为 hsa-miR-146a_st,鳞状细胞癌为 hsa-miR-146b-5p_st,并验证了 miR-206、miR-21、TPM1、Cdc42、miR-195、CDK6、miR146a 和 TRAF6 等在 OVC 及鳞状细胞癌中的表达差异。另外,邓智元等发现 miR-181b 在 OVC 中的表达显著上调且具有促癌功能,其靶基因 *Bcl-2* 和 *LRIG1* 在 OVC 中分别起到促癌和抑癌的重要作用。

4. 蛋白组学研究 唐瞻贵的研究表明,OVC 与鳞状细胞癌、OVC 与 OVCN、鳞状细胞癌与 SCCN 组织蛋白质组间存在较明显差异。组织图谱平均每张蛋白斑点数 OVC 为(1 186±74)个,SCC 为(1 076±56)个,OVCN 为(1 024±47)个,SCCN 为(1 027±49)个。蛋白质点位置重复性分析发现,在等电点聚焦(isoelectric focusing,IEF)方向上的平均偏差为(1.562±0.132)mm,在垂直板 SDS-PAGE 电泳方向上的平均位置偏差为(1.275±0.232)mm,表明蛋白质点在位置上具有较好的重复性。OVC 与鳞状细胞癌、OVC 与正常黏膜组织、鳞状细胞癌与正常黏膜组织间的差异蛋白质点分别为 74、36、31 个,并在 OVC 组织中运用经肽质指纹图谱初步鉴定出 20 个差异蛋白质,涉及肿瘤相关蛋白、细胞周期调控相关蛋白、*ras* 基因蛋白家族成员、细胞分裂增殖与信号传导相关的蛋白质、DNA 修复蛋白等,这些差异蛋白质点可能为探询 OVC 特异性肿瘤标记提供线索。

目前学者们在 OVC 的诊治相关分子机制方面进行了初步探索,取得了一定的进展,但 OVC 在临床诊治方面尚面临如下困难和挑战:①筛选 OVC 的标记物和寻找 OVC 分类诊断的分子标记物,以便早期针对不同临床分型的 OVC 采取不同的治疗方案,提高诊断率和治愈率;②建立 OVC 组织芯片,将 OVC 组织芯片或基因芯片等多种技术合并应用,可发现许多新的基因,揭示其未知的生物功能,并进一步在大样本中证实这种功能,从而构成完整的基因检测体系,可快速、大量地获取 OVC 发生、发展及其生物学特性的重要信息,将显著加速其从基础研究发现向临床应用转变的进程;③OVC 细胞系及动物模型的建立,王月红等于 2008 年建立了人 OVC 伴灶性鳞状细胞癌变颈部转移组织的裸鼠移植瘤模型,为后期 OVC 细胞系和动物模型的建立做了相关准备,并为进一步探讨 OVC 的发生发展提供了实验研究基础。

第三节　典型病例介绍

患者男性,49 岁,主诉右侧黏膜肿块 3 年。自述 3 年前发现右颊黏膜有一突出肿块,呈黄豆大小,质较硬,有轻微压痛,体积无明显增大,未予以重视和处理。2 年前发现右侧口角区黏膜上有一白色斑块,质中,无压痛,缓慢增大。半年前发现右侧下颌磨牙区有突出的菜花样肿物,质软,无压痛。

吸烟史 30 余年,咀嚼槟榔近 15 年。

口腔颌面部检查示双侧颌面部对称,开口度 1 指半,开口型正常,右侧口角颊黏膜见 2cm×2.5cm 白色丝状突起物,质中,41—44 前庭沟可见条状白色斑块,稍高于黏膜。右侧颊脂垫区至翼下颌韧带内侧见 3cm×3.5cm 白色肿物,表面呈菜花状,未波及上颌龈颊沟、口底与腮腺导管口(图 14-3-1)。左侧颊黏膜及左侧翼下颌韧带有白色改变,散在点片状糜烂,舌前伸左右活动度可,全口牙重度磨耗,全口牙结石Ⅲ°。门诊病检结果示:(右侧口角)白斑上皮轻度异常增

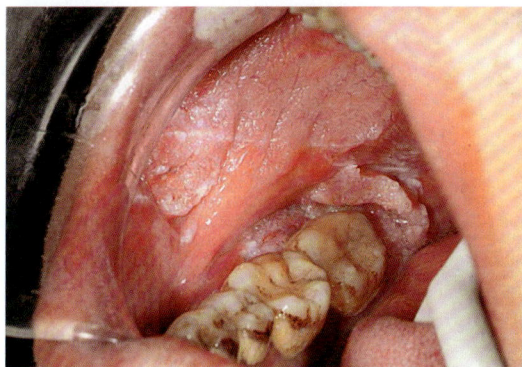

图 14-3-1　患者口内临床检查

生,(右侧磨牙后区)黏膜下纤维化不明显,建议临床追踪观察,必要时重取活检(图 14-3-2A、B)。结合临床表现及病理学检查,诊断考虑:①白斑恶变(右侧磨牙后区);②右侧口角黏膜白色念珠菌性白斑;③口腔黏膜下纤维化。

全麻下行右颊肿瘤扩大切除术(右侧下颌骨部分切除术)+颈阔肌皮瓣修复术(右)。常规行下颌下与颈部切口,向上翻开颈阔肌肌层,注意保护面神经及面动脉,切开下唇至骨面,将皮瓣于骨面向左翻起,结扎剪短颏神经血管束。于右侧前庭沟处切开黏膜将皮瓣完全向左翻起,充分暴露颊部病变。切取部分组织,标本送冷冻切片病理检查,报告"疣状癌可疑,建议局部扩大切除"。于病变外 0.5cm 处切除肿瘤,见肿瘤未侵及肌层,切除后将之间颊黏膜及黏膜下层分解向右旋转与口角处黏膜缝合,使两处创面形成一个创面。拔除 45、46、47,

于牙槽突下约 1cm 处以动力系统将 45 远中至下颌支前缘部分骨质切除,创面以骨蜡止血。拔除 17,可见 17 牙根尖处上颌窦底骨质,未见窦底黏膜,将邻近颊部颊脂垫游离拉入,以防出现上颌窦瘘口。钳除 17 部分牙槽窝骨质。将颈阔肌皮瓣向上折叠转入口内,使颈阔肌皮瓣皮肤与周围黏膜缝合,形成颊部黏膜。将右侧颏下唇皮瓣复位,分层对位缝合手术创口,于皮瓣下置负压引流。

术后石蜡切片病理报告:"(右颊部口角处及磨牙后区)组织鳞状上皮呈疣状增生,有轻度异形性,考虑疣状癌。送检淋巴结反应性增生(图 14-3-2C、D)。"

术后创口愈合良好,患者一般情况正常后出院。

术后 3 个月,患者复查发现右侧口角下方 2 处白色硬结,无明显疼痛。入院后行右颊肿块切除+局部组织瓣转移修复术。术后石蜡切片病理报告:"(右颊部)黏膜中见少许细胞巢,有一定异形性,符合疣状癌(图 14-3-2E、F)。"术后患者一般情况好转后出院。二次手术后 11 个月,再次发现颊部与下唇肿块,并进行性增大。入院后行右颊、下唇肿块扩大切除术+舌骨上淋巴清扫术+双上唇扇形瓣转移修复术。术后石蜡切片病理报告:"(右颊部)疣状癌,灶性高分化鳞癌化(图 14-3-2G、H)。"患者出院 2 个月后,发现右耳后及右耳下区出现疼痛,随后发现一蚕豆大小肿块。入院后行右侧颈淋巴清扫术+双侧口角开大术。术后石蜡切片病理报告:"(右耳下区)高-中分化鳞癌,(右颈部)淋巴结有癌转移(图 14-3-2I、J)。"患者术后一般情况好转出院。第四次手术后 8 个月,患者死于肿瘤复发。

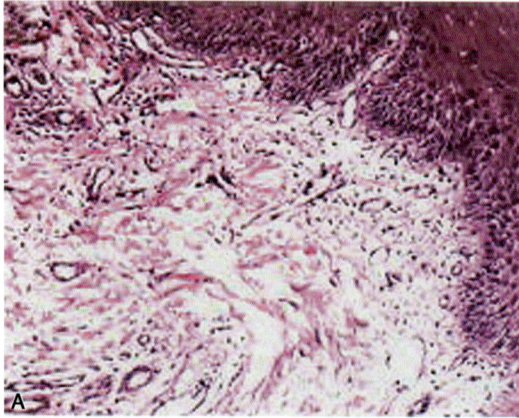

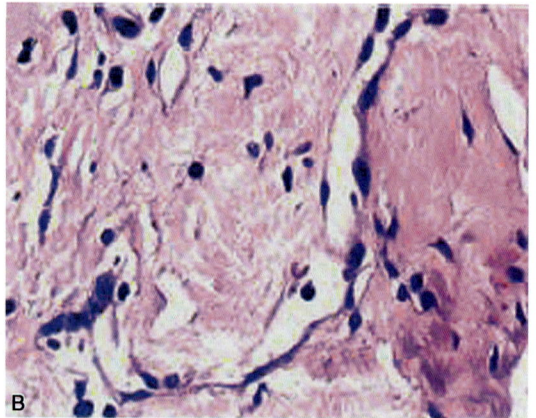

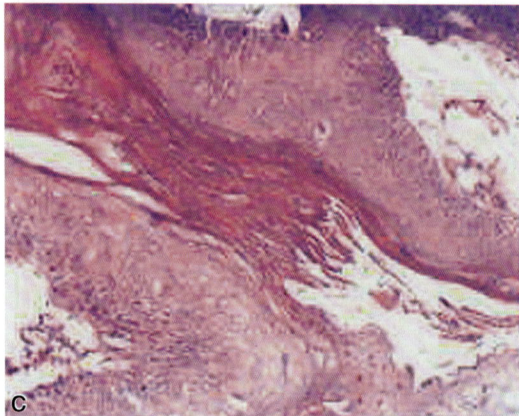

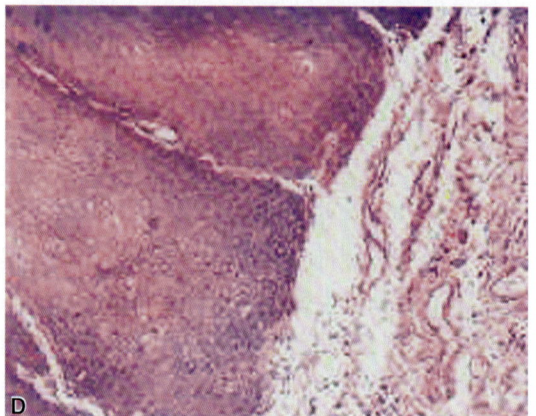

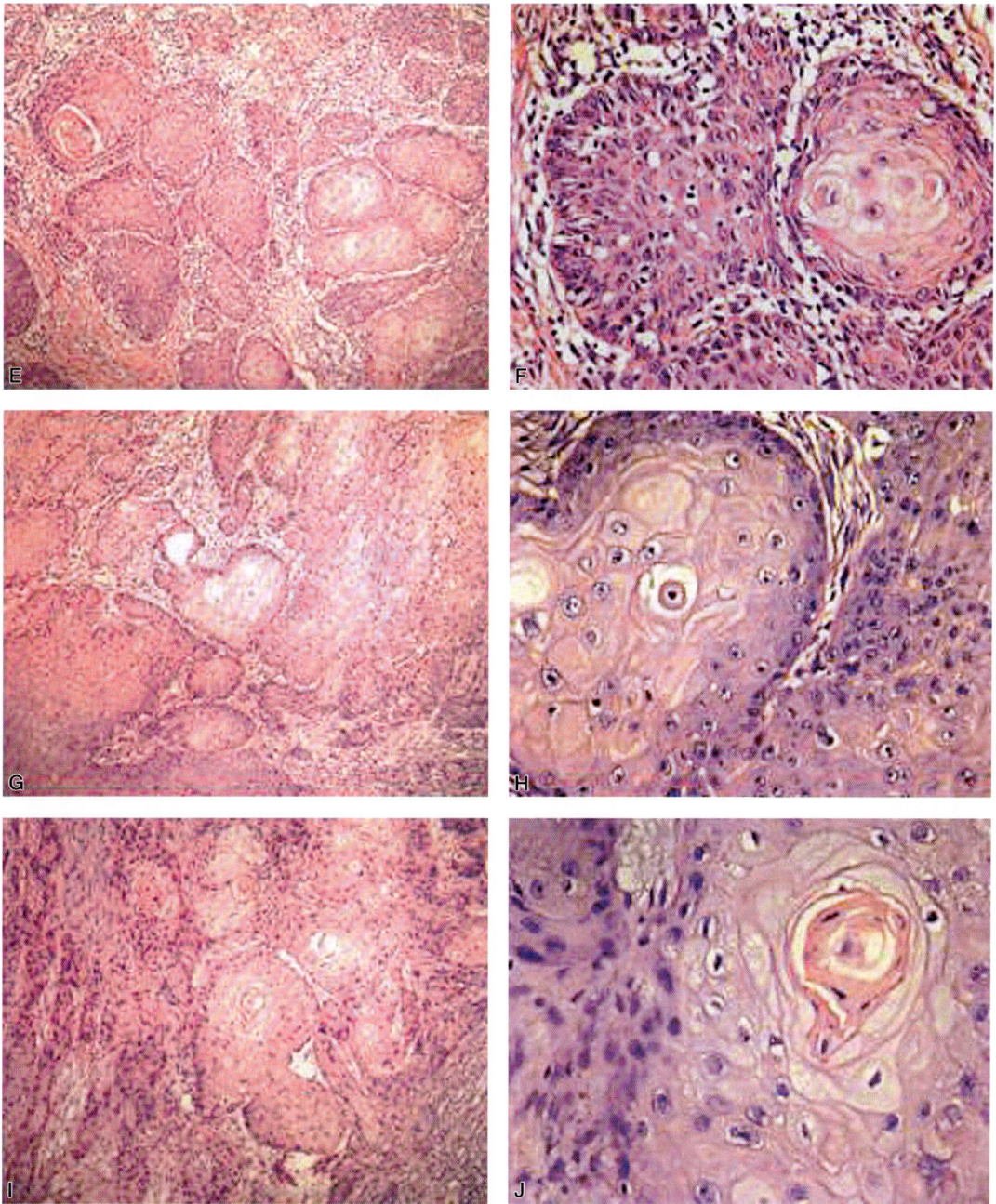

图 14-3-2　患者的历次组织病理学检查

A、B.（右口角）白斑上皮轻度异常增生,（右磨牙后区）黏膜下纤维化不明显;C、D. 淋巴结反应性增生;
E、F. 黏膜中见少许细胞巢,有一定异形性,符合疣状癌;G、H. 灶性高分化鳞癌化;I、J.（右耳下区）高-中
分化鳞癌,（右颈部）淋巴结有癌转移。

该病例显示了 OVC 的以下特点。

（1）OVC 的病因目前尚不明确，但从该病例的病史可以看出，口腔黏膜下纤维化及口腔白斑是 OVC 的诱发因素之一。特别是合并了口腔白斑的口腔黏膜下纤维化会具有更大的癌变风险。此外，患者长年的吸烟史及咀嚼槟榔史加剧了口腔黏膜下纤维化、白斑，恶变为 OVC 的进程。

（2）OVC 通常被认为是一低度恶性肿瘤，罕见淋巴结转移及血运转移。但该病例中 OVC 出现了反复发作，并发生了淋巴结转移。研究表明，外生型 OVC 复发后可转为浸润性 OVC，恶性程度增加，可反复发作，故手术切除时不应过于保守。

（3）该病例中 OVC 发生了灶性鳞癌化。有文献表明 20% 的 OVC 患者可转化为鳞状细胞癌，而鳞状细胞癌具有约 45.4% 的颈淋巴结转移率。由此可见，OVC 可通过转化为鳞状细胞癌而发生淋巴结转移，临床上应予以重视。

（唐瞻贵）

参 考 文 献

1. 唐瞻贵，谢晓莉，李晋芸，等. 口腔疣状癌的误诊研究. 临床口腔医学杂志，2003，19（8）：474-475.

2. 唐瞻贵，谢晓莉，粟红兵，等. 口腔黏膜疣状癌电镜观察及其与临床病理的联系. 中南大学学报（医学版），1996（3）：262-264.

3. 唐瞻贵，李金茂，洪珍珍，等. 基质金属蛋白酶 2 在口腔疣状癌和鳞癌中的表达. 中南大学学报（医学版），2005，30（6）：650-652.

4. 唐瞻贵，刘友良，马康黎，等. 基质金属蛋白酶 MMP-9 在口腔疣状癌中的表达及意义. 现代肿瘤医学，2005，13（1）：30-32.

5. 唐瞻贵，邹萍，谢晓莉，等. E-cadherin 基因蛋白在口腔疣状癌中的表达. 湖南医科大学学报，2003，28（3）：206-208.

6. 唐瞻贵，邹萍，李晋芸，等. MDM2 在口腔疣状癌中的表达及意义. 实用口腔医学杂志，2004，20（3）：375-376.

7. 邹萍，唐瞻贵，冯德云，等. p53 蛋白在口腔疣状癌组织中的表达及意义. 口腔医学研究，2003，19（4）：264-266.

8. 邹萍，唐瞻贵，冯德云，等. p16 蛋白在口腔疣状癌组织中的表达及意义. 实用口腔医学杂志，2004，20（2）：172-174.

9. 李晋芸，唐瞻贵，姚志刚，等. 口腔疣状癌 VEGF 基因蛋白免疫电镜研究. 临床口腔医学杂志，2003，19（7）：399-401.

10. 唐瞻贵，张雷，全向娟，等. 口腔疣状癌 *Maspin* 基因表达研究. 中华口腔医学杂志，2005，40（4）：279-279.

11. 张雷，唐瞻贵，周正国，等. 头颈部丝氨酸蛋白酶抑制剂基因、血管内皮生长因子在口腔疣状癌中的表达及意义. 口腔医学，2006，26（2）：97-99.

12. 全宏志，唐瞻贵，赵丽莉，等. αB-crystallin 在口腔疣状癌中的表达及其抗凋亡机制的初步研究. 上海口腔医学，2012，21（4）：432-436.

13. 陈晓明，全宏志，唐瞻贵，等. MUC4 蛋白在口腔疣状癌表达的免疫组化研究. 现代肿瘤医学，2012，20（4）：682-686.

14. 刘友良，唐瞻贵，张清，等. 层粘连蛋白在口腔疣状癌中表达的研究. 临床口腔医学杂志，2005，21（10）：600-601.

15. 唐瞻贵. 口腔疣状癌差异基因表达及蛋白质组差异分析的研究. 长沙：中南大学，2004.

16. 王月红,陈明伟,唐瞻贵,等. 口腔疣状癌伴灶性鳞癌颈淋巴结转移移植瘤模型的建立. 上海口腔医学, 2010,19(1):55-59.

17. JEMAL A,BRAY F,CENTER M M,et al. Global cancer statistics. CA Cancer J Clin,2011,61(2):69-90.

18. WARNAKULASURIYA S. Living with oral cancer:epidemiology with particular reference to prevalence and life-style changes that influence survival. Oral Oncol,2010,46(6):407-410.

19. PEREIRA M,OLIVEIRA D G,KOWALSKI L. Histologic subtypes of oral squamous cell carcinoma:prognostic relevance. J Can Dent Assoc,2007,73(4):339-344.

20. ACKERMAN L V. Verrucous carcinoma of the oral cavity. Surgery,1948,23:670-678.

21. KALLARAKKAL T G,RAMANATHAN A,ZAIN R B. Verrucous papillary lesions:dilemmas in diagnosis and terminology. Int J Dent,2013,2013(1):298249.

22. ALAN H,AGACAYAK S,KAVAK G,et al. Verrucous carcinoma and squamous cell papilloma of the oral cavity:report of two cases and review of literature. Eur J Dent,2015,9(3):453-456.

23. GARCIA N G,OLIVEIRA D T,HANEMANN J A,et al. Oral verrucous carcinoma mimicking a chronic candidiasis:a case report. Case Rep Oncol Med,2012,2012:190272.

24. TANG Z G,XIE X L,LI J Y,et al. A clinic study on oral verrucous carcinoma phenotypes. Chin J Dent Res, 2005,8(3):57-61.

25. PENG Q,WANG Y H,QUAN H Z,et al. Oral verrucous carcinoma:from multifactorial etiology to diverse treatment regimens(review). Int J Oncol,2016,49(1):59-73.

26. KOLOKYTHAS A,ROGERS T M,MILORO M. Hybrid verrucous squamous carcinoma of the oral cavity:treatment considerations based on a critical review of the literature. J Oral Maxil Surg,2010,68(9):2320-2324.

27. GOKAVARAPU S,RAO S L M,TANTRAVAHI U S,et al. Oral hybrid verrucous carcinoma:a clinical study. Indian J Surg Oncol,2014,5(4):257-262.

28. GOKAVARAPU S,CHANDRASEKHARA RAO L M,PATNAIK S C,et al. Reliability of incision biopsy for diagnosis of oral verrucous carcinoma:a multivariate clinicopathological study. J Maxillofac Oral Surg,2015,14 (3):599-604.

29. KARAGOZOGLU K H,BUTER J,LEEMANS C R,et al. Subset of patients with verrucous carcinoma of the oral cavity who benefit from treatment with methotrexate. Brit J Oral Max Surg,2012,50(6):513-518.

30. GROVER S,JHA M,SHARMA B,et al. Verrucous hyperplasia:case report and differential diagnosis. Sultan Qaboos Univ Med J,2017,17(1):e98-e102.

31. PARAL K M,TAXY J B,LINGEN M W. CD34 and α smooth muscle actin distinguish verrucous hyperplasia from verrucous carcinoma. Oral Surg Oral Med Oral Pathol,2014,117(4):477-482.

32. HABIBA U,KITAMURA T,YANAGAWA M A,et al. Cytoplasmic expression of HuR may be a valuable diagnostic tool for determining the potentialor malignant transformation of oral verrucous borderline lesions. Oncol Rep,2014,31(4):1547-1554.

33. OLIVEIRA M,SILVEIRA E J,GODOY G P,et al. Immunohistochemical evaluation of intermediate filament proteins in squamous papilloma and oral verrucous carcinoma. Oral Dis,2005,11(5):288-292.

34. DALIRSANI Z,FALAKI F,MOHTASHAM N,et al. Oral verrucous carcinoma and ameloblastoma:a rare coincidence. Iranian J Otorhinolaryngol,2015,27(2):159-163.

35. ALONSO J E,KUAN E C,ARSHI A,et al. A population based analysis of verrucous carcinoma of the oral cavity. Laryngoscope,2017,128(2):393-397.

36. VERMA D K,BANSAL S,GUPTA D,et al. Neck dissection in verrucous carcinoma:a surgical dilemma. IJSS Case Rep Rev,2015,1:42-45.

37. SCIUBBA J J,HELMAN J I. Current management strategies for verrucous hyperkeratosis and verrucous carcino-

ma. Oral Maxillofac Surg Clin North Am,2013,25(1):77-82.

38. YU C H,LIN H P,CHENG S J,et al. Cryotherapy for oral precancers and cancers. Formos Med Assoc,2014, 113(5):272-277.

39. YEH C J. Treatment of verrucous hyperplasia and verrucous carcinoma by shave excision and simple cryosurgery. Int J Oral Maxillofac Surg,2003,32(3):280-283.

40. GALIMBERTI D,GALIMBERTI G,PONTÓN MONTAÑO A,et al. Oral verrucous carcinoma treated with carbon dioxide laser. Eur Acad Dermatol Venereol,2010,24(8):976-977.

41. AZEVEDO L H,GALLETTA V C,de PAULA EDUARDO C,et al. Treatment of oral verrucous carcinoma with carbon dioxide laser. Oral Maxillofac Surg,2007,65(11):2361-2366.

42. KWON H B,CHOI Y S,LEE J H,et al. Treatment of verrucous carcinoma of the lower lip with topical imiquimod(Aldara®)and debulking therapy. Ann Dermatol,2011,23(1):S68-S71.

43. SADASIVAN A,THANKAPPAN K,RAJAPURKAR M,et al. Verrucous lesions of the oral cavity treated with surgery:analysis of clinico-pathologic features and outcome. Contemp Clin Dent,2012,3(1):60-63.

44. CANDAU-ALVAREZ A,DEAN-FERRER A,ALAMILLOS-GRANADOS FJ,et al. Verrucous carcinoma of the oral mucosa:an epidemiological and follow-up study of patients treated with surgery in 5 last years. Med Oral Patol Oral Cir Bucal,2014,19(5):e506-e511.

45. VIDYASAGAR M S,FERNANDES D J,KASTURI D P,et al. Radiotherapy and verrucous carcinoma of the oral cavity. A study of 107 cases. Acta Oncol,1992,31(1):43-47.

46. VAN GESTEL K M,BUURMAN D J,PIJLS R,et al. Locally advanced verrucous carcinoma of the oral cavity: treatment using customized mold HDR brachytherapy instead of hemimaxillectomy. Strahlenther Onkol,2013, 189(10):894-898.

47. WU C F,CHEN C M,SHEN Y S,et al. Effective eradication of oral verrucous carcinoma with continuous intraarterial infusion chemotherapy. Head Neck,2008,30(5):611-617.

48. SALESIOTIS A,SOONG R,DIASIO R B,et al. Capecitabine induces rapid,sustained response in two patients with extensive oral verrucous carcinoma. Clin Cancer Res,2003,9(2):580-585.

49. IMPOLA U,UITTO V J,HIETANEN J,et al. Differential expression of matrilysin-1(MMP-7),92 kD gelatinase (MMP-9),and metalloelastase(MMP-12)in oral verrucous and squamous cell cancer. J Pathol,2004,202 (1):14-22.

50. SAKURAI K,URADE M,TAKAHASHI Y,et al. Increased expression of c-erbB-3 protein and proliferating cell nuclear antigen during development of verrucous carcinoma of the oral mucosa. Cancer,2000,89(12): 2597-2605.

51. ANGADI P V,KRISHNAPILLAI R. Cyclin D1 expression in oral squamous cell carcinoma and verrucous carcinoma:correlation with histological differentiation. Oral Surg Oral Med Oral Pathol Oral Radiol Endod,2007,103 (3):e30-35.

52. VIGESWARAN N,ZNAO W,DASSANAYAKE A,et al. Variable expression of cathepsin B and D correlates with highly invasive and metastatic phenotype of oral cancer. Hum Pathol,2000,31(8):931-937.

第十五章　牙源性肿瘤和瘤样病变的诊治现状与挑战

第一节　牙源性颌骨囊肿

囊肿(cyst)是一种病理性囊腔,内含囊液或半流体物质,通常由纤维结缔组织囊壁包绕,囊壁厚薄不一,绝大多数囊肿的囊壁有上皮衬里,少数无上皮衬里者又称为假性囊肿(pseudocyst)。

顾名思义,颌骨囊肿是指发生在颌骨内的非肿瘤性囊性病变,绝大多数都与牙及牙周支持组织有关。上、下颌骨的发育都来自第一鳃弓,颌骨中有乳牙和恒牙的牙胚。牙齿的发育有赖于颅神经嵴来源的外胚层间充质细胞和衬覆口腔的上皮细胞之间有序的相互作用,牙齿发育和萌出是一系列的、复杂的、长期的上皮和间充质细胞之间相互作用的结果,约在胚胎的第6周,20颗乳牙开始发育,然后32颗恒牙发育,20岁左右恒牙才发育完成。牙齿在发育过程中以及发育完成后的剩余上皮等组织容易受到多种因素的影响,可以导致囊肿或肿瘤性病变的发生和形成。以上复杂的胚胎发育特点,决定了颌骨为人类骨骼中最好发囊肿的部位。

根据组织来源,颌骨囊肿可分为牙源性囊肿(odontogenic cyst)与非牙源性囊肿(non-odontogenic cyst),其中大多数是来源于牙源性上皮剩余的牙源性囊肿。牙源性囊肿是指牙形成器官的上皮或上皮剩余发生的一组囊肿,分为发育性和炎症性两大类。一般认为,牙源性上皮剩余,包括牙板上皮剩余(Serres上皮剩余)、缩余釉上皮、Malassez上皮剩余以及口腔黏膜上皮等形成牙源性囊肿的上皮衬里,且不同囊肿可能来源于不同的上皮剩余。缩余釉上皮发生的囊肿有含牙囊肿、萌出囊肿以及牙旁囊肿;牙板上皮剩余或Serres上皮剩余可发生发育性根侧囊肿和牙龈囊肿;Malassez上皮剩余发生根尖囊肿、残余囊肿和牙旁囊肿。

随着对病变认识的不断深入,人们对"颌骨囊肿"的概念也发生了变化。发现一些以前属于囊肿性病变的疾病实际上具有肿瘤性生物学行为,如牙源性角化囊肿具有局部侵袭性和较高复发率等肿瘤性特点,因此在2005年的WHO新分类中被归入牙源性良性肿瘤,并更名为牙源性角化囊性瘤;细胞遗传学也已证实至少部分的动脉瘤样骨囊肿是肿瘤性的,此病多继发或与颌骨中心性巨细胞病变、骨纤维异常增生症颌骨类肿瘤疾病同时存在。此外,刘称为"囊肿"的牙源性肿瘤的命名也进行了修正,弃用1992年WHO分类中的"牙源性钙化囊肿",改用牙源性钙化囊性瘤和牙本质生成性影细胞瘤,分别描述囊性和实性病变。2017年WHO第4版分类中牙源性囊肿不仅在形式上单列出来,其内涵也发生了很大变化。广义

"牙源性囊肿"还包括了根尖囊肿等炎性囊性变以及含牙囊肿等发育性囊肿,新分类的变化主要发生在狭义的"牙源性囊肿",旧版中被认为具备肿瘤特性的"牙源性角化囊性瘤"和"牙源性钙化囊性瘤"重新明确为"牙源性囊肿"。

常见的颌骨囊肿分类如表 15-1-1 所示。

表 15-1-1　颌骨囊肿的分类

牙源性囊肿		非牙源性囊肿
发育性	炎症性	
含牙囊肿	根尖囊肿	鼻腭管(切牙管)囊肿
牙源性角化囊肿		
牙源性钙化囊肿		
单纯性骨囊肿		
萌出囊肿	牙旁囊肿	鼻唇(鼻牙槽)囊肿
静止性骨囊肿		
发育性根侧囊肿	残余囊肿	球状上颌囊肿
牙龈囊肿		下颌正中囊肿
腺牙源性囊肿		

一、牙源性颌骨囊肿的分类

(一) 发育性牙源性囊肿

1. 含牙囊肿　含牙囊肿(dentigerous cyst)又称为滤泡囊肿(follicular cyst),是指囊壁包绕一颗未萌出牙齿的牙冠并附着在该牙牙颈部的囊肿,其中多个牙胚发生的囊肿也称多发性含牙囊肿。含牙囊肿一般发生在牙釉质完全形成后,残留的成釉器发生囊性变,缩余釉上皮和牙面之间液体蓄积而形成;若囊肿发生在牙釉质完全形成之前,所含牙齿可表现为牙釉质发育不全。此外,牙齿发育和形成过程中的炎症和牙齿萌出障碍等与囊肿的形成关系密切。

囊肿大体标本肉眼观囊壁较薄,炎症反复刺激可导致囊肿的囊壁增厚,囊液多呈黄色,囊腔内含有牙冠,囊壁附着于牙颈部的牙釉质-牙骨质连接线,牙齿多为牙根未完全形成的牙冠。镜下见囊肿纤维结缔组织囊壁的衬里上皮为较薄的复层鳞状上皮,由 2~5 层扁平细胞或矮立方细胞组成,无角化,无钉突,类似于缩余釉上皮;纤维囊壁内炎症不明显,内含丰富的糖蛋白和黏多糖。囊肿继发感染时,上皮增生合并上皮钉突明显,囊壁内大量的炎性细胞浸润。约 40% 的囊肿衬里上皮可发生黏液化生,含黏液细胞或纤毛柱状细胞,少数出现皮脂腺细胞;某些病例衬里上皮可发生区域性正角化。

含牙囊肿的 X 线表现为边缘规则光滑的圆形或类圆形透光区,周围骨硬化似骨皮质,轮廓清晰,其内含有未萌出牙齿。未萌出牙可以处于牙齿的不同发育阶段,以恒牙多见,也可以是埋伏牙或多生牙。囊肿区可发现先天性缺牙,但如来源于多生牙的囊肿,则不影响正常牙数目。囊肿的中心多位于受累牙的牙冠方,牙冠一般朝向囊腔。由于未萌出牙的整体运动,囊肿内牙齿容易被推向根尖方,甚至翻转。

CT 和 MRI 检查能清晰显示病变的范围,尤其是囊肿与上颌窦的关系。江培忠等(2006)利用螺旋 CT 三维重建诊断含牙囊肿,可以清楚地观察到囊肿的牙齿形态,辨别多生牙或恒牙,测定囊肿内容物的密度,显示牙齿走行的方向以及囊肿与邻牙、切牙管和颏孔的位置关系,并可以判断囊肿累及的范围、骨壁的吸收程度以及对周围组织结构的影响等,为手术入路提供可靠的依据,有很大的临床应用价值。

含牙囊肿是常见的颌骨囊肿之一,发病率仅次于根尖囊肿,约占颌骨牙源性囊肿中的24%。多发生在 20~50 岁,10 岁以前少见,男性多于女性。囊肿多发生在下颌第三磨牙区,其次为上颌尖牙区、上颌第三磨牙和下颌前磨牙区,可能与这些部位的牙齿容易发生阻生有关。含牙囊肿生长缓慢,早期无自觉症状,常常是因为牙齿未萌、缺失或错位进行 X 线检查时发现,囊肿进一步长大时可引起颌骨膨隆导致面部畸形、牙齿移位或松动,口内前庭沟饱满,扪之有"乒乓球感"。

根据临床表现和影像学改变可以得出牙源性颌骨囊肿的初步印象,进一步的诊断需要依靠衬里上皮的组织病理学检查。

影像学上需要与含牙囊肿进行鉴别的病变有:①根尖囊肿,发生在下颌乳磨牙或尖牙区的根尖囊肿偶尔可包绕恒牙的牙冠,这两者的鉴别主要参考病变区有无病灶牙;②牙源性角化囊肿和单囊型成釉细胞瘤,可以包含一个牙冠,在 X 线片上出现含牙囊肿征象,但是所含牙较少包绕在牙颈部,且牙根多已形成;③牙源性腺样瘤和牙源性钙化囊性瘤等,也可以含有牙冠或并牙根吸收,表现类似含牙囊肿,但病变内部的高密度钙化影是与含牙囊肿鉴别的主要依据。临床实践中,含牙囊肿与异常增生的牙滤泡之间的鉴别最为困难,也最具临床意义,正常牙滤泡间隙大小为 2~3mm,如果该间隙超过 5mm,则应考虑含牙囊肿的可能,不能确定者,应在 4~6 个月内进行 X 线复查,以观察间隙大小和周围骨质结构的改变,如果出现任何牙齿移位和颌骨膨大等征象,可视为含牙囊肿的诊断依据。

含牙囊肿的治疗以手术摘除为首选,强调完整摘除囊肿及埋伏的牙齿,术后很少复发,预后较好。

为了治疗时尽可能减少对邻近的正常器官和结构的损伤,杨舸等(2005)提出了分类治疗含牙囊肿的概念,即根据含牙囊肿的位置、累及正常萌出牙齿的数目(不包括患牙)和累及的解剖结构等进行分类,并分别给予不同的治疗。Ⅰ类:病变范围局限,未累及正常牙齿或神经者;Ⅰ类亚类:累及上颌窦者;Ⅱ类:病变范围累及上颌窦、鼻腔,可能造成口鼻瘘、口腔上颌窦瘘者;Ⅲ类:病变范围累及正常牙齿或神经者;Ⅳ类:病变范围广泛,未累及正常牙齿或神经者。其中:Ⅰ类含牙囊肿可行囊肿及患牙剜除术,同时行上颌窦根治术;Ⅱ类、Ⅲ类、Ⅳ类含牙囊肿可行囊肿开窗引流术,或择期的囊肿及患牙剜除术。

2. 萌出囊肿　萌出囊肿(eruption cyst)是骨外软组织的含牙囊肿,发生于覆盖在一颗正在萌出的乳牙或恒牙牙冠表面的黏膜软组织内,即由萌出牙的缩余釉上皮与牙釉质之间液体潴留而形成。

肉眼见囊肿内含清亮液体或血性液体。镜下见囊肿上方为牙龈黏膜所覆盖,衬里上皮为薄的复层鳞状上皮,具有缩余釉上皮的特征。继发感染时,上皮增生,结缔组织囊壁内有慢性炎症细胞浸润。

萌出囊肿临床上表现为正在萌出的牙齿上方形成光滑的肿物，呈淡蓝色或粉红色，质地软且有波动感。

一般可待牙齿萌出后自行消失，阻碍牙齿萌出时可行隆起部位软组织切除术以暴露牙冠。

3. 发育性根侧囊肿 发育性根侧囊肿（lateral periodontal cyst）是指发生在活髓牙根侧或牙根之间的牙源性囊肿，与炎症刺激无关。可能来源于缩余釉上皮、残余牙板或 Malassez 上皮剩余。

囊肿衬里上皮为较薄、无角化的鳞状上皮或立方状上皮，由 1~5 层细胞组成，胞核较小，呈固缩状。局灶性上皮增厚常形成上皮斑，主要由梭形或卵圆形透明细胞组成。囊壁结缔组织为成熟的胶原纤维，炎症不明显，有时可见牙源性上皮岛或上皮条索。

X 线片见牙根侧或牙根分叉处的圆形或卵圆形、边界清楚的透射区，一般有硬化的边缘，病变直径多小于 1cm。有时囊肿可表现为多房性，手术标本呈葡萄状，有时也称葡萄状牙源性囊肿（botryoid odontogenic cyst）。

发育性根侧囊肿可发生在任何年龄，患者平均年龄为 50 岁，约 70% 发生于下颌，以尖牙和前磨牙区最多见。临床多无症状，常在 X 线检查时偶然发现。

应注意与根侧型根尖囊肿相鉴别，后者是由牙髓感染所致的炎症性囊肿，囊肿累及牙常为死髓牙。此外，镜下根尖囊肿上皮衬里较厚，纤维组织囊壁内炎症明显。

手术摘除囊肿，有关牙齿如果正常可以予以保留。

4. 腺牙源性囊肿 腺牙源性囊肿（glandular odontogenic cyst，GOC）是一种少见的颌骨囊肿，占所有颌骨囊肿的 0.012%~0.030%。Gardner 等在 1984 年首次报道这种病例，称牙源性产黏液囊肿（mucus producing odontogenic cyst）或唾液腺牙源性囊肿（sialo-odontogenic cyst）。1992 年 WHO 命名此囊肿为独立病变，并归属于发育性牙源性上皮囊肿。

关于腺牙源性囊肿的组织起源，目前多数学者认为是牙源性上皮来源，其衬里上皮的上皮斑结构与发育性根侧囊肿以及牙源性腺样瘤内所见的上皮斑类似。通过研究细胞角蛋白（cytokeratin，CK）在腺牙源性囊肿中的表达发现：CK13 在囊肿中间层局灶性表达，即在基底细胞、上皮斑及立方细胞等部分呈阳性；CK19 在除黏液细胞和基底细胞外部分均呈阳性表达；CK8 在除黏液细胞外部分均为阳性表达。有学者 Pires（2004）研究表明，所有腺牙源性囊肿表达 CK5、7、8、13、14 和 19，其角蛋白免疫表型与牙源性病变的上皮类似。同时，在腺样结构区，上皮膜抗原（epithelial membrane antigen，EMA）呈阴性表达，说明其并非真性腺体结构，高度提示腺牙源性囊肿为牙源性起源而非腺体组织来源。

腺牙源性囊肿的纤维组织囊壁衬内上皮为复层鳞状上皮，部分为无明显特征的上皮。典型的腺牙源性囊肿上皮衬内有以下特征：①衬里上皮厚薄不等，基底层扁平，无炎症细胞浸润；②上皮不规则，甚至成囊性乳头状，表层为嗜酸性立方状细胞，有时可见不同数量的纤毛细胞；③上皮内有数量不等的黏液细胞和黏液池，形成隐窝或囊性小腔隙，内衬类似表层的嗜酸性立方细胞；④上皮细胞呈漩涡状或结节状突入囊腔；⑤上皮可发生局灶性增厚，形成类似发育性根侧囊肿和成人龈囊肿中所见的上皮斑。

X 线表现缺乏特征性，主要为单囊或多囊的放射透光影，但多囊型病变比例明显高于其他类型的囊肿。囊肿边界清楚，有时病损越过中线，并可见硬化缘或扇贝状切迹。

此囊肿患者年龄分布较广,男女均可发病。临床上多表现为颌骨局部膨大,多累及下颌,尤其是下颌前部,少数伴有疼痛和麻木。

腺牙源性囊肿的囊内容物通常为水样和低黏度液体,有一定的诊断价值。本病临床较为罕见,多种牙源性囊肿都可表现为局部区域的黏液或纤毛细胞化生,但不具有上述典型的组织学特点,不应诊断为腺牙源性囊肿。

腺牙源性囊肿有局部侵袭性,术后有复发倾向,因此需彻底切除囊肿的上皮衬里。关于此囊肿的治疗方法,目前尚存在争议,其中有囊肿刮除术、剜除术、冷冻等保守治疗方法和颌骨方块切除术及包括边沿的囊肿切除术等。刮除术和剜除术等保守治疗虽仍可作为腺牙源性囊肿的治疗方法,但必须做好术后 3~5 年的长期随访工作。鉴于该囊肿侵袭性生长的特点可导致保守治疗后较高的复发率,目前多数学者倾向于施行颌骨方块切除术以降低其复发风险。

5. 牙源性角化囊肿　牙源性角化囊肿(odontogenic keratocyst)指的是发生在颌骨内的单囊或多囊的良性牙源性肿瘤。由不全角化的复层鳞状上皮衬里,具有潜在的侵袭性以及浸润型生长的生物学行为。1992 年的 WHO 分类中牙源性角化囊肿归为牙源性囊肿,强调了病变的囊性特征,而 2005 年新版 WHO 分类中的牙源性角化囊性瘤则更能准确反映病变侵袭和浸润的肿瘤特性,并归类为牙源性良性肿瘤。2005 分类以"牙源性角化囊性瘤"的名义将其划分为良性肿瘤,其中一个重要依据是病变中检测到抑癌基因 *PTCH* 的突变,体现了肿瘤"基因病变"特性,据此改称为牙源性角化囊性瘤。但近十年的研究发现,85% 的痣样基底细胞癌综合征患者中检测到 PTCH 突变,而散发的牙源性角化囊肿仅为 30% ,提示 PTCH 突变可能与痣样基底细胞癌综合征的关系更为密切,与牙源性角化囊肿的发生并无因果联系。此外,其他牙源性囊肿亦存在 PTCH 突变,也佐证了 *PTCH* 基因突变并非肿瘤的特异性表现。结合组织学检查发现,绝大多数病变表现为囊性变,仅有 5% 标本见到实性肿瘤成分,2017 年新分类修正了 2005 年的分类,认为现有证据不支持牙源性角化囊肿属于真性肿瘤,恢复"牙源性角化囊肿"命名,将其归类至牙源性囊肿。

牙源性角化囊肿的大体标本中可见囊壁衬里薄而易碎,如果反复发生感染,囊壁可以不均匀增厚。剖面见单个或多个囊腔,衬里内面较为光滑,囊壁经常塌陷并折叠。显微镜下,牙源性角化囊肿由不全角化的复层鳞状上皮衬里构成囊壁,上皮通常有 5~8 层细胞,没有上皮钉突,表面常呈波纹状,在纤维囊壁内可见子囊(daughter cyst)或牙源性上皮岛,囊腔内含有脱落的角化物。立方形或柱状的基底细胞界限清楚,呈栅栏状排列,柱状细胞的细胞核常常远离基底膜排列,并呈较深的嗜碱性染色,这是牙源性角化囊肿区别于其他发生角化的颌骨囊性病变的一个组织病理学的重要特征。基底层细胞中常见核分裂异常,部分衬里上皮可呈现异常增生的表现。牙源性角化囊肿合并感染,存在明显炎症时,衬里上皮可失去其特征性的细胞排列和组织结构特点。

有学者对牙源性角化囊肿衬里上皮进行进一步分型,50 例牙源性角化囊肿的肿瘤衬里上皮可分为 3 型:①Ⅰ型,即成釉细胞型衬里上皮。基底细胞呈柱状,类似成釉细胞瘤,但是细胞核远离基底膜,棘层细胞呈短柱状排列,4~7 层,细胞核与细胞长轴一致,染色质散在分布,核仁不明显,棘层细胞间没有明显细胞间桥,也没有明显的粒细胞层。②Ⅱ型,即表皮样细胞型衬里上皮。基底细胞呈立方形或圆形,细胞核圆形,位于细胞中央,棘层细胞呈圆形或椭圆形,5~10 层,可见明显核仁。细胞间有桥粒连接,在棘层细胞中可见明显的细胞角化,有时见到粒层细胞。③Ⅲ型,即混合细胞型衬里上皮,在同一标本中可以见到成釉细胞型和表皮样细胞型衬里上皮。其中Ⅱ型和Ⅲ型发生感染的概率较高,推测可能与Ⅱ型衬里上皮扩张侵袭能力较强有关,但这种推测尚缺乏足够的、可信的临床病理资料证实。

多发性牙源性角化囊肿是痣样基底细胞癌综合征的症状之一,痣样基底细胞癌综合征具有家族性遗传和常染色体显性遗传特征,该综合征为探讨牙源性角化囊肿的分子发病机制提供了良好的研究模型。

(1) PTCH 基因:定位于染色体 9q22.3-q31 的 PTCH 基因参与 Hh(hedgehog)信号通路的转膜蛋白,通过调控基因转录控制正常组织和肿瘤组织细胞的发生和发展。PTCH 基因突变可造成人常染色体异常,引起痣样基底细胞癌综合征。PTCH 基因在散发和多发的牙源性角化囊肿中存在杂合突变等变异,PTCH 基因突变和 Hh 信号失控,可能导致衬里上皮的胚胎性 Hh 信号的持续激活,转录子 Gli2 表达增加,促使原来静止的上皮剩余发展成为牙源性角化囊肿。Gu 等(2006)也发现散在和多发的牙源性角化囊肿中存在 PTCH 基因的种系突变和体细胞突变。目前可以确定的是 PTCH 基因缺陷与牙源性角化囊肿的发生有关,但是具体的作用和地位还不清楚。

(2) 基因杂合性缺失:杂合性缺失(loss of heterozygosity,LOH)与肿瘤的发生密切相关,在很多肿瘤尤其是恶性肿瘤中,肿瘤细胞会在染色体的某些区域发生高频率的 LOH。Agaram 等(2004)发现 70% 的牙源性角化囊肿中存在 LOH 现象,10 个目标基因中,p16(75%)、p53(66%)、PTCH(60%)和 mcc(60%)等位基因缺失更为常见。Henly 等(2005)利用激光显微切割技术检测牙源性角化囊肿上皮组织中 DNA 损伤情况,发现 80% 存在 LOH,其中 47% 的 LOH 发生在 2 个甚至 2 个以上的 DNA 位点,分别有 20% 的 LOH 发生在编码 p16 基因的 D9S161 和编码 p53 基因的 TP53 位点。目前为止,多种资料显示牙源性角化囊肿中存在 p53 和 p16 表达异常,但是与肿瘤的发生尚缺乏直接可靠的证据。

正角化牙源性囊肿(orthokeratinized odontogenic cyst)首先由 Wright JM 在 1981 年进行描述,是指颌骨囊性病变的衬里上皮虽可发生角化,但以葱皮样正角化为主。组织学上衬里上皮为较薄的角化复层上皮,约 4~8 层细胞,上皮表层的正角化常呈葱皮样,角化层下方的颗粒层明显,棘层细胞呈多边形或扁平状,基底层细胞多呈矮立方或扁平状,胞核极性排列不明显,上皮与结缔组织界面较为平坦,上皮钉突少见。与牙源性角化囊肿的基底层细胞向表面不全角化层陡然移行相比,正角化牙源性囊肿的衬里上皮常表现为从基底层细胞到表面角化层的逐渐分化过渡。

对于这类以正角化为主的颌骨囊性病变的分类归属仍存在争议,有学者将其描述为牙源性角化囊肿的一种亚型;也有学者视其为一组独立的病变,但这类病变与牙源性角化囊肿在组织特点和临床行为等方面均有显著不同,区分这两类病变具有重要的临床意义。

正角化牙源性囊肿的临床特征以孤立性病变为主,不伴痣样基底细胞癌综合征,复发率低。李铁军(2005)先后报道了 35 例正角化牙源性囊肿,约占同期牙源性角化囊肿的 8.8%,男 24 例、女 11 例,年龄 10~68 岁,平均年龄 35.8 岁,绝大多数发生在下颌骨,以下颌角和下颌支最常见,X 线检查几乎所有病例均呈单房性透射影。

牙源性角化囊肿的最重要临床特点为复发率高、多发性,以及有一定的恶变率。复发率高与病变的潜在侵袭性和浸润性生长有关;而多发性主要表现为上、下颌骨同时存在多个孤立的病灶,有时为痣样基底细胞癌综合征的表现之一;恶性变可转化为鳞状细胞癌或成釉细胞癌等。有学者回顾总结了 226 例牙源性角化囊肿中 6 例发生恶性变患者的临床和病理特征：患者年龄多在 40 岁以上,病史超过 5 年;病变局部有反复感染病史,发生在多囊型,颌骨膨胀不明显,但 X 线检查可见部分边界模糊;病理学改变为病变区大小不等的囊腔,充满实性组织,含角化物,衬里上皮细胞及细胞核异形性,有癌珠形成,呈典型的鳞状细胞癌改变,侵入周围结缔组织的癌变上皮有囊腔样改变的趋势。发生恶变的牙源性角化囊肿还有局部和远处转移的能力,6 例中有 1 例局部向颅底转移,1 例发生肺部转移,治疗无效死亡(图 15-1-1,图 15-1-2)。

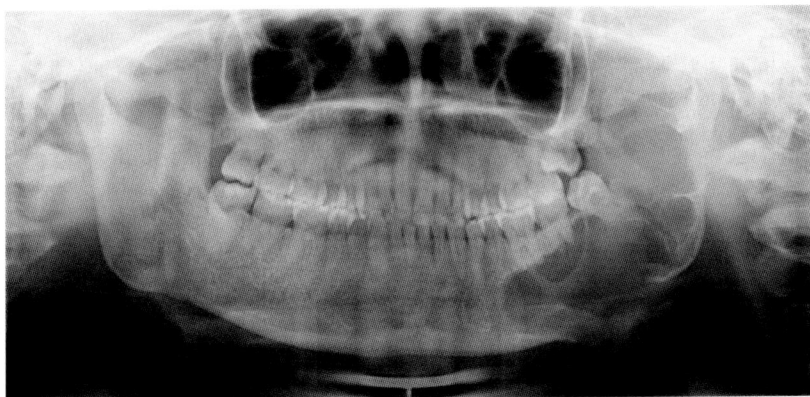

图 15-1-1　左侧下颌骨体部和下颌支部牙源性角化囊肿
呈多囊型,下颌骨边缘已破坏,但牙根无吸收,可区别于成釉细胞瘤。

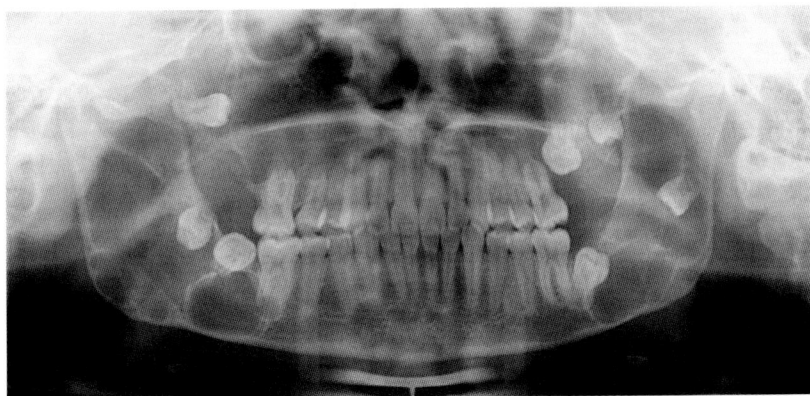

图 15-1-2　年轻女性的双侧下颌骨体部和下颌支部多发性牙源性角化囊肿
呈多囊型,颌骨破坏严重。

(二) 炎症性牙源性囊肿

1. **根尖囊肿**　根尖囊肿(radicular cyst)又称根端囊肿,是由于牙根尖部的肉芽肿在慢性炎症刺激下引起牙周膜残余上皮增生,增生的上皮团块中央发生变性和液化,上皮沿着肉芽肿内的液化腔壁生长,从而覆盖整个囊腔形成的囊肿。含有上皮的根尖肉芽肿发展为根尖囊肿需要一定的条件:首先取决于肉芽肿内上皮细胞是否增殖、变性;其次取决于周围肉芽组织是否有组织液不断渗入具有衬里的囊腔。

根尖囊肿是最常见的牙源性囊肿,属于炎症性囊肿,一般经历了龋病、牙髓炎症坏死、根尖炎症和免疫反应、中心液化和上皮增殖等一系列病理过程,因此根尖囊肿常发生在死髓牙的根尖部。相关牙拔除后,若其根尖炎症未做适当处理而继发囊肿,则称为残余囊肿(residual cyst),由于残余囊肿与根尖囊肿相比病理学和临床表现并无特殊,因此本节将两者合一进行介绍。

大体标本见囊腔常与病变牙根相连,反复感染可导致囊壁增厚。镜下可以看到由根尖肉芽肿中增殖的上皮条索扩展成的囊腔,衬里上皮增殖并有致密的炎症细胞浸润。上皮衬里为复层鳞状上皮,来自 Malassez 上皮剩余,厚薄不均,有时不完整。有些囊肿上皮很薄,缺乏基底细胞。少数病例由于上皮化生,上皮可有角化,或变成含有黏液细胞的呼吸上皮和纤毛柱状上皮。早期炎症刺激衬内上皮增生活跃,上皮变厚不规则,钉突伸长并连成网状。时间较长的囊肿衬里上皮变薄,细胞扁平,浸润的炎细胞逐渐减少。在上皮衬内中还可以看到透明小体(Rushton body),为弓形线状或环状的均质小体,呈嗜伊红染色。这种透明小体仅见于牙源性囊肿中,因此有人认为它是一种由上皮细胞分泌的特殊产物,也有人认为它可能来自某种角蛋白或来自血液。囊肿的囊壁由纤维结缔组织组成,生长活跃时毛细血管丰富,有中、重度炎症细胞浸润,邻近增殖上皮内也有炎症浸润。炎症细胞以浆细胞为主,并产生抗体,以抵抗来自牙齿的微生物。纤维囊壁周围骨吸收活跃,骨吸收层的对侧常可见骨修复。在囊肿的包膜和内容物内,常有针形裂隙,此为胆固醇结晶在制片过程中被有机溶剂溶解后形成,小的裂隙常被异物巨细胞包绕,异物巨细胞也与渗出的红细胞和含铁血黄素有关。囊液一般为乳白色或清亮的液体,有时为淡黄色黏稠的液体或半流状体,囊液内可以看到闪闪发亮的胆固醇结晶,囊液涂片在镜下观察可见长方形缺一角的胆固醇晶体。在切片上囊液中的蛋白为无定形性的嗜伊红物质,常含有破碎的红细胞,吞噬了脂肪颗粒和胆固醇结晶的泡沫细胞。

X 线片示根尖区有一圆形或卵圆形透射区,边缘整齐,界限清楚,透射区周围有薄层阻射白线,病灶牙的牙周膜及硬骨板消失,邻近牙齿移位,牙根少见破坏吸收。

根尖囊肿是颌骨内最常见的囊肿,多发生于 20~49 岁患者,10 岁以下儿童根尖囊肿并不常见,男性患者多于女性。约 60% 的囊肿发生在上颌,以上颌切牙和尖牙为好发部位。囊肿大小不等,常与末期龋、残根或变色的死髓牙相伴随。较大的囊肿可致颌骨膨胀,常引起唇颊侧骨壁吸收变薄,扣诊有乒乓球感。

根尖囊肿主要采用手术刮除,原则是彻底干净。病灶牙或牙根如无保留价值可同时拔除;如能保留,应在完善根管治疗和根尖切除后摘除囊肿。在手术中如发现囊肿已与上颌窦穿通或上颌窦本身有慢性炎症时,则应同时进行上颌窦根治术。

2. 牙旁囊肿　牙旁囊肿(paradental cyst)发生在阻生下颌第三磨牙的颊侧或远中颊侧,是一种特殊类型的炎症性根侧囊肿(inflammatory collateral cyst),患者常有冠周炎反复发作史,牙齿为活髓。

镜下见囊壁内衬无角化的复层鳞状上皮,厚薄不一,结缔组织囊壁内有大量炎症细胞浸润,部分囊壁可见胆固醇结晶裂隙和异物巨细胞反应。

X 线显示阻生的下颌第三磨牙远中有边界清楚的透射区,有时病变可延伸至根尖部。

牙旁囊肿多见于青年人,主要发生在阻生智齿的冠周,多表现为反复发作的冠周炎症状,牙冠远中可探及明显的盲袋或盲腔,有时深及根尖部。

临床上牙旁囊肿常常以冠周炎的症状而就诊，X线检查牙冠远中透射影常提示牙旁囊肿的存在。而发育性根侧囊肿常见于50岁左右的中年人，以尖牙区和前磨牙区常见，多在X线检查时偶然发现，没有明显的炎症表现，这些特点可辅助两者进行鉴别。组织病理学上牙旁囊肿和根尖囊肿难以区分，但是后者常常合并死髓病灶牙，而牙旁囊肿伴随的是活髓牙。

治疗以手术刮除为主，应注意要连同伴随阻生牙一同去除。

二、颌骨囊肿增大的相关因素

（一）壁性生长

一般认为，牙源性囊肿是由于颌骨内的牙源性上皮剩余在不良刺激的诱导下发生增殖、囊性化而形成的，其中囊肿衬里上皮的所谓"壁性生长"，被认为是导致颌骨囊肿在颌骨内发展、增大的主要原因之一。

（二）流体静力性增大及渗透压增高

颌骨囊肿的囊壁是由复层鳞状上皮及纤维结缔组织构成，上皮细胞不断坏死脱落于囊液中并且分解，使囊液渗透压增高，吸收四周的水分，囊腔内压力增大，又压迫囊壁引起上皮细胞坏死脱落，如此循环不止，渗透压逐渐增高，压迫吸收四周骨质，破骨细胞吸收骨质，囊腔不断增大。囊液中其他一些物质如前列腺素等也参与了四周骨质吸收。有学者提出含牙囊肿形成的机制是：萌出受阻的牙齿对滤泡产生压迫，造成静脉回流受阻，使血清自毛细血管壁渗出，由于液体聚集，流体静压增加，滤泡与牙冠分离，缩余釉上皮与或不与牙冠附着。

（三）骨吸收性增大

颌骨囊肿常可引起颌骨的吸收、破坏。这些病损在颌骨内生长、增大，具有诱导局部骨吸收的能力。早期研究多集中在骨内病变体积的增大对周围骨组织的物理性压迫作用，骨组织具有受压力而吸收增强的生物学特点。近年来随着对骨吸收调控和骨代谢方面研究的不断深入，人们越来越重视病变微环境中细胞间的相互作用，肿瘤或病变细胞一般不直接引起骨组织的破坏，而是通过产生或诱导其他细胞产生骨吸收刺激因子来间接影响破骨细胞的分化、成熟和功能活性。因此，牙源性病损局部侵袭性的强弱可能取决于其病变细胞活化破骨细胞及诱导骨吸收的能力。目前，已明确可参与骨吸收调控的相关因子很多，其中前列腺素 E_2（prostaglandin E_2，PGE_2）、白细胞介素6（interleukin-6，IL-6）和肿瘤坏死因子 α（tumor necrosis factor-α，TNF-α）等可促进骨吸收，而降钙素（calcitonin，CT）和骨钙素（bone Gla-containing protein，BGP；Osteocalcin）等则是促进骨形成的相关因子。

三、临床治疗现状

颌骨囊肿的手术治疗主要包括囊肿摘除术和囊肿减压术，颌骨切除术很少应用。目前囊肿摘除术是最常用的治疗方法，囊肿摘除术不但能根除病变，而且创伤小，功能恢复快，但可能造成邻牙损伤或活力丧失、神经损伤以及多颗牙缺失等。手术可以从口内也可以从口外进入，口内径路更符合美容和功能要求。囊肿减压术的损伤更小，可保护邻近结构，尤其适用处在发育期的含牙囊肿，对大型颌骨囊肿也可先行减压术，待病变显著变小后再行摘除术,减少手术创伤,但是治疗周期比较长。颌骨切除术在颌骨囊肿中很少应用,应严格掌握适应证。根据囊肿病变的部位、范围,以及患者的年龄和身体状况等,对颌骨囊肿采用不同的手术方法。

(一) 减压术

囊肿减压术包括囊肿袋形切开术和负压吸引术,可单独或与囊肿摘除术联合治疗颌骨囊肿。通过在囊性病变表面开窗,局部打开骨质及囊壁,引流出囊液,并制作塞制器保持引流口通畅。该法释放了囊腔内压力,中断颌骨囊肿的膨胀性生长机制,囊壁的纤维结缔组织在囊腔内压力释放后呈向心性收缩,在囊壁向心性收缩的牵引作用下,成骨细胞活动生成修复性新骨,颌骨形态改建,囊腔逐渐缩小,外形得以恢复。减压术治疗颌骨囊肿的优点:①手术方法简单,可在门诊局麻下完成;②对囊肿大、位置深的患者,先行保守性治疗,明显缩小后,再行刮除术,此时手术范围小,创伤轻,可以保护邻近的重要结构和维持颌骨的连续性,减少骨移植机会。减压术的主要缺点:①疗程较长,尤其是囊肿大的病例;②难以完全消除颌面部的严重畸形。

其中,囊肿袋形切开术亦称袋形缝合术,即从口内打开囊肿切除部分囊壁及黏膜,并将黏膜与囊膜相互缝合,使囊腔与口腔相通,在囊肿与口腔之间形成较长时间存在的开口,引流自如,使囊腔内压力消除,由于没有囊液聚集,消除了压力,为邻近骨质的自我修复和改建创造了条件,囊腔可逐渐自行缩小、变浅甚至完全消失。

负压吸引术与袋形切开缝合术是相类似的手术,治疗机制相同,只是前者的囊肿开窗较小并放置负压管保持引流。负压吸引术是近几年在囊肿袋形切开术基础上发展出来的,是在引流管上接上负压球以形成囊腔内的负压。负压吸引术比囊肿袋形切开术疗效快,新骨生成的速度明显快于囊肿袋形切开术。负压吸引术治疗颌骨囊肿除以上优点外,还具有一些优越性:①对于颌面部严重畸形者,能较好地恢复其面形,在短期内达到对称;②与囊肿袋形切开术治疗相比,囊肿缩小更快,疗程更短;③术后无须冲洗囊腔。负压吸引术的缺点主要为治疗期间需要连接负压吸引球,对生活和工作有一定影响。经上述治疗囊腔未完全消失者,可再采用囊肿摘除术将剩余的囊壁摘除。

总之,囊肿减压术仅在口内手术即可,不需口外切口,包含在病灶内的牙齿可以正常萌出,特别适用于大型或巨型囊肿,但疗程较长。

袋形切开术适用于各种大小的青少年含牙囊肿、下颌骨中小型囊肿和上颌骨各种类型和大小的囊肿。负压吸引术适用于大型牙源性角化囊肿和巨大型单囊型成釉细胞瘤等牙源性良性肿瘤。如需引流或负压吸引者应准备相应的引流或负压吸引装置。成人多用局麻,儿童可用全麻。体位同囊肿摘除术。

1. 切口　切口因病变牙齿可否保留而有差别。患牙不能保留的病例,囊肿造口位于牙槽部,可在唇颊侧囊肿隆起最明显处做一梯形切口;不需拔牙的病例,可在口腔前庭做切口。

2. 翻瓣　按切口设计切开黏膜骨膜后,用小骨膜剥离器剥离,翻转黏骨膜瓣。

3. 开窗　用骨凿、骨钻或咬骨钳去除部分膨胀骨质,使骨造口大于黏骨膜切口,尽量保持牙槽高度。

4. 吸除囊腔内容物,仔细检查以排除肿瘤的可能。如果有多个囊腔,必要时去除囊腔间隔以形成单个囊腔。

5. 对位缝合黏骨膜和囊壁形成袋口,置碘仿纱条于袋口以保持袋口形态。

袋形切开术的袋口应尽量宽大一些,以防术后造口闭合。含牙囊肿术中应注意勿损伤病灶中的牙齿,如怀疑病灶是单囊型牙源性角化囊肿和成釉细胞瘤,应在术中切取标本行快速冷冻活检和常规病理检查。

负压吸引者于开窗术后2天按袋口形态取模,使用牙科热凝塑料制作囊肿塞,经囊肿塞放置引流管于囊腔,使用自凝塑料封闭管周缝隙,负压引流管经龈颊沟放置。术后应定期冲洗囊腔并保持造口和减压管通畅,调整和保持造口密封,维持有效负压。若出现疼痛或有脓液形成,可使用抗生素和局部冲洗治疗。

(二) 囊肿摘除术

1. 口内法颌骨囊肿摘除术　适用于下颌骨中小型囊肿和上颌骨各种类型和大小的囊肿,特别适用于术中需同时拔除患牙的病例。累及下颌骨体部后份或下颌支的大型囊肿,在有较好的手术器械条件下,也可经口内路径摘除。

应进行详细的临床检查,X线片检查(包括牙片、咬合片和曲面体层片)以确定囊肿的部位与病变的范围,囊肿与周围重要解剖结构如上颌窦、鼻腔以及下颌管等的关系。根尖囊肿的病灶牙以及被囊肿累及的牙齿,如果可以保留,术前应做好根管治疗,否则应在术前或术中拔除。颌骨囊肿合并急性炎症时,应控制炎症后再施行手术。

(1) 手术步骤:成年患者一般在局麻下进行手术。较大或多发囊肿可应用强化麻醉或全麻,儿童应采用全麻。手术体位为平卧位,垫肩,头后仰。

1) 切口:切口设计应以充分暴露手术野、便于彻底清除囊壁为原则。一般小型囊肿可做弧形切口,但大中型囊肿,特别是手术需同时拔除患牙者,应采用梯形切口。不论采用哪种切口,均应将蒂部设计在口腔前庭黏膜移行皱襞处,同时黏骨膜瓣的基底部应较瓣的游离缘为宽,以保证有充分的血液供应。此外,切口还应设计在囊肿范围以外的正常骨质处,一般应距囊肿边缘0.5cm以上。做弧形切口时,弧形切口的中点应距龈缘0.5cm,切口的两端靠近口腔前庭黏膜皱襞。如果上颌骨囊肿位于腭侧或腭侧骨板破坏较多,也可在腭侧做切口,腭侧切口应沿龈缘走行,不做腭部黏骨膜切口,否则腭部黏骨膜伸展性小,切口处缺乏骨壁支持容易导致伤口裂开。

2) 翻瓣:按切口设计切开黏膜骨膜后,用小骨膜剥离器剥离,翻转黏骨膜瓣。

3) 开窗:如囊肿表面的骨壁较厚,需先用小骨凿开一小窗,再用咬骨钳扩大开口;如骨壁极薄或已穿破,则可直接用咬骨钳咬除囊肿表面之骨壁,以显露囊肿。囊肿表面骨壁去除的范围,以能显露囊肿、便于摘除囊肿为度。

4) 剥离囊肿:沿囊壁与骨壁之间,用小骨膜剥离器仔细分离囊壁。剥离时要尽量避免穿破囊壁,并要尽可能完整剥出,囊肿较大者,可用注射器抽吸部分囊液,减少张力以利于剥离。同时要避免损伤其邻近解剖结构如鼻腭神经血管束、下牙槽神经血管束等,还要防止穿通鼻腔、上颌窦等。

5) 牙齿处理:含牙囊肿内的牙齿,应与囊肿一并摘除;与发育性囊肿有关的埋伏牙或囊内含牙应予一同刮除;根尖囊肿如牙根暴露在囊腔内而牙齿又可保留者,术前需先做根管治疗,术中做根尖切除术,即用骨凿凿除2~3mm根尖。

6) 创口处理:修整不整齐之骨腔壁边缘,清除骨残渣,冲洗骨腔和止血。对可能有囊壁残留的区域如突入骨腔的牙根周围、下牙槽神经血管束或骨壁穿通处的软组织,可涂Carnoy液或20%的三氯醋酸,以减少复发。骨腔内可填自体骨松质或人工骨粉等,有利于新骨形成。然后严密缝合口内创口。

（2）该手术关键在于彻底去净囊壁，同时还须避免穿通或损伤邻近解剖结构，此外，尚需正确处理口内创口等，以防并发症的发生。因此，应注意以下几点。

1）翻瓣时要注意囊肿表面有无骨质覆盖，若骨质吸收，囊壁与黏骨膜瓣粘连，则应在囊壁外仔细进行锐性分离，以防囊壁残留，导致术后复发。

2）去骨时应避免损伤需要保留的牙齿，同时应避免戳破囊壁。

3）当囊肿较大，在剥离囊壁时，可先用注射器抽吸出部分囊液，减小张力，以减少剥破囊壁的机会。若囊肿已破坏上颌窦后壁时，剥离囊壁更应特别小心，慎勿超出后壁以免损伤颞下窝内的重要解剖结构如上颌动脉、翼静脉丛等，导致严重出血。当腭部骨质破坏时，则须防止穿通腭黏膜。若囊肿已穿破上颌窦上壁时，还须防止穿通眶底。

4）囊肿剥出后，要仔细检查有无囊壁残留，特别是根尖的背面、囊壁与骨壁粘连部位、囊腔深部、术中囊壁剥破部位以及囊腔表面骨壁开窗部的四周等，均要仔细检查，彻底去净残留囊壁。

5）上颌骨囊肿如范围较大，手术时与上颌窦相通而上颌窦有慢性炎症时，应同时做上颌窦根治术，并在下鼻道开窗；若术中与上颌窦相通而上颌窦无炎症的病例，则仅将囊肿与上颌窦底黏膜一并剥除，再在上鼻道开窗，而无需做上颌窦根治术。

6）囊肿摘除后原则上不经口内引流。对骨腔较小者严密缝合创缘，待血液自然充满骨腔。在下颌骨大型囊肿尤其是突破舌侧骨皮质者，可行下颌下小切口引流，预防血肿向口底或咽内侧发展，影响吞咽和呼吸。

7）如遗留骨腔较大，可放入髂骨骨松质和骨髓。当骨腔与上颌窦相通或同时施行上颌窦根治术时，则应在骨腔内填塞碘仿纱条，经过下鼻道开窗处从鼻孔引出，然后严密缝合口内创口。如拔牙后口内创口较大，不能严密缝合时，可去除部分牙槽骨，再做褥式加间断缝合。

（3）术后处理包括：①应用抗生素预防感染；②适当应用激素和止血药物；③术后4~5d从鼻腔抽出碘仿纱条；④术后6~7d拆除缝线。

（4）关于手术并发症的处理

1）术后感染：应注意以下几点。①正确处理与囊肿有关的牙齿；②合理设计切口，并应严密缝合口内创口，以防伤口裂开、瘘管形成；③骨腔内可用抗生素处理；④术后选用适当抗生素。此外，一般认为较小的囊肿剥除后可让血液充满骨腔，再严密缝合创口；但较大的囊肿，不宜采用本法，而应彻底清除血凝块。

2）出血和水肿：碘仿纱条填塞是一种有效的止血方法。局部加压包扎、冷敷以及应用激素均可减轻水肿。

3）复发：囊壁残留可导致复发，术中将囊壁彻底清除干净是预防复发的关键。

2. 口外法颌骨囊肿摘除术　大型下颌骨囊肿特别是位于下颌角、下颌支的囊肿，或已穿破骨壁达皮下，甚至皮肤已有瘘管的囊肿，可施行口外法颌骨囊肿摘除术。

与口内法颌骨囊肿摘除术术前准备相同，若囊肿巨大，应防止病理性骨折发生，故应在术前、术中做好颌间固定或成形性钛板加固的准备。

多采用全麻，成人也可采用局麻。儿童以及囊肿范围广泛者可采用全麻。手术体位与口内法相同。

（1）切口：沿耳垂下方下颌支后方向下，绕过下颌角后，再沿下颌体下缘 2cm 处，做平行于下颌体下缘的手术切口，向前可达颏部。

（2）翻瓣：沿设计切口，切开皮肤、皮下组织、颈阔肌和颈深筋膜，沿此平面向上分离，结扎颌外动脉和面前静脉，显露下颌体下缘，再沿下颌体下缘切开咀嚼肌附丽与骨膜，用骨膜分离器在骨膜下剥离并将组织瓣翻转向上，即可显露下颌角和下颌支骨面。

（3）开窗：用骨凿或咬骨钳去除囊肿表面骨质，操作方法和注意事项可参考口内法。

（4）剥离囊肿：沿囊壁与骨壁之间，用骨膜剥离器仔细分离囊壁，剥离时要避免损伤下牙槽神经血管束。如下颌支内侧骨板破坏时，还须防止损伤上颌动脉、翼静脉丛等重要解剖结构。其他注意事项及操作要点可参考口内法颌骨囊肿摘除术。但应注意，下颌支囊肿摘除后，要仔细检查下颌支上部骨腔，彻底去净残余囊壁。

（5）牙齿处理：与口内法相同，不能保留的牙齿经口内拔除，并严密缝合拔牙创口。

（6）创口处理：尽量去除骨腔下部的倒凹，舌侧骨板较厚时，可去除颊侧骨板而保留下颌骨下缘和舌侧骨板。修整骨腔壁边缘，清除骨碎屑，冲洗骨腔，然后缝合骨膜、咬肌，创腔内放置橡皮引流条（管），最后将颈深筋膜、颈阔肌、皮下组织与皮肤切口分层缝合。面部加压包扎。其他处理可参考口内法。

除同口内法所述部分外，尚需注意：①在下颌下区行切口和翻瓣时，应避免损伤面神经下颌缘支；②当下颌支内侧骨板破坏时，应仔细剥离囊壁，避免损伤深部重要神经血管；③如遇到穿通口腔时，要严密缝合好口腔黏膜，保持口外良好的引流；④牙源性角化囊肿等术后容易复发，甚至恶性变，因此，在囊肿剥离后，可用 50% 氯化锌烧灼骨腔壁。如病变范围太大，下颌骨破坏较严重或多次复发者，可行下颌骨部分切除一期植骨术。

术后常规应用止血剂止血、激素减轻水肿及抗生素预防感染。术后 24～48 小时拔除橡皮引流条（管）。术后 6～7d 拆线。

主要并发症为术后感染，其预防措施除口内法所述外，对大型下颌骨囊肿而其颊侧骨板又较薄的病例，应去除颊侧骨板，并在面部加压包扎，使创腔缩小，并保持引流通畅。其次为病理性骨折，预防措施为颌间固定或钛成形板加固。

（三）颌骨部分或节段切除术

1. 颌骨部分或节段切除术较少应用于治疗颌骨囊肿，适用于以下情况。

（1）病变范围太大的颌骨囊肿，应考虑将颌骨连同病变的软组织一并切除，立即植骨。

（2）反复复发的颌骨囊肿，在 X 线片上可见囊肿下缘距下颌体下缘尚有一定的距离者。

2. 术前准备

（1）术前拍摄 X 线片，确定病变部位及切除范围。

（2）口腔洁治。

（3）准备牙弓夹板或钛成形板，以备必要时行颌间牵引固定或钛成形板加固。

（4）术前常规检查，必要时备血。

3. 手术步骤

（1）切口：一般有三种。①若肿瘤位于下颌体及下颌支前缘时，可做下唇正中切开的下颌下切口（同一侧下颌骨切除术）；②若肿瘤位于下颌体时可做下颌下弧形切口（同下颌骨部分切除术）；③若肿瘤范围不大或位于联合部时，可在口内做沿龈缘或游离龈的梯形切口，或平行龈颊沟的水平切口。

（2）显露及切除病变下颌骨：若为联合部病变，切开牙龈或黏骨膜，沿骨膜下翻起颊组织瓣，拔除两侧垂直截骨线上的牙齿，用高速牙钻或电锯在病变外 0.5~1.0cm 处截骨。若为体部或体部和下颌支前缘部病变，切开皮肤、皮下组织、颈阔肌及颈深筋膜浅层，向上翻起颊组织瓣，暴露下颌体下缘，切开骨膜，沿肿瘤颊舌侧剥离并与口内切口相通。拔去截骨线上的牙齿。可用高速牙钻、摆动锯或线锯进行部分切除，保留下颌下缘健康骨组织，骨锉锉平锐缘，骨蜡止血。

（3）缝合：先缝合口腔黏（骨）膜，然后用生理盐水冲洗创口，放置橡皮引流条，分层缝合骨膜、颈阔肌、皮下组织及皮肤，创口加压包扎。口内咬纱布卷压迫止血，口外加压包扎。

4. 术中注意要点

（1）行部分截骨时，凿骨勿用暴力，以防颌骨断裂，以高速钻或摆动锯截骨较安全。

（2）截骨时易损伤下牙槽血管神经，一旦损伤应迅速取出瘤体，若钳夹结扎血管较为困难，可电凝止血或骨蜡填塞止血。

5. 主要并发症

（1）面神经下颌缘支损伤：同下颌骨肿瘤刮治术。

（2）下颌骨骨折：在下颌骨部分切除时很易发生。在截骨时最好采用高速钻或摆动锯，少用骨凿。骨折后的处理同下颌骨肿瘤刮治术。

（3）出血：多因下牙槽血管神经损伤后处理不当所致。术中务必妥善处理损伤的下牙槽血管。

（四）颌骨缺损的修复与功能重建

颌骨缺损修复实际上包括外形和功能修复两个方面，内容涉及骨组织和软组织的修复重建，修复目标概括起来包括：①填充骨和软组织缺损；②重建面中、下部分的骨性支持；③恢复咀嚼、吞咽以及语言等功能；④恢复外形。

现代医学的发展尤其是显微外科技术的应用，为组织缺损修复带来了革命性的飞跃，不仅减少肿瘤术后并发症、保障肿瘤根治性手术的安全，扩大了肿瘤外科治疗的适应证，而且使得组织缺损的功能性修复成为可能。组织缺损修复的手段从 20 世纪 50 年代前管状皮瓣的应用，解决了一些大面积组织缺损，特别是全层或贯通性缺损的修复问题，到 20 世纪中叶的动脉皮瓣（或轴型皮瓣）成功应用于肿瘤根治术后缺损的立即修复，克服了皮管多次转移的缺点，再发展到 20 世纪 70 年代开始的显微血管外科技术，使得血管吻合、血管化游离组织瓣广泛应用于临床，极大地促进了大面积、复合组织缺损的修复，我国学者在血管化组织瓣游离修复方面开展了大量的工作，近年来更提出功能性外科概念，强调在救治疾病的同时，尽可能恢复患者的外形和功能。

1. 综合国内外研究资料和临床经验，颌骨缺损的修复过程中应遵循以下原则。

（1）必须正确理解和处理颌骨肿瘤手术治疗和缺损修复两者之间的辩证关系。毋庸置疑，根治肿瘤是矛盾的主要方面，也就是说应把彻底切除肿瘤放在首位，绝不能因为术后修复的需要而放弃或违背肿瘤治疗的基本原则。

（2）颌骨缺损的外形和功能修复兼顾的原则。比如骨移植恢复颌骨的骨缺损和面部外形后，还需进一步恢复患者的咀嚼等功能，可考虑选择腓骨或髂骨等，为后期的义齿或种植修复创造条件。

（3）良性肿瘤应即期修复，而对于恶性肿瘤的修复时机，多数认为应先期用代用品暂时维持和支撑，待随访肿瘤无复发后再行植骨。也有人认为复发与是否修复无关，借助CT或MRI等设备可以早期发现复发灶，因此建议即刻修复以尽早改善患者的外形和功能。

（4）颌骨缺损修复重建的方法和手段已日趋多样化，在制订治疗计划时应当综合考虑病变本身（范围、大小及TNM分期）、患者情况（年龄、身体状况及经济条件）以及医疗技术等多方面因素，以选择最优化方案。

2. 骨缺损修复的时机　一般可分为立即整复（Ⅰ期修复）与延期整复（Ⅱ期修复）两类。

立即整复是指在下颌骨肿瘤切除后同期行立即骨移植术，这一方法的特点为：①受区植骨床多与口腔相通，植骨处于创口污染的情况下进行；②植骨床无瘢痕及纤维组织粘连，血供丰富；③可以获得最佳美观和功能效果的机会；④一期完成手术，减少手术次数和痛苦；⑤口内侧伤口须严密缝合，植骨后创口必须有充足的软组织覆盖；⑥植骨床及全身必须应用足量的抗生素预防和控制感染。

延期整复是指肿瘤切除后经随访无复发征象延期再行骨移植修复术，恶性肿瘤多在术后2年进行，这一方法的特点是：①植骨床与口腔隔绝，手术是在无菌条件下进行的；②植骨床因产生瘢痕与纤维组织粘连，必须进行制备，在此过程中，口内侧软组织必须有足够厚度，严防与口内穿通；③植骨后应有足够的软组织覆盖，伤口缝合后不应有张力，若软组织量不够，术前应先行软组织修复，以后才考虑骨组织修复，或软硬组织同时修复；④软组织瘢痕形成和继发挛缩导致的功能和美观缺陷往往难以矫正。

3. 缺损修复材料和手段　由于口腔颌面部的解剖特点，上下颌骨缺损的修复包括骨组织和周围软组织缺损的修复和重建。骨组织的修复根据供骨来源不同可分为自体骨、同种异体骨、异种骨与人工异质材料等；软组织的修复包括游离植皮、带蒂组织瓣和血管化游离皮瓣或肌皮瓣等。从修复手术操作和组织再生角度，又可以将颌骨缺损修复分为非血管化移植即传统游离移植和血管化游离移植两大类，后者包括血循环重建移植和带蒂移植，目前血管化游离移植的应用越来越广泛。

（1）骨组织修复材料：一般认为骨移植可以起到提供新骨、诱导骨形成、提供成骨细胞等作用。骨移植后的再生和修复是一个复杂过程，受到很多因素的影响。

1）自体骨：骨缺损修复虽然有多种供区和来源，但是自体供骨效果最佳已成为共识。

a. 髂骨：新鲜自体髂骨是临床上应用最多、效果最好的骨移植材料，可以采用不同形状和术式进行骨移植。其有多种优点。①供骨量大，可满足多数下颌骨缺损修复的需要；②有丰富的骨松质和骨髓，以及较多空隙和存活的骨细胞，能迅速再血管化和成骨；③髂骨的解剖形态与下颌骨形态相似，可根据下颌骨缺损的形状和大小切取块状、片状、碎骨和颗粒骨髓，以适应不同的需要；④可制备成血管化髂骨游离骨瓣，如旋髂浅血管或旋髂深血管供血的髂骨肌（皮）瓣。适用于肿瘤术后缺损或放射性骨坏死切除后的立即修复和重建。不足之处主要是供骨的长度略显不足。

b. 腓骨：腓骨作为移植修复下颌骨缺损的供骨，血供丰富，有足够的长度，可根据下颌骨缺损的不同部位进行塑形，可满足下颌骨各类骨缺损的修复需要。腓骨的骨皮质量丰富，有利于牙种植体的植入和固定。目前临床上多以带血管的腓骨游离骨瓣和复合组织瓣立即修复下颌骨大型缺损，并可同期修复颌面部软组织缺损，近年来在临床上应用较多。

c. 肋骨:肋骨的形态呈弯曲的方形,与下颌骨相似。肋骨体前 3/4 为扁平状,后 1/4 呈圆柱形。带肋软骨的肋骨,更适于修复颞下颌关节离断后的下颌角、下颌支段的缺损。肋骨具有双重的血液供应,血运丰富,可根据肋骨的血供规律,结合下颌骨缺损部位和大小,设计和制备带有骨髓和骨膜血供的肋骨瓣游离移植,或带蒂的肋骨复合瓣移植。其主要不足为肋骨体较细,供骨量不足。

d. 颅顶骨:具有取材方便简单,供区不遗留功能障碍和畸形的优点,多用于下颌骨缺损和面中份骨缺损的植骨修复。

e. 下颌自体骨:可切取骨片、骨段游离移植修复 4cm 以内的缺损,喙突移植可以治疗颞下颌关节强直等。下颌自体骨除更好的亲和力和易于生长愈合的优点外,一个特别的优势在于根据长期观察发现,喙突以及颌骨外侧骨创面有骨补偿生长能力。

2) 同种异体骨:同种异体骨的优点为供骨方便,用量不受限制,可免除自体取骨的痛苦以及节省手术时间等。但异体骨移植主要存在的问题是异体抗原问题。因此,异体骨需经过特殊方法处理,常用的骨消毒剂为硫柳汞、β-丙醋酸及氧化乙烯等水溶液。经处理的异体骨,最好的保存方法是冻藏于−70℃冰箱内或冻干后在室温内长期保存。深低温冷冻骨或冻干骨均可减少其抗原性,而其骨诱导性仍能保存。经临床应用证明,冻干骨是较为理想的异体移植骨,只是血管化、吸收及重建的时间都要比新鲜自体骨长,目前针对小范围骨缺损有一定的应用。此外,动物试验显示,同种异体骨与自体骨松质和骨髓等结合应用可取得明显的骨形成效果。

3) 异种骨:目前有用通过化学洁净及冷冻处理的小牛骨,用以修复人体某些小区域的骨缺损。一般均作为充填和外形的增补,但未能发展成为有效代用品。国外曾有商品化的异种成形骨,即脱蛋白及脂肪的异种骨供应,虽对抗原的清除比较完全,移植后的免疫反应较小,但其中骨诱导蛋白在处理过程中也受到破坏,以至骨诱导活力消失,成骨效果差,故临床上较少单独应用,而多与自体骨结合,作为复合骨材料。

4) 人工异质材料:属于生物医学材料,人工异质材料在医学领域应用已久,各种人工异质材料在性能上各有优缺点,但都必须符合以下几个基本要求。①要求具有良好的生物相容性,在体内无刺激性,不引起组织的变态反应,不致癌、不致畸;②良好的物理机械性能,具有一定的强度、硬度、韧性、耐疲劳性和抗拉强度等力学特点;③稳定的化学性能,无毒性、无有害物质游离进入体液、抗腐蚀和不受体内生物环境变化的影响;④在制造上具有易于加工的特点,能按照需要制备成适合临床要求的各种形态,而且操作简单,价格便宜。现阶段临床上常用修复颌骨组织缺损的人工异质材料主要包括金属类和陶瓷类材料,不仅可以修复骨缺损,还可以作为替代支架材料进行固定和塑造外形。早期不锈钢板和克氏针等曾被应用于颌骨缺损修复和固定材料,现已少用。目前应用于颌骨缺损修复的主要是钛接骨板、钛网槽板以及钛成形板等。陶瓷类材料根据材料结构分为无孔和有孔陶瓷,按其在体内能否溶解吸收又分为降解陶瓷和不降解陶瓷两大类,目前多作为颌骨缺损的临时替代品,主要起保持缺损间隙的作用。

5) 组织工程材料:组织工程学是一门利用工程学和生命科学原理,以生物材料为载体整合被分离细胞,并能在宿主体内降解释放细胞,形成新的有功能组织的科学。其基本方法是在体外分离培养相关细胞,后将一定量的细胞种植到具有一定空间结构的三维支架上,再将此细胞支架复合物植入体内或在体外继续培养,通过细胞之间的相互黏附,生长繁殖分泌细胞外基质,从而形成具有一定结构和功能的组织器官。简言之,组织工程就是制作新的组织以替换和再生体内组织。

骨组织工程在修复骨缺损方面有着明显的优点:①不受供体来源的限制;②可避免免疫排斥反应;③合成的组织功能好,能替代被修复组织;④材料可根据不同需要而改变。目前其临床应用尚处于起步阶段,已有利用成骨细胞+生物材料的方法修复临床腓骨、胸骨缺损的报道,但修复效果尚不十分确定,与其他修复方法比较尚不能显示出优越性。主要原因在于:①人成骨细胞与动物成骨细胞的区别;②为了避免动物血清的污染与副作用,体外培养细胞应使用无血清培养基,这与现行骨组织工程种子细胞的培养有一定差别;③生物材料的生物相容性问题。生物材料生物相容性的检测一般在动物体内进行,但取得的实验结果还不能完全反映其在人体内的生物相容性。目前,骨组织工程修复颌骨缺损的临床应用尚无报道。相信随着该技术研究的不断深入,骨组织工程在颌骨缺损中的临床应用将具有广阔的前景。

(2) 软组织修复材料:颌骨缺损周围的软组织重建是颌骨缺损患者功能恢复的另一重要方面,因为缺损区周围的软组织缺损可能导致创口愈合困难、感染和移植骨坏死等。颌骨和周围软组织缺损同期修复常见于包括一定量的周围软组织的颌骨肿瘤扩大切除术或放射性颌骨坏死所致的颌骨及周围软组织缺损的患者,因此在颌骨缺损修复的同时,相邻软组织的修复也应引起重视。颌骨缺损周围的软组织修复材料种类繁多,主要有断层皮片、带蒂皮瓣、肌皮瓣和骨肌皮瓣、游离皮瓣、肌皮瓣和骨肌皮瓣等。临床应用需根据软组织缺损的原因、部位、范围、组织量的多少和骨缺损修复的方法等具体情况综合考虑进行选择。上颌骨部分切除多选用局部带蒂皮瓣、游离皮瓣或皮片移植覆盖手术创面,临床上常用的有前臂皮瓣、背阔肌皮瓣、额部皮瓣及大腿内侧皮片移植等。上颌骨次全切除可采用带蒂或游离皮瓣、肌皮瓣、骨肌皮瓣同期修复。其主要有颊脂垫衬里骨移植、颞肌复合组织瓣、颞肌瓣联同颅骨外板移植、带桡骨的前臂桡侧游离皮瓣、肩胛骨骨肌皮瓣等。上颌骨全切除术多采用带蒂或游离的骨肌复合组织瓣修复。其主要有颞肌肌筋膜瓣、游离胸大肌皮瓣、肩胛骨骨肌皮瓣和背阔肌骨肌皮瓣、髂骨肌皮瓣和前臂皮瓣、腓骨肌皮瓣。上颌骨扩大切除术多采用多个复合组织瓣联合应用来修复缺损区。下颌骨缺损的软组织修复多采用带蒂或游离皮瓣、肌皮瓣、骨肌皮瓣同期修复。其主要有胸大肌皮瓣、前臂皮瓣、髂骨肌皮瓣、腓骨肌皮瓣。

(3) 颌骨缺损外科修复的手段:可根据颌骨缺损的部位、范围,以及受骨区软组织情况,选用不同的植骨方法。概括起来大概有以下几种类型。

1) 单纯骨移植术:包括骨块或骨段、颗粒骨松质、骨髓的游离移植以及上述骨组织的复合移植。

a. 骨段移植:如自体髂骨、肋骨等骨段的移植,这是主要的一种术式。根据需要对骨段呈架叠式或嵌入式植骨,此法因骨段间接触面广,增加了骨成活的机会。

b. 颗粒骨松质与骨髓移植:是指用金属网或涤纶网做成颌骨支架槽或盘,固定于颌骨缺损区,然后自髂骨取骨松质或骨髓填入支架槽内,经过成骨细胞活跃钙化后,可形成整块骨段。此法的特点是容易塑形,支架可永久存留体内,不需取出。如出现异常排斥反应,可将支架取出。

c. 骨段与骨松质混合移植：即将异体骨劈成"三明治式"的成形夹板，夹板中间填入自体髂骨骨松质。此法有其优点。①方法简单，操作方便，容易成形；②骨松质抗感染能力强，成骨速度快。待异体骨最终吸收后，存留的自体骨已在骨缺损处形成新骨。缺点为成活率不稳定，骨受区条件受到一定限制，如在感染或放疗后的创面上不宜选用。

2）带肌蒂的骨段转位移植：即带蒂骨段移植，如带胸大肌肌蒂的肋骨移植；带胸锁乳突肌肌蒂的锁骨骨段移植；带颞肌筋膜蒂的颅骨瓣移植；带斜方肌的肩胛骨瓣移植等。

3）血管化骨移植：属于血循环重建的骨移植，或称血管化游离骨移植，即必须将带血管的骨瓣或肌皮复合组织瓣进行血管吻合，重建血循环系统。如以旋髂浅血管或旋髂深血管为蒂的髂骨瓣移植。带蒂骨段移植和血管化骨移植为活骨移植，其抗感染能力和植骨成功率要较单纯骨移植为佳。其愈合过程与骨折愈合相似，不同于游离骨段移植，需要经过一个血循环重建及骨改建的过程，即"爬行替代"过程。此外，骨瓣能同时携带足量的肌肉和皮肤，可一期完成软硬复合组织缺损的功能修复，大大缩短了修复过程，简化了手术程序。

（4）移植骨成功的要素：无论是单纯骨段移植、带肌蒂的骨段移植还是血管化游离骨移植，植入骨都必须在受植床存活或诱导新骨形成，以达到恢复缺损颌骨的目的。成功的移植骨修复涉及移植骨、受植床、移植骨块的固定以及严格的无菌操作和熟练的手术技巧等多个方面。首先，移植骨应没有免疫源性，不会诱导宿主的免疫排斥反应，具备一定的骨诱导和刺激新骨生成的能力，可被宿主吸收或新生骨代替。其次，受植区应有丰富的血供和健康的软组织，有利于移植骨块中新生血管的形成和血管化，促进移植骨的快速愈合，感染或污染的受植床常常导致骨移植的失败。再次，移植后的移植骨块必须与受植区骨块之间有紧密接触和牢固的固定，近年来的坚固内固定技术可以很好地保证移植骨的稳定性，游离移植骨块的存活，避免大量骨组织吸收的发生。最后，移植骨的成功还需要手术过程中严格的无菌操作和术者熟练的手术技巧作为保证，术后抗生素的合理使用和口腔护理等都是手术成功的重要环节。

四、展　望

（一）临床诊疗展望

牙源性囊肿绝大多数发生于颌骨内，因囊肿的类型不同，分布部位存在差别，与牙的关系亦不同。一般可根据临床体征和影像学表现作出初步诊断。颌骨囊肿手术治疗方法的选择取决于患者年龄、病变的大小和部位，是否累及邻近结构，如牙、上颌窦、鼻腔、下颌管，以及下颌骨的连续性。对每一个病例选用何种手术方法，应根据囊肿类型、患者年龄、病变大小及罹患部位等决定。所选择的术式应达到既能根除病变，又能使损伤较小和有利于功能恢复的目的。青少年含牙囊肿袋形切开术后新骨形成较快，囊内含牙常可自行萌出，因此袋形切开术可作为主要治疗方法。其他颌骨牙源性囊肿，如果病变范围较小、手术中较少损伤邻近结构，刮除术为最好的治疗方法。而大型的颌骨囊肿可选择第一期袋形切开术，第二期行刮除术。一般认为，袋形切开术后4~6个月有明显新骨形成后是施行剜除术或刮治术的合适时机。颌骨切除术治疗颌骨囊肿的适应证应严格掌握，未能保持下颌骨连续性的节段性切除术中宜立即采用自体骨移植整复缺损。因此,早期诊断,早期治疗,针对患者进行个性化治疗才能达到较理想的治疗效果。

（二）应用基础研究展望

在颌骨囊肿的发生发展过程中,囊壁存在是颌骨囊肿存在的基础,囊腔内流体静压和渗透压增高是囊肿增大的关键因素,而邻近骨质的吸收是囊肿增大的必然结果。所以,深入研究颌骨囊肿的发病因素与发病机制,才能进行早期的预防和干预。

第二节 牙源性良性肿瘤

一、牙源性良性肿瘤的 WHO 分类

牙源性肿瘤(odontogenic neoplasm)是指来源于牙源性组织的一类肿瘤和类肿瘤疾病,牙源性组织包括牙源性上皮、牙源性外胚间充质和/或牙源性间充质成分。尽管最初的牙形成潜能是来源于间充质细胞还是上皮细胞尚没有定论,但牙源性肿瘤的发生和发展机制与牙源性上皮细胞和外胚层间充质细胞等在生长分化和牙齿及牙周组织形成过程中失去正常调控有关,这一点已形成共识。

牙源性肿瘤来源于不同的胚叶组织,发生在复杂的、长期的成牙组织分化和诱导牙齿发育过程的不同阶段,因此在组织学上肿瘤的形态变异很大,但仍保留了类似于正常牙胚结构等成牙组织的某些特性。根据病变组织形态和生物学行为特点,牙源性肿瘤可表现为错构瘤或非肿瘤性增生、良性肿瘤和恶性肿瘤等,其中牙源性恶性肿瘤中大多数被认为是其对应的牙源性良性肿瘤的恶性型,也有如原发性骨内鳞状细胞癌等恶性肿瘤并没有对应的良性肿瘤。与 2005 年出版的第 3 版牙源性肿瘤分类相比,2017 年新版牙源性肿瘤分类根据组织学起源将包括良性和恶性肿瘤在内的所有牙源性肿瘤统一简分为三类:上皮来源(epithelial)、间充质或外胚间充质来源(mesenchymal or ectomesenchymal)和混合型(mixed)。而旧版这种分类仅局限在良性牙源性肿瘤:根据涉及牙源性组织特点分为单纯性、含有牙源性外胚间充质的牙源性上皮性肿瘤和含有或不含牙源性上皮的牙源性外胚层间充质肿瘤等三类。旧版分类的优点在于既关注正常牙胚的特征性形态,又体现了牙胚不同成分之间的相互诱导关系,缺点是注重细节和内容烦琐,不利于临床实践推广应用。更为重要的是越来越多学者认同牙胚成分间相互诱导分化不同阶段的表现,并不能准确反映肿瘤的组织学起源,实质上无助于病理学诊断和分类。例如旧版中单独命名和编码的成釉细胞纤维牙本质瘤(ameloblastic fibrodentinoma,AFD,ICD-9271/0)和成釉细胞纤维牙瘤(ameloblastic fibro-odontoma,AFO,ICD-9290/0),曾被认为是成釉细胞纤维瘤(ameloblastic fibroma,AF,ICD-9330/0)的两种类型,共同归属于含有牙源性外胚间充质的牙源性上皮性肿瘤。但新版认为两者病灶中的发育不良牙体硬组织最终发育为成熟牙本质或牙釉质,并尚无足够证据支持将 AFO 和 AFD 列为独立疾病类型,因此建议归为不同发育程度的牙瘤。总体来讲,新版既统一了良恶性牙源性肿瘤的分类方法,又从组织起源上简化了分类原则,更适合临床实践的需要(表 15-2-1)。

表 15-2-1　牙源性良性肿瘤的 WHO 组织分类（2017 年）

牙源性良性肿瘤		
上皮性肿瘤	**上皮及外胚间充质混合性肿瘤**	**外胚间充质性肿瘤**
成釉细胞瘤	成釉细胞纤维瘤	牙源性纤维瘤
成釉细胞瘤,单囊型	牙源性始基瘤	牙源性黏液瘤/黏液纤维瘤
成釉细胞瘤,骨外/外周型	牙瘤	成牙本质细胞瘤
转移性成釉细胞瘤	牙瘤,组合型	牙骨质骨化纤维瘤
牙源性鳞状细胞瘤	牙瘤,混合型	
牙源性钙化上皮瘤	牙本质生成性影细胞瘤	
牙源性腺样瘤		

二、牙源性良性肿瘤的临床病理特点

（一）成釉细胞瘤

成釉细胞瘤（ameloblastoma）是最常见的颌骨肿瘤之一,1879 年 Falkson 首先描述本病,1929 年 Churchill 将其正式命名为成釉细胞瘤,以前也曾翻译为"造釉细胞瘤"。成釉细胞瘤约占牙源性肿瘤的 10%~30%,而国人中成釉细胞瘤超过牙瘤而占牙源性肿瘤的第一位,约为 58%。成釉细胞瘤虽然是良性肿瘤,但临床上常表现出局部的侵袭性、术后的高复发率以及偶见的远处转移等恶性生物学行为,因此又被称为"临界瘤"。其组织病理学变化也是所有颌骨肿瘤中最为复杂的。

1. 组织起源　成釉细胞瘤主要发生在颌骨,极少发生在邻近的软组织中。也有发生在长骨者,这类发生在长骨的细胞和组织形态与颌骨内成釉细胞瘤相似的肿瘤,又被称为釉质上皮瘤（adamantinoma）或牙釉质瘤（adamantoblastoma）。近年来随着对成釉细胞瘤的组织病理学改变和发生机制等研究的深入,人们对成釉细胞瘤的组织起源有了新的认识。

（1）上皮起源:WHO 分类中将成釉细胞瘤归为仅有牙源性上皮而无牙源性外间胚叶来源的牙源性肿瘤,主要来源于牙源性上皮,即残余牙板、成釉器和 Malassez 上皮剩余。也有人认为来源于牙源性囊肿上皮或增生长入颌骨内的口腔黏膜上皮基层。通过对波形丝蛋白（vimentin）、不同亚型角蛋白（cytokeratin CK）、基质金属蛋白酶（matrix metalloproteinase, MMPs）以及成釉器特征蛋白釉原蛋白等在正常牙胚组织发育和牙源性肿瘤中表达的比较辨析,越来越多的学者认同这个观点,即把成釉细胞瘤的组织起源定位于牙齿发育过程中不同时期的上皮或直接起源于一定时期的成釉器。

（2）间叶-上皮转化来源:这种学说和对长骨内成釉细胞瘤（釉质上皮瘤）组织来源的相关争论有关。虽然在长骨成釉细胞瘤中可以见到基底膜、细丝、细胞桥粒等结构以及不同亚型角蛋白的表达,表明了长骨中成釉细胞瘤的上皮源性,并推测上皮来源于外伤性基底细胞植入、上皮迷离或移位等,但是这些都缺乏直接和有说服力的证据。牙齿的胚胎发育研究表明牙齿及支持组织是从上、下颌突和额鼻突的外胚层及外胚层间充质（间叶）发育而来,提示颌骨和长骨都是从间充质(间叶)逐渐分化而来,也就为颌骨和长骨中成釉细胞瘤的发生找到了相似的间叶组织基础。同时组织学研究表明,上皮性肿瘤可以呈现间叶分化,间叶肿瘤也可以向上皮分化。Hazelbag 等(2003)在长骨成釉细胞瘤中发现间叶细胞到上皮细胞的转变,因此有学者提出成釉细胞瘤的间叶-上皮转化学说,即成釉细胞瘤来源于间叶肿瘤的上皮分化,认为成釉细胞瘤中上皮样成釉细胞来自于骨纤维结构不良中间叶细胞的上皮分化,长骨中骨纤维结构不良型成釉细胞瘤可以看作是成釉细胞瘤的最初临床分期,随着肿瘤纤维细胞向上皮细胞的转化,逐渐演变成一般的成釉细胞瘤。颌骨中促结缔组织生成型成釉细胞瘤是最能体现间叶-上皮转化组织学基础的一种类型,其组织学改变以肿瘤内大量结缔组织增生为主,与长骨中骨纤维性改变的成釉细胞瘤极为相似。另外,Fukumashi(2002)证实上皮源性相关的角蛋白在促结缔组织生成型成釉细胞瘤中表现较弱,在一定程度上支持了该型成釉细胞瘤极可能是由间叶组织的间叶-上皮转化而来。

关于成釉细胞瘤的组织学起源的研究,现阶段对成釉细胞瘤的上皮特征这一点已取得共识,成釉细胞瘤的上皮源性也得到大多数学者的认同。促结缔组织生成型成釉细胞瘤仅占颌骨成釉细胞瘤少数,大约不到 10%,因此在颌骨成釉细胞瘤的组织起源研究中间叶-上皮转化学说不占主导地位。此外,还有人认为成釉细胞瘤来源于胚胎发育时期的神经嵴或神经管,王锦华等(2003)发现神经源性标记物在成釉细胞瘤肿瘤细胞中的阳性率比上皮源性标记物更为明显,推测神经嵴或神经管的部分上皮细胞具备多向分化的潜力,在特定条件下,可向上皮分化形成成釉细胞瘤。

2. 分类方法　成釉细胞瘤的组织病理学变化多样,临床表现和预后不一,因此,对于成釉细胞瘤来说,建立能够有效指导临床治疗和进行预后评估的分类标准,对完善肿瘤治疗和预防术后复发等都具有重要意义。成釉细胞瘤典型的组织学特点主要为外周细胞的栅栏状排列及细胞核极性倒置,但是多年来的临床经验和资料总结发现传统的丛状型、滤泡型等病理形态学分型对临床的指导意义不大。随着对成釉细胞瘤认识的深入,有学者提出了一些新概念和观点,包括新的分类方法以及一些新的分型。1991 年(第 2 版)曾根据组织病理形态特点分为"滤泡型""丛状型"等,实践证明缺乏临床指导意义;2005 年(第 3 版)改用实性型/多囊型成釉细胞瘤取而代之,并根据临床表现、影像学特点和病理改变增列出骨外/外周型、单囊型和促结缔组织增生型;2017 年新版则依据病变临床特点进一步简化分为三种,其中旧版中的实性型/多囊型以及促结缔组织增生型,因为临床表现、治疗方案和预后相似而被统称为成釉细胞瘤(经典型),促结缔组织增生型不再单独列出。此外,还有学者提出囊壁内浸润(mural variant)的单囊型成釉细胞瘤应根据临床病理特点归入成釉细胞瘤(经典型),此点尚存在争议。旧版中的牙成釉细胞瘤(odontoameloblastoma)也被认为其实质是发生在牙瘤中的成釉细胞瘤,不再列为独立病变。

此处介绍 WHO 分类(2017)、Gardner 分类(1996)以及近十多年来广为大家了解和接受的一些分类方法,这些分类法的着眼点和着重点有所不同,相互之间有所重叠和交叉。

(1) WHO 分类(2017).包括成釉细胞瘤、单囊型成釉细胞瘤、骨外/外周型成釉细胞瘤和转移型成釉细胞瘤。

1) 成釉细胞瘤:WHO 分类(2017)缺乏描述性术语规定该类成釉细胞瘤,但提及该类成釉细胞瘤的同义词有经典型成釉细胞瘤、经典骨内型成釉细胞瘤和实性/多囊性成釉细胞瘤。包括以下病理亚型:滤泡型、丛状型、棘皮瘤型、棘皮瘤组织病理学变异型、颗粒型、基底细胞型及促结缔组织增生型。

2）单囊型成釉细胞瘤（unicystic ameloblastoma，A-U）：为成釉细胞瘤的一个亚型，表现为囊肿样。同义词有囊肿生成性成釉细胞瘤（cystogenic ameloblastoma），约占所有成釉细胞瘤的 5%~15%。平均发病年龄为 16~35 岁。90%以上发生在下颌骨，以下颌后份最常见，近 80%的病例与未萌的下颌第三磨牙有关。单囊型成釉细胞瘤为膨胀性生长，但不浸润周围骨组织。其大体标本表现为一个典型囊肿，通常附着于未萌牙的釉-牙骨质界处。囊肿壁内可含有一个或多个突向囊腔的增生结节。组织病理学分为两型。①单纯囊肿型（luminal variant），表现为囊性病变，有成釉细胞瘤样上皮衬里，突入囊腔内的瘤结节多呈丛状型成釉细胞瘤的上皮排列特点，肿瘤未浸润至纤维囊壁；②囊壁内浸润型（mural variant），肿瘤以滤泡型或丛状型成釉细胞瘤样上皮浸润到囊壁内。有时在同一病变内可同时出现两种组织类型。对于该型成釉细胞瘤的治疗，囊肿摘除加上密切随访一般可获得满意效果。但对术后病理显示肿瘤浸润囊壁较深时，应考虑进一步的扩大切除（图 15-2-1，图 15-2-2）。

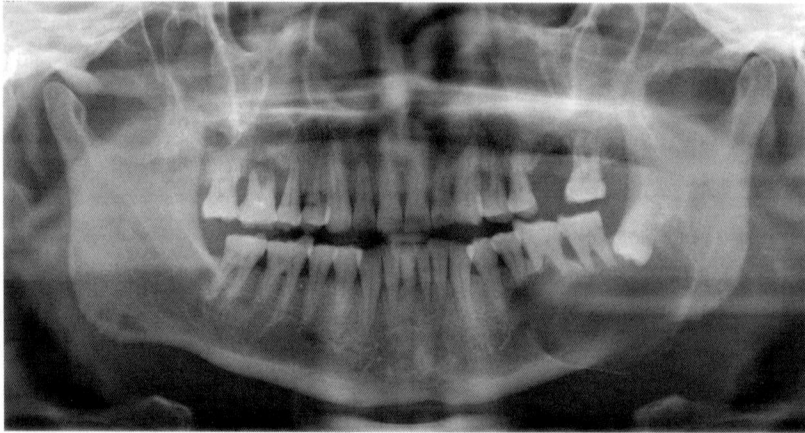

图 15-2-1 发生于左侧下颌骨的单囊型成釉细胞瘤，牙根吸收明显

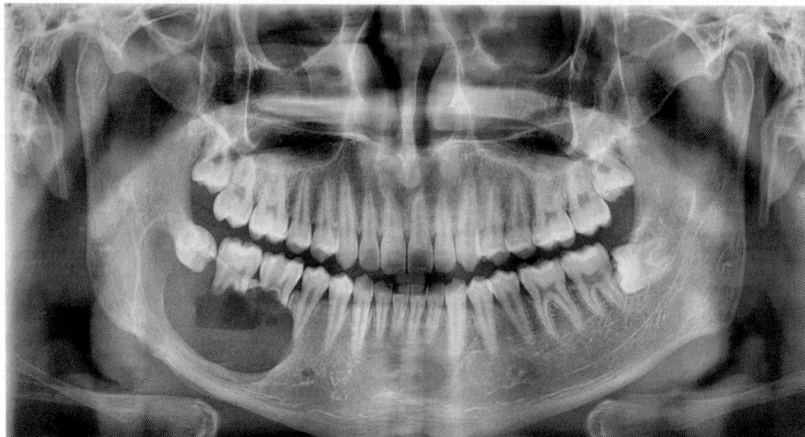

图 15-2-2 发生于右侧下颌骨的单囊型成釉细胞瘤，牙根吸收明显

　　3）骨外/外周型成釉细胞瘤（extraosseous/peripheral ameloblastoma, A-E/P）：是与发生于颌骨内的实性/多囊性成釉细胞瘤相对应的，且发生在颌骨外的成釉细胞瘤。同义词包括软组织成釉细胞瘤（soft tissue ameloblastoma）、黏膜源性成釉细胞瘤（ameloblastoma of muco-sal origin）和牙龈成釉细胞瘤（ameloblastoma of the gingiva）等，约占所有成釉细胞瘤的1.3% ~ 10%，60%以上发生在40 ~ 69岁，发病年龄显著高于实性型/多囊型成釉细胞瘤，男女发病比例为1.9∶1。多发生在牙龈或无牙颌的牙槽黏膜，下颌更为多见。该型肿瘤的牙源性上皮组织学形态与实性型成釉细胞瘤相同，肿瘤上皮岛部分区域可见空泡状或透明细胞组成的实性团块，也可在棘皮瘤样区域发现鳞状细胞向影细胞转化，因此有学者认为本病与牙龈基底细胞癌是同一病变。肿瘤上皮与牙龈黏膜上皮的关系有两种：一种是病灶完全位于牙龈结缔组织内，与表面上皮没有相连；另一种似乎与黏膜上皮融合或来源于黏膜上皮。临床上该型成釉细胞瘤为无痛性、外生性肿物，表面光滑，除肿瘤压迫造成的牙槽嵴浅表性碟状或杯状吸收外，显著的骨受累很少见，没有局部侵袭性，复发率很低。

　　4）转移型成釉细胞瘤：在2017年WHO新分类中，转移型成釉细胞瘤的原发和转移灶的病理学改变均为典型的成釉细胞瘤，属于良性牙源性肿瘤范畴，常规采用针对牙源性癌的治疗手段难免出现过度医疗的弊端，因此新分类中将之更名为转移性成釉细胞瘤并重新归回成釉细胞瘤，但保留了恶性编码ICD-9310/3不变。这型肿瘤极为少见，报道较多的转移部位是肺部，约占75%，颈淋巴结和脊柱各占15%。从发现肿瘤到出现转移平均间期9年，出现转移后平均存活时间2年。

　　转移型成釉细胞瘤临床上具有恶性肿瘤的常见症状，常发生于下颌骨，侵犯牙，产生间歇性疼痛，引起牙松动或脱落。若拔牙则出现拔牙创不愈，易出血，有臭味，牙槽窝周围牙龈溃疡，类似牙龈癌的表现。X线片表现为磨牙区不规则骨质破坏，硬骨板破坏，颌骨下缘骨皮质呈虫蚀样，有骨膜反应。若侵犯颌骨内的神经血管及外周肌肉则出现下唇或舌麻木，颌骨出现肿块。有些患者早期并未出现恶性体征，只是后期出现颌骨膨隆症状才就诊。若发生于上颌窦内，常出现上颌窦癌的表现。

　　（2）Gardner分类：1996年，Gardner等（1996）回顾总结了众多的文献资料，根据肿瘤的临床表现、X线改变以及病理学改变，将成釉细胞瘤分为一般型、单囊型和外周型三大类，认为这种对成釉细胞瘤的临床病理学分类方法，可以直接为临床医师制订治疗方案和手术方法以及术后随诊等提供参考意见，这一分类方法也得到愈来愈多学者的认同。

　　1）一般型（经典型）又称标准或经典型骨内成釉细胞瘤（classic intraosseous ameloblas-toma）：也称多囊型成釉细胞瘤（multicystic ameloblastoma）。这型成釉细胞瘤的一个重要生物学特点是肿瘤组织沿骨松质的骨小梁间浸润生长，术后复发率高，严重者可累及颅底而危及生命，因此多建议采用颌骨方块或部分切除等扩大切除术，强调术中尽可能在安全界内干净切除肿物和术后的严密随访。而单囊型和外周型成釉细胞瘤的预后要好得多，单纯的摘除或完全切除肿瘤后的复发率较低。

　　2）单囊型成釉细胞瘤（unicystic ameloblastoma）：Gardner等认为单囊型成釉细胞瘤的诊断标准有二。一是临床和放射学检查都提示为单囊型病变；二是病理检查证实肿瘤外周衬里上皮为成釉细胞瘤的改变。一般来说，此类成釉细胞瘤好发于20 ~ 30岁的年轻人下颌磨牙区，单纯摘除后复发率较低，为10% ~ 15%，这可能是由于肿瘤组织被周围纤维结缔组织包绕，成为阻碍肿瘤侵袭的屏障，完整摘除后复发的机会减少。目前多数学者都同意单囊型成釉细胞瘤的准确诊断应依靠术后的病理学检查,需要对整个肿瘤尽可能仔细地检查,并须特别注明肿瘤是否侵及或突破周围结缔组织,这对于预测和评估术后复发风险具有重要意义,而对于那些有明显侵袭周围基底膜证据的单囊型成釉细胞瘤来说,扩大切除常常是十分必要的。单囊型成釉细胞瘤在临床和 X 线上都类似于牙源性囊肿(见图 15-2-1,图 15-2-2),难以区分,唯一有区别的是牙根有吸收。Coleman H(2001)报道一种钙黏接蛋白钙网膜蛋白(calretinin),有助于两者的鉴别诊断:81.5% 的单囊型成釉细胞瘤细胞质和胞核都显示钙网膜蛋白阳性反应,而角化囊肿、始基囊肿和含牙囊肿对该蛋白均呈阴性反应。

3) 外周型成釉细胞瘤(peripheral ameloblastoma):外周型成釉细胞瘤是指局限于牙龈或牙槽黏膜的成釉细胞瘤,不包括那些发生于牙槽骨而生长突入口腔黏膜者。虽然外周型成釉细胞瘤的病理变化与经典型成釉细胞瘤没有区别,也有局部侵袭性,但多局限于牙龈及周围结缔组织,未见肿瘤沿骨小梁间侵袭,有时会在肿瘤下方呈现压迫性吸收。由于该型成釉细胞瘤发生部位浅表,易于早期发现,而且肿瘤下方的硬骨板及牙周致密结缔组织对肿瘤生长具有强抵抗力,所以一般都认为完整地摘除该型肿瘤后的预后相当乐观,复发率仅为15% 左右,且再次术后罕有复发。

(3)国内分类:于世凤(2005)主编的普通高等教育"十五"国家级规划教材《口腔组织病理学》第 5 版中,将成釉细胞瘤分为三种类型,即经典型、单囊型和周边型成釉细胞瘤。

1) 经典型成釉细胞瘤(classic ameloblastoma):又称标准或经典型骨内成釉细胞瘤(classic intraosseous ameloblastoma)或称为实性型或多囊型成釉细胞瘤(solid/multicystic ameloblastoma)。好发于下颌的磨牙区和下颌支区域以及上颌的磨牙区。其生物学行为和临床特点主要有二。一是肿瘤沿骨松质的骨小梁间浸润性生长;二是肿瘤发生部位对预后的影响较大,特别是发生在下颌支和上颌磨牙区者。常见于 30~49 岁,平均年龄 40 岁,为成人型成釉细胞瘤。一般型成釉细胞瘤的大体标本见肿瘤大小不一,剖面常见实性和囊性两部分,实性区呈白色或灰白色,囊腔内含黄色或褐色液体。组织学变异较大,可归纳为主要类型、细胞变异以及其他变异 3 种亚型(图 15-2-3,图 15-2-4)。

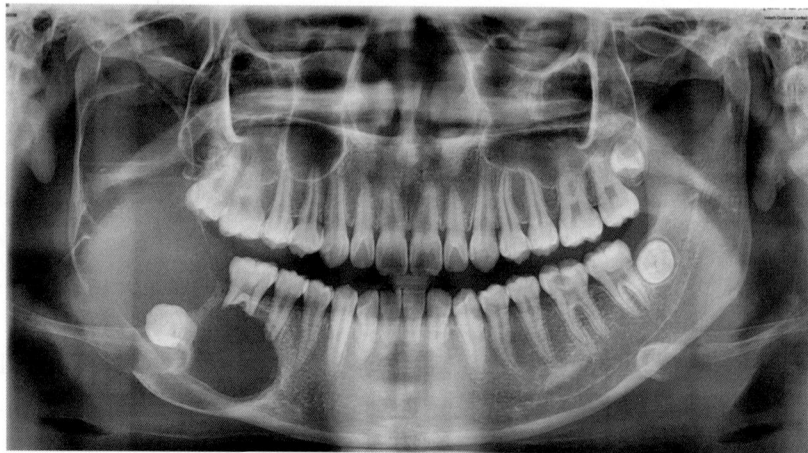

图 15-2-3　右侧下颌体部和下颌支部成釉细胞瘤
颌骨破坏严重,牙根吸收明显。

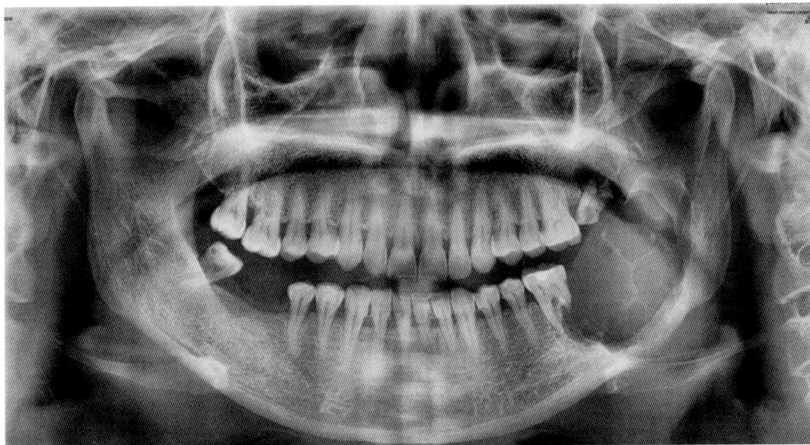

图 15-2-4　左侧下颌体部和下颌支部成釉细胞瘤
颌骨破坏严重,下颌第一磨牙远中牙根吸收明显。

　　a. 主要类型:包括滤泡型(follicular pattern)和丛状型(plexiform pattern)两型,在同一肿瘤内两种类型可同时存在。滤泡型成釉细胞瘤的肿瘤上皮形成或多或少的孤立性上皮岛,中心部由多边形或多角形细胞组成,细胞间彼此疏松连接,类似成釉器的星网状层,上皮岛的周边围绕一层立方状或柱状细胞,类似内釉上皮或前成釉细胞,细胞核呈栅栏状排列并远离基底膜,即极性倒置(reversed polarity)。星网状区常发生囊性变,形成小囊腔,囊腔增大时周边部细胞可被压成扁平状,滤泡之间的间质为疏松结缔组织。丛状型成釉细胞瘤的肿瘤上皮增殖呈网状联结,其周围部位是一层立方状或柱状细胞,被周边细胞包围的中心部细胞类似于星网状层细胞,但其含量较少,与滤泡型不同的是,丛状型的囊腔形成是间质区变性所致,而不是上皮内囊性变。

　　b. 主要类型中的细胞变异:棘皮瘤型(acanthomatous type)和颗粒细胞型(granular type)是两种主要的细胞变异。棘皮瘤型是指肿瘤上皮岛内呈现广泛的鳞状化生,有时可见角化珠形成,常出现在滤泡型成釉细胞肿瘤内。颗粒细胞型成釉细胞瘤的颗粒细胞大,呈立方、柱状或圆形,细胞质丰富,充满嗜酸性颗粒,在超微结构和组织化学上类似溶酶体。

　　c. 其他变异:①玻璃样性变。任何类型特别是滤泡型成釉细胞瘤中,肿瘤上皮团块邻近的结缔组织中可出现明显的玻璃样性变(hyalinization)和不良性钙化灶。②促结缔组织增生型成釉细胞瘤(desmoplastic ameloblastoma)。肿瘤的间质一般为疏松结缔组织,有时结缔组织显著增生,胶原丰富,排列成扭曲的束状,可见玻璃样性变,肿瘤性上皮岛或条索位于纤维束之间,上皮岛或条索的周边细胞呈扁平状。该型肿瘤常见于颌骨前部,保守摘除后复发率低。③基底细胞型成釉细胞瘤(basal cell ameloblastoma)。肿瘤细胞以基底样细胞为主。④角化成釉细胞瘤(keratoameloblastoma)。指成釉细胞瘤内出现广泛角化,其中还有一种罕见的,且其组织学特点是肿瘤内有些微囊区衬以不全角化上皮并含有角化物,而另外的微囊内为非角化上皮伴有乳头状增生,这种组织学特点的角化成釉细胞瘤称为生乳头状角化成釉细胞瘤(papilliferous keratoameloblastoma)。

　　2)单囊型成釉细胞瘤(unicystic ameloblastoma):多见于青年人,年龄在 10~29 岁,好发于下颌磨牙区,在临床和 X 线片上都类似于含牙囊肿。组织病理学上单囊型成釉细胞瘤又分为 3 个亚型。

第一型的衬里上皮表现为相对一般性的上皮衬里或非肿瘤性上皮,但部分上皮表现为早期成釉细胞瘤的组织学特点,即所谓的 Vickers-Gorlin 标准,简称 V-K 标准,其具体改变是:①囊腔衬里上皮基底层细胞核染色质增加,着色深;②基底细胞呈栅栏状排列,核远离基底膜,即极性倒置;③基底细胞的细胞质出现空泡变。

第二型的衬里上皮类似于第一型,但部分上皮呈结节状增生突入囊腔。增殖的结节由牙源性上皮组成,类似于丛状型成釉细胞瘤,又称为壁性成釉细胞瘤(mural ameloblastoma),其特点是纤维囊壁的不同层面存在丛状型或滤泡型成釉细胞瘤。

第三型肿瘤的纤维囊壁内有肿瘤浸润岛,可伴有或不伴有囊腔内瘤结节增殖,肿瘤浸润岛多表现为滤泡型成釉细胞瘤的特点。

前两个亚型的单囊型成釉细胞瘤的侵袭性较弱。

3)周边型成釉细胞瘤(peripheral ameloblastoma):指局限于牙龈或牙槽黏膜内的成釉细胞瘤。常常浸润牙龈结缔组织等周围组织,但不侵袭骨组织,有时可见肿瘤下方浅碟状压迫性骨吸收。该型成釉细胞瘤的治疗效果好,复发率较低。主要与以下三个因素有关。一是发生部位在牙龈,易于早期发现和治疗;二是肿瘤下方的密质骨对肿瘤的生长有较大的抵抗性;三是与骨小梁间疏松结缔组织相比,牙龈内致密结缔组织抵抗肿瘤侵袭能力较大。

(4)其他:随着人们对成釉细胞瘤认识的不断深入,文献报道了一些新的成釉细胞瘤类型。

1)透明细胞型成釉细胞瘤(clear cell ameloblastoma):1985 年 Waldron 等首先报道了 2 例透明细胞型成釉细胞瘤,在肿瘤外周柱状细胞和中间星网层出现透明细胞,细胞质微嗜酸性,细胞质内物质 PAS 染色阳性,许多瘤细胞内含丰富的糖原颗粒,认为其本质是一类牙源性癌。到目前为止,对于牙源性肿瘤中出现透明细胞的病理学意义尚不明了,早期曾认为透明细胞来源于迷走的异位黏液腺,现在有人认为成釉细胞瘤及其他牙源性囊肿或肿瘤中出现富含黏液的透明细胞,恰恰说明了牙源性上皮具有多种分化潜能。

2)腺样成釉细胞瘤:Matsumoto 等(2001)描述了一例伴有牙本质样物质形成的成釉细胞瘤,并复习相关文献,提出腺样成釉细胞瘤(adenoid ameloblastoma with dentinoid)的概念,肿瘤呈大小不一的多囊型,上皮团块中有牙本质样物质形成,有时肿瘤立方上皮排列成腺管样结构,易与牙源性腺样瘤(adenomatoid odontogenic tumor)相混淆,预后良好。

3)壁性成釉细胞瘤(mural ameloblastoma):是指发生在牙源性囊肿上皮内的成釉细胞瘤改变,有人认为壁性成釉细胞瘤是单囊型成釉细胞瘤的亚型之一。Gardner(1996)则认为壁性成釉细胞瘤的肿瘤组织常常突破基底膜,向周边骨组织浸润,临床生物学行为及预后和经典 AM 相似,复发率较高,因此不赞成将此类成釉细胞瘤归为单囊型成釉细胞瘤。

(二)牙源性腺样瘤

牙源性腺样瘤(adenomatoid odontogenic tumour,AOT),曾被认为是成釉细胞瘤的一种类型,也称腺样成釉细胞瘤(adenoameloblastoma and ameloblastoid tumor)。但实际上牙源性腺样瘤的组织结构、生物学行为和治疗方式等均与成釉细胞瘤有很大的不同,因此从 1971 年开始,WHO 就把牙源性腺样瘤列为一种独立的牙源性良性肿瘤,来源于牙源性上皮的成釉器或缩余釉上皮,也可能来自口腔黏膜。

肿瘤大体标本的包膜完整,大小在 1~3cm,周界清楚。切面实性或囊性,有沙砾感,实性区域呈灰白色或灰黄色,囊腔内可见透明或褐色液体,囊腔壁内面可见突起的肿瘤成分。显微镜下肿瘤结构多样化,肿瘤上皮可排列成片状、线状、旋涡状和团块状,间有大小不等、形态不规则的钙化物和少量发育不良的牙齿硬组织样结构,上皮团块间的结缔组织间质比较成熟、量少,通常结构疏松并含有充血的薄壁血管。肿瘤细胞为立方状或高柱状的牙源性上皮细胞,常常以下列4种结构类型排列:①上皮团块中肿瘤细胞排列成旋涡状或玫瑰花结样结构,并可见腺样结构。在玫瑰花结样结构的中心和上皮细胞间有无结构的嗜酸性物沉积,也称肿瘤小滴(tumour droplets)或肿瘤滴状小体,电镜下可见其特征性结构,壁厚4~6nm、直径12nm,呈圆形结构,基质绒毛状呈细颗粒状致密电子层围绕其周围,三者之间相互紧密连接(Phillpsen HP,1996)。②由单层高柱状或立方形细胞排列成腺管状结构或导管样外观,多见于细胞成分丰富的区域。细胞核卵圆形,呈极性排列,远离管腔,与成釉细胞瘤类似。值得注意的是,这种腺管样结构并非真正腺体,其管腔样腔隙内含有退行性变细胞和嗜酸性物质,PAS 染色呈阳性。③由1~2层肿瘤细胞排列成小梁状上皮条索,常呈现内陷的结构,多见于病变周边部。④多边形、鳞状细胞样、嗜酸染色的上皮细胞结节,细胞界限清楚,有明显的细胞间桥,核呈轻度多形性,结节中可见淀粉样物质聚集和球状钙化物。

2003 年 Larsson A 等报道 1 例多发性牙源性腺样瘤样颌骨病变的女性患儿,在 12~17 岁的 6 年间,分别在上、下颌骨不同区域发生瘤变,经历 7 次手术,摘除了 12 个孤立病灶和 20 个牙胚,牙胚多伴有形态不良的牙齿,病灶的一个显著特点是发生在形成过程中的牙齿根尖周围。显微镜下牙根主要由不规则和不连续的牙本质样物质组成,其中散在许多牙源性腺样瘤样排列的上皮团块和相邻的发育不良的牙本质样物质,还可见到类似牙源性钙化上皮瘤样的玻璃样变鳞状上皮。上皮细胞可见核分裂,可见管样结构。这种多发性牙源性腺样瘤样病变很少见,究竟是牙源性腺样瘤的组织学变异,还是单独的一种牙源性肿瘤尚待进一步研究。

(三) 牙源性黏液瘤

牙源性黏液瘤(odontogenic myxoma,OM)又称黏液瘤(myxoma),与身体其他部位骨骼的黏液样肿瘤是由纤维性肿瘤黏液样变性而来不同,是一种颌骨所特有的牙源性良性肿瘤,来源于牙源性间叶组织。牙源性黏液瘤的组织结构非常类似于牙齿的间充质,偶尔含有上皮剩余,可能来源于牙胚中的牙乳头或牙周膜。多数研究中心资料显示,牙源性黏液瘤的发病率在牙源性肿瘤中仅次于牙瘤和成釉细胞瘤而位居第三位,占牙源性肿瘤的 3%~20%。

肉眼观察见肿瘤有包膜但不完整,呈特有的透明黏液样外观,边界不清。切面灰白色,有时呈透明或半透明胶冻状,由于所含胶原数量的不同,质地从胶冻状到坚实不等,较脆,切面光滑,有时可见黏液丝或胶原纤维束。镜下肿瘤由细胞相对较疏松的黏液性结缔组织构成。肿瘤细胞特征为不规则的星形、梭形及圆形,从中央的细胞核伸出长长的、纤细的、相互交织的淡染或嗜酸性的细胞质突起,细胞核卵圆形,深染,偶见轻度不典型核和少量核分裂象。细胞间为弱嗜碱性或弱嗜酸性的黏液样基质,组织化学研究表明肿瘤基质中富含酸性黏多糖,主要是透明质酸和硫酸软骨素。在基质中可见原始的牙源性上皮岛或上皮条索,但在多数病例中牙源性上皮并不明显,也不是确立诊断所必需的。有些牙源性黏液瘤可浸润至骨髓腔,类似恶性肿瘤的表现。有些肿瘤实质中有较多的胶原纤维,也称为黏液纤维瘤(myxofibroma)或纤维黏液瘤(fibromyxoma),没有证据表明这种胶原纤维较多的类型具有不同的生物学行为。

临床上牙源性黏液瘤以具有局部侵袭性但不发生远处转移为特点。肿瘤逐渐增大可引起颌骨膨胀和面部变形,受累牙齿松动和移位,甚至脱落。肿瘤向周围组织侵袭性生长,穿破骨皮质后侵及颌骨周围的软组织,侵及下颌管可出现下唇麻木,而上颌窦受累可出现鼻塞、鼻衄甚至眼球突出等症状。当肿瘤生长迅速伴明显疼痛时,应警惕黏液瘤的恶性变,此时又称颌骨黏液肉瘤或黏液纤维肉瘤变。

(四) 牙源性钙化上皮瘤

牙源性钙化上皮瘤(calcifying epithelial odontogenic tumor,CEOT)1955 年首先由 Pindborg 报道,因此又称为 Pindborg 瘤(Pindborg tumour),比较少见,约占牙源性肿瘤的1%。其具有特殊的肿瘤结构、细胞特征和生物学行为,以局部侵袭性和肿瘤内钙化淀粉样物质为主要临床病理特征,临床上较易误诊且治疗不当极易复发。

肿瘤为实性,表面灰白色,包膜缺如或不完整,切面灰白,无囊性变,质脆,有多个结节,伴有不同程度的钙化,剖面刀轻刮时可有沙砾感,可含埋伏牙。镜下肿瘤由纤维间质和多边形上皮细胞岛及团片构成。肿瘤上皮细胞含丰富的嗜酸性细胞质,呈片状和条状分布在基质中。细胞轮廓清楚,细胞间桥清晰可见,细胞核大深染,呈巨核和多核细胞,但核分裂象极少见。肿瘤细胞团块中央或外周有典型均质透明区,嗜酸染色,刚果红染色及硫代哒黄素 T 荧光染色显示为淀粉样物质,推测可能是肿瘤上皮细胞分泌的成釉蛋白或釉质蛋白。这些淀粉样物质和变性细胞中央或周围发生矿化,形成呈同心圆样沉积的钙化灶。钙化是牙源性钙化上皮瘤的特征,但也有无钙化的变异型,无钙化的牙源性钙化上皮瘤以骨外型更常见。肿瘤的上皮成分和淀粉样物质的比重不定,有些肿瘤中含有大量的淀粉样物质,而有些肿瘤以上皮成分为主,两者的生物学行为没有差别。少数病例可见牙本质或牙样结构,但没有成釉细胞样细胞。

牙源性钙化上皮瘤的上皮岛中还可见含糖原的透明细胞,大约有8%的牙源性钙化上皮瘤中出现透明细胞,有些肿瘤以透明细胞为主。在 19 例透明细胞型牙源性钙化上皮瘤(clear-cell variant of calcifying epithelial odontogenic tumor)的文献回顾分析中,发现与不含透明细胞型相比,67%的透明细胞型牙源性钙化上皮瘤穿破骨皮质,远远高于前者的 6.7%,提示透明细胞型牙源性钙化上皮瘤可能具有更强的局部侵袭性。总体来讲,牙源性钙化上皮瘤的侵袭性不如成釉细胞瘤,与成釉细胞瘤沿骨松质侵袭生长不同,牙源性钙化上皮瘤以对肿瘤包膜和周围结缔组织的侵袭为主,术后复发的主要原因是手术切除不彻底。

值得注意的是,牙源性钙化上皮瘤多次复发后,有恶性转化的潜能。Veness MJ 等(2001)报道 1 例 64 岁的女性患者,病变累及左侧下颌第三磨牙及周围软组织,2 次手术后复发。3 次手术标本的病理检查特点分别为:第 1 次,片状或条索状多边形上皮细胞团块,细胞质嗜酸性,偶见胞核深染,未见细胞分裂,上皮细胞周围包绕着中心层状的钙化沉淀物和形态不规则的淀粉样物;第 2 次(9 个月后),细胞数量增加,出现细胞分裂(<1/10 HPF),淀粉样物和钙化物消失;第 3 次(6 个月后),细胞分裂象多见,没有淀粉样物或钙化物,出现局部侵袭周围小血管,诊断为恶性 Pindborg 瘤(牙源性癌)。第 3 次手术的颌骨部分切除和肩胛舌骨上颈淋巴清扫术证实病变侵及骨骼肌并出现颈部淋巴结转移。该病例清晰显示了牙源性钙化上皮瘤从良性向恶性转化的过程。Cheng YS 等(2002)也报道了 1 例"潜在恶性行为"的牙源性钙化上皮瘤病例,病理学检查核分裂多见,Ki-67 染色以及增殖指数等显示病变的增殖旺盛,病变已侵及颌骨骨皮质,但是没有发现淋巴结或远处转移。

(五) 牙源性鳞状细胞瘤

牙源性鳞状细胞瘤(squamous odontogenic tumour,SOT)在1975年由Pullon首先报道,是一类较为罕见的牙源性肿瘤,2005年WHO分类提出到目前为止,该肿瘤的报道不足50例。牙源性鳞状细胞瘤由分化良好的鳞状细胞上皮和纤维间质构成,可能起源于牙板的残余或牙周膜的上皮残余,是一种良性但具有局部侵袭性的牙源性肿瘤。

肿瘤由上皮和间质两种成分组成。上皮成分由形态大小不等、分化良好的上皮岛构成,细胞为成熟的鳞状上皮细胞,可见细胞间桥。上皮岛呈类圆形及椭圆形,也可为不规则条索状,肿瘤细胞排列成团,外层细胞扁平或立方状,不具备成釉细胞瘤细胞团外层柱状细胞的特点。上皮岛中心可形成微囊,在上皮细胞团块中也可发生变性和钙化。

(六) 成釉细胞纤维瘤

成釉细胞纤维瘤(ameloblastic fibroma,AF)是一种真性的牙源性混合肿瘤,占所有牙源性肿瘤的2.5%。肿瘤由类似牙板和成釉器的牙源性上皮条索和类似牙乳头的牙源性外胚间充质组成,但没有成牙本质细胞,不含牙釉质和牙本质等牙齿硬组织。

到目前为止,人们对有关成釉细胞纤维瘤、成釉细胞纤维牙本质瘤(ameloblastic fibrodentinoma,AFD)和成釉细胞纤维牙瘤(ameloblastic fibroodontoma,AFO)这类病变性质以及相互关系存在不同的认识。2005年的WHO分类中,将成釉细胞纤维瘤、成釉细胞纤维牙本质瘤和成釉细胞纤维牙瘤列为3种疾病,并给予不同的肿瘤学国际疾病分类编码(ICD-O)。根据肿瘤的组织病理改变以及诱导牙体硬组织成分的不同,如果具有成釉细胞纤维瘤组织形态的肿瘤病变中有发育不良的牙本质形成,称为成釉细胞纤维牙本质瘤;如果同时出现牙本质和牙釉质成分则称为成釉细胞纤维牙瘤。后两者被看作是成釉细胞纤维瘤的组织病理学上的变异,但具有不尽相同的生物学行为,尤其是成釉细胞纤维牙瘤,与成釉细胞纤维瘤相比,预后好,很少有复发和恶性变的报道。

成釉细胞纤维瘤、成釉细胞纤维牙本质瘤和成釉细胞纤维牙瘤有时又被统称为混合型牙源性肿瘤。这类混合型牙源性肿瘤的组织学形态在早期发育阶段的牙瘤中都可见到,因此对于这类肿瘤是真性肿瘤还是发育过程中的牙瘤尚存在争论,另外,这3种病变是独立的疾病还是同一疾病的不同发育阶段也还没有形成一致的看法。李铁军等认为成釉细胞纤维瘤复发和恶性变的报道证明了其肿瘤特性,但不能排除少数成釉细胞纤维瘤,特别是发生在儿童者,有发展成为成釉细胞纤维牙本质瘤、进一步发育成熟为牙瘤的可能。

肉眼见肿瘤为圆形或分叶状,表面光滑,肿瘤有包膜,但常常不完整,肿瘤可呈实性或囊性。剖面灰白色与纤维肉瘤相似,可有胶样半透明区。显微镜下见肿瘤由肿瘤性牙源性上皮成分和黏液样间质构成,肿瘤性上皮以条索或团块状分散在肿瘤性结缔组织中,上皮成分类似成釉细胞瘤,排列为成釉器样结构:外周细胞为类似内釉上皮的立方或柱状细胞,细胞核远离基底膜,中央为星网状层疏松排列的梭形细胞,可见囊性变。肿瘤性间质为细胞丰富的较幼稚的黏液样组织,细胞为圆形或多边形,排列疏松,细胞大小不一,其中星形的成纤维细胞具有细长的细胞质突起,类似胚胎的牙髓。肿瘤上皮和间质成分中均可见核分裂象,肿瘤细胞团块邻近的间质黏液样组织可有玻璃样变性进而发生钙化,有报道认为发生在上颌窦的成釉细胞纤维瘤中均有明显散在钙化,并认为这种钙化灶的出现是诊断上颌成釉细胞纤维瘤的可靠依据。如果间质肿瘤细胞细胞质呈颗粒状时,又称为颗粒细胞成釉细胞纤维瘤(granular cell ameloblastic fibroma)。在成釉细胞纤维瘤的组织形态中出现发育不良的牙本质,则称为成釉细胞纤维牙本质瘤,部分是在成釉细胞纤维瘤复发病例中出现牙本质样结构转化而来,这种情况比较少见。

根据文献资料,成釉细胞纤维瘤的术后复发率较高,一般的刮治术极易复发。另外,临床上值得注意的是,这种肿瘤术后复发有转变为成釉细胞瘤或恶性变为成釉细胞纤维肉瘤或牙源性纤维肉瘤的可能。吴奇光(1988)收集8例成釉细胞纤维瘤临床资料进行随访和回顾,复发者4例,有1例术后4年复发转变为鳞状细胞型成釉细胞瘤,肿瘤上皮成分增多,团块中有鳞状细胞化生和角化珠;另2例分别在1次和2次复发后转变为牙源性纤维肉瘤,上皮成分完全消失,间叶成分异常增生,由弥漫的圆形或梭形细胞组成,细胞核大且深染,病理性核分裂象多见。钟鸣等(2002)回顾分析了11例成釉细胞纤维瘤,复发率为27.3%(3/11),分别是术后0.5年、1年和10年,同时报道的3例成釉细胞纤维肉瘤中有2例是由成釉细胞纤维瘤恶性变而来。李铁军(2005)报道的11例有随访资料(5个月~22年)中4例复发,其中2例复发肿瘤恶性变呈纤维肉瘤样改变,原发肿瘤中的上皮成分消失。Kobayashi K 等(2005)分析文献报道,认为1/3的恶性成釉细胞纤维瘤来自复发的成釉细胞纤维瘤,因此临床上应按临界瘤处理原则对成釉细胞纤维瘤进行治疗。虽然WHO分类(2005)中不支持最初采取扩大切除,但是实践中应该根据肿瘤大小,在安全范围内进行颌骨方块切除或部分节段切除,对于复发或突破骨皮质者应行包括周围组织在内的颌骨和肿瘤扩大切除,以减少复发可能。

三、牙源性良性肿瘤的骨吸收机制

牙源性良性肿瘤在颌骨内生长、侵袭必然涉及其周围骨组织的吸收,其局部侵袭性的强弱可能取决于肿瘤细胞活化破骨细胞及诱导骨吸收的能力。

目前认为肿瘤细胞一般不直接引起骨组织的破坏,而是通过产生或诱导其他细胞产生骨吸收刺激因子间接影响破骨细胞的分化、成熟和功能活性,促进周围骨组织的吸收。现已明确参与骨吸收调控的相关因子很多,其中前列腺素 E_2(prostaglandin E_2,PGE_2)、白细胞介素6(interleukin-6,IL-6)和肿瘤坏死因子(tumor necrosis factor,TNF)等是促进骨吸收的相关因子,而降钙素(calcitonin,CT)和骨钙素(bone Gla-containing protein,BGP)等则是促进骨形成的相关因子。

有研究认为牙源性角化囊肿在颌骨内可沿骨小梁间隙向周围浸润性生长,引起骨组织破坏和吸收,这种生物学行为很可能与病变细胞可产生或诱导产生多种骨吸收刺激因子,并在病变局部造成骨吸收亢进有关。但具体的机制还有待进一步研究明确。

具有促进骨吸收活性的各种细胞因子,虽对破骨细胞形成和活化有协同作用,但局部RANKL(receptor activator of NF-κB ligand)表达的改变才是直接促进破骨细胞形成和活化的关键。

RANKL又称为破骨细胞分化因子(osteoclast differentiation factor,ODF)、骨保护因子配体(osteo-protegerin ligand,OPG-L),是近年最新发现的肿瘤坏死因子超家族的新成员。该因子由成骨细胞/骨髓基质细胞产生,在 M-CSF 的辅助下,RANKL 与破骨细胞前体细胞表面的受体-核因子 κB 受体激动子(receptor activator of NF-κB,RANK)结合,诱导前体细胞分化、发育为成熟的破骨细胞;RANKL 尚可以激活成熟的破骨细胞,抑制其凋亡。OPG 也是新近发现的 TNF 受体超家族中的一员,在体内、体外均可以阻断破骨细胞的生成和功能。骨微环境中 RANKL 与 OPG 表达量的相对比值决定着骨代谢的方向,正常生理情况下,RANKL 与 OPG 的表达量相对抗衡,骨吸收与骨形成处于平衡状态;若 RANKL 的量超过 OPG,骨代谢则倾向于骨吸收方向,反之,OPG 的表达相对多于 RANKL,骨形成超过骨吸收。

成釉细胞瘤导致颌骨破坏、吸收的机制可能有别于牙源性角化囊肿。目前成釉细胞瘤骨吸收的研究主要基于 RANKL/RANK/OPG 调节系统。已有研究发现 RANKL 在成釉细胞瘤中恒定高表达,培养的成釉细胞瘤细胞可分泌 RANKL 和肿瘤坏死因子(TNF-α),其培养的上清液与破骨细胞前体细胞共培养可诱导破骨样细胞形成,推测 RANKL 和 TNF-α 在成釉细胞瘤周围骨吸收中起重要作用。

四、牙源性良性肿瘤的局部侵袭生长机制

牙源性良性肿瘤虽然属于良性肿瘤的范畴,但其中的一些肿瘤具有侵袭性生长的生物学行为,术后容易复发,给临床治疗带来了困难。牙源性良性肿瘤的局部侵袭生长机制的阐明将为其临床治疗效果的改进提供线索。因此牙源性良性肿瘤的局部侵袭生长机制的研究一直是诸多学者关注的重点,近年来主要集中在常见的、具有侵袭生长特性的成釉细胞瘤和牙源性角化囊肿方面,并取得了一定的结果。

(一)成釉细胞瘤

1. 增殖动力学　一般认为,肿瘤细胞的增殖活性是肿瘤发生侵袭和转移的基础和前提。细胞增殖导致肿瘤细胞数量增加,组织内部产生扩张性压力,有利于促使或有利于肿瘤沿压力低的方向向周围侵袭和转移。在对成釉细胞瘤和牙源性角化囊肿的体外短期培养中,可以观察到前者细胞生长活跃,似乎是前者具有局部侵袭能力的原因之一。

(1)银染核仁组织区(AgNORs):目前为止,对 AgNORs 与成釉细胞瘤分型及其生物学行为之间关系的研究尚未取得明确的阳性结果。AgNORs 计数在成釉细胞瘤和腺瘤样牙源性肿瘤之间无明显差异,而且与成釉细胞瘤的复发与否也无关。

(2)增殖细胞核抗原(proliferating cell nuclear antigen,PCNA):PCNA 是在细胞周期 G1 末和 S 期合成的核蛋白,是一种常用的细胞增生标记物。不同学者对 PCNA 在成釉细胞瘤细胞中表达的研究结果也不尽相同。

(3)Ki-67 抗原:Ki-67 抗原也是体现细胞增殖活力的一个指标。对 Ki-67 抗原的研究存在几乎相同的问题,不同类型、不同年龄的成釉细胞瘤患者的研究结果各不一致。

2. 癌基因和抑癌基因　*p53* 是肿瘤抑制基因,定位在染色体 17p。有学者认为是 p53 的过度表达,而非 p53 蛋白阳性细胞的数量与牙源性肿瘤的增殖能力的关系更为密切。也有人认为突变型 p53 蛋白可促进肿瘤发生和生长。

3. 凋亡相关基因

(1)Bcl-2 家族:Bcl-2 家族蛋白是一组参与调控细胞增殖、分化和凋亡的蛋白。在牙板发育过程中,Bcl-2 蛋白在蕾状期和钟状期的牙胚中都有表达,而当内釉上皮细胞正常分化成熟为成釉细胞后,就不再表达 Bcl-2 蛋白。在正常的口腔上皮细胞、成釉细胞、牙源性囊肿的基底细胞和大多数的成釉细胞瘤中都发现有 Bcl-2 蛋白的表达,表明牙源性上皮中 Bcl-2 的表达水平与细胞的分化和增殖能力有关,而 Bcl-2 的过度表达则可能与成釉细胞瘤的发生

有关。

（2）FAS/FASL：FAS（又称 APO-1 或 CD950）是 FAS 配体（FASL）的受体,前者为 I 型膜蛋白,属于肿瘤坏死因子受体（tumor necrosis factor receptor,TNFR）家族,后者为 II 型膜蛋白,属于肿瘤坏死因子（tumor necrosis factor,TNF）家族。FAS/FASL 系统是哺乳动物细胞凋亡的重要信号传导途径。在正常和肿瘤性牙源性上皮均具有 FAS 和 FASL 的免疫活性,有学者研究认为 FAS/FASL 介导的细胞凋亡可能与成釉细胞瘤细胞的分化相关,影响成釉细胞瘤细胞的侵袭性。

（3）ICE 家族：白细胞介素-1β 转化酶（interleukin-1β converting enzyme,ICE）成员按其发现先后分别被命名为 caspase-1～11,均属于半胱氨酸蛋白酶,其中 caspase-3 可促进凋亡,主要出现在成釉细胞瘤邻近基底膜的细胞。

4. 细胞黏附分子（cell adhesion molecular）　细胞黏附分子包括细胞外基质（extracellular matrix,ECM）和细胞表面黏附分子。研究表明,肿瘤发生、侵袭和转移过程中均存在细胞黏附分子及其介导的黏附行为的改变。细胞外基质被认为在正常和病理状态下的细胞迁移和分化过程中都起着重要的作用。在细胞间隙填充着众多蛋白质和多糖等细胞外基质,连接细胞并交织成网络结构。细胞外基质和细胞表面黏附分子一起介导了细胞的黏附和移动。新近发现,细胞外基质和细胞表面黏附分子可能对肿瘤细胞的侵袭和转移有重要作用。在口腔不典型增生、癌前病变及侵袭性鳞状细胞癌等上皮病变中,层粘连蛋白和 IV 型胶原等在基底膜上的分布越来越失去其连续性。

（1）层粘连蛋白（laminin,LN）和纤连蛋白（fibronectin,FN）：层粘连蛋白和纤连蛋白是细胞外基质的主要黏附分子。从现有研究可推测成釉细胞瘤层粘连蛋白和纤连蛋白表达的下调,尤其是外周肿瘤细胞层粘连蛋白和纤连蛋白表达的下调或缺失,导致细胞与基质间的连接紊乱,促进肿瘤细胞的移动,利于外周肿瘤细胞的侵袭,层粘连蛋白和纤连蛋白在基底膜表达的缺失与成釉细胞瘤的复发密切相关。Laminin-5 可能参与成釉细胞瘤的终末分化,与成釉细胞瘤的侵袭性有关。

（2）细胞表面黏附分子：细胞表面黏附分子的有关研究进展甚快,并被认为与肿瘤的发生和转移有较多的内在联系。选凝素（selectin）与配体聚糖的结合与肿瘤转移有密切关系,钙黏蛋白（cadherin）已被证明在胚胎组织分化等方面起重要作用。在成釉细胞瘤中包含较为活跃的血管成分,其内皮细胞表达 E 选择素（E-selectin）、ICAM-1 和 VCAM-1 等细胞黏附分子。新近有报道,上皮钙黏素（E-cadherin）在成釉细胞瘤的中央多形细胞中强表达,在外周柱状细胞中表达较弱,其分布与正常牙胚的上皮相近。但在各型成釉细胞瘤中,被认为是终末分化的角化区和颗粒细胞中都未见上皮钙黏素表达。

5. 基质金属蛋白酶（matrix metalloproteinase,MMP）　在肿瘤侵袭和转移过程中,肿瘤细胞本身可分泌产生多种分解酶,以分解细胞外基质和破坏基底膜的完整性。基质金属蛋白酶是一类锌依赖的内源性蛋白水解酶,结构上有很大同源性和三个结构功能区。基质金属蛋白酶对肿瘤转移和侵袭起到多重作用,几乎可以降解所有细胞外基质和基底膜成分,调节细胞黏附和形成新的黏附,以及作用基底膜并激活生成新的活性因子产生一系列反应等。基质金属蛋白酶中的 MMP-2 又称 IV 型胶原酶,活化后可水解 IV 胶原破坏基底膜的完整性,被普遍认为与肿瘤侵袭转移的关系最为密切。免疫组化研究发现成釉细胞瘤中 MMP-2 表达阳性,位于肿瘤外周柱状细胞的细胞质中,同时外周基底膜的 IV 型胶原断裂,失去连续性。

进一步的研究证实了 MMP-2 及其抑制剂 TMP-2 的 mRNA 在成釉细胞瘤细胞中表达,以及基底膜Ⅳ型胶原的缺失。此外,成釉细胞瘤细胞经 MMP-2 抑制剂处理后其增殖能力没有改变,但是分泌的 MMP-2 活性显著降低,同时肿瘤细胞侵袭和黏附能力均受到明显的抑制作用,认为 MMP-2 可以通过降解基底膜的Ⅳ型胶原,导致阻碍肿瘤侵袭转移的屏障丧失,利于局部侵袭的发生。

6. 其他　一些学者研究推断,β-连环蛋白、抑癌基因 APC、成视网膜母细胞瘤蛋白(RB蛋白)等因子与成釉细胞瘤细胞的分化生长、恶性变以及侵袭性生物学行为存在相关性。类肝素酶在成釉细胞瘤的局部侵袭中有重要作用。有关 AM 侵袭的机制仍将是今后研究的重点。

(二) 牙源性角化囊肿

1. 衬里上皮细胞增殖　对于牙源性囊肿来说,牙源性上皮剩余在不良刺激的诱导下发生增殖和囊性变,不断积聚的囊液可导致囊肿在颌骨内逐渐膨胀增大。早期受到人们对牙源性角化囊肿病变性质认识不足的限制,研究主要局限在牙源性角化囊肿上皮细胞与其他牙源性囊肿衬里上皮细胞增殖活力的对比:牙源性角化囊肿的核分裂均数、^{3}H 胸腺嘧啶核苷标记指数、PCNA 和 Ki67 等反映细胞增殖能力的指标都显著高于根尖囊肿或含牙囊肿,认为牙源性角化囊肿衬里上皮细胞不断增殖导致的所谓"壁性生长"是肿瘤发展增大的一个重要因素。

2. 衬里上皮的胶原纤维　利用偏振光显微镜和天狼星红(picrosirius red)染色,可以观察到牙源性角化囊肿的薄纤维与含牙囊肿和根尖囊肿相似,而厚纤维的偏振光颜色明显呈黄绿色,类似牙源性肿瘤,提示牙源性角化囊肿上皮衬里的基质不仅是病变的支持结构,而且可能对病变的肿瘤学行为起重要作用。

3. 上皮细胞分泌的细胞因子　有研究显示牙源性角化囊肿囊腔内囊液的压力或伴有感染时可以促进不全角化上皮衬里细胞和成纤维细胞分泌炎性细胞因子白介素-1(interleukin 1,IL-1),IL-1α 可以通过破骨细胞的形成和活化诱导颌骨的骨吸收,并促进前列腺素和胶原酶的生成,其中前列腺素 E_2 可以通过 RANKL(receptor activator of NF-κB ligand)途径促进破骨细胞的形成和功能,推测其是主要的溶骨因子。另外,基质金属蛋白酶和甲状旁腺激素相关蛋白等也被认为与牙源性角化囊肿的局部侵袭性有关。

五、牙源性良性肿瘤的治疗

临床上,绝大多数牙源性良性肿瘤发生在颌骨内。治疗的方法包括手术、冷冻等。其中手术治疗是治疗牙源性良性肿瘤唯一有效的方法,而冷冻治疗则多作为辅助的治疗手段。本部分将介绍前述几种牙源性良性肿瘤的治疗。

(一) 成釉细胞瘤

对成釉细胞瘤的治疗,临床上都首选手术切除的方法。手术方案的设计须综合考虑肿瘤的部位和临床分类等因素,其中发生部位更有意义。值得指出的是术前没有病理学诊断而确诊为成釉细胞瘤是不恰当的,术中快速冷冻切片对成釉细胞瘤的诊断和治疗都有十分重要的意义。

实性型或多囊型成釉细胞瘤在颌骨内具有局部侵袭性生长的特点,摘除或刮治术后的复发率高,宜行根治性手术治疗,即在肿瘤外0.5cm以上的正常组织行颌骨切除术,截骨后骨缺损可行即刻骨移植术修复。如有继发感染一般应先控制感染,如感染创口需立即植骨者,应首选血管化骨肌瓣修复骨缺损。目前常用的血管化骨肌瓣有髂骨或腓骨肌瓣。外周型成釉细胞瘤范围局限,没有局部侵袭性,临床复发率低,可采用保证足够切缘的下颌骨方块切除术,保留下颌骨连续性。单囊型壁性成釉细胞瘤,主要为膨胀性生长,不浸润周围的骨组织,目前多采用囊肿刮治术式加上密切随访。

上颌骨成釉细胞瘤易沿腔窦向周围扩散累及筛窦、蝶窦、翼腭窝、颞下窝以及沿进出颅的大血管或神经波及颅底,肿瘤边界难以估计,手术前应常规做CT检查,辅助术前判断切除的范围。上颌骨成釉细胞瘤应考虑行上颌骨切除术,缺损区用血管化骨肌瓣或赝复体修复(包括磁性赝复体)。对冷冻切片证实有恶变者,应按恶性肿瘤手术原则处理。颌骨前部的成釉细胞瘤位置表浅,易于观察,而且周围没有重要的器官和结构,有学者推荐摘除术后辅以密切随访,对复发者早期再次摘除,可保存患者的面形,获得较好的效果。

儿童下颌骨成釉细胞瘤组织学上以丛状型多见,而该型局部浸润性较弱,单独刮除即可获得满意效果。上、下颌骨部分切除术虽可确保疗效,但造成颌骨畸形和功能障碍,影响儿童的生理和心理发育,因此主张儿童成釉细胞瘤首选刮治术,即使有复发,可待成年后再行根治性手术。

对于突破骨皮质累及周围软组织、范围较大或多次复发的成釉细胞瘤,扩大的根治性切除对减少术后复发是必需的,提倡颌骨和周围软组织的整块切除,术后遗留的复合组织缺损可采用血管化的复合骨肌皮瓣进行即刻修复。

对于X线表现呈局限的单个囊性透光区的病变,特别是病变直径在4cm以内的青少年,拒绝颌骨切除的病例可考虑行肿物摘除或刮治术,术中应在直视下完整刮除肿瘤和囊壁。可疑残留区的骨质边缘、倒凹可用电烙、冷冻、化学药物处理或用咬骨钳、骨凿去除,锋利刮匙刮治。术后定期拍摄X线片复查是必需的,一旦确认有复发,则须采取进一步的治疗措施。

目前颌骨缺损或颌骨及周围组织的大范围复合组织缺损修复常用的血管化骨肌(皮)瓣有腓骨或髂骨肌(皮)瓣。随着显微外科技术的不断成熟以及数字化技术的发展,修复技术日益改进,在临床上取得了较好的效果,如应用腓骨折叠或牵张成骨技术恢复重建下颌骨的高度,应用计算机辅助设计(computer-aided design,CAD)/计算机辅助制造(computer-aided manufactured,CAM)技术精确切除和修复颌骨缺损的个体化手术等(图15-2-5~图15-2-7)。

(二) 牙源性腺样瘤

牙源性腺样瘤一般较小,可以行肿瘤的完整切除或颌骨方块切除。对于范围较大者,主张行颌骨部分或半侧下颌骨切除术和植骨术。牙源性腺样瘤一般术后复发率低,预后良好。

(三) 牙源性黏液瘤

牙源性黏液瘤虽然是良性肿瘤,但具有局部侵袭性生长、浸润性广泛、术后复发率高的特点,故应按低度恶性肿瘤处理,要求切缘距肿瘤外正常骨质0.5~1.0cm处行截骨术,骨缺损区可以同期植骨。范围较小的可行颌骨的方块切除,范围较大的应行部分颌骨切除术或颌骨切除术。

（四）牙源性钙化上皮瘤

牙源性钙化上皮瘤主要采用手术治疗，但治疗不彻底容易复发，复发率为 10%～15%。透明细胞型牙源性钙化上皮瘤的复发率相对较高，为 22%。治疗方法同实性型/多囊型成釉细胞瘤，需要在肿瘤外的正常组织内作为安全边界，预后良好。也有主张对小肿瘤施行肿瘤刮治术，并建议行密切的临床随访。

（五）牙源性鳞状细胞瘤

牙源性鳞状细胞瘤以手术治疗为主。该瘤具有一定的侵袭性，应以彻底切除肿瘤为原则。对于早期范围不大的肿瘤可采用刮治术，但应强调刮治的彻底性，必要时应咬除或凿除周围可疑的骨质。对于肿瘤突破骨皮质、侵及周围软组织的牙源性鳞状细胞瘤，应行包括骨膜和周围软组织在内的颌骨方块切除术。

（六）成釉细胞纤维瘤

成釉细胞纤维瘤术后的复发率较高，刮治术后极易复发，并有转变为成釉细胞瘤或恶变为成釉细胞纤维肉瘤或牙源性纤维肉瘤的可能。治疗方法同实性型/多囊型成釉细胞瘤，需要在肿瘤外的正常组织内作为安全边界，以减少复发的可能。

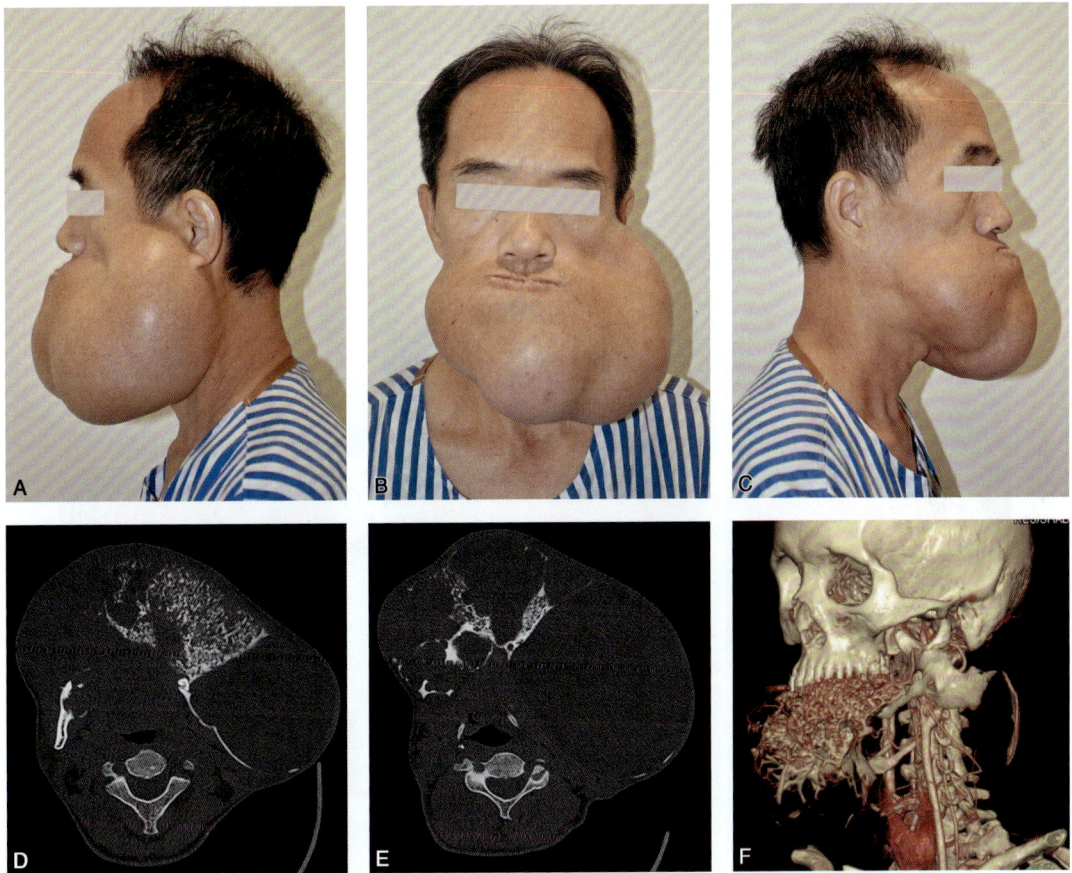

图 15-2-5　双侧下颌骨巨大成釉细胞瘤

患者，男性，51 岁，双侧下颌骨成釉细胞瘤，计划应用计算机辅助设计与制造技术，行数字化手术导板辅助下双侧下颌骨肿物切除术+血管化腓骨肌皮瓣移植修复术。A～C. 术前正侧位像；D～E. 术前 CT 检查和三维重建。

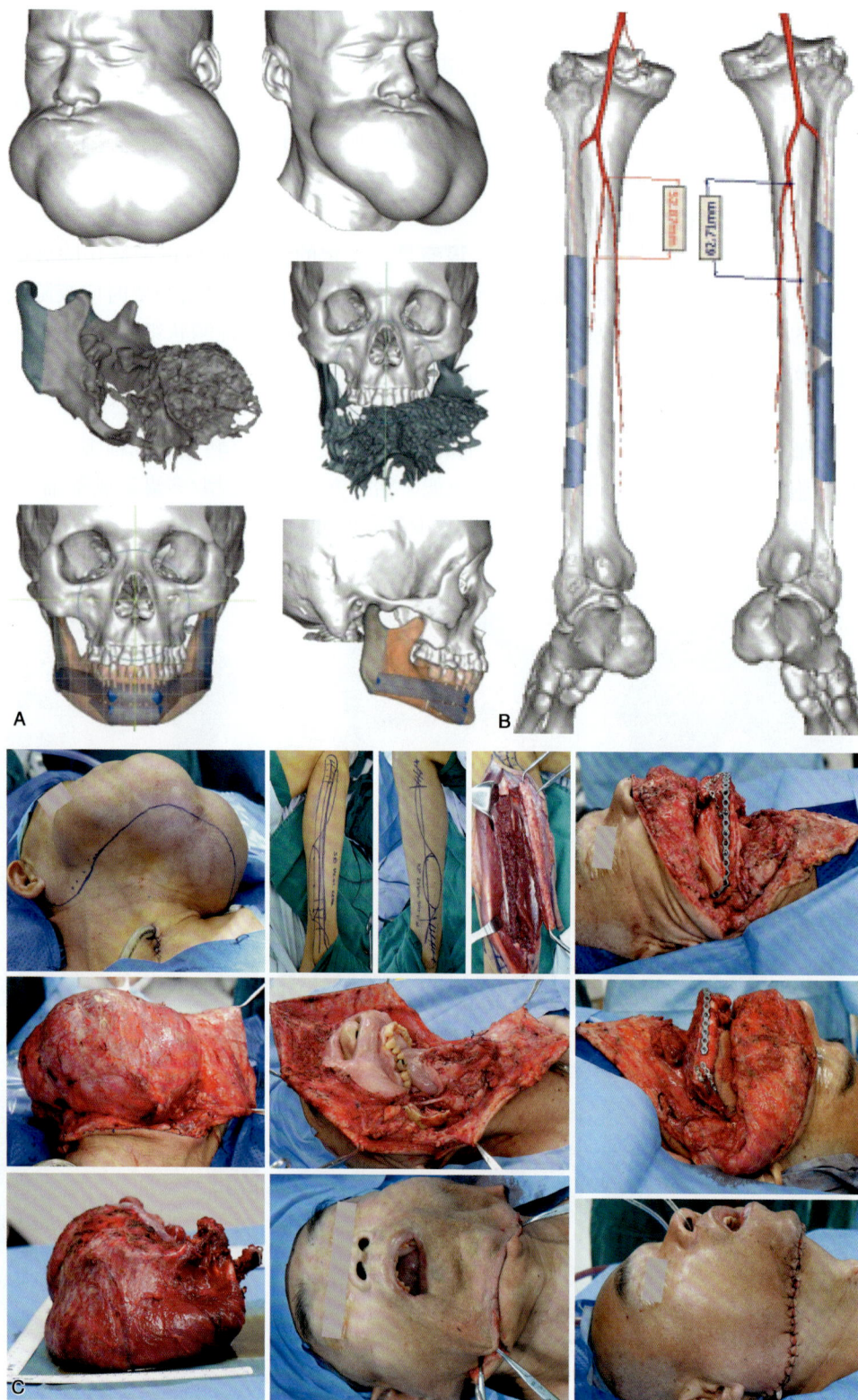

图 15-2-6　双侧下颌骨成釉细胞瘤术前数字化设计及手术过程
A. 术前数字化建模和设计；B. 腓骨瓣数字化设计；C. 手术过程。

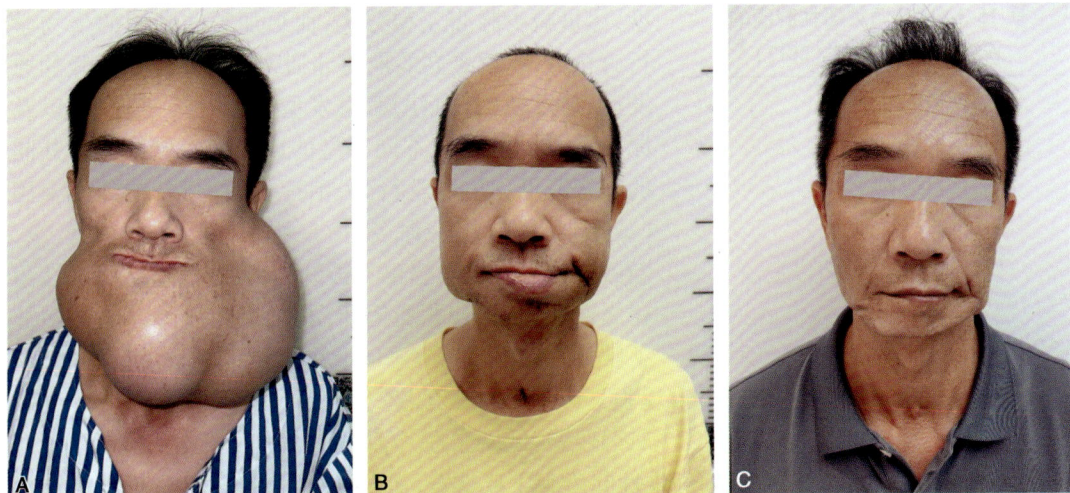

图 15-2-7　双侧下颌骨成釉细胞瘤术前、术后对比
A. 术前正面像；B. 术后 4 周正面像；C. 术后 6 个月正面像。

六、展　　望

1. 临床诊疗展望　牙源性良性肿瘤的早期发现和诊断是提高治疗效果的关键，随着对牙源性良性肿瘤认识的不断深入，卫生宣教和大众保健意识的增强，以及诊断技术和设备的发展，牙源性良性肿瘤的早期发现和诊断将会成为可能。合理的综合治疗及治疗方法的选择，可最大程度地减轻术后容貌的毁坏，同时减少功能障碍及降低复发率。组织和器官的保存性功能外科以及缺损的修复性功能性外科技术，对于提高患者的生存质量至关重要。因此，综合治疗疗效的前瞻性研究和评价，功能性外科和术后康复治疗等工作在口腔颌面外科的应用，将使牙源性良性肿瘤的治疗进入新的发展阶段。

2. 应用基础研究展望　随着近年来肿瘤的分子生物学研究的飞速发展，肿瘤的发生、发展、侵袭、转移的分子机制研究取得了长足进步，但牙源性良性肿瘤的发生、侵袭和骨吸收机制目前仍尚未完全明了，永生化成釉细胞瘤细胞株的建立，为体外研究成釉细胞瘤细胞生物学特性提供了可能，然而成釉细胞瘤动物模型的研究较少且不成熟，在一定程度上不能真实展现其体内性状，如何解决牙源性良性肿瘤细胞株和动物模型的问题将成为牙源性良性肿瘤研究的突破点。相信随着分子肿瘤学及相关学科的飞速发展，阐明牙源性良性肿瘤的发生、发展、侵袭的分子机制将为时不远。

第三节　牙源性恶性肿瘤

一、牙源性恶性肿瘤的分类

2017 年，WHO 出版了对头颈部肿瘤的新分类，其对牙源性肿瘤的新分类与 2005 年第 3 版分类相比有较大改动（表 15-3-1）。恶性牙源性肿瘤在第 4 版的新分类中根据组织起源的不同被分为三类：牙源性癌（odontogenic carcinoma）、牙源性癌肉瘤（odontogenic carcinosarcoma）和牙源性肉瘤（odontogenic sarcoma）。恶性牙源性肿瘤新分类避免过分强调组织学分型，尽量减少肿瘤亚型分类，而更加关注肿瘤的生物学行为特点，以期更高效地指导临床实践。比如旧版的原发型、继发型（骨内性）和继发型（外周性）等亚型，以及原发型（外周性）等不同亚型的成釉细胞癌都具有共同的临床特点和生物学行为，治疗手段一致，新分类中用"成釉细胞癌"统一命名，简单明了；基于同样的考量，新版中原发性骨内癌也不再分为实性型、来自牙源性角化囊性瘤/囊性肿恶变等亚型。此外，牙源性癌中增加了硬化性牙源性癌（sclerosing odontogenic carcinoma），2008 年被首次报道，迄今不超过 10 例，可以沿神经和肌肉侵袭，低度恶性，扩大切除后预后良好。病理改变以条索状肿瘤上皮周围大量硬化的纤维性间质为主要特点，需要与牙源性纤维瘤、牙源性钙化上皮瘤以及原发型骨内癌等鉴别，近期发现 EWSR1 重排与否有助于与牙源性透明细胞癌鉴别。

二、牙源性恶性肿瘤的临床病理特点

（一）成釉细胞癌

成釉细胞癌是指既具有成釉细胞瘤的组织学特点，又表现出细胞学异形性的肿瘤，可为原发，也可由先期存在的成釉细胞瘤恶变而来，后者还包括骨内型和骨外（外周）型。

成釉细胞癌与恶性成釉细胞瘤是有区别的。成釉细胞癌是指一类同时具有成釉细胞瘤和癌组织学特征的肿瘤，与有无转移无关；也有恶性肿瘤细胞学特征，如出现双核细胞、透明细胞、基底细胞癌样细胞、有丝分裂象等。

成釉细胞癌的临床表现与成釉细胞瘤相似，好发于下颌骨的后牙区。可发生颈部淋巴结或远处转移。临床上主要表现为患侧巨大肿物，导致面部不对称畸形，牙齿松动脱落，咬合关系紊乱，张口常有受限，肿瘤表面溃烂或呈菜花状。病理检测可见成釉细胞瘤的基本表现。其恶性形态常呈灶性结构，一般鳞状细胞或基底样细胞较多，呈团块状、条索状密集排列，中度核异形性，核分裂象可见。有时见周边细胞增生，核数量增多、层数增加，极向紊乱，核浆比值增大，而中央星网状层减少或消失。部分肿瘤上皮团块呈异常鳞状化生并发生角化，形成角化珠，与颌骨内鳞状细胞癌表现相似。局部浸润生长比成釉细胞瘤更为明显，大多穿破骨皮质，浸润周围肌肉和黏膜。

原发型成釉细胞癌是一种少见的原发性牙源性恶性肿瘤，肿瘤具有成釉细胞瘤的某些组织学特征，但表现为明显的分化不良、细胞异形性和核分裂增加。肿瘤在整体上表现成釉细胞瘤的组织学特点，细胞具有恶性特点，如细胞多形性、核分裂、局部坏死、神经周浸润及核深染。继发型成釉细胞癌是由良性成釉细胞瘤发展而来的成釉细胞癌。根据本病的定义，最初必须存在一个良性成釉细胞瘤，继而出现恶性转变。通常在恶变前，患者有多次局部复发和/或放疗史，大多数病例发生于老年人。组织学上也具有从良性成釉细胞瘤转变为成釉细胞癌的证据。继发型的成釉细胞癌还有发生于骨外的报道，即由先期存在的外周型成釉细胞瘤恶变而来。

（二）牙源性透明细胞癌

牙源性透明细胞瘤是一种以透明细胞为主的上皮性肿瘤,具有侵袭性生长、复发、转移等特征,故在新分类中被归于恶性,命名为牙源性透明细胞癌。这一改变主要基于近年来文献中不断增多的对这种具有侵袭性的肿瘤的报道。

牙源性透明细胞癌好发于女性,老年患者多见,下颌较上颌多见。临床主要表现为颌骨肿大,其次为牙齿松动,可出现疼痛。肿瘤可破坏颌骨并侵犯局部软组织,在镜下均可见肿瘤侵犯神经。X线片常表现为界限不清的透射区,可伴牙根吸收。可发生局部淋巴结及远处转移,术后可多次复发,生物学行为与成釉细胞瘤或恶性成釉细胞瘤相似。

组织学上,肿瘤细胞巢主要由较大的透明细胞和较小的基底样细胞组成,有较窄的纤维间隔。透明细胞细胞质透亮、多边形或卵圆形。细胞间见清楚的细胞膜,核居中或偏位,染色质较深。透明细胞有核异态,有双核及多核瘤细胞,核分裂并不多见。透明细胞也可发生变性,此时胞核固缩,PAS阳性颗粒减少或消失,电镜下见细胞器少,线粒体肿胀变性,有空泡形成。当透明细胞变性、坏死、脱落时,则形成小的囊腔。肿瘤中可见或多或少的成釉细胞瘤样上皮岛,其周边细胞呈极性排列,但典型的星网状层细胞和上皮岛中央的囊性变并不多见。肿瘤间质为成熟的纤维组织,有些病例中可见致密的红染玻璃样物质沉积。肿瘤无包膜,可侵犯周围肌肉或神经组织,这些瘤细胞大多为基底样细胞条索。基底样细胞呈多边形,细胞质丰富,微嗜酸性。核大小不一,染色质深,异形性明显,可见分裂象。基底样细胞的细胞核抗原阳性率较透明细胞高。有研究认为基底样细胞比透明细胞侵袭力强,且分化较低。

（三）成釉细胞纤维肉瘤

成釉细胞纤维肉瘤为罕见的牙源性恶性肿瘤,其特点为由良性上皮成分和恶性间质组成。组织学上类似于成釉细胞纤维瘤,但其外间充质成分呈现肉瘤特征。过去曾报告为"恶性成釉细胞瘤",但该肿瘤内恶性成分不是上皮而是间充质。

该肿瘤由 Heath 在 1887 年首先提出,大部分为原发恶性,部分由成釉细胞纤维瘤或成釉细胞纤维牙瘤复发恶变而来。发病年龄最小 3 岁,最大 89 岁,平均 29 岁,男性略多于女性,下颌骨和上颌骨之比为 4∶1,发病部位多发生于下颌骨体部或角部,好发于下颌磨牙区,也可累及下颌支及颏部,上颌骨好发于后牙区,可引起鼻窦、鼻腔、眶底等破坏,亦有报道表现为外周性。多数患者面部不对称,首发症状为疼痛性肿胀,生长较快,部分患者可出现下唇麻木、张口受限、牙齿松动脱落等。成釉细胞纤维肉瘤复发者有近期生长加快史。

成釉细胞纤维肉瘤由良性的成釉器样牙源性上皮及恶性的纤维肉瘤样间叶成分构成,因而也称为牙源性混合性恶性肿瘤。由于分化程度的不同,肉瘤成分的形态可有较大差别。高分化者,肉瘤细胞呈梭形或星形、细胞中等密度,胶原纤维相对较为丰富,核异形性、核分裂象相对较少;这种高分化的肿瘤需特别注意与良性成釉细胞纤维瘤鉴别。低分化者,细胞密度高,细胞小而幼稚,胶原纤维少,核异形性大,核分裂象多。在一些复发病例或部分区域,上皮成分可逐渐消失而仅具一般纤维肉瘤特征,且缺乏上皮者,一般间叶成分的异形性更大。部分肿瘤可出现去分化现象,可在一些区域出现恶性纤维组织细胞瘤和骨肉瘤的形态特点。骨质破坏严重者,良性的肿瘤上皮成分明显减少或缺如,上皮与间质间缺乏诱导样改变,而间质成纤维细胞密集并增生较活跃,似肉瘤样细胞,细胞核大。核分裂象多见,部分区域有坏死改变。

（四）牙源性癌肉瘤

2017 年新版 WHO 分类中新增加的牙源性癌肉瘤曾在 1991 年(第 2 版)中出现,2005 年(第 3 版)中被剔除,主要原因是认为其镜下改变难以与梭形细胞癌的上皮间充质转化(epithelial-mesenchymal transition,EMT)鉴别,又受限于当时缺乏免疫组织化学以及分子基因等诊断手段和证据。近年来随着新病例资料的补充以及诊断水平的提高,牙源性癌肉瘤在 2017 年分类(第 4 版)中又被重新列出,但强调病灶中上皮和间质成分同时表现出恶性改变特征。此外新分类不再细分牙源性肉瘤,并将原先含有前期牙本质的成釉细胞纤维牙本质肉瘤(ameloblastic fibrodentinosarcoma)从牙源性肉瘤转归并入牙源性癌中,属于牙源性透明细胞癌的一种亚型。

三、牙源性恶性肿瘤的治疗

牙源性恶性肿瘤临床上一般少见,可来源于牙源性上皮或间质。上皮来源者可以是成釉细胞瘤恶变或直接来源于牙源性上皮剩余,或来自牙源性囊肿的上皮衬里。按组织类型包括恶性成釉细胞瘤、成釉细胞癌、牙源性透明细胞癌、牙源性影细胞癌、牙源性角化囊肿或牙源性囊肿的恶变。间质来源者可见成釉细胞纤维肉瘤、成釉细胞纤维牙肉瘤及成釉细胞纤维牙本质肉瘤。由于牙源性恶性肿瘤非常少见,甚至是罕见,缺乏详细的病例资料和系统研究,因此其诊断和治疗没有统一标准和指南。一般而言,治疗原则仍遵循恶性肿瘤的治疗原则。根据肿瘤的组织来源、生长部位、分化程度、发展速度、临床分期、患者机体等情况综合设计治疗方案。目前,临床上还是以手术治疗为主,在肿瘤以外的正常组织范围内手术切除,辅以放疗和化疗。

（一）成釉细胞癌

成釉细胞癌罕见,对于其生物学行为的了解也较少。多数原发部位在下颌骨,无明显的年龄和性别差异,临床表现多样,组织学检查见瘤细胞类似于成釉细胞瘤细胞,但具有细胞异形性。一般为高度恶性,局部广泛侵袭,并可发生淋巴和远处转移。治疗仍以手术为主,放、化疗有效,但疗效有限。局部需扩大切除,常规行颈淋巴清扫。术后可辅以放化疗并定期复查和随访。

（二）牙源性透明细胞癌

牙源性透明细胞癌的特征为细胞呈空泡状或出现透明细胞岛及团块,好发于女性,常见于下颌骨。一般呈浸润性生长,易复发,可发生远处转移至淋巴结和肺,亦可转移到骨。手术治疗应在肿瘤外正常组织范围内切除,术后可辅助放疗。

（三）牙源性影细胞癌

牙源性影细胞癌是具有牙源性钙化囊性瘤和/或牙本质生成性影细胞瘤特点的牙源性上皮性恶性肿瘤,比较罕见,男性比女性多见,上颌比下颌多见。其生物学行为难以预测,表现为多样化的生长方式,可以缓慢生长和局部浸润,也可快速生长呈广泛浸润,术后可出现局部复发和远处转移,但远处转移少见,目前仅见肺转移报道。牙源性影细胞癌五年生存率在 73% 左右。治疗以手术为主,需局部扩大切除,术后放疗和化疗的疗效仍存在争议。

（四）成釉细胞纤维肉瘤

成釉细胞纤维肉瘤由良性的上皮成分和恶性的间质成分组成,约三分之一的病例继发于成釉细胞纤维瘤和成釉细胞纤维牙瘤的恶性变,好发于下颌骨,上颌其次,男性多见,男女比例约为3:2。其生物学行为多表现为局部高度浸润性生长,远处转移潜能较低,但可以发生远处转移。治疗以手术为主,化疗有效,术后可辅以化疗和放疗。

四、展　　望

（一）临床诊疗展望

牙源性恶性肿瘤相对罕见,其基础研究和临床研究资料较少,因此,对于其最佳诊疗方案目前没有统一的标准。大多数学者认为手术治疗是主要手段,放疗、化疗的疗效尚不确定,但对于有淋巴结包膜外转移者可常规予以术后放、化疗。目前,对于放、化疗对于恶性牙源性肿瘤的远期作用仍需进一步的研究来证实,最好有多中心随机对照临床研究,但限于其发病率尚难以实现。将生物治疗、低温和高温治疗用于牙源性恶性肿瘤的研究尚未见报道,可以作为将来的研究方向。

（二）应用基础研究展望

目前,肿瘤的分子发病机制仍然未阐明,对牙源性恶性肿瘤的分子发病机制了解则更少。通过对牙源性肿瘤和牙源性恶性肿瘤的对比研究发现,基底膜中Ⅳ型胶原α链的差异分布对其生长和进展有明显影响。因此,细胞外基质或肿瘤微环境对牙源性恶性肿瘤的发生或发展可能起着决定性作用。近年来,随着癌生物学研究的不断深入,对癌的发生和发展有了新的认识,一些学者提出了肿瘤微生态学理论和早期转移理论,他们认为在肿瘤进展的早期即可发生转移,有实验研究证明未恶性转化的细胞可发生转移,但这种理论尚未完全得到证实。成釉细胞瘤和转移性成釉细胞瘤转移模式似乎支持上述理论,其中是否涉及上皮间质转化和间质上皮转化过程,有待进一步研究。此外,为了研究牙源性恶性肿瘤的发病机制,如何建立相应的动物模型是一项极具挑战性的工作,目前尚未见到相关报道。

（黄洪章）

参 考 文 献

1. 黄洪章,陶谦.成釉细胞瘤的临床及基础研究.中国实用口腔科杂志,2009,2(2):82-86.

2. 黄洪章,曾东林,张彬,等.成釉细胞瘤研究进展.中国口腔颌面外科杂志,2005,3(4):273-278.

3. 黄洪章.我国牙源性肿瘤基础及临床研究现状.口腔颌面外科杂志,2003,13(1):1-3.

4. 李铁军,孙丽莎,罗海燕,等.颌骨牙源性角化囊性瘤的研究.北京大学学报(医学版),2009,41(1):16-20.

5. 李龙江,潘剑.牙源性肿瘤的外科治疗.中国实用口腔科杂志,2009,2(2):77-79.

6. 陶谦.颌骨肿瘤诊断与治疗.上海:上海科学技术出版社,2008.

7. 李铁军.牙源性肿瘤的WHO(2005)新分类.现代口腔医学杂志,2007,21:337-339.

8. 张彬,黄洪章,陶谦,等.基质金属蛋白酶-2活性与成釉细胞瘤增殖生长关系的研究.华西口腔医学杂志,2006,24(1):7-10.

9. 曾东林,黄洪章,张彬,等.成釉细胞瘤中MMP-2的表达及RNA干扰的抑制作用.中国口腔颌面外科杂志,2005,3(4):315-319.

10. 张彬,陶谦,黄洪章,等.细胞外基质黏附分子表达与成釉细胞瘤生物学特性的关系.中山大学学报(医学科学版),2006,27(1):38-40.

11. 陶谦,黄洪章.成釉细胞瘤中基质金属蛋白酶 MMP-2 的表达及意义.口腔颌面外科杂志,2000,10(4):44-46.

12. 钱永,黄洪章,潘朝斌,等.RANKL、MMP-9 和 MMP-2 在成釉细胞瘤中的表达及意义.中国口腔颌面外科杂志,2008,6(5):362-367.

13. 钟鸣,张陆莊,张波,等.人成釉细胞瘤中蛋白激酶 C 表达与端粒酶活性的关系.实用口腔医学杂志,2006,22(5):696-699.

14. 钟鸣,吴琳,王洁,等.成釉细胞瘤中细胞周期素 D1 及其抑制因子和 hTERT 的表达.华西口腔医学杂志,2006,24(6):495-498.

15. 钟鸣,刘洁,宫雁冰,等.p21^{WAF1} 细胞周期蛋白 E mRNA 及 p27^{KIP1} 蛋白在成釉细胞瘤中的表达.中华口腔医学杂志,2005,40(4):306-309.

16. 吴奇光,孙开华,高岩.牙源性透明细胞癌的临床病理分析.中华口腔医学杂志,2000,35:356-358.

17. 陶谦,梁培盛.2017 版 WHO 牙源性肿瘤新分类之述评.口腔疾病防治,2017,25(12):749-751.

18. BARNES L,EVESON J W,REICHART P A,et al. World Health Organization classification of tumours:pathology and genetics of tumours of the head and neck. Lyon:IARC,2005.

19. WANG A,ZHANG B,HUANG H,et al. Suppression of local invasion of ameloblastoma by inhibition of matrix metalloproteinase-2 in vitro. BMC Cancer,2008,8:182-192.

20. SANDRA F,HENDARMIN L,KUKITA T,et al. Ameloblastoma induces osteoclastogenesis:a possible role of ameloblastoma in expanding in the bone. Oral Oncol,2005,41(6):637-644.

21. LAUGHLIN E H. Metastasizing ameloblastoma. Cancer,1989,64:776-780.

22. LI T J,YU S F,GAO Y,et al. Clear cell odontogenic carcinoma:a clinicopathological and immunocytochemical study of five cases. Arch Pathol Lab Med,2001,125:1566-1571.

23. GU X M,ZHAO H S,SUN L S,et al. PTCH mutations in non-syndromic and Gorlin syndrome related odontogenic keratocysts. J Dent Res,2006,85:859-863.

24. MURAMATSU T,HASHIMOTO S,INOUE T,et al. Clear cell odontogenic carcinoma in the mandible:histochemical and immunohistochemical observations with a review of the literature. J Oral Pathol Med,1996,25:516-521.

25. BREGNI R C,TAYLOR A M,GARCIA A M. Ameloblastic fibrosarcoma of the mandible:report of two cases and review of the literature. J Oral Pathol Med,2001,30:316-320.

26. DUFAU J P,PAUME P,SOULARD R,et al. Peripheral ameloblastic fibrosarcoma. Ann Pathol,2002,22(4):310-313.

27. EL-NAGGAR A,CHAN J,GRANDIS J,et al. WHO classification of head and neck tumours. Lyon:IARC,2017.

28. WRIGHT J M,VERED M. Update from the 4th edition of the World Health Organization classification of head and neck tumours:odontogenic and maxillofacial bone tumors. Head Neck Pathol,2017,11(1):68-77.

29. BUCHNER A,VERED M. Ameloblastic fibroma:a stage in the development of a hamartomatous odontoma or a true neoplasm? Critical analysis of 162 previously reported cases plus 10 new cases. Oral Surg Oral Med Oral Pathol Oral Radiol,2013,116(5):598-606.

30. KURPPA K J,CATON J,MORGAN P R,et al. High frequency of BRAF V600E mutations in ameloblastoma. J Pathol,2014,232(5):492-498.

31. SWEENEY R T,McCLARY A C,MYERS B R,et al. Identification of recurrent SMO and BRAF mutations in ameloblastomas. Nat Genet,2014,46(7):722-725.

32. BROWN N A, ROLLAND D, McHUGH J B, et al. Activating FGFR2-RAS-BRAF mutations in ameloblastoma. Clin Cancer Res,2014,20(21):5517-5526.

33. KAYE F J,IVEY A M,DRANE W E,et al. Clinical and radiographic response with combined BRAF-targeted therapy in stage 4 ameloblastoma. J Natl Cancer Inst,2015,107(1):378.

34. DINIZ M G,GOMES C C,GUIMARAES B V,et al. Assessment of BRAF V600E and SMOF412E mutations in epithelial odontogenic tumours. Tumour Biol,2015,36(7):5649-5653.

35. AMM H M,MACDOUGALL M. Molecular signaling in benign odontogenic neoplasia pathogenesis. Curr Oral Health Rep,2016,3(2):82-92.

36. PAN S,DONG Q,SUN L S,et al. Mechanisms of inactivation of PTCH1 gene in nevoid basal cell carcinoma syndrome:modification of the two-hit hypothesis. Clin Cancer Res,2010,16(2):442-450.

37. PAVELIC B,LEVANAT S,CRNIC I,et al. PTCH gene altered in dentigerous cysts. J Oral Pathol Med,2001, 30(9):569-576.

38. BILODEAU E A,WEINREB I,ANTONESCU C R,et al. Clear cell odontogenic carcinomas show EWSR1 rearrangements:a novel finding and a biological link to salivary clear cell carcinomas. Am J Surg Pathol,2013,37 (7):1001-1005.

39. DeLAIR D,BEJARANO P A,PELEG M,et al. Ameloblastic carcinosarcoma of the mandible arising in ameloblastic fibroma:a case report and review of the literature. Oral Surg Oral Med Oral Pathol Oral Radiol Endod, 2007,103(4):516-520.

40. SPEIGHT P M,TAKATA T. New tumour entities in the 4th edition of the World Health Organization Classification of Head and Neck tumours:odontogenic and maxillofacial bone tumours. Virchows Arch,2018,472(3): 331-339.

41. HARA M,MATSUZAKI H,KATASE N,et al. Central odontogenic fibroma of the jawbone:2 case reports describing its imaging features and an analysis of its DCE-MRI findings. Oral Surg Oral Med Oral Pathol Oral Radiol,2012,113(6):e51-58.

42. WRIGHT J M,ODELL E W,SPEIGHT P M,et al. Odontogenic tumors,WHO 2005:where do we go from here? Head Neck Pathol,2014,8(4):373-382.

第十六章　骨源性肿瘤与瘤样病变的诊治现状与挑战

第一节　骨源性肿瘤与瘤样病变的诊治现状

一、骨　瘤

骨瘤（osteoma）是由板层状成熟骨组织所构成的良性病变。在颌骨和颅骨上，"外生性骨疣"和"骨瘤"常互用。"骨瘤"只用于发生在鼻窦、面部骨及眼眶的病变，常称为颅骨和下颌骨外生性骨疣。1828 年 Hooper 首先提出"骨瘤"的名称，认为其是骨膜性成骨过程异常引起骨组织过度增殖形成的一种良性肿瘤。Wills（1953）、Paron（1964）认为它不是真正的肿瘤，而是一种错构瘤，也有学者认为是一种骨组织异常的致密性增殖。

（一）临床表现

骨瘤可发生于任何年龄，但多见于年轻成年人，男女之比为 2：1。可单发或多发，位于骨的中央或表面，形成有蒂或无蒂肿物，称中心型或周围型骨瘤，极少数可发生于软组织中。最好发于额窦和筛窦，常累及上颌窦和蝶窦。在颌骨，肿瘤发生于下颌角的情况，比发生于喙突、髁突的更为多见。骨瘤常无症状，偶然被发现。有时可有疼痛、麻木或张口受限等症状。多发性颌骨骨瘤常为加德纳综合征（Gardner syndrome）（一种家族性腺瘤样息肉病）的一个组成部分，见于 70% ~ 90% 的患者。

影像学检查：X 线表现示骨瘤密度高，界限非常清楚，包膜完整，位于骨的中央或周边（图 16-1-1）。

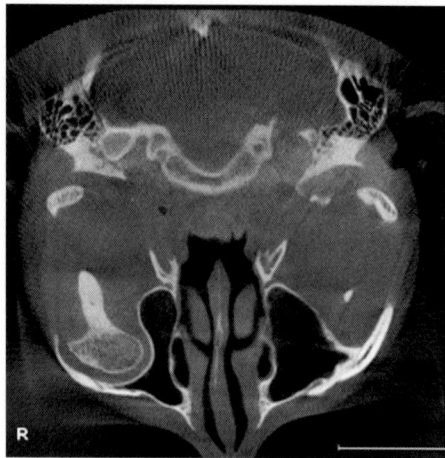

图 16-1-1　右侧下颌喙突骨瘤（图片由空军军医大学口腔医院影像科王培医师提供）

（二）组织病理学表现

肉眼观察：病变为境界清楚的黄白色骨样肿块，偶尔呈息肉样或外生性生长。镜下：骨瘤的特点为致密的层状骨，血管和纤维间质很少。也可表现为外缘致密的硬化板层骨包绕板层骨小梁或偶为编织骨和血管纤维脂肪组织。

（三）诊断

骨瘤的诊断主要依靠病史、临床表现、影像学检查和组织病理学表现，单纯依靠临床表现很难与其他良性骨肿瘤鉴别,应结合影像学和组织病理学表现综合分析。

（四）治疗

骨瘤伴随人体的发育而逐渐增大,发育停止后肿瘤亦多停止生长,无症状的肿瘤可能一生中未被发现,一般无须治疗。如果病变导致影响外观、出现局部麻木或疼痛及其他功能障碍,或肿瘤生长很快、成年后仍继续生长,则需要手术切除。对于突出于骨外的骨瘤,自基部局部切除即可;对于手术区操作困难、整块切除后影响功能与外形的骨瘤,采用凿平或磨平等骨修整即可。

二、骨样骨瘤

骨样骨瘤为良性骨内骨形成性肿瘤,1935 年由 Jaffe 明确本病,而以前常误诊为"硬化性化脓性骨髓炎""局限性骨皮质脓肿"。目前,该病是否为真性肿瘤还有争议。

（一）临床表现

骨样骨瘤在颌骨内少见。好发于 30 岁以下年轻患者,男性多见。病变直径常不超过1~2cm,伴夜间疼痛加重是其典型特点,可通过阿司匹林缓解。在病变局部可有触痛并可伴红肿。

影像学检查:典型的 X 线表现为椭圆形或圆形的中心透射区,周围被致密的硬化骨皮质所包绕,类似巢穴样。

（二）组织病理学表现

肉眼观察:病变为灰白或红色,剖面有沙砾感,周围为硬化骨。镜下:可见巢内为相互连接的边缘成骨细胞的骨化性编织骨。在骨小梁之间可见血管纤维组织及多核巨细胞。

（三）诊断

骨样骨瘤的诊断依靠明显的疼痛病史结合临床表现、影像学和组织病理学特点。注意与成骨细胞瘤鉴别。

（四）治疗

该病有自限性,可自行缓解。如疼痛明显,可考虑治疗。文献报告该病疼痛与环氧合酶及前列腺素合成增多有关,故可使用非甾体抗炎药或水杨酸类药物治疗,用药前应了解肾功及胃溃疡等病史。如影响功能或各种原因不再服药,可采取手术治疗。手术治疗的原则是准确定位,彻底切除,包括骨样骨瘤的巢穴及周围的反应性硬化骨。如果手术中未能完全将骨样骨瘤切净,术后病理学检查时没有发现巢穴,临床症状可以消失,但术后易复发,应扩大切除减少复发。

三、成骨细胞瘤

成骨细胞瘤(osteoblastoma),又称骨母细胞瘤,是罕见的良性骨肿瘤,由 Jaffe(1956)命名为成骨细胞瘤。

（一）临床表现

大多数成骨细胞瘤的患者小于 30 岁,男性多见。在头颈部最常累及的是颌骨,其次是颈椎和颅骨。下颌发病约为上颌的 2 倍,且大多数位于下颌体。成骨细胞瘤可引起颌骨的膨隆和牙移位、咬合错乱、牙疼、下唇麻木。侵犯眼眶可引起突眼。疼痛是该瘤的特点,但与骨样骨瘤相反,疼痛很少是夜间的,阿司匹林也不能缓解。

影像学检查:X线平片上,成骨细胞瘤为境界非常清楚、卵圆形到圆形的溶骨性病变。可以有溶骨和骨硬化混合。在肿瘤的周围有反应性骨壳。有报道1/3的恶性成骨细胞瘤从X线片上无法辨别。

(二)组织病理学表现

肉眼观察:肿瘤通常超过2cm。病变为棕红色,沙砾感,常有囊肿形成。肿瘤的边界清楚。镜下:在组织学类似骨样骨瘤。肿瘤由编织样骨小梁构成,周围可见单层成骨细胞排列。

(三)诊断

成骨细胞瘤的诊断依靠疼痛病史的特点结合临床表现、影像学检查和组织病理学表现。通过临床表现、影像学检查特点可与骨样骨瘤鉴别。

(四)治疗

治疗为局部扩大切除。复发较少,预后良好,如缺损较大可视情况考虑修复。

四、骨软骨瘤

骨软骨瘤(osteochondroma)表现为发生于骨外表面的有软骨帽的外生性骨性突变,其骨性成分与下方的正常骨相连。骨软骨瘤是真性肿瘤还是发育异常,存在争议。新近的研究采用遗传学、流式细胞仪、荧光原位杂交等方法,对部分骨软骨瘤分析,发现8q22-24.1的*EXT1*基因变异,8q24.1缺失,软骨帽的DNA为异倍体,提示骨软骨瘤可能为真性肿瘤。

(一)临床表现

在面部骨软骨瘤常为单发,发病年龄平均为40岁,女性比男性更好发。发病部位多见于下颌骨的髁突、喙突。有些患者无自觉症状。发生于下颌骨髁突、喙突的骨软骨瘤患者,可出现张口受限等颞下颌关节功能障碍、咬合错乱、面部畸形。骨软骨瘤可发生恶变,多发性骨软骨瘤的恶变较单发者更易发生。

影像学检查:在X线片上可见软骨帽的厚度不等,骨皮质膨胀,与其下的正常骨组织相连,伴有不同程度骨化。

(二)组织病理学表现

肉眼观察:骨性突起上被覆一个软骨帽,软骨帽的明显增厚应警惕恶变的可能。镜下:软骨帽由玻璃样软骨和生长板样的骨软骨连接组成。在有骨髓的骨小梁中可见境界清楚的成熟的软骨内化骨。

(三)诊断

骨软骨瘤的诊断主要依靠临床表现、影像学检查和组织病理学表现,带有软骨帽的骨性突起是重要的诊断依据,要注意观察有无恶变。

(四)治疗

手术切除是唯一有效的治疗方法,以往考虑到该肿瘤将随着青春期后会停止生长,而且恶变率较低(单发性为0.5%~1.0%,多发性为2%左右),多主张无症状者可不手术,但应密切观察。只有出现局部疼痛、不适、妨碍关节活动、压迫神经,或局部有长大的情况,才是手术切除的指征。也有文献提出,单发性骨软骨瘤一经确诊,就应择期手术切除。手术的重点是从基底切除而不要剥离局部覆盖的骨膜,将骨膜、软骨帽、下面的骨皮质及基底周围正常骨质一并切除。手术切除彻底,一般不再复发。多发性骨软骨瘤病变数目多,难以一次手术切除。只能选择性地切除那些有症状或妨碍运动和伴发畸形的骨软骨瘤。对于软骨帽增厚或不规则及多发骨软骨瘤者,应定期复查。

五、软　骨　瘤

软骨瘤(chondroma)是来源于间叶组织的肿瘤,与胚胎期麦克尔软骨(Meckel's cartilage)的发生演化有一定关系。软骨瘤有不同的类型,通常将发生于骨中心部位者称中心性软骨瘤或孤立内生软骨瘤,将发生于骨膜表面者称为骨膜软骨瘤或骨旁软骨瘤、皮质旁软骨瘤,将多发者称为软骨瘤或多发软骨瘤,还有一些称为软骨结构不良、奥利尔病(Ollier disease),主要表现为伴有多发内生软骨瘤、软组织血管和/或淋巴管病变的马富奇综合征(Maffucci syndrome)。

(一)临床表现

在软骨瘤中,男性发病略多于女性。任何年龄均可发病,18~60岁多见。发生于颌骨的软骨瘤非常少见,而发生在鼻、鼻窦、喉等部位的软骨瘤相对较多。软骨瘤的发病部位,在上颌骨主要见于前牙区、上颌后部、硬腭,在下颌骨主要见于磨牙区、正中联合、髁突等。

软骨瘤早期无自觉症状,为无痛缓慢生长的骨膨隆或肿物,触诊质地坚硬,牙齿松动移位、咬合错乱、面部畸形。发生于髁突时,还可引起下颌偏斜、疼痛和张口受限等。发生在上颌可还有头痛、鼻塞等。

影像学检查:X线表现为骨内介于软组织和骨密度之间的肿物,边界较清楚,骨皮质膨隆变薄,肿物内可有不规则点状、斑片状密度高的矿化物。骨膜软骨瘤可在骨表面形成凹陷。

(二)组织病理学表现

肉眼观察:肿物一般小于5cm,质地坚硬,剖面灰白或半透明,可见棕色沙砾样区。镜下:软骨瘤表现为基质丰富的透明软骨病变,无异常细胞外形及核分裂,可见到不同程度的点状矿化或软骨内成骨区。

(三)诊断

软骨瘤的诊断主要依靠病史、临床表现、X线检查、组织病理学表现的综合分析,鉴别诊断主要为骨软骨瘤、软骨肉瘤等。鉴于临床上软骨瘤非常少见,病理表现与某些软骨肉瘤相近似,故在作出软骨瘤诊断之前,应高度警惕软骨肉瘤的可能。如镜下见到瘤细胞数目多,有增大的丰富的不典型的细胞核及双核细胞等,应考虑为软骨肉瘤的可能。

(四)治疗

无症状、生长速度较慢或不影响功能的病变可长期随访观察。治疗主要采用手术切除。鉴于软骨瘤不易区分良恶性,故多采取局部扩大切除,必要时通过血管化骨移植修复颌骨缺损。软骨瘤术后应定期复查,观察有无复发和恶变。鉴于软骨瘤生长较慢,观察期应10年以上。

六、巨 细 胞 瘤

巨细胞瘤(giant cell tumor)又称为破骨细胞瘤(osteoclastoma)。1818年,Cooper首先描述了骨巨细胞瘤。1940年,Jaffe根据肿瘤组织中细胞成分比例、有无病理核分裂、有无细胞间变、有无肉瘤成分等因素,提出了骨巨细胞瘤病理学分级。随后,为了适应临床工作需要,Enneking和Campanacci等学者分别按骨巨细胞瘤的临床、影像学、组织学特征提出了各自的分期和分级。关于骨巨细胞瘤的性质有不同的描述:①具有侵袭性的良性肿瘤;②有侵袭性的潜在恶性病变;③临界瘤;④分为巨细胞瘤和巨细胞瘤恶性变或恶性巨细胞瘤;⑤将发生颌骨的目前认识尚不统一的包括巨细胞肉芽肿的相关病变,暂时描述为中央性巨细胞病变(central giant cell lesion)。在国外,巨细胞瘤占全部骨肿瘤的5%~8%,而在国内,巨细胞瘤占全部骨肿瘤的10%~15%。在头颈部,女性骨巨细胞瘤发病略高于男性,发病年龄多数为20~50岁,发病部位除颌骨外,还包括蝶骨、筛骨、颞骨。骨巨细胞瘤可发生转移,发生率低于10%。转移可发生在没有发生恶变的骨巨细胞瘤,但在已恶变的骨巨细胞瘤发生转移率更高。转移最常见的部位是肺,转移灶一般生长缓慢。此外,转移灶还可能在其他骨或肌肉及区域淋巴结。巨细胞瘤恶变现命名为巨细胞瘤中的恶性肿瘤(malignancy in giant cell tumor),定义为肉瘤,分原发性和继发性两种,继发性肿瘤是指发生过骨巨细胞瘤的肉瘤包括经过治疗者。

(一) 临床表现

骨巨细胞瘤一般生长缓慢,早期多无自觉症状,偶有局部隐痛。因常发生在颌骨的中央,故称颌骨中央性巨细胞瘤。病变使颌骨局部逐渐膨隆,面部畸形,受累牙齿松动和移位,局部疼痛加重。病变区黏膜早期外观正常,晚期呈暗红色甚至由于肿瘤穿破骨质形成肿物和溃疡。发生在颅底、鼻窦的骨巨细胞,可出现头面痛,感觉麻木,突眼、复视及视力障碍,耳聋和眩晕,鼻塞和鼻出血等症状。

影像学检查:X线检查表现为膨胀性溶骨破坏,如呈蜂窝状或皂泡状等囊性透光区,一般无钙化点,CT增强后更明显。

(二) 组织病理学表现

病变无包膜,质地较脆,剖面呈黄褐或棕红,有出血和坏死,部分呈囊性有稀薄或黏稠棕褐色液体。

(三) 诊断

骨巨细胞瘤的诊断,除根据临床表现和X线影像外,主要依靠组织病理学诊断。Jaffe根据多核巨细胞的多寡与基质细胞的形态、分化程度、分布和排列,将骨巨细胞瘤分为Ⅲ级:①Ⅰ级,基质细胞稀疏、无核分裂、细胞呈梭形并排列一致,巨细胞数多、含核数也多,属良性;②Ⅱ级,基质细胞多而密集、常见间变、核分裂较多,巨细胞数量减少、含核数也减少、巨细胞的外形变小、形态不规则,属有侵袭性潜在恶变;③Ⅲ级,以基质细胞为主、排列紧密或呈不规则漩涡状、核大并有明显间变、核分裂多,巨细胞数很少、含核数也很少,属恶性。

骨巨细胞瘤需要与甲状旁腺功能亢进引起的棕色瘤相鉴别,如常为多发性骨囊性病变,除颌骨外,其他骨骼也有发生。病变剖面为棕色,但镜下巨细胞较小。此外,还伴有高血钙和泌尿系结石。甲状旁腺激素水平升高和甲状旁腺病变的定位影像学检查及组织病理学检查是主要鉴别诊断依据。

（四）治疗

骨巨细胞瘤主要采用手术切除，由于骨巨细胞瘤是有侵袭性潜在恶性病变，甚至少部分已经恶变，因此术中尽可能取软性肿瘤组织行冰冻切片活体组织检查（简称"活检"），明确肿瘤性质。目前，对于颌骨骨巨细胞瘤Ⅰ级，刮除肿瘤后，对骨壁进行化学烧灼如用石炭酸、氯化锌、乙醇等，或物理灭活如高速钻磨、电刀或微波烧灼、液氮冷冻等；对于颌骨骨巨细胞瘤Ⅱ、Ⅲ级，根据病变范围行颌骨方块切除或部分节段性切除，并视情况决定是否骨移植修复。对骨巨细胞瘤局部放疗可能会导致恶变，故存在争议。对部分已经恶变者按肉瘤处理。极少数出现远处如肺转者，如生长缓慢可先观察。近期有报告对骨巨细胞瘤采用 RANKL 抑制剂地诺单抗，也有使用双膦酸盐药物的研究，但这些研究的疗效和安全性存在一定争议，尤其是导致下颌骨坏死等并发症。目前认为 Jaffe 分级与肿瘤生物学行为不完全平行。用上述分级作为处理临床病变的原则存在争议。

七、巨细胞肉芽肿（中心性巨细胞病变）

巨细胞肉芽肿（giant cell granuloma）或修复性巨细胞肉芽肿（reparative giant cell granuloma）现称为中心性巨细胞病变（central giant cell lesion），是一种局限的并有一定侵袭性的溶骨破坏病变。病变为增生的纤维组织，伴有出血和有含铁血黄素的吞噬细胞、破骨细胞样巨细胞和反应性成骨。1953 年，Jaffe 提出用巨细胞修复性肉芽肿将颌骨和长骨的巨细胞瘤区分开，认为这种颌骨病变很可能是局部对出血、创伤或炎症的修复性反应，而非真性肿瘤。好发部位为颌骨，其中下颌骨发病多于上颌骨，女性多于男性，发病年龄多为 10~25 岁。有学者认为，这种肉芽肿是具有局部破坏性的，并无修复作用，故称为巨细胞肉芽肿。鉴于对该病变存在许多争议，近年来，有关颌骨肿瘤 WHO 肿瘤分类将颌骨内含巨细胞某些相关疾病统称为中心性巨细胞病变。

（一）临床表现

该病变多在 20 岁前发病，女性发病为男性的 2 倍，发病部位除颌骨外，还有蝶骨、筛骨、颞骨、颧骨、颅底、手足的小骨和四肢长骨等。

该病变主要发生于下颌骨前部、前磨牙和磨牙区、下颌支，较髁突和上颌窦多见。表现为颌骨局限性膨隆和牙齿移位。有学者将该病变分为非侵袭性和侵袭性。非侵袭性病变表现为无痛性缓慢膨隆，而侵袭性病变表现为疼痛、感觉异常、牙根吸收等。

影像学检查：X 线表现为单房或多房透光区，边界清晰呈扇形，病变内可有骨间隔，牙齿移位和牙根吸收。

（二）诊断

由于病理表现除有纤维分隔、反应性成骨外，镜下与含有大量巨细胞的其他病变如甲状旁腺肿瘤继发相应激素增多（棕色瘤）、巨颌症等不易区分，因此应结合临床表现、影像学特点及实验室检查如血生化、激素分泌测定进行诊断和鉴别诊断。

（三）治疗

尽管组织病理学表现不能预测其生物学行为，但还应根据术中冰冻活检结果，主要对病变行外科刮除，尽可能保留附近牙齿，避免截骨。一般术后复发率较低。如反复发作，可考虑局部扩大切除,甚至截骨及同期骨移植。近些年来有些报告采用非外科手术疗法如注射降钙素、皮质激素及干扰素等治愈或控制复发,值得进一步研究。

八、棕 色 瘤

颌骨"棕色瘤"是甲状旁腺功能亢进(简称"甲旁亢")引起的巨细胞病变,甲状旁腺素(parathyroid hormone,PTH)分泌异常过多刺激破骨细胞生长,引起广泛性骨吸收、纤维化、出血和囊性变。因病变组织中的多核巨细胞胞质含有含铁血黄素而呈棕褐色、棕色,故称"棕色瘤"。

(一) 临床表现

甲旁亢是好发于白种人的内分泌疾病,在我国的发病率较低。发病年龄在 30~60 岁。中年人多见。女性多于男性。该病早期无明显自觉症状仅有血钙轻度增高,进展缓慢。该病的临床三大主要症状,高血钙、骨骼病变、泌尿系结石,可单独出现或同时并存。高血钙可以引起人体多个系统变化,如烦躁、失眠、食欲缺乏、腹胀、心悸等。骨骼受累初起为腰腿痛,逐渐发展为全身骨和关节疼痛,活动受限。受累骨骼呈局部膨隆囊性变并有触痛,好发于四肢长骨、脊椎、骨盆、颅骨、锁骨、肋骨等。颌骨亦是好发部位,颌骨的局限性膨隆是甲旁亢患者到口腔颌面外科就诊的主要原因。上下颌骨均有发生,下颌骨多见,多灶病变者多见。病变区黏膜外观正常,附近牙齿可有不同程度松动。

影像学检查:X 线片示牙槽骨可有广泛性骨质疏松,病变为圆或椭圆形骨吸收,易误诊为骨囊肿,此时应注意比较二者透光程度的不同。某些患者可能因处于病变早期,骨痛及泌尿系统结石等症状不明显。长期高血钙可导致肾脏和输尿管结石,出现肾绞痛或输尿管痉挛及血尿等症状。

(二) 诊断

甲旁亢引起的棕色瘤的诊断主要依靠患者的症状和体征。临床上出现三大主要症状应考虑该病,广泛的骨质疏松并伴有骨吸收、骨囊肿,甚至病理性骨折、骨畸形,多骨出现多个巨细胞瘤病变应高度怀疑此病。诊断该病时应通过询问病史、体格检查、临床检验室的结果、X 线片、CT 等了解骨吸收情况。此外还可通过颈部 B 超、CT、MRI、放射性核素甲状旁腺显像等协助进行定位诊断。甲旁亢的主要诊断要点:①高血钙、低血磷、碱性磷酸酶正常或升高、甲状旁腺素升高;②泌尿系统结石;③骨痛、骨吸收、骨囊肿性病变。在定位诊断方面颈部 B 超可列为筛查甲旁亢的常规检查,有利于鉴别甲状旁腺腺瘤和增生。放射性核素甲状旁腺显像是诊断甲旁亢的重要方法,^{99m}Tc-MIBI/^{99m}Tc 双核素减影等常用技术有助于诊断。CT、MRI 检查还可以协助设计手术方案。通过骨密度检查可以了解骨吸收情况。对于既往有"骨囊肿"等病史,或既往有"骨化纤维瘤""骨巨细胞瘤或巨细胞修复性肉芽肿"病理学诊断伴有高血钙者,应注意检测甲状旁腺素。如在术中发现肿瘤病变组织为棕黄色时,应进行有针对性的筛查。此外,全身性症状较重者应注意与多发性骨髓瘤相鉴别,全身性症状较轻者应注意与代谢性骨病如骨质疏松症相鉴别。

(三) 治疗

目前,在口腔颌面外科就诊术前即能诊断为甲旁亢的骨病变者较少,较常见的是以"囊性病变探查术"的方式已行局部刮治或按巨细胞瘤已扩大切除该病变。病变区附近牙齿应尽可能保留,必要时可施去髓术。该病的治疗主要是针对病因的治疗。应请相关外科医师会诊,确定病变部位,根据甲状旁腺增生或肿瘤(腺瘤或腺癌)等情况进行手术治疗,或根据病情由内分泌科及泌尿、肾脏内科等医师进行相关治疗。

九、巨 颌 症

巨颌症(cherubism)又称家族性巨颌症、家族性颌骨纤维异常增殖症、家族性颌骨多囊性病,目前认为是一种少见的常染色体显性遗传性颌骨纤维骨性类肿瘤样病变。致病基因定位在 4p16.3,突变基因为 *SH3BP2*。该病由 Jones 于 1933 年首先报告,主要特征为颌骨呈无痛性对称性膨隆,眼球突出,向上凝视,易使人联想起文艺复兴时期绘画中仰望天堂的小天使,故又称"小天使脸样病"。

(一)临床表现

病程特点,巨颌症患儿约 2.5 岁开始发病,2.5~5.0 岁之间表现为颌骨的快速膨隆,青春期后进展速度减慢。某些患者的病变开始自行消退,30~40 岁时,由于骨改建,临床上已经见不到明显的异常表现,X 线片上也可见到不同程度的修复。家族中男性易发病,外显率约为 100%,女性为 50%~70%。患者的其他家庭成员可能幼年时病变轻微,症状不明显,未及时就诊,年龄增长,病变逐渐消退,已经有所修复,故外观和 X 线片改变不明显。因此,患病就诊者多为颌骨快速膨隆的幼儿和青春期后未能及时消退而留有明显畸形的青壮年。巨颌症影响胚胎性下颌或上下颌骨的改建,不发生在其他骨。好发部位主要为双侧下颌骨,最初从下颌角开始,然后向下颌体、下颌支扩展,但一般不累及髁突。其次是上颌骨的上颌结节,随后累及眶底前下部、眶外侧壁,甚至全上颌骨(图 16-1-2)。

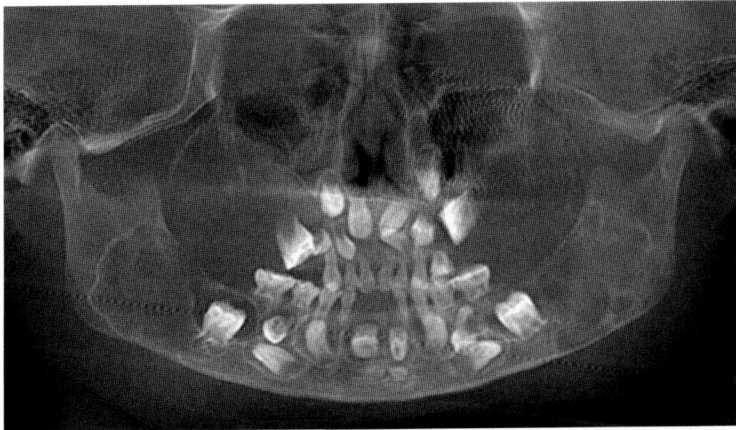

图 16-1-2 巨颌症(图片由空军军医大学口腔医院影像科王培医师提供)

患者为无痛性缓慢生长的双侧面部膨隆畸形呈天使样面孔,颌骨膨隆,触诊质地坚硬,无压痛。牙槽突膨隆可影响患儿口腔功能,甚至还可引起阻塞性睡眠呼吸暂停综合征。牙齿常有移位和松动,牙列不齐,乳牙早失或滞留,恒牙阻生或缺失。

影像学检查:表现为颌骨对称性膨胀,皂泡样多房性密度减低影,边界清楚,有不规则的骨间隔。牙齿和牙胚有移位、阻生和牙根吸收。在有些患者中,当病变进入静止期,骨间隔增厚,病灶呈不均匀毛玻璃样密度升高;当病变进入修复期,病灶逐渐被骨质充满而消失,故有自限和自愈倾向。

(二) 组织病理学表现

病变剖面为灰白或棕色,镜下见骨组织被富于血管的纤维组织和破骨细胞样巨细胞所取代,多核巨细胞常围绕在血管周围。血管周围有嗜酸性物质呈袖口状沉积少见,而这种改变被认为是巨颌症的特征性表现。

(三) 诊断

应对患者家族史、临床表现、影像学特点、组织病理学变化进行综合评估,有条件可检测 *SH3BP2* 基因突变,明确巨颌症诊断。同时应注意与中心性巨细胞病变、巨细胞瘤、骨化纤维瘤、骨纤维异常增殖症等鉴别。对于巨颌症的分级以往采用 Fordyce 提出的方法。

Ⅰ级:病变累及双侧下颌支。

Ⅱ级:病变累及双侧下颌支及双侧上颌结节。

Ⅲ级:为罕见的涉及上下颌骨的广泛性变形,包括喙突和髁突。

有学者将喙突和髁突未受累划分为Ⅲ级,而将喙突和髁突受累划分为Ⅳ级。Motamedi 在此基础上制订了一种更完善的分级方法。

Ⅰ级:病灶仅累及下颌骨且无牙根吸收。

Ⅱ级:累及上下颌骨且无牙根吸收。

Ⅲ级:仅累及下颌骨但伴牙根吸收。

Ⅳ级:累及上颌骨伴牙根吸收。

Ⅴ级:罕见的、具有侵袭性的、大范围颌骨畸形的青少年患者。

此外,Ⅰ级和Ⅲ级下分五类:①下颌体单一病灶;②下颌体多个病灶;③下颌支单一病灶;④下颌支多个病灶;⑤下颌体、下颌支均受累。Ⅱ级和Ⅳ级下分三类:①上颌骨病变局限于上颌结节;②上颌骨病变累及上颌骨前部;③上颌骨病变波及整个上颌骨。凡是累及下颌骨的又可以分为四个亚类:①病变未累及喙突和髁突;②病变只累及喙突;③病变只累及髁突;④病变累及喙突和髁突。

(四) 治疗

鉴于巨颌症有一定的自限和自愈倾向,应根据患者的病程发展趋势、临床特征及受累范围等具体情况,采取相应治疗。对于面容和功能影响不大者,可定期观察待其自限和自愈。对于巨颌症范围广泛、面容和功能影响较大者,可采用刮治和骨整形手术治疗,一般应尽可能推迟至青春期后进行。对于牙齿和牙胚,虽有学者建议拔除避免复发,但从功能上考虑应尽可能保留。放疗不应用于巨颌症的控制和治疗。病变广泛、畸形严重的患儿是否应早期手术,是否可以采用降钙素对巨颌症行非手术治疗,值得进一步研究。

十、骨纤维异常增殖症

骨纤维异常增殖症又称纤维结构不良(fibrous dysplasia)是一种先天性、非遗传性基因变异引起的骨发育异常的类肿瘤疾病。主要特点是受累的骨组织逐渐被增生的含有未成熟骨小梁或骨样组织的纤维组织取代。骨纤维结构不良最初由 Weil(1921)等描述,Albright(1937)描述此病与皮肤棕色斑和女性性早熟合并发生,由 Lichtentein、Jaffe(1938,1942)等提出了纤维结构不良的命名。骨纤维异常增殖症病因较为复杂,现在认为是定位 20q13 上编码 Gsα 蛋白的 *GNAS1* 基因突变,使 cAMP 增加,作用于信号通路,使成骨细胞分化异常及正常骨吸收等。

（一）临床表现

该病根据受累病变骨数、部位及伴发内分泌功能的障碍和皮肤色素改变等,临床上分为单骨型、多骨型、纤维性骨营养不良综合征(McCune-Albright syndrome, MAS)和颅面骨型。常在青少年时期发病,病程发展缓慢,有些患者青春期后可停止发展,但也可终身缓慢进行。临床上以单骨型为主,发病为无明显性别差异的青年人。多骨型好发于 10 岁以下儿童,女性发病为多见。纤维性骨营养不良综合征型则在婴幼儿即出现病变。在颅面骨,单骨型多指只累及下颌骨。上颌骨的病变好发于颧牙槽嵴的后方,多使邻近的颧骨、蝶骨、颞骨等受累。上颌骨的发病是下颌骨的 2 倍。单侧上颌骨发病多见,双侧发病少见。

骨纤维异常增殖症的临床表现与受累骨的部位相关。一般表现为受累骨无痛性缓慢膨隆,颌骨牙槽突肥厚,牙齿移位,咬合错乱,面部不对称畸形。还可扩展至颞骨、眼眶等引起神经受压,导致视听功能障碍,还伴有皮肤咖啡牛奶斑及性早熟。

影像学检查:X 线表现分为三型,磨砂玻璃样型、囊性型、硬化型。CT 对观察颅面骨骼病变累及的范围及鼻窦、眼眶、中耳受累情况较好。表现为病变骨呈膨胀性改变,毛玻璃样背景下,可见高密度区和低密度区。高密度区为含结构异常的骨矿物质较多的病灶,低密度区主要以纤维成分为主。此外,还可观察颅底病变侵犯血管和神经通路的情况,如颈动脉管、破裂孔、视神经孔、眶上裂、眶下裂等(图 16-1-3)。

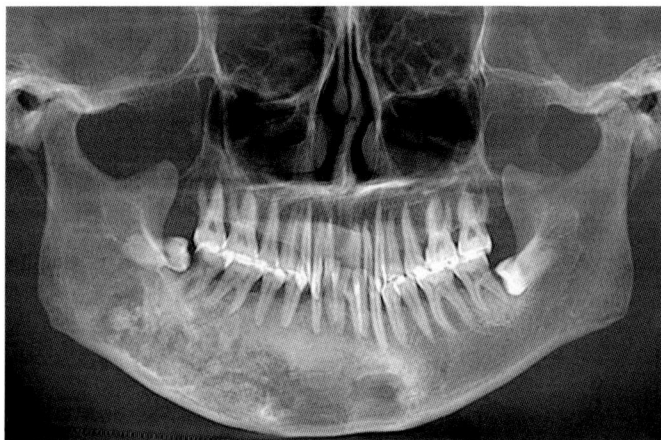

图 16-1-3　右侧下颌骨骨纤维异常增殖症(图片由空军军医大学口腔医院影像科王培医师提供)

（二）组织病理学表现

病理学检查示病变剖面呈棕灰色,质地坚韧如硬橡胶样、沙砾样。镜下病变为骨组织被增生纤维组织取代,其中有不成熟的编织骨形成不规则弯曲的骨小梁,骨小梁之间互不连接,状如"C""V"等字母并缺乏成骨细胞围绕骨小梁。病变组织弥漫生长与正常组织边界不清。约 1/3 的患者碱性磷酸酶升高。

（三）诊断

骨纤维异常增殖症的诊断主要依靠临床表现、影像学检查、血生化检查、组织病理学表现。有条件可检查 *GNAS1* 基因突变。此外，还应与骨化纤维瘤、巨颌症、中心性巨细胞病变、巨细胞瘤等鉴别。镜下，骨纤维异常增殖症的骨小梁结构间有成束的成纤维组织而骨小梁周边无成骨细胞排列，骨小梁一般呈纺织结构，不能形成板层骨。X 线表现，病变界限不清。上述为骨纤维异常增殖症的重要鉴别要点。

（四）治疗

骨纤维异常增殖症治疗方法的选择取决于患者的年龄，病变的生长速度、范围、部位及对外貌和功能影响的程度。目前主要采取以下四种方法：①观察，明确诊断后，对处于青春期的病变范围较小者，定期复查，监测病变的发展变化。②骨修整，恢复外形和功能，尽可能在青春期后如 18~21 岁进行。通过骨修整恢复面部外形对称，也包括对某些病变生长压迫影响脑神经通过孔道的骨质去除，如视神经管减压改善视力。骨修整应注意避免刺激病变加速发展。25%~50% 的患者青春期后行骨修整术后，由于病变继续进展而影响效果。③切除并重建，病变范围广且边界不明显，存在许多问题需要努力解决。④非手术药物疗法，如有学者采用帕米磷酸二钠，使溶骨区骨质增厚，取得一定疗效，值得进一步研究。骨纤维异常增殖症发生恶性肉瘤变较少见，约 8% 的多骨性骨纤维异常增殖症可能自发地转变为肉瘤。还有报告认为与放疗有关，放射后肉瘤可发生在放疗后 10~35 年，平均约为 20 年。故目前，不主张用放疗控制骨纤维异常增殖症的发展。

十一、骨化纤维瘤

骨化纤维瘤（ossifying fibroma，OF）又称牙骨质-骨化纤维瘤、青少年（活跃性/进展性）骨化纤维瘤等，是一种边界清楚、由富含细胞的纤维组织和多样的矿化组织构成的病变。骨化纤维瘤的组织发生来自牙周膜。关于骨化性纤维瘤的命名、分类、诊断及处理等方面存在分歧。2005 年 WHO 新分类指出，在牙根以外的部位，牙骨质和骨组织没有明显差别，区分二者无临床意义。故用骨化纤维瘤取代牙骨质-骨化纤维瘤，并将青少年小梁状骨化纤维瘤和青少年沙砾样骨化纤维瘤作为骨化纤维瘤的变异型。最初由 Menzel（1872）描述了该类肿瘤，并由 Montgomery（1927）将其命名为骨化纤维瘤。

（一）临床表现

骨化纤维瘤发病年龄较广，从儿童至成年均可发病，其中青少年小梁状骨化纤维瘤主要好发于 12 岁以下。女性发病远多于男性，约为 5:1。病变部位以颅面骨多见，其中颅骨以额骨、筛骨、蝶骨易发，偶见颞骨。面骨以颌骨受累多见。鼻窦的骨壁亦是好发部位。骨化纤维瘤主要好发于下颌后部、前磨牙和磨牙区。青少年沙砾样骨化纤维瘤主要好发于鼻窦骨壁，青少年小梁状骨化纤维瘤则好发于上颌。

早期比较隐蔽无自觉症状，多表现为无痛性、进行性颌骨膨隆，牙齿移位，咬合错乱，面部畸形。累及鼻腔及鼻窦、眼眶等，多表现为头痛、鼻塞、突眼及视力障碍等。

影像学检查：X 线表现主要为骨膨隆，呈边界清楚的单灶或多灶透光区，伴有不规则点状或斑块状阻射区。边界硬化或已穿破（图 16-1-4）。

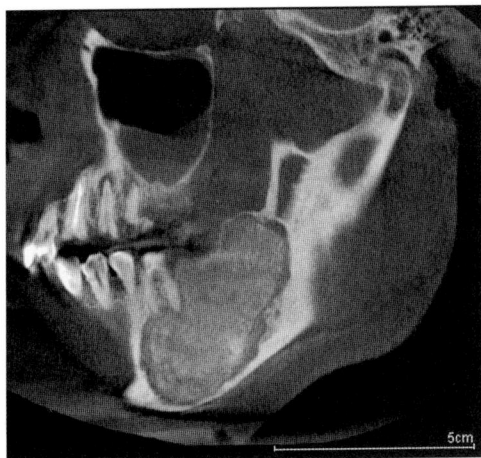

图 16-1-4　左侧下颌骨骨化纤维瘤（图片由空军军医大学口腔医院影像科王培医师提供）

（二）组织病理学表现

肉眼下:病变呈黄白色实性,边界清楚有包膜。易分离如"剥壳"。镜下:该肿瘤组织具有向骨质和纤维组织双向发展的特点。肿瘤由不同细胞分布的纤维组织和多样矿化组织构成,矿化结构可呈小梁状编织骨,相互连接成网,有成排的成骨细胞围绕骨小梁,还可常见无细胞、不规则的类牙骨质小体。青少年小梁状骨化纤维瘤由富含细胞的纤维组织构成,其中骨小梁不规则矿化并互相连接成网,骨小梁表面有一排较大的成骨细胞。青少年沙砾样骨化纤维瘤的特征为成纤维性间质,含有类似沙砾样骨小体。

（三）诊断

骨化纤维瘤主要依靠临床表现、影像学检查、血生化检查、组织病理学表现。此外,还应主要与骨纤维异常增殖症等鉴别。骨化纤维瘤好发于下颌,界限清楚有包膜,骨小梁周围有成排的成骨细胞。而骨纤维异常增殖症病变的界限不清。

（四）治疗

治疗方法取决于患者的年龄,病变的部位、范围及组织类型,对外形和功能的影响,根据病变发展决定治疗方式。常用的手术治疗是采取局部病变切除,如病变范围较大,有侵袭倾向或复发,应扩大切除后酌情考虑重建。文献报告,骨化纤维瘤浸润范围不超过 1~2mm,扩大切除的界限可为 5mm。另有文献报告,在某些骨化纤维瘤患者中,发现有肿瘤抑制基因 *HRPT2* 突变,二者的关系值得进一步研究。

十二、软骨肉瘤

软骨肉瘤(chondrosarcoma)是来源于软骨的恶性肿瘤。Volkmann(1855)、Paget(1870)曾描述过软骨肉瘤,Keiller(1925)将其定名,Phemister(1930)率先在美国将软骨肉瘤与骨肉瘤区分。软骨肉瘤还有一些组织成分特征和分化级别不同的类型:间叶性软骨肉瘤、去分化软骨肉瘤等。软骨肉瘤按发病部位可分为中心型、周围型、皮质旁型等。

（一）临床表现

软骨肉瘤的发病在全身骨肿瘤中占 10%~20%,在头颈部恶性肿瘤中占 2%。软骨肉瘤是仅次于骨肉瘤的常见原发性骨恶性肿瘤。常见全身发病部位为骨盆和四肢长骨。发生于颅面骨较为少见。发病在颌骨,上颌骨略多,好发于前侧部如侧切牙至尖牙区;在下颌,好发于下颌后部如磨牙区和下颌角等。发病性别差异不明显,发病年龄广泛,多为 20~60 岁,间叶型发病年龄在 10~30 岁。

软骨肉瘤的临床表现主要为颌骨膨隆和疼痛。早期可出现牙间隙增宽,牙齿移位和松动,咬合错乱,逐渐增大的骨肿物,从无自觉症状发展到不适、疼痛。发生于上颌骨还可出现鼻塞、突眼、面部畸形等。有些患者出现碱性磷酸酶水平升高。

影像学检查：X线表现为骨的不规则吸收透射区内伴有分布不均的点状、斑片状等阻射矿化物，骨膨隆、骨皮质破坏吸收，边缘呈虫蚀状破坏并可侵入到周围软组织。牙齿受累时可出现特征性改变，牙周膜间隙对称性增宽（Garrington sign，卡林顿征），牙齿之间牙槽骨骨皮质抬高、牙齿分离，牙根吸收。肿物透射区内有明显点状矿化影和指环样结构，这是软骨肉瘤特征性改变。在上颌骨，窦腔多且骨质薄，肿瘤易侵入周围软组织，采用CT和MRI更有助于协助确定肿瘤边界（图16-1-5）。

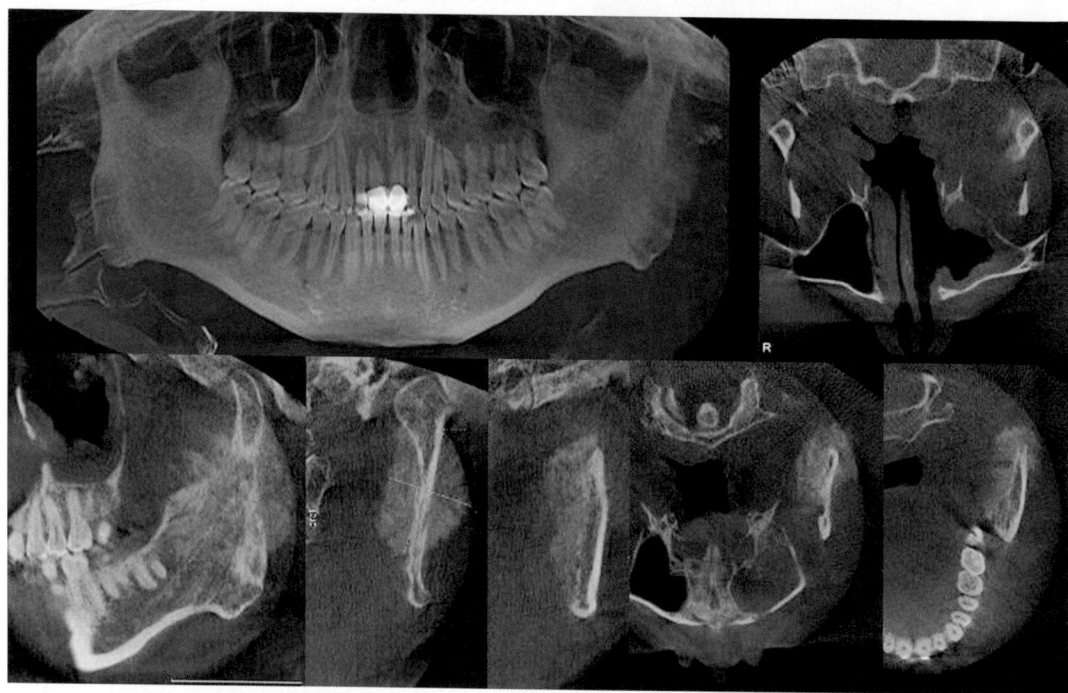

图16-1-5　左侧下颌骨软骨肉瘤（图片由空军军医大学口腔医院影像科王培医师提供）

（二）组织病理学表现

肉眼观察：软骨肉瘤为半透明浅蓝色或灰白色，可见钙化和液化坏死出血区。镜下：丰富的软骨基质中有形态不规则的软骨小叶并被纤维组织分隔伴有周边骨化，侵入和破坏周围的正常组织。肿瘤细胞呈泡状、核深染、多形性和多个核等核异型。软骨肉瘤的分级与预后和治疗相关，主要依据细胞数，核多形、核分裂和坏死。

Ⅰ级，细胞数较多，软骨样格子式排列，有少数分散的多形核和双核。

Ⅱ级，肿瘤细胞数增多，有大的异型核和含有多个软骨细胞的陷窝。有明显的黏液样变性区。

Ⅲ级，肿瘤细胞丰富，较少呈格子样排列，多核和核分裂。

颌骨的软骨肉瘤多为Ⅰ级。Ⅰ级肿瘤很少转移，Ⅲ级肿瘤大多数出现转移。远处转移的部位主要是肺和其他骨，淋巴结转移很少见。颌骨软骨肉瘤具有很强的侵袭性，局部复发和远处转移是导致死亡的主要原因。

（三）诊断

软骨肉瘤的诊断主要依靠病史、临床表现、影像学检查和组织病理学表现的综合分析。

影像上出现典型的病灶内基质钙化就应怀疑软骨肉瘤的可能。软骨肉瘤的诊断可根据有无异型的软骨细胞、是否细胞丰富等进行。软骨肉瘤细胞侵入破坏周围正常的骨小梁，但本身不形成恶性骨基质或骨，这是软骨肉瘤与骨肉瘤重要的鉴别之处。软骨肉瘤尤其应与软骨瘤鉴别。软骨肉瘤与软骨瘤的鉴别主要依据异常增多的细胞数及核异型。此外，还可通过免疫组化与其他肿瘤鉴别。

（四）治疗

软骨肉瘤的治疗，目前主要采用手术切除。对软骨肉瘤应采取广泛切除，切除范围不足是导致复发的主要原因。对于低度恶性Ⅰ、Ⅱ级肿瘤，可采取在骨和软组织内局部扩大1.5cm外切除。对于高度恶性Ⅲ级肿瘤，可采取类似于骨肉瘤的治疗方式，争取骨扩大3cm或到最近的骨缝联合处，软组织应在2cm以上的原发灶扩大切除。由于颌面部解剖特点所限，实际操作存在一定困难，应综合考虑。多数采取病灶控制后，二期行骨重建手术。可采用类似骨肉瘤的修复的方法，对上颌采用赝复体修复或数字化技术指导下血管化骨移植；对下颌多采用数字化技术指导下血管化骨移植。如各种原因无法行数字化技术指导下血管化骨移植，也可采用钛重建板维持咬合关系，软组织瓣覆盖修复创面。但此方法术后并发症较多，属暂时性修复方法。文献报告，骨肉瘤的化疗方案对软骨肉瘤治疗多数效果不好，目前尚无成熟的治疗软骨肉瘤的化疗方案。软骨肉瘤的化疗方案多来自颌骨外的软骨肉瘤治疗，已报告的化疗方案应基于组织病理学类型。方案包括：①异环磷酰胺和/或环磷酰胺、依托泊苷、多柔比星、长春新碱；②持续静脉输注多柔比星和动脉灌注顺铂。过去认为软骨肉瘤对放疗不敏感，很少采用。现在认为放疗改进技术后对部分软骨肉瘤有一定疗效，放疗对软骨肉瘤的作用还需要进一步研究评估。软骨肉瘤的预后与病变部位、分级、扩大切除范围等关系密切。Ⅰ级软骨肉瘤的5年生存率为90%，Ⅱ级软骨肉瘤的5年生存率为81%，Ⅲ级软骨肉瘤的5年生存率仅为29%。低度恶性软骨肉瘤的首次复发可能在初次手术后5~10年，如能采取上述足够的局部扩大切除范围，仍有望得到很好的控制。Ⅲ级软骨肉瘤治疗失败的主要原因是远处转移至肺和区域淋巴结转移。软骨肉瘤的随访期应为10年以上。

十三、骨 肉 瘤

骨肉瘤（osteosarcoma）是来源于骨间叶干细胞的恶性肿瘤，以肿瘤细胞形成骨和骨样基质为特征。骨肉瘤按发病部位，临床上可分为发病占大多数的骨内骨肉瘤和少数皮质旁骨肉瘤。按分化程度和组织构成，根据WHO的分类，骨肉瘤可分为普通（传统）型骨肉瘤（占70%~85%）、毛细血管扩张型骨肉瘤、小细胞骨肉瘤、低级中心型骨肉瘤、继发性骨肉瘤、骨旁骨肉瘤、骨膜骨肉瘤、高级表面型骨肉瘤等。在上述分类中某些亚型如毛细血管扩张型骨肉瘤等在颌骨中极为罕见。Boyer（1819）、Nelton（1860）最早描述骨肉瘤。骨肉瘤是最常见骨的恶性肿瘤，颌骨肉瘤占所有骨肉瘤的5%~7%。大多数骨肉瘤没有明确的病因，部分患者有放疗史、良性骨肿瘤病史等。

（一）临床表现

颌骨肉瘤患者的发病年龄较长骨晚，以30~40岁多见。男性发病多于女性。上下颌骨的受累发病率约为40%：60%。发病部位在上颌骨主要为牙槽嵴和窦腔，在下颌骨主要为下颌体。

骨肉瘤早期无明显症状,可有间断隐性不适或疼痛、牙间隙增宽等。逐渐出现颌骨膨隆或实性肿物,牙齿移位、松动、脱落,咬合错乱。面部畸形、张口受限、疼痛加重和麻木,还可出现鼻塞、突眼等。血生化检查,部分患者碱性磷酸酶水平升高。

影像学检查(图 16-1-6):骨肉瘤的基本 X 线表现为骨皮质和髓腔的破坏即骨的溶解,钙化和骨形成,骨膜下新骨形成。上述三种表现可不同程度地交织在一起。在颌骨肉瘤早期可出现一颗或多颗牙齿牙周膜间隙对称性增宽,牙间隙增宽,牙槽骨高度增加,有虫蚀状骨破坏。骨肉瘤从溶骨性透射区到不规则的致密阻射物交织,边界不清,牙根吸收,表现各异。典型的表现包括肿瘤骨呈象牙样、棉絮样及针状;瘤软骨呈密度较低、不规则阻射物、常位于软组织肿物内;骨膜反应和骨膜三角(Godman 三角),骨膜增生的部位可能预示着肿瘤的生长范围(在肿瘤的中心,增生的骨膜可再被破坏,上下两端残存的骨膜呈三角形,即骨膜三角,意为肿瘤在骨膜下,将骨膜掀起而形成骨膜下三角区。骨膜三角虽是骨肉瘤的常见而重要的征象之一,但亦可见于其他肿瘤或病变中);骨质膨隆和软组织肿物侵袭邻近组织结构;可见针状瘤骨沿骨长轴垂直向骨皮质发散,形成"日光放射样"改变,但上颌骨肉瘤较少发生日光放射样改变;病理性骨折少见;部分患者可有肺或其他骨转移。

CT 具有较高分辨率,可有助于观察结构复杂的上颌骨早期的病变,有助于观察肿瘤侵袭的范围。CT 增强扫描可对确定肿瘤的分化程度和良性肿瘤的鉴别及血管、神经等结构受

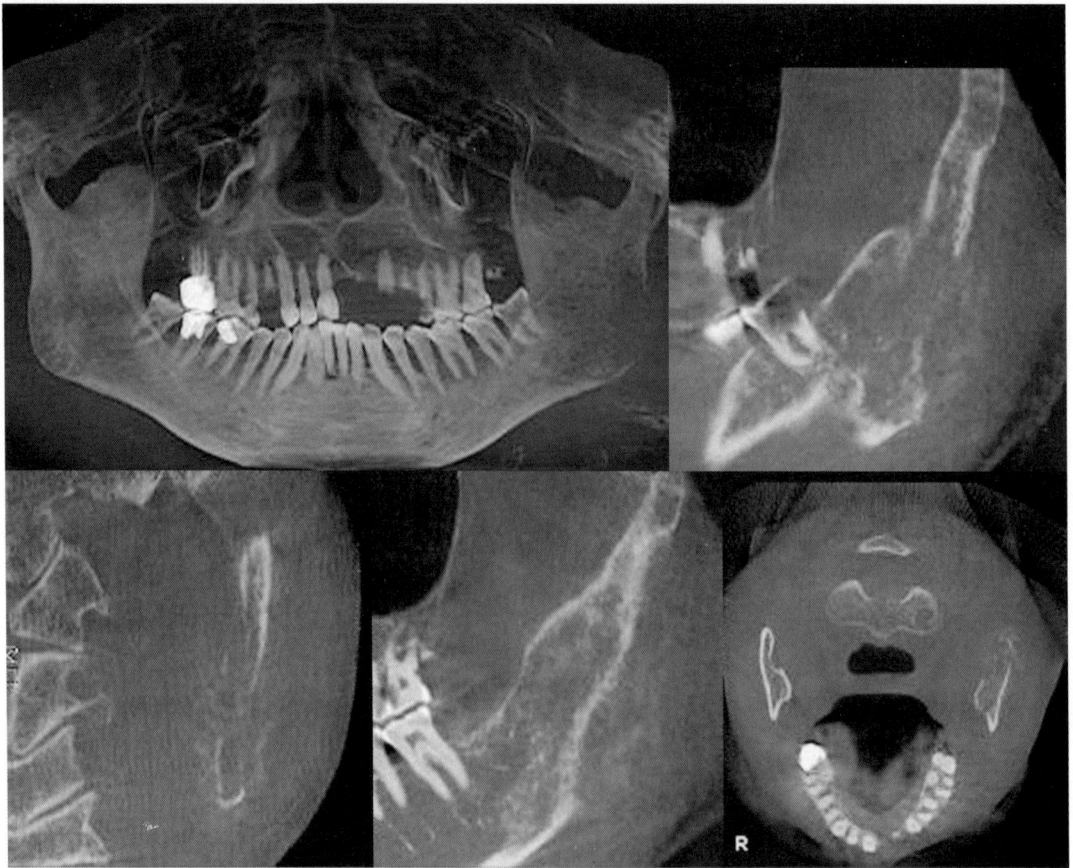

图 16-1-6　左侧下颌骨骨肉瘤(图片由空军军医大学口腔医院影像科王培医师提供)

侵有一定作用。CT 还可协助发现邻近病灶和远处转移。但 CT 对骨质改变的整体性观察和骨膜反应的显示不及 X 线平片。

MRI 能更清楚地显示肿瘤组织在髓内或周围软组织内的浸润范围,协助对肿瘤进行的局部分期。冠状位和矢状位 T_1WI 和 T_2WI 像易显示肿瘤邻近病灶,以及肿瘤与血管、神经等周围结构的关系。多数骨肉瘤在 T_1WI 像上,呈不均匀低信号或低、等、高混杂信号,T_2WI 像上呈不均匀高信号或混杂信号。增强扫描可显示肿瘤早期边缘强化和中心充盈延迟,因此,肿瘤边缘强化速率明显高于中心部位,可作为 MRI 鉴别良恶性肿瘤的一个参考征象;还可显示肿瘤组织明显不均匀强化,与周围组织分界更清楚。

骨肉瘤的核素诊断,核素骨显像中以 ^{99m}Tc-MDP 骨显像应用较广泛,^{99m}Tc-MDP 骨显像表现为骨肉瘤病灶部位的高浓聚,在放射性浓聚的热区病灶中存在不规则的减低区,伴有或不伴有软组织浓聚。^{99m}Tc-MDP 骨显像对骨肉瘤诊断的主要优势在于发现骨肉瘤多中心病灶和寻找骨转移病灶。它能较 X 线平片等其他影像学检查方法早期发现骨肉瘤的转移性病灶,肺、骨和软组织的转移性病灶都可浓聚 ^{99m}Tc-MDP。

有条件者,还可用 ECT 或 PET 配合检查。

（二）组织病理学表现

肉眼观察:骨肉瘤为边界不清的黄白色实性肿物,伴有沙砾样物及坏死出血区。镜下:骨肉瘤的特点是在恶性间叶肿瘤基质中形成瘤骨或骨样组织。肿瘤细胞呈卵圆或梭形,随肿瘤恶性级别增加,细胞数、异型性及核分裂象增加。肿瘤骨样基质形成不规则骨小梁样结构,可伴有软骨样或黏液样变。

（三）诊断

骨肉瘤的诊断主要依靠病史、临床表现、影像学检查和组织病理学表现的综合分析。普通 X 线平片仍然是诊断骨肉瘤基本影像手段,而其他影像技术主要用于确定肿瘤的范围肿瘤与周围神经血管束的关系,以及判断肿瘤对治疗的反应。活检是术前明确诊断的重要手段。取材应注意多点取材,避免取到反应性骨增生而误诊。骨肉瘤应与软骨肉瘤、尤因肉瘤、成骨性良性肿瘤、牙源性肿瘤、骨髓炎等相鉴别。上颌骨肉瘤还应与上颌窦癌相鉴别,一般通过影像学特点即可进行初步鉴别。必要时,还可通过免疫组化与相关肿瘤鉴别。

（四）治疗

颌骨肉瘤侵袭性强,生长速度快,可有远处如肺转移,但颈淋巴结转移很少见。颌骨肉瘤治疗采用以手术为主的综合治疗,强调尽可能对颌骨行局部广泛扩大切除,虽然颌面部解剖特点所限很难能扩大切除,但手术切除范围应争取在 X 线片显示界限外 3cm 或到最近的骨缝联合处,软组织应在 2cm 以上,同期在扩大切除的基础上,多采用数字化技术指导下血管化骨移植。如各种原因无法行数字化技术指导下血管化骨移植,也可采用钛重建板维持咬合关系,软组织瓣覆盖修复创面。但此方法术后并发症较多,属暂时性修复方法。上颌骨肉瘤术前应制作临时阻塞器于术毕时戴用,适时更换为有牙列的赝复体修复。多数患者采取病灶控制后,二期重建手术;也可根据具体情况,行数字化技术指导下血管化骨移植。化疗在骨肉瘤治疗中起重要作用。对长骨骨肉瘤进行术前诱导化疗,在提高局控率和生存率方面有一定作用,已经引起重视。术前化疗应进行数个周期并及时评估,有效的化疗不会降低患者的生存率。根据手术标本肿瘤坏死率,评估化疗效果和确定下一步化疗方案。术后配合化疗、生物治疗等提高疗效,控制复发和远处转移。骨肉瘤对放疗不敏感,主要用于术后辅助性治疗或姑息治疗,放疗能否提高局控率还应进一步研究。对于无法手术的晚期患者,采取相关非手术治疗可控制和缓解病情的发展。骨肉瘤的原发部位与预后关系密切,下颌骨的骨肉瘤较长骨的骨肉瘤预后要好,而发生于颅骨的骨肉瘤预后较差。

十四、尤因肉瘤

尤因肉瘤(Ewing sarcoma,ES)是原始性高度恶性小圆细胞肿瘤。以往认为起源于骨髓的间充质的小圆细胞恶性肿瘤。目前认为该病可能来自神经外胚层,与胚胎性神经外胚层多能干细胞有关,属于原始神经外胚层肿瘤(primitive neuroectodermal tumor,PNET)家族。尤因肉瘤和原始神经外胚层肿瘤是一组有不同分化程度的起源于神经外胚层的骨或软组织小圆细胞肿瘤。原始神经外胚层肿瘤由 Stout 于 1918 年首次报道提出。尤因肉瘤是 Ewing(1921 年)首先报道,对 1 例 14 岁男性桡骨破坏性病变进行描述,当时取名为"骨的弥漫性内皮瘤",指出为独立的非成骨性恶性肿瘤,为小圆细胞构成,没有骨样基质形成。其后Oberling(1928 年)认为该病起源于骨髓网状细胞,称为"网状肉瘤"。但学者们对其组织发生来源意见不统一,文献中一直以姓氏命名。1973 年 Hart 等首先提出原始神经外胚叶肿瘤的概念,这类肿瘤是由未分化的神经外胚叶细胞组成。发生于胸肺区的 PNET,命名为 Askin瘤。1979 年由 Askin 开始报道,小圆细胞病变侵犯胸壁或肺边缘并提出是神经来源。然而,人们对 PNET 的存在一直持怀疑态度。经历数十年的争论,通过临床表现、影像学检查、病理形态学(光镜及电镜)表现、遗传学和免疫组化等分子生物学研究,认为 PENT、尤因肉瘤、Askin 瘤之间有一定的交叉重叠,如有特征性染色体改变表现 t(11;22)(q24;q12)、CD99 表达阳性等,它们同属于 ES/PNET 家族。关于它们之间的关系,有文献指出,ES 属于该家族谱中分化更原始、异型性更大的一端,而 PENT 则属于分化相对较成熟、异型性稍小,有明确神经外胚层分化的另一端。最近有研究表明,改变间充质干细胞基因后可使其具有尤因肉瘤的表征,对其来源于骨提供了某些依据。

(一)临床表现

尤因肉瘤发病较少见,男性发病多于女性,主要发生于儿童和青少年。尤因肉瘤的基本临床表现为不同程度的疼痛,骨或软组织内肿物可有类似炎症表现,肿物生长速度较快,全身症状如发热、贫血、白细胞计数升高、血沉增快等。尤因肉瘤易早期广泛转移,转移的主要部位为肺和骨。

影像学检查:尤因肉瘤基本 X 线表现是溶骨性浸润性骨破坏及骨增生,扁骨的尤因肉瘤的 X 线表现可呈现出溶骨型、硬化型及混合型骨破坏,也可出现膨胀性改变。X 线表现早期病变不明显,继而出现不规则、界限不清溶骨破坏,葱皮样骨膜反应在颌骨几乎见不到。极少数病例中可见骨膜新骨形成,可呈现日光放射样改变。在儿童约 20% 的尤因肉瘤发生在头颈部,好发于上颌窦和鼻前庭,可表现为肿物、疼痛和唇麻木;鼻塞,呈息肉状,有不同程度骨侵蚀破坏。很少发生于下颌骨,常见受累部位为下颌角、下颌支及髁突。表现为骨膨隆、牙齿松动、溶骨破坏,外观类似骨髓炎。

（二）组织病理学表现

肿瘤剖面为灰白色、有光泽或灰红色，常伴出血和溃疡。镜下所见：典型的表现为小圆形大小均匀一致的瘤细胞，细胞质界不清，紧密地聚集在一起。

（三）诊断

尤因肉瘤的诊断主要依靠临床表现、影像学检查和组织病理学表现，可用免疫组化协助诊断。包括 CD99、vimentin 阳性，也可有神经标志物 S-100、NSE 等阳性。用 RT-PCR、FISH 和 DNA 分子杂交可检测出大约 90% 尤因肉瘤有 EWS/FL Ⅱ 的融合基因的转录和 5%~10% 的 EWS/ERG 的融合基因的转录。需要鉴别的肿瘤包括嗅神经母细胞瘤、淋巴瘤、恶性黑色素瘤等。银染色可见网状纤维形成分叶状的间隔，围绕大片瘤细胞，很少穿插在瘤细胞之间，这是和非霍奇金淋巴瘤的重要鉴别点之一。用过碘酸希夫反应（periodic acid Schiff reaction，PAS reaction），可显示瘤细胞胞质内有大量糖原。这可和神经母细胞瘤鉴别。关于临床分期，有文献提出：Ⅰ期为单一肿瘤局限于骨内；Ⅱ期为单一肿瘤已波及骨外；Ⅲ期多中心肿瘤仍位于骨内；Ⅳ期肿瘤已有广泛转移。

（四）治疗

以往对本病主要采取手术治疗，现在多采用综合治疗。尤因肉瘤对放疗极为敏感，但单独使用疗效较差。目前采用综合治疗包括全身化疗和局部治疗，局部治疗包括手术和/或放疗，具体取决于肿瘤的范围和相邻重要结构，尤因肉瘤对放疗敏感，放疗可使肿瘤很好控制，但大多数患者会发生转移。故手术者可采用手术联合放疗和化疗。不能手术者可采用放疗和化疗联合。放疗的剂量一般为 40~60Gy，现提倡放疗总剂量为 55Gy。多药联合化疗效果较好，常用的方案有三种。

（1）VAC 方案：VCR+ACD+CTX。

（2）VACA 方案（尤因肉瘤研究协作组，IESS）：VCR+ACD+CTX+ADM。

（3）ADM+IFO+VCR+CDP 四药联合。

发生于头颈部的尤因肉瘤比其他部位的预后要好，肿瘤的预后与初诊时肿瘤侵犯范围、临床分期有关。过去单纯手术治疗，该病 5 年生存率约 15%。现在经过手术联合放疗和化疗，该病 5 年生存率为 50%~75%。

十五、浆细胞瘤

浆细胞瘤（plasmacytoma）又称浆细胞肉瘤（plasma cell sarcoma）、骨髓瘤（myeloma）、赫珀特病（Huppert disease）、卡勒病（Kahler disease），是一种骨髓来源的浆细胞单克隆性恶性增生性疾病。1850 年，由英国的 William Macintyre 首次描述了多发性骨髓瘤（multiple myeoloma，MM）的临床表现和病理表现并将该病定义为多发性骨髓瘤。另有文献称，1889 年经 Kahler 详细报告病例后，多发性骨髓瘤才普遍为人们所了解和承认。MM 是一种浆细胞性恶性肿瘤，特征是骨髓被恶性浆细胞取代，骨质被破坏和异常免疫球蛋白大量生成，并通过多种机制产生临床症状和体征。骨髓被恶性浆细胞取代后可引起贫血进而引起骨髓衰竭。骨质破坏引起骨痛、骨质疏松、溶骨性改变和病理性骨折与骨肿瘤。M 蛋白可独立引起症状。免疫球蛋白轻链可引发肾病，其淀粉样物质和高血钙可加重肾病，进而产生全身症状。

（一）临床表现

亚洲人种的发病率明显低于黑种人和白种人该病的发病率。在我国该病的年发病率约为1/10万,男性发病率约为女性发病率的2倍。该病的发病年龄范围较广,但主要是中老年人,发病年龄的高峰在50~60岁,40岁以下发病者较少。

多发性骨髓瘤主要表现为骨髓瘤细胞增生、浸润和破坏骨组织及髓外其他组织,出现骨痛、病理性骨折、贫血、出血,以及骨髓瘤细胞产生大量单克隆免疫球蛋白(M蛋白)而出现反复感染、高钙血症、高黏滞综合征、淀粉样变、神经系统损害等。骨痛是本病首发也是主要症状之一,早期可能是轻度和暂时,以后可变成严重和持续性疼痛,活动后加重,休息后缓解。骨髓瘤细胞自骨髓向外浸润,累及骨皮质和邻近组织,形成骨肿块,常为多发性,也可为单发性。骨损害发生主要在颅骨、肋骨、椎骨、锁骨、肩胛骨、骨盆及下颌骨等。在下颌骨肿块处有压痛,骨质变薄时有囊肿样感。贫血和出血倾向也是本病的常见临床表现。肾脏损害则以慢性肾衰为多见。部分患者发生淀粉样变,淀粉样物质为免疫球蛋白轻链,受累的组织器官较为广泛,在颌面部可导致舌体肥大和腮腺肿大,采用牙龈活检,配合刚果红及免疫组化染色可获得较高的淀粉样变阳性检出率。

实验室检查:外周血白细胞计数变化范围较大,分类时淋巴细胞比例增加。常见有不同程度的血红蛋白和红细胞计数下降,血沉加快。血生化检查应注意血清钙和肾功变化,血M蛋白检测和鉴定是诊断浆细胞瘤的重要手段。

影像学检查:X线片表现多发性溶骨性损害,典型的表现为骨穿凿样缺损,圆形透光区,边缘清晰,无硬化边,其他还有蜂窝状和鼠咬状;此外还有严重的骨质疏松,甚至出现病理性骨折。因在全身各骨中,颅骨溶骨性损害发生率较高,故诊断本病应常规拍摄头颅X线片。对可疑病例还可采用CT和MRI检查,用于评估难以在X线平片中发现的微小病灶和骨破坏程度。

多发性骨髓瘤有许多变异型,在临床表现、诊断、治疗和预后等方面有许多不同,与头颈部相关的主要是孤立性浆细胞瘤(solitary plasmacytoma)和髓外浆细胞瘤(extramedullary plasmacytoma)。原发于骨的单个的浆细胞瘤称为孤立性浆细胞瘤,较多发性骨髓瘤发病率低和发病年龄小。孤立性浆细胞瘤临床表现以局部骨肿物伴疼痛为特征,颌骨受侵犯者少见,肿物切面为灰红色,X线片表现为多孔或囊性溶骨改变,其他骨骼无病变。骨髓象和血常规正常,大多数无其他全身症状。髓外浆细胞瘤是指原发于骨髓和骨骼之外其他部位的浆细胞瘤。伴或不伴有M蛋白分泌,为浆细胞直接侵犯软组织所形成。最好发的部位是上呼吸道,如鼻、鼻窦、鼻咽等。此外,在头颈部还可发生于口腔黏膜如牙龈、腭、颊、舌、腮腺、甲状腺、淋巴结等。临床表现主要为局部隆起伴疼痛和压痛,肿物表面光滑或结节,外观黏膜正常或暗红,可有鼻塞、鼻出血、面部肿胀、牙龈出血等。

（二）诊断

对多发性骨髓瘤的诊断主要是病史、临床症状、体征及重点骨髓象、M蛋白和骨质破坏的实验室和影像学检查。MM的国内诊断标准为骨髓中浆细胞>15%,并有异常的浆细胞或组织活检证实为浆细胞瘤;血液中出现大量单克隆免疫球蛋白(M蛋白)或尿中出现本周蛋白,以及无其他原因的溶骨性病变、广泛性骨质疏松。骨髓穿刺涂片细胞学检查及骨髓组织活检,对诊断该病极为重要。检测血清中的单克隆免疫球蛋白。广泛性骨质疏松、溶骨性病变及病理性骨折是MM的基本X线特征,其中以颅骨穿孔样溶骨破坏和胸腰椎压缩性骨折最具代表性。

文献报告,大多数孤立性骨髓瘤为多发性骨髓瘤的早期病变,孤立性骨髓瘤的诊断应慎重。根据国内骨髓瘤诊治指南,孤立性浆细胞瘤(骨或髓外)诊断标准(符合下列三项):①活检证实为单个部位的单克隆性浆细胞瘤,X 线检查、MRI 和/或 FDG PET 检查证实除原发灶外无阳性结果,血清和/或尿 M 蛋白水平较低;②多部位骨髓穿刺涂片或骨活检浆细胞数正常,标本经流式细胞术或 PCR 检测无克隆性增生证据;③无骨髓瘤相关性脏器功能损害等。多发性骨髓瘤临床上易误诊为"骨质疏松""腰椎结核""肾病"等,应注意鉴别。此外,还应与其他侵犯骨骼的疾病如甲旁亢、恶性淋巴瘤、尤因肉瘤、慢性骨髓炎等鉴别,必要时配合病理活检及免疫组化等。

(三) 治疗

治疗可分为支持治疗、化疗、维持治疗。化疗是治疗 MM 最基本的方法,采用联合用药化疗方案是本病治疗重要手段。自 20 世纪 60 年代以来,应用美法仑与泼尼松(MP 方案)联合取得较为满意疗效。对难治性病例可采用 VAD 方案(长春新碱、多柔比星、地塞米松)。此外,根据病情还可采取造血干细胞移植、免疫治疗、靶向治疗、干扰素、利妥昔单抗等。孤立性浆细胞瘤(骨或髓外)以局部放疗为主,放射剂量不低于 40Gy。如能手术切除后放疗,效果更好。对肿物较大如直径超过 5cm 者,有文献提出应在放疗后联合化疗。

十六、绿　色　瘤

绿色瘤(chloroma)现又称为粒细胞肉瘤(granulocytic sarcoma,GS)、髓系(性)肉瘤(myeloid sarcoma,MS),是一种较为少见的髓细胞系恶性病变,表现为幼稚的粒细胞在髓外形成的局限性实性肿瘤。因新鲜肿瘤组织呈绿色而得名。其绿色一般认为与瘤内含髓过氧化酶有关。如果暴露于空气中,会因被氧化而褪色。根据文献,该病最早由 Allen Burns 于 1811 年首次报告,并由 King 于 1853 年将其命名为绿色瘤,1904 年 Dock 与 Warthin 确定了其与白血病的关系。1966 年 Rappaport 将其命名为粒细胞肉瘤,并认为绿色并不能成为该肿瘤的诊断标准之一。粒细胞肉瘤可以作为一个孤立的病变发生,也可以伴有急性髓细胞性白血病、慢性髓细胞性白血病、慢性特发性骨髓纤维化、嗜酸细胞过多综合征及真性红细胞增多症等。1988 年 Davery 提出髓外髓样肿瘤(extramedullary myeloid cell tumor,EMT)的概念,其中包括局部孤立性 GS(非白血病性 GS)和白血病髓外浸润 GS(白血病性 GS)。由于构成该瘤的瘤细胞除粒细胞系外,还包括单核细胞系,二者的前体细胞均为髓细胞系,故 2001 年版的 WHO 肿瘤病理分类中又提出了髓系肉瘤的概念。该病可发生于儿童至中老年,但主要发生于 10 岁以下婴幼儿。男性发病多于女性。该病可发生在任何解剖部位,但常侵犯淋巴结、骨、软组织和皮肤,以及乳腺、睾丸等。绿色瘤好发于扁骨,如颅骨、鼻窦、胸骨、肋骨、脊椎及骨盆。

(一) 临床表现

在头颈部,以婴幼儿眼眶周围最为常见,其次鼻窦、上下颌骨、颞部、中耳和腮腺及咽喉等部位也有发生。该病在眶周发病初期在眶外侧出现无痛和无充血的肿物,质地坚硬、无移动、边界不清、与眉弓粘连。随肿瘤增大可出现突眼、眼球运动受限、视力下降、眼睑和结膜水肿、疼痛、眶周可出现充血甚至瘀斑(部分病例可呈绿色)、双眼可同时或先后发病。可伴有肝脾肿大和淋巴结肿大。在上下颌骨发病时,可出现牙龈和腭黏膜的溃疡和肿物,也可以表现为颌骨的无痛性膨隆而类似骨吸收的囊性病变。

(二)诊断

由于绿色瘤可发生于髓性白血病之前、同时或之后及慢性白血病缓解期,因此主诉和病史有所不同。影像学检查如 B 超、CT、MRI 均显示眶外上壁骨膜下不规则实性高密度占位性病变,增强扫描强化作用明显。病变对周围骨组织有破坏,甚至侵入颅内形成颅内外沟通瘤。牙龈和腭黏膜的病变可能颌骨无明显变化,也有颌骨的膨隆在 X 线上表现为颌骨囊性病变。实验室检查主要包括血常规和骨髓穿刺检查。血常规白细胞计数可升高,更有意义的是白细胞的分类计数和形态,可出现贫血和血小板计数降低。骨髓检查多数符合髓性白血病的表现。临床上对于已怀疑绿色瘤的患者,应尽可能通过骨髓检查等诊断该病,必要时行穿刺活检而避免开放活检。对于某些所谓孤立性绿色瘤或当时不伴白血病全身症状的病变,只能活检明确诊断。由于瘤在新鲜时肉眼观呈绿色,暴露于空气中因氧化而迅速褪色,用过氧化氢等还原剂可使绿色重现,因此最初的肉眼观察对诊断有重要的提示作用。应该指出的是并非所有绿色瘤均呈绿色,有些病变则呈灰白色。在常规 HE 染色的切片上,多数病例因其形态学极难与恶性淋巴瘤鉴别而易造成误诊。而髓过氧化物酶 MPO 染色阳性是重要的诊断指标。

(三)治疗

除某些孤立性绿色瘤因探查活检切除病变外,本病主要依靠化疗,也有人对局部病灶采用放疗,但尚存争议。由于本病的预后与早发现、早治疗有关,因此本病的诊断明确后应尽早开始治疗,应请儿科、血液科等专科医师指导并参与本病的诊治过程,如采用柔红霉素+阿糖胞苷等针对髓性白血病进行相关治疗。

第二节 骨源性肿瘤与瘤样病变诊治面临的问题与挑战

一、骨肿瘤影像学检查方法的选择

骨肿瘤的影像学检查方法有 X 线平片、CT、MRI、放射性核素、ECT、PET-CT 等,在口腔颌面部还有全口牙位曲面体层片及近年来逐渐发展的 CBCT。X 线平片在颌面部由于骨重叠,已很少使用。CBCT 放射剂量小、图片清晰,层面多,目前已有取代全口牙位曲面体层片的趋势,有文献报告在观察骨肿瘤的骨破坏的敏感性和特异性方面均有优势。增强的 CT 和 MRI 对病变范围及性质判断提供帮助。放射性核素、ECT、PET-CT 等对恶性骨肿瘤转移筛查有重要作用。如果行血管化骨移植,还应行相应血管造影检查。

二、成骨性骨良性肿瘤的诊断和处理

发生于颅面骨的成骨性良性骨肿瘤有很多种,其中较为常见和有特征的成骨性骨良性肿瘤包括骨瘤、骨样骨瘤、成骨细胞瘤等。它们临床表现各异,处理方式也不尽相同。

它们共有的临床表现为骨肿物,在临床表现、影像学检查甚至组织病理学表现方面,有些肿瘤的表现如此接近,很难轻易作出诊断与鉴别诊断,必须综合分析找出特征。如应仔细询问病史,骨肿物有无自发疼痛、有无夜间加重,阿司匹林能否缓解,影像学检查有无巢穴样病变,组织病理学检查肿瘤的特征等。有些肿瘤有遗传倾向,有些为多发,如对多发性骨瘤患者应注意检查有无腺瘤样息肉病并提醒家族成员检查。对多发及有恶变倾向者应注意定期随访发现新病灶及有无恶变。在处理上,对有自限性的良性骨肿瘤应尽可能先随访观察病变发展情况。

三、软骨肿瘤的诊断和处理

鉴于在颌骨内软骨瘤罕见,有些可能是低度恶性软骨肉瘤误诊所致,故应慎重对待软骨瘤的诊断和治疗。软骨瘤的标本要多处取材,寻找可能存在的恶性征象。对软骨瘤的手术治疗不应保守,至少应像临界瘤或低度恶性肿瘤那样局部扩大切除,术后定期随访观察有无复发和恶变。软骨肉瘤在手术治疗上与骨肉瘤类似,但局部复发较多而远处转移较少见,有人认为镜下的组织病理分级对预后无影响。下颌骨髁突是软骨瘤好发部位,如何能在切除肿瘤的同时,保存或恢复颞颌关节功能值得认真思考。

四、巨细胞病变的诊断和处理

在颌骨,组织病理学表现上都是以巨细胞为主的病变如巨细胞瘤、巨细胞肉芽肿、棕色瘤等,形态学如此接近,病因、临床表现及生物学行为等却如此大相径庭。有些学者否认在颌骨存在骨巨细胞瘤,建议用中心性巨细胞病变命名上述病变。能否将这些病变统一在一起并揭示其内在的相互关系,是值得期待的研究课题。近年来,WHO 将骨巨细胞瘤分为骨巨细胞瘤和恶性骨巨细胞瘤(骨巨细胞瘤恶变)。骨巨细胞瘤的组织来源还不清楚,被归类为来源未明的骨肿瘤。对于肿瘤中的巨细胞,有文献认为是血液循环中的单核细胞被吸收在病变中融合所致,可能与 TGFβ 的自分泌和旁分泌机制有关。关于巨细胞瘤,有些学者认为 Jaffe 分级与肿瘤生物学行为不完全平行。用上述分级作为处理临床病变的原则存在争议。减少巨细胞瘤术后复发各种技术手段,应继续进行研究。对于部分已经恶变者,文献报告有采用放疗。上述处理仍存在一定争议。近些年来,有些报告采用非外科手术疗法如注射降钙素、皮质激素及干扰素等使中心性巨细胞病变得以治愈或控制其复发,值得深入研究。近期有报告对骨巨细胞采用 RANKL 抑制剂地诺单抗,也有使用双膦酸盐药物的研究,但这些研究的疗效和安全性存在一定争议,尤其是可能导致下颌骨坏死等并发症。

五、骨纤维异常增殖症和骨化纤维瘤的诊断和处理

骨纤维异常增殖症和骨化纤维瘤在临床上相关,不易鉴别。影像学表现上,骨化纤维瘤和骨纤维异常增殖在密度上没有太大差别,不同的生长方式和病灶边界是两者的主要区别点。骨化纤维瘤表现为多单骨受累,边界清楚而骨纤维异常增殖症。常多骨受累,病变区与正常骨质区移行,无明确边界。此外,还可通过组织病理学表现进行鉴别。骨纤维异常增殖症的遗传学发病机制、手术切除和修复治疗方法的选择及用帕米磷酸二钠药物非手术长期治疗结果值得深入研究。然而使用双膦酸盐引起的骨坏死同样值得关注。对青少年(活跃

性/进展性)骨化纤维瘤是否存在侵袭或高复发倾向及其处理,还存在争议。

六、骨肉瘤的诊断和处理

颌骨骨肉瘤侵袭性强、易转移和复发,治疗效果不能令人满意,有很多问题没有解决,如骨肉瘤的发病机制,侵袭和转移与相关基因表达及抑制,预后因素的筛选和确认,综合治疗的方式,放疗的作用,化疗时机、方案、药物的选择,生物治疗中有关免疫、基因、分子靶向治疗前景等。

七、骨髓来源恶性肿瘤的诊断和处理

浆细胞瘤、绿色瘤是来源于骨髓的恶性肿瘤,各自细胞成分、病因、临床表现不同,诊断和处理也不同。这些肿瘤往往是多发病灶,口腔颌面部的病灶只是前驱或伴发病灶,极少数是孤立病灶,故首先应认识并通过会诊正确诊断这些疾病,尽可能减少误诊的发生。在治疗上,应协同相关专科共同处理。这些疾病有许多问题还没有解决。以浆细胞瘤为例,手术切除或局部放疗后可复发,或出现其他髓外浆细胞瘤。髓外浆细胞瘤数年后可发展成为典型多发性骨髓瘤。多发、孤立、髓外等型与其他病变间的鉴别,以及放疗剂量和方式、手术的作用、随访和转归、复发后处理、淀粉样变机制及鉴别和处理、颈部是否需要预防性放疗、骨髓瘤骨质破坏的机制等,均需要进一步深入研究。

八、数字化技术在颌骨修复重建中的应用

数字化技术在颌骨修复重建中的应用是颌面肿瘤领域近年来最重要的进展,国内已有多单位广泛开展,取得很好成效。基本过程为通过 CT 等取得病变区或供骨区数字化信息,在相应计算机软件辅助下,制备截骨导板、移植骨重建导板和制备相应重建板辅助手术,使手术重建准确性提高,缩短手术时间,减少并发症。数字化技术在颌骨修复重建中的应用已在本书有相应章节介绍,此处不再重复。值得注意的是数字化导板在实际手术中存在误差,这是需要努力研究的问题。数字化导航为明确病变位置和范围提供了帮助。国内已有许多单位用数字化导航指导治疗,如骨化纤维瘤的骨修整。空军军医大学口腔医院头颈肿瘤科采用数字化截骨导板技术辅助进行骨纤维异常增殖症病变骨修整取得满意效果。

九、骨形成相关研究促进骨肿瘤机制的认识和防治

近年来,骨形成钙化机制和骨组织工程研究的深入发展,促进了对骨肿瘤机制的认识和防治。关于 RANK 配体抑制药和使用双膦酸盐药物抑制骨肿瘤骨增生的研究,启示我们应更加关注并投身于相关基础研究,造福患者。

(孙沫逸)

参 考 文 献

1. 邱蔚六. 口腔颌面外科学. 6 版. 北京:人民卫生出版社,2008.

2. 于世凤. 口腔组织病理学. 6 版. 北京:人民卫生出版社,2007.

3. 张震康,俞光岩. 口腔颌面外科学. 北京:北京大学医学出版社,2006.

4. 马大权. 颌骨巨细胞病变. 中华口腔医学杂志,2006,41(2):126-128.

5. 陈世伦,武永吉. 多发性骨髓瘤. 北京:人民卫生出版社,2004.

6. FLETCHER C D M. 肿瘤组织病理诊断. 周庚寅,刘洪琪,张庆慧,等译. 济南:山东科学技术出版社,2001.

7. BARNES L,EVESON J W,REICHART P,et al. 头颈部肿瘤病理学和遗传学. 刘红刚,高岩,译. 北京:人民卫生出版社,2006.

8. FLETCHER C D M,UNNI K K,MERTENS F. 软组织与骨肿瘤病理学和遗传学. 程虹,金木兰,李增山,等译. 北京:人民卫生出版社,2006.

9. THOMPSON L D R. 头颈部病理学. 刘红刚,译. 北京:北京大学医学出版社,2008.

10. EVERSOLE L R. Clinical outline of oral pathology:diagnosis and treatment. 3rd ed. Hamilton:BC Decker Inc,2001.

11. MARX E R,STERN D. Oral and maxillofacial pathology:a rationale for diagnosis and treatment. London:Quintessence Publishing,2002.

12. NEVILLE B W,DAMM D D,ALLEN C M,et al. Oral and maxillofacial pathology. 3rd ed. St. Louis:Saunders Elsevier Inc,2009.

13. MILORO M,LARSEN P E,GHALI G E,et al. Peterson's principles of oral and maxillofacial surgery. 2nd ed. Hamilton:BC Decker Inc,2004.

14. MATHES S J. Plastic surgery:volume Ⅴ:tumors of the head,neck,and skin. 2nd ed. Philadelphia:Saunders Elsevier Inc,2006.

15. DE LANGE J,VAN DEN AKKER H P. Clinical and radiological features of central giant-cell lesions of the jaw. Oral Surg Oral Med Oral Pathol Oral Radiol Endod,2005,99(4):464-470.

16. YASUOKA T,TAKAGI N,HATAKEYAMA D,et al. Fibrous dysplasia in the maxilla:possible mechanism of bone remodeling by calcitonin treatment. Oral Oncol,2003,39(3):301-305.

17. BALAMUTH N J,WOMER R B. Ewing's sarcoma. Lancet Oncol,2010,11(2):184-192.

18. UYESUGI W Y,WATABE J,PETERMANN G. Orbital and facial granulocytic sarcoma(chloroma):a case report. Pediatr Radiol,2000,30(4):276-278.

19. PEABODY T D,ATTAR S. 临床骨肿瘤学. 毕文志,许猛,译. 北京:人民军医出版社,2016.

20. LIN P R,PATEL S. 骨组织肉瘤诊疗学. 周宇红,王毅超,陆维祺,译. 天津:天津科技翻译出版公司,2016.

21. 王志伟,李诚. 骨巨细胞瘤基础与临床. 上海:上海科学技术出版社,2017.

第十七章　血管瘤与脉管畸形的诊治现状与挑战

第一节　分　类

过去对脉管性疾病(vascular lesions)的命名和分类一直比较混乱,治疗方法也无统一标准。1982 年,Mulliken 和 Glowacki 提出依据血管内皮细胞特征进行分类,将其分为血管瘤和脉管畸形两大类。在此基础上,Jackson 等(1993)根据血液流速和动静脉分流速度,将血管畸形进一步区分为高流速和低流速两种(表 17-1-1)。

表 17-1-1　婴儿及儿童脉管病变分类

血管瘤	脉管畸形
增殖期	低流速 　毛细血管型 　静脉型 　淋巴管型
消退期	高流速 　动脉型 　动静脉畸形 混合

Waner 和 Suen 结合基础研究成果,对 Mulliken 和 Glowacki 分类进行改良和完善,得到了国内外的广泛认可,并被国际脉管性疾病研究学会(ISSVA)作为其分类系统的基础(表 17-1-2)。全国口腔颌面部血管瘤治疗与研究学术研讨会上,与会专家经过充分讨论,也一致建议采用这一分类。

表 17-1-2　血管瘤与脉管畸形 ISSVA 分类

血管瘤	脉管畸形
婴幼儿血管瘤 先天性血管瘤 其他	单纯性 　毛细血管畸形 　淋巴管畸形 　静脉畸形 　动静脉畸形 　动静脉瘘 混合性 其他

第二节　病因与发病机制

血管瘤和脉管畸形是两类完全不同的疾病,血管瘤也称为婴幼儿血管瘤(infantile hemangioma),是来源于血管内皮细胞异常增殖的先天性良性肿瘤,一般在出生后1周左右出现,女性好发,男女发病比例约为1:3,在新生儿中的发病率为2%~3%,1岁以下儿童中发病率约为10%,而在早产儿或低体重新生儿中的发病率可高达22%~30%。血管瘤在患儿1岁以内快速增殖,1岁左右逐渐进入消退期,大多数血管瘤可完全消退。据文献报道,1岁时血管瘤的消退率约为10%,5岁时约为50%,7岁时可达70%。而脉管畸形则是血管或淋巴管的先天性发育畸形,出生时即有,但有时并不明显,出生后逐渐明显。脉管畸形的男女发病率相等,不会自行消退,随患者的生长发育等比例生长。

目前,关于血管瘤和脉管畸形的病因及发病机制尚不完全明确,但可以确定的是,血管瘤和脉管畸形是两类性质完全不同的病变,其发病机制也完全不同。

血管瘤的发病机制目前仍不十分明确,目前主要认为与"血管形成"(angiogenesis)密切相关。血管瘤的组织病理学研究显示,增生期血管瘤组织中,多种细胞因子及其受体家族(VEGF-R)、骨髓标志物等均高表达;而在消退期血管瘤组织中,内皮细胞凋亡加速、肥大细胞(mast cell)以及金属基质蛋白酶抑制因子(tissue inhibitor of metalloproteinase,TIMP)等水平上调。因此,不少学者认为,婴幼儿血管瘤(infantile hemangioma,IH)的发生、发展及消退在生物学特征方面具有特殊性,其内在机制也更为复杂。为深入研究血管瘤的病因及发病机制,现已建立多种血管瘤相关动物模型,如血管瘤内皮细胞离体培养模型、血管瘤干细胞离体培养模型、多瘤病毒中T抗原(PyMT)转基因小鼠模型、血管内皮生长因子(VEGF)过表达模型等。通过相关体内外研究发现,血管瘤内皮细胞的微环境改变及异常转化可能发挥了重要影响,最终表现为内皮细胞的异常增殖变化,而针对该现象存在多种理论和假说:①血管形成/抑制因子(如VEGFR-1、CD133、GLUT-1、bFGF等)之间的平衡失调;②细胞组成及其功能的变化,如肥大细胞、周细胞或间充质干细胞、免疫细胞异常;③雌激素水平异常;④细胞外基质和蛋白酶(如TIMP-1、MMP-2、MMP-9等)表达变化;⑤血管瘤干细胞(HemSC)理论;⑥胎盘绒毛微血管内皮细胞循环起源理论;⑦基因突变及杂合性缺失理论;⑧局部神经支配的影响;⑨凋亡学说等。

近年来,还有学者认为,血管瘤可能来源于单个幼稚内皮前体细胞(hemangioma-derived endothelial progenitor cell,HemEPC)的基因突变,通过克隆扩增,使这一突变得以广泛表达,从而表现为内皮细胞的异常增殖及血管瘤异常增殖的特征,并衍生出血管瘤干细胞学说,但尚需进一步研究提供理论和实验支持。

脉管畸形包括淋巴管畸形和血管畸形,与血管瘤相比,其主要特点为受累淋巴管和血管(包括毛细血管、动脉及静脉)等的异常扩张,而内皮细胞无异常增殖。大多数学者认为,其发生是由于胚胎发育时期"血管发生"(vasculogenesis)过程的异常,从而导致血管结构的异常。

毛细血管畸形(capillary malformation,CM),也称为微静脉畸形、葡萄酒色斑或鲜红斑痣,其发病机制涉及两个部分:先天性(基因突变)和后天性(血流动力学及血管新生)。通过多例家族性毛细血管畸形病例,发现了多型 RASA1 基因的无义或错义突变,但该突变的致病机制并不明确。同时,在88% Sturge-Weber综合征和92%无综合征表现的毛细血管畸形患者体细胞中,则鉴定出了 *GNAQ* 基因的单个碱基突变,但两种突变之间是否存在联系尚无研究或理论支持。

静脉畸形(venous malformation,VM)可细分为多种类型,如普通散发性静脉畸形、家族遗传性皮肤黏膜静脉畸形(cutaneomucosal venous malformation,VMCM)、蓝色橡皮乳头样痣(Bean)综合征、球形细胞静脉畸形(glomuvenous malformation,GVM)等,而静脉畸形的产生可能同基因突变存在密切联系。

通过针对普通散发性静脉畸形及 VMCM 发病机制的研究发现,这两种病变多与定位于染色体 9p21 的 TIE2 突变相关。TIE2 作为内皮细胞特异性的酪氨酸受体,VMCM 患者所携 TIE2 突变多为精氨酸被色氨酸替代(TIE2-R849W),而在散发性 VM 患者中,近 50% 携有 *TIE2* 基因的体细胞突变,且多数为亮氨酸被苯丙氨酸替代(TIE2-L914F),对于非 TIE2 突变的散发性 VM 患者,多携有 PIK3CA 突变。TIE2 及 PIK3CA 突变均会显著影响血管内皮细胞的管腔形成能力及抗凋亡能力,改变内皮细胞状态,从而影响血管平滑肌募集过程的调控,最终引起脉管发育缺陷。

除前述两种静脉畸形,GVM 作为另一种特殊类型的静脉畸形,其突变位点位于 1p21-22 区域内,该突变则会造成肾小球蛋白(glomulin,GLMN)缺乏,继而血管平滑肌分化异常,形成特征性的球形平滑肌细胞。

动静脉畸形(arteriovenous malformation,AVM)尚无发现遗传性特征,但在部分遗传性综合征中多合并存在 AVM,如遗传性出血性毛细血管扩张症(hereditary hemorrhagic telangiectasia,HHT)。在对 HHT 的突变筛查中,发现了 ENG 及 ALK-1 的突变,这两种受体蛋白主要在血管内皮细胞表面表达,调节细胞分化与生长,但两种突变在 HHT-1 及 HHT-2 中的地位及作用效果可能存在差异。同时,在常染色体遗传的 CM-AVM 中则鉴定出 RASA1 突变的存在。因此,AVM 的作用机制研究尚需进一步深入。

淋巴管畸形(lymphatic malformation,LM)是一种淋巴系统的先天发育异常,淋巴管内皮细胞的数量、形态及功能并无明显改变,为深入研究 LM,可利用弗式不完全佐剂或其他免疫佐剂于大鼠的目标部位诱导产生可重复的淋巴管畸形模型,也可通过淋巴管畸形组织块移植建立对应的动物模型。现已在淋巴管畸形中分离并鉴定出至少 20 多种不同类型的突变基因,发现 VEGF-C、VEDFR-3、END、ANG-1、SOX-18、FOXC2 等分子均同淋巴管畸形存在联系,各分子均参与淋巴管的生长发育及形态维持,但其间的联系及致病机制尚无肯定结论。

第三节　临床表现

一、血　管　瘤

血管瘤是婴幼儿最常见的先天性良性肿瘤,好发于头、面、颈部,其次为四肢和躯干。约30% 的血管瘤在出生时发现,通常在出生后 2 周或 4 周时快速生长。女性多于男性,比率为 2：1～5：1,多发者占 15%～30%。

大多数血管瘤发生于皮肤或皮下组织,根据病变发展的过程分为增殖期、消退期、消退完成期。这一独特的临床表现是其区分血管瘤与脉管畸形的重要依据。

增殖期血管瘤最初的表现常为苍白色斑,随后即出现毛细血管扩张,其周边绕以晕状发白区。婴幼儿在出生后1年内一般表现出2个典型的快速增殖期,第1个快速增殖期在出生后4~6周,第2个在4~6个月。血管瘤在这两个时期快速增长,表现出相应的临床症状,如触痛、溃疡、出血等。血管瘤的临床特点因其病变部位、深度、大小及临床分期的不同而不同。较表浅的增殖期血管瘤常表现为鲜红色的斑或结节状病损,而深部病变常表现为淡蓝色或无色肿块。

消退期通常在出生后的1年末(12~14个月),瘤体生长速度减慢。病变从增殖期到消退期的转变是一个渐进的过程,瘤体生长速度明显减慢,质地变软。皮肤或皮下的血管瘤进入消退期后,瘤体色泽由鲜红色向暗灰色转变,瘤体逐渐萎缩变软。一般认为,5岁以内的自然消退率为50%~60%,7岁以内为75%,9岁以内可达90%以上,多数病例经过2~5年的消退期。少数患者在瘤体消退后可达到最佳的美学效果,但大多数血管瘤患者在瘤体消退后仍存在面部瘢痕、皮赘、毛细血管扩张等局部组织畸形。

二、脉 管 畸 形

脉管畸形是胚胎脉管形态结构方面发生的先天性发育畸形,通常出生时就存在,随患儿生长发育等比例生长,大多不会自行消退。其临床表现根据其亚分类的不同而不同。

(一) 毛细血管畸形

毛细血管畸形(capillary malformation,CM)是由乳头丛内的毛细血管构成的先天性畸形,根据临床特点和解剖部位的不同,可分为中线型毛细血管畸形和毛细血管畸形两个亚型。

1. 中线型毛细血管畸形(midline capillary malformation) 系毛细血管由于自主神经系统支配(或发育)延迟而导致的扩张形成的微静脉畸形。临床上,病变总是累及中线结构,项部是最常见的受累部位,其次是上睑、额、眉间、鼻翼、上唇人中以及腰骶部。中线病变具有典型的分布特征,额及眉间病变呈V形,沿滑车上和眶上神经分布。典型的鼻部受累区位于鼻翼上部,唇部受累区位于上唇人中上2/3。

中线型毛细血管畸形通常表现为淡粉红色斑点,可相互融合,界限清楚。位于身体正面的中线病变常不融合,而位于背面的中线病变常呈融合状。一般认为,大多数病变会自行消退,但Qster和Nielson的研究显示,项部的中线型毛细血管畸形在男性的消退率为65%、女性为53.8%。中线型毛细血管畸形较少发展成肥大、增厚或鹅卵石样病变。

2. 毛细血管畸形 毛细血管畸形是由于血管壁绝对或相对缺乏自主神经支配,而使毛细血管后微静脉持续扩张所形成,又称鲜红斑痣、葡萄酒色斑(port-wine stains,PWS),发病率约为0.3%,病变呈粉红色,扁平。随年龄的增长,病变内血管进行性扩张,导致病变颜色逐渐加深,局部增大、变厚,表面可呈鹅卵石样改变,终生不消退。

毛细血管畸形约83%发生于头颈部,常沿三叉神经支配区分布,约57%的毛细血管畸形沿三叉神经第二支支配区分布,三叉神经第三支和第一支分布区患病者较少。Waner和Suen还根据血管扩张的程度(血管直径)将这类畸形进一步分为4级。Ⅰ级为最早期病变,受累血管直径为50~80μm,临床上表现为浅或深红色斑点;Ⅱ级受累血管直径为80~120μm,肉眼下可辨血管扩张,临床上斑点更加清晰可见;Ⅲ级病变血管更加扩张,直径为120~150μm,血管扩张末端可见,致使病变呈红色斑点;Ⅳ级病变血管直径大于150μm,血管间隙由扩张的血管替代,在病变边缘可见扩张血管,病变通常呈紫红色,增生肥厚并最终融合成结节,呈鹅卵石样外观。

毛细血管畸形常以综合征的形式出现,累及眼神经和上颌神经时,有 15% 的机会可合并难治性青光眼;1%~2% 伴有同侧软脑膜血管畸形,称为 Sturge-Weber 综合征;同时出现葡萄酒色斑、静脉畸形及肢体长度差异,则称为 Klippel-Trenaunay 三联征,患肢常表现为软组织及骨骼过度增粗肥大,并常伴有静脉系统的缺如或发育不良,它与另一综合征——Parkes-Weber 综合征相似,但后者常伴动静脉瘘,无深静脉系统发育不全;较少见的另一种综合征为 Beckwith-Widemann 综合征,表现为面部葡萄酒色斑、舌肥大、脐突出和内脏过度发育,其中 1/3~1/2 的患者因胰岛细胞发育过度而致严重的低血糖,临床应予以注意。

(二) 静脉畸形

静脉畸形(venous malformations)是临床上最为常见,以静脉异常汇集为特征的一组病变。其发生部位可表浅,也可深在;可单发,也可多发;可弥散,也可局限发生。好发于头颈部,通常见于颊黏膜、舌、口角区、上下唇、腮腺区及颈部。病变皮肤或黏膜的颜色因血管扩张的程度和病变的深度不同而表现不一,浅表畸形呈深紫色,且常见结节形成;深部畸形色泽不一,病变越深,颜色越浅。静脉畸形通常质地柔软,可压缩,穿刺时可抽出暗红色可凝静脉血。静脉压增加,如儿童哭闹、低头时,病变增大,即体位移动试验阳性,是静脉畸形的典型特征。临床及 X 线片检查常可发现静脉石。病变累及颌骨或完全位于颌骨内时,X 线检查显示颌骨骨质呈肥皂泡样或蜂房状低密度影像。

发生于浅表部位的静脉畸形容易诊断,而位于颌面深部者,仅凭临床检查有时难以作出正确诊断。需借助穿刺检查或影像学检查(B 超、MRI、MRA 等)辅助诊断。

有研究对 102 例颌面部静脉畸形行病变腔穿刺 DSA 造影,连续采集多帧影像,根据回流静脉的粗细、数量及其回流速度,将病变分为高回流和低回流两种类型:①低回流型,即回流静脉纤细,直径小于 0.3cm,一般有 1 条或 2 条回流静脉,回流速度慢,造影 5 分钟后病变内仍有明显造影剂残留;②高回流型,即回流静脉粗大,直径多在 0.4~0.7cm,一般有 2 条以上回流静脉,回流速度快,5 分钟后病变仅有少量造影剂残留。

(三) 动静脉畸形

动静脉畸形(arteriovenous malformation)属于高流速血管畸形,最常发生于头颈部或四肢,还可发生在任何部位的软组织、骨内、器官内以及中枢神经系统如脑、脊髓及硬脑膜中。其发生以扩张的供血动脉流入初级血管窦腔,然后通过迂曲、扩张的多条引流静脉流出,动静脉之间没有毛细血管床为特征。

动静脉畸形的质地较静脉畸形硬,无明显压缩感,病变及周围区域内可见念珠状或条索状迂回弯曲的粗大而带搏动的血管,表面温度高于正常皮肤,可扪及持续震颤,局部听诊可闻及连续吹风样杂音,头颈部病变还可表现为回流静脉(颈外静脉)扩张。此外,局部病灶组织明显扩张增大,累及耳、鼻、口腔或四肢后体积逐渐增大,甚至扩大为原来的数倍,表面可及明显搏动。广泛的动静脉畸形造成回心血量大大增加,导致心脏容量负荷增大,有形成心功能不全及衰竭的潜在危险。

动静脉畸形可累及颌面部软组织及颌骨(主要是下颌骨),多因急性大出血而就诊。当累及颌骨时,可出现颌骨膨隆,边界不清,牙松动,大出血。累及上颌动脉蝶腭支,会导致鼻出血。

超声检查时,动静脉畸形多表现为较大的边界清楚的多囊状肿物。在多囊状暗区中,可见稀疏光点在流动,有明显搏动。

MRI 上可以显示不规则的蜂窝状流空血管巢及曲张的营养血管，或仅见不规则曲张异常的流空血管影，T_1 加权像及 T_2 加权像均表现为低信号影，系流空现象的表现。

增强 CT 扫描，可见病变呈异常强化灶，回流静脉扩张。

（四）淋巴管畸形

淋巴管畸形（lymphatic malformations）系由淋巴管扩张形成。根据病变结构，可将淋巴管畸形分为微囊型（microcystic）和大囊型（macrocystic）两类。大多数病变在出生后 1~2 年被发现，好发于头颈部。颈部病变多为局限性、大囊型，亦称囊性水瘤（cystic hydroma）；而口底、颊、舌、耳的淋巴管畸形多为边界不清、弥漫性、微囊型病变，可形成巨舌症、巨唇症或巨耳症。累及黏膜的病变，可表现为许多小圆形疱状突起。其生长速度一般较慢，感染、自发性或创伤性病变内出血可促进病变生长。

1. 微囊型淋巴管畸形　微囊型淋巴管畸形由衬有内皮细胞的淋巴管扩张而成。淋巴管内充满淋巴液，在皮肤或黏膜上呈现散在的小圆形囊性结节状或点状病损，无色、柔软，一般无压缩性，病变边界不清。发生于深部组织或内脏的微囊型淋巴管畸形，有局限型和弥漫型两种。局限型在皮下显示不规则的软质肿块，无触痛，边界清楚，易于剥离。弥漫型常呈浸润性生长，使脏器呈弥散性肿胀，如巨舌症、巨唇症。涉及肢体者，可导致肢体肥大畸形，似象皮肿样变化，并伴有骨骼肥大。此型常伴有静脉畸形，使患处呈显著肥大畸形。

2. 大囊型淋巴管畸形　大囊型淋巴管畸形又称为囊性水瘤，是临床上最多见的类型。好发于颈部（75%），其余可见于腋部（20%）、纵隔、腹膜后和盆腔。囊性水瘤的囊壁菲薄，被覆有内皮细胞，囊腔呈多房性者较多，互不连接。穿刺可抽出清澈略带淡黄色的水样液体，有时可扪及较硬的由纤维组织形成的结节。

颈部巨大囊性水瘤的存在可造成胎儿的分娩发生困难。产前通过超声检查可作出诊断，出生后即可在局部见到软性的囊性肿块，与皮肤无粘连，波动感明显，透光试验阳性。病变增长缓慢，大小无明显变化，但易并发感染。还可发生囊内出血，此时病变骤然增大，张力增高，呈青紫色，压迫周围器官可造成严重并发症。位于颈部的病变，有时可广泛侵及口底、咽喉或纵隔，压迫气管、食管，引起呼吸窘迫和进食困难，甚至危及生命。

（五）混合性畸形

混合性畸形（mixed malformations）是由静脉、淋巴管和毛细血管以不同比例组成的脉管畸形。由淋巴管和静脉成分组成者称为"淋巴管-静脉畸形"，由淋巴管和毛细血管组成则称为"淋巴管-毛细血管畸形"。但实际制订治疗方案时，相较探究其病变成分主要是由淋巴管、静脉还是毛细血管组成，明确混合性畸形是一种低流量脉管畸形更具有临床价值。淋巴管畸形囊腔内反复的出血肿胀，常提示有静脉成分的存在。

口腔黏膜的淋巴管畸形与毛细血管畸形同时存在，出现黄、红色小疱状突起，称为淋巴管-毛细血管畸形。发生于舌部者，是婴儿巨舌症的原因之一，可使舌面高低不平，有成群透明滤泡或血疱，易感染为化脓性舌炎。

第四节　诊断与鉴别诊断

对于大多数脉管疾病来说，根据病史及临床表现，基本上可以作出诊断。但由于患者的临床表现复杂多样，临床表现不典型时，经常还需要采用其他的辅助检查以明确诊断，如影像学检查和组织病理学诊断等。

（一）影像学诊断

目前比较常用的影像技术主要有 X 线平片（plain radiography）、计算机体层成像血管造影（computed tomographic angiography，CTA）、超声波检查/彩色多普勒血流成像（ultrasonography/color doppler flow imaging，US/CDFI）、磁共振成像（magnetic resonance imaging，MRI）和数字减影血管造影（digital subtraction angiography，DSA）等。

1. X 线平片 X 线平片对于血管性疾病的诊断价值不大，但对于临床上累及骨和关节的病变有较好的显示。软组织血管瘤和血管畸形可能导致邻近骨，尤其是四肢长骨的发育障碍，血管畸形也可能首先累及骨性结构，这些在 X 线平片上都可以显示。对于进行性骨质溶解、病理性骨折、静脉石和四肢短小，X 线平片也有典型的显示。另外，X 线平片还可以显示较大的脉管疾病所引起的气管压迫以及气道内稍小的病变，如声门下血管瘤等。

2. 超声检查 超声检查快速方便、无创、适应范围广、价格低廉、婴幼儿患者无需镇静剂，可以对病变形态和动静脉血流成分进行评估，结合血流频谱分析还可以对动静脉血流以及血流速度等进行分析和测量，因此能够比较有效地区分血管瘤和血管畸形以及高流速血管畸形和低流速血管畸形。目前临床上经常将其作为不典型血管性疾病的首选辅助检查之一。

在超声声像图上，血管瘤的形态多为孤立规则的椭圆形，少数为不规则形。病变内部为混合性（实质性）低回声，回声分布不均匀，可有大量管腔样或条束状结构或伴光带和光团（光团后方有声影），后方回声增强或不变，边界清晰或欠清晰，可有断续状包膜反射光带，而脉管畸形则相反，由此可将血管瘤和脉管畸形相鉴别。

3. 计算机体层成像血管造影 CTA 的主要优势在于其空间分辨率以及对于病变累及骨质的细节的显示，目前 CTA 与三维重建技术的结合应用，使得其在血管病变的诊断与鉴别诊断方面更显出一定的优势。

血管瘤在 CTA 的二维图像上显示为一实质性瘤样病变，并可见主要的相关血管影，3D CTA 则清楚地显示肿块表面以及有序进入肿块的几条滋养血管。动静脉畸形的 CTA 二维图像和血管瘤相似，呈一高 CT 值的肿块以及扩张的血管，但其 3D CTA 的显示为杂乱无序、扩张、蜿蜒的致密血管团，这可与血管瘤的离散、有序的滋养血管相鉴别。静脉畸形的 CTA 二维图像特征与动静脉畸形以及血管瘤相似，结石在 CT 上显示较好，为散在的高密度钙化影；3D CTA 图像上，动静脉畸形较为平坦和疏松，但是实际上仅凭此还比较难以区分。淋巴管畸形的二维图像显示低 CT 值的软组织肿块，没有血管的显示，肿块在三维重建图像中不可见，这点可与血管瘤和其他类型的血管畸形相鉴别。

4. MRI MRI 是一种无创、无辐射的影像学技术，其成像分辨率高，可以进行多层面扫描，对相关血流动力学的显示尤其是高流速血管畸形的血流敏感度高，可以清晰显示病变范围以及病变和周围组织的结构关系，并且可鉴别高流速和低流速脉管畸形。其缺点是空间立体形态不如 3D CTA，并且操作时间较长，婴幼儿患者通常需要使用镇静剂。

血管瘤和静脉畸形均表现为 T_1 加权像上等信号的实质团块影，T_2 加权像上高信号的团块影，注射增强剂后均表现为信号增强；增殖期血管瘤经常可见流空的血管影和扩张的滋养血管，而静脉畸形在 T_2 加权像上可表现出高信号的"静脉池"影像，大面积静脉畸形还可以见到低信号的静脉石；消退期血管瘤由于被脂肪组织替代，T_1 加权像显示高信号。

高流速脉管畸形在 T_1、T_2 加权像显示为低信号的规则曲张的流空血管影,无实质性团块影;伴随骨内侵蚀时,表现为 T_1 加权像上低骨髓信号强度。淋巴管畸形通常表现为多囊状肿块影,并可见液平面。微静脉畸形通常不能显示。混合型血管畸形同时具有高流速和低流速血管畸形的影像表现。

磁共振血管造影(MR angiography,MRA)是利用 MRI 技术中流动血液的 MR 信号与周围静止组织的 MR 信号差异而建立图像对比度的一种新技术,它可以测量病变区域的血流速度,并显示供血动脉和引流静脉,对血管的分辨率和准确率高。三维对比增强 MRA 和磁共振数字减影血管造影(MR digital subtraction angiography)新技术的应用,使得 MRI 能够更好地对血管性疾病进行诊断和鉴别诊断。

5. 血管造影(angiography)　血管造影的创伤大、费用高,患者感觉比较痛苦,需使用大量造影剂以及患者和医师长时间暴露于放射野,因此一般不作为脉管性疾病的首选诊断方法。

血管造影对于病变范围的确定以及低流速畸形显示不佳,并且不能定量测定血流速度,但是对于病变内部异常的微血管和动静脉全貌的显示,有着其他影像诊断无法比拟的优势,尤其对于动静脉畸形或动静脉畸形栓塞治疗的术前评估和准备,有着重要的临床价值。目前,临床常用的数字减影血管造影(DSA)是动静脉畸形和动脉畸形治疗前的必须检查。

血管瘤的动脉造影表现为一个或多个局限的、致密的组织着色,形成叶状结构,小动脉和毛细血管不规则屈曲,血管增多呈网状或斑片状,形成"血管池"或"血湖",形似"雪花片状"或"天女散花状",可见粗大的供血动脉和引流静脉。其界限清楚、组织着色致密。

动静脉畸形(AVM)的造影特征是畸形血管的显示,动脉期迂曲扩张的动脉分支进入畸形血管团,供血动脉增粗;静脉早期显影且回流静脉明显增粗。大范围的动静脉畸形还可见散在的动静脉瘘。选择性和超选择性动脉造影对于治疗前准确定位 AVM 的病变范围和滋养血管的走向非常重要。

静脉畸形造影显示正常的动脉和血流缓慢淤滞的静脉,经皮直接静脉造影与荧光透视法结合,能够更好地显示其解剖形态和回流静脉。淋巴管畸形的血管造影像上无血管显示。

(二) 组织病理学诊断

临床上一般不主张对血管性疾病进行组织活检,但对于手术治疗的患者,组织病理学检查仍然是最终的最可靠的诊断标准。对动静脉畸形等高流速血管病变,严禁活检,因其可能导致严重的出血,并使病变加重。

血管瘤是以内皮细胞增殖为特征的良性肿瘤,增殖期血管瘤光镜下可见大量由毛细血管、微静脉和小静脉构成的血管丛,内皮细胞增殖活跃,核肥大而淡染,可见有丝分裂象,肥大细胞数量远远高于正常组织。消退期血管瘤内细胞成分减少并逐渐扁平,血管壁增厚,血管腔扩张,形成叶状结构,管周、叶间、叶内可见纤维组织沉淀,基底膜仍多层,肥大细胞数量逐渐恢复正常。值得注意的是,消退完成的血管瘤有一成腔的外形,易与静脉畸形混淆,应注意鉴别。

脉管畸形是脉管形态的发生异常,镜下主要表现为毛细血管、小静脉、小动脉异常扩张,内皮细胞呈扁平、静止状态,无异常增殖,常整齐排列成管腔。肥大细胞计数正常。

另外,血管瘤的毛细血管内皮细胞在体外容易培养,并可以形成管腔,而脉管畸形的内皮细胞在体外很难培养。

最近还有研究表明,脉管畸形病灶中持续存在神经束,而血管瘤中则缺失。神经束的存在也可以作为血管瘤和脉管畸形的诊断指标之一。

(三) 免疫组织化学试验

血管瘤和脉管畸形患者体内某些生化指标的差异,对于两者的鉴别诊断也有一定的临床意义。目前已报道的具有差异的细胞因子有:b FGF VEGF、TGF-α、尿激酶、GLUT-1、Ⅳ型胶原酶、PCNA、糖皮质激素受体、聚集素、Bcl-2、Fas 抗原、D2-40、Ki-67 抗原、一氧化碳合酶、组蛋白酶 D、基质金属蛋白酶-2、胰岛素样生长因子等。

我们对 75 例增殖期血管瘤患儿、18 例消退期血管瘤患儿、25 例脉管畸形患儿的血清、尿液的检测研究显示,血管瘤患儿的血清 bFGF、E2 及尿 bFGF 浓度均高于脉管畸形患儿以及唇腭裂患儿,可作为血管瘤与脉管畸形鉴别诊断的辅助指标。

第五节　治疗原则及现状

脉管疾病大多位置表浅,根据病史、临床表现及病变的影像学特点,多数可确诊,但对位置深在的诊断困难的病变,要注意鉴别诊断,必要时行穿刺或切取活检,以免误诊误治。由于血管瘤和脉管畸形的临床表现、组织病理学表现及发病机制不同,其治疗选择以及预后也各不相同。大多数血管瘤可以不予积极治疗,临床严密观察即可,少数重症血管瘤或有严重并发症时,需及时干预。而脉管畸形则提倡早期诊断、早期治疗,根据不同类型以及病变的大小和范围,选择不同的治疗方法。

一、血　管　瘤

由于血管瘤具有自行消退的特点,其治疗选择一直颇具争论,主要存在两种不同观点,即保守观察和积极治疗。根据 1997 年美国皮肤病学会提出的婴幼儿血管瘤的指导方针,临床上血管瘤究竟如何治疗,主要应取决于病变的部位、深度(浅表、深部、混合)、范围及大小、分期(增殖期、消退期)、是否有功能障碍、主治医师的治疗经验(如激光)、特定治疗方法的有效性(激光)以及患儿家属的期望值等。目前,治疗血管瘤的方法主要有等待观察、药物治疗、激光治疗及手术治疗等。

(一) 等待观察

非重要部位的增殖期血管瘤,如体积较小,或处于生长稳定期,未对美观和功能造成重要影响,可定期随访观察;处于消退期的血管瘤可以定期随访观察。在观察期间,应采用数码相片或精确测量等客观方法监控血管瘤的生长。当出现以下情况时,应立刻进行治疗:①血管瘤快速增长;②大面积血管瘤伴出血、感染或溃疡;③影响患者生命机能,如影响进食、呼吸、吞咽、听力、视力、排泄或运动功能等;④伴血小板减小综合征(Kasabach-Merritt 综合征);⑤合并高输出量充血性心衰;⑥病变侵犯面部重要结构,如眼睑、鼻、唇、耳廓等。

(二) 药物治疗

药物治疗适用于全身多发性血管瘤、快速增殖的血管瘤、累及重要器官并伴有严重并发症或危及生命的血管瘤。治疗药物主要包括普萘洛尔、皮质激素、α-干扰素、抗癌药物(环磷酰胺、长春新碱、平阳霉素）、咪喹莫特等。

1. 普萘洛尔 2008 年法国医师 Léauté-Labrèze 等偶然发现，普萘洛尔可以有效控制重症血管瘤的增殖，并促进其消退。普萘洛尔是非选择性 β 肾上腺素受体阻滞药，主要用于治疗心律失常、心绞痛、高血压等疾病。在国内，上海交通大学医学院附属第九人民医院口腔颌面外科与山东省临沂市肿瘤医院最早联合采用普萘洛尔治疗 51 例婴幼儿血管瘤患者，按 1.0~1.5mg/kg 剂量用药，每天 1 次，连续服用 1~5 个月，疗效优良率达 47%（Ⅲ、Ⅳ级 24 例），尤其对腮腺等深部血管瘤，疗效更好，未观察到严重不良反应（图 17-5-1，图 17-5-2）。

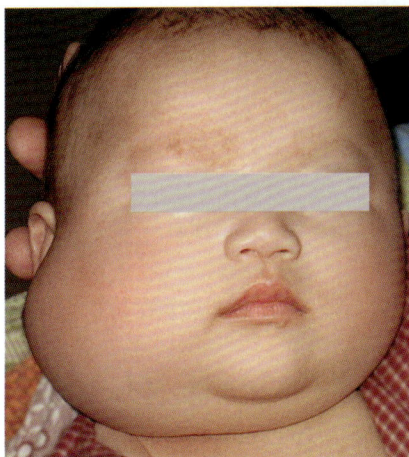

图 17-5-1 右侧腮腺内血管瘤，腮腺区皮肤膨隆畸形

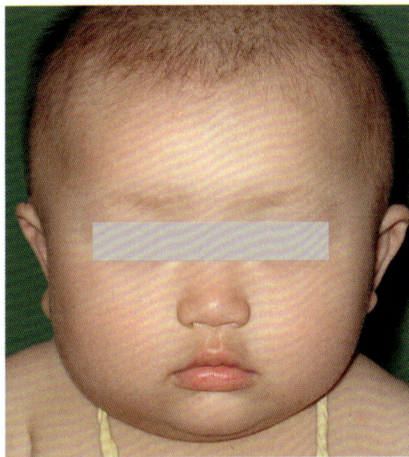

图 17-5-2 口服普萘洛尔治疗后

此后，多家单位开始应用该药物治疗婴幼儿血管瘤。研究显示，口服普萘洛尔治疗增殖期血管瘤安全有效，其不良作用远低于激素。目前，普萘洛尔已经取代激素，成为系统性治疗重症血管瘤的一线药物。但其治疗婴幼儿血管瘤的具体作用机制，尚需进一步研究。噻吗洛尔亦为 β 肾上腺素受体拮抗剂，作用强度为普萘洛尔的 8 倍，对发生于皮肤的浅表性血管瘤，局部以噻吗洛尔滴眼液湿敷也可取得良好治疗效果（图 17-5-3，图 17-5-4）。

2. 口服激素治疗 自 1967 年 Zarem 和 Edgerton 首次报道应用皮质激素治疗血管瘤以来，泼尼松一直是治疗重症血管瘤的一线药物。伴发充血性心衰、消耗性凝血障碍、血小板减少症、影响视力或呼吸等重要功能以及病变位于易产生畸形的解剖部位等，都是口服激素治疗的适应证。关于口服泼尼松剂量，国外常用方案是，在患儿耐受的情况下，初始剂量 4mg/kg，每天 1 次，1 周后观察疗效，如血管瘤停止生长或变小，则继续同样剂量，连续使用 3 周；如疗效不明显，增加剂量至 5mg/kg，1 周后再次评价疗效，连续观察 3 周后，第 4~8 周内逐渐减少剂量直至停药。我们通过临床对比研究，确定了以下用药方案：口服泼尼松 3~5mg/kg，隔天早晨一次顿服，共服 8 周；第 9 周减量 1/2；第 10 周，每次服药 10mg；第 11 周，每次服药 5mg；第 12 周停服，完成 1 个疗程。如需继续，可间隔 4~6 周重复同样疗程。遇出血、感染、发热时暂时停药。临床研究发现，采用隔天服药与国外方案的疗效基本一致，但更符合激素的分泌代谢规律，并使不良作用减轻。

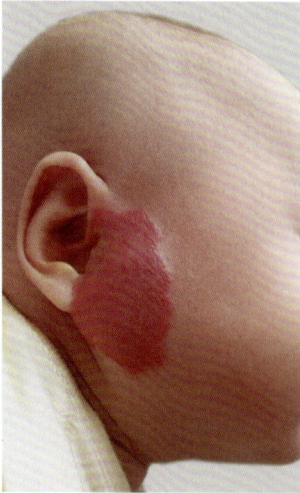

图 17-5-3　腮腺区皮肤血管瘤

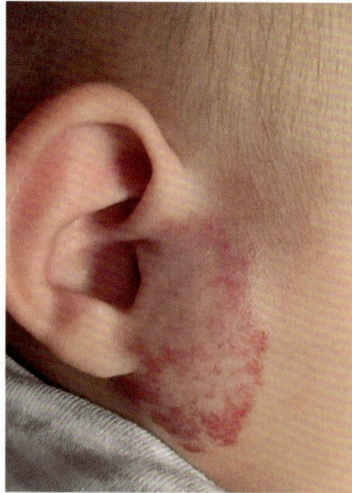

图 17-5-4　腮腺区皮肤血管瘤噻吗洛尔局部涂敷治疗后

对口服激素治疗效果欠佳,并且血管较为局限的小范围病变,其疗效与口服激素治疗相似,但可减轻口服激素带来的全身不良反应。

3. 平阳霉素　平阳霉素适用于口服药物治疗疗效不佳者,或患者就诊时年龄已超过 1 岁者。治疗皮肤、黏膜较表浅的血管瘤,平阳霉素的浓度为 1mg/mL,1 次剂量不超过 4mg;治疗深部血管瘤,平阳霉素的剂量为 1.5~2.0mg/mL,1 次剂量不超过 8mg;婴幼儿局部注射剂量每次不超过 2mg。一般直径 1.5cm 以下的血管瘤,1 次注射即可治愈;瘤体较大或多发病变者,一般注射 3~5 次瘤体明显缩小,并于注射后 7~30d 内有效。对大面积血管瘤,在激素治疗间歇期,局部注射平阳霉素效果较好,一般采取分点注射法,间隔 1~2 周重复注射。婴幼儿平阳霉素总剂量不宜超过 30~40mg。

4. 干扰素-α(IFN-α)　IFN-α 可作为 Kasabach-Merritt 综合征的一线用药,也可作为快速增殖期病变侵犯主要脏器,严重影响功能,甚至危及生命的重型血管瘤的二线用药。常用方法是,每天皮下注射 1 次,剂量为每平方米体表面积 300 万单位,连用 7~9 个月。据文献报道,其有效率可达 80%~90%。

IFN-α 也可以进行瘤内注射,方法是第 1 周每天 1 次,每次每平方米体表面积 100 万~300 万单位;继之每周 1 次,平均疗程 8 周。其优点是疗程短、并发症少、治疗费用低、患者易接受。

与口服激素治疗不同,IFN-α 对各期血管瘤都有效。但应用 IFN-α 治疗时,血管瘤消退的速度慢于激素治疗,且不良反应较多,如轻度发热、一过性白细胞减少、轻度转氨酶升高等,少数患者可发生不可逆性痉挛性双瘫。如果治疗 1 个月后未见有效,或者出现比较严重的不良反应时,应停止使用。我们在临床上采用 IFN-α 治疗 10 例多发性、重症血管瘤患者,取得了良好效果,未观察到严重不良反应。

5. 咪喹莫特　咪喹莫特是一种咪唑喹啉胺类化合物免疫调节药物,被广泛用于生殖器疣、皮肤基底细胞癌、原位鳞癌、光化性角化病、恶性雀斑样痣等疾病的治疗。其作用机制是通过产生大量的细胞因子,如干扰素-α(IFN-α)、白介素-6(IL-6)、肿瘤坏死因子-α(TNF-α)等,增强局部的免疫反应。2002 年,Martinez 等首次尝试应用咪喹莫特治疗婴幼儿血管瘤,取得较为理想的疗效。咪喹莫特诱导局部产生 IFN-α,可能是促进血管瘤消退的重要原因之一。近期也有研究认为,IL-12 具有抑制肿瘤以及抗血管生成作用,可能在咪喹莫特诱导血管瘤消退过程中发挥重要作用。

近年来,不少学者进一步证实了 5%咪喹莫特局部涂擦可用于治疗婴幼儿血管瘤,尤其适用于治疗身体隐蔽部位的中、小型血管瘤。具体用法是隔天涂擦患处 1 次,治疗 3~5 个月后,血管瘤可完全消失。其主要优点是用药方便、可控,无局部刺激性。

6. 其他 环磷酰胺、长春新碱等抗癌药物对血管瘤也有一定效果,但由于全身用药毒性大,疗程长,应严格掌握治疗适应证。

对于已形成溃疡,而激素、激光等治疗方法均无效的血管瘤,可应用贝卡普勒明(血小板生长因子,platelet-derived growth factor,PDGF)促进溃疡愈合。

(三) 激光治疗

激光治疗血管性疾病是通过作用于血管内的氧合血红蛋白,从而达到破坏血管、消除病变血管的治疗目的。激光主要适用于早期、浅表血管瘤的治疗。对于出生后发现的皮肤红色小点、片状病变,及早应用激光去除,可阻断其进入快速增殖期。但激光治疗过程中病变继续增大时,应考虑辅助药物(激素或干扰素等)治疗。临床应用的激光种类较多,目前用于治疗血管瘤的激光主要有氩激光(argon laser,488~514nm)、脉冲染料激光(PDL,585nm、595nm)以及 Nd:YAG 激光(532nm、1 064nm)等。

1. 氩离子激光 氩激光的波长为 488~514nm,是最早被用于各种先天性血管胎记的激光治疗。组织学检查发现,氩激光是通过对组织血管的非选择性热损伤效应,从而达到治疗血管疾病的目的,因此易损伤周围正常组织,从而导致瘢痕形成和色素沉着等后遗症。氩激光治疗婴幼儿血管瘤出现增生性瘢痕的发生率约为 40%,故其应用受到很大限制。

2. 二氧化碳(CO_2)激光 CO_2 激光波长为 10 600nm,可被水分子吸收。CO_2 激光是通过切割、去除浅表的血管达到有效治疗血管瘤的目的,术后瘢痕发生率较高,目前已很少用于血管瘤的治疗。

3. 闪光灯泵脉冲染料激光(flashlamp-pumped pulsed dye laser,FPDL) FPDL 是专门设计治疗血管疾病的激光,具有选择性光敏作用,能选择性破坏血管并防止正常组织热损伤,最初用于葡萄酒色斑的治疗,现逐渐用于血管瘤的治疗,具有促进浅表血管瘤消退,并抑制血管增殖的作用。FPDL 对于消退期血管瘤也有显著效果,能够加速血管瘤消退,并改善功能和外形。

FPDL 适用于皮肤表浅血管瘤的治疗,由于 FPDL 治疗血管瘤的最大穿透深度仅为1.2mm,使其对深部或较厚的血管瘤的治疗受到一定限制。常见并发症主要包括萎缩性瘢痕、溃疡、术后紫癜以及暂时性色素沉着等。

4. Nd:YAG(neodymiun:yttrium aluminum garnet)激光 Nd:YAG 激光为固体激光,属于红外不可见光,波长为 1 064nm,可产生连续激光或脉冲式激光。连续性 Nd:YAG 激光穿透深度可达4~6mm。当深部或混合型血管瘤用 FPDL 治疗效果不佳时,可改用 Nd:YAG 激光,控制血管瘤的增殖,并促进其消退。Nd:YAG 激光通过非选择性热损伤效应促进巨大血管瘤的消退,但也增加了产生瘢痕的可能。因此,治疗前应对预期并发症和疗效进行严格评估。

Nd:YAG 激光治疗血管瘤时,患者可采用局部麻醉,但由于其治疗过程十分疼痛,对于较大的血管瘤,仍需在全麻下进行操作。与氩激光和 FPDL 相比,Nd:YAG 激光更适用于治疗大型血管瘤或深达2cm 的血管瘤;对于深部病变,还可采用经皮间质内照射,以减少皮肤损伤,并更加有效地缩减病变。

另外,还可将光纤传输与内镜技术结合,应用 Nd:YAG 激光治疗位于支气管树、消化道以及膀胱等深部器官的血管瘤。它能穿透深部组织,在组织内散射,使其成为光凝固和止血的理想方法,且可反复应用。

长脉冲可调脉宽 YAG 激光是新近问世的医疗激光设备,其波长为 1 064nm 的红外波谱。该波长在非色素性软组织的穿透深度为 1.0cm,在色素性软组织的穿透深度为 0.5cm。血管瘤中富含的氧合血红蛋白对这一波长有较强的吸收能力,而周围皮肤和黏膜因吸收光能极少,升温不大,产生了"选择性光热凝固作用",可有效防止周围组织的热损伤,减少瘢痕等并发症,保证了激光对血管瘤有良好的疗效,具有起效快、疗程短、副作用小的显著优点。

5. KTP(potassium titanyl phosphate)激光　KTP 激光也可用于治疗深部、较厚的血管瘤。KTP 激光实际上是 Nd:YAG(1 064nm)激光光束穿透 KTP 晶体,将波长经过双倍频率转换成 532nm 的激光。与 Nd:YAG 激光相比,KTP 激光 532nm 的波长更接近血红蛋白的吸收峰值。术后常见不良反应为轻度红斑、水肿以及暂时性结痂。由于 KTP 激光对血红蛋白具有较强的选择性吸收作用,因此大大降低了术后紫癜的发生率。与长波长的激光比较,KTP 激光的穿透力较弱。因此,对于深部病变,可通过裸光纤直接进入血管瘤内,发挥其最大效应并避免皮肤损伤。由于波长为 532nm 的光易被黑色素吸收从而导致皮肤变色,限制了 KTP 激光在黑色肤质人群的使用。

(四) 手术治疗

除少数情况外,目前一般不主张将手术治疗作为血管瘤的首选治疗方法。血管瘤经保守治疗或激光治疗后仍有较大残存病变者,可在消退期行手术治疗。手术治疗的目的是切除或修整残存病变、瘢痕、畸形、色素沉着、脂肪堆积等,进一步改善外形和功能。以下情况在非消退期也可酌情手术:①鼻、唇部血管瘤经其他治疗无效者;②眼睑血管瘤影响美观,引起弱视,必须及时手术切除;③头皮血管瘤激光治疗后可能会出现局限性脱发,可首选手术治疗;④血管瘤反复出血者。

(五) 其他

1. 冷冻治疗　冷冻治疗曾被用于浅表血管瘤的治疗,并取得了一定效果,但患儿冷冻治疗后可出现寒冷性荨麻疹、冷沉淀纤维蛋白原血症以及冷球蛋白血症等并发症。另外,由于液氮的极低温度,易导致增生或萎缩性瘢痕、色素沉着或色素减退、粟粒疹、组织挛缩等不良反应。但近期也有报道,应用较温和的冷冻手术(-32℃)能够减轻瘢痕及色素沉着等,并取得较好的疗效,但具体疗效并未得到进一步确认。鉴于存在诸多并发症,冷冻治疗现已很少用于血管瘤的治疗。

2. 放射治疗　放射治疗可用于严重危及生命或功能的重症血管瘤,如血管瘤伴充血性心衰、呼吸困难以及卡-梅综合征(Kasabach-Merritt syndrome)导致的血小板减少症等。放射剂量每次 2Gy,总量不超过10Gy。放射性核素治疗,如^{90}锶(^{90}Sr)敷贴可用于治疗早期、增殖期浅表血管瘤,可在门诊或病房实施,操作较简便。但敷贴治疗后,局部可遗留瘢痕或色素异常改变,还可能导致对患儿的潜在放射危害,其与远期肿瘤发生的相关性还不明确。由于药物治疗效果显著,放射治疗目前临床已很少应用。

3. 压迫治疗　主要适用于易于安放弹性气袋的四肢、躯干、乳腺等部位血管瘤的辅助治疗,尤其对 Kasabach-Merritt 综合征,压迫治疗有确切的疗效,可预防血管瘤并发症的发生。该法经济实用,无创伤和不良反应。治疗中控制压力低于患者肢体舒张压 15mmHg,以免导致组织压迫坏死。为保证治疗效果,应持续佩戴 1 个月以上,最好为 3 个月。

总之,血管瘤的治疗方法甚多,且涉及多方面因素,在选择治疗方法时,应根据具体情况而定,目前尚无一种方法适用于所有情况。治疗时应着重考虑以下问题:①预防或治疗严重危及生命或功能的相关并发症;②预防血管瘤消退后产生的畸形或面容缺陷;③预防溃疡及感染,对已经产生溃疡的患者,促进溃疡愈合,减少瘢痕产生,并缓解疼痛;④减轻患儿及其家属的心理压力;⑤避免对能够自行消退并且预后较好的病变进行过度治疗。总的治疗原则是:较小的、处于稳定期或消退期的血管瘤可以等待观察;皮肤浅表血管瘤可采用咪喹莫特软膏或噻吗洛尔滴眼液局部涂抹、激光或激光+激素治疗;深部血管瘤可采用口服普萘洛尔、激素、平阳霉素瘤内注射治疗;多发性血管瘤、重症血管瘤或生长快速的血管瘤首选口服普萘洛尔治疗,治疗无效时,可采用皮下注射干扰素治疗;手术治疗一般不作为早期血管瘤的首选治疗方法。

二、脉 管 畸 形

脉管畸形是血管或淋巴管结构的先天性发育畸形,一般不会自行消退,多主张早期诊断及治疗。不同类型的脉管畸形,其治疗方法也有所不同。

(一) 毛细血管畸形

对毛细血管畸形的治疗,过去采用过多种治疗,包括冷冻、人工文身、手术切除并修复、药物注射、硬化剂、电凝固、皮肤磨削、敷贴中药、激光非选择性光热作用治疗等,但效果均不理想。

自 1985 年出现以脉冲染料激光为代表的选择性光热作用治疗以来,选择性治疗 PWS 成为现实,治疗后基本不出现增生性瘢痕,对浅表病灶的效果较好,是目前治疗毛细血管畸形的主要方法之一。在一组报告的病例中,经 4~15 次(平均 9 次)激光治疗后,49/76 的患者有 90% 或更好的光反应(平均 94.6%);2~19 次(平均 9.1 次)治疗后,79% 的患者临床体征改善。但由于周围组织也有少量的光热吸收,可能造成色素减退等并发症,同时,还有治疗次数多,费用昂贵,对分布较深或血管扩张、增生明显的 PWS 效果较差等缺点。

近年出现的以光动力学反应治疗 PWS 的光动力疗法(photodynamic therapy,PDT)或称光化学法,利用光敏制剂经激光或其他光源激励后产生光化学反应,反应产物如单态氧、自由基等具有细胞杀伤作用,导致血管内皮细胞损伤,管壁破坏、机化后,毛细血管闭锁。此法要求的治疗次数少,适应证广,对深色及轻度增厚的病灶也能达到较好的治疗效果,增生瘢痕的发生率低,且不留永久性色素改变,因此成为 PWS 研究及治疗发展的方向之一。对扩张型 PWS,尤其已出现大量结节者,可行手术植皮,这些结节往往是原有畸形血管进一步扩张的结果,因此多不累及皮下组织,术中出血易于控制。

光动力疗法因激光光源、光敏剂不同而分几种,周国瑜等在 488nm 波长氩激光与混合氩激光光动力比较研究的基础上,提出"光敏剂与激励激光匹配"的观点,选择与光敏剂 PSD-007 吸收峰对应的 413nm 氩激光,旨在提高光动力效应,降低激光照射功率密度,以减少由热效应造成的皮肤损伤。应用氩激光 413nm 波长开展光动力治疗 PWS 3 000 余例,均获得显著疗效,无 1 例发生渗出、结痂、色素改变、瘢痕形成等并发症,仅 4 例由于避光不全造成暂时性色素沉着,停药后逐步消退。临床病理资料表明,该方法治疗后病变毛细血管破坏,真皮组织无损伤,疗效显著,不留瘢痕,是目前治疗 PWS 的有效方法之一。

(二) 静脉畸形

静脉畸形的治疗,应根据部位、大小和回流速度,选用不同的治疗方法。口腔黏膜及浅表部位的畸形,可选用 Nd∶YAG 激光、平阳霉素病变内注射等治疗方法;深部、局限、低回流型畸形,硬化剂治疗(平阳霉素病变内注射)可获得良效;深部、高回流型畸形,可选用无水乙醇及其他硬化剂治疗、翻瓣激光、手术等综合治疗。

1. 硬化治疗 硬化治疗可作为单一的治疗方法,亦可与手术、激光等联合应用。常用硬化剂种类及方法如下。

(1) 鱼肝油酸钠:5% 鱼肝油酸钠是临床上早期用于治疗脉管畸形的硬化剂。其主要作用机制是加速血液中蛋白质的凝固,促进血小板黏附于血管内皮细胞形成血栓,并因血栓机化而导致血管闭塞,以达到治疗目的。鱼肝油酸钠治疗后部分病例出现复发,其原因可能有,鱼肝油酸钠注射剂量不足,有残余病变存在;鱼肝油酸钠弥散性较差,对病变腔隙的血管内皮细胞破坏不彻底,注射治疗形成的血栓被吸收或溶解后内皮细胞再生,导致管腔再通而复发等。目前临床已较少应用。

(2) 平阳霉素:是由平阳链球菌中提取的抗肿瘤药物,与国外的博来霉素 A_5 具有相似的化学结构。平阳霉素是目前临床上应用最广泛的硬化剂,其主要针对皮肤黏膜表浅的静脉畸形或回流速度缓慢的静脉畸形的治疗,对回流速度较快的静脉畸形,由于药物在病变腔隙滞留时间较短,疗效欠佳。病变内注射平阳霉素后的主要组织学变化是血管内皮细胞损伤,管壁不同程度增厚及管腔闭塞,管腔内血栓形成和管腔外的炎症反应不及鱼肝油酸钠注射后明显。平阳霉素硬化治疗脉管畸形的肿胀、疼痛等局部不良反应较轻,但要预防注射后的过敏性休克。

具体使用方法:平阳霉素 8mg,以生理盐水、2% 利多卡因稀释为 2mg/mL,成人首剂量 8mg,儿童按成人剂量的 1/3~1/4,间隔 3~4 周(视肿胀消退程度)重复注射,3~5 次为一个疗程。每次用药量不超过 8mg,注射总量不超过 40mg。

对表浅病变,从病变周边正常皮肤进针,沿水平方向进入病变内,注射药液至病变苍白、肿胀为度。勿在病变表面进针,以免针眼出血、药液渗漏,降低治疗效果。深部静脉畸形应穿刺病变,抽出回血后再注射;位于眼睑、唇红及表浅的病变,每次注射药量不宜超过 4mg,药液浓度可适当降低,以免引起局部组织坏死。小面积病变注射至病变表面稍变苍白为佳,针孔用消毒棉球按压 2~3 分钟,以防药液外溢。面积较大或多发者,可采取分次注药治疗,一般先外周后中央,以防治疗期间病变向周围进一步扩展。直径 1.5cm 以下的静脉畸形,1 次注射即可治愈(7~10 天);病变较大或多发者,注射 3~5 次病变明显缩小。起效最快于注射后 7 天,最慢 1 个月。

(3) 无水乙醇:对于累及肌肉和深部组织的病变,可选择无水乙醇作为硬化剂,优点是疗效明显;缺点是不易掌握,容易发生皮肤黏膜坏死、神经受损、肾功能损害、肺动脉痉挛等并发症。经皮穿刺静脉造影在深部静脉畸形的治疗中具有重要意义。术前造影可以明确病变范围、回流静脉的粗细和回流速度，并可估计无水乙醇的应用剂量。对于低回流型病变，单纯平阳霉素注射治疗即可取得较好的疗效；对高回流型病变，在注射平阳霉素前先行回流静脉无水乙醇栓塞，可明显提高疗效。

硬化剂注射与其他方法联合应用可提高治疗效果（图17-5-5，图17-5-6）。病变范围广泛或较高流速的脉管畸形，在病变内注射药物之前，选择性结扎与病变相关的血管，或病变周围缝扎阻断血流，可以增加药物的局部浓度，延长药物的作用时间，以提高疗效。另一方面，硬化剂注射常作为手术前的辅助治疗，缩小病变、减少术中出血，或作为手术、激光治疗后的辅助措施，进一步处理残留病变。

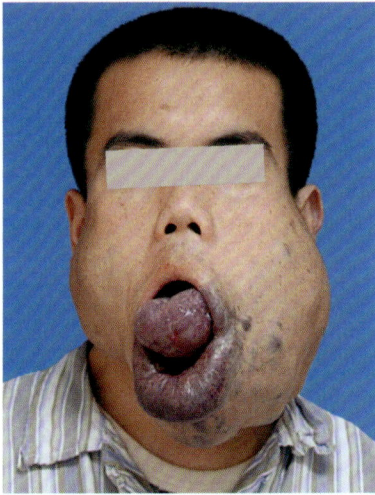

图17-5-5　口腔及双侧面颈部多发静脉畸形

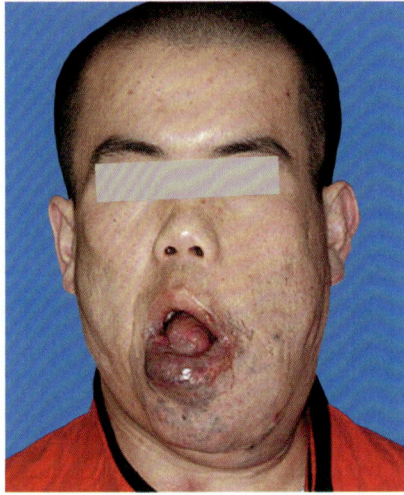

图17-5-6　静脉畸形手术联合无水乙醇硬化治疗后

除以上3种硬化剂外，作为硬化剂应用于治疗脉管畸形的药物还有聚桂醇泡沫硬化剂、十四烷基硫酸钠、乙醇胺、醇溶蛋白、高渗葡萄糖、四环素或多西环素和尿素等。

硬化剂注射治疗口腔颌面部静脉畸形是一种比较安全可靠的治疗方法，其疗效与硬化剂类型、剂量、浓度、病变类型、范围等有关。

2. 激光治疗　连续Nd：YAG激光除用于血管瘤的治疗外，还可用于治疗静脉畸形，可通过较细的光导纤维传送，到达口腔、咽喉部。其主要作用机制是病变内血红蛋白吸收激光能量，局部产生高温，产生凝固效应，使组织立即萎缩。

（1）扫描式照射：成人以2%利多卡因阻滞麻醉加局麻，婴幼儿给予盐酸氯胺酮4～8mg/kg肌内注射，手术助手准备吸引器，随时保持呼吸道通畅，并吸除烟雾。治疗前配戴激光防护镜，患者要用盐水纱布覆盖眼睛。调整好激光功率，一般光纤头功率为10～30W。治疗时，光纤头距病灶0.5～1.0cm，光斑直径1.5～3mm，垂直于病灶行扫描式照射。静脉畸形病变多累及黏膜和皮肤，易压缩，表面呈深蓝色，激光照射病灶后会立即皱缩，呈现灰白色或灰黑色，病变大多即刻消失。每次照射范围根据患者耐受情况和病变部位决定。

由于激光的热效应使病灶区剧烈收缩，局部组织相当于Ⅰ度烧伤，口腔黏膜呈灰白色，当日局部肿胀,病灶区周围正常组织充血发红,照射区出现水疱,有液体渗出,水疱破溃后形成溃疡,或糜烂创面覆盖一层伪膜,照射后 2~3 天组织肿胀达到高峰。局部应以 1.5% 的过氧化氢或氯己定擦洗,并经常漱口以保持口腔清洁。

（2）组织间照射:适用于深部组织间隙有广泛交通支的小型静脉畸形。治疗前,先在超声波引导下定位光纤。通过手术先将皮肤、皮下组织切开,暴露病变部位,一般都有薄层纤维被膜,可压缩。先用 16 号针头穿刺,从彩色多普勒超声检查(color doppler ultrasonography, CDS)信号的变化,了解病变区血运情况、组织反应的强度和凝固的过程。激光功率开始时调至 10W 左右,将光导纤维插入穿刺针至针头斜面,光导纤维和针头一起刺入病灶区。若病灶区纤维成分多,以小窦腔为主,似海绵,病变可即刻收缩、缩小,此时可缓慢增加激光功率,并以此点为中心,将光纤呈扇形缓慢插入病灶各个方向,边进针边照射,每次照射时间根据病灶大小决定。照射时,必须随时取出光纤,检查光纤头炭化程度,经常以苯扎溴胺擦洗光纤表面。勿用乙醇,因光纤头可被烧毁。由于光纤很脆,操作时勿扭曲,动作要轻。激光治疗结束后几分钟,用 B 超可以观察到组织凝固体积的大小和供血的情况。

组织间照射后,组织渗出和肿胀更为严重,患者可有低热和轻度疼痛,白细胞升高,可以适当应用抗生素。位于咽喉部位的病灶,为预防可能出现的声门水肿,可静脉滴入氢化可的松。Nd:YAG 激光治疗后,伤口通常要比手术切口晚愈合 5~15 天,要及时清除结痂及坏死组织,严密观察创面有无继发出血。

Nd:YAG 激光使用光导纤维,操作简便、安全,治疗时间短,不出血或很少出血,光束可以准确凝固病灶,不会损伤正常组织,对口腔内黏膜、咽喉部、舌根等部位的静脉畸形特别适用,尤其是婴幼儿和儿童,病灶不大的患者术后反应轻,易护理。对下咽部、声门上静脉畸形严重病例,分次治疗可得到满意效果。

3. 手术翻瓣结合 Nd:YAG 激光治疗　对于深部静脉畸形,尤其是腮腺咬肌区的病变,采用 Nd:YAG 激光直接照射,激光会被皮肤吸收而穿透力不足;如增加功率,则会严重损伤覆于病变表面的皮肤、肌肉等组织,产生大量瘢痕。手术翻瓣结合 Nd:YAG 激光治疗,可使 Nd:YAG 激光治疗的功能和优点得以充分发挥,并取得理想的疗效。照射时以冰生理盐水冲洗术区降温,可有效防止连续 Nd:YAG 激光所致高温对面神经等重要组织的损伤。根据不同部位进行各种切口设计,逐层解剖,暴露病变,遇到易破裂出血者,采用边显露病变、边激光照射凝固的方式向周围扩展。对于较深层的病变,可先行浅层病变凝固,剥离后继续暴露深层以激光照射,直至病变完全萎缩。治疗结束后,以氯霉素冲洗创面,分层缝合创面。酌情放置负压引流或橡皮片,加压包扎。

激光治疗后组织反应性水肿常见,可用激素控制。对于病变累及口底、咽侧壁的患者,常规行预防性气管切开术,以防术后肿胀、窒息。治疗中主要应考虑周围正常组织结构的热损伤问题,涉及的组织主要有神经、血管、肌肉、骨骼和腺体等。面神经呈树网状分布且较纤细,而病变往往包绕神经。除保证 Nd:YAG 激光剂量在神经安全域内以外,还应仔细辨认,避免盲目照射,并观察照射靶区的即刻反应,同时以冰生理盐水降温,这样可大大减轻神经的热损伤。当病变位于颧弓或颞下窝等较深部位,无法暴露其最大病变截面时,深部病变只能配合硬化剂注射治疗。术前影像学检查如 B 超、MRI 等可作为术前确定适应证与术后判断疗效的可靠依据。

4. 手术治疗　局限型的静脉畸形,可采用手术切除。范围广泛时,可在注射硬化剂后部分切除以矫正外形。术前宜做病变腔隙造影或 MRI（MRA）检查，以充分了解病变范围及其侧支循环，供手术设计参考。要充分估计失血量并采取相应措施，避免出现不可挽回的损失。术中要注意控制出血及面颈部重要神经的保护，多个或面积较大病变切除后的组织缺损，可用皮片或皮瓣修复。

（三）动静脉畸形

动静脉畸形的治疗曾经过漫长、曲折的发展过程，以往的治疗手段主要包括激光、硬化剂注射、放射治疗、手术部分切除、供血动脉结扎以及辅助性栓塞后手术切除。通过对该病治疗后的长期随访，激光、硬化剂注射以及放射治疗已不再用于口腔颌面部动静脉畸形的治疗。单纯结扎病变近端的供血动脉不仅不能治愈该病，相反会促进病变的迅速发展，为后期治疗带来困难，应予坚决反对。动静脉畸形常呈弥散状生长，除非病变局限，否则手术很难根治。由于病变呈低压状态的异常血管团仍然存在，病变"盗血"导致周围异常血管新生，从而使病变的微瘘增大和临床症状再次出现甚至加重。随着对动静脉畸形认识的深入以及介入放射学的发展，介入栓塞治疗已成为目前该病的首选治疗方法。通过介入栓塞手段直接消灭病变的异常血管团，以降低血液流速，达到临床治愈效果。

1. 手术治疗　手术是最早用于治疗动静脉畸形的方法，随着材料的发展及栓塞技术的应用，手术前辅助栓塞治疗，被认为是治疗动静脉畸形比较有效的方法；弥漫性软组织病灶可采用辅助性栓塞后手术切除，若病灶侵犯范围大，手术后留有大面积缺损，可以利用游离皮瓣进行修复重建。由于头颈部解剖复杂，存在手术难以到达的区域，完整切除病变几乎不可能，除非病变局限在安全的解剖区域内。残余的未被切除的窦腔会继续生长，症状甚至比术前更加严重。有学者认为，仅有约 20% 的动静脉畸形可能达到手术完整切除。

2. 栓塞治疗　动静脉畸形一旦确诊，应尽早进行栓塞治疗。其主要目的是缩小病灶，控制并发症，从而有利于手术进一步切除。对病变已涉及重要组织器官而无法手术者，则采用永久性栓塞剂栓塞治疗或双重栓塞疗法永久性栓塞。

栓塞术前需进行经股动脉超选择插管，进入供应动脉行造影检查，详细评价动静脉畸形的血管构筑，以便将栓塞的微导管引入畸形血管团内并使栓塞材料完全弥散其内，才能有效治愈并防止复发。

目前，颌面部软组织动静脉畸形常用的栓塞材料有 PVA（polyvinyl alcohol）颗粒、二氰基丙烯酸正丁酯（N-butyl-2-cyanoacrylate，NBCA）、无水乙醇等。根据病变的性质、栓塞目的、回流静脉出现的早晚以及侧支循环情况选择相应的栓塞剂。PVA 具有继发膨胀性、永久栓塞性及低生物毒性等优点。它有不同直径大小的微粒可供选择应用，注入血管内，可使纤维组织在其周围沉积，形成血栓，使血流减少甚至消失，达到栓塞目的，但其远期效果不理想。NBCA 是一种液体栓塞剂，栓塞后再通率低，其远期栓塞效果明显优于 PVA，但易引起肺栓塞和局部软组织坏死。

颌骨动静脉畸形以往被称为颌骨中心性血管瘤，主要危害是反复的自发性出血和急性发作的大出血，严重时可危及生命，因此需早期诊断、永久消灭颌骨内的"静脉池"和定期随访，从而实现控制急性出血和预防大出血。单纯的动脉栓塞对于颌骨动静脉畸形难以达到永久栓塞的目的，范新东等采用双重介入的永久性栓塞治疗颌骨病灶获得了良好的疗效。

在比较研究了 12 例颌骨动静脉畸形的 CT 和 DSA 的表现特征后，发现下牙槽动、静脉间的异常吻合以及上牙槽后动、静脉间的异常吻合，可以引起相应回流静脉系统的扩张，于颌骨内形成"静脉池（varix）"。在动脉造影时，"静脉池"表现为颌骨内的异常血管团。出现在动脉的造影早、中期，并持续到静脉晚期。这种"静脉池"一方面通过纤细的异常吻合分支与供应动脉相连，另一方面又与回流静脉相通，这便是动静脉畸形的动静脉间微瘘所在地。它可引起颌骨内的溶骨性改变，致颌骨膨胀，在颌骨内形成骨腔样表现，在 CT 上表现为囊状扩张区。"双介入法"通过下牙槽动脉的血管内栓塞结合"静脉池"直接穿刺栓塞，可达到永久治愈的目的。治疗的关键是永久消灭颌骨内的"静脉池"，主要通过将适当的永久性栓塞材料充满颌骨内"静脉池"的中央并使其骨化来实现。对拔牙引起的急性出血病例，透视下紧急行牙槽窝穿刺弹簧圈栓塞进行止血；对非急性出血或可控急性出血的上颌骨动静脉畸形病例，首先采用供应动脉的血管内无水乙醇栓塞，然后行病变区牙槽骨直接穿刺，弹簧圈栓塞；对非急性出血或可控急性出血的下颌骨动静脉畸形病例，供应动脉的血管内无水乙醇栓塞后，切开局部黏膜、暴露病变区牙槽骨，采用下颌骨钻孔的方法进行完全栓塞或经颏孔栓塞。

值得指出的是，Yakes 等率先将无水乙醇作为栓塞剂用于动静脉畸形的治疗，为彻底治愈动静脉畸形提供了一条新的途径。由于其脱水和剥蚀作用，使接触的血红蛋白变性并直接破坏血管内皮细胞，从而达到动静脉畸形的永久栓塞目的，且不会引起感染和排斥，表现出良好的临床应用前景，但无水乙醇介入栓塞治疗可引起一系列并发症，必须引起高度重视，以进一步提高治疗效果，并降低并发症的发生。

（四）淋巴管畸形

部分淋巴管畸形在发展过程中会自行栓塞退化，有自然消退的趋势；或在感染后由于囊壁内皮细胞的破坏，在感染被控制后逐渐自行消退。因此，对于较小且局限的淋巴管畸形，如不影响功能，又无碍美观可不予积极治疗。对于病变虽较广泛，但无呼吸、吞咽困难征象和其他严重并发症的患儿，可暂不做处理，观察随访 1~2 年，若无消退或反而增大时再行治疗。

1. 硬化治疗　应用抗肿瘤药物博来霉素或平阳霉素做局部注射治疗，尤其是大囊型淋巴管畸形，可取得较满意的临床疗效，完全消退和显著缩小者可达 70%。可能是通过抑制淋巴管内皮细胞的生长和作为化学刺激物使间质纤维化的双重作用而达到目的。

采用 OK-432（溶链菌）治疗淋巴管畸形，也有较好效果。OK-432 是从溶血性链球菌 A 组Ⅲ型低毒变异株 Su 株开发而来的生物反应调节剂，行病变内注射后立即激发炎症反应，诱导效应细胞产生大量 IL-6 和 TNF 等，导致内皮细胞损伤。OK-432 治疗后，43%~55% 的病变可完全治愈。有的病变仅需 1 次治疗，大多数需 2 次以上的治疗。大囊型病变的疗效优于弥漫性微囊型病变。

经青霉素处理的 A 群溶血性链球菌为 OK-432 的同类药物，局部注射治疗也取得了良好的疗效。注射后常有暂时性发热，局部红肿、灼热的炎症过程，提示其可能也是通过一个免疫反应性的无菌性炎症过程破坏淋巴管内皮细胞，形成纤维沉淀物而使淋巴液分泌停止，并促进消退。

由于注射疗法比较简单方便，对组织破坏少，可使患儿免受手术痛苦，并避免手术后可能出现的严重并发症，故可作为淋巴管畸形，尤其是大囊型淋巴管畸形的首选疗法，也可先经注射疗法使病变缩小，再辅助手术彻底去除病变。

2. 手术治疗　由于淋巴管畸形并非真性肿瘤，而是先天性发育畸形，与正常组织无明确分界，故近年来主张，对各种类型的淋巴管畸形，应在保守治疗无效，或颈部、口底病变已严重影响呼吸、进食时，才考虑手术治疗。由于大部分病变属弥漫性，侵入范围巨大且深在，使手术治疗有一定的局限性。例如巨舌、巨唇症等，一般只能做局部切除，以改善局部外形和功能。

手术时应尽可能切除全部病变组织。颈部、腋部的大囊型淋巴管畸形的实际病变往往超出原先的估计,难以彻底切除。手术时要仔细解剖重要的神经、血管,防止面神经麻痹和舌神经、喉返神经及膈神经损伤而引起呼吸困难、声音嘶哑。对残存的囊腔囊壁,术中可涂擦 0.5% 碘酊、电凝或可吸收明胶海绵复合博莱霉素留置,以破坏残存淋巴内皮以防复发。肢体、舌部等处的弥漫性淋巴管畸形,需行分期手术。颈部创面术后应置负压引流。颈部、口底创伤较大者,可做预防性气管切开,以免喉头水肿,引起窒息。

淋巴管畸形并发感染时不宜手术,需先行控制感染,囊内出血本身并非手术禁忌。手术常见并发症有面神经下颌缘支损伤、淋巴液或乳糜液渗漏等,文献报道的术后复发率为 10%~15%,尤其是弥漫性淋巴管畸形因边界不清,且往往深入重要组织结构,难以完全切除,要注意避免过度治疗。

(五)混合性畸形

淋巴管微静脉畸形,含有较多的微静脉成分,小面积病变采用平阳霉素病变内注射容易治愈,但对大面积病变或巨舌症,单纯注射疗法效果差,需先行病变或巨舌部分切除,残余病变再行平阳霉素局部注射,多数能控制病变发展,部分病例可以通过延长疗程而治愈。

淋巴管静脉畸形,多为广泛性病变,采用手术切除为主加术后平阳霉素注射的综合疗法,一般可以控制病变发展,使面部外形得到不同程度的改善,但因病变广泛,组织切除受限,以及病变内含有较多错构的静脉成分,故很难治愈。这类患儿常因感冒等诱因,病灶局部经常出现炎症反应等并发症,需反复就诊治疗。目前尚缺少根治性疗法,有待进一步研究解决。

有关脉管疾病治疗的详细内容可查阅参考文献相关的治疗指南。

第六节 面临的问题与挑战

近年来,随着对血管瘤及脉管畸形研究的不断深入,对脉管疾病的研究与治疗均取得了一定进展,但对其确切的发生机制仍不完全明确,对其临床诊断和治疗,亦存在着许多困惑和不足。

一、命名与治疗不统一

过去文献上对脉管疾病的命名和分类一直比较混乱。1982 年,Mulliken 和 Glowacki 基于血管内皮细胞的特征,提出了血管瘤和脉管畸形的生物学分类法,并由 Waner 和 Suen 结合基础研究成果,进一步改良和完善,被国际脉管性疾病研究学会作为其分类系统的基础。自此,一些国际著名刊物所刊载的学术论文中所使用的分类术语有趋于统一的倾向,但乱用的现象仍然时有发生。在我国学术刊物中,脉管性疾病术语使用混乱的情况更严重。如静脉畸形仍被称为海绵状血管瘤,动静脉畸形仍被称为蔓状血管瘤等。

由于命名及分类的混乱,从而导致治疗方法的不规范,过度治疗、治疗不足或误诊误治以及由此造成的医疗纠纷时有发生。激素对婴幼儿血管瘤治疗有效,但对脉管畸形却无效;而本可自行消退的婴幼儿血管瘤,诊断为脉管畸形并进行早期干预治疗,如硬化剂注射治疗、手术切除等,则可能因过度治疗而导致术后瘢痕、局部凹陷、缺损、继发畸形等,甚至导致严重的功能障碍。对于微静脉畸形,一些单位仍在沿用放射治疗或手术后植皮,给患者造成巨大的痛苦。虽然笔者等经过不懈努力,制订了世界上首部《头颈部血管瘤与脉管畸形治疗指南》,但由于血管瘤和脉管畸形属于跨学科疾病,涉及的学科众多,例如口腔颌面外科、整形外科、小儿外科、神经外科、皮肤科、激光科、美容科等,因此,在不同学科领域,统一分类、命名和推广规范的治疗,仍然任重道远。

二、基础研究的现状与展望

组织病理学研究为了解血管瘤的病因和发病机制提供了必要的理论基础,但目前对血管瘤的确切发病机制及治疗仍存在不少争议和疑惑,重要原因之一是缺乏合适的动物模型。近年来,国内外在血管瘤动物模型方面开展了大量工作,取得了一些初步成果。笔者等在国家自然科学基金资助下,应用转基因技术将 *Py-MT* 整合到正常小鼠基因组序列中,成功构建了转基因小鼠血管瘤模型,并通过条件化转染 *MT* 基因,定向控制致瘤基因的表达,成功构建了血管瘤的转基因小鼠模型,但这一模型中实验鼠产仔率低,死亡率较高,无法获得稳定传代的小鼠系,尚需进一步研究和改进。Peng 等将血管瘤组织经过简单处理后,直接种植于裸鼠体内,并应用雌激素进行体内干预,促进其生长。这一动物模型简便、易操作、保真性好,却只是简单地以血管瘤组织样本直接成瘤,尚不能进一步对血管瘤的发生机制进行深入研究。

随着干细胞理论的发展,近年来,国外学者开展了关于血管瘤干细胞的理论和基础研究,并取得了初步成果。通过干细胞表面标志物 CD133(AC133/human Prominin-1)分选出的具有造血潜能和内皮分化潜能的干细胞(stem cell,SC)或前体细胞,对增殖期血管瘤的血管生成起着重要作用。增殖期血管瘤患儿外周血循环中的前体细胞水平升高约 15 倍,干细胞可能是血管瘤形成和发展的最关键因素。2008 年,Khan 等通过体外分选的血管瘤多潜能干细胞,初步建立了血管瘤干细胞裸鼠模型。构建稳定良好的血管瘤干细胞动物模型,将为进一步研究血管瘤的发生、发展机制及其生物学行为奠定良好的实验基础,为血管瘤的临床治疗提供安全可靠的技术平台。但血管瘤干细胞理论还需通过进一步完善的动物实验加以证实。国内,郑家伟教授致力于血管瘤干细胞研究,并应用血管瘤干细胞接种的方法建立血管瘤动物模型,由此研究其发病机制及药物治疗机制,取得初步成果。

脉管畸形的发病机制目前不甚明确,存在多种基因的突变,针对可能的突变基因建立动物模型,并研究其发病机制是目前基础研究的方向。

三、普萘洛尔治疗血管瘤给予的启示

2008 年,美国《新英格兰医学杂志》发表了法国 Bordeaux 儿童医院 Léauté-Labrèze 等撰写的一篇通信论文,报道了她们应用普萘洛尔治疗婴儿血管瘤的重大发现。该治疗方法的发现带有偶然性,却由此改写血管瘤的经典治疗方法,给广大血管瘤患儿带来福音。

Léauté-Labrèze 等发现普萘洛尔对婴儿血管瘤治疗有效是基于巧合,第 1 例采用普萘洛尔治疗的血管瘤患儿,是因为患有严重的鼻腔毛细血管瘤导致阻塞性、肥厚性心肌病,Léauté-Labrèze 等顺理成章地用到了心内科常用的降血压药 β 受体阻滞剂(beta receptor blockader)普萘洛尔(propranolol)进行治疗[2mg/(kg·d)]。治疗过程中却发现血管瘤逐渐变小,在停用激素治疗后仍然继续好转,最后血管瘤几近完全消失。同样的事情又发生在另一例患儿身上。Léauté-Labrèze 等发现这两个个例后,在征得患儿父母同意的前提下,她们给另外 9 例颜面血管瘤患儿使用普萘洛尔,所有患儿在用药后 24 小时内都见到血管瘤颜色变浅。11 例患儿中,无一例出现严重的不良反应,但有个别出现血压偏低。通过文献回顾分析,有 1 篇论文恰恰提供了关于其机制的印证,可能是 β 受体阻滞剂能够诱导血管内皮细胞凋亡,其他可能机制是普萘洛尔导致 VEGF 和 bFGF 基因表达下降以及血管收缩作用等。

受其启发,笔者等在临床上开展了小剂量普萘洛尔治疗婴儿血管瘤的前瞻性研究,发现口服小剂量普萘洛尔(1.0~1.5mg/kg,每天 1 次顿服,连续服用 3~6 个月)治疗婴儿血管瘤同样有效,不良反应轻微,可作为婴儿血管瘤的一线治疗药物。

应用普萘洛尔治疗血管瘤的成功经验,为临床治疗血管瘤提供了新的选择,提示血管瘤的有效治疗不应局限于传统的各种药物和治疗方法,应该拓展思路,通过研究普萘洛尔治疗血管瘤的机制,发现或开发新的药物,进一步提高治疗效果,降低不良作用。

四、复杂病例的处理

虽然目前用于治疗血管瘤和脉管畸形的方法很多,但是面对一些复杂病例,例如多发性血管瘤、巨大静脉畸形、巨大动静脉畸形、伴骨肥大的淋巴管畸形以及混合畸形,临床医师仍深感束手无策。对于这类患者,单一治疗手段的效果肯定有限,在现有技术条件下,必须提倡多学科紧密协作,充分发挥各种治疗手段的优缺点,以期获得更好的临床疗效。

根据笔者等的初步经验,对于重症血管瘤,皮下注射 α-干扰素可作为首选治疗方法。对于肥厚型、伴骨和软组织肥大的毛细血管畸形,目前尚无特效疗法,主要是对症处理和缓解症状。巨大静脉畸形因其范围广,累及多层组织(皮肤、黏膜、肌肉)和重要组织结构(大血管、神经),是目前临床上的治疗难题,尚缺乏有效治疗手段,只能采用分阶段治疗和综合治疗,例如无水乙醇栓塞治疗+手术切除+激光治疗+硬化治疗等。对于伴软组织肥大畸形及颈动脉结扎后的动静脉畸形,可采用供血动脉栓塞加病变内注射硬化剂治疗(双重栓塞疗法)。方法是在病变供血动脉栓塞后,局部穿刺病变,在有回血的部位,分 2~3 点注射无水乙醇等硬化剂,使病变部位逐渐纤维化而闭塞。该方法的特点是在根除病变的基础上能保全面部外形和功能;缺点是适应证有局限性,对不适合双重栓塞的病变,可采用供血动脉栓塞加手术切除治疗。手术一般在栓塞后 1 周左右进行。大面积微囊型淋巴管畸形单纯采用平阳霉素局部注射效果不理想,目前主要采用硬化剂注射与手术治疗相结合,即先采用病变内浸润性注射硬化剂使病变缩小,再采用手术切除修整外形,但治疗效果总体上不理想,需更从发病机制方面进行深入研究,以寻求更好的治疗方法。

随着对血管瘤及脉管畸形相关遗传学与分子致病机制的深入研究,越来越多的临床及基础研究数据证实,针对携带特定基因突变的脉管性疾病患者,实施靶向药物治疗策略能够显著控制或缩小病变范围。例如,雷帕霉素(mTOR 信号通路抑制剂)在卡波西型血管内皮瘤、广泛累及的复杂淋巴管畸形的治疗中,已初步展现出治疗潜力;而针对 KRAS 基因突变的颅外型动静脉畸形,KRAS 抑制剂的应用则有效实现了病变体积的缩小。然而,目前关于脉管疾病靶向药物的应用适应证、长期疗效评估、不良反应证、不良反应监测、耐药性机制等方面,仍亟待进一步深入系统研究和探讨,相关前沿研究的成果将为复杂性脉管疾病的治疗提供更为科学的理论依据和实践参考。

五、治疗相关不良反应和并发症

治疗血管瘤和脉管畸形的药物和方法多种多样,各种方法都存在一定的不良作用或并发症,临床应用过程中必须提高警惕,予以防范。

1. 激素治疗　主要不良作用包括皮质醇增多症(满月脸、水牛背和向心性肥胖)、生长阻抑、胃肠道刺激症状及溃疡、水电解质不平衡、血压增高、血糖及尿糖增高、行为障碍以及免疫抑制等。终止治疗后,所有这些不良作用均是可逆的。

2. α-干扰素　主要不良作用包括:①流感样症状,即低热、嗜睡、味觉改变、厌食、便秘、肌痛、头痛、腹泻、体重减轻;②轻度或中度中性粒细胞减少;③约有7%的病例在用药后的高热期出现癫痫发作,甚至引起痉挛性双瘫;④偶尔出现视网膜棉絮状渗出点。多数学者认为不良作用是短暂、可逆的,并有一定的剂量依赖关系,停止用药后,症状可自行消退。

3. 硬化剂治疗并发症　硬化剂治疗的并发症包括肺纤维化、过敏反应、中毒反应、皮肤黏膜坏死以及感觉神经或运动神经功能障碍等。

(1) 肺纤维化:平阳霉素的主要不良作用是肺毛细血管内皮细胞损伤有关的间质性肺炎和肺纤维化,但这种并发症与用药总量有密切关系,临床注意控制用药总量,并定期行胸部 X 线片检查即可预防。

(2) 过敏反应:平阳霉素引起过敏性休克、死亡属于严重的不良反应,临床上较少观察到,一旦出现,来势急速凶猛,绝不能掉以轻心。如发生休克症状,须及时进行抗过敏、抗休克治疗,预防性使用解热药及肾上腺皮质激素类药。

(3) 毒性反应:皮肤中不存在降解平阳霉素的胺肽酶,平阳霉素可引起皮肤的毒性反应,表现为色素沉着、皮炎和皮疹样改变,常为指、趾端及关节处皮肤肿胀,浸润性斑点,小结节或水泡样丘疹等。成年人无水乙醇的用量超过 1.2ml/kg,则可能导致脑中毒反应,儿童则慎用该药治疗。

(4) 血红蛋白尿:平阳霉素引起急性血红蛋白尿在临床上比较罕见,常见于无水乙醇注射治疗后,多为暂时性血红蛋白尿,与注射剂量有关。术中注意严格控制无水乙醇单次注射总量,每次用量不超过 1mL/kg。

(5) 皮肤黏膜坏死:皮肤或黏膜坏死的发生率约为10%,可能是由于用药量大或药液渗入皮下、黏膜下组织所致。这种并发症较多见于无水乙醇、鱼肝油酸钠注射后,而应用博来霉素或平阳霉素后很少见。因而,对累及皮肤或黏膜浅层的病变宜选择平阳霉素。无水乙醇是一种作用强烈的血管内硬化剂,一旦进入正常循环血管,将会导致严重的并发症。作为一种液态试剂,它可以渗透入毛细血管床,从而阻断所有侧支循环,使组织细胞死亡,最终导致广泛的组织坏死。因此,需要严格控制无水乙醇的用量及注射范围。在硬化剂中加入造影剂,可通过荧光屏监视穿刺部位、硬化剂是否注入病变内以及在病变中的分布状况,有利于减少并发症。

(6) 呼吸道阻塞:无水乙醇、鱼肝油酸钠等注射后局部软组织肿胀较重,在治疗舌根、口底、软腭或咽部病变时,应考虑术后肿胀可能引起呼吸道阻塞,这些患者接受治疗后,一般应留院观察,并做好气管切开和急救准备。

(王延安)

参 考 文 献

1. 秦中平,李克雷,刘学健,等.颌面部海绵状血管瘤的瘤体造影分型与介入硬化治疗.中华口腔医学杂志,2002,37(1):27-29.

2. 郑家伟,秦中平,张志愿,等.口服皮质激素治疗婴幼儿口腔颌面部血管瘤.上海口腔医学,2006,4(2):228-332.

3. 郑家伟,张传俊,张志愿.平阳霉素瘤内注射治疗口腔颌面部血管瘤、血管畸形的系统评价.中国口腔颌面外科杂志,2003,1(2):102-105.

4. 周国瑜,张志愿,顾基中,等.氩激光488nm波长与混合波长光动力治疗鲜红斑痣的比较研究.上海口腔医学,2000,9(3):173-174.

5. 周国瑜,张志愿,竺涵光,等.Nd:YAG连续激光治疗31例口腔颌面深部海绵状血管畸形.上海口腔医学,2000,9(1):11-13.

6. 郑家伟,秦中平,张志愿.口腔颌面部淋巴管畸形的治疗.上海口腔医学,2005,14(6):553-556.

7. 王延安,郑家伟,费照亮,等.条件化转染MT基因小鼠模型的建立.中华医学遗传学杂志,2006,23(3):260-264.

8. 范新东,邱蔚六,张志愿,等."双介入法"栓塞治疗颌骨动静脉畸形的初步报告.中华口腔医学杂志,2002,37(5):336-339.

9. 中华医学会整形外科分会血管瘤和脉管畸形学组.血管瘤和脉管畸形诊断和治疗指南(2016版).组织工程与重建外科杂志,2016,12(02):63-93,97.

10. 赵怡芳,贾俊.头颈部血管瘤和脉管畸形研究回顾与展望.中国口腔颌面外科杂志,2016,14(04):289-301.

11. 陈淑明,陈少全,张再重,等.SCID小鼠血管瘤模型的建立.中华实验外科杂志,2015,32(5):1208-1210.

12. 谢芙蓉,鲍欣,余婧爽,等.条件性血管瘤转基因小鼠模型的建立.口腔生物医学,2016,7(3):117-121.

13. 许振起,王衣祥,孟娟红,等.重组腺相关病毒携带人血管内皮细胞生长因子121制备小鼠血管瘤模型的初步探讨.中华口腔医学杂志,2009,44(3):162-164.

14. 中华口腔医学会口腔颌面外科专业委员会脉管性疾病学组.口腔颌面-头颈部静脉畸形诊治指南.中国口腔颌面外科杂志,2011,9(6):510-517.

15. 中华口腔医学会口腔颌面外科专业委员会脉管性疾病学组.口腔颌面部血管瘤治疗指南.口腔颌面外科杂志,2011,9(1):61-67.

16. 中华口腔医学会口腔颌面外科专业委员会脉管性疾病学组.口腔颌面部淋巴管畸形治疗指南.中国口腔颌面外科杂志,2010,8(5):386-390.

17. 中华口腔医学会口腔颌面外科专业委员会脉管性疾病学组.口腔颌面部动静脉畸形治疗指南.中国口腔颌面外科杂志,2011,9(3):242-247.

18. ASAHARA T,MUROHARA T,SULLIVAN A,et al. Isolation of putative progenitor endothelial cells for angiogenesis. Science,1997,275(5302):964-967.

19. BOYE E,YU Y,PARANYA G,et al. Clonality and altered behavior of endothelial cells from hemangiomas. J Clin Invest,2001,107(6):745-752.

20. MULLIKEN J B,GLOWACKI J. Hemangiomas and vascular malformations in infants and children:a classification based on endothelial characteristics. Plast Reconstr Surg,1982,69(3):412-422.

21. JACKON I T,CARRENO R,POTPARIC Z,et al. Hemangiomas,vascular malformations,and lymphovenous malformations:classification and methods of treatment. Plast Reconstr Surg,1993,91(7):1216-1230.

22. WANER M,SUEN J. Hemangiomas and vascular malformations of the head and neck. New York:Wiley-Liss,1999.

23. GREINWALD J H JR,BURKE D K,BONTHIUS D J,et al. An update on the treatment of hemangiomas in children with interferon alfa-2a. Arch Otolaryngol Head Neck Surg,1999,125(1):21-27.

24. MARTINEZ M I,SANCHEZ-CARPINTERO I,NORTH P E,et al. Infantile hemangioma:clinical resolution with 5% imiquimod cream. Arch Dermatol,2002,138(7):881-884.

25. LÉAUTÉ-LABRÈZE C,DUMAS de la ROQUE E,HUBICHE T,et al. Propranolol for severe hemangiomas of infancy. N Engl J Med,2008,358(24):2649-2651.

26. FAWCETT S L,GRANT I,HALL P N,et al. Vincristine as a treatment for a large haemangioma threatening vital functions. Br J Plast Surg,2004,57(2):168-171.

27. SUGARMAN J L,MAURO T M,FRIEDEN I J. Treatment of an ulcerated hemangioma with recombinant platelet-derived growth factor. Arch Dermatol,2002,138(3):314-316.

28. YAKES W F,PEVSNER P,REED M,et al. Serial embolization of an extremity arteriovenous malformation with alcohol via direct percutaneous puncture. Am J Roentgenol,1986,146(5):1038-1040.

29. FAN X D, SU L X, ZHENG J W, et al. Ethanol embolization of arteriovenous malformations of the mandible. AJNR Am J Neuroradiol,2009,30(6):1178-1183.

30. WANG Y A,ZHENG J W,FEI Z L,et al. A novel transgenic mice model for venous malformation. Transgenic Res,2009,18(2):193-201.

31. WASSEF M,BLEI F,ADAMS D,et al. Vascular anomalies classification:rom the international society for the study of vascular anomalies. Pediatrics,2015,136(1):e203-e214.

32. WANG Y A,ZHENG J W,ZHU H G,et al. Sclerotherapy of voluminous venous malformation in the head and neck with absolute ethanol under DSA guidance. Phlebology,2010,25(3):138-144.

33. KHAN Z A,BOSCOLO E,PICARD A,et al. Multipotential stem cells recapitulate human infantile hemangioma in immunodeficient mice. J Clin Invest,2008,118(7):2592-2599.

34. CHEN T S,EICHENFIELD L F,FRIEDLANDER S F. Infantile hemangiomas:an update on pathogenesis and therapy. Pediatrics,2013,131(1):99-108.

35. WALTER J W,NORTH P E,WANER M,et al. Somatic mutation of vascular endothelial growth factor receptors in juvenile hemangioma. Genes Chromosomes Cancer,2002,33(3):295-303.

36. BURROWS P E,GONZALEZ-GARAY M L,RASMUSSEN J C,et al. Lymphatic abnormalities are associated with RASA1 gene mutations in mouse and man. Proc Natl Acad Sci U S A,2013,110(21):8621-8626.

37. EEROLA I,BOON L M,MULLIKEN J B,et al. Capillary malformation-arteriovenous malformation,a new clinical and genetic disorder caused by RASA1 mutations. Am J Hum Genet,2003,73(6):1240-1249.

38. SHIRLEY M D,TANG H,GALLIONE C J,et al. Sturge-Weber syndrome and port-wine stains caused by somatic mutation in GNAQ. N Engl J Med,2013,368(21):1971-1979.

39. NÄTYNKI M,KANGAS J,MIINALAINEN I,et al. Common and specific effects of TIE2 mutations causing venous malformations. Hum Mol Genet,2015,24(22):6374-6389.

40. HUANG Y H,WU M P,PAN S C,et al. STAT1 activation by venous malformations mutant Tie2-R849W antagonizes VEGF-A-mediated angiogenic response partly via reduced bFGF production. Angiogenesis,2013,16(1):207-222.

41. DU Z,ZHENG J,ZHANG Z,et al. Review of the endothelial pathogenic mechanism of TIE2-related venous malformation. J Vasc Surg Venous Lymphat Disord,2017,5(5):740-748.

42. CASTILLO S D,TZOUANACOU E,ZAW-THIN M,et al. Somatic activating mutations in Pik3ca cause sporadic venous malformations in mice and humans. Sci Transl Med,2016,8(332):332-343.

43. UEBELHOER M,NÄTYNKI M,KANGAS J,et al. Venous malformation-causative TIE2 mutations mediate an AKT-dependent decrease in PDGFB. Hum Mol Genet,2013,22(17):3438-3448.

44. BROUILLARD P,BOON L M,REVENCU N,et al. Genotypes and phenotypes of 162 families with a glomulin mutation. Mol Syndromol,2013,4(4):157-164.

45. TRON A E,ARAI T,DUDA D M,et al. The glomuvenous malformation protein Glomulin binds Rbx1 and regulates cullin RING ligase-mediated turnover of Fbw7. Mol Cell,2012,46(1):67-78.

46. SUN Y,JIA J,ZHANG W,et al. A reproducible in-vivo model of lymphatic malformation in rats. J Comp Pathol,2011,145(4):390-398.

47. LOKMIC Z,MITCHELL G M,KOH W C N,et al. Isolation of human lymphatic malformation endothelial cells, their in vitro characterization and in vivo survival in a mouse xenograft model. Angiogenesis,2014,17(1): 1-15.

48. NGUYEN H L,BOON L M,VIKKULA M. Genetics of vascular malformations. Semin Pediatr Surg,2014,23 (4):221-226.

49. BROUILLARD P,BOON L,VIKKULA M. Genetics of lymphatic anomalies. J Clin Invest,2014,124(3): 898-904.

50. REVENCU N,BOON L M,MENDOLA A,et al. RASA1 mutations and associated phenotypes in 68 families with capillary malformation-arteriovenous malformation. Hum Mutat,2013,34(12):1632-1641.

51. FRAISSENON A,BAYARD C,MORIN G,et al. Sotorasib for vascular malformations associated with KRAS G12C mutation. N Engl J Med,2024,39(4):334-342.

52. JI Y,CHEN S,YANG K,et al. A prospective multicenter study of sirolimus for complicated vascular anomalies. J Vasc Surg,2021,74(5):1673-1681. e3.

第十八章　化学感受器瘤的诊治现状与挑战

　　化学感受器为感受体内化学物质刺激的副神经节结构,尤其对血液中氧和二氧化碳等化学成分敏感,对机体的内环境具有调节作用,化学感受器及其同类组织细胞发生的肿瘤称为化学感受器瘤(chemodectoma)或副神经节瘤(paraganglioma)。

　　副神经节包括肾上腺髓质、颈动脉体、主动脉体等化学感受器及其他许多不知名的、沿着交感和副交感神经分布的组织。副神经节可分为嗜铬性与非嗜铬性两种,其发生的肿瘤又称为嗜铬性副神经节瘤或非嗜铬性副神经节瘤。发生于肾上腺髓质的肿瘤称为嗜铬细胞瘤(pheochromocytoma),分泌肾上腺素,常伴有高血压、多汗等临床症状。发生于肾上腺髓质以外的则称为副神经节瘤或化学感受器瘤,一般不分泌肾上腺素,也不伴发肾上腺素样的症状,化学感受器瘤可发生于全身多个部位,包括颈动脉体、颈静脉体、主动脉体、腹膜后、鼓室、喉、鼻腔、鼻窦、甲状腺、腮腺、心脏、肺、膀胱、胆管、十二指肠、膈肌、肝圆韧带、骨骼等。发生于颈动脉体的化学感受器瘤称为颈动脉体瘤(carotid body tumor)。

　　颈动脉体瘤(carotid body tumor)是颈部的少见疾病。颈动脉体(carotid body)由中胚层及部分第三鳃弓和神经嵴外胚层衍化而来,是一种特殊的神经内分泌组织,约 3~4mm 大小,重约 3~15mg。通常成对,双侧对称分布在颈总动脉分叉处后内侧壁外膜内,通过由纤维血管组织束形成的韧带层固着在动脉壁内,很少涉及动脉中层。颈动脉体瘤是来源于颈动脉体副神经节的神经内分泌肿瘤,由主细胞和支持细胞组成,其细胞排列为特征性的腺泡状结构。颈动脉体瘤可发生于任何年龄与性别。肿瘤位于颈总动脉分支处,双侧发生率均等,肿瘤体积大时可黏着或侵入颈内或颈外动脉。颈动脉体瘤属少见肿瘤,如果处理不当可造成严重脑血管合并症,导致死亡。

第一节　颈动脉体瘤的临床表现与分类

一、临床表现

　　颈动脉体瘤患者多以颈部肿块就诊。多见于中青年,无性别差异,常为单侧发病,少数为双侧(约10%)。具有一定的家族倾向(约10%),尤其是双侧颈动脉体瘤,这种倾向更为明显。肿瘤位于上颈部、下颌角下方或咽旁,生长缓慢。肿瘤较小时无症状,随着肿瘤的生长,颈部可出现无痛性肿块,常在数月或数年后才出现主观症状,症状视肿瘤的生长速度、大小和发展方向而不同。一般肿瘤呈梭形或椭圆形,边界清晰,质地中等或较软,无压痛,表面光滑,肿物可左右推动,而上下活动甚微。生长缓慢而小的肿瘤常无症状,或仅有局部压迫感。肿瘤可向任何方向发展,但因其下方有颈动脉鞘筋膜的限制,故向上生长较快。当肿瘤大时,因咽壁软组织较为薄弱,肿瘤常突向咽腔,引起咽部异物感、吞咽不畅。肿瘤逐渐向上生长可侵犯颅底累及后组脑神经(常为迷走神经及舌咽神经)和交感神经链,出现饮水呛咳、声嘶、舌肌萎缩、霍纳综合征等。迷走神经严重受压者,尚可伴有眩晕。部分病例触诊有搏动感,听诊可闻及吹风样血管杂音。罕见病例可恶变或原发即为恶性,恶性者可发生远处转移。

颈动脉体瘤临床上较为少见,仅占颈部肿块的 0.22%(图 18-1-1)。其位于颈动脉分叉处,与颈内动脉、颈总动脉、迷走神经、舌下神经和喉返神经等重要血管神经相毗邻。临床上常误诊为淋巴结炎、神经鞘瘤及神经纤维瘤等。临床上一旦怀疑为颈动脉体瘤,则要科学有序地进行检查,防止随意穿刺抽吸活检等轻率处理,以防导致患者大出血、血管及神经损伤,甚至死亡等严重并发症。

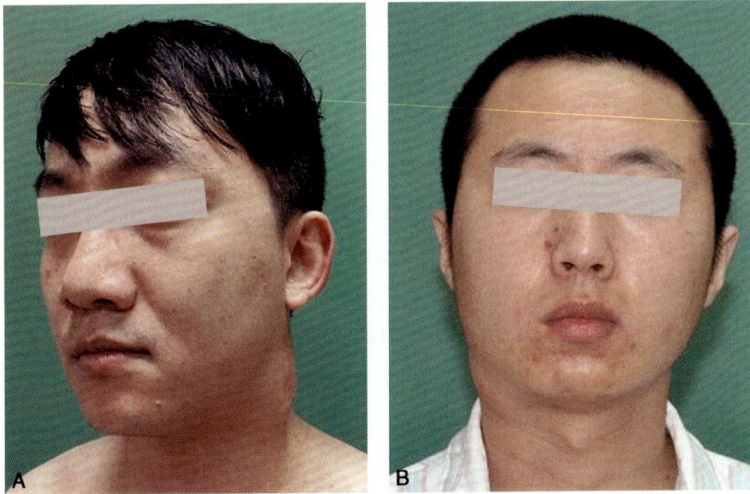

图 18-1-1　颈动脉体瘤
A. 左侧颈动脉体瘤;B. 右侧颈动脉体瘤。

二、分　类

根据颈动脉体瘤的特点,从不同角度进行分类,如肿瘤与血管及神经的位置关系、肿瘤实体中血管与纤维成分比例、颈内外动脉分叉角度大小等。所有的分类目的是有利于临床治疗方案的制订。根据颈动脉体瘤与颈总动脉及分支动脉的粘连情况及手术的难易程度,Marshall 和 Horn 将化学感受器瘤分为 3 种类型,即富血管型、富细胞型和混合型,后者常见。Shamblin 将颈动脉体瘤分为三类(图 18-1-2),此分类法被多数学者接受和临床应用。Ⅰ型为局限型(circumscribed group),肿瘤一般较小,颈动脉单纯移位,位于肿瘤的表面,肿瘤位于颈总动脉分叉的外鞘内,有较完整的包膜,但与颈总动脉分叉部常有较紧密粘连,手术可以容易地将肿瘤从颈动脉上分离,一般不结扎动脉及损伤周围神经。这种类型约占 26%。Ⅱ型为包裹型(wrap group),此型较多见,肿瘤一般较大,肿瘤位于颈总动脉分叉部,肿瘤被颈内动脉压迫形成深沟,围绕颈总、颈内及颈外动脉生长,将血管部分包裹,但不累及血

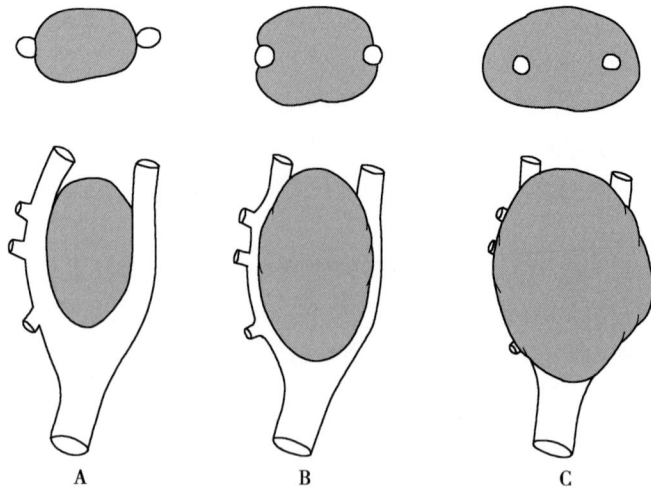

图 18-1-2　颈动脉体瘤分类
A. Ⅰ型；B. Ⅱ型；C. Ⅲ型。

管壁的中层和内膜,瘤体与颈动脉有明显粘连,舌下神经和喉上神经位于肿瘤表面。手术可以完整切除肿瘤,但有一定的困难。手术时需要仔细解剖,沿着颈动脉与颈动脉体瘤之间的组织间隙分离。这类肿瘤的手术一般伴有周围神经的损伤,但可能不需要结扎颈动脉。这一类型约占46%。Ⅲ型为巨块型(huge tumor group),肿瘤一般较大,颈动脉及神经被肿瘤包绕,与颈动脉紧密粘连,肿瘤生长已超出颈动脉分叉范围,甚至在颈动脉分叉处形成全周包裹及部分或全周粘连。随着肿瘤的生长,可使颈内动脉和颈外动脉向外移位或受压,颈动脉体瘤还可向颅底生长,甚至压迫气管和食管,引起呼吸和吞咽困难。手术切除肿瘤必须分离解剖周围神经及颈动脉,手术结果常伴有周围神经损伤和颈总动脉、颈外动脉及颈内动脉的结扎。此型约占27%。但要注意的是,颈动脉体瘤与颈总动脉及分支动脉的关系,并不一定总是与肿瘤的大小有关。有时尽管肿瘤较小,却与颈动脉紧密粘连或包裹颈动脉。

第二节　颈动脉体瘤的检查与术前评估

一、检　查

颈动脉体瘤的检查分为两大类,影像形态检查和血流动力相关检查。目前常用检查方法有超声、MRI(MRA)、CT、血管造影(DSA)、颈动脉残压、脑电图、经颅彩色多普勒脑血流图等,各有优缺点。有些检查方法兼有术前评估作用。

(一) 超声检查

根据瘤体大小,瘤体与血管关系位置的不同,B超检查的表现不完全相同。典型的B超表现为颈动脉分叉处富含血流的圆形或椭圆形实性肿物,边界清楚,内回声略低、较均匀,常包绕颈总动脉、颈内动脉和颈外动脉,颈动脉分叉角度增大。肿物内可见不规则的条索状无回声区,为迂曲扩张的血管。动脉波形呈低阻、快血流。

（二） CT、CTA 检查

典型的 CT 表现为颈总动脉分叉处呈形态规则、边界清楚、密度不均的实性肿物。平扫时呈等密度,增强后明显强化,有时可达增强后的血管密度。

（三） 血管造影（DSA）

DSA 检查可以判断颈动脉受累的程度,是诊断颈动脉体瘤的重要手段。表现为颈动脉分叉角度增大,血管被推移,走向异常(一般颈外动脉向内侧和向前移位,而颈内动脉向外侧和向后移位),呈音叉状或握球状。部分病例颈内外动脉直接受到肿瘤侵蚀,管壁不规则、不完整,颈静脉推压向外侧移位。正位造影片上,颈内、外动脉局部呈弧形,左右分离而不重叠,有的成环状。侧位片上,颈动脉分叉角度增大,从分叉根部起明显被撑开,呈抱球状。其供血动脉增粗迂曲,瘤内可见丰富的匐行血管,呈细网状、斑片状或扭曲成堆,动脉期及实质期染色明显(图 18-2-1)。

血管造影可以了解大脑的 4 条供血动脉和 Willis 环的循环状况。观察 Willis 环循环状况的方法是交叉充盈,即先压

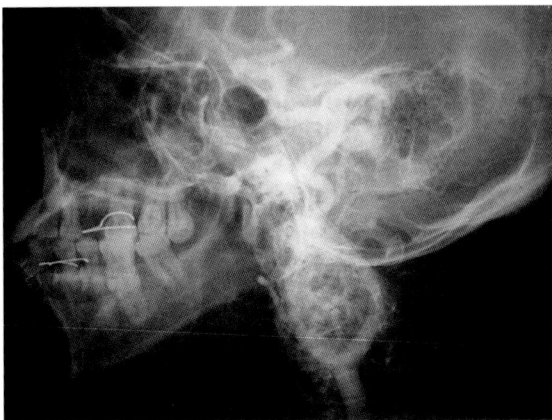

图 18-2-1　颈动脉体瘤血管造影

迫阻断患侧颈总动脉,经对侧颈总动脉注入造影剂,观察患侧大脑动脉内造影剂的充盈情况。如交叉充盈良好,表明 Willis 环交通支循环良好,患侧颈动脉切除后并发症少;如造影显示病变规则地局限于颈动脉分叉处,颈动脉外形正常,提示肿瘤可以切除而无需行颈动脉重建;如造影见瘤体已越出移位的颈内、外动脉边界,提示瘤体已将颈动脉包绕,术前应做颈动脉重建准备;如造影示颈内、外动脉管腔不规则,提示肿瘤有恶性可能,应做颈部根治术准备,并做好颈动脉重建准备。此方法比较安全可靠,却为有创检查,少数患者出现造影剂外渗、局部血肿、暂时性偏瘫、失明或灶性抽搐。目前多用于颈部血管有杂音,或怀疑颈部血管因先前手术、肿瘤或放疗导致解剖移位的患者。

（四） MRI 和 MRA 检查

T_1WI 表现为等高或略高信号,T_2WI 表现为混合高信号,肿块内可见流空信号,瘤周可见低信号包膜。MRA 表现为颈动脉分叉扩大,可见肿瘤血管,增强检查均表现为明显强化。颈动脉体瘤骑跨于颈动脉分叉,常难以正确判断瘤体是否侵及颈动脉。因为颈动脉多数与瘤体紧贴,甚至被瘤体包绕,但可能瘤体并未侵及颈动脉。此时,MRA 如显示颈动脉轮廓光整,就有可能剥离瘤体;如显示颈动脉轮廓毛糙、信号缺失,则无法剥离瘤体。

（五） Matas 试验与暂时性球囊导管阻断试验

1. Matas 试验　由 Matas 于 1941 年首先提出,是最早、最直接,且曾最常用的颈动脉阻断试验。方法是在清醒状态下,用手指在颈部压迫颈总动脉于第六颈椎横突上,阻断血流10~15 分钟,触摸同侧颞浅动脉搏动消失,观察患者的神志变化。如无脑缺血症状,提示脑侧支循环状况良好,可安全进行手术。如阻断血流不足 10 分钟,患者即出现脑缺血症状,则需逐步延长阻断时间,以每日 3 次,每次压迫时间从 5 分钟开始,逐渐增加压迫时间,直至可

耐受 10~30 分钟的压迫时间,以促进侧支循环的形成。正常情况下,Willis 环前交通是否开放,取决于两侧大脑供血是否平衡。Willis 环前交通是否存在变异和变异的程度,是 Matas 训练是否有效的前提。实际上,Willis 环前交通严重变异或缺如的比例不足 20%。Matas 试验是最早、最直接的颈动脉阻断试验,国内有些单位将此作为常规检查及术前压迫训练方法。单用此法不能提供定量资料,而且通常是压迫颈总动脉,而不是颈内动脉,且仅通过手指压迫亦难以完全压闭颈动脉。另外,该法还能诱发卒中或死亡,故 Matas 试验方法逐渐被暂时性球囊导管阻断试验方法所取代。尽管对于 Matas 训练存有争议,但部分学者通过观察颈总动脉阻断后大脑对一侧缺血的逐步耐受情况,认为 Matas 训练有助于大脑动脉和 Willis 环的侧支循环建立。

2. 暂时性球囊导管阻断试验(temporary balloon occlusion,TBO) 由于 Matas 试验结果的不确定性和此方法的诸多缺点,同时暂时性球囊导管阻断试验具有更安全、更可靠等优点,使得 TBO 试验已逐渐被临床广泛应用。局麻下将双腔血流导向气囊导管经股动脉插入颈内动脉,球囊充气膨胀,直至将颈动脉完全闭塞。操作时向血管内持续注 10% 肝素盐水,以防血栓形成。试验持续 15~20 分钟,观察患者的神志反应。如出现神经系统症状,立即放气拔管,终止试验。如患者能耐受阻断试验 15 分钟,提示可结扎颈动脉而不致出现严重后果。但这种方法不能预测永久性结扎颈动脉后大脑对缺血的耐受性。在试验期间无症状发生的患者中,仍有 2%~5% 在结扎颈内动脉后发生脑梗死。其原因之一可能是颈内动脉结扎处形成血栓,以后播散至脑内,发生脑栓塞。另一种可能是,在试验期间,局部血流降至维持脑功能的阈值,如永久性阻断颈动脉后发生低血压,局部血流降低至阈值以下,出现脑梗死。

(六) 颈动脉残压或回压测定

手术中阻断颈总动脉和颈外动脉后,穿刺颈动脉远端,用压力传感器测定颈动脉回流压力。McCoy 和 Barsocchini 认为阻断颈动脉后血压下降不足 20%,则提示颈总动脉可予安全结扎。Moore 等的研究显示,局麻下不能耐受颈动脉阻断试验的患者,其颈动脉残压小于 25mmHg。Hays 等发现颈内动脉残压大于 50mmHg 的患者,均能耐受颈动脉阻断试验 30 分钟以上。当对大脑侧支循环产生疑问时,可于术中测定颈动脉残压,残压在 55~60mmHg 时,提示患者可耐受颈动脉结扎,不致发生严重的神经并发症。颈动脉残压是动态的过程,即使术中残压在 60mmHg 以上,术后仍有部分出现脑缺血症状,甚至死亡,所以术中及术后必须维持正常血压及血容量。维持脑组织存活的颈动脉残压临界值为 50mmHg,颈动脉残压低于此值时,必须行颈动脉重建术。

(七) 脑电图检查

脑电图检查通过将电极置于两侧大脑中动脉分布区的头皮上,手术中钳夹颈动脉后,观察脑电图。此检查可即时动态连续监测脑电图变化,间接反映出脑血流情况,是目前临床上常用的方法之一。术前、术中均可用此检查评估大脑侧支循环状况。其要点是在头皮上放置记录电极,记录皮质电位。钳夹颈动脉前 2 分钟记录 1 次,钳夹后每隔 90 秒记录 1 次,持续 10 分钟。如皮质电位减弱或消失,提示脑缺血,不能行颈动脉切除术。此法的缺点是不能预测大脑对颈动脉永久结扎后的耐受力。

(八) 经颅多普勒超声

经颅多普勒超声(transcranial Doppler,TCD)检查是通过监测大脑中动脉的相对血流量,颈总动脉、颈内动脉和双侧椎动脉的血流增量,测定大脑侧支循环状态的较新方法,可反映大脑的血流状况。在 Matas 试验期间,如血流从颈内动脉流向颈外动脉,表明大脑尚有足够的血供,可直接进行颈动脉结扎或切除。反之,如血流从颈外动脉流向颈内动脉,说明颈内动脉残压过低,应考虑行颈动脉重建。这种检查方法较 Matas 试验在显示大脑局部灌流方面更加敏感和可靠,但仍有不足之处。

二、术 前 评 估

超声检查的优点是诊断准确率高,安全无创、简便可靠。其缺点是不能为外科医师提供多方位的图像,难以了解肿块与血管的关系,故一般作为初诊的首选检查方法。

CT 能提供肿瘤的确切解剖部位、形态、大小、发展方向,与周围组织特别是咽旁间隙、颈动脉间隙的关系,安全准确可靠,是临床上最常用的检查方法之一。但 CT 检查对肿瘤定性不如血管造影可靠。

DSA 是诊断本病的重要指标,除显示病变外,压迫患侧行健侧颈总动脉造影,可直接观测脑动脉前、后交通支吻合及患侧大脑前、中动脉显影情况。在准确显示肿瘤供血动脉、肿瘤血管细节以及病变与血管整体关系方面明显优于其他影像学检查,并对于手术安全性估计有重要意义。不仅诊断准确率高,而且还可在检查的同时行肿瘤供应血管栓塞,以减少术中出血,降低并发症。其缺点是为创伤性检查,对周围软组织与骨骼显示欠佳,且有一定的危险性,如碘过敏反应、血管损伤、动脉血栓形成和栓塞等。

与 CT 检查比较,MRI 检查能显示类似动脉造影的血管图像又无放射性损伤,无需使用碘对比剂,可多轴向成像及三维血管成像,立体、直观地显示肿瘤与血管的关系。不仅诊断准确率高,而且可清楚地显示颈动脉壁轮廓是否光整,有利于帮助制订手术方案。

监测大脑侧支循环的方法有多种,但目前没有一种方法的预测结果完全可靠。主要原因是这些方法不能预测颈内动脉结扎后,因长期缺血而致的脑组织损伤程度。能够耐受暂时性颈内动脉阻断,并不能确保长期阻断此动脉的安全。为了提高预测的准确性,一些学者建议联合应用几种检测方法,以确保手术安全。虽然通过术前检查,并不能准确判断肿瘤能否从血管壁上剥离下来,但如血管壁明显不规整、狭窄、动脉分叉明显变宽,则提示手术中宜行血管重建术。

虽然上述检查可在术中使用,但最好在术前完成,以使术者心中有数,制订详细的手术方案。尤其是确定术中如何处理颈内动脉,以便及早做好准备,确保手术安全、成功。目前对于累及颈动脉的肿瘤的处理,一般遵循以下原则:术前行 DSA 和 TBO 阻断检查,明确肿瘤供应血管、大脑 Willis 环状况,决定能否耐受颈动脉结扎术。能够耐受者,术中可安全放心地结扎颈总动脉或颈内动脉;不能耐受者,术中行颈动脉重建术。

值得注意的是,部分患者在阻断颈动脉后,可发生迟发性卒中。脑缺血的发生与多种因素有关,如处理颈动脉的时机、Willis 环发育不全、脑的侧支循环形成不良或未形成、脑血流储备不足等。一些作者认为,颈动脉切除后所致的脑梗死是由于脑血流的减少。另有一些作者认为,颈动脉结扎后所致迟发性卒中是由于颈动脉残端血栓形成,并播散进入 Willis 环,然后通过侧支造成栓塞。还有学者认为手术期间低血压会致部分患者发生轻度、暂时性偏瘫。主要理由是灌流压力不够而引起脑缺血。曾有报道在颈动脉体瘤未结扎颈动脉而术后出现了局灶性脑梗,可能与术中维持低血压有关。因此认为,手术中纠正和预防低血压对于防止脑缺血十分重要。

颈动脉体瘤治疗的关键问题是如何保障术中、术后的脑血供应,焦点是颈动脉的处理。切除颈动脉体瘤有损伤颈部大血管的危险,因而术前应准确判断肿瘤的血供、颈内动脉受累的程度以及脑血流状况,详细制订手术方案,以最大限度地减少术后并发症。对手术中损伤颈内动脉危险性较大的患者,术前评价脑血流状况是十分必要的。术前颈总动脉压迫试验和脑电图监测仍是目前常用的方法。

第三节　颈动脉体瘤的治疗

手术切除是最有效的治疗方法。诊断明确后应尽早手术,病程愈长,与动脉的粘连愈紧密,从而增加手术切除的困难,损伤颈动脉的可能性也愈大。晚期病例可出现颅底受侵症状,如不进行治疗,死亡率可达30%。因肿瘤血供丰富,术前可采用超选择栓塞治疗,栓塞后肿瘤供血明显减少,有利于手术切除,但栓塞治疗具有一定的风险性,若操作不当有可能出现栓塞物反流到大脑或眼的微血管中,引起相应的严重并发症,故栓塞治疗应慎重考虑。对年老体弱患者,宜采取保守治疗。

颈动脉体瘤切除后完整保留颈内动脉或重建颈内动脉是手术成功的重要保证,即使术前已行脑缺血耐受训练,颈内动脉结扎后仍有很高的死亡率或偏瘫发生率。

手术应根据肿瘤大小,与动脉包绕的程度选择不同术式:①颈动脉体瘤剥离术,适于肿瘤不大、血供不丰富、无紧密包绕颈动脉的病例;②颈外动脉连同肿瘤切除术,适于肿瘤紧密包绕颈外动脉,血供较丰富的病例;③肿瘤切除、颈总动脉结扎术,前提是术前评价脑侧支循环代偿良好,患侧颈内动脉残压大于70mmHg,否则手术死亡率达25%,偏瘫发生率达30%;④肿瘤切除、血管重建术,适于肿瘤紧密包绕颈总或颈内动脉,血供丰富而剥离困难者。移植血管首选大隐静脉,其次为人工血管。

一、颈动脉体瘤剥离术

颈动脉体瘤剥离术(carotid body tumor peeling off)是较理想的手术方式,适合于较小的Ⅰ型、Ⅱ型或与颈内、外动脉粘连不甚紧密的肿瘤。病变早期,瘤体在颈动脉外鞘内生长,有完整包膜,且未侵犯血管中层,与颈动脉的粘连不甚紧密,容易分离切除。

手术方法是患者取仰卧位,头偏向健侧,可取与胸锁乳突肌前缘的斜行切口。如肿瘤向上侵犯颞区或同时伴迷走神经副神经节瘤,可将切口延伸至耳前。切开皮肤时注意保护耳大神经,如神经包绕于肿瘤内,可予以切除。此切口充分显露颈动脉系统,而不需要在锁骨与下颌角之间增加垂直切口。

在颈阔肌深面将颈部皮瓣解剖翻起,分离胸锁乳突肌前缘,向下分离至肩胛舌骨肌,识别进入胸锁乳突肌的副神经,在腮腺深面游离二腹肌。沿副神经向上,分离枕动脉和颈内静脉上部,清扫颈内静脉周围的淋巴结和脂肪组织。颈内静脉游离后,颈动脉得以充分显露。有时舌下神经位于肿瘤上份筋膜内,辨认后需将其从肿瘤表面分离出。沿舌下神经向上分离,可见舌下神经与迷走神经交汇点,在此处勿将两条神经分开,以免引起声带麻痹。

继续向下分离,将迷走神经与肿瘤分开,显露颈内动脉至分叉以下,此时可见喉上神经走行于肿瘤表面的筋膜内。如肿瘤体积很大,颈交感干可能包绕于肿瘤深面的血管鞘内,在各个方向分离此血管鞘,直至显露颈总动脉近心端和颈内动脉远心端为止。沿颈外动脉继续分离,将其分支与肿瘤分开,如颈外动脉包绕于肿瘤内,可与肿瘤一并切除。确定肿瘤与颈动脉之间的分离界面,如肿瘤与动脉容易分开,不需向深层分离,分离结束后,余留颈动脉仍坚实耐用。如肿瘤已深及外膜,分离宜在外膜下层进行。如深度掌握不当,有时很容易分离至动脉中膜,使遗留动脉壁很薄。沿颈内动脉外面继续分离,直至动脉切迹,将肿瘤与动脉切迹分开,在颈外动脉内侧,识别并结扎咽升动脉。向上牵拉肿瘤,将喉上神经从瘤体表面剥离下来,分离舌下神经与迷走神经之间的软组织。

如需向上暴露更大范围,可将二腹肌与茎突舌骨肌切断。切断茎突下颌韧带,以便将下颌骨向外牵拉。分离茎突咽肌,注意勿损伤走行于该肌表面的舌咽神经。此时整个咽旁间隙得以显露。

剥离肿瘤应从周边开始,沿动脉外鞘瘤体与颈动脉交界处小心分离。剥离过程中如颈动脉壁有小的破裂,可直接缝合修补,以维持颈动脉的连续性。动脉壁经过剥离后变薄,很易撕裂,破损修复时为防止血管狭窄,宜用血管补片修复。

颈动脉分叉处有迷走神经,颈外动脉上有舌下神经、后有喉上神经;颈内动脉处有面神经下颌缘支、迷走神经上段及舌咽神经等,在剥离瘤体的过程中,应沿肿瘤表面进行,以预防脑神经被损伤。

二、颈外动脉连同肿瘤切除术

颈动脉体瘤的血供主要来自颈外动脉,肿瘤又常包绕颈外动脉生长,单纯结扎颈外动脉,不致引起脑缺血。故当瘤体较大或已做过探查性手术致瘤体与颈动脉粘连过多时,可先分离颈内动脉,肿瘤牵向颈外动脉侧,将其与颈外动脉完整切除,结扎动脉残端。如勉强分离,既延长了手术时间,又有动脉撕裂大出血的危险。

三、肿瘤切除及颈总动脉结扎术

结扎颈总动脉或颈内动脉具有很高的风险,除非不得已,通常不主张采用颈总动脉结扎的方法。若需结扎颈总动脉,则术前须行颈动脉压迫训练或暂时性球囊导管阻断试验,进行脑侧支循环状况评价,确保脑血流供应,确认患者能够耐受结扎手术。常用 Matas 法压迫患侧颈动脉,自每次 5 分钟开始,逐渐增至每次 30 分钟,既能促进侧支循环,也能明确颈动脉阻断时间,是一种对脑缺血的预保护或预处理措施。术中也可先分离出颈总动脉,在其近侧间断性地阻断 5~10 分钟,既可减少术中出血,又起到大脑缺血性预处理和促进 Willis 环开放的作用,必要时也可应用颈动脉内转流管。阻断颈动脉前应给予全身肝素化,防止颈动脉及其分支形成血栓。此外,头部降温、控制性高血压用于颈动脉阻断,有益于保证脑血流灌注。

四、肿瘤切除、血管重建术

部分Ⅱ型或Ⅲ型颈动脉体瘤,颈内、外动脉均包绕在颈动脉体瘤内部,瘤体与动脉分叉部连接紧密,分离十分困难,出血难以控制。已经手术探查或复发病例,局部粘连严重,解剖关系不清,均需将肿瘤连同颈动脉分叉部一并切除,而行自体大隐静脉或人工血管移植颈动脉重建。全身肝素化后,先在颈总动脉部分或者完全阻断下行颈总动脉与移植血管吻合;然后钳夹移植血管远端,开放颈动脉阻断钳;恢复脑血流数分钟后,继续分离瘤体至显露颈内动脉,将其切断后结扎近端,远端与移植血管施行端-端吻合;最后切除瘤体。手术探查估计肿瘤剥离困难时,应预先切取预定长度的大隐静脉备用。

若肿瘤主要包绕颈内动脉生长,可先将颈外动脉与肿瘤分离后,阻断颈外动脉远端并切断,再切断肿瘤远端颈内动脉,将颈内动脉远心端与颈外动脉近心端吻合(颈内-外动脉吻合术),随后切除肿瘤及颈内动脉。对体积较大,颈动脉分叉需同时切除者,可先以大隐静脉或人工血管与颈总动脉行端-侧吻合;以无创钳钳夹移植血管远端,开放颈总动脉阻断钳;恢复脑血流数分钟后,继续分离瘤体至显露远侧颈内动脉,将其切断后,结扎近端,其远端与移植血管端-端吻合;撤去阻断钳后,脑血流得以恢复;最后将瘤体游离、切除,相应动脉断端行结扎或缝扎。此时舌下神经、喉上神经常可得到恰当的保护。但迷走神经由于包在颈动脉鞘内,当瘤体大、粘连严重时,常难以保留。如迷走神经受累需要切断者,应快速切除之,切忌过分牵拉或钳夹迷走神经,否则极易诱发心搏骤停。有条件的单位在行肿瘤及颈动脉切除中,应施行颈动脉转流术(shunt),在切除肿瘤累及的血管前将转流管安置于颈总动脉与颈内动脉上,保证在切除肿瘤累及的血管和血管重建过程中大脑的血液供应(图18-3-1)。

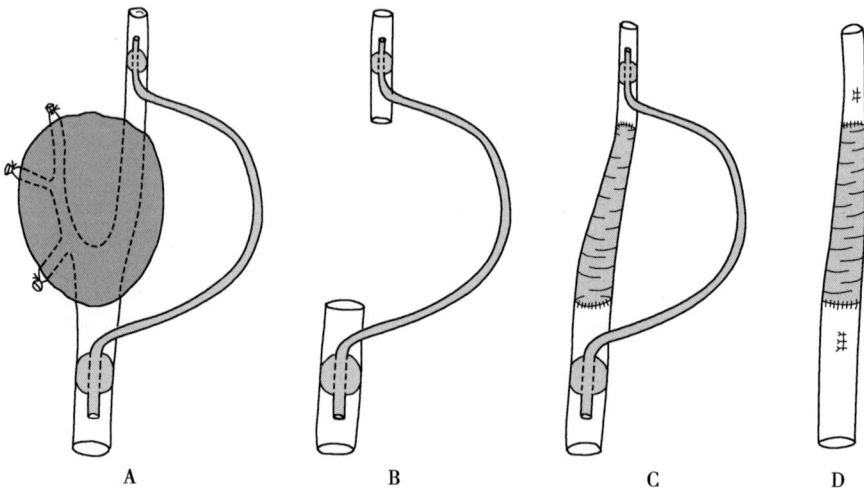

图18-3-1 颈动脉重建
A.植入导流管;B.切除颈动脉体瘤;C.移植血管;D.去除导流管。

血管重建者术中尽量减少阻断颈总动脉时间或可行间断阻断,适当提高血压和过度换气;在阻断颈总动脉前,全身使用肝素,预防血栓形成,或用颈动脉转流技术;术中保持血压稳定,避免低血压,保证一定的脑灌注压有助于减少脑部并发症。术后适当补充血容量,改善脑血流供应;适当使用罂粟碱,解除血管痉挛,避免暂时性偏瘫的发生。

恶性颈动脉体瘤少见,组织病理学有时较难鉴别良、恶性,临床常根据淋巴结转移或切除后复发来判断。恶性颈动脉体瘤以局部淋巴结转移为主,偶可经血道转移至肺、骨、肝脏等部位。已明确为恶性者,应行颈淋巴清扫术。术后补充放射治疗。

双侧颈动脉体瘤患者不宜双侧同期手术。可先行切除一侧肿瘤,待手术恢复并双侧脑供血确保良好后,另一侧可择期手术。若先行手术一侧出现术后并发症,则另一侧应放弃手术治疗。

切除压力感受器后,调节血压急剧改变的反馈环被打断。为了防止患者手术后因过度紧张而导致血压升高,应给予抗焦虑药物,并同时以药物控制交感神经过度兴奋。在术后早期可用硝普钠控制血压。

五、并发症及防治

颈动脉体瘤围手术期并发症较多,但严重的并发症主要集中在颈内动脉阻断而引起的脑缺血改变。所以,对于治疗方案的设计,术中谨慎熟练操作,术中术后血压维持等都应该围绕这一焦点问题进行。

1. 脑缺血　脑缺血是较常见的严重并发症,轻者偏瘫,重者持续昏迷而死亡。为防止脑缺血发生,除术前准确判断脑侧支循环外,采用控制性高血压是一行之有效的方法。重建血管时,应尽量减少血流阻断时间,可先吻合近心端而自远心端输血,或放置转流管后再行吻合;也可在两侧颈动脉间以大隐静脉搭桥后,再切除患侧颈总动脉。手术后要严密监护患者,收缩压要维持在90mmHg以上,并及时补充血容量。

2. 脑血栓或栓塞　一般发生于术中或术后48小时,也可发生于术后数周。主要原因是阻断一侧颈动脉后,脑血流减少或减慢以及脑血管痉挛导致脑血栓形成。为防止其发生,术中可使用低剂量肝素,术后继续用10余日。手术中切断或封闭颈上神经节,可防止脑血管痉挛发生。

3. 颈动脉吻合口破裂　由于局部感染,特别是咽瘘形成,可致颈动脉或吻合口破裂,出现致命性大出血,一般发生于术后1周左右。重建血管须用各种肌皮瓣加以覆盖保护,在移植静脉外套用人工血管等,是防止颈动脉破裂的有效措施。

4. 脑神经损伤　近年来,随着血管重建技术的改进,因血管损害而导致的围手术期休克或死亡已较少见,脑神经损伤成为目前主要的术后并发症。主要有舌咽神经和迷走神经麻痹、舌下神经麻痹、面神经下颌缘支麻痹。

5. 双侧颈动脉体瘤患者分期双侧颈动脉体瘤切除术,术后会出现急性高血压,发生心动过速等。

6. 为了防止因手术中颈内动脉处理不当而导致脑血管并发症的发生,对颈内动脉受损危险性大的患者,手术前应参考脑血流检查结果而做好充分准备。转流术仅适用于不能耐受暂时性球囊阻断试验者,手术中不宜常规采用。结扎颈内动脉绝不可贸然进行,因为结扎颈内动脉后,卒中发生率高。对于可耐受暂时性球囊阻断试验者,结扎颈内动脉后,后期卒中发生率仍较高。如肿瘤体积较大,患者又不能耐受暂时性球囊阻断试验,手术中必须建立分流,以维持适当的脑血流灌注量,待肿瘤切除后,再行血管重建。

第四节 未解决的问题与挑战

近年来,随着新的诊断技术不断应用、介入技术和血管重建技术水平的提高以及术后脑保护认识的增强,化学感受器瘤并发症发生率在不断下降。目前国内外的统计资料显示颈内动脉损伤率为23%,手术病死率为3%,中枢神经系统并发症率为6%,脑神经损伤率为21%。其中,中枢神经并发症和死亡者绝大多数是因为颈内动脉受损伤而引起。即使行颈动脉血管重建术,术后仍有2.4%死亡和9.7%出现中枢神经系统并发症。即使术前球囊阻断试验证实大脑侧支循环建立良好,或术中结扎后无患侧大脑供血问题,但由于血流动力学的改变,术后一段时间仍有出现严重中枢神经系统并发症的危险。

如何保证手术中和手术后患侧脑血流灌注是围手术期要解决的关键问题。目前随着介入技术的不断成熟,越来越多的学者将此技术应用于颈动脉体瘤的治疗中。从解剖角度分析,颈动脉体瘤的血供主要来自颈外动脉,尤其是咽升动脉和枕动脉,也包括一些无名分支动脉,极少来自颈内动脉,这给动脉内栓塞(transartery embolization)治疗带来很好的机会。颈动脉体瘤血供丰富,与动脉粘连紧密,术中出血多,术野不清,瘤体剥离困难,通过超选择动脉内栓塞可明显改善这些情况,降低了手术操作难度和风险。基于上述特点,先超选择肿瘤供血动脉栓塞,而后手术切除体瘤。

动脉栓塞方法常先做双侧颈总动脉选择性插管及造影、患侧颈动脉压迫下的健侧颈内动脉造影和肿瘤侧颈外动脉造影,分别了解双侧颈动脉形态、脑部供血情况、健侧颈内动脉对患侧的代偿供血状况以及肿瘤供血情况。然后,对颈动脉体瘤供血动脉分支行超选择插管,将栓塞颗粒与造影剂混悬,借助血流将栓塞剂冲进肿瘤血管网内,透视下明确栓塞效果满意后,退出导管并按上述程序逐一对肿瘤供血分支血管进行栓塞。栓塞操作过程中要求仔细谨慎,注入栓塞剂时切忌用力过大,否则会引起栓塞剂反流到颈内动脉,继而随血流入颅发生大脑误栓。动脉内栓塞作为颈动脉体瘤的手术前治疗方法,可以使出血减少,术野清晰,肿瘤分离顺利,以达到提高疗效、减少术后并发症及预后较好的作用。

近年来,许多学者围绕颈动脉体瘤的病因进行了探索研究,研究结果表明:颈动脉体瘤与 SDH 基因的突变有关。SDH 是一种线粒体酶的复合体,在氧化磷酸化和细胞内氧传导过程中起重要作用。SDH 基因突变可导致家族性颈动脉体瘤的发生。这一研究结果为未来化学感受器瘤的基因治疗提供了一定的理论基础。

有关化学感受器瘤发病机制,学者试图从多种因子中找出联系,其中研究最多的是血管内皮生长因子(VEGF),化学感受器瘤组织中 VEGF 的表达增高,说明它有促进肿瘤细胞的增殖活性。VEGF 通过刺激化学感受器形成微血管,从而促进肿瘤细胞的增殖和生长,VEGF

也可能通过对肿瘤细胞的直接促增殖作用而促进肿瘤生长。

　　长期以来多数学者认为化学感受器瘤对放射治疗不敏感。近年来，有许多学者致力于化学感受器瘤放射治疗的研究，随着放射治疗技术的进步和放射治疗方案的优化，放射治疗对头颈部化学感受器瘤的局部控制率已达 95% 左右。因此，放射治疗仍不失为治疗颈动脉体瘤的有效手段，对不能耐受手术、术中残留、术后复发或病理证实恶性的病例可考虑行放射治疗。

（雷德林）

参 考 文 献

1. 李树林. 新编头颈肿瘤学. 北京：科学技术文献出版社，2002.

2. 张志愿. 口腔颌面肿瘤学. 济南：山东科学技术出版社，2004.

3. 邱蔚六. 邱蔚六口腔颌面外科学. 上海：上海科学技术出版社，2008.

4. 王翰章. 口腔颌面外科手术学. 北京：科学技术文献出版社，2009.

5. 秦瑞峰，毛天球，顾晓明，等. 颈动脉体瘤的诊断和治疗. 中华口腔医学杂志，2003，（06）：482.

6. 赵晋龙，何黎升，雷德林，等. 颈动脉体瘤的外科治疗. 现代口腔医学杂志，2004，18（4）：327-328.

7. 陈代文，董其龙，陈自谦. CTA 与 MRA 在颈动脉体瘤中的诊断价值. 医学影像学杂志，2009，（06）：3.

8. 张志愿，郑家伟，范新东. 颈动脉手术围术期预测脑侧支循环的方法评价. 中国口腔颌面外科杂志，2005，3（2）：93-96.

9. 郭传瑸. 累及颅底的咽旁颞下区肿瘤手术入路选择. 中华口腔医学杂志，2006，41（8）：467-469.

10. 吕伟明，刘瑞磊，李杰，等. 颈动脉体瘤的外科治疗. 中国实用外科杂志，2009，29（4）：343-345.

11. 范新东，邱蔚六，张志愿，等. 暂时性球囊阻断结合 SPECT 术前评价头颈部肿瘤患者对颈动脉切除后的耐受. 临床口腔医学杂志，2002，18：112-114.

12. SHAMBLIN W R，REMINE W H，SHEP S G，el al. Carotid body tumor（chemodectoma）：clinicopathological analysis of cases. Am J Surg，1971，122：732-735.

13. WIENEKE J A，SMITH A. Paraganglioma：carotid body tumor. Head Neck Pathol，2009，3（4）：303-306.

14. BAROI G，STROBESCU C，IACOB L，et al. Paraganglioma of the carotid body：case report. Rev Med Chir Soc Med Nat Iasi，2014，118（2）：417-422.

15. PETERSON L A，LITZENDORF M，RINGEL M D，et al. SDHB gene mutation in a carotid body paraganglioma：case report and review of the paraganglioma syndromes. Ann Vasc Surg，2014，28（5）：1321-1329.

16. LIMBERG J K，TAYLOR J L，MOZER M T，et al. Effect of bilateral body resection on cardiac baroreflex control of blood pressure during ypoglycemia. Hypertension，2015，65：1362-1371.

17. ERDOGAN B A，BORA F，ALTIN G，et al. Our experience with carotid body paragangliomas. Prague Med Rep，2012，113（4）：262-270.

18. SPINELLI F，MASSARA M，LA SPADA M，et al. A simple technique to achieve bloodless excision of carotid body tumors. J Vasc Surg，2014，59（5）：1462-1464.

19. UNLÜ Y，BECIT N，CEVIZ M，el al. Management of carotid body tumors and familial paragangliomas：review of 30 years' experience. Ann Vasc Surg，2009，23（5）：616-620.

20. PAPASPYROU K，MANN W J，AMEDEE R G. Management of head and neck paragangliomas：review of 120 patients. Head Neck，2009，31（3）：381-387.

21. ZENG G,FENG H,ZHAO J,et al. Clinical characteristics and strategy for treatment of functional carotid body tumors. Int J Oral Maxillofac Surg,2013,42(4):436-439.

22. MARSHALL R B,HORN R C JR. Nonchromaffin paraganglioma. A comparative study. Cancer, 1961, 14: 779-787.

第十九章 唾液腺肿瘤的诊治现状与挑战

第一节 唾液腺肿瘤的诊治现状

唾液腺肿瘤是最常见的口腔颌面部肿瘤之一,根据国内 7 家口腔医学院口腔病理科的统计资料,在 66 902 例口腔颌面部肿瘤中,唾液腺上皮性肿瘤 23 010 例,占 32.9%,即约占 1/3。唾液腺肿瘤的诊断和治疗中具有两个重要特点,一是腮腺和下颌下腺肿瘤易产生瘤细胞种植,禁忌作活检,这给术前准确诊断带来一定困难。因此,各种术前诊断手段应运而生,应努力做到合理选择和应用,既提高术前诊断正确率,又避免不必要的浪费。二是唾液腺肿瘤的组织学形态多种多样,病理类型十分复杂。不同类型肿瘤的生物学行为可有较大区别,如何根据肿瘤的组织学类型,结合肿瘤部位及临床分期等相关因素,制订个体化的、合理的治疗方案,需要一定的知识和经验。

一、唾液腺肿瘤的发病特点

1. 唾液腺肿瘤的部位　唾液腺肿瘤在大、小唾液腺均可发生,而以大唾液腺更为常见。值得注意的是,在不同性质的医院就诊的唾液腺肿瘤患者,大、小唾液腺肿瘤的病例可以不同。在 Seifert 等报告的患者来源以综合医院为主的 2 579 例患者中,腮腺、下颌下腺、舌下腺和小唾液腺肿瘤的比例分别为 80%、10%、1% 和 9%,腮腺的比例较高,而小唾液腺肿瘤较少。而北京大学口腔医院过去 50 年中诊治的 7 190 例唾液腺肿瘤中,腮腺、下颌下腺、舌下腺和小唾液腺肿瘤的比例分别为 62.6%、9.9%、2.6% 和 24.85%,腮腺肿瘤的比例相对较低,而小唾液腺肿瘤的比例相对较高,这是因为小唾液腺肿瘤位于口腔内,患者多就诊于口腔专科医院。

良恶性肿瘤的比例在不同部位有所区别。大多数腮腺肿瘤为良性肿瘤,下颌下腺肿瘤良恶性的比例比较接近,舌下腺肿瘤绝大部分为恶性肿瘤,在北京大学口腔医院的大宗病例中,腮腺、下颌下腺和舌下腺肿瘤中恶性的比例分别为 22.26%、35.76% 和 92.97%,表明在大唾液腺肿瘤中,腺体的体积越小,恶性肿瘤的比例越高。小唾液腺肿瘤恶性的比例高于良性,约占 60%,北京大学口腔医院报告的 1 787 例小唾液腺肿瘤中,腭、颊、磨牙后区及唇部小唾液腺肿瘤的恶性比例分别为 54.2%、66.7%、70.4% 和 48.8%。值得注意的是,上颌窦和舌根小唾液腺肿瘤的恶性比例可高达 92.4% 和 95.1%,与舌下腺肿瘤相似。

唾液腺肿瘤可以有部位特异性。几乎所有的沃辛瘤、基底细胞腺瘤、嗜酸性腺瘤,大多数腺泡细胞癌、乳头状囊腺瘤、嗜酸性腺癌、上皮-肌上皮癌位于腮腺;舌下腺、舌根、上颌窦的唾液腺肿瘤多为腺样囊性癌;多形性低度恶性腺癌多见于腭部。磨牙后腺的恶性肿瘤常为黏液表皮样癌。

2. 唾液腺肿瘤患者的性别差异　总体而言,不同性别患者罹患唾液腺肿瘤的良恶性比例没有明显区别。但是,某些类型肿瘤具有一定的性别差异,其中最为突出的是沃辛瘤,男性多于女性,男女比例高达 6∶1~8∶1。而多形性腺瘤和黏液表皮样癌,女性患者多于男性患者。

3. 唾液腺肿瘤患者的年龄　唾液腺肿瘤可见于任何年龄患者,16 岁以下儿童及少年约占所有唾液腺肿瘤患者的 3%。北京大学口腔医院 7 190 例唾液腺肿瘤中,就诊年龄范围为 8 个月~89 岁,中位年龄 47 岁。16 岁以下儿童及少年 183 例,占 2.55%。涎母细胞瘤可见于婴幼儿,也有关于先天性唾液腺肿瘤的报道。根据俞光岩等的一组研究资料,儿童和少年唾液腺肿瘤患者的恶性肿瘤比例高于成年患者,前者良恶性比例为 1.23∶1,后者良恶性比例为 1.85∶1。而且,年龄越小,肿瘤的分化越差,恶性程度更高。

二、唾液腺肿瘤的诊断

(一) 影像学诊断

影像学诊断是腮腺和下颌下腺肿瘤术前的重要辅助诊断手段,不同手段各有优缺点,应合理选择,必要时联合应用。

1. B 超　其突出的优点是检查无创,可重复应用。可以确定有无占位性病变,并根据回声特点,明确肿瘤是囊性还是实性,并为肿瘤的性质提供一些信息。如良性肿瘤在声像图上常表现为内部均匀低回声,界限清楚,形态较规则,后方回声可有增强(图 19-1-1)。而恶性肿瘤,特别是高度恶性肿瘤,多表现为内部回声不均,形态不规则,界限不清楚(图 19-1-2)。通过彩色 B 超,还可以了解肿块的血供情况。当临床上遇到颌后区丰满,不易确定腮腺良性肥大抑或腮腺肿瘤时,B 超可以作为首选的影像学诊断手段。2000—2007 年间,北京大学口腔医院 B 超诊断腮腺和下颌下腺肿块 1 471 例,定性诊断的符合率为 88.6%。

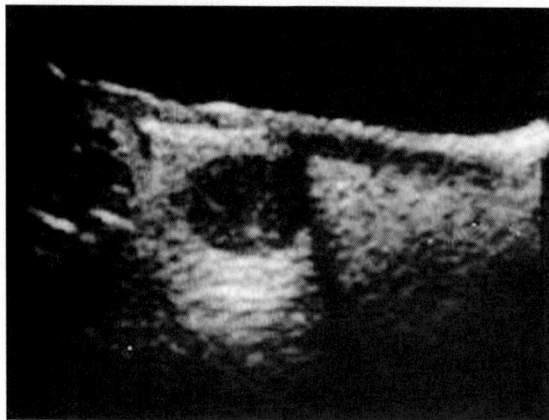

图 19-1-1　腮腺多形性腺瘤声像图
肿块边界清楚,内部呈低回声,后方回声增强。

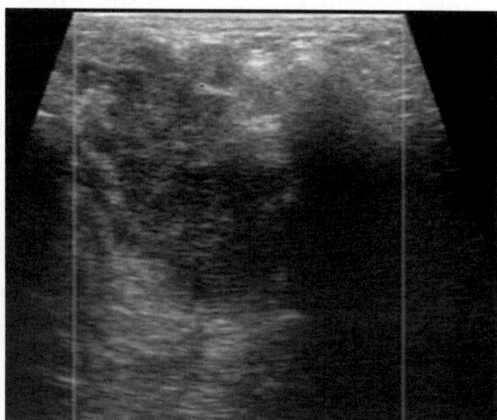

图 19-1-2　下颌下腺低分化腺癌声像图
肿瘤形态不规则,边界不清,内部回声不均匀。

2. CT　CT 不仅能确定有无占位性病变,而且能比较精确地定位,了解肿瘤所在的部位、肿瘤大小、肿瘤与周围组织之间的关系,适用于腮腺深叶以及范围广泛的肿瘤(图 19-1-3)。脂肪瘤的密度很低,CT 值常为 −100HU 左右。囊性肿物或实性肿瘤囊性变时,密度与水接近,CT 值为 10HU 左右,这些肿瘤常可根据 CT 作出较明确的诊断。当需要确定肿瘤与颈鞘的关系时,可行增强扫描,使大血管中有很高的造影剂浓度,从而较清楚地显示颈内动静脉(图 19-1-4)。

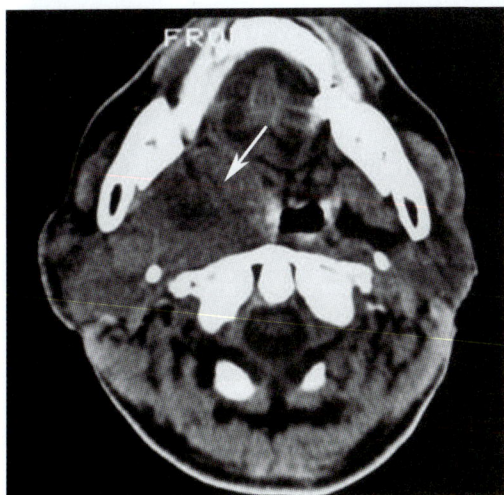

图 19-1-3　右腮腺深叶多形性腺瘤 CT
呈高密度团块,占据整个咽旁间隙。

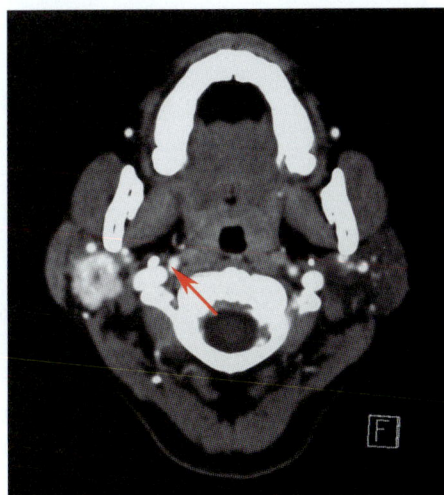

图 19-1-4　右腮腺黏液表皮样癌增强 CT 扫描
肿瘤与颈内动静脉(箭头示)有一定距离。

3. MRI　患者可避免接受 X 线照射,软组织分辨率高,并能显示血管影像。良性肿瘤常表现为界限清楚、形态规则的团块,T_1 加权呈低信号,T_2 加权呈高信号,团块内部信号均一(图 19-1-5)。恶性肿瘤则常表现为界限不清楚、形态欠规则、信号不均一的团块,T_1 加权呈

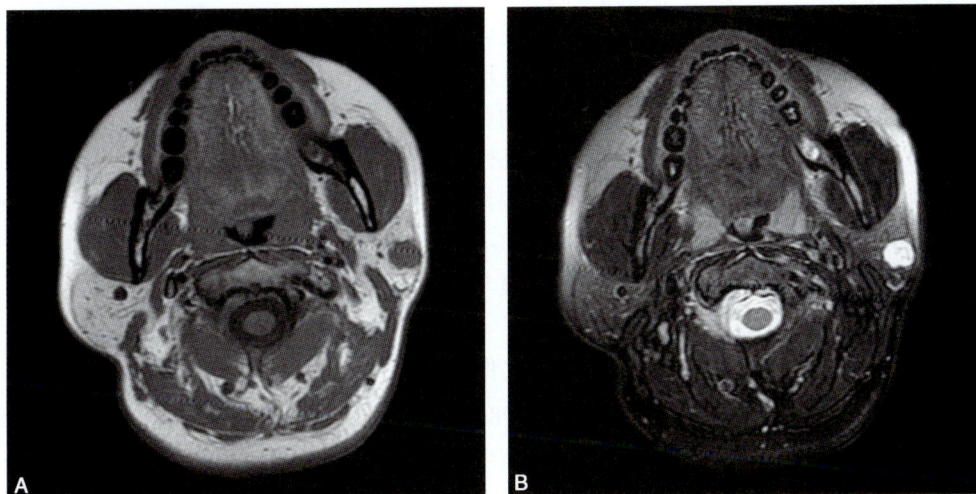

图 19-1-5　左腮腺多形性腺瘤 MR 显像
A. T_1 加权像可见等信号病变,边界清楚,信号强度均匀;B. T_2 加权像可见病变为高信号,信号强度不均匀。

低或等信号,T₂加权呈高信号(图19-1-6)。弥散成像时,弥散系数(ADC)值可有明显升高。MRI适用于范围较广泛的唾液腺肿瘤。

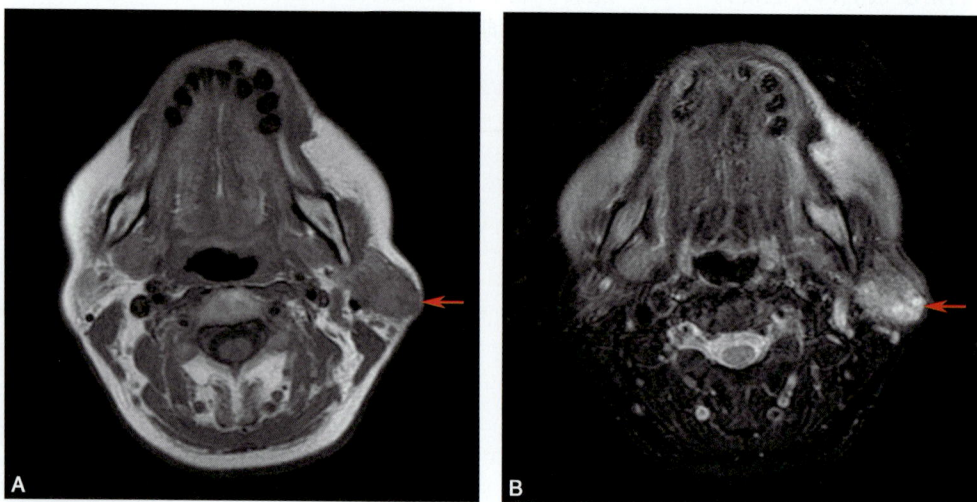

图19-1-6　左腮腺黏液表皮样癌MR显像

A. T₁加权像可见等信号病变,形态不规则,边界不清楚,内部信号强度不均匀;B. T₂加权像可见病变内部信号强度不均匀,部分呈高信号,病变边界不清楚。

4. ⁹⁹ᵐ锝唾液腺显像　沃辛瘤(Warthin瘤)及嗜酸细胞腺瘤显示为肿瘤所在区核素摄取明显增强("热结节"),具有特异性(图19-1-7)。其他肿瘤则表现为核素摄取低于周围腮腺组织("冷结节"),缺乏特异性。故⁹⁹ᵐ锝显像适用于临床怀疑为沃辛瘤的患者。

5. PET　PET能反映人体正常组织和肿瘤组织代谢产物的含量和水平,评价人体正常组织和肿瘤组织的功能状态。多采用¹⁸氟脱氧葡萄糖(¹⁸F-FDG)作为示踪剂,称为FDG-PET。相对于正常组织而言,肿瘤组织常有较高的FDG摄取量,从而显示病变的存在。但是,良性肿瘤和恶性肿瘤均可摄取FDG,故不能应用FDG-PET对肿瘤的良恶性进行鉴别。唾液腺恶性肿瘤手术或放疗后,组织结构改变较大,有时难以确定有无肿瘤复发,FDG-PET常可显示复发性肿瘤,用于手术或放射性瘢痕与复发性肿瘤的鉴别。

6. 三维成像技术的应用　随着数字成像技术的快速发展,体绘制技术(volume rendering)用于腮腺深叶及咽旁肿瘤的诊断,既能清晰显示肿瘤的三维形态,又能明确显示肿瘤与颈鞘的关系(图19-1-8)。

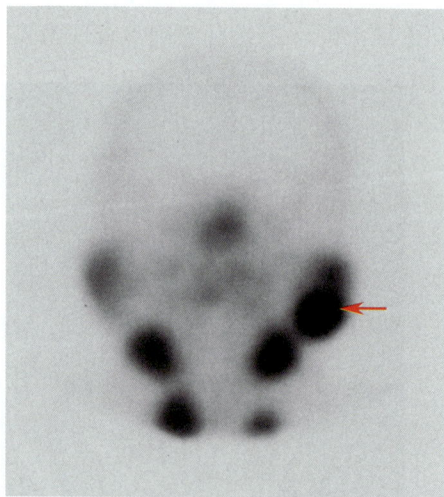

图19-1-7　左腮腺下部核素浓聚,呈热结节(箭头示)

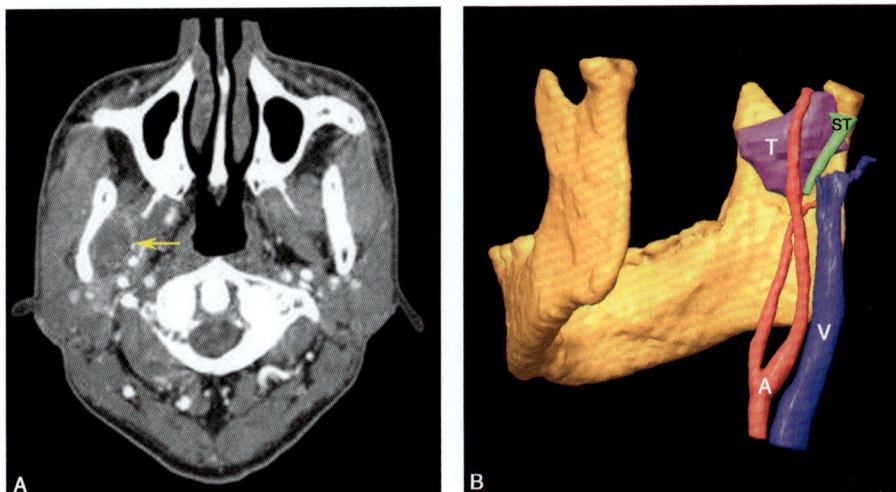

图 19-1-8 右腮腺深叶多形性腺瘤恶变 CT 三维重建
A. CT 显示腮腺深叶占位性病变(箭头示);B. 三维重建清晰显示肿瘤(T)与颈动脉
(A)、颈内静脉(V)和茎突(ST)的关系。

(二) 中红外光纤光谱诊断

振动光谱技术可反映人体组织分子水平的细微结构变化,有可能在肿瘤发生的早期阶段从分子水平检测癌变。潘庆华等采用红外光谱仪与中红外光纤、衰减全反射探头联合对40 例腮腺肿瘤患者的腺体体表皮肤进行测定。结果显示,正常腮腺、良性和恶性腮腺肿瘤体表皮肤的傅里叶变换中红外光纤光谱中存在显著的差异,用相关吸收峰的峰形、峰位和峰强可以表征这些差异。不同类型的恶性肿瘤,其体表组织的红外光谱主要差别在于 1 500~1 000an^{-1} 区域内峰形及峰位的改变。初步结果表明,这种无创、可重复的检测方法对于区别良恶性肿瘤有较高的符合率,但尚需进一步积累病例和经验。

(三) 细针吸细胞学诊断

采用外径为 0.6mm 的细针(相当于 6 号注射针头),吸取病变组织进行细胞学检查。某些唾液腺肿瘤可有特征性表现,如多形性腺瘤的间质表现为羽绒样"拔丝"现象。腺样囊性癌呈半透明的球状体,癌细胞在其表面。细针吸细胞学诊断可以区分炎症和肿瘤,使某些炎性病变避免不必要的手术。区分肿瘤的良恶性的准确率高。北京大学口腔医院截至 2007年,采用细针吸细胞学诊断 802 侧腮腺肿块,良恶性诊断符合率为 94.6%,其中良性肿瘤诊断符合率为 96.9%,恶性肿瘤为 89.4%,但组织学分类的符合率在 80% 左右。因此,该技术可以为术前确定唾液腺肿块的性质提供重要依据。当肿瘤位置深在时,为避免漏诊,可在 B超引导下进行针吸活检。

需要注意的是,阅片者的经验直接影响诊断的准确率。因此,应强调阅片经验的积累,并结合临床表现综合诊断。

(四) 冷冻活检

冷冻活检可以较明确地确定炎症和肿瘤以及肿瘤的良恶性,但有时确定组织学分型有一定困难。上海交通大学口腔医学院 2007 年和 2008 年诊治 935 例腮腺上皮性肿瘤,其中良性肿瘤 817 例、恶性肿瘤 118 例。冷冻切片与石蜡切片诊断相比较,良恶性定性诊断的符合率为 96.68%,其中恶性肿瘤恶性程度(高度、低度恶性)符合率为 100%。冷冻活检可用于手术中肿瘤周界的确定,以决定是否需要适当扩大手术范围。但对于需要牺牲面神经、颌骨以及决定是否行颈淋巴清扫时,应结合临床表现及术中所见慎重考虑。用于确定肿瘤性质时,应将肿瘤完整切除后再取肿瘤组织行冷冻活检,不宜切开肿瘤取组织做冷冻活检,以免造成肿瘤细胞种植。

(五) 石蜡切片和免疫组化诊断

唾液腺肿瘤的确切诊断依赖于石蜡切片,多数情况下,HE 切片观察即可作出诊断。但当原发性唾液腺癌需要与来自甲状腺癌、肾脏透明细胞癌等转移癌相鉴别时,相应抗体的免疫组化染色常常能提供非常有意义的信息。

(六) 唾液腺肿瘤的临床病理特点及生物学行为

1. 唾液腺肿瘤的组织学分类　唾液腺肿瘤绝大多数为上皮性肿瘤。1972 年,WHO 本着简单实用的原则提出第 1 版组织学分类,其中将黏液表皮样癌及腺泡细胞癌分别称为黏液表皮样肿瘤及腺泡细胞肿瘤,未将其明确为癌瘤。此后的近 20 年中,文献中不断提出新的组织学类型,诸如多形性低度恶性腺癌、上皮-肌上皮癌及唾液腺导管癌等。这些肿瘤虽然不常见,但有其独特的组织学表现和生物学行为。1991 年,WHO 提出了第 2 版组织学分类。该分类的基本原则是:一些少见肿瘤因其具有独特的组织学表现和生物学行为,为了便于指导治疗及判断预后,将其单独列出。如良性肿瘤中的肌上皮瘤、管状腺瘤、皮脂腺瘤、导管乳头状瘤及囊腺瘤等;恶性肿瘤中的多形性低度恶性腺癌、上皮-肌上皮癌、唾液腺导管癌、皮脂腺癌、嗜酸细胞腺癌、肌上皮癌及基底细胞腺癌等。腺泡细胞癌和黏液表皮样癌明确为癌瘤。2005 年,WHO 修订组织学分类,在第 2 版的基础上,又增加了低度恶性筛孔状囊腺癌、非特异性透明细胞癌及涎母细胞瘤。2017 年,WHO 再次修订组织学分类。现行的组织学分类达 28 种之多,其中良性肿瘤 11 种,恶性肿瘤 17 种,足见唾液腺肿瘤组织学类型的多样性和复杂性(表 19-1-1)。

表 19-1-1　世界卫生组织唾液腺肿瘤组织学分类(2017)

腺瘤	上皮-肌上皮癌
多形性腺瘤	肌上皮癌
肌上皮瘤	唾液腺导管癌
基底细胞腺瘤	基底细胞腺癌
沃辛瘤(腺淋巴瘤)	皮脂腺腺癌
嗜酸细胞腺瘤	嗜酸细胞腺癌
管状腺瘤	透明细胞癌
皮脂腺瘤	非特异性腺癌
淋巴腺瘤	鳞状细胞癌
导管乳头状瘤	癌在多形性腺瘤中
囊腺瘤	分泌性癌
其他导管腺瘤	癌肉瘤
癌	低分化癌
腺泡细胞癌	淋巴上皮癌
黏液表皮样癌	成涎细胞癌
腺样囊性癌	其他癌瘤
多形性腺癌	

　　WHO 现行组织学分类的优点是全面而完整,更有利于指导临床治疗和预后观察,缺点是不易为临床医师所掌握。从临床实际应用的角度,根据肿瘤的生物学行为,大致上可将唾液腺恶性肿瘤分为三类。①高度恶性肿瘤:包括低分化黏液表皮样癌、腺样囊性癌、唾液腺导管癌、非特异性腺癌、鳞状细胞癌、肌上皮癌、嗜酸细胞腺癌、低分化癌及癌肉瘤。这类肿瘤颈淋巴结或远处转移率较高,术后易于复发,预后较差。②低度恶性肿瘤:包括腺泡细胞癌、高分化黏液表皮样癌、多形性腺癌、上皮-肌上皮癌及分泌性癌等。这类肿瘤颈淋巴结及远处转移率较低,虽可出现术后复发,但预后相对较佳。③中度恶性肿瘤:包括基底细胞腺癌、癌在多形性腺瘤中、囊腺癌及黏液腺癌等,其生物学行为介于上述两者之间。

　　2. 部分唾液腺肿瘤的临床病理特点　　唾液腺良性肿瘤中,以多形性腺瘤及沃辛瘤(Warthin 瘤)最常见;恶性肿瘤中,以黏液表皮样癌及腺样囊性癌多见。以下简述这 4 类常见肿瘤的临床病理特点。

　　(1) 多形性腺瘤:又名混合瘤,是唾液腺肿瘤中最常见者。多形性腺瘤的突出特点是肿瘤包膜不完整,或在包膜中有瘤细胞。肿瘤的包膜与瘤体之间黏着性较差,容易与瘤体分离。如采用剜除术,则包膜很容易残留。手术中肿瘤破裂,往往造成种植性复发,且种植性复发的肿瘤常为多发性结节。故将多形性腺瘤称为"临界性肿瘤",提示其具有局部侵袭性。少数肿瘤可发生恶性变,特别是病期长者,恶变概率相应增加。

　　多形性腺瘤癌变根据其侵犯范围,在组织病理学上可分为三类。①非侵袭性癌:恶变的部分未超越原先存在的多形性腺瘤的范围;②微侵袭性癌:肿瘤侵犯至包膜外 1.5mm 以内;③侵袭性癌:恶变部分超越原先存在的多形性腺瘤范围外 1.5mm 以上。

　　非侵袭性癌,又称"包膜内癌""原位癌"。按照 Seifert 等的观点,仅出现局灶性恶变者,理论上讲,虽属于多形性腺瘤癌变,但其治疗和预后与良性多形性腺瘤无明显差异,既不出现淋巴结转移,也不出现远处转移。但是,根据高岩等的研究结果,多形性腺瘤局部癌变者,肿瘤细胞取代导管内层细胞形成恶性变时,只有当其外围的肌上皮细胞层完整时,才是真正意义上的非侵袭性癌,而当肿瘤细胞突破肌上皮细胞的围绕侵入邻近组织时,虽然尚局限于肿瘤包膜内,但是已非真正意义上的非侵袭性癌(图 19-1-9)。我们曾有 1 例患者,术前 CT 表现为界限清楚的高密度团块,术中行解剖面神经的肿瘤及腮腺浅叶切除,手术标本剖面肉眼见肿瘤有完整的包膜,术中冷冻切片报告为"多形性腺瘤"。术后经多处取材,镜下见肿瘤

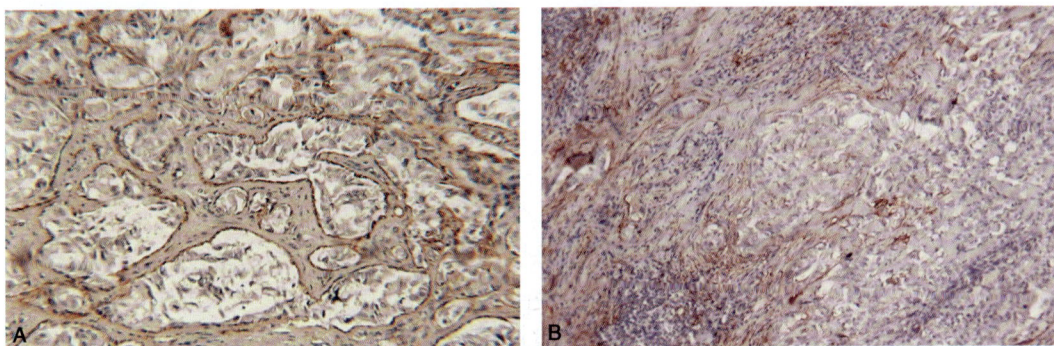

图 19-1-9　非侵袭性癌在多形性腺瘤中 α-SMA 染色
A. 癌细胞团周围有完整的染色阳性的肌上皮层包绕;B. 癌细胞团周围的肌上皮层不完整。

包膜完整,但包膜内可见非特异性腺癌组织。术后 3 个月肿瘤复发,出现颈淋巴结转移,进而出现肺转移,患者半年内死亡。这些结果提示,对于多形性腺瘤局部恶变的非侵袭性癌,不但要重视癌变部分的组织学类型,还要重视肌上皮层是否完整。对其预后的判断和进一步的治疗措施需要有新的认识,即部分患者的预后并不像以往认识的那么良好,如果癌变的肿瘤细胞突破了肌上皮细胞的包绕,并表现为高度恶性的组织学类型,应考虑术后放疗等进一步治疗。

(2) 沃辛瘤:又称"乳头状淋巴囊腺瘤"或"腺淋巴瘤"。沃辛瘤的发生与淋巴结相关。在胚胎发育时期,腮腺和腮腺内的淋巴组织同时发育,此时淋巴组织尚未形成淋巴结的包膜,腮腺组织可以迷走进入淋巴组织中,形成淋巴结包膜后,将腮腺组织包裹在淋巴结中。这种迷走的腺体组织发生肿瘤变,即为沃辛瘤(图 19-1-10)。

沃辛瘤的发病可能与吸烟有关。俞光岩等通过对 160 例腮腺沃辛瘤患者进行吸烟史的调查,发现沃辛瘤患者中吸烟者比例(96.3%)明显高于中年以上的多形性腺瘤患者(26.7%)以及健康中老年人(25.5%)。按性别分析,男性沃辛瘤患者吸烟者比例(99%)明显高于男性多形性腺瘤患者(50%)及男性健康中老年人(45%);女性多形性腺瘤患者及女性健康中老年人中的吸烟者比例分别为 8% 及 6%,而女性沃辛瘤患者中,吸烟者比例高达 80%,进一步显示吸烟与沃辛瘤的发病有关,控制吸烟有助于预防肿瘤的发生。但吸烟可能仅为促发因素,腮腺淋巴结中含有迷走的唾液腺组织是发病的基础。

绝大多数沃辛瘤位于腮腺后下极,可能系该部位分布的淋巴结较多所致。肿瘤常呈多发性,约有 12% 患者为双侧腮腺肿瘤,另有约占 12% 的患者可以在一侧腮腺出现多个肿瘤(图 19-1-11)。

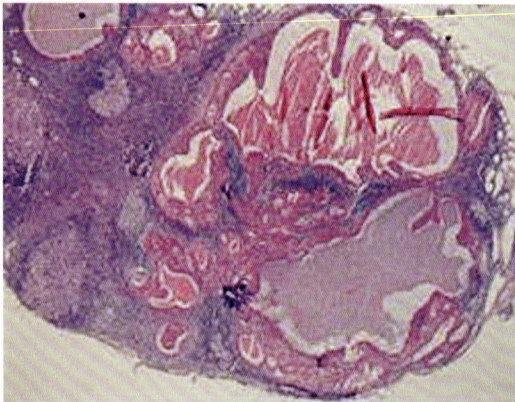

图 19-1-10　淋巴结内可见早期沃辛瘤变

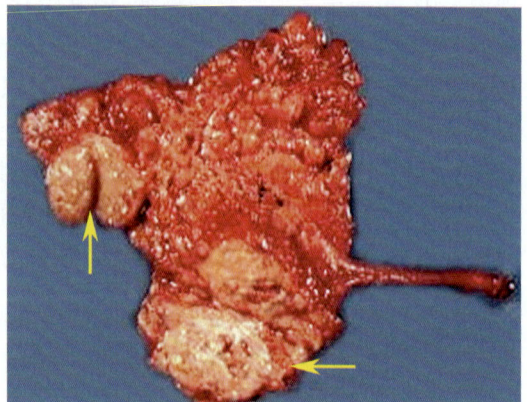

图 19-1-11　腮腺肿瘤手术标本
腺体内可见两个肿瘤(箭头示)。

(3) 黏液表皮样癌:是最常见的唾液腺恶性肿瘤,其突出特点是分化程度明显决定其生物学行为。高分化黏液表皮样癌的临床表现有时与多形性腺瘤相似,生长缓慢。虽然肿瘤常无包膜或包膜不完整,与周围腺体组织无明显界限,呈恶性征象,但是很少发生颈淋巴结转移,血行转移更为少见,患者术后生存率较高,预后较好。然而,低分化黏液表皮样癌生长较快,可有疼痛,边界不清,与周围组织粘连,腮腺肿瘤常累及面神经,颈淋巴结转移率较高,可出现血行转移,呈高度恶性肿瘤的表现,术后易于复发,患者预后较差。因此,在发送病理报告时,病理医师应注明黏液表皮样癌的分化程度,临床医师亦应根据肿瘤的分化程度采取不同的处理措施。

(4) 腺样囊性癌:是口腔颌面部最具特征的恶性肿瘤。其突出的特点为,肿瘤易沿神经扩散,因此常有神经症状。肿瘤浸润性极强,与周围组织无界限,肉眼看是正常组织,但在显微镜下常见瘤细胞浸润,有时甚至可以是跳跃性的。肿瘤易侵入血管,造成血行转移,转移率高达28%~40%,为口腔颌面部恶性肿瘤中转移率最高的肿瘤之一。最常见的转移部位为肺部,因此,除术前检查有无肺转移外,术后随访期间,应定期做肺部检查,以便及时发现转移灶。颈淋巴结转移率很低,或者为肿瘤侵犯周围淋巴结而非瘤栓进入淋巴管造成真正的转移。除实性型以外,一般生长缓慢,肺部转移灶也进展缓慢,部分患者可以长期带瘤生存。

关于唾液腺腺样囊性癌浸润和转移的机制成为近些年来研究的热点。一些研究结果表明,腺样囊性癌的浸润和转移与细胞外基质密切相关。孙开华等的超微结构研究显示,肿瘤周围的基底膜样物质呈多层、溶解和断裂现象,癌细胞伸出伪足样突起,该处基底膜消失,胶原纤维溶解。当癌细胞贴近血管时,胶原溶解、基底膜消失,提示腺样囊性癌的浸润生长可能是肿瘤细胞释放某种溶解酶,使癌周的基底膜样物质和胶原原纤维溶解,并侵入血管内发生血行转移。彭歆等对 52 例经 5 年随访的腺样囊性癌患者进行抗组织蛋白酶 D 抗体免疫组化染色,分析其与肿瘤远处转移的关系。结果显示,远处转移组的组织蛋白酶 D 阳性表达率(75%)明显高于无转移组(43.8%),提示组织蛋白酶 D 参与基底膜的降解,有助于肿瘤细胞对基底膜及间质蛋白的溶解突破,促进肿瘤的远处转移。周传香等对 65 例腺样囊性癌组织中的 β-连接素表达进行研究发现,β-连接素在正常腺体的细胞膜上表达。而腺样囊性癌组织中有 22% 的病例出现 β-连接素在胞质和/或胞核中表达,大多数有淋巴结转移的病例,β-连接素在细胞膜的表达减弱或消失。李凤和等采用改良的 Bayden 小室,观察体外培养的人腺样囊性癌细胞对人工重组基底膜的侵袭。结果显示,高肺转移细胞株(SACC-LM 和 ACC-M)的侵袭细胞数明显高于低肺转移细胞株(SACC-83 和 ACC-2)。观察肿瘤细胞的趋化运动,SACC-LM 和 ACC-M 的趋化运动细胞数明显多于 SACC-83 和 ACC-2,表明转移潜能高的人腺样囊性癌细胞对人工基底膜的侵袭能力和趋化运动能力强于转移潜能相对较低的人唾液腺腺样囊性癌细胞。转化生长因子-β(transforming growth factor-β,TGF-β)超家族是一类结构相似的分泌型多肽细胞因子,作为多功能的细胞因子,它们可刺激细胞外基质的分泌,促进血管生成,调控细胞增殖、迁移和分化,调节胚层的发育、器官的形成等许多重要的发育和生理进程,在胚胎的发育及成体动态平衡过程中起着重要作用。肿瘤发生中晚期,TGF-β1 通过提高细胞运动能力、促进瘤细胞分泌细胞外基质酶、促血管生成、逃避"免疫监视"、促进肿瘤发生上皮间质样变(epithelial-mesenchymal transition,EMT)等发挥促肿瘤转移的作用。董灵等的研究表明,TGF-β1 及其下游通路蛋白 Smad2 在高转移 SACC 细胞以及肺转移 SACC 患者肿瘤标本中高表达,并且在肺转移 SACC 患者肿瘤标本中 β-catenin 的膜表达丢失;体外研究发现,TGF-β1 可激活 SACC 细胞中的 Smad 通路,下调细胞膜表面黏附蛋白的表达,并可诱导上皮性肿瘤细胞发生间充质样的形态改变,说明 TGF-β1 可能是通过EMT 作用来促进 SACC 转移的。

三、唾液腺肿瘤的治疗

唾液腺肿瘤的治疗以手术为主,辅以放射治疗和化学药物治疗。

(一) 手术治疗

1. 手术的基本原则　多数唾液腺肿瘤,即使是良性肿瘤,包膜也不完整,采用单纯沿包膜剥离的方法,即剜除术,常有复发。故手术原则应从包膜外正常组织进行,同时切除部分腺体或整个腺体。如位于腮腺浅叶的良性肿瘤,常行肿瘤及腮腺浅叶切除、面神经解剖术。位于腮腺深叶的肿瘤,需同时摘除腮腺深叶。位于腮腺后下极的沃辛瘤,以及体积较小(直径2cm以内)的腮腺浅叶良性肿瘤,可行包括肿瘤及周围部分正常腺体的部分腮腺切除术。

严格遵守"无瘤"操作,对于唾液腺肿瘤,特别是腮腺及下颌下腺肿瘤切除术尤为重要。术中切忌切破肿瘤,一旦肿瘤破裂,极易造成种植性复发。术中作冷冻切片检查,亦应先将肿瘤完整切除,然后切取组织送检。

2. 功能性外科在唾液腺肿瘤手术中的应用　功能性外科分为保存性功能性外科和整复性功能性外科,其中保存性功能性外科的主要目的是尽量保存相关器官和组织的形态和功能。对于腮腺良性肿瘤,传统的手术方式是肿瘤加腮腺浅叶或全腮腺切除(图19-1-12),术后可致面部凹陷畸形、患侧腮腺功能丧失。味觉出汗综合征是传统腮腺切除术的常见并发症。术中常切断耳大神经,致术后耳垂麻木。近20多年,功能性外科理念逐渐被引入唾液腺外科,明显减少了并发症,提高了患者的生活质量。

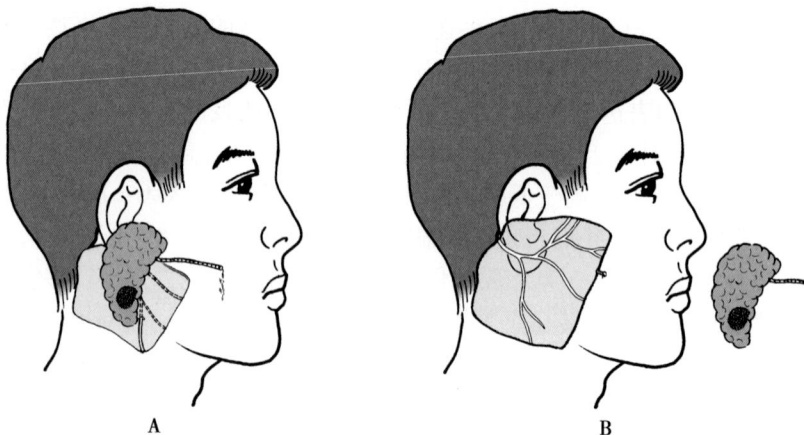

图 19-1-12　腮腺浅叶切除术示意图
A. 肿瘤位于腮腺下部;B. 肿瘤连同腮腺浅叶、导管一并切除,面神经各分支暴露。

(1) 部分腮腺切除术:以往亦称"区域性腮腺切除术"。将肿瘤连同周围0.5~1.0cm的正常腮腺一并切除,保留腮腺导管和大部分腮腺组织。如肿瘤位于腮腺后下部,术中可先解剖面神经的下颌缘支,进而解剖颈面干,将颈面干后方的腮腺组织和肿瘤一并切除,而将前上部腮腺组织和导管保留下来(图19-1-13)。如系沃辛瘤,应注意同时切除胸锁乳突肌前方、腮腺后缘可能存在的淋巴结。如肿瘤位于耳前区,则切除肿瘤及其周围的部分腮腺组织,保留后下部腮腺组织。俞光岩等对62例部分腮腺切除术与88例传统腮腺浅叶切除术

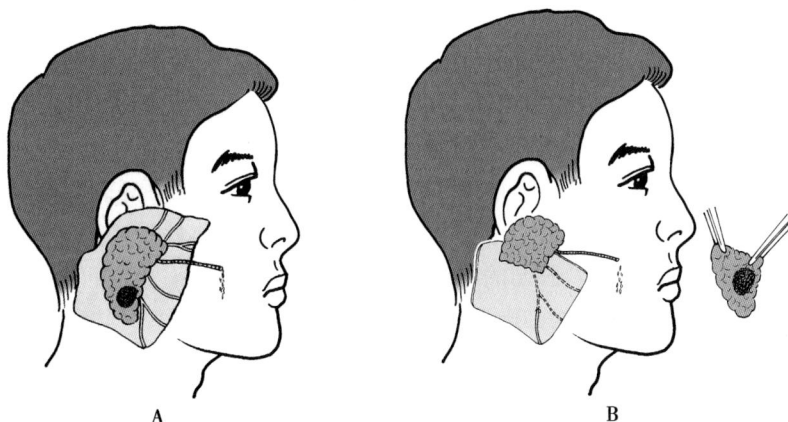

图 19-1-13　部分腮腺切除术示意图

A. 肿瘤位于腮腺下部;B. 肿瘤及周围部分正常腮腺切除,上部腮腺及导管保留,暴露部分面神经。

患者作对照研究,这些患者经平均 7 年的随访。结果显示,传统的腮腺浅叶切除术患者术后"复发"(系多原发性沃辛瘤)2 例,面部凹陷较明显,碘-淀粉试验证实味觉出汗综合征的发生率达 93.2%。而部分腮腺切除术患者术后均无复发,面部凹陷不明显,味觉出汗综合征的发生率为 14.3%,^{99m}锝腮腺功能测定显示患侧腮腺保留了 80% 以上的功能。相对于传统的腮腺浅叶切除术,部分腮腺切除术有以下优点:①手术范围缩小,缩短手术时间;②只暴露部分面神经,减少面神经损伤;③切除组织少,减轻面部凹陷畸形;④降低味觉出汗综合征的发生率;⑤保留腮腺的生理功能。部分腮腺切除术的适应证为:①位于腮腺后下极的沃辛瘤;②体积较小(直径 2cm 以内)的腮腺浅叶其他良性肿瘤。不适用于腮腺恶性肿瘤以及体积较大的肿瘤。随着部分腮腺切除术的逐步成熟,这一术式的推广应用越来越广泛。

(2) 保留腮腺咬肌筋膜:传统的腮腺切除术是在腮腺咬肌筋膜表面翻瓣,在切除腮腺的过程中,腮腺咬肌筋膜同时被切除。俞光岩等采用腮腺咬肌筋膜深面翻瓣,直接暴露腺泡,而把筋膜完整保留在皮瓣内,在皮肤与腮腺床之间形成机械性屏障,以达到预防味觉出汗综合征的目的。对 171 例位于耳前区的腮腺良性肿瘤患者术后 6 个月以上随诊并进行碘-淀粉试验检测的结果显示,保留腮腺咬肌筋膜的患者,味觉出汗综合征发生率为 18%(16/89),而未保留腮腺咬肌筋膜者,其味觉出汗综合征的发生率为 41.5%(34/82),前者明显低于后者,表明保留腮腺咬肌筋膜是简单有效的降低味觉出汗综合征发生率的方法。

(3) 保留腮腺导管:传统腮腺切除术常规结扎切断腮腺主导管,患侧腮腺完全失去分泌唾液的功能。对于腮腺导管位于面神经颊支浅面者,为了不影响面神经的分离,常需结扎切断腮腺导管。但相当多的病例,腮腺导管位于面神经颊支深面。这种情况下,保留腮腺导管并不影响面神经分离,故可将腮腺导管保留,从而保留面神经深部腮腺的功能。

(4) 保留耳大神经:耳大神经部位表浅,传统术式不重视耳大神经的保护和保留,常将其切断,患者术后出现耳垂及耳廓区麻木。在术中将分布于腮腺区的耳大神经前支切断,可将向耳垂分布的后支分离后加以妥善保护。俞光岩等对 268 例患者 6 个月以上随诊结果显示,保留耳大神经患者耳廓区麻木者占 12%,感觉减弱者占 34%,无麻木者为 54.1%;切断耳大神经者相应比例分别为 25.4%、54.2% 及 20%,保留耳大神经后支可有效避免或减轻术后耳垂麻木。

3. 腮腺肿瘤患者的面神经处理

（1）腮腺良性肿瘤患者面神经的处理：对于腮腺良性肿瘤，应保留面神经，并尽量减少解剖面神经时的机械性损伤，特别是当肿瘤体积较大，与面神经紧密相贴时，既要防止肿瘤的破裂，又要保护面神经的完整并尽量减少损伤，需要术者丰富的经验和熟练的操作技巧。

（2）腮腺癌患者牺牲面神经的指征：腮腺恶性肿瘤患者面神经的去留主要取决于术中所见肿瘤与面神经之间的关系以及肿瘤的组织学类型。下列情况常需牺牲面神经。①术前有面瘫症状者；②术中发现面神经穿入肿瘤者；③面神经与肿瘤紧贴，组织学类型为腺样囊性癌、鳞癌、唾液腺导管癌等高度恶性肿瘤者；④术中发现面神经明显增粗、变色等病理改变者。面神经牺牲后，原则上应行面神经缺损的即刻修复，供体神经根据缺损长度选用耳大神经或腓肠神经。

（3）术中冷冻加术后放疗：对于年轻、职业要求高，强烈要求保留面神经的选择性病例，当面神经与肿瘤紧贴但尚可分离而不致肿瘤破裂，且肿瘤的组织学类型为低度恶性肿瘤时，可仔细分离并保留面神经，术中采用液氮冻融三次，术后给予放射治疗，以杀灭可能残留的肿瘤细胞。根据北京大学口腔医学院一组 8 例患者的经验，经平均 9 年随访，肿瘤无复发，面神经功能在术后 6~8 个月得到较好的恢复。因此，对于选择性病例，在缺乏 ^{125}I 放射性粒子植入或 ^{192}Ir 后装组织内近距离放射治疗条件的单位，可考虑选用该方法。

（4）^{125}I 放射性粒子植入或 ^{192}Ir 后装组织内近距离放疗：具体内容见"放射治疗"。

4. 唾液腺癌患者的颈部处理　对于唾液腺癌患者，当临床上扪及颈部肿大淋巴结并怀疑有转移时，无疑需行治疗性颈淋巴清扫。对于临床检查颈部淋巴结为 N_0 的患者，则应根据肿瘤的组织学类型、临床分期及原发部位综合考虑。

俞光岩等对 405 例唾液腺癌患者的分析结果显示，就全组而言，颈淋巴结转移率为15.3%，表明转移率不高，原则上不必行选择性颈淋巴清扫。但组织学类型不同，转移率不等。鳞癌、未分化癌、低分化黏液表皮样癌、腺癌及唾液腺导管癌的转移率在35%以上，可以考虑行选择性颈淋巴清扫术。而腺样囊性癌、腺泡细胞癌、高分化黏液表皮样癌、癌在多形性腺瘤中、肌上皮癌的转移率较低，一般不必行选择性颈淋巴清扫。

林国础等分析唾液腺癌临床分期及原发瘤部位与颈淋巴结转移的关系，结果显示，Ⅰ、Ⅱ期病例的颈淋巴结转移率为12.8%，而Ⅲ、Ⅳ期病例达 41.1%。腺样囊性癌的颈淋巴结转移率仅 10.3%，但舌根部的腺样囊性癌颈淋巴结转移率高达 87.5%。表明同一病理类型，在不同的原发部位，其颈淋巴结转移率不一。下颌下腺及舌根部唾液腺癌可考虑选择性颈淋巴清扫。

（二）放射治疗

1. 外照射治疗　唾液腺癌对放射线不敏感，采用传统的放射治疗方法，单纯放疗很难达到根治效果，术后辅助放射治疗可以有效控制肿瘤并提高生存率。高能射线如快中子对唾液腺癌的控制更为有效，在有条件的单位，行术后放疗时可优先考虑。对以下病例可考虑术后放疗：①腺样囊性癌；②其他高度恶性肿瘤；③手术切除不彻底、有肿瘤细胞残存者；④肿瘤与面神经紧贴，将面神经分离后加以保留者；⑤肿瘤范围广泛，累及皮肤、肌肉及骨组织者；⑥复发性的恶性肿瘤。腺样囊性癌可沿着神经扩散到颅底，故照射范围应包括颅底。照射剂量应达 50Gy。

2. ^{125}I 放射性粒子组织间植入　^{125}I 放射性粒子放射剂量低，可持续释放射线。对于面神经与腮腺癌紧贴者,可分离保留面神经。术中或术后植入放射性粒子,杀灭残留的肿瘤细胞。张杰等报告12例患者,经平均5年以上随访,所有患者肿瘤无复发,面神经功能在半年内得到恢复。将该技术用于腮腺癌明显侵犯面神经、甚至面神经穿入肿瘤者,保留面神经后给予放射性粒子植入治疗,同样可获得良好的控制肿瘤效果。

根据北京大学口腔医学院的研究经验,腺源性恶性肿瘤对于^{125}I放射性粒子有较高的敏感性。对于一组唾液腺恶性肿瘤,侵犯面神经或肿瘤体积巨大且不宜手术及常规外照射的儿童患者,采用^{125}I放射性粒子植入后,肿瘤明显缩小或消失,面神经功能得以保存,效果显著。

应当强调的是,在采用^{125}I放射性粒子植入这一技术时,医师应经过规范训练,根据计算机三维治疗计划系统进行设计并按设计方案植入,植入后复查验证植入的准确性,以确保粒子分布合理性,达到需要的放射剂量。详见第七章第二节"近距离放疗"。

3. 手术结合^{192}Ir后装组织内近距离放射治疗　以相对保守的方式切除腮腺恶性肿瘤,保留面神经,在怀疑肿瘤残留或安全边界不足处放置施源导管,按照巴黎系统布源原则,单平面或双平面平行布源,治疗计划系统优化。术后第3~7天开始近距离放疗。放射源为^{192}Ir,每次剂量3~5Gy,隔天进行,照射总剂量为25~50Gy。韩波等报告95例腮腺恶性肿瘤,采用这种术中置管、术后^{192}Ir后装组织内照射的方式,可有效地控制肿瘤的复发,提高患者生存率,且明显减少放疗并发症。在有条件的单位,可选择应用。

（三）化学药物治疗

关于唾液腺癌化学药物治疗的系统研究报告较少。Suen等根据对化疗药物的敏感性,将唾液腺癌分为两大类。①腺癌样唾液腺癌:包括腺样囊性癌、腺癌、恶性混合瘤、乳头状囊腺癌和腺泡细胞癌,这一类肿瘤对顺铂、阿霉素、5-氟尿嘧啶较敏感;②鳞癌样唾液腺癌:包括黏液表皮样癌和鳞癌,这一类肿瘤对顺铂和氨甲嘌呤较敏感。Kaplan等在Suen等的基础上,对116例唾液腺癌化疗病例进行总结,在腺癌样唾液腺癌组,有效率为44%,其中10%的病例肿瘤完全消失。肿瘤所致的疼痛明显减轻,局部控制效果优于远处转移者,但有效维持时间较短,一般为6~8个月。

四、唾液腺癌患者的预后

与口腔黏膜鳞状细胞癌不同,多数唾液腺癌患者的近期生存率较高,但远期生存率进行性下降。如北京大学口腔医学院经术后随访的1 436例唾液腺癌患者,5年生存率为81.2%,而10年、15年和20年生存率分别为69.9%、59.3%和48.1%,说明唾液腺癌可以在治疗后多年才出现肿瘤复发。因此,对于唾液腺癌患者,应做到10年以上随访。

第二节　唾液腺肿瘤诊治面临的挑战

一、唾液腺肿瘤诊断新技术的应用

1. 唾液检测　唾液是一种复杂的混合物,不仅含有各种蛋白质,还含有DNA、RNA、脂肪酸等。研究发现,血液中的各种蛋白质成分同样存在于唾液中,唾液能反映出血液中各种蛋白质水平的变化。因此,就有可能通过唾液的检测来进行疾病的诊断。

唾液用于口腔癌的筛选和诊断刚刚起步。有研究报告,8 例口腔癌患者中,5 例唾液 DNA 出现 $p53$ 基因 4 号外显子 63 号密码子突变,对照组的突变率为 18.5%。定量分析唾液中 HPV 16s rDNA 的含量,有助于检测 HPV 相关的头颈部癌,但检测技术的局限性使其还不能用于大范围人群的筛选。

Wong 等应用 2D 凝胶电泳、质谱和"Shotgun"技术,发现 L-8 和硫氧还蛋白(thioredoxin)两种唾液蛋白可以作为诊断口腔鳞癌的生物标志。在口腔鳞癌患者的唾液中,L-8 浓度为 $750 \pm 236 pg/mL$,对照组为 $250 \pm 130 pg/mL$。以 $600 pg/mL$ 作为临界值,口腔鳞癌诊断敏感性为 86%,特异性为 97%。联合检测唾液中丝氨酸乙酰转移酶 SAT、ODZ、L-8、L-1β 4 个 mRNA 分子,诊断口腔鳞癌的敏感性和特异性均达 91%。

唾液腺是产生唾液的来源,唾液腺肿瘤,特别是恶性肿瘤,有可能改变唾液的成分。虽然目前尚未发现类似口腔鳞癌那样较为明确的肿瘤生物标志,但深入的研究有可能发现具有诊断意义的肿瘤标志物。

2. 中红外光纤光谱诊断 初步研究结果显示,正常腮腺、良性和恶性腮腺肿瘤体表皮肤的傅里叶变换中红外光纤光谱存在明显的差异。但由于检测的病例数较少,尚未找到各类腮腺肿瘤的光谱特征及其规律,将其用于临床诊断尚 缺乏更为明确的指标,需要通过更多的病例,摸索出光谱诊断的规律,来发挥其无创、可重复的优点。

二、唾液腺腺样囊性癌远处转移的预防和治疗

1. 唾液腺腺样囊性癌远处转移的预防 唾液腺腺样囊性癌的远处转移率可高达 40%,因此其预防特别重要。

唾液腺腺样囊性癌的远处转移颇具特点,肿瘤可在有复发的情况下出现转移,也可在无复发灶的情况下出现转移。转移可早可晚,早者术后 1 年内出现转移,晚者可长达术后 8 年以后出现。相对于恶性黑色素瘤等转移率较高的肿瘤,远处转移发生较晚。因此,需要寻找可口服,副作用小,可长期应用的抗转移药物。

北京大学口腔医学院采用药学院设计合成的精氨酸-天冬氨酸(RD),观察对肺高转移腺样囊性癌细胞系(SACC-LM)与细胞外基质的黏附、侵袭和趋化运动的影响。结果表明,RD 在 $5\mu g/mL$ 时能明显抑制 SACC-LM 与纤维蛋白(fibronectin,FN)的黏附,在 $25\mu g/mL$ 时能抑制 SACC-LM 细胞的趋化运动,在 $1\mu g/mL$、$0.5\mu g/mL$、$0.25\mu g/mL$ 时均能抑制 SACC-LM 细胞对人工重组基底膜的侵袭。采用裸鼠静脉注入 SACC-LM 细胞悬液的方法,建立实验性肺转移的动脉模型。采用 RD $30mg/kg$ 时,能显著延长 SACC 实验性肺转移动物的生存期。量效关系研究结果显示,长期应用 RD 时,$30mg/kg$ 组肿瘤转移形成最少,其次为 $120mg/kg$ 组,而 $7.5mg/kg$ 组对肿瘤转移形成的影响不明显,故以 $30mg/kg$ 作为 RD 抗肿瘤转移的建议用量。

RD 具有使用方便、有效剂量小、无明显副作用的优点,是一种比较有前途的抗 SACC 转移的药物,但尚需临床实验证实。

染料木黄酮(genistein)是从大豆中提取出的异黄酮类化合物,可抑制酪氨酸蛋白激酶的活性,从体内外对多种恶性肿瘤的生长产生抑制作用。北京大学口腔医学院分别用肺高转

移腺样囊性癌细胞系(ACC-M)细胞及经染料木黄酮处理的 ACC-M 细胞对 20 只裸鼠尾静脉接种形成肺转移模型,6 周后处理动物,比较治疗组与对照组裸鼠 ACC 肺转移率、瘤结节数目,观察肺转移灶血管内皮生长因子(VEGF)、基质金属蛋白酶(MMP-9)的表达及凋亡情况。结果显示,染料木黄酮治疗组瘤结节数目明显少于对照组(分别为 9.29±1.80 和 27.44±13.55),转移灶凋亡指数明显高于对照组(15.37±3.96 及 6.03+3.36),VEGF 及 MMP-9 表达明显弱于对照组,提示染料木黄酮有一定的抗 ACC-M 远处转移的作用,可能是多种机制作用的结果。

2. 唾液腺腺样囊性癌远处转移的治疗　对于唾液腺腺样囊性癌远处转移灶的治疗,目前尚无确切有效的化疗药物,不少学者进行了实验性肺转移的治疗研究。

刘浩等观察紫杉醇对唾液腺腺样囊性癌细胞远处转移的作用及其对转移灶肿瘤细胞凋亡的影响。结果显示,对照组与紫杉醇治疗组相比,二者之间转移率(90% 和 40%)及瘤结节数(27.44±3.55 和 7.75±1.26)均有显著性差异,对照组凋亡指数(6.03±3.36)明显低于治疗组(25.47±4.78),提示紫杉醇对唾液腺腺样囊性癌肺转移有较好的抑制效果,诱导凋亡可能是抗 ACC-M 裸鼠转移的作用机制之一。

实验观察紫杉醇(Taxol)对唾液腺腺样囊性癌细胞远处转移的作用及其对肺转移灶血管内皮生长因子(VEGF)、基质金属蛋白酶(MMP-9)表达的影响。结果显示,紫杉醇治疗组的瘤结节数明显少于对照组,VEGF 及 MMP-9 的表达明显弱于对照组,表明紫杉醇对唾液腺腺样囊性癌有较好的抑制效果,可能与其抑制血管生成及基质金属蛋白酶表达有关。

放射治疗,特别是三维适形放射治疗是否对肺部转移灶有效,需要进一步研究。有研究显示,伽马刀对于肺部单个转移灶有良好的控制效果,但是对于多个转移灶的效果不佳。鉴于多数腺样囊性癌的肺转移灶进展缓慢,部分患者可以长期带瘤生存。因此,如果原发灶无复发或原发灶可以得到控制,当出现肺部单个转移灶时,也可考虑做肺叶切除。

三、唾液腺肿瘤治疗新技术的开发与完善

1. 外科技术　肿瘤治疗的前提是清除肿瘤并有效地预防或控制肿瘤的复发与转移,在根治肿瘤的基础上,尽可能保存唾液腺及其相关组织的形态和功能。保存性功能性腮腺外科的应用和推广明显提高了外科治疗的水平和患者的生活质量。但是,这些功能性外科技术必须规范进行,以免影响肿瘤的控制率。

英国 Christie 医院唾液腺疾病研究中心采用腮腺肿瘤包膜外切除术,即在腮腺肿瘤包膜外的疏松结缔组织中解剖腺组织,完整切除肿瘤。McGurk 等报告,采用这一术式治疗腮腺浅叶良性肿瘤 491 例,经平均 15 年随访,与传统腮腺浅叶切除术相比,肿瘤复发率无显著差别。其适应证为腮腺浅叶表浅、界限清楚、活动性好,并达到一定体积的良性肿瘤。高敏等曾对 21 例(22 侧)与面神经紧贴的腮腺多形性腺瘤的包膜进行病理观察。结果显示,肿瘤和面神经之间大多有完整的纤维性包膜。细致分离并完整保留面神经后,经长期临床观察,术中包膜未发生破裂的 21 侧肿瘤,术后均未出现复发。这一结果为腮腺浅叶良性肿瘤包膜外切除术的可行性提供了病理学依据。近些年来,国内一些单位也开展腮腺浅叶良性肿瘤的包膜外切除。北京大学口腔医学院用该术式治疗腮腺良性肿瘤 187 例,经平均 5.6年(1~10 年)随访观察,未见肿瘤复发,但尚需更大样本、更长期的观察。需要注意的是,采

用该术式时应严格掌握其适应证,并由对唾液腺外科具有丰富经验的医师进行手术操作,术中切忌造成肿瘤破裂。

对于下颌下腺的良性肿瘤,传统的手术治疗方式是连同整个下颌下腺一并切除。近些年,北京大学口腔医学院和上海交通大学医学院附属第九人民医院对于肿瘤位于后部或外侧的选择性良性肿瘤病例,采用肿瘤及部分下颌下腺切除术,可以保留大部分下颌下腺的功能,肿瘤未见复发。这一新的术式也需要积累更多的病例、更长时间的随访观察来进一步确定其可靠性。

2. 近距离放疗技术　无论是^{125}I放射性粒子植入,还是^{192}Ir后装组织内近距离放疗,均为保存腮腺癌患者的面神经功能以及控制肿瘤的复发发挥了重要作用。对于一些年幼或者高年体弱不适合手术的唾液腺恶性肿瘤患者,^{125}I放射性粒子近距离放疗也获得了良好的近期效果。临床观察结果显示,^{125}I放射性粒子对唾液腺上皮性恶性肿瘤的敏感性高于口腔黏膜鳞状细胞癌。这一方面需要更多的临床病例证实这一现象,另一方面需要通过基础研究阐明其机制。

腭部或上颌窦的腺源性恶性肿瘤,特别是腺样囊性癌,常需行上颌骨扩大切除,不仅严重影响患者的面形和功能,而且不易达到切缘阴性,复发率较高。而肿瘤切除后的手术区,常为骨性结构,难以放置^{125}I放射性粒子。北京大学口腔医学院口腔颌面外科采用赝复体或腭托内放置^{125}I放射性粒子的方法,达到布源合理、有效控制肿瘤的目的。因此,如何根据口腔颌面部解剖结构的特点,充分利用^{125}I放射性粒子敏感性高、副作用小的优点,值得进一步深入研究。详见第七章第二节"近距离放疗"。

四、唾液腺癌的综合治疗

如同大多数恶性肿瘤,综合治疗是提高疗效的重要措施。手术是唾液腺癌的首选和主要治疗手段,而术后放疗对于某些唾液腺癌可明显降低复发率,提高患者的生存率。对于腺样囊性癌、唾液腺导管癌等远处转移率高的唾液腺癌,化学药物治疗是综合治疗的重要组成部分,上述对实验性肺转移有效的药物,需要通过前瞻性随机对照的临床研究,明确临床有效并副作用相对较小的药物,形成合理的预防和治疗唾液腺癌肺转移的化疗方案。

已有研究结果显示,对于腭部腺源性恶性肿瘤,采用相对保守的肿瘤切除术,辅加^{125}I放射性粒子治疗,既可有效地控制肿瘤,又可保存良好的语言及咀嚼功能。因此,综合治疗一是需要多种治疗方法有机、合理地综合,二是需要根据患者的具体情况进行个体化治疗。

康复治疗也是综合治疗的一部分,面部表情肌功能训练是有效的康复治疗手段。无论是神经缺损进行修复,还是没有缺损只有机械性损伤,如果出现面神经麻痹或面肌功能减弱的症状,均宜进行面部表情肌功能训练。神经缺损修复后神经功能的恢复较慢,面部表情肌可能发生萎缩,面肌功能训练可预防或减轻萎缩。面部表情肌是面神经的靶器官,面肌运动可刺激神经营养因子,如神经生长因子的释放,有利于面神经功能的恢复。

第三节　典型病例介绍

患者,女性,45岁,主诉右侧腮腺区疼痛11年,加重1年。患者11年前右侧咽侧深区疼痛,抗炎治疗后缓解。咀嚼时右耳根后方酸疼,持续几秒钟后缓解。9 年前右侧耳根后方和咽侧深处出现持续性疼痛,但可以忍受。在当地按颞下颌关节病治疗,无明显效果。4 年前右侧咽侧深处出现剧烈疼痛,不能入睡,持续时间可长达 2 小时,并不定期反复发作。1 年前右耳前区出现烧灼样疼痛,时轻时重,外耳道前壁呈刀割样疼痛。3 年前出现张口受限。

口腔颌面部检查显示面形对称,张口受限,开口度 2cm,开口型正常。双侧腮腺无肿大,未扪及肿块,挤压腺体导管口分泌清亮。右侧腮腺区有压疼,耳屏前方尤为明显。无面瘫症状。颈部淋巴结无肿大。牙列完整,无明显龋齿,咽侧无膨隆。

CT 显示右腮腺弥漫性增大,密度增高,形态欠规则,未见确切的占位性病变(图 19-3-1)。MRI 显示右侧腮腺弥漫性异常信号影,T_2WI 呈高、等信号混杂影,T_1WI 呈等信号,病变边界不清(图 19-3-2)。

结合临床表现及影像学检查,考虑右腮腺慢性炎性病变,不除外恶性肿瘤。

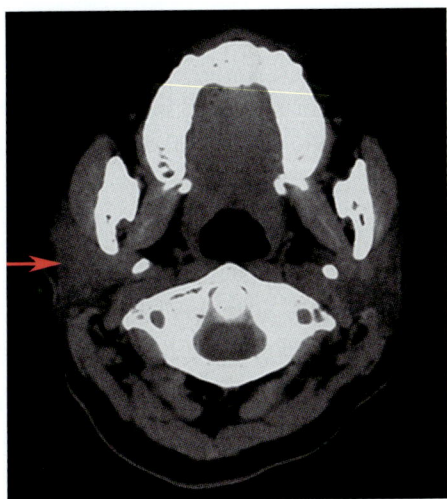

图 19-3-1　CT 显示右腮腺弥漫性密度增高,未见确切占位性病变(箭头示)

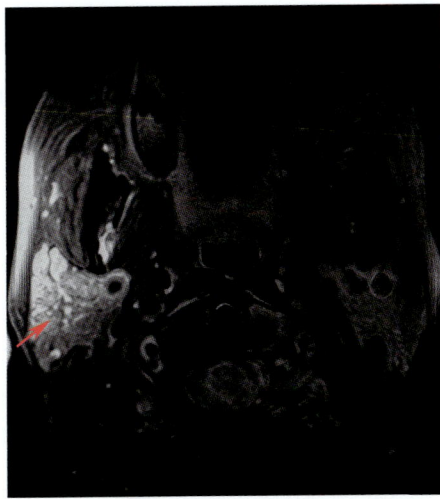

图 19-3-2　MRI 显示右腮腺高、等信号混杂影,未见确切占位性病变(箭头示)

全麻下行右腮腺病变探查性切除术。常规腮腺切口,翻开皮瓣,暴露腮腺浅叶,未见明确肿块。行常规腮腺浅叶切除,标本送冷冻切片病理检查,报告"未见肿瘤细胞"。在腺体前部面神经深面取小块腮腺组织送病理,报告为"见数团肿瘤细胞,不排除腺样囊性癌"。延长下颌下切口,切开下唇止中,翻开唇颊瓣,在颏孔前方截断下颌骨。将下颌骨体向外牵拉,切开分离舌侧牙龈,切断翼内肌,暴露腮腺深叶组织,未见确切肿瘤。将翼内肌和腮腺深叶一并切除,冷冻切片病理报告:"腮腺组织,局部纤维增生、玻璃样变性,伴轻度慢性炎症,未见肿瘤"。将下颌骨复位,钛板固定,关闭创口。

术后石蜡切片病理报告:"结合冷冻切片,送检腺体及软组织内各见一团肿瘤细胞,倾向于腺样囊性癌(图 19-3-3)。送检肌肉组织见明显玻璃样变性。送检淋巴结反应性增生"。

术后创口愈合良好,疼痛症状消失。行术后放射治疗 55.1Gy/29f。

术后 3.5 年,患者自觉原手术区疼痛复发,进行性张口受限。MRI 显示右侧下颌支内侧相当于下颌孔部位 T_2 强信号病变。左上肺可见非特异性结节。术后 5 年,出现面瘫,并进

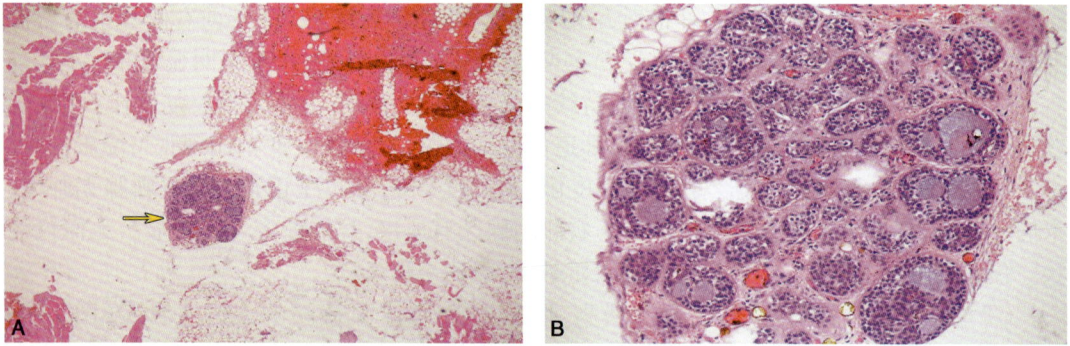

图 19-3-3　组织病理学检查结果

A.肌肉及脂肪组织内见肿瘤细胞团(↑);B.局部放大,瘤细胞呈团块或筛孔状排列,符合腺样囊性癌。

行性加重。术后 6 年,局部疼痛剧烈,需要用强烈止痛药物控制。肺部转移灶稍有增大,但无呼吸困难。术后 6.5 年,患者死于肿瘤复发。

该病例显示了唾液腺腺样囊性癌的以下特点。

1. 部分腺样囊性癌进展缓慢,该患者从出现症状至来我院就诊病史长达 11 年,容易与慢性唾液腺炎症相混淆,应注意鉴别。重要的是,对于病史很长,但症状明显的患者,仍需考虑恶性肿瘤,特别是腺样囊性癌的可能。

2. 疼痛等神经受侵症状是腺样囊性癌的突出特点,该患者以腮腺区疼痛为最初症状,肿瘤复发时也主要表现为疼痛,及至肿瘤晚期,令患者最为痛苦的也是剧烈疼痛。

3. 从临床检查、影像学表现以及大体形态而言,腺样囊性癌有时表现较为隐匿,如该例患者临床上触及不到肿块,影像学上也缺乏确切的占位性病变的表现,甚至手术中肉眼观察未见明确的肿块,只是在显微镜下才可以见到成团的肿瘤细胞,属于亚临床肿瘤。这种情况在其他肿瘤极为少见,而在腺样囊性癌时则可见到。笔者曾遇到另一例患者,咽侧疼痛,张口受限,CT 检查显示翼内肌斑点状密度不均,未见确切占位性病变,行探查术未见确切肿瘤,但取翼内肌送冷冻切片病理检查,报告为"腺样囊性癌"。行病变扩大切除后疼痛消失,张口改善。

4. 腺样囊性癌的浸润性和侵袭性很强,有时病灶呈跳跃性。如该例患者腮腺深叶和浅叶均有散在的肿瘤细胞团,故手术范围应相应扩大。

5. 腺样囊性癌的肺部转移灶一般进展较慢,常无明显的呼吸症状。如该例患者从术后 3.5 年出现肺转移,至术后 6.5 年患者去世以前,3 年时间中转移灶的变化不很明显,患者亦无呼吸困难。这与口腔鳞癌的肺部转移明显不同,后者常常发展较为迅速。

(俞光岩　张　雷)

参 考 文 献

1. 韩波,李龙江,温玉明,等.组织内放射治疗腮腺恶性肿瘤 95 例临床分析.中国口腔颌面外科杂志,2007,5:99-103.

2. 李凤和,俞光岩,李盛琳,等.RD 抗涎腺腺样囊性癌细胞转移的体外实验研究.中华口腔医学杂志,2001,36:464-466.

3. 李凤和,俞光岩,李盛琳,等.精氨酸-天冬氨酸抗涎腺腺样囊性癌实验性肺转移的研究.中华口腔医学杂志,2002,37:87-89.

4. 刘浩,俞光岩.染料木黄酮抗涎腺腺样囊性癌远处转移的实验研究.中华口腔医学杂志,2004,39: 373-375.

5. 刘浩,俞光岩.紫杉醇抗涎腺腺样囊性癌远处转移的实验研究.现代口腔医学杂志,2002,16:193-194.

6. EI-NAGGAR A K,CHAN J K C,GRANDIS J R,等.世界卫生组织肿瘤分类:头颈部肿瘤病理学和遗传学.刘洪刚,高岩,译.北京:人民卫生出版社,2006.

7. 林国础,邱蔚六,张锡泽,等.颈淋巴清除术在涎腺癌手术治疗中的地位.中华口腔医学杂志,1991,26: 137-139.

8. 马大权,王洪君.细针吸细胞学检查诊断涎腺肿块.中华口腔医学杂志,1988,23:89-72.

9. 孙开华,俞光岩,王晶,等.涎腺腺样囊性癌中基底膜样物质的超微结构.中华口腔医学杂志,1999,34: 284-285.

10. 俞光岩,李凤和,孙开华,等.细胞外基质与涎腺腺样囊性癌的远处转移.现代口腔医学杂志,2005,19: 337-340.

11. 俞光岩,邹兆菊,马大权,等.腮腺沃辛瘤的综合研究.中华口腔医学杂志,1999,34:187-189.

12. 赵洪伟,李龙江,韩波,等.腮腺良性肿瘤的改良术式.华西口腔医学杂志,2005,23:53-56.

13. 石钿印,彭歆,蔡志刚,等.术中液氮冷冻加术后放疗在治疗腮腺癌保留面神经中的应用.现代口腔医学杂志,2011,25:7-11.

14. 彭歆,郝杨,高敏,等.涎腺癌颈淋巴结转移的临床分析.中国耳鼻咽喉头颈外科,2011,18(3):118-120.

15. 俞光岩.唾液腺肿瘤诊治中的若干问题.现代口腔医学杂志,2013,27(5):257-260.

16. 俞光岩,马大权.功能性腮腺外科.中国肿瘤临床,2010,37(16):908-910.

17. HUANG M X,MA D Q,SUN K H,et al. Factors influencing survival rate in adenoid cystic carcinoma of the salivary glands. Int J Oral Maxillofac Surg,1997,26:435-439.

18. LEE Y Y P,WONG K T,KING A D,et al. Imaging of salivary gland tumors. Europ J Radiol,2008,66: 419-436.

19. McGURK M,THOMAS B L,RENEHAN A G. Extracapsular dissection for clinically benign parotid lumps:reduced morbidity without oncological compromise. Br J Cancer,2003,89:1610-1613.

20. YU G Y,MA D Q. Carcinoma of the salivary gland:a clinicopathologic study of 405 cases. Semin Surg Oncol, 1987,3:240-244.

21. YU G Y,MA D Q,LIU X B,et al. Local excision of the parotid gland in the treatment of Warthin's tumour. Brit J Oral Maxillofax Surg,1998,36:186-189.

22. SUEN J Y,JOHNS M E,ROCK L,et al. Chemotherapy for salivary gland cancer. Laryngoscope,1982,92: 235-239.

23. YU G Y,LIU X B,LI Z L,et al. Smoking and the development of Warthin's tumor of the parotid gland. Brit J Oral Maxillofac Surg,1998,36:183-185.

24. ZHANG J,ZHANG J G,SONG T L,et al,[125]I seed implant brachytherapy-assisted surgery with preservation of the facial nerve for treatment of malignant parotid gland tumors. Int J Oral Maxillofac Surg,2008,37: 515-520.

25. HUANG M W,ZHANG J G,ZHANG J,et al. Postoperative ^{125}I brachytherapy delivered digital model obturators for recurrent or locally advanced maxillary cancers. Laryngoscope,2012,122:2462-2467.

26. ZHANG S S,MA D Q,GUO C B,et al. Conservation of salivary secretion and facial nerve function in partial superficial parotidectomy. Int J Oral Maxillofac Surg,2013,42:868-873.

27. GAO M,HAO Y,HUANG MX,et al. Clinicopathologic study of distant metastases of salivary adenoid cystic carcinoma. Int J Oral Maxillofac Surg,2013,42:923-928.

28. TIAN Z,LI L,WANG L,et al. Salivary gland neoplasms in oral and maxillofacial regions:a 23-year retrospec-

tive study of 6982 cases in an eastern Chinese population. Int J Oral Maxillofac Surg,2010,39:235-242.

29. LI L J,LI Y,WEN Y M,et al. Clinical ananlysis of salivary gland tumor cases in West China in past 50 years. Oral Oncol,2008,44:187-192.

30. GAO M,HAO Y,HUANG M X,et al. Salivary gland tumors in a northern Chinese population:a 50-year retrospective study of 7190 cases. Int J Oral Maxillofac Surg,2017,46:343-349.

31. DONG L,WANG Y X,LI S L,et al. TGF-β1 promotes migration and invasion of salivary adenoid cystic carcinoma. J Dent Res,2011,90:804-809.

第二十章 纤维源性肿瘤的诊治现状与挑战

纤维源性肿瘤主要由成纤维细胞/肌成纤维细胞肿瘤、所谓纤维组织细胞性肿瘤和外周神经源性肿瘤构成。此类肿瘤组织病理学分型复杂，种类多样，包括良性肿瘤、瘤样病变、错构瘤性病变、纤维瘤病、纤维组织恶性肿瘤等近50种病变。本章仅选择性地对新近研究较多的几种纤维源性肿瘤进行讨论，如韧带样型纤维瘤病、恶性纤维组织细胞瘤、神经纤维瘤病及恶性周围神经鞘瘤。

第一节 韧带样型纤维瘤病

韧带样型纤维瘤病（desmoid-type fibromatosis）也称为韧带样瘤（desmoid tumor）、侵袭性纤维瘤病（aggressive fibromatosis）、分化良好的非转移性纤维肉瘤（well-differentiated nonmetastasizing fibrosarcoma）、Ⅰ型纤维肉瘤（grade Ⅰ fibrosarcoma）等，是一种具有局部侵袭潜能的成纤维细胞/肌成纤维细胞性肿瘤，组织学上起源于肌肉的纤维结缔组织或肌筋膜和肌腱膜。1832年 MacFarlane 首次报道该疾病。2002年 WHO 软组织和骨肿瘤的病理学和遗传学分类将其定义为发生于深部软组织的纤维母细胞克隆性增生，具有浸润性生长、局部复发倾向但不转移的特点。

根据发生部位，韧带样型纤维瘤病分为三型：腹外型（占50%~60%）、腹壁型（约占25%）和腹内型（约占15%）。腹外型韧带样型纤维瘤病发生在肩部、背部、四肢以及头颈部。其中，10%~25%的腹外型韧带样纤维瘤发生在头颈部。5%腹外型韧带样型纤维瘤病呈多中心生长，但主要累及机体的一个解剖部位。韧带样型纤维瘤病偶有同时累及腹外和腹内多个解剖部位的报道。

韧带样型纤维瘤病的发病机制尚不明确，可能是一个多因素的致病过程，与创伤、内分泌和遗传等因素有关。腹壁和盆腔的病变占所有病例的30%~40%，多发生于年轻的妊娠期或经产女性。病变多发生于腹直肌鞘内，也有一些发生在瘢痕中如剖宫产术后腹壁。16%~28%的患者既往曾有过外伤史。因霍奇金病行放疗后的一些患者也可发生该疾病。罹患家族性腺瘤性息肉（familial adenomatous polyposis，FAP）患者可伴发韧带样型纤维瘤病，部分 Gardner 综合征患者可发生位于肠系膜的腹内型韧带样型纤维瘤病。

一、临床与病理特点

（一）临床特点

腹外型韧带样型纤维瘤病的发病率为 0.2/100 000~0.5/100 000,发生于头颈部者约占腹外型病变的 10%~25%,其中发生于颈部的病变最多见,且 80% 发生于颈前外侧,之后依次为面部、口腔、头皮和鼻旁窦腔。头颈部韧带样型纤维瘤病多发于 40 岁以下的年轻患者,女性多见。

头颈部韧带样型纤维瘤病表现为快速生长的无痛性肿物,与皮肤无粘连,多附着于邻近的肌肉或颌骨,活动度差。相比发生于其他部位的腹外型病变,头颈部韧带样型纤维瘤病具有较强的侵袭性,可导致邻近颌骨的破坏甚至侵犯颅底,病变偶尔累及气管甚至危及生命。

（二）病理特征

1. 大体观　病变的直径一般为 5~10cm,偶有病变直径可达 20cm 者。典型病变位于肌肉和筋膜之间,较大的病变组织则沿筋膜平面生长甚至浸润至皮下组织,偶尔病变累及骨膜导致骨吸收缺损,类似于骨韧带样纤维瘤样改变。病变质地较硬,其横切面色泽苍白,呈粗糙的小梁状改变,其纤维性纹理类似瘢痕组织。

2. 镜下表现　病变缺乏明显的边界,常浸润至周边的肌肉等软组织中。病变内可见不同形态的呈梭形、细长、肥胖的细胞,被胶原结构包裹分隔,细胞之间少有连接。梭形的成纤维细胞和肌成纤维细胞常排列成束状,界限不清,埋在大量的细胞外胶原内,细胞异形不明显,有淡染的核及 1~3 个小核仁。细胞外胶原出现不同程度的瘢痕样胶原纤维或广泛的透明样变,网硬蛋白(reticulin)及 Masson 染色显示肿瘤细胞间有较多的纤维组织。在病变浸润边缘,被累及的肌组织中,残余的肌纤维组织被包裹呈异形性改变,或呈多核巨细胞反应,以至于被误诊为恶性病变。多见巨噬细胞以及淋巴细胞的中心性聚集。病变中偶有钙化灶,软骨样变或骨上皮化生样改变。

（1）超微结构特点:大多数细胞有成纤维细胞的特征,其中含有少量的线粒体,丰富的粗面内质网和发达的高尔基复合体、胞饮囊泡,细胞核呈锯齿状或者类似于压痕样改变。肌成纤维细胞有许多长的细胞质突起,其典型超微结构特征包括:穿越细胞质和细胞长轴一致的束状微丝和密体的复合体即应力纤维(stress fiber);连接细胞内微丝和细胞外基质纤维连接蛋白(fibronectin)的纤维连接复合体(fibronexus junction);中间连接和缝隙连接等。细胞部分被基膜包裹,未包裹部分有质膜附着斑、密体、密斑及胞饮囊泡等。

（2）免疫组织化学特点:病变组织中成纤维细胞和肌成纤维细胞波形蛋白(vimentin)染色呈强阳性,而肌成纤维细胞不同程度地表达平滑肌肌动蛋白(smooth muscle actin,SMA)。结蛋白(desmin)、S-100、CD34 则很少呈阳性表达。由于韧带样型纤维瘤病存在 *APC*、*β-catenin* 基因突变,所以 β-catenin 呈阳性表达。当韧带样型纤维瘤病与平滑肌来源的肿瘤难于区分,且这两种病变的 SMA 和波形蛋白均呈阳性表达时,可借助肌成纤维细胞不表达高分子量的钙调素结合蛋白(H-caldesmon),予以鉴别诊断韧带样型纤维瘤病和平滑肌来源的肿瘤。

二、诊断与鉴别诊断

头颈部侵袭性纤维瘤病表现为生长迅速、质硬的肿块,最常发生于锁骨上窝和颈部肌肉。早期多为无痛性肿块,呈浸润性和破坏性生长,可累及神经出现神经症状,致颈椎、颌骨或颅骨等骨结构破坏,其生物学行为似恶性肿瘤,但无转移。

肉眼观肿瘤组织通常无包膜,灰白色,有的呈鱼肉样改变,类似恶性肿瘤样外观。病理学表现为细胞中心和胶原周围的成纤维细胞呈单克隆增生,由分化良好的成纤维细胞和肌成纤维细胞组成,缺乏恶性的细胞学特征和核分裂象。免疫组化显示波形蛋白和肌动蛋白阳性染色。

韧带样型纤维瘤病的影像学特征介于炎症和恶性肿瘤之间。韧带样型纤维瘤病在 CT 上的密度稍低于邻近肌肉组织的密度,偶尔等于或高于肌组织密度。肿瘤呈均匀或不均匀中度强化,其中以不均匀强化为主。肿瘤密度均匀,CT 以及病理检查均显示病变内无钙化或液化坏死区。

MRI 对韧带样型纤维瘤病的诊断具有指导意义。T_1WI 多呈相等或略高信号,T_2WI 信号则变化多样,主要表现为不均匀略高信号,也可表现为高信号或低信号。短时间反转恢复序列(short time inversion recovery,STIR)扫描多为明显高信号。在各序列图像中,多数病灶内可见致密胶原纤维形成的低信号区。分析各检查序列,STIR 与增强效果相仿,可精确显示肿瘤范围,尤其是较小肿瘤。肿瘤的 MRI 表现复杂可能与瘤内胶原纤维束、梭形细胞以及黏多糖的分布、所占比例有关。肿瘤内细胞成分越丰富、胶原纤维越少,T_1WI 或 STIR 序列上肿瘤就以高信号改变为主,反之肿瘤内高信号区越少,肿瘤信号减低。

当软组织肿瘤具有恶性征象如病变边界不清,信号不均匀,侵犯神经血管束及骨质时,应注意与韧带样型纤维瘤病相鉴别。大部分软组织肉瘤呈离心式膨胀性生长,推压周围正常组织形成假包膜,早期多局限在解剖间隙内,随着肿瘤增大,瘤内可出现囊性坏死。而韧带样型纤维瘤病表现为跨解剖间隙的浸润性生长,瘤内也很少出现液化坏死改变。此外,病变内常出现特征性的条带状 T_1WI、T_2WI 低信号影,增强后无强化。这些特征有助于与软组织肉瘤鉴别。

三、治疗与预后

手术切除是治疗头颈部韧带样型纤维瘤病的首选方法。术前 CT 和 MRI 能较好地显示病变的深度和范围,明确是否侵犯神经、血管和骨组织,对确定手术切除的范围提供参考。但头颈部韧带样型纤维瘤病因肿块周围重要器官多,广泛切除困难。术后复发率高,有报道局部复发率高达 70% 以上。

手术后应加强定期随访,对术后复发者主张再次手术切除,且在肿瘤较小时再次手术一般效果较好。如术后复发再次手术困难或切除边缘呈阳性的患者,尤其是对头颈部或上胸部邻近气管和食管的病变,放疗可以较好地控制病变的发展,但不能有效降低局部复发率。放疗剂量的增加或放疗区域的扩大并不能加强局部控制率,相反却增加放疗并发症。间隙组织内埋置[192]铱行组织内放疗,亦可取得较好的效果。尚未有放疗导致韧带样型纤维瘤病恶性转化的报道,但需要长期随访观察。对于完整切除肿瘤、切除边缘呈阴性的患者不推荐放疗。

有报道应用阻滞雌、孕激素受体的化学制剂如他莫昔芬、舒林酸及类固醇抗炎剂等,进一步控制肿瘤细胞的生长。细胞毒或非细胞毒性药物被尝试用于这些疾病的治疗。化疗药物中阿霉素、长春碱、长春新碱及秋水仙碱对部分病例有效。

四、研究进展与挑战

分子生物学的研究已证实了韧带样型纤维瘤病肿瘤细胞具有克隆性,表明该病变属于真性肿瘤而非反应性病变。其分子遗传学研究发现在韧带样型纤维瘤病的细胞中存在着染色体异常和基因突变。

韧带样型纤维瘤病中部分细胞的 8 号染色体三倍体,这些细胞的数目不超过纤维瘤病细胞的 30%。在韧带样型纤维瘤病复发病例中 8 号染色体三倍体改变较原发病例高,因此,8 号染色体三倍体可作为一个潜在的韧带样型纤维瘤病复发的预测因子,但需要进一步的评价和研究。

与出现 8 号染色体三倍体相似,Mertens 等在部分韧带样型纤维瘤病病例中发现有 20 号染色体三倍体,并认为在某些韧带样型纤维瘤病亚型中出现 20 号染色体三倍体是肿瘤发展的早期特征。多数学者认为存在 20 号染色体三倍体的韧带样型纤维瘤病亚型。韧带样型纤维瘤病中 20 号染色体三倍体的发生率约为 32%,且可与 8 号染色体三倍体同时出现,但意义尚不清楚。

许多研究都发现染色体 5q 的丢失,对这些异常改变进一步分析后发现韧带样型纤维瘤病中位于该区域的 *APC* 基因发生了突变。在伴随有家族性腺瘤性息肉的韧带样型纤维瘤病中,*APC* 基因同时存在胚胎系突变及体细胞性突变,这可能是导致韧带样型纤维瘤病形成的原因。其胚胎系突变多为 *APC* 基因的 15 外显子的 1~19 个碱基的丢失,导致终止密码子的产生,异常剪切 APC 蛋白的形成,且与伴随有家族性腺瘤性息肉的韧带样型纤维瘤病不同的临床类型有关。

APC 基因异常不但导致 β-catenin 蛋白异常增多,同时也存在 *β-catenin* 基因的突变。β-catenin 蛋白有细胞黏附功能以及转录活化功能,APC 的突变和 β-catenin 突变都可以导致 β-catenin 蛋白的水平增加,Wnt 通路异常,使细胞转录活化,促进肿瘤细胞的生长。Denys 等证实 β-catenin 与 IGFBP-6 启动子区域的 β-catenin/TCF 作用元件结合,引起抑制细胞增生的 IGFBP-6 转录下调,导致韧带样型纤维瘤病细胞增生。在转化的表皮角质细胞中内源性 β-catenin 量和亚细胞定位存在着一定的规律,在 S 期其量开始上升,并在 G2/M 期达到最高,当细胞进入新的 G1 期时很快下降。与此同时,在 S 期和 G2 期,β-catenin 在胞质和核内聚集量逐渐增加。但是,与以往的研究结果相矛盾的是,在转化表皮角质细胞中稳定形式的 β-catenin 过表达或者内源性 β-catenin 降解阻滞可引起细胞 G2 期阻滞并导致其凋亡。因此,尽管 *APC* 和 *β-catenin* 基因的突变与韧带样型纤维瘤病肿瘤细胞的关系密切,但仍需进一步研究。

Larramendy 对 28 例韧带样型纤维瘤病研究发现,最显著的遗传学改变是 1q21 的获得,约占 39%,这种异常也存在于其他一些肿瘤,尤其是肉瘤中。尽管在某些类型的肉瘤中发现定位于 1q21 的 *FLG*、*NTRK1*、*SPRR3* 基因存在扩增,但在有 1q21、1q22 扩增的肉瘤中 *FLG*、

NTRK1、*SPRR3* 基因并没有发生扩增,因此这些区域可能存在其他未知的基因。在韧带样型纤维瘤病中存在有 13q21-31 的丢失,尽管 *Rbl* 基因离 13q14 很近,但是 13q14 并没有发生异常。在这些病例中有比较特异的 9p12 的获得,这种异常没有在其他肿瘤中出现过。端粒融合是韧带样型纤维瘤病的另一个显著特征,作为一种少见的现象,其被描述为一些间叶性肿瘤的特征,但是其意义不清楚。Bridge 等还发现在韧带样型纤维瘤病中存在 Y 染色体的丢失。最近有学者发现 *Rhamm* 基因参与韧带样型纤维瘤病的发生。*Rhamm* 基因在创伤愈合和肿瘤演进中起重要作用,其通过稀少细胞接触(sparse cell contact)的方式调节细胞的增殖。APC 突变小鼠的 *Rhamm* 基因缺失显著减少韧带样型纤维瘤病的形成,但并不影响小鼠形成胃肠息肉的数目,在培养的韧带样型纤维瘤病细胞中低浓度的 Rhamm 蛋白可促进肿瘤细胞的增生。

第二节　恶性纤维组织细胞瘤

恶性纤维组织细胞瘤(malignant fibrous histiocytoma,MFH)曾称为恶性纤维黄色瘤(malignant fibrous xanthoma)、纤维黄色肉瘤(fibrous xanthosarcoma)、恶性黄色肉芽肿(malignant xanthogranuloma)、黄色肉瘤(xanthosarcoma),是一种高度恶性软组织肉瘤,发病率居软组织肉瘤的首位。1963 年首次由 Ozzello 和 Murry 报道,1964 年 O'Brien 和 Stout 进行了详细的描述,1967 年由 Stout 和 Latters 将其命名为恶性纤维组织细胞瘤。

一、临床与病理特点

(一) 临床特点

恶性纤维组织细胞瘤好发于软组织,最常见于四肢、躯干、腹膜后和头颈部。它的特点是恶性度高、转移快,死亡率高,可转移至任何器官,最常见于肺、肝等。有一部分(<2% ～ 3%)恶性纤维组织细胞瘤发生在受过放射治疗的部位,极少数病变可发生在慢性溃疡或瘢痕部位。头颈部恶性纤维组织细胞瘤占全身恶性纤维组织细胞瘤的 3% 左右,主要好发于颅颌面骨、颈部软组织、咽喉、大唾液腺、口腔,也可发生于上下颌骨、上颌窦、牙周组织等部位。恶性纤维组织细胞瘤可发生于任何年龄,但以中老年多见,尤其是 50～70 岁,而且男性发病率为女性的 2～3 倍。头颈部恶性纤维组织细胞瘤临床表现复杂,大多为不规则圆形的无痛性肿物,直径为 2～15cm 不等,病变常位于深部组织,可出现鼻塞、局部麻木、牙齿疼痛和松动等症状。肿块表面多为结节状,皮肤或黏膜颜色大多正常,质地中等,边界清楚多无明显粘连,肿物无包膜呈浸润性生长。大多数肿块不发生外突性生长,不形成溃疡,也可伴有疼痛、坏死、溃疡和出血等症状。

(二) 病理特点

1972 年 Weiss 等根据组织学的表现将恶性纤维组织细胞瘤分为席纹状-多形性、黏液性、巨细胞性、炎症性(黄色瘤样)及血管瘤样 5 种亚型。2002 年 WHO 根据临床表现和组织学形态将恶性纤维组织细胞瘤分为 3 种组织学亚型,即多形性型、巨细胞型和炎症型。将原黏液性恶性纤维组织细胞瘤归类于成纤维细胞/肌成纤维细胞肿瘤中,并命名为黏液性纤维肉瘤;将原血管瘤样恶性纤维组织细胞瘤归类于软组织肿瘤不能确定分化方向类,并命名为血管瘤样纤维组织细胞瘤。

1. 大体观　恶性纤维组织细胞瘤常为结节状或分叶状肿物,一般直径为 1.5~20.0cm,边界清楚,质地中等,可有假包膜,多位于肌肉或深筋膜,可向深层穿过肌肉侵犯骨或向浅层侵犯表皮形成溃疡。瘤体切面大多呈灰白、浅黄或黄褐色,并常见有坏死、出血或囊性变。

2. 镜下表现　恶性纤维组织细胞瘤的组织学表现非常复杂,在镜下主要由成纤维组织细胞和组织细胞样细胞构成,并伴有数量不等的单核和多核巨细胞、黄色瘤细胞、未分化间充质细胞和各种炎性细胞。瘤细胞异形性明显,核大、深染、核仁明显、核膜增厚、外形不规则、核分裂象易见。瘤细胞排列以车轮状结构为主,也可呈束状或不规则状。

二、诊断与鉴别诊断

(一) 诊断

恶性纤维组织细胞瘤的临床表现复杂多样,无明显特征性。CT 和 MRI 检查也没有显示出特异性的表现。CT 检查通常表现为分叶状的软组织肿块,病变较小时边缘光滑,密度均匀。肿瘤增大后形态不规则,常伴有坏死及钙化,邻近器官组织受累。由于坏死、出血或黏液样物质,病损的中心可见信号减低影像。恶性纤维组织细胞瘤通过 MRI 检查,其病灶信号多不均匀,平扫 T_1WI 信号呈等或稍低信号,T_2WI 呈稍高信号或高信号,其内的点状或片状明显的高信号区为坏死或间质黏液样变性。当病灶内含胶原纤维较多时,在 T_2WI 上可表现为稍低信号,病灶周围肌肉常有水肿信号。增强扫描肿瘤明显强化,提示肿瘤为富血供肿瘤。临床主要依靠病理学诊断,但其成分复杂,组织学变异大,肿瘤内无明显细胞系分化证据,所以病理学诊断较困难,容易误诊。因此,需要结合临床表现、影像学检查、病理学和免疫组织化学等多种方法分析予以确诊。

(二) 鉴别诊断

恶性纤维组织细胞瘤在临床上需与纤维肉瘤、平滑肌肉瘤、多形性横纹肌肉瘤、多形性脂肪肉瘤等相鉴别。

(1) 纤维肉瘤:细胞学特征是由大小、形态均一的梭形细胞构成,细胞核深染,几乎没有细胞质,细胞膜不明显或缺如。肿瘤细胞排列呈特征性的连绵束状结构,细胞束经常相互交叉排列成锐角。

(2) 平滑肌肉瘤:主要由呈直角交叉分布的梭形细胞束构成,可见栅栏状、编织状及"血管外皮细胞瘤样"排列。平滑肌肉瘤 Masson 染色细胞质呈红色,苏木素染色肌原纤维呈紫色,h-钙介质素、结蛋白呈阳性,角蛋白、S-100 蛋白呈阴性。

(3) 多形性横纹肌肉瘤:由多形细胞、巨核大圆细胞和多核巨细胞构成,后期阶段主要成分为横纹肌母细胞。横纹肌母细胞分化程度不一,可见明显核仁,细胞质染为红色,不见嗜伊红透明滴,苏木素染色可见横纹。多形性横纹肌肉瘤细胞表达肌源性标记 desmin、myogenin、MyoD1 和 myoglubin 及结蛋白等,不表达上皮标记物和 S-100。

(4) 多形性脂肪肉瘤:特点是明显的多形性和异形性,含多种细胞。小空泡状的前脂肪细胞、脂肪母细胞、脂肪细胞样细胞、单核细胞和巨细胞等,大小不一,可见明显核分裂。在多形性脂肪肉瘤中 S-100 蛋白呈阳性。

三、治疗与预后

头颈部恶性纤维组织细胞瘤的治疗采用单纯化疗或放疗效果不佳,主要采用手术为主的综合治疗。因其生长侵袭性强,所以手术时一般采用扩大切除术,尽量一次性彻底切除病变组织。如果切除不彻底其复发率明显增加,因此如何降低局部复发率、提高患者的生存率就显得尤为重要。采用以手术为主的综合治疗对头颈部恶性纤维组织细胞瘤治疗已得到充分肯定。

头颈部恶性纤维组织细胞瘤的 5 年生存率约为 48%,复发性的恶性纤维组织细胞瘤具有更强的侵蚀性,预后更差。恶性纤维组织细胞瘤的局部复发率为 19%~31%,转移率为31%~35%,局部淋巴结转移率较低,约为 4%,因此通常不主张行预防性颈淋巴清扫术,只有当临床、组织学及影像学表明有淋巴转移时才进行颈淋巴清扫术。术后补充放、化疗可以提高疗效。但头颈部恶性纤维组织细胞瘤化疗的疗效不确切,不主张应用,如果有远处转移者,方可考虑采用。

四、研究进展与挑战

恶性纤维组织细胞瘤的病因尚不清楚,可能来源于原始间充质细胞、组织细胞或成纤维细胞。原始间充质细胞可向成纤维细胞和组织细胞分化,导致肿瘤表现未分化及多形性特征,因此目前多数学者认为其来源于原始间充质细胞。基因检测、染色体显微切割、细胞遗传学分析等研究发现绝大多数恶性纤维组织细胞瘤染色体核型高度复杂化,并且多条染色体可以发生异常。恶性纤维组织细胞瘤的染色体数目大部分为三倍体或四倍体,也有少数为近二倍体核型,未见特异性染色体结构和数目的变异。另外,癌基因 *SAS*、*MDM2*、*CDK4*、*DDIT3* 和 *HMGIC* 可能参与了恶性纤维组织细胞瘤的发病。

2002 年 WHO 认为恶性纤维组织细胞瘤的本质是组织学来源及分化方向仍不明确的一种未分化高级别多形性肉瘤,是需经充分取材和谨慎使用各种辅助检查手段之后才能作出诊断的一种疾病。目前大多数学者认为恶性纤维组织细胞瘤不是一种肿瘤,而是具有类似形态特征的一类肿瘤。类似的组织形态是因为多种类型的肉瘤在进展过程中肿瘤细胞分化程度越来越低,最终发展成未分化高级别多形性肉瘤。另一部分学者则认为恶性纤维组织细胞瘤中未分化特性不是肿瘤细胞去分化的结果,而是肿瘤间充质干细胞恶性转化的结果。按照 2002 年 WHO 的分类方法,恶性纤维组织细胞瘤在成人软组织肉瘤中的诊断率低于5%。回顾性研究以前诊断的恶性纤维组织细胞瘤,仅仅只有 13%~16% 的病例符合诊断,而且以前认为的巨细胞型和炎症型恶性纤维组织细胞瘤的特征性形态学表现实际上可见于其他多种特殊类型的肿瘤。因此对于形态上呈多样性的肉瘤需要采用多种检测方法进行检测才能予以确诊。

恶性纤维组织细胞瘤的基因表达谱和平滑肌肉瘤的基因表达谱相似,并且其基因表达具有异质性,提示大部分恶性纤维组织细胞瘤可以归类为其他类型的多形性肉瘤。因此有学者认为恶性纤维组织细胞瘤是否能作为一类特殊的疾病进行诊断值得商榷。随着肿瘤标志物的不断出现和先进诊断方法的发现,恶性纤维组织细胞瘤这一诊断名词在将来可能会被分化方向相对确切的多形性肉瘤替代。

由于恶性纤维组织细胞瘤的诊断目前主要以病理形态学为依据,且其临床表现、组织学表现及免疫组织化学特征与其他多种类型的肉瘤难以区分,因此需进一步研究肿瘤的发生及发展机制,为提高临床诊断及治疗恶性纤维组织细胞瘤提供更大的帮助。

第三节　神经纤维瘤病

神经纤维瘤病(neurofibromatosis,NF),属常染色体显性遗传病。1987 年美国国立卫生研究院建议将该病分为 Ⅰ 型神经纤维瘤病(周围型神经纤维瘤病)和 Ⅱ 型神经纤维瘤病(中枢型神经纤维瘤病)两种类型,它们由不同的突变基因导致,且具有不同的临床特征。Ⅰ 型神经纤维瘤病是一种神经皮肤性发育异常,德国病理学家 Frederich Von Recklinghausen 于 1882 年首次描述了该病,故又称为 Von Recklinghausen 病。Ⅱ 型神经纤维瘤病主要代表颅内神经纤维瘤病类型。累及口腔颌面-头颈部的为 Ⅰ 型神经纤维瘤病。

Ⅰ 型神经纤维瘤病(neurofibromatosis type Ⅰ,NF Ⅰ)为神经嵴细胞分化异常而导致的常染色体显性遗传病,成人外显率为 100%,是已知人类疾病中基因突变率最高的疾病之一。患病率约为 1/2 000~1/7 000,发病率为 1/2 500,在种族和性别间无明显差别。虽然 NF Ⅰ 是遗传性疾病,但也有 30%~50% 为散发病例。约 72% 的 NF Ⅰ 患者出现口腔表现,其中 25% 的患者表现为口腔神经纤维瘤。

一、临床与病理特点

(一) 临床特点

NF Ⅰ 是一种多系统累及疾病,其临床症状具有多样性、与年龄相关性的特点(表 20-3-1)。主要临床表现为咖啡色斑(café-au-lait spots,CALs)、神经纤维瘤(neurofibromas,NFs)、腋窝或腹股沟雀斑(Crowe 征)、视神经胶质瘤、虹膜错构瘤(又称 Lisch 小体)和骨组织病损。

表 20-3-1　主要临床症状出现的时间及发生率

临床表现	出现时间	发生率	
咖啡色斑	出现较早,偶尔出生时即有,通常 2 岁内	99%	
腋窝、腹股沟雀斑	3~5 岁间	>90%	
虹膜错构瘤(Lisch 小体)	儿童晚期或青春期	95%	
皮肤神经纤维瘤	时间变化较大,在青春期和怀孕期瘤体数量和体积会增加	0~9 岁	14%
		10~19 岁	44%
		20~29 岁	85%
		>30 岁	95%
丛状神经纤维瘤	出现较早,部分病例出生时就有	25%	
胫骨、楔状骨发育不良	1 岁时可观察到	胫骨	1%~4%
		楔状骨	3%~7%

临床表现	出现时间	发生率
学习障碍	入校后才会发现	20% ~ 50% （其中精神发育不全　4.8% ~ 11%）
注意力集中障碍	儿童期	20% ~ 40%
视神经胶质瘤	儿童期,可能无症状	15%
恶性周围神经鞘瘤	平均诊断年龄为 28 岁	4% ~ 13%

NF Ⅰ 患者发生神经纤维瘤的年龄、大小和数量不定。临床上,神经纤维瘤可以分为皮肤、皮下、深在结节状以及丛状神经纤维瘤。皮肤的神经纤维瘤可能在青春期后发生,然而丛状神经纤维瘤,特别是颌面部的丛状神经纤维瘤出现早,几乎所有患者不到两岁就可发现,有的甚至在出生时即可发生。约 25% 的 NF Ⅰ 患者可以并发口内神经纤维瘤,最常累及舌部,表现为菌状乳头变长。50% 左右的丛状神经纤维瘤发生在头颈、颌面和咽,以眶周最为常见。病变位于单侧,常累及三叉神经、面神经和舌咽神经,表现为受累部位的肿胀增大及面部不对称畸形。而患儿此时可能尚未出现咖啡斑、腋窝雀斑和虹膜错构瘤,可导致诊断延误。丛状神经纤维瘤及皮下神经纤维瘤如果出现持续或夜间疼痛,瘤体增长迅速,形态改变或出现不能解释的神经症状时,要考虑其恶变为恶性周围神经鞘瘤的可能性。

其他器官和系统受累及可表现为头痛、脊柱侧凸、便秘甚至癫痫发作等症状。大约 50% 的单发病例可有巨颅症。成年人可伴有高血压、身体变形及恶性肿瘤。NF Ⅰ 患者的肿瘤发生率比正常人群高 3%。类癌瘤、嗜铬细胞瘤、脑瘤、慢性髓细胞样白血病、恶性周围神经鞘瘤等不常见肿瘤的发生率增加,然而常见肿瘤,如乳腺癌、肺癌、肾癌、结肠癌和前列腺癌的发生率低于正常人群。

（二）病理特点

1. 大体观　肿瘤沿神经局灶性生长或沿一段神经伸展,呈念珠状或蚯蚓状块结节,皮肤可出现咖啡斑。丛状神经纤维瘤可累及多条神经束及其分支。部分肿瘤无包膜,边界不清。

2. 镜下表现　神经纤维瘤主要由包括施万细胞和神经束膜细胞构成,除此之外还可见成纤维细胞、内皮细胞和肥大细胞,以及包埋在细胞外基质中的神经轴突。施万细胞可以多达 36% ~ 80%,神经束膜细胞占 0.7% ~ 31.0%,少数神经纤维瘤内神经束膜细胞占大多数。瘤体内梭形细胞排列成束,胞核为波浪状或纺锤状。细胞与胶原紧密排列,间质有富含黏多糖和黏液样物质,可见散在的肥大细胞,瘤内可见丰富的毛细血管。有些神经纤维瘤没有黏液样物质,均为施万细胞及较均匀的胶原组织,肿瘤内细胞排列为束状或漩涡状。还有极少数神经纤维瘤可见大量黏液样物质,易与黏液瘤混淆。构成神经纤维瘤的细胞成分分化良好,核分裂象罕见。NF 伴发的丛状神经纤维瘤最具特征性的表现为:黏液瘤样外周神经组织由神经鞘包绕,分散在富含胶原的基质内。神经纤维瘤免疫组化染色可见 S-100 阳性。当和其他神经肿瘤难以区分时,可进行表皮抗原、CD57 和 Ⅳ 型胶原抗体染色。电镜下可见施万细胞围绕神经轴突。用银染、乙酰胆碱酯酶和免疫组化染色亦可以显示此结构。如果存在较多核分裂象、过度表达细胞增生标志如 Ki67 和增殖细胞核抗原或部分肿瘤细胞中检测到 p53,则提示恶性变。

二、诊断与鉴别诊断

NFⅠ在临床上具有比较明确的特征,临床诊断并不困难。美国国立卫生研究院于1988年提出了NFⅠ诊断标准,符合以下两项或两项以上即可诊断为NFⅠ:①牛奶咖啡色斑≥6个,其最大直径在青春期前为5mm以上,在青春期后必须达15mm以上;②≥2个任何类型的神经纤维瘤,≥1个丛状神经纤维瘤;③腋窝或腹股沟雀斑;④视神经胶质瘤;⑤≥2个虹膜错构瘤;⑥有特征性骨损害,如蝶鞍发育不良、长骨皮质变薄或假性关节炎;⑦一级亲属(父母、子女和兄弟姐妹)患NFⅠ。此标准1997年又被NIH重新评价,并建议继续应用。

由于NFⅠ的临床表现具有年龄相关性,有些症状要在一定年龄后才表现出来。上述临床诊断标准在青少年中不敏感,特别是8岁以下的儿童。因此对于散发的儿童病人,正确诊断有时需要连续观察数年。DeBella对1 900例NFⅠ病人回顾性分析,46%一岁以下的散发病例不符合诊断标准,大约90%的患者在6岁时会表现出两个或者两个以上的临床特征,8岁以上患者97%符合诊断标准,20岁时几乎所有病例都符合诊断标准。根据NFⅠ临床表现具有年龄相关性特征可确定检查重点、检查方式。

临床症状是NFⅠ诊断的关键,少数不能确定的病例需要做基因突变检测。然而,NFⅠ的基因型和疾病表型没有明确关系,基因检测结果阳性并不能预测疾病临床表现发生的年龄及疾病的严重程度。

由于NFⅠ为常染色体显性遗传,NFⅠ患者的子女50%可以患病,这些潜在患者的诊断和临床评估具有特殊性,可以参照表20-3-2。胎儿可以通过绒毛膜采检和羊水穿刺进行产前诊断。虽然超声检查不能作为诊断NFⅠ的依据,但是可以发现NFⅠ引发的畸形和病变。

表20-3-2　NFⅠ患者的子女的诊断和临床检查

患者年龄	检测和评估内容
0~8岁	必须检测长骨有无弯曲,肢体不对称及脊柱侧凸
	血压和眼科检测
	评估发育、语言和学习状况
8~15岁	仔细体检排除脊柱侧凸,肢体不对称和神经纤维瘤
	评价患儿学校内表现,排除学习障碍,注意力集中障碍
	检测是否有神经纤维瘤以及青春期对神经纤维瘤的影响
	了解疾病对患儿社交和自尊心的影响
16~21岁	仔细体检,检查神经纤维瘤
	如有疼痛进行影像学检查
	评价患儿学校内表现,了解疾病对患儿社交和自尊心的影响
	与患者交流讨论NFⅠ的遗传性
	与患者讨论青春期、怀孕以及避孕药对神经纤维瘤的影响
>21岁	仔细体检,血压检测
	如有疼痛进行影像学检查
	讨论皮肤神经纤维瘤、疼痛和发生癌症的危险性
	了解疾病对患者社交和工作的影响

影像学检查,CT 和 MRI 不能鉴别诊断 NFⅠ及 NFⅠ恶性转变。氟脱氧葡萄糖正电子发射断层摄影术(fluorodeoxyglucose positron computed tomography,FDG-PET)可以用来判断神经纤维瘤是否有恶变。

三、治疗与预后

目前 NFⅠ尚无有效的治疗方法,主要以预防和治疗并发症为主。此处主要讨论对 NFⅠ伴发的神经纤维瘤的治疗,NFⅠ的其他并发症可以参照对应的治疗方法。

手术是目前治疗神经纤维瘤的首选方法。口腔颌面-头颈部神经纤维瘤影响容貌或导致功能障碍时,可行瘤体部分切除或全部切除后整形修复。神经纤维瘤内血管壁结构异常,瘤体可见大小不等的静脉窦、窦腔壁薄、缺乏弹性,导致术中止血困难。口腔颌面-头颈部血循环丰富并且解剖结构特殊,进一步增加了手术难度和危险。可以采取低温降压麻醉、粗丝线环扎瘤体、术中锐性分离并边切边止血、术后加压包扎等措施。对于病灶体积大、无明显界限、无包膜、血供丰富者,手术切除前,应有充分的术前准备,如术前超声、增强 CT、MRI 检查评估肿瘤范围,评估手术风险。同时要充分备血。对于少数巨大的病灶,可通过血管造影了解交通血管情况,有条件的还可在术前尝试经导管栓塞或电化学治疗等其他手段,以减少术中出血。影响丛状神经纤维瘤手术复发的三大因素:颌面-头颈部丛状神经纤维瘤术后复发的概率(60%)是身体其他部位(29%)的两倍;患者的复发率与手术年龄有一定关系,10岁以下手术的复发率为60%,10岁以上的复发率为30%;部分切除的复发率(45%)大于完全切除(20%)。

10%左右的丛状神经纤维瘤可恶性变,此时需要广泛切除。丛状神经纤维瘤化疗作用有限。目前认为放疗可以刺激丛状病变的生长恶变,所以如果没有恶性变不主张进行放疗。尚有报道用 CO_2 激光和吸脂术治疗神经纤维瘤,但这两种治疗方法仅适用于瘤体较小且位置表浅者。

四、研究进展与挑战

(一)发病机制研究进展与挑战

NFⅠ 基因位于 17q11.2,全长约 350kb,包含 60 个外显子,编码一段长约 11~13kb 的 mRNA。外显子 27 中包埋了三个表达基因 *EV*(外翻病毒插入部位基因)*12A*、*EV12B* 及 *OMGP*(少突神经胶质细胞髓磷脂糖蛋白),且按相反方向转录,这三个基因的功能尚不清楚。95%的突变发生于基因内。突变类型多种多样,包括:整个基因缺失、染色体重排导致基因中断、小的缺失或插入突变、终止突变、移码突变、氨基酸置换突变、剪接位点突变等。不同个体和人种的大样本研究结果发现,新突变的发生率高、位点多,没有所谓的突变"热点"。目前尚无证据表明 NFⅠ的基因型和临床表型有明确联系,临床表型的多样性可能和修饰基因有关。

NFⅠ 基因 cDNA 编码区长 8454bp,编码 2 818 个氨基酸残基,此蛋白质的分子量约为 327kD,称为神经纤维蛋白,分布于细胞质内。神经纤维蛋白内有一段 360 个氨基酸残基的区域,在结构与功能上与哺乳动物 p21^{ras}-GTP 酶激活蛋白(GAP)同源,此区域被称为 NFⅠ

GAP 相关区(NFⅠ-GRD),位于 *NFⅠ* 基因的中心部分,由外显子 20~27 编码。由于 *NFⅠ* 基因转录后剪接方式不同,已发现有四种神经纤维蛋白亚型:GRD Ⅰ、GRD Ⅱ、3′ALT 和 5′ALT2。神经纤维蛋白可将 GTP-RAS 转变为 GDP-RAS,从而使 RAS 保持在 GDP 的非激活状态。神经纤维蛋白的丢失使得高活性的 GTP-RAS 大量积聚,引起细胞增殖失控,导致肿瘤产生。目前认为神经纤维蛋白功能的丧失或障碍是 NFⅠ 的病因。

神经纤维瘤瘤体内有多种细胞,包括施万细胞以及数量不等的其他细胞及非细胞成分,如成纤维细胞、肥大细胞、富含黏液物质的胶原基质等。神经纤维瘤中施万细胞被认为是引发疾病的细胞。利用 Cre-lox 技术使得裸鼠体内施万干细胞中的 *NFⅠ* 基因特异性灭活,如果此时周围存在杂合性细胞,上述小鼠可以出现神经纤维瘤,提示肿瘤微环境对神经纤维瘤的形成非常重要。肥大细胞也可能会促进神经纤维瘤的形成。肿瘤内只有施万细胞会出现 RAS-GTP 表达水平增加,表明肿瘤发生的过程中尚有其他基因和表基因改变,如表皮细胞和血管内皮生长因子和其受体以及间质金属蛋白酶的改变。NFⅠ 的恶性变还需要细胞周期调控基因,如 *p53*、*p27-kip1*、*p16*、*p15*、*p14*、*cyclin D1* 和 *MDM2* 等的改变。

神经纤维蛋白参与了多种信号传导,对这些信号通路的研究有助于进一步揭示 NFⅠ 的发病机制,为药物治疗 NFⅠ 奠定基础。如何利用基因检查预测疾病的临床表型,为 NFⅠ 的基因诊断和疾病预防提供可行性也是迫切需要解决的问题。

(二) 治疗研究进展与挑战

目前尚无有效的疗法能预防或逆转 NFⅠ 的特征性病变,所以治疗主要集中在遗传咨询及对可治疗的并发症的早期发现,同时研究人员也在探索各种方法以提高临床对该病的治疗效果。外科手术的切除与重建仍主要用于对一些症状的处理方面,尽管手术方法有了不断的改进,但是尚无法治愈该病。所以近些年来在 NFⅠ 治疗方面的研究主要集中在生物、基因治疗方面。分子生物学研究进展使得对该病发病机制有了进一步了解,因此该病的生物、基因治疗有一定进展。

多种药物治疗丛状神经纤维瘤的临床试验正在进行中。有学者应用随机化安慰对照研究评估口服法尼基转移酶抑制剂(farnesyl transferase inhibitor)和抗纤维化药物吡非尼酮(pirfenidone)治疗进展性丛状神经纤维瘤和脊柱神经纤维瘤的可行性。临床尝试使用的药物还有抗组胺剂——盐湖索酸盐(ketotifen fumarate)、维 A 酸或干扰素(retinoic acid or interferon)、酞胺呱啶(thalidomide)以及 5-甲基-1-苯基-2-吡啶酮(5-methyl-1-phenyl-2-1H-pyridone)。这些药物都是针对神经纤维瘤发生发展过程中的某一环节而制,如降低肥大细胞的功能、抗血管生成和阻止信号传导以及抗纤维化等。目前均处于小规模 Ⅰ~Ⅱ 期临床试验阶段,尽管有些药物已显示了一定的疗效,如疼痛的减轻、肿瘤的缩小等,但是批量上市前仍有待多中心、大规模的临床研究。

NFⅠ 是常染色体显性遗传病,理论上基因治疗将是最佳治疗方案。然而,NFⅠ 基因突变位置类型多样,突变热点不明确;其次,NFⅠ 涉及多系统损害,很难将正常基因导入所有靶器官,这也许只能通过治疗生殖干细胞来获得成功;再者,很难制作一个满意的 NFⅠ 动物模型,虽然报道过几种不同动物的模型,但是都不能模仿人类的 NFⅠ。因此,NFⅠ 的基因治疗仍存在较大挑战。

第四节　恶性周围神经鞘瘤

恶性周围神经鞘瘤(malignant peripheral nerve sheath tumor,MPNST)指起源于神经鞘细胞,如施万细胞或神经束膜细胞的恶性肿瘤。曾经有过不同的命名,如恶性雪旺瘤(malignant schwannoma)、神经纤维肉瘤(neurofibrosarcoma)、神经性肉瘤(neurogenic sarcoma)和恶性神经鞘瘤(malignant neurilemmoma)。1990 年后随着电镜的使用和免疫组化技术的发展,WHO 在软组织肿瘤的分类中才有了 MPNST 的命名。

恶性周围神经鞘瘤发病率大约为百万分之一,占软组织肉瘤的 3%~10%,男女发病率相似。虽然有新生儿和婴幼儿患者,但是最常见的发病年龄为 20~50 岁,20 岁以下患者仅占 10%,大多数散发病例年龄大于 35 岁。Ⅰ型神经纤维瘤病是恶性周围神经鞘瘤的危险因素,50%~60%的恶性周围神经鞘瘤患有Ⅰ型神经纤维瘤病,10%左右的Ⅰ型神经纤维瘤病可以恶变为恶性周围神经鞘瘤。Ⅰ型神经纤维瘤病发生恶性周围神经鞘瘤的危险性是正常人群的 113 倍,并且Ⅰ型神经纤维瘤病恶变发生的恶性周围神经鞘瘤平均发病年龄要提前 10 年左右。放射线是恶性周围神经鞘瘤的另一危险因素,大约 10% 的恶性周围神经鞘瘤可以追溯到放疗病史。

一、临床与病理特点

(一) 临床特点

恶性周围神经鞘瘤在临床上表现为迅速增长的肿块。多数患者在首诊就可表现为 5~10cm 的肿块,可伴有疼痛、感觉异常和其他神经症状。Ⅰ型神经纤维瘤病患者的神经纤维瘤如果体积突然增大,或者出现新的神经症状,要警惕恶性周围神经鞘瘤的可能性。通常情况下,丛状神经纤维瘤和局限的皮下纤维瘤可以恶性变为恶性周围神经鞘瘤,皮肤神经纤维瘤不会发生恶性变。

恶性周围神经鞘瘤最常见的发病部位为:上臂、大腿、胸部、腹膜后腔和骨盆。常见的发病部位有:脊柱神经根、坐骨神经、臂丛、骶丛和外周神经。虽然良性周围神经鞘瘤头颈部好发,但是发生在口腔颌面-头颈部的恶性周围神经鞘瘤很少。资料显示头颈部恶性周围神经鞘瘤仅占全身的 10% 以下,占头颈部肉瘤的 2%~6%。

(二) 病理特点

1. 大体观　肿瘤多呈梭形或椭圆形,具有假性包膜。切面呈黄褐色鱼肉样物和出血坏死。质地中等偏硬,高度恶性者可脆软。

2. 镜下表现　肿瘤由施万细胞、成纤维细胞、神经束膜细胞、横纹肌母细胞和未分化原始细胞组成。肿瘤细胞丰富,为梭形呈束状生长,构成明暗相间的大理石样形态。梭形细胞较大,形态一致,细胞边界不清晰,胞核呈多形性,染色质深染。高度恶性者,可见大量核分裂象和坏死区域。偶见多核巨细胞。低度恶性周围神经鞘瘤细胞成分和核分裂象较少,坏死不明显。少数恶性周围神经鞘瘤有玫瑰花样结构,细胞核呈栅栏排列,嗜神经生长。10%~15% 恶性周围神经鞘瘤细胞成分较少,可见大量的纤维组织。恶性周围神经鞘瘤中可以见到表皮样成分或者不同分化程度的间质。肿瘤间质可以多向分化形成横纹肌肉瘤

（此时又称恶性蝾螈瘤，Triton 瘤）、软骨肉瘤、骨肉瘤和血管肉瘤样结构。少数恶性周围神经鞘瘤可能含有腺样或鳞状细胞结构，导致其与滑膜肉瘤难以区分。

二、诊断与鉴别诊断

对于有恶性肿瘤病史、接受过放疗、有恶性周围神经鞘瘤家族史、内脏神经纤维瘤、病变位于上臂和腰骶丛，或者多发性神经纤维瘤出现轻微轴突感觉或者运动神经症状，以及有 I 型神经纤维瘤病基因微缺失的 I 型神经纤维瘤病患者要高度警惕。疑似病例需要认真体检，必要时取活检。由于肿瘤血供丰富，活检可能引起较多出血。恶性周围神经鞘瘤因组织结构变化较大，病例少且缺乏组织学诊断标准而难以诊断。符合以下病理学特征的肉瘤可以诊断为恶性周围神经鞘瘤：①肿瘤发生于或者来源于周围神经；②由良性或者其他恶性周围神经肿瘤转变；③发生于 I 型神经纤维瘤病患者且具有恶性周围神经鞘瘤表现；④具有恶性周围神经鞘瘤特征，且在组织学、免疫组化或者超微结构上显示有施万细胞或神经周细胞分化特征。

恶性周围神经鞘瘤难以诊断的另一原因是缺少特异性免疫标志物，虽然 50%~90% 恶性周围神经鞘瘤表达 S-100，但是只是少量细胞局灶性染色。有助于鉴别诊断的标志物还包括 Leu-7 和髓鞘碱性蛋白，但这些标志物并非特异性。如果患者有良性神经纤维瘤或者 I 型神经纤维瘤病病史，诊断就相对容易。

MRI 和 CT 无法区别神经纤维瘤和恶性神经鞘瘤，氟脱氧葡萄糖正电子发射断层摄影术（fluorodeoxyglucose positron emission computed tomography，FDG-PET）和镓-67 扫描术可以帮助区分神经纤维瘤是否发生恶性。

恶性周围神经鞘瘤易发生血行转移，所有恶性周围神经鞘瘤患者需要行胸部 CT 排除肺部转移。

三、治疗与预后

手术是恶性周围神经鞘瘤的首选治疗方法。手术原则与其他软组织恶性肿瘤一样，需要广泛地整块切除（en-bloc resection），且肿瘤累及神经不做保留。由于疾病恶性程度高，生存周期短，一般情况下不做神经移植。部分肢体部位的恶性周围神经鞘瘤需要截肢。恶性周围神经鞘瘤局部淋巴结转移很少，因此发生在口腔颌面-头颈部的恶性周围神经鞘瘤不建议做预防性颈淋巴清扫术。

恶性周围神经鞘瘤术后局部复发率高达 20%~24%，头颈部局部复发率甚至达到 50%。在术后 2 个月乃至十余年都可能发生局部复发。Ramanathan 发现 75% 的局部复发发生在术后两年内，Baehring 认为中位复发时间为 22 个月。与局部复发相关的危险因素包括：切缘阳性、曾经有过复发史以及肿瘤部位（头颈部为高发部位）。

远处转移很常见，部分病例就诊时就已经发生远处转移。最常见的转移部位是肺部，此外还有肝、淋巴结和脑。肿瘤发生远处转移的时间很短，中位远处转移时间为 13 个月，75% 的远处转移患者发生在 24 个月内。与远处转移相关的危险因素有：原发灶的大小、病理分级和是否有局部复发。

恶性周围神经鞘瘤是否要进行放、化疗尚存在争议。由于该病的发病率低,无法随机化系统评估疗效,所有化疗资料都来自单中心回顾性研究。大多数学者认为化疗对较大体积的病灶、无法手术切除或有转移的恶性周围神经鞘瘤患者有意义。恶性周围神经鞘瘤的一线化疗药物是异环磷酰胺/阿霉素,二线化疗药物种类目前尚无定论。吉西他滨/多西泰索或者卡铂/表鬼臼毒素吡喃葡糖苷有一定疗效。目前多种化疗方案都在使用和观察中。与其他软组织肉瘤相比,恶性周围神经鞘瘤的局部复发率更高。证据显示放疗可以抑制恶性周围神经鞘瘤的局部复发率。有学者认为对于病理微残留或分级较低的恶性周围神经鞘瘤可以补充放疗。

恶性周围神经鞘瘤预后很差,5 年生存率为 41%~52%,中位生存时间仅为 45 个月,而 NF I 患者伴发的恶性周围神经鞘瘤 5 年生存率仅为 21%。影响生存率的因素有:肿瘤大小、是否有复发史、肿瘤的部位、肿瘤的恶性程度以及手术切缘是否阴性。位于头颈部的恶性周围神经鞘瘤预后更差,5 年生存率只有 15%~35%,其中一个重要原因是此部位的肿瘤有时无法整块切除。资料显示,在所有的病理类型中,恶性蝾螈瘤的预后最差。

四、研究进展与挑战

50%~60% 的恶性周围神经鞘瘤患者同时患有 I 型神经纤维瘤病,因此 I 型神经纤维瘤病基因在恶性周围神经鞘瘤病变中的作用机制引起了众多学者的关注。研究发现 I 型神经纤维瘤病基因双等位缺失不能引起神经纤维瘤的恶性转化,动物模型显示 I 型神经纤维瘤病基因缺失可以引发丛性神经纤维瘤,但是病变的恶性转变还需要其他基因,如 *p27-Kip1*、*p53* 和 *CDKN2A* 的参与。恶性周围神经鞘瘤与其他肉瘤不同,很少发生染色体易位。将 I 型神经纤维瘤病伴发的恶性周围神经鞘瘤和散发的恶性周围神经鞘瘤患者染色体对照研究发现, I 型神经纤维瘤病伴发的恶性周围神经鞘瘤患者染色体的 1p3、4p1 和 21p1-q2 常发生缺失异常,1p21-22、1p32-34、8p11-12、17q10-12 发生获得异常。研究还显示, I 型神经纤维瘤病基因存在微缺失(microdeletion)的患者发生恶性周围神经鞘瘤的可能性是正常人的 2~3 倍。DNA 微芯片检测同一 NF I 患者的丛状神经瘤和恶性周围神经鞘瘤,发现 133 个基因存在差异。进一步免疫组化证实,恶性周围神经鞘瘤中 MMP313、PDGFRa 和纤黏蛋白的蛋白表达量增加。全表达谱基因芯片研究显示,恶性周围神经鞘瘤中施万细胞分化标志 SOX10、CNP、PMP22 和 NGFR 表达下降,而神经嵴干细胞标志 SOX9 和 TWIST1 过表达。用 RNA 干扰抑制恶性周围神经鞘瘤细胞中 TWIST1 表达,可以降低细胞的化学趋化能力。对恶性周围神经鞘瘤的蛋白研究显示,肿瘤中 p53、p27、CDKN2A/p16 及 CHFR 的表达下降,而 EGFR、CD44、PDGFRa、HGF、C-met、Emmprin 和 MT1-MMP 的表达增强。

基础研究的进展为生物治疗恶性周围神经鞘瘤奠定了基础。有研究尝试使用抑制 RAS、mTOR、PAK1 信号通路的药物治疗恶性周围神经鞘瘤。研究结果显示,单独使用法尼基转移酶抑制剂(RAS 抑制剂)或者洛伐他汀(IIMGCoA 抑制剂)不能治疗 I 型神经纤维瘤病恶变的恶性周围神经鞘瘤,而联合应用可以体外抑制 MPNST 细胞增殖,诱导凋亡。雷帕霉素(mTOR 抑制剂)可以抑制裸鼠体内 MPNST 的生长。FK228(组蛋白脱乙酰基酶抑制,抗 PAK1 药物剂)可以抑制 I 型神经纤维瘤病缺陷的恶性周围神经鞘瘤细胞体外生长,导致裸鼠体内恶性周围神经鞘瘤移植瘤的完全消退。目前,表皮生长因子受体小分子酪氨酸抑制剂 Erlotinib 治疗恶性周围神经鞘瘤已进入临床Ⅱ期研究。由此可见,新型靶向生物治疗距临床应用尚有一段距离。恶性周围神经鞘瘤发病率非常低,因此需要多中心的随机临床研究来进一步评估已有化疗方案的有效性。

口腔颌面-头颈部恶性周围神经鞘瘤5年生存率只有15%~35%,其中一个重要原因是此部位的肿瘤有时无法整块切除。在过去几年内,颅颌面部的计算机辅助外科技术得到了迅速发展,使得精确地整块切除头颈部肿瘤成为可能,并扩大了手术切除的适应证,有利于提高恶性周围神经鞘瘤的生存率。

第五节　炎性肌成纤维细胞瘤

炎性肌成纤维细胞瘤(inflammatory myofibroblastic tumor,IMT)是由分化的肌成纤维细胞性梭形细胞组成,常伴大量浆细胞和/或淋巴细胞的一种间叶性肿瘤,具有一定的复发倾向和恶变潜能。2002年,WHO软组织肿瘤国际组织学分类专家组正式提出IMT命名,包括浆细胞肉芽肿、组织细胞瘤、纤维黄色瘤、炎性肌纤维组织细胞增生、黏液样错构瘤、炎性假瘤、假性淋巴瘤和炎性纤维肉瘤等。

目前,IMT的确切病因仍不清楚。可能是机体对损伤(如手术、创伤)过度反应后的异常炎性修复,也可能是EB病毒感染或特殊细菌感染所致。最近有文献报道,部分IMT患者中发现染色体异常。

一、临床与病理特点

(一) 临床表现

好发于儿童和青少年,成人也可发生,男与女之比大约为1:1.4。主要发生于肺部(占全部肺肿瘤的0.04%~1.00%),其次为大网膜和肠系膜(占肺外的43%),其他部位包括纵隔、胃肠、胰腺、泌尿生殖器、口腔、乳腺和中枢神经系统等。

临床起病较隐匿,主要表现为缓慢增大的局部肿块,少数呈现多个结节,可在同一部位多发,也可在多个部位同时或先后发生。头颈部IMT主要见于眼眶、咽喉、口腔及鼻窦区,可以出现鼻塞、咽喉肿痛、声嘶、发音困难和喘鸣等症状。可累及周围血管、神经,少见远处转移。

部分患者(15%~30%)伴有疼痛、发热、乏力、盗汗、体重下降等全身症状。

实验室检查呈现贫血、血小板增多、血沉加快及血清免疫球蛋白增多等。

CT检查显示为结节状或分叶状软组织密度肿块(CT值为30~50HU),界限清楚或呈浸润性,可以出现局部钙化或中心区坏死。增强扫描呈均匀或不均匀中度至显著强化,无特异性表现。多普勒超声显示明显的脉管形成。

(二) 病理学特点

肉眼观,IMT为局限性或多结节的实性肿块或息肉样肿物,表面黏膜完整或溃疡状,质地中等、坚韧,切面灰白或黄褐色,有时呈黏液样外观。部分可混杂灶性脂肪组织及灰白色纤维条索的编织状外观。少数可见灶性出血、坏死及钙化。

镜下观,肿瘤无包膜,由增生的成纤维细胞和肌成纤维细胞组成。细胞形态为梭形,细胞质呈弱嗜酸性染色,可见核仁。细胞有轻度异形性,核分裂数量不等,缺乏不典型核分裂象。肿瘤中散在大量的炎性细胞是其最具特征的改变,多数为淋巴细胞和浆细胞,也有嗜酸性粒细胞、嗜中性粒细胞及组织细胞等。组织学可分为三种类型:①黏液/血管型——间质明显水肿及黏液样变,其间穿插疏松排列的肥胖梭形细胞以及各种炎症细胞,可有不规则的血管网,形成肉芽组织样表现,类似于结节性筋膜炎。细胞有小泡状核,丰富的嗜酸性胞质,似横纹肌母细胞,但无横纹。核分裂象可活跃或无病理性核分裂象。浸润的炎细胞多为淋巴细胞、中性粒细胞、嗜酸性粒细胞,而浆细胞较少。血管可扩张,偶可见红细胞外渗。②梭形细胞密集型——致密的梭形细胞增生,细胞常排列成人字形或车辐状,不同区域核分裂象数量不等;炎细胞浸润主要为浆细胞,其他淋巴细胞可形成反应性滤泡结节;肿瘤可长入血管腔或环绕血管生长。此型与纤维组织细胞瘤、平滑肌肿瘤和胃肠道间质瘤等梭形细胞肿瘤相似,细胞密集异形性明显时极似梭形细胞肉瘤。③少细胞纤维型——细胞增生不活跃,致密成片的胶原纤维间质中可见淋巴细胞和大量浆细胞浸润,类似于瘢痕样少细胞的胶原化斑块或韧带样纤维瘤病。少数肿瘤可出现点状或大片钙化和骨化,也可出现坏死、局部侵犯甚至转移。上述三种形态可单独或同时出现,以第二种较为常见,有时可呈分带现象。

电镜下 IMT 中的梭形细胞同时具有成纤维细胞和平滑肌细胞的特征,既含有丰富的粗面内质网、发育良好的高尔基体、较多微丝以及细胞内胶原,又有数量不等的肌丝束、密体及密斑等结构。细胞周围有不连续的基板样结构,其他细胞器稀少。肿瘤其他成分有成熟的成纤维细胞、细胞外胶原、间充质细胞、肥胖的内皮细胞及各种炎症细胞。

从免疫组织化学来讲,IMT 具有肌成纤维细胞的免疫表型,即肿瘤细胞同时表达间叶细胞标记 Vimentin 和肌源性标记 SMA、MSA。其中 Vimentin 呈强阳性(99%)表达,细胞质弥漫着色,偶为灶性着色;SMA(92%)和 MSA(89%)呈阳性,并且 SMA 着色较 MSA 强。部分呈阳性表达的有 Desmin、Actin、Calponin(肌源性标记)、CK、EMA、CD68、CD30 等。而 S-100、Myoglobin、CD34、CD21 及 CD117 等的表达则为阴性。近年来发现,IMT 中激活素受体样激酶-1(ALK-1)的免疫组化阳性表达率高达 89%,提示可作为一项诊断指标。

二、诊断与鉴别诊断

由于 IMT 临床及影像学缺乏特异性表现,确诊主要依据光镜下典型的组织学特征(分化成熟的肌成纤维细胞伴大量淋巴细胞、浆细胞浸润,间质为黏液性、纤维血管性或胶原性)和免疫组织学表型(Vimentin、SMA、MSA 和 ALK-1),必要时应辅以电镜检查。IMT 诊断不提倡依赖针吸活检或术中冷冻,以避免诊断的片面性。术前活检取材量要充足,而且要行常规石蜡包埋切片检查和借助免疫组化方可确诊。

临床上,口腔颌面部 IMT 需要与以下几种梭形细胞肿瘤进行鉴别。

1. 纤维瘤病(fibromatosis) 常多发,好发于皮肤。病变中可见较多分化好的成纤维细胞,但细胞主要呈平行状排列,略呈波浪状弯曲。增生细胞之间有数量不等的胶原纤维,细胞成分少,炎细胞浸润不明显。肿瘤呈浸润性生长,周边包绕骨骼肌,与肌腱、腱膜关系密切。

2. 孤立性纤维性肿瘤(solitary fibrous tumor,SFT) 见于身体各部,头颈部罕见。临床上表现为孤立的软组织肿块,质地坚韧,与周围组织界限清楚。显微镜下可见成纤维细胞样细胞疏密相间交替排列,细胞密集区主要为无异形性的梭形细胞,细胞疏松区可见瘢痕样致密胶原纤维的沉积和黏液变性,或有血管外皮瘤样"鹿角状"薄壁血管区域的存在。大多数 SFT 都表达 CD34,且 CD34 的阳性表达率与肿瘤分化程度有关。

3. 胚胎性横纹肌肉瘤(rhabdomyosarcoma,RMS)   儿童 IMT 在临床与组织学上可似 RMS,但是 RMS 没有弥漫的炎症性背景,而且 IMT 多发生于较大的儿童。免疫组织化学检测易区别二者:分化性横纹肌母细胞胞质丰富,myoglobin 胞质阳性;低分化者细胞的核则呈 MyoD1、myogenin 阳性,而 IMT 呈 SMA 和 Calponin 阳性。

4. 恶性纤维组织细胞瘤(malignant fibrous histiocytoma,MFH)   IMT 出现巨大的异形细胞时应与之区别。MFH 的细胞异形性明显,有车辐状排列特征,混杂以不等量黄色瘤样细胞,并伴有炎细胞浸润,故又称恶性黄色肉芽肿。核分裂活跃,可见病理性核分裂。组织细胞标记物阳性,肌源性标记不表达。

5. 霍奇金淋巴瘤(Hodgkin lymphoma,HL)   HL 的特点主要是:①通常累及淋巴结,主要是颈部淋巴结;②患者以儿童和青年人为主;③R-S 细胞和 Hodgkin 细胞仅占细胞总数的少部分,并分散在丰富的反应性炎细胞和伴随细胞群之中;④肿瘤细胞通常被 T 细胞围绕,形成玫瑰花环。少数 IMT 可具有似 R-S 细胞的巨大异形细胞,但 HL 中的 R-S 细胞呈 CD15 及 CD30 阳性。

6. 肌成纤维细胞肉瘤   又称恶性肌成纤维细胞瘤,较为罕见。与 IMT 形态学难区别,鉴别点包括肯定的梭形细胞肉瘤形态、免疫组化肌源性标记弥漫强阳性、电镜下兼有纤维母细胞和平滑肌细胞特点,但没有炎细胞浸润。

7. 梭形细胞癌   对梭形细胞癌进行上皮免疫组织化学检测 CK、上皮膜抗原呈弥漫、强阳性表达,而 IMT 则表达间叶及肌成纤维细胞标记。

8. 其他   其他组织学可能近似的肿瘤有:平滑肌肉瘤、多形性黏液性肉瘤、硬化性淋巴瘤等,可借助各自细胞的免疫表型标记物进行鉴别。IMT 还要与头颈部息肉及炎性组织进行鉴别。

三、治疗与预后

IMT 的治疗应综合考虑其临床表现、影像学表现、病理学特点以及患者身体状况,确定治疗方案。目前,IMT 的治疗方法主要是外科手术完整地切除肿物、卫星结节以及转移肿物,并且要密切随访。对于不能完全切除的病变或复发性头颈部病变,可采用大剂量糖皮质激素(如地塞米松、甲泼尼龙、强的松龙等),部分患者症状可消退;也可以采用免疫抑制剂,如环磷酰胺、甲胺蝶呤、硫唑嘌呤、长春新碱等;非甾体类抗炎药如布洛芬、免疫球蛋白等短期疗效尚可,长期效果不佳,易复发。现有资料显示,IMT 对化疗及放疗均不敏感,一般不建议采用。

关于 IMT 的预后,文献中报道的差异较大。目前观点认为,IMT 属中间性或低度恶性肿瘤,绝大部分的临床过程表现为良性,病程惰性、迁延。根据文献报道,IMT 手术切除后局部复发率为 23%~27%,复发间隔时间数月至最长 9 年,复发一至数次偶有转移报道。头颈部 IMT 更具有侵袭性,偶有局部淋巴结及远隔转移。与 IMT 局部复发有关的因素包括:病变发生部位及大小、多结节性生长、细胞异形性、神经节样细胞、表达 TP53、异倍体核型、局部浸润及病变相邻重要器官。有研究发现,复发的病例通常肿瘤体积较大(平均直径≥4cm)或病变位于难以完全切除之部位(如心脏、上呼吸道、肠系膜、大网膜、腹膜、盆腔及腹膜后)。患者年龄大也是预后不良的因素。有 AIK 表达的一般预后较好,也有个别自发消退的病例。但有报告显示,发生转移的病例其原发肿瘤与无转移病例相比没有组织学差异,也缺少明显恶性组织学特征。鉴于有恶性 IMT、远隔转移和多年后复发的病例,有必要进行长期追踪随访。

四、研究进展与挑战

IMT 的发生可能与创伤、炎症、病毒或特殊细菌感染有关,但确切的遗传学发病机制并不清楚。有研究发现,部分 IMT 出现 12 号染色体上的 HMGIC(亦称 HMCA2)存在基因重排现象。Biselli 等曾报道约 50% 儿童的 IMT 是非整倍体(aneuploid)。有报道发现,在 32 周胎儿体内(腰椎旁)发现 IMT,肿瘤核型显示染色体 2 与染色体 11 移位,荧光原位杂交证实基因重排。

最近有不少研究证实,部分 IMT 中显示 *ALK* 的基因重排和 ALK 蛋白活化,*ALK* 基因重排位点位于 2p23 染色体。基因重排常见于儿童及年轻人,而 40 岁以上患者不常见。进一步研究发现,ALK 基因和 Rb-2 蛋白基因融合,融合部位是原肌球蛋白的两个相关基因 *TPM3* 与 *TPM4*,网络蛋白重链(CLTC)和半胱氨酰-tRNA 合成酶(CARS)基因是融合的伙伴。不过,*ALK* 基因重排和蛋白的激活限于肌成纤维细胞,炎性细胞正常。另有研究显示,IMT 中 ALK 阳性细胞缺乏肌成纤维细胞表型,提示可能是不成熟的原始间叶细胞。Tsuzuki 等对膀胱 IMT 的 ALK-1 表达的研究发现,ALK-1 阳性与阴性病例的组织学形态相同。而 Jeon 等检测 10 例中枢神经系统 IMT,均未见 ALK 活性。上述进一步证实了 IMT 的本质是一种克隆性、肿瘤性增生。

应用 RT-PCR、FISH 等研究证实,虽然其他软组织肿瘤(横纹肌肉瘤、脂肪性肿瘤、尤因肉瘤、原始神经外胚叶肿瘤、恶性纤维组织细胞瘤、平滑肌肉瘤)中也存在 ALK 的表达,但是这些肿瘤中 ALK 的表达仅为低水平,且未发现 *ALK* 基因的融合转录。另有研究表明,*ALK* 基因扩增见于少数间叶源性肿瘤,而 *ALK* 基因重排仅见于 IMT,可能仅代表间叶肿瘤一个亚型。

综上所述,目前对 IMT 尚未确立可靠的预测临床结局的组织学标准,需要从多种途径继续对 ALK 改变的分子学机制进行进一步研究。

(尚政军　张文峰　贾　俊)

参 考 文 献

1. 刘庆余,陈建宇,梁碧玲,等.软组织韧带样型纤维瘤病的影像表现及其病理特征.癌症 2008,27(12):1287-1292.

2. 杨吉龙,王坚,朱雄增.韧带样型纤维瘤病的病理学和遗传学研究进展.中华病理学杂志 2005,34(8):537-539.

3. 曹海光,刘素香.炎性肌纤维母细胞瘤.中国肿瘤临床,2007,34(13):776-779.

4. 杨烁,刘曙光,钟星华,等.口腔颌面部炎性肌纤维母细胞瘤 2 例报告及文献复习.广东牙病防治,2013,21(2):88-92.

5. 林建韶,张建民,惠京,等。炎症性肌纤维母细胞瘤及低度恶性肌纤维母细胞肉瘤. 临床与实验病理学杂志,2007,23(4):385-388.

6. BHATTACHARYYA A K,PERRIN R,GUHA A. Peripheral nerve tumors:management strategies and molecular insights. J Neurooncol,2004,69(1-3):335-349.

7. ROSENBERG A E. Malignant fibrous histiocytoma:past, present, and future. Skeletal Radiol, 2003, 32:613-618.

8. BOYD K P,KORF B R,THEOS A. Neurofibromatosis type 1. J Am Acad Dermatol,2009,61(1):1-14.

9. BREMS H,BEERT E,DE RAVEL T,et al. Mechanisms in the pathogenesis of malignant tumours in neurofibromatosis type 1. Lancet Oncol,2009,10(5):508-515.

10. ENZINGER F M,WEISS S W. Soft tissue tumors:fibromatoses. 4th ed. St Louis,MO:Mosby,2001.

11. FADDA M T,GIUSTINI S S,VERDINO G G,et al. Role of maxillofacial surgery in patients with neurofibromatosis type Ⅰ. J Craniofac Surg,2007,18(3):489-496.

12. FLETCHER C D M,KRISHNAN K,MERLENS F. World health organization:tumours of soft tissue and bone. Lyon:WHO,2002.

13. FLETCHER C D M. The evolving classification of soft tissue tumours:an update based on the new WHO classification. Histopathology,2006,48:30-32.

14. GROBMYER S R,REITH J D,SHAHLAEE A,et al. Malignant peripheral nerve sheath tumor:molecular pathogenesis and current management considerations. J Surg Oncol,2008,97(4):340-349.

15. IWASAKI H,NABESHIMA K,NISHIO J,et al. Pathology of soft-tissue tumors:daily diagnosis,molecular cytogenetics and experimental approach. Pathol Int,2009,59(8):501-521.

16. LEE Y J,MOON H,PARK S T,et al. Malignant peripheral nerve sheath tumor arising from the colon in a newborn:report of a case and review of the literatures. J Pediatr Surg,2006,41(2):e19-e22.

17. MATUSHANSKY I,CHARYTONOWICZ E,MILLS J,et al. MFH classification:differentiating undifferentiated pleomorphic sarcoma in the 21st Century. Expert Rev Anticancer Ther,2009,9(8):1135-1144.

18. PARK S W,KIM H J,LEE J H,et al. Malignant fibrous histiocytoma of the head and neck:CT and MR imaging findings. AJNR Am J Neuroradiol,2009,30(1):71-76.

19. TOS A P. Classification of pleomorphic sarcomas:where are we now? Histopathology,2006,48:51-62.

20. TROVO-MARQUI A B,TAJARA E H. Neurofibromin:a general outlook. Clin Genet,2006,70(1):1-13.

21. WANG C P,CHANG Y L,KO J Y,et al. Desmoid tumor of the head and neck. Head Neck,2006,28(11):1008-1013.

22. WEISS S W,GOLDBLUM J R. Malignant tumors of the peripheral nerves. //Strauss M. Soft tissue tumors. 4th ed. St Louis,Mo:Mosby,Inc. ,2001:1209-1230.

23. YOHAY K H. The genetic and molecular pathogenesis of NF1 and NF2. Semin Pediatr Neurol,2006,13(1):21-26.

24. KORLEPARA R,GUTTIKONDA V R,MADALA J,et al. Inflammatory myofibroblastic tumor of mandible:a rare case report and review of literature. J Oral Maxillofac Pathol,2017,21(1):136-139.

25. KANSARA S,BELL D,JOHNSON J,et al. Head and neck inflammatory pseudotumor:case series and review of the literature. Neuroradiol J,2016,29(6):440-446.

26. TAY S Y,BALAKRISHNAN A. Laryngeal inflammatory myofibroblastic tumor(IMT):a case report and review of the literature. J Med Case Rep,2016,23;10(1):180.

27. WANG Z,ZHAO X,LI K,et al. Analysis of clinical features and outcomes for inflammatory myofibroblastic tumors in China:11 years of experience at a single center. Pediatr Surg Int,2016,32(3):239-243.

28. SPINAZZI E F,DESAI S V,FANG C H,et al. Lateral skull base Inflammatory pseudotumor:a systematic re-

view. Laryngoscope,2015,125(11):2593-2600.

29. HOURANI R,TASLAKIAN B,SHABB N S,et al. Fibroblastic and myofibroblastic tumors of the head and neck:comprehensive imaging-based review with pathologic correlation. Eur J Radiol,2015,84(2):250-260.

30. DESAI S V,SPINAZZI E F,FANG C H,et al. Sinonasal and ventral skull base inflammatory pseudotumor:a systematic review. Laryngoscope,2015,125(4):813-821.

31. KHOO J F,BATT M,STIMPSON P,et al. Supraglottic immunoglobulin-G4 related plasma cell granuloma:case report and literature review. Head Neck,2014,36(6):e57-e59.

32. AMIN M,ALI R,KENNEDY S,et al. Inflammatory myofibroblastic tumor of the nose and paranasal sinuses masquerading as a malignancy. Ear Nose Throat J,2012,91(5):E1-E3.

33. DEVANEY K O,LAFEIR D J,TRIANTAFYLLOU A,et al. Inflammatory myofibroblastic tumors of the head and neck:evaluation of clinicopathologic and prognostic features. Eur Arch Otorhinolaryngol,2012,269(12):2461-2465.

34. ONG H S,JI T,ZHANG C P,et al. Head and neck inflammatory myofibroblastic tumor(IMT):evaluation of clinicopathologic and prognostic features. Oral Oncol,2012,48(2):141-148.

口腔颌面部软组织囊肿是较常见的良性病变,一般根据病史、临床表现及必要的影像学检查,术前可建立诊断。然而,一部分实体肿瘤甚至恶性肿瘤的转移灶表现出囊肿的临床特点,可能造成误诊。另外,病毒感染或寄生虫感染亦可能在颌面部形成囊肿或囊性病变,而这些疾病的治疗与良性软组织囊肿有很大不同。本章将结合各种病变特点,分别介绍其诊断、鉴别诊断和治疗进展。

第一节　唾液腺囊肿

黏液囊肿是最常见的唾液腺囊肿,而三对大唾液腺中,舌下腺囊肿最多见,而腮腺囊肿少见。

一、黏　液　囊　肿

(一) 发病机制

黏液囊肿(mucoceles)是由于小唾液腺导管创伤或腺泡受损引起黏液外渗而形成,或是由于导管阻塞,唾液滞留,导管扩张所致。根据囊肿有无衬里上皮,黏液囊肿分为黏液外渗囊肿(mucous extravasation cyst)和黏液潴留囊肿(mucous retention cyst)两种。

(二) 诊断与鉴别诊断

1. 临床特点　黏液囊肿可发生于任何年龄,患病最多者为 20 岁、30 岁年龄组。外渗性囊肿的患病年龄较小,潴留性囊肿患病年龄较大。Harrison(1975)报告的 400 例黏液囊肿中,外渗性囊肿84%见于40岁之前,而85%的潴留性囊肿患者年龄大于40岁。无明显性别患病倾向。外渗性囊肿最常见的患病部位为下唇(约20%),口底、舌、颊黏膜亦较常见,潴留性囊肿常见的患病部位为颊、口底及腭部,其他部位较少见。黏液囊肿绝大部分为外渗性,仅少数为潴留性。

黏液囊肿为无痛性肿胀。部分病变可因自发性破裂或刺破引流后暂时缩小。囊肿为圆形或卵圆形,表面光滑。绝大多数直径在 5 ~10mm。表浅的病变呈蓝色,有波动感,而较深、较小的病变表面黏膜颜色正常,质较硬。常为单发,偶见多发。舌尖腹侧的小唾液腺潴留囊肿称舌前腺囊肿或布-努腺囊肿(cyst of Blandin-Nuhn gland)。主要临床症状为异物感,部分患者出现进食时囊肿增大、胀痛等症状。

黏液囊肿因位置较浅易于诊断,病变较小而位置较深时,则可能误为小唾液腺肿瘤。

2. 组织病理学　黏液外渗囊肿的囊壁为肉芽组织或致密的纤维结缔组织,有巨噬细胞、淋巴细胞、多核白细胞以及嗜酸性粒细胞浸润,囊腔内含弱嗜伊红的黏液和许多空泡状巨噬细胞(或称嗜黏液细胞,muciphages);黏液潴留囊肿衬里上皮为较薄的扁平或立方状上皮、复层鳞状上皮或假复层纤毛柱状上皮。

(三) 治疗现状

黏液囊肿常采用手术切除。较小的囊肿在其表面做纵切口,较大的囊肿或因创伤致囊肿破裂、表面有瘢痕组织时,则在囊肿表面做梭形切口。采用钝性或锐性分离,完整摘除囊肿。术创内裸露的黏液腺予以摘除,以减少术后囊肿复发。除手术治疗外,黏液囊肿亦可选用冷冻治疗或囊腔内注射药物(碘酊等)治疗。

二、舌下腺囊肿

(一) 发病机制

舌下腺囊肿(ranula)的发病机制与黏液囊肿相似,但由于解剖学特点而造成其有多种不同的表现。舌下腺位于口底黏膜舌下皱襞的深面,下颌舌骨肌上面。舌下腺体积较小,其导管细,分8~20支小管,直接开口于口底黏膜。舌下腺囊肿的形成可能是由于创伤导致腺泡或导管破裂,分泌的黏液渗入周围软组织,形成外渗性囊肿;或是舌下腺导管阻塞,腺体及导管近端的分泌液潴留而形成囊肿。由于下颌舌骨肌发育缺陷,舌下腺或囊肿穿过该肌裂隙突入下颌下区,是潜突型囊肿形成的原因。

(二) 诊断与鉴别诊断

1. 临床特点　舌下腺囊肿可发生于任何年龄段,但以青少年多见。囊肿形成后,主要向口腔内突出的口内型,病变位于口底前份一侧,表面黏膜呈浅蓝色(图 21-1-1)。扪时质软,有波动感。较大的舌下腺囊肿可自一侧口底延伸至对侧口底。囊肿还可能循口底肌间的筋膜薄弱处突入下颌下或颏下,形成哑铃型囊肿。临床上亦可遇见单纯表现为下颌下或颏下肿胀的潜突型舌下腺囊肿(plunging ranula)(图 21-1-2)。赵怡芳对 571 例患者、580 个囊肿的病例进行回顾性分析,发现表现为口内肿胀的囊肿 394 个(67.93%),表现为下颌下或颏下肿胀者 119 个(20.52%),口内及下颌下或颏下均表现肿胀者 67 个(11.55%)。口内型和哑铃型临床诊断较为容易,而口外型舌下腺囊肿临床表现无明显特征,容易误诊,应与大囊型淋巴管畸形(囊性水瘤)、鳃裂囊肿、皮样囊肿等鉴别。

2. 影像学表现　潜突型舌下腺囊肿的主要声像图特征是:界限清楚的无回声肿块,偶尔见少数线状或小点状回声,外形由小逐渐变大,呈漏斗状,无包膜或包膜回声纤细。而皮样囊肿或表皮样囊肿为低回声,囊壁较厚而完整。此外,囊腔造影及 CT 检查可清楚显示囊肿大小以及与舌下腺的关系。

3. 细针穿吸细胞学检查(FNAC)　为蛋清样浅黄色黏稠液体。而囊性水瘤的液体稀薄,淡黄色,清亮,涂片镜检可见淋巴细胞;甲状舌管囊肿穿刺液也较黏稠,但淀粉酶试验阴性;皮样囊肿或表皮样囊肿为乳白色内容物,有脱落的上皮细胞。

4. 组织病理学表现　囊壁薄,由纤维结缔组织或肉芽组织构成,多无上皮衬里,偶见扁平上皮或假复层柱状上皮衬里。囊肿邻近的组织内有程度不等的炎症细胞浸润,主要为淋巴细胞及浆细胞。

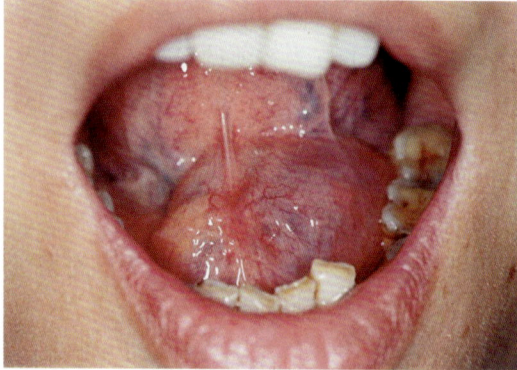

图 21-1-1 舌下腺囊肿
病变主要位于左侧,部分突入右侧口底。

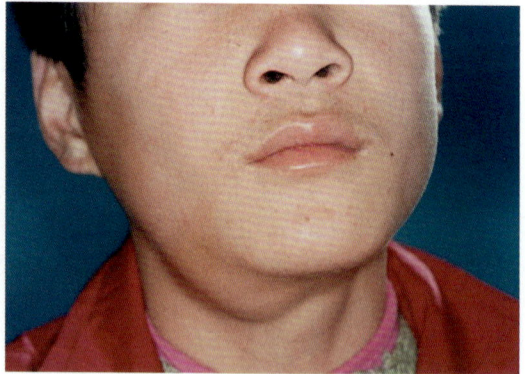

图 21-1-2 右侧潜突型舌下腺囊肿

(三) 治疗现状

1. **手术治疗** 舌下腺切除术是根治舌下腺囊肿的主要方法。经口内进路,沿患侧舌下皱襞外侧切开,在保护下颌下腺导管和舌下神经等邻近结构的前提下,完整摘除患侧舌下腺。由于舌下腺囊肿绝大多数为外渗性,囊壁可部分切除或不切除。对潜突型囊肿,摘除舌下腺后可用吸引器自创腔内吸除囊液,术后下颌下区加压包扎。

舌下腺及囊肿摘除手术,因为术野较小,局部解剖结构较多并因肿物造成移位,可能发生较多并发症,如下颌下腺导管断裂、神经损伤、出血及血肿等。李颖等(2007)通过改良舌下腺摘除手术切口,显著减少下颌下腺导管损伤等并发症。将传统的口底弧形切口改为角形切口,从舌系带开始,向前绕舌下肉阜,再转向患侧舌下皱襞外侧至第一磨牙相应口底。将黏膜瓣向后翻起,先在舌下肉阜深面寻找导管,找到导管后,逐渐向后分离,解剖并结扎舌下腺主导管。这种术式的优点是舌下肉阜区导管位置表浅、恒定,容易发现,可缩短解剖下颌下腺导管的时间并减少并发症,在858例手术中,无一例导管损伤。

对幼儿或伴严重全身疾病不宜进行较长时间手术者,可采用袋形缝合术,即切除囊肿表面的部分黏膜和囊壁,排出囊液,将黏膜创缘与囊壁缝合,使囊腔与口腔贯通。该方法操作简便,创伤小,可暂时解除大型舌下腺囊肿的压迫症状。此法的缺点是术后不久瘢痕收缩,致开口闭塞或狭窄,囊肿复发。

2. **非手术治疗** 包括囊腔内注射药物、激光治疗等。非手术治疗可保留舌下腺,但治疗后部分病变可出现复发。

(1) 囊腔内注射药物:穿刺吸出囊液后,向囊腔内注射药物,主要目的是破坏囊壁组织,使囊肿纤维化。囊腔内注射的药物包括高渗盐水、盐酸四环素液、链球菌制剂 OK-432 及平阳霉素等。腔内注射高渗盐水后局部肿胀、疼痛等反应较重。囊腔内注射 OK-432 及平阳霉素治疗舌下腺囊肿可取得较好的疗效。病变内注射药物的治疗机制、如何减少治疗后复发等有待进一步研究。

(2) 其他治疗:可采用激光对囊壁进行烧灼、汽化,或将激光光纤头直接插入囊腔内烧灼囊壁。此外,还可利用多功能手术电离子治疗仪或微波热凝治疗舌下腺囊肿,一般需多次治疗。目前,尚未见大宗病例较长时间随访的临床研究。

三、腮 腺 囊 肿

腮腺内发生的囊肿包括鳃裂囊肿、表皮样囊肿、淋巴上皮囊肿以及腮腺的潴留性囊肿或外渗性囊肿。Richardson(1978)曾检查 708 例腮腺完全切除或部分切除标本,发现 23 例囊肿。其中,16 例为鳃裂囊肿,5 例为导管来源的潴留性囊肿,2 例为表皮样囊肿。此处介绍腮腺潴留性囊肿或外渗性囊肿,鳃裂囊肿、表皮样囊肿以及近年来报道较多的与 HIV 感染有关的淋巴上皮囊肿,将分别在第二节、第四节讨论。

(一) 发病机制

腮腺囊肿形成的原因与舌下腺囊肿相似,可能是由于导管系统的慢性炎症、涎石或创伤导致导管狭窄,唾液潴留,继而引起导管扩张。腮腺区的手术或创伤亦可造成腺泡或导管破裂,唾液外渗至结缔组织内形成囊肿。

(二) 诊断与鉴别诊断

1. 临床特点　腮腺囊肿男性多于女性,生长缓慢,常无自觉症状,个别病例进食时肿胀加重或伴疼痛。囊肿常位于腮腺浅叶内,质软,有波动感,边界清楚或不十分明显。直径一般不超过 3.5cm,但最大直径达 10cm 者也有报道。

腮腺外渗性囊肿常与手术或创伤有关,易于诊断。腮腺潴留性囊肿术前不易与鳃裂囊肿、表皮样囊肿鉴别,但前者可能有导管阻塞症状,囊液稀薄透明或呈黄褐色,淀粉酶阳性,而鳃裂囊肿可有时大时小的变化;表皮样囊肿则囊性感不明显,穿刺时内容物呈乳酪状,有助于鉴别。此外,还应注意腮腺囊肿与该区的静脉畸形或淋巴管畸形鉴别,穿刺液不同可作为鉴别依据。

2. 组织病理学表现　外渗性囊肿为纤维性囊壁,囊壁薄。潴留性囊肿的衬里上皮为单层柱状上皮或立方状上皮,或假复层上皮,偶见杯状细胞。囊肿邻近的腺体组织可出现不同程度的慢性炎症细胞浸润,但缺乏淋巴滤泡样改变。

(三) 治疗现状

腮腺囊肿须行手术摘除,术中应避免损伤面神经。腮腺区手术后出现的外渗性囊肿,可在抽出其内液体后局部压迫包扎,并且配合饭前应用抑制唾液腺分泌的药物(如阿托品或普鲁苯辛等)治疗,常可治愈。

第二节　发育性囊肿

一、皮样、表皮样和畸胎样囊肿

(一) 发病机制

皮样囊肿(dermoid cyst)较常见于口底,可能是由第一、第二鳃弓在中线融合时埋入的上皮发生,口底侧方的皮样囊肿可能来源于第一咽囊的腹端或来源于第一鳃弓腹侧最末端。畸胎样囊肿(teratoid cyst)可能是舌发育过程中,奇结节和两侧的侧舌隆突融合时埋入多潜能细胞,或胚胎发育时邻近口腔的组织(如前肠)异位。表皮样囊肿(epidermoid cyst)可能来源于胚胎发育性上皮剩余,或是创伤、术中植入的上皮。在创伤区,由植入的上皮形成的表皮样囊肿亦称植入性囊肿（implantation cyst）或创伤后囊肿（posttraumatic cyst）。

（二）诊断与鉴别诊断

1. 临床特点　面颈部皮样和表皮样囊肿多发生于 15~35 岁患者，男女患病无明显差别。畸胎样囊肿则多见于儿童。皮样囊肿好发于口底正中区（图 21-2-1），引起口底、舌移位，可影响患者的进食、吞咽及语言，严重者可致呼吸困难。病变为圆形或卵圆形，其表面黏膜或皮肤光滑，与周围组织无粘连，触诊时有生面团样柔韧感。表皮样囊肿好发于眼睑、眶周、额、鼻、耳下等部位。生长缓慢，呈圆形，与皮肤及邻近组织无粘连。创伤区的表皮样囊肿位于瘢痕深面，病变通常较小。面部表皮样囊肿应与皮脂腺囊肿鉴别，后者与皮肤紧密粘连，中央可见小的色素点。

2. 影像学表现　超声检查呈均质低回声的圆形或椭圆形包块，边缘清楚。在 MRI 上，T1 和 T2 加权像上均呈高信号表现。

3. 细针穿吸细胞学检查　穿刺可抽出乳白色豆渣样内容物，感染时为棕褐色液或脓液。镜检可发现上皮细胞。

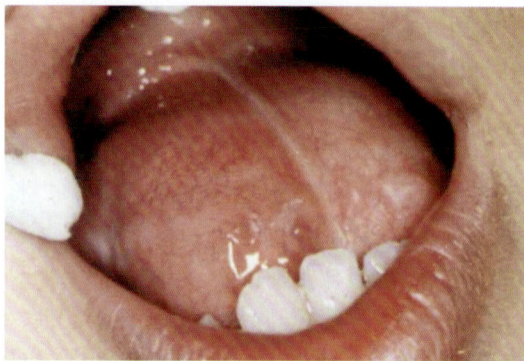

图 21-2-1　口底皮样囊肿
口底肿胀明显，舌向后上移位，仅见部分舌尖。

4. 组织病理学表现　皮样和表皮样囊肿均由角化上皮衬里，少数囊肿中，上皮衬里的部分区域存在假复层纤毛柱状上皮。皮样囊肿的特点是囊壁中有一种或多种皮肤附属器，如毛囊、汗腺或皮脂腺，毛发很少见。囊腔内充满角质。表皮样囊肿囊壁内无皮肤附属器。畸胎样囊肿衬里上皮部分为复层鳞状上皮，部分为胃肠道黏膜上皮，有壁细胞、主细胞、胃腺、肌性黏膜，部分为呼吸道上皮。此外，囊壁内可能有神经、腺体、肌肉、骨及软骨等组织。

（三）治疗现状

皮样、表皮样囊肿和畸胎样囊肿的治疗方法是手术摘除囊肿。位于舌下的口底皮样囊肿经口内进路（口底黏膜切口）摘除囊肿，位于颏下的口底皮样囊肿则经口外进路（颏下皮肤切口）摘除囊肿。面部的表皮样囊肿，沿囊肿表面皮纹做切口，摘除囊肿。采用内镜辅助的方法摘除面颈部囊肿，皮肤切口小、远离病变区，美容效果好，创伤小。

二、甲状舌管囊肿

（一）发病机制

甲状舌管囊肿（thyroglossal duct cyst）约占颈中线先天性肿块的 70%，来源于甲状舌管上皮残余。大约在胚胎第 4 周，甲状腺正中叶的原基自舌根部的前份（后来的舌盲孔区）发生。空心的上皮蒂（甲状舌管）向下延伸，经舌骨腹侧至甲状软骨腹侧面，与正在发育的甲状腺侧叶连接。大约在第 10 周，甲状舌管崩解消失。如果在其下降过程中的任何一点有上皮残留，后来受到某种刺激则可能形成囊肿。

（二）诊断与鉴别诊断

1. 临床特点　甲状舌管囊肿多见于 1~10 岁儿童。囊肿发生于颈正中，自舌盲孔至胸骨切迹的任何平面。舌骨平面以上约占 20%，舌骨或舌骨以下约占 80%，很少发生于甲状腺峡平面以下。囊肿生长缓慢，呈圆形，质软，界限清楚。位于舌骨以下的囊肿，在舌骨体与囊肿之间可扪及条索状结构与舌骨体粘连，故患者吞咽或伸舌时囊肿可随之上下活动。囊肿继发感染后自行破溃，或误诊为脓肿行切开引流，则形成甲状舌管瘘。

舌骨上的甲状舌管囊肿应与皮样囊肿、表皮样囊肿、颏下慢性淋巴结炎、血管畸形或淋巴管畸形等鉴别。皮样囊肿和表皮样囊肿可根据穿刺检查获得的内容物鉴别。慢性淋巴结炎常有时大时小的改变，用抗生素治疗可使症状减轻或病变缩小。口底的静脉畸形质软，可压缩，体位移动试验阳性。淋巴管畸形质软，体位移动试验阴性，穿刺抽吸见黄色清亮液体。甲状舌管囊肿位于舌根时，应注意与舌异位甲状腺鉴别，后者可形成舌根部隆起，表面呈紫蓝色，质地柔软，无囊性感。

2. 影像学表现　超声检查呈无回声、均质低回声或异质的包块。CT 检查可显示颈前低密度病变与舌骨关系密切（图 21-2-2）。颈中线淋巴结（即所谓喉前淋巴结）转移灶可能呈囊性，偶尔见于乳头状甲状腺癌以及晚期喉癌，CT 或 MRI 检查易于发现原发病变。舌异位甲状腺核素[131]碘扫描可见患区核素浓集，可与舌根部甲状舌管囊肿鉴别。

3. 细针穿吸细胞学检查　穿刺检查可见透明的黏稠液体或微混浊的黄色液体，偶见脱落的上皮细胞。

4. 组织病理学表现　囊肿大小不一，一般为 2～4cm。囊腔由假复层纤毛柱状上皮或复层鳞状上皮、立方状上皮或移行上皮衬里。舌骨平面以上发生的囊肿常由复层鳞

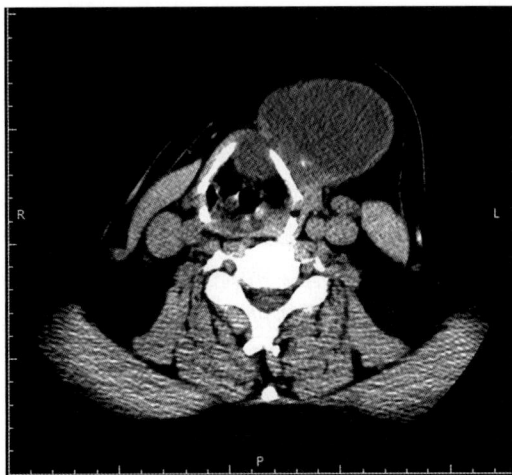

图 21-2-2　甲状舌管囊肿
CT 显示囊性病变与舌骨附着，部分突向咽腔。

状上皮衬里，该平面以下发生的囊肿由呼吸性上皮衬里者较多见。纤维性囊壁中可见黏液腺、甲状腺组织等。甲状舌管囊肿偶尔发生癌变，主要为乳头状腺癌。

（三）治疗现状

甲状舌管囊肿主要采用手术切除。单纯摘除囊肿术后易复发，主要是因为甲状舌管上皮残留。为了获得与甲状舌管相关的解剖学资料，Horisawa 等对 Sistrunk 根治术完成的甲状舌管囊肿标本进行了较详细的组织学观察与测量。他们发现，囊肿常位于舌骨下方，与囊肿附着的甲状舌管从舌骨的腹侧向头端延伸，在舌骨平面形成多个相互沟通的分支。这些分支在舌骨上缘汇成单管，但在抵达舌盲孔前再次形成许多小管，向周边散在分布，酷似扫帚尖。部分标本中，在舌骨后方可见甲状舌管分支。他们还测得，从中线至甲状舌管的最远水平距离是 0.24～0.96cm。在舌骨上，该单管的长度在 2～6 岁儿童为 0.3～0.5cm；舌骨上缘的管径为 175～1 400μm。因此，甲状舌管囊肿切除时，应包括至少 1cm 的舌骨中份以及瘘管周围 2～3mm 的软组织，即柱状整块切除，避免副管或分支残留，防止复发。

甲状舌管囊肿或瘘，亦可采用非手术方法治疗，如病变内注射三氯醋酸或碘酚。但注药后局部反应较大，尚无大宗病例随访及疗效评价的报道。

三、鳃裂囊肿

（一）发病机制

鳃裂囊肿（branchial cleft cyst）又称淋巴上皮囊肿（lympho-epithelial cyst），其来源及发病原因仍有争议。许多学者认为，鳃裂囊肿的发生与胚胎期残留的鳃裂上皮有关。胚胎第 3 周时，咽的腹外侧壁两旁各有 5 个横列的圆柱形隆起称鳃弓。鳃弓之间，内外侧各有 4 对相对应的沟，外侧凹进的沟称鳃沟或鳃裂（外胚叶），内侧凸出的沟称咽囊（内胚叶）。外胚层上皮随着鳃弓的融合而消失，有上皮残留时，则可能形成鳃裂囊肿或瘘。然而，一些学者提出，这种颈部囊肿不是鳃源性，而是胚胎期陷入颈部淋巴结中的唾液腺上皮发生囊性变，应称淋巴上皮囊肿。

（二）诊断与鉴别诊断

1. **临床特点** 鳃裂囊肿可发生于任何年龄，但以 30 岁和 50 岁年龄组多见。绝大多数为单侧患病，双侧患病约占 2%～3%。病变位于面颈部侧方。发生于下颌角平面以上及腮腺外耳道区者，为第一鳃裂来源；发生于肩胛舌骨肌（或环状软骨）平面以上者，多为第二鳃裂来源；发生于环状软骨至胸锁关节平面（颈根区）者，为第三、第四鳃裂来源。临床上最多见的是第二鳃裂来源的囊肿（图 21-2-3），约占所有鳃裂囊肿的 95% 以上。囊肿生长缓慢，一般无自觉症状。有些病例因上呼吸道感染，病变骤然增大。触诊时质地较软，有波动感。鳃裂囊肿继发感染穿破皮肤或切开引流后可长期不愈，形成鳃裂瘘；也有先天未闭者，称原发性鳃裂瘘。

颈淋巴结转移癌（尤其是 IIa 区转移病变）发生坏死液化时，可能误诊为鳃裂囊肿，这些患者一般年龄较大，在口腔或口咽部可查到原发灶，颈部可能扪及多个肿大的淋巴结。然而，与人乳头瘤病毒（HPV）感染有关的口咽癌（扁桃体癌、舌根癌）患者患病年龄较小，就诊时大多数病例有同侧颈部肿块而原发病灶较小，应引起注意。

2. **影像学表现** 超声检查为圆形或卵圆形均质性肿块，边缘光滑，无回声或部分低回声，无血流信号；CT 平扫多数为低密度影像，增强 CT 上囊壁可有轻度强化，囊液无增强；在 MRI 上，囊肿在 T_1 加权像上呈低信号，在 T_2 加权像上呈高信号，囊壁较厚。MRI 检查显示累及多个解剖区域、有多房表现或存在液-液平面（提示病变内出血）的影像，有多条回声带分隔，则可能是淋巴管畸形。

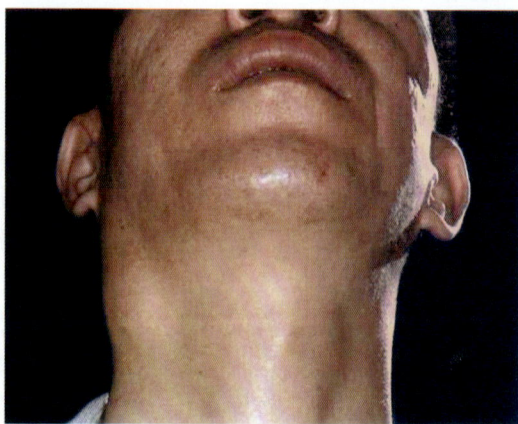

图 21-2-3 右侧颈部鳃裂囊肿，位于胸锁乳突肌前缘

3. **细针穿吸细胞学检查** 穿刺检查可抽出黄色或棕色，且清亮或微混浊的液体，含或不含胆固醇结晶。

4. **组织病理学表现** 多数病变直径 3～5cm。囊壁较厚，腔面光滑或有颗粒状突起。镜下见囊肿衬里上皮常为复层鳞状上皮，有时为假复层纤毛柱状上皮或柱状上皮，纤维囊壁中可见大量淋巴样组织,并可形成淋巴滤泡。第三、第四鳃裂囊壁内可含有残余胸腺及甲状旁腺组织。第一鳃裂来源的囊肿囊壁中,还可发现皮肤附件及软骨。

（三）治疗现状

鳃裂囊肿适于手术切除。第一鳃裂囊肿或瘘手术中须避免损伤面神经,第二鳃裂囊肿或瘘手术时应注意勿损伤副神经、颈内静脉、颈内及颈外动脉。复发多见于第一鳃裂囊肿或瘘术后,与切除不彻底有关。

四、口内淋巴上皮囊肿

（一）发病机制

多数学者认为,口内淋巴上皮囊肿(intraoral lympho-epithelial cyst)来源于胚胎期陷入口腔黏膜淋巴结中的腺上皮。另有学者认为,这种囊肿的形成,是由于口腔扁桃体的隐窝阻塞、上皮增生所致,或者源于舌下腺或小唾液腺分泌管的化生上皮。因为这种病变的发病机制可能与颈部淋巴上皮囊肿不同以及生长有明显的自限性,所以作为一种独立的疾病较为合适。

（二）诊断与鉴别诊断

1. 临床特点　口内淋巴上皮囊肿的男女患病倾向无明显差别。患病年龄较多见于20~60岁,以40岁年龄组罹患最多。通常无自觉症状,病程数月至数年不等。最常见的部位是口底(约占50%),其次是舌腹和舌后外侧缘、软腭,舌腭弓、颊黏膜和唇黏膜等部位发生较少。其直径一般不超过10mm,极少数可达15mm。质软或较硬,可活动。表面黏膜颜色正常,较大的病变患区黏膜呈黄色或白色。

口内淋巴上皮囊肿术前明确诊断较为困难,可能误诊为黏液囊肿、脂肪瘤、纤维瘤等。与黏液囊肿的鉴别是后者常见于易遭受创伤的唇、颊黏膜,表浅黏膜呈淡蓝色。

2. 组织病理学表现　口内淋巴上皮囊肿一般较小,界限清楚,表面光滑,与口腔黏膜附着。通常为单个囊腔,其内含黄色或乳酪状物质。镜下见囊腔由角化的复层鳞状上皮衬里,部分由非角化的鳞状上皮衬里。少数标本中可见含黏液细胞的假复层纤毛柱状上皮。黏膜固有层使囊肿衬里上皮与其表面的口腔黏膜上皮分隔。囊腔内充满不全角化或正角化细胞,有时可见层状角质体。部分切片中可发现囊肿上皮与口腔上皮连续或融合,即病变与表面的黏膜交通。囊壁有淋巴细胞浸润。部分标本中,囊肿邻近可见小唾液腺,偶尔小唾液腺收集管开口于囊腔或隐窝样结构的底部。

（三）治疗现状

采用手术治疗,病变完整切除后不复发。

第三节　囊性肿瘤及转移性囊性癌

实体肿瘤的瘤内含有液体,呈现囊肿样特点,称为囊性肿瘤(cystic tumors)。这些病变可为原发肿瘤,亦可能是转移癌。临床检查时有良性或恶性肿瘤的实质性肿块,同时还有囊性表征,即扪诊部分质软,有波动感,穿刺可抽出液体等。因此,对触诊有波动感或穿刺有液体的病变,应进一步行影像学(如B超、MRI等)检查,对穿刺获得的标本行涂片细胞学检查,以减少误诊。本节介绍具有囊性表现的原发肿瘤以及囊性转移癌。

一、囊性肿瘤

(一) 发病机制

口腔颌面部囊性肿瘤较多见于唾液腺,包括乳头状淋巴囊腺瘤、多形性腺瘤、黏液表皮样癌、腺泡细胞癌、腺样囊性癌等。肿瘤可能源自腺体中多潜能细胞或黏液细胞,这些肿瘤细胞分泌的黏液在肿瘤内不断聚集,可形成大小不一的囊腔。另外,部分体积较大或巨大的实体肿瘤(如神经鞘瘤、纤维肉瘤等)由于血供障碍等原因致肿瘤内坏死、变性或继发出血,可导致肿瘤表现囊肿的部分临床体征(图 21-3-1)。

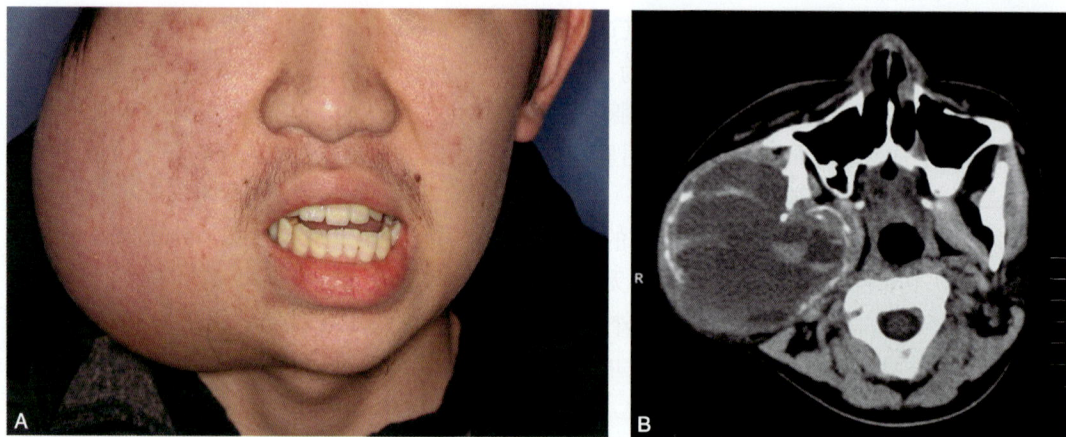

图 21-3-1　右下颌及面部低度恶性纤维肉瘤
A. 术前检查发现右侧面部肿胀明显,触诊时有明显波动感,开口中度受限,轻度错𬌗;B. 术前 CT 显示右下颌区及面部多囊型低密度影像,其边缘及病变内可见高密度影像,下颌支破坏。

(二) 诊断与鉴别诊断

1. **乳头状淋巴囊腺瘤**　乳头状淋巴囊腺瘤(papillary cystadenoma lymphomatosum)是来源于腮腺内或腮腺周淋巴结中异位导管的一种肿瘤,亦称 Warthin 瘤或腺淋巴瘤(adenolymphoma)。该瘤好发于吸烟的男性,最常见的部位是腮腺后下极;另一个特点是约 10% 多发,并可能双侧患病。肿瘤由实性成分和囊性成分组成,有完整的包膜,其中大小不等的囊腔含棕黄色液体。触诊为质软肿块,不易与腮腺囊肿鉴别。超声检查呈圆形或卵圆形低回声实性影像,部分为液性暗区,边界清楚。存在坏死细胞碎屑、伴有炎症或局灶性细胞异形时,细针穿吸活检亦可能误诊。闪烁扫描术显示病变中99mTc锝聚集,有助于该瘤与其他唾液腺良性肿瘤鉴别。HIV 相关的腮腺淋巴上皮囊肿可表现为乳头状淋巴囊腺瘤的临床、影像学改变,但前者常为双侧患病,颈淋巴结肿大,血清 HIV 抗体检测阳性。

2. **多形性腺瘤**　多形性腺瘤(pleomorphic adenoma)过去称为混合瘤(mixed tumor),是最常见的唾液腺肿瘤。少数发生在腮腺及腭部的多形性腺瘤可能局部呈现囊肿体征,甚至完全为囊肿表现。囊壁由鳞状上皮细胞或瘤细胞衬里,或无上皮衬里,囊内容为无定形的变性碎屑和大量巨噬细胞,或为血样坏死碎屑。如果缺乏实体瘤的特点,根据临床、影像学表现不能与淋巴上皮囊肿、表皮样囊肿鉴别。虽然细针穿吸活检对于该瘤的正确诊断率非常高,但病变内存在囊性变、鳞状化生、黏液化生或皮脂转化时,可能会被误诊为黏液表皮样癌。

3. 黏液表皮样癌　黏液表皮样癌(mucoepidemoid carcinoma)是来源于唾液腺外分泌管的多潜能储备细胞的恶性肿瘤,约占唾液腺肿瘤的5%,是最常见的腮腺恶性肿瘤。偶尔肿瘤的局部呈现囊肿体征,甚至完全为囊肿样表现。超声影像呈均匀或不均匀的致密低回声肿块,可见液性暗区,低度恶性黏液表皮样癌边界清楚,高度恶性黏液表皮样癌则边界欠清。细针穿吸活检标本中,黏液背景中有大的充满黏蛋白的中间细胞,含较大的不规则的空泡,黏液洋红(mucicarmine)染色阳性。

4. 腺泡细胞癌　腺泡细胞癌(acinic cell carcinoma)约占唾液腺原发癌的12%~17%,其中的乳头状囊性型(papillary cystic variant)虽然在组织病理学上具有特征性表现,但是临床上有时不易与该区的囊肿鉴别。超声检查多呈不规则低回声,侧后缘模糊,有大小不一的液性暗区。细针穿吸细胞学检查,当细胞成分少、含有组织细胞样空泡细胞时,可能被误诊为唾液腺囊肿。这些空泡细胞的细胞角蛋白(cytokeratin AE1/AE3)强阳性,具有诊断意义。

5. 神经鞘瘤　神经鞘瘤(neurilemmoma)是来源于 Schwann 细胞的肿瘤。在头颈部最常见的患病部位是颈动脉三角区和舌。肿瘤生长缓慢,一般无自觉症状,表现为界限清楚的质韧肿块。肿瘤呈现囊肿体征时,病变常较大,近期生长加速。神经鞘瘤的囊性变可以是由于肿瘤内的黏液变性、坏死、出血及微囊形成。超声检查呈圆形或椭圆形低回声或中等回声强度的占位区,中央可呈液性暗区,界限清楚,包膜光带完整。CT 平扫肿瘤中心部分为均质低密度;MRI 上 T_1 加权像呈低信号,T_2 加权像呈高信号。穿刺检查有黄褐色血清样液体。

(三) 治疗现状

口腔颌面部及颈部囊性肿瘤术前不易确诊,经临床、影像学检查对病变性质存在怀疑时,建议行术中冷冻活检。这些肿瘤的治疗主要是手术切除,与相对应实体瘤的治疗原则相同。

二、囊性转移癌

囊性转移癌(cystic metastases or cystic lymph node metastases)是一类继发性转移灶,在头颈部常表现为局限于颈部一侧的囊性肿块。其原发灶分布广泛,包括口腔、鼻腔、甲状腺、食管、喉、肺和子宫颈等。鳞状细胞癌的转移灶是最常见的头颈部囊性转移癌,主要来自由鼻咽淋巴组织、腭和舌根扁桃体组成的 Waldeyer 环。此外,乳头状甲状腺癌也常发生颈部囊性转移。然而,许多囊性转移癌的原发灶很难找到。因此,要对恶性肿瘤相关的头颈部囊性肿块作出明确诊断,仍是临床医师面临的一个巨大挑战。

(一) 发病机制

目前,关于囊性转移癌的发生机制尚不十分清楚。原发于 Waldeyer 环处的鳞状细胞癌常伴囊性腔隙的形成,可能与这些部位的角化细胞的固有特性有关,即在它们发生转移后,仍然可以激发出母细胞的生长行为。此外,头颈部囊性转移癌的形成可能与扁桃体窝和胸锁乳突肌前缘之间存在的一种包含鳃裂上皮组织的解剖连接结构或通道有关,但还没有获得相关的组织学证据。

为了探讨囊性转移癌内积液的产生机制,Regauer 等对 90 例囊性转移癌进行了一系列研究,以获取相关的形态学及免疫学证据。他们评估了原发灶和转移灶内细胞角蛋白(cy-tokeratin,CK)的表达,重点是 CK7。CK7 可以作为腺管分化的标志物,而在鳞状上皮细胞和鳞状细胞癌中通常不表达。他们发现,CK7 阳性的原发癌都形成了 CK7 阳性的囊性转移灶,未发现 CK7 阳性的实体转移灶。因此得出结论,原发于 Waldeyer 环区域的鳞状细胞癌中的一部分似乎来源于黏膜下小唾液腺的大分泌导管,导管表面的部分细胞能表达 CK7,从而产生 CK7 阳性且有液体的囊性转移癌。

最近的研究表明,人乳头瘤病毒(HPV)对腭、舌扁桃体鳞状细胞癌有较强的诱发作用,并且可能增加 HPV 相关肿瘤的转移。

(二)诊断与鉴别诊断

1. 临床特点　头颈部囊性转移癌好发于 40 岁以上人群,比其他头颈部恶性肿瘤的发病年龄早 10~20 年。其原发灶主要位于鼻咽、腭和舌根。Regauer 等发现,Waldeyer 环发生的鳞癌,62% 有囊性转移。这些扁桃体来源的肿瘤原发灶较小或不能发现,而颈二腹肌区淋巴结常有中等大小的囊性转移癌(图 21-3-2),少数晚期病例可出现颈下份淋巴结转移。头颈部囊性转移癌的发生与吸烟、饮酒的关系并不明显。由于颈部囊性转移癌的原发灶可能在临床上无法被检出,并且在临床表现、影像学、细胞学等多方面与鳃裂囊肿极为相似,因此,术前常易被误诊,而正确的诊断往往在肿块被切除,并进行组织学检查后才能明确。乳头状甲状腺癌初诊时约 50% 有同侧颈淋巴结转移,所有转移灶中,21%～50% 发生囊性变,但这些囊性转移癌中,73.2% 累及颈中、颈下淋巴链。一部分可累及锁骨上、气管旁和气管前淋巴结,偶尔可转移至颈深上群及下颌下淋巴结。因此,首诊于口腔颌面外科时,若未常规检查甲状腺,可能造成漏诊或误诊。

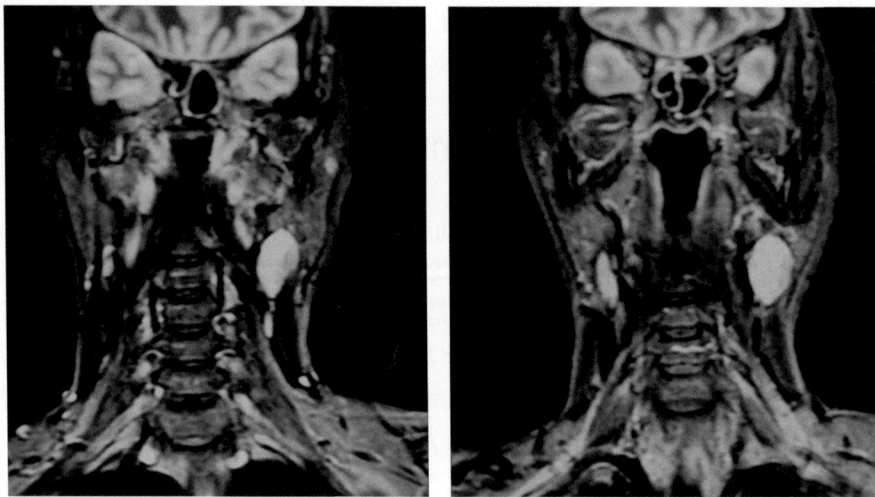

图 21-3-2　左侧颈二腹肌区淋巴结转移性 HPV(+)鳞状细胞癌
MRI 显示左颈上份转移灶中央密度不均的强 T_2 回声,边缘较光整。

2. 影像学表现　超声检查、CT、MRI 以及正电子发射体层成像(positron emission tomo-graphy,PET)等都可以显示颈部病变的形态和大小。超声波检查已被广泛用于头颈部转移淋巴结的检测,可评估淋巴结的位置、大小和形态。超声影像上,凝固性坏死表现为结内回声点,而囊性坏死则呈现结内液性暗区。声像图检查具有较高的灵敏度,但其诊断特异性不高,与细针穿吸活检结合使用,可提高诊断的特异性。

乳头状甲状腺癌的囊性转移癌超声影像表现,仅6.2%为纯囊性(均质的回声,壁薄)。而较多见的是有较厚的壁(35.2%)、乳头状囊内结节(49.2%)和分隔(57.1%),这些特点可与非感染的鳃裂囊肿鉴别。此外,不同于鳃裂囊肿的另一特点是可发现甲状腺原发癌。

CT和MRI是检测头颈部肿瘤的主要手段,几乎全部头颈部囊性转移癌患者都能通过CT、MRI初步确诊,其特征是圆形或卵圆形结节,周围包绕厚薄不等的壁,囊内含均质的液体,没有复杂的实性内部结构。作为核素成像方法,PET比一般的核素方法有更好的时间和空间分辨,在原发肿瘤和恶性肿瘤转移淋巴结检测方面能够提供较为可靠的信息。头颈部恶性肿瘤常有较高的 PDG(氟 18-氟二氯脱氧葡萄糖,^{18}F-FDG)摄取量,PET 显示原发恶性肿瘤的敏感性达97%,而MRI仅为77%。对于已出现颈淋巴结转移而原发肿瘤部位不明者,PET可作为重要的影像学诊断方法。PET的主要特点是能在正常大小的颈部淋巴结中检测到CT和MRI不能发现的隐匿性淋巴结转移,但是该方法有时不能对异常增大的反应性淋巴结与转移性淋巴结进行区别。

3. 细针穿吸细胞学检查　头颈部囊性转移癌的病灶中含液体、部分角质碎片。部分囊性转移癌可含清亮液体、稀薄的淡黄色液体、黏稠颗粒状的棕褐色液体或血性液体。在 Regauer 等的研究中,34例囊性转移癌患者中,17例为含角质碎片的转移灶。乳头状甲状腺癌的囊性转移灶较多为褐色黏稠液,少数为血样或黄色清亮液。细针穿吸活检在诊断头颈部囊性转移癌时假阳性率较高,影像学引导下的细针穿吸活检有助于识别颈部囊性肿块中的个别实体区域。

4. 组织病理学表现　头颈部囊性转移癌与周围组织分界较清楚,通常被一层纤维囊包裹,腔内充满液体和角化细胞及其碎片。囊腔偶尔有部分上皮衬里,囊壁周围环绕淋巴组织。肿瘤实体部分则有原发灶鳞状细胞癌、乳头状甲状腺癌或其他恶性肿瘤的形态学表现。

5. 其他方法　为进一步改良囊性转移癌的诊断方法,Nordemar 等对颈部囊性肿块的细针穿吸活检标本进行 DNA 分析,发现53%的囊性转移灶中 DNA 非整倍性,可预示恶性。这种方法可增加诊断恶性囊性转移癌的敏感度,有效补充传统细针穿吸活检的不足。Goldenberg 等的研究表明,人乳头瘤病毒 DNA 原位杂交分析在87%的囊性转移癌中呈现阳性,而在实体转移癌中的检出率为零。因此,人乳头瘤病毒 DNA 原位杂交分析也可作为头颈部囊性转移癌的一种辅助诊断方法。

乳头状甲状腺癌的囊性转移癌的囊液中,甲状腺球蛋白高于 40ng/mL,甚至达336 000ng/mL。

(三) 治疗现状

头颈部囊性转移癌在确诊后应积极采取治疗,而治疗方案的选择取决于转移癌的大小、数目及原发灶部位等。

1. 鳞状细胞癌及转移灶　对于原发灶在扁桃体的单发性囊性转移癌,可予手术切除。对于转移灶直径大于3cm、囊壁破裂或者多发转移灶,需实施根治性颈淋巴清扫术。对内镜检查或 Waldeyer 环直接活检证实原发灶位于鼻咽部者,可行放射治疗,预后良好。

原发灶隐匿的头颈部囊性转移癌的治疗包括手术治疗和放疗。手术治疗包括囊性病变切除,伴或不伴根治性颈淋巴清扫术。单个囊性转移癌可手术切除。存在多个转移灶或病变直径大、有包膜外侵犯时,应行颈淋巴清扫术。辅助放疗的范围应包括颈部和可能的原发灶部位。为了控制放疗的毒副反应,通常推荐的放疗部位为同侧颈部、口咽部和咽后淋巴结。密切随访能保证患者在原发灶确定后获得有效的补救治疗。

2. 乳头状甲状腺癌及转移灶 当细针穿吸活检结果显示转移灶来源于乳头状甲状腺癌时,需术中活检证实诊断。如果病理学诊断与术前的检测结果一致,则实施甲状腺全切除术和颈淋巴清扫术。甲状腺乳头状癌对放疗不敏感,而甲状腺的邻近组织,如甲状软骨、气管软骨、食管等对放射线耐受性较低,大剂量照射后可造成严重并发症,因此,术后少用辅助放疗。对有淋巴结转移的乳头状甲状腺癌,推荐采用放射性碘治疗。术后口服甲状腺素可改善甲状腺功能不足的症状,并有助于预防肿瘤复发。

第四节 HIV 相关囊肿和寄生虫囊肿

一、HIV 相关的淋巴上皮囊肿

1988 年,Shugar 等首次提出淋巴上皮囊肿与人类免疫缺陷病毒(human immuno-deficiency virus,HIV)感染密切相关。此后,陆续有研究发现,腮腺区的淋巴上皮囊肿是 HIV 感染的临床表现之一。HIV 感染相关的腮腺肿块在 HIV 感染患者中发生率为 1% ~ 10%。Mandel 等将发生于腮腺的淋巴上皮囊肿归于弥漫性 CD8 淋巴细胞浸润综合征(diffuse infiltrative CD8 lymphocytosis syndrome,DILS)的一类,这种综合征的主要表现为内脏的 CD8 淋巴细胞的广泛浸润。

(一) 发病机制

HIV 相关淋巴上皮囊肿(HIV-associated lymphoepithelial cysts)的组织发生迄今尚不清楚,部分学者认为病变来自腮腺内的淋巴组织。在胚胎发育过程中,有 5~10 个淋巴结被包裹在腮腺组织中。病毒进入体内后,选择性地与淋巴细胞表面的 CD4 分子结合,腮腺内的淋巴结成为病毒复制的地点,淋巴细胞大量增生,腮腺进行性增大。但 HIVp24 抗体染色发现,来自腮腺外的淋巴细胞浸润也参与了病变的形成。另外,淋巴组织增生引起导管堵塞,可导致病变发展成为真性囊肿。

(二) 诊断与鉴别诊断

1. 临床特点 男性患病率高于女性,男女患病比约为 2:1。腮腺肿块一般发生于 HIV 感染的早期,晚期艾滋病(acquired immune deficiency syndrome,AIDS)患者中少见,因此可作为 HIV 早期感染的重要体征。HIV 相关淋巴上皮样囊肿通常表现为一个缓慢生长的无痛性双侧腮腺区肿块。有时一侧腮腺较早发生,易被误诊为单侧患病。由于其多数表现为无痛性增大,患者就诊时一般已有数年病史,从而导致面形发生较大改变。

淋巴上皮囊肿可表现为单一的较大的囊腔,但绝大多数为多囊型病变。初期表现为一侧腮腺渐进性、无痛性肿大,然后逐渐发展为双侧腮腺受累。肿块边界清楚,一般直径为 0.5 ~ 5.0cm。触诊时无痛,质软或较为坚实,无明显波动感,同时可扪及双侧颈部淋巴结肿大。

2. 影像学特点 超声波检查是腮腺淋巴上皮样囊肿的诊断手段之一,作为一种无创的诊断措施更适合于儿童患者。可见数量较多的微小低回声区及较大的椭圆形低回声区。CT 影像上可以发现双侧或单侧腮腺低密度肿块,边界清晰,壁薄。MRI 对于 HIV 相关淋巴上皮样囊肿的诊断帮助很大,肿大的腮腺中有多个不均一的颗粒状或结节状影像,T_1 加权像为低密度信号,T_2 加权像为高密度信号。

3. 细针穿吸细胞学检查　细针穿吸细胞学检查是诊断淋巴上皮样囊肿的重要方法。囊液呈黄褐色,镜下可观察到泡沫状巨噬细胞、淋巴细胞及鳞状上皮细胞,还可发现多核巨细胞。

4. 免疫学及分子生物学检测　抗体检测是检测 HIV 病毒的常用方法,包括酶联免疫吸附试验(enzyme linked immunosorbent assay,ELISA)和免疫印迹试验。前者是初筛实验,检测结果阳性时再用后者验证。分子学诊断方法如反转录 PCR(RT-PCR),可直接检测 HIV RNA,敏感度高达 90%~100%。

5. 组织病理学表现　HIV 相关腮腺淋巴上皮囊肿由鳞状上皮或立方状上皮衬里,淋巴结本身呈反应性改变,可见滤泡增生。病灶区的导管呈囊性扩张,伴或不伴上皮岛,上皮衬里和上皮下可见数量不等的淋巴细胞、浆细胞浸润。淋巴组织被周围的腮腺组织完全包裹或部分包裹。与 Sjögren 综合征的良性淋巴上皮囊肿的主要组织学不同点在于,HIV 相关囊肿发生在腮腺淋巴结内,而前者发生在腮腺实质。

囊肿的免疫组织化学检查发现,大多数淋巴细胞 CD20 和 CD45RA 阳性。囊肿的上皮衬里角蛋白染色阳性,上皮基底层细胞 bcl-2 表达强阳性,Ki-67 高表达。囊壁中主要是 B 细胞、bcl-2 高表达。大部分 T 细胞集中在囊壁外侧,这些 T 细胞 CD8 阳性、CD4 阴性。树突状细胞主要分布在淋巴滤泡的生发中心,CD35 及 HIV p24 染色阳性。

(三)治疗现状

HIV 相关淋巴上皮囊肿的治疗手段包括观察、抗病毒治疗、硬化治疗、放射治疗和手术切除。由于病变的良性特征,症状不太明显的患者,尤其是儿童患者,可以先行观察,暂缓治疗。

1. 抗病毒治疗　高效抗反转录病毒治疗(highly active anti-retroviral therapy,HAART)亦称鸡尾酒疗法,是治疗艾滋病最有效的措施。该疗法常与核酸反转录酶抑制剂、非核酸反转录酶抑制剂以及蛋白酶抑制剂联合治疗 HIV 感染。HAART 的目的在于抑制 HIV 病毒的复制,使患者恢复一定的免疫功能,降低其血浆中的病毒载量,同时提高 CD4 淋巴细胞的数量。治疗后可以有效减少腮腺区肿物的大小,进一步的维持治疗被证明可以有效控制病情发展及防止囊肿复发。需要指出的是,HAART 一般用于血浆病毒拷贝数大于每毫升 10 000~20 000 个或 CD4 细胞数量降低到每毫升 500 个以下的患者。另外,类固醇皮质激素可作为一种有效的辅助治疗手段。

2. 放射治疗　低剂量(8~10Gy)外照射治疗可取得短期疗效,但治疗后容易复发,且第2次放射治疗效果差。24Gy 的放射治疗可以有效控制腮腺区的肿块,治疗后无明显复发。

3. 硬化治疗　硬化治疗是较好的治疗手段。病变内注射四环素、多西环素或鱼肝油酸钠,可以将囊肿体积减小 42%~100%。未发现严重并发症,例如面神经损伤、血肿或感染,但注射区肿胀、疼痛时有发生。无水乙醇也可作为一种硬化剂使用,其疗效与上述硬化剂相似,但副作用较重。较小的病变治疗效果较好。

4. 外科治疗　对于囊肿体积不断增大,导致颌面部畸形的患者,可行腮腺浅叶切除术。但近年来,囊肿摘除术被用于取代腮腺浅叶切除术,术后复发并不常见。由于该囊肿为良性病变,极少发生恶变,且鉴于其他的无创或创伤较小的治疗手段也可以获得较好的改善患者面部畸形的效果,因此,外科治疗已较少应用,仅在其他治疗手段无效或效果不明显时才会考虑。

二、寄生虫囊肿

寄生虫囊肿(parasitic cysts)是由棘球绦虫的幼虫或猪肉绦虫的囊尾蚴感染而导致的囊性病变。人的发病通常是经动物传染,我国西北地区一些省份的发病率较高。人棘球蚴病累及的器官主要是肝脏和肺,其他组织较少见,口腔颌面部罕见。然而,由于颌面部解剖部位比较特殊,一旦感染,出现的相应症状会对患者的日常生活、工作等造成较大影响。

(一) 发病机制

人的棘球蚴病(echinococcosis)又称包虫病(hydatid disease),是棘球绦虫的细粒棘球蚴感染引起的疾病。棘球绦虫的生命周期中通常会出现2个宿主,终宿主通常为狗或其他食肉动物。对于终宿主,成虫主要通过钩子固定在黏膜表面而寄居在小肠。因此,虫卵主要存在于宿主的小肠或粪便里。羊是棘球绦虫最常见的中间宿主,一般由于在受污染的牧地上摄入虫卵而感染。虫卵或钩球蚴穿过小肠壁,进入血液循环,并在肝脏等部位或器官形成棘球囊肿。当终宿主食用这些感染的中间宿主的内脏时,就会被传染。而人类则可能通过接触终宿主或被污染的水或蔬菜而成为中间宿主。

猪肉绦虫的囊尾蚴寄生于人体引起囊尾蚴病(cysticercosis,囊虫病)。人可能是猪肉绦虫的终宿主或中间宿主,经口感染的虫卵在消化液作用下六钩蚴脱囊而出,穿破肠壁血管,随血液循环散布至全身,约9~10周发育成囊尾蚴,继续寄生于组织内。

(二) 诊断与鉴别诊断

1. 临床特点 寄生虫囊肿以儿童多见,成人较少。棘球蚴病最常累及的脏器是肝(75%),其次是肺(15%),其他器官脾、肾、心脏以及中枢神经系统等少见。临床表现多种多样,主要取决于囊肿所累及的脏器,囊肿的大小、数量,以及囊肿的生长情况和患者的抵抗力。囊肿生长的速度也因人而异,通常为每年1~5cm。在病变早期,囊肿的体积小,一般为单房,症状较轻,患者甚至没有任何不适,因此很难被察觉。但如果早期累及的是大脑或眼,症状则比较明显。累及大脑的病变较多见于儿童。如果囊肿持续增大,会对邻近脏器造成压迫或堵塞,引起一系列病理变化。肝囊肿患者通常出现肝体积增大、右上腹疼痛、恶心、呕吐等症状。如果囊肿破裂,则出现一系列轻重不等的过敏反应。比较轻微的是荨麻疹、短时间的恶寒战栗,严重者则可能出现支气管痉挛、血管神经性水肿,甚至过敏性休克。囊内液体在组织内扩散,会导致多处继发性寄生虫囊肿。颌面部较常见的发病部位是腮腺及下颌下腺,亦可累及下颌骨、上颌窦、眼眶、颞下窝、翼腭窝、咽旁间隙、舌、颊等部位。患者通常是以颌面部无痛性肿块就诊。肿块质地中等,可触及波动感,表面光滑,与周围组织分界清楚,一般无压痛。

囊尾蚴病的临床表现因囊尾蚴寄生的部位、数量及局部组织的反应程度而不同。颅内囊尾蚴寄生可引起癫痫发作、脑积水及脑膜炎等。口腔颌面部囊尾蚴病较常见的累及部位是舌、颊黏膜和唇。早期可无任何不适或症状轻微,不易被察觉。但如果囊肿体积较大,就会挤压周围组织,产生相应的症状。例如,眶内病变可能导致短期内患侧视力下降、眼球突出、视乳头水肿,发生于颊部的囊肿则会导致咬颊等症状,而发生于腮腺的囊肿则会导致患区肿胀、面部不对称。

2. 影像学表现　根据囊肿的影像学特点,可将其分为 4 型:① I 型为单纯型,是寄生虫生长的早期阶段。表现为圆形、边缘清楚、均质的液性暗区。CT 表现为轮廓清楚、有液体衰减影像的占位性病变。在注射造影剂后,CT 和 MRI 影像上囊壁的信号增强。② II 型为含子囊型,在母囊的内部有子囊。可见内囊与外囊分离后形成的飘浮膜,以及多个囊肿和多个回声区形成的葡萄状或轮辐状影像,有时可见散在的钙化团块。这些特点表明母囊开始退化。③ III 型为钙化囊肿,超声检查呈现强的后壁阴影(posterior shadowing),CT 检查显示为高衰减区,MRI 影像为低信号。④ IV 型为复杂囊肿,囊肿破裂和继发感染。超声检查或 CT 检查时,可见内囊与外囊分离后,囊膜呈波形。感染的囊肿呈混合回声。MRI 的 T_2 加权像上,囊膜为低信号的线状影。

3. 细针穿吸细胞学检查　细针穿吸细胞学检查是诊断口腔颌面部寄生虫性囊肿的辅助手段之一。棘球囊的囊液一般为乳白色、混浊的液体或清亮液体。显微镜下,可见很多圆形、椭圆形幼虫,有时可见育囊和头节。除幼虫外,还可观察到非细胞结构的囊壁碎片。而囊虫病中的液体较清亮。

4. 血清免疫学检查　包括琼脂双向扩散试验、酶联免疫吸附试验(ELISA)和十二烷基磺酸钠-聚丙烯酰胺凝胶电泳法(SDS-PAGE),利用已知的脂蛋白抗原 B 和脂蛋白抗原 5(抗原 A),检测患者血清中特异的抗体。抗原 A 曾被认为在囊尾蚴病诊断中最有价值,但该抗原对猪囊虫病、其他绦虫病、吸虫病有严重交叉反应,且敏感性不高。同时,由于提取抗原 B 和抗原 A 的方法烦琐,也影响临床应用。郭中敏等采用一步层析法从包囊液中纯化脂蛋白抗原,应用 ELISA 法和诊断试纸法(Dipstick 法),对患者血清进行检测。ELISA 法检出率为 93.7% ,与羊细颈囊尾蚴、弓形虫、血吸虫病血清不起反应;Dipstick 法检出率为 79.2% ,与其他寄生虫血清无交叉反应,特异度为 100% 。

目前囊虫病的检测方法主要有间接血凝法、酶联免疫吸附试验,但敏感度和特异度不高,存在部分假阳性。而酶标竞争法阳性率为 73.9% ,无假阳性。酶联免疫电转移印迹技术(EITB)是将十二烷基磺酸钠-聚丙烯酰胺凝胶电泳(SDS-GAGE)的高分辨率和固相酶反应的高效性相结合,其敏感度和特异度大大提高,在临床诊断和鉴别诊断中具有重要作用。

5. 组织病理学表现　结构完整、未破裂的寄生虫囊肿可在显微镜下观察到囊肿的 3 层基本结构。最外层为致密的纤维结缔组织,周围有大量炎性细胞及巨噬细胞浸润。中间层为无胞核的纤细的分层结构。最内层由寄生虫及其虫卵形成,为颗粒状结构。囊虫病的纤维囊壁中的炎性细胞主要是淋巴细胞、浆细胞和组织细胞。其内面则有较多的嗜伊红细胞和中性粒细胞浸润。囊内可见囊尾蚴的头节、吸盘和小钩。

(三) 治疗现状

1. 手术治疗　发生于颌面部的寄生虫囊肿,手术是首选的治疗手段。治疗的主要目标是将囊肿完整摘除,尽量在手术过程中避免囊肿破裂以及囊液溢漏。因为这些有可能导致囊肿复发和过敏反应。局部复发和继发的寄生虫囊肿通常与摘除囊肿时囊液漏溢、未完全摘除内囊有关。围术期使用阿苯达唑,可以降低囊液漏溢导致的继发性囊肿的发生率。如果术前诊断明确,对于非活跃状态的子囊以及寄生虫的幼虫,可以在术前向囊内注射 20% 高渗盐水或 0.5% 硝酸银溶液。

包虫囊肿破裂后囊液外溢,经组织吸收进入血液循环,囊液中抗原与宿主抗体结合,可引起过敏性休克及荨麻疹。这种过敏反应的抢救包括保持呼吸道通畅,高流量吸氧;使用血管活性药物如肾上腺素、多巴胺等升高血压,快速输入晶体液扩容;静脉使用抗过敏反应药物,如糖皮质激素、异丙嗪等;迅速清除囊液,20%高渗盐水、0.3%过氧化氢冲洗囊腔,尽可能切除外囊及子囊。

2. 病变内注射药物　治疗目的是用药物破坏生发层或清除内囊。其中使用最多的方法是 PAIR 法,也就是穿刺、抽取、注射药物、再抽取。15%～20%高渗盐水和无水乙醇是常用的药物,此外还有甲苯咪唑。

3. 药物治疗　目前针对人细粒棘球蚴和囊尾蚴病的药物主要有两种:甲苯咪唑和阿苯达唑(albendazole,ABZ)。因为阿苯达唑口服后更容易被肠道吸收,所以每天所需的剂量较小,已逐渐代替甲苯咪唑。吡喹酮对囊尾蚴病亦有较好的疗效。阿苯达唑与吡喹啉联合治疗囊虫病的效果优于单独用药,又可避免吡喹啉治疗中出现的严重高颅压症状,以及长期服用阿苯达唑所致的肝脏损害。中药干芜散、囊虫散可获得较好的近期治愈率。

4. 观察和等待　对暂不需要治疗的患者,进行定期检查,观察疾病的变化,不采取任何干预措施,主要适用于进入静止期的棘球囊肿。

(赵怡芳　孙志军)

参 考 文 献

1. 郭中敏,陆家海,胡旭初,等.包虫病诊断抗原的纯化及诊断价值.中山大学学报(医学科学版),2003,24(1):46-48.

2. 李颖,肖永生,钟大元,等.舌下腺摘除术中改良切口的应用.第三军医大学学报,2007,29(24):2367-2369.

3. 邱蔚六.邱蔚六口腔颌面外科学.上海:上海科学技术出版社,2008:553-558.

4. 王洪福.囊虫病不同检测方法的比较.中国病原微生物学杂志,2008,3(6):480-483.

5. ALI S A,MEMON A S,SHAIK N A,et al. Mucoepidermoid carcinoma of parotid presenting as unilocular cyst. J Ayub Med Coll Abbottabad,2008,20(2):141-142.

6. ALSHARIF M J,ZHAO Y F. Teratoid cyst of the floor of the mouth:a clinicopathologic study of 20 Chinese patients. Int J Surg Pathol,2009,17(2):111-115.

7. DE BRITO MONTEIRO B V,BEZERRA T M. Histopathological review of 667 cases of oral mucoceles with emphasis on uncommon histopathological variations. Ann Diagn Pathol,2016,21:44-46.

8. CHUNG M S,BAEK J H,LEE J H,et al. Treatment efficacy and safety of ethanol ablation for thyroglossal duct cysts:a comparison with surgery. Eur Radiol,2017,27:2708-2716.

9. EL-NAGGAR A K,CHAN J K C,GRANDIS J R,et al. WHO classification of head and neck tumors. 4th ed. Lyon:World Health Organization,2017:136-138.

10. GUPTA N,GUPTA R,RAJWANSHI A,et al. Multinucleated giant cells in HIV-associated benign lymphoepithelial cyst-like lesions of the parotid gland on FNAC. Diagn Cytopathol,2009,37(3):203-204.

11. KONO M,SATOMI T,ABUKAWA H,et al. Evaluation of OK-432 injection therapy as possible primary treatment of intraoral ranulA. J Oral Maxillofac Surg,2017,75:336-342.

12. LAYFIELD L J,ESEBUA M,SCHMIDT R L. Cytologic separation of branchial cleft cyst from metastatic cystic squamous cell carcinoma:a multivariate analysis of nineteen cytomorphologic features. Diagn Cytopathol,2016,44:561-567.

13. LEHMER L M,RAGSDALE B D,CRAWFORD R I,et al. Mucoepidermoid carcinoma of the parotid presenting

as periauricular cystic nodules: a series of four cases. J Cutan Pathol,2012,39:712-727.

14. MANDEL L,TOMKORIA A. Differentiating HIV-1 parotid cysts from papillary cystadenoma lymphomatosum. J Am Dent Assoc,2000,131(6):772-776.

15. MOSUNJAC M B,SIDDIQUI M T,TADROS T. Acinic cell carcinoma-papillary cystic variant. Pitfalls of fine needle aspiration diagnosis:study of five cases and review of literature. Cytopathol,2009,20(2):96-102.

16. NORDEMAR S,HOGMO A,LINDHOLM J,et al. The clinical value of image cytometry DNA analysis in distinguishing branchial cleft cysts from cystic metastases of head and neck cancer. Laryngoscope,2002,112(11): 1983-1987.

17. REGAUER S S,MANNWEILER W,ANDERHUBER A,et al. Cystic lymph node metastases of squamous cell carcinoma of Waldeyer's ring origin. Br J Cancer,1999,79(9-10):1437-1442.

18. REGAUER S,BEHAM A,MANNWEILER S. CK7 expression in carcinomas of the Waldeyer's ring area. Hum Pathol,2000,31(9):1096-1101.

19. RAYESS H M,MONK I,SVIDER P F,et al. Thyroglossal duct cyst carcinoma:a systematic review of clinical features and outcomes. J Otolaryngol Head Neck Surg,2017,156(5):794-802.

20. SYEBELE K,MUNZHELELE T I. Oral mucocele/ranula:another human immunodeficiency virus-related salivary gland disease? Laryngoscope,2015,125(5):1130-1136.

21. WU L,CHENG J,MARUYAMA S,et al. Lymphoepithelial cyst of the parotid gland:its possible histopathogenesis based on clinicopathologic analysis of 64 cases. Hum Pathol,2009,40(5):683-692.

22. ZHANG G Z,LIU Z L,GONG J S,et al. Cystic metastatic nasopharyngeal carcinoma presenting as branchial cleft cyst:report of two cases and review of the literature. J Oral Maxillofac Surg,2014,72:2366-2274.

23. ZHAO Y F,JIA Y,CHEN X M,et al. Clinical review of 580 ranulas. Oral Surg Oral Med Oral Pathol Oral Radiol Endod,2004,98(3):281-287.

第二十二章　累及颅底的咽旁颞下区肿瘤的诊治现状与挑战

颅底在解剖学定义上是脑颅的一部分,其与颅盖的分界线大致为:自枕外隆凸沿上项线至乳突根部,向前经外耳门上缘、颧骨颞突根部,并横越蝶骨大翼颞面,循眶上缘向内至中线。颅底的内面分颅前窝、颅中窝和颅后窝三部分。按此定义,颅底病变应是颅底骨本身及其附着结构的病变。但实际上,现在的"颅底"概念已经超越了上述范围,颅底病变涵盖了所有源自颅底、颅底上下面和脑底面的病变,包括肿瘤、创伤、血管病、畸形和感染等。采用外科手段处理这些病变便是颅底外科。口腔颌面外科经常涉及颅底区病变的诊断与处理,其中最多见的是咽旁颞下区肿瘤的诊治。因此,本章重点讨论发生在该区域肿瘤的临床处置。

发生于咽旁颞下区的肿瘤可原发,也可由邻近部位侵犯扩展而来。肿瘤向上发展可侵及颅底甚至颅内。由于该解剖区域隐蔽、深在,四周以骨性结构为主,早期诊断困难,以致就诊时肿瘤多数已较大,尤其是原发于中颅底或他处侵犯扩展到该区甚至侵入颅内的病例,治疗上还有许多困难。咽旁颞下区及其累及颅底的肿瘤多数采用手术治疗,因此对其解剖应十分熟悉。

第一节　咽旁颞下区及中颅底的手术解剖

咽旁颞下区的上界为颅底,下界为下颌角下缘和二腹肌后腹,内界为咽上缩肌和咽中缩肌,前界为翼突下颌缝,后界为颈椎横突前的椎前筋膜,外界为下颌支及腮腺被膜。茎突及其肌肉位于此区之内,并将此区分为前后两部分。茎突有掩护其深面颈部大血管的作用。上界颅底有许多重要的结构。以茎突为标记,颈内静脉孔位于其之内侧偏前方。孔的外侧缘距茎突根约0.3cm,孔的中心离茎突根1.2cm。孔的直径约1.3cm。颈内静脉接颅内乙状窦的血入颈。颈内动脉孔的直径在0.7cm左右,在颈内静脉孔之前,两孔之间只隔一层薄骨板,两孔之中心距离1cm左右。颈内静脉孔和颈内动脉孔之外侧,有颞骨鼓部向前内延长部之下缘,此下缘比孔之下缘低0.5cm左右,因此手术时,如用手指从外侧触探,只能摸到鼓部之下缘,而非二孔之外侧缘。舌咽神经、迷走神经和副神经皆自颈内静脉孔之前内侧出颅,此三神经刚出颅时介于颈内静脉和颈内动脉之间。卵圆孔位于颈内动脉孔之前。二孔之中心相距2cm左右。脑膜中动脉进颅之棘孔位于卵圆孔之后稍外,二孔之边缘相距0.5cm左右。熟悉各孔的位置,相互之间的方向和距离,手术时即可根据茎突、鼓板下缘等解剖标志,推测各孔之方向和距离及重要结构的位置所在。

咽旁颞下区前部分为翼内肌和翼外肌所占据,其中还有颌内动脉、下颌神经和翼静脉丛;在翼内肌和咽缩肌之间有潜在的间隙,可单独称为咽旁间隙,肿瘤最易进入此间隙。咽旁颞下区的后部有颈内动脉、颈内静脉、舌咽神经、迷走神经、副神经、舌下神经以及交感神经干。手术时经常遇到这些神经和血管。这些神经和血管刚出颅时,皆位于茎突之深面。手术从下外侧进入此区,茎突系一重要标志。

颈内动脉在此区垂直上行,颈内静脉在颈内动脉之后外侧。刚离颅底时此两大血管之间隔以舌咽神经、迷走神经、副神经和舌下神经,稍下两大血管即互相接触。舌咽神经斜往下前,经颈内动脉之浅面,先位于茎突及茎突咽肌之内侧,以后绕过该肌下缘而往前,横过其浅面达舌底。迷走神经于颈内动脉和颈内静脉之间垂直下降。在此区迷走神经分出咽支和喉上神经。咽支也越过颈内动脉之浅面斜向下前行,但位于舌咽神经较下的平面。喉上神经在更低平面分出,较深,经颈内动脉之深面向下前行。舌下神经越过颈内外动脉之浅面。颈交感干位于颈内动脉之后,颈椎横突根的椎前筋膜之后。此区手术常需暴露颈内动脉。因此常以颈内动脉为主要标志来辨认各神经及其分支。副神经越过颈内静脉的浅面向下后行,与颈内动脉的关系较小。

第二节　手术适应证探讨及术前准备

咽旁颞下区肿瘤以手术治疗为主。对于良性肿瘤进行手术不存在争议,对恶性肿瘤则有不同意见。反对意见认为其复发率很高,手术价值不大。但对一些深在、无法进行活检的恶性肿瘤,手术不单是为了切除肿瘤,同时还提供病理确诊的组织,以利肿瘤的进一步治疗。即使肿瘤复发,手术也能起到延长生命的效果。低度恶性肿瘤则更是如此。北京大学口腔医院口腔颌面外科于 2000—2012 年间手术治疗累及颞下咽旁间隙的肿瘤患者 204 例,男 95 例、女 109 例,年龄 2~81 岁,平均 39.7 岁。原发肿瘤 128 例,复发肿瘤 76 例。其中恶性肿瘤 99 例(49%),全部接受了手术治疗,手术不同程度提高了患者的生存期,3 年生存率达 57.6%,5 年为 46.2%。因此应根据患者的具体情况尽可能进行积极的治疗。存在下列情况则考虑放弃手术:①经影像学检查证实已有较广泛颅内(硬脑膜内)扩散或转移者;②肿瘤已侵犯蝶窦、海绵窦或破裂孔水平的颈动脉管者;③脊柱已受侵蚀者;④肿瘤已向其他器官转移者。

必须进行 CT 和/或 MRI 检查。CT 可显示肿瘤影及骨质改变,对显示肿瘤侵蚀、破坏颅底骨结构等情况有其独特的价值;螺旋 CT 对判断肿瘤是否可以切除、选择外科手术入路有较大的参考价值;MRI 能显示软组织肿块及其与动脉的关系,在了解肿瘤侵犯范围方面有其优点。DSA 可提供肿瘤的血液供应及血管移位的信息。如果估计颈内动脉有切除可能时,必须检测颅内侧支循环情况,并在术前进行颈动脉压迫训练。颅底肿瘤因为位置深在,与颅底大血管、骨结构及脑神经之间解剖关系复杂,术前准确地评估肿瘤与颅底骨结构及血管的关系是手术成功的基础之一。

对于肿瘤较大、边界不清、与血管关系密切者,应备血,以 400~1 000mL 为宜。麻醉一般采用气管内插管全麻。

第三节　手术入路选择

手术治疗的关键是选择合适的入路,以最大限度显露肿瘤,达到较好的切除效果。选择合适的手术入路主要根据以下几个因素综合考虑:①肿瘤性质、部位及累及的范围。一般腺上皮源性癌比鳞状上皮癌有相对清楚的边界,肉瘤则多有假包膜,呈假性膨胀性生长。根据肿瘤性质估计对颅底重要结构的侵蚀方式、范围和程度,来考虑不同手术入路切除的可能性。②选择的入路须能较充分地显露并尽可能切除肿瘤。③所选入路对正常功能结构及外观影响小,且便于进行缺损修复。除晚期颌面部肿瘤侵及颅底,肿瘤切除后可直接达到颅底区外,其他手术入路达到颅底所切开的颌面结构,应尽可能恢复其正常的功能和外观。

目前,颅底肿瘤的手术入路有 20 多种,各种方法的优缺点各不相同,有一定的适用范围。本文着重介绍和口腔颌面外科关系密切的三类手术入路,并研讨其适应证及优缺点。

一、半冠状-耳前-下颌下入路

1. 适应证　腮腺深叶、颞下窝、下颌支肿瘤侵及颅中窝,以恶性肿瘤为主。如同时需切除面神经,更宜选择此入路。

2. 切口及方法　患侧颞部行半冠状切口,然后沿耳面沟垂直向下,绕过耳垂下,在乳突尖前方,经下颌支后缘后方至下颌角下缘约 1~2cm 处转向前,平行于下颌骨下缘往前 1~2cm 左右做切口(图 22-3-1A)。切开皮肤、皮下组织及颈阔肌。在颞浅筋膜及腮腺咬肌筋膜表面翻瓣直至腮腺咬肌前缘显露颞区、颧弓及腮腺。根据术者经验从面神经分支或总干解剖面神经,同时切除浅叶。将神经用神经拉钩或橡皮条牵开,根据肿瘤的具体部位,进一步切断颧弓及下颌支,咬除颞骨鳞部,术野即开阔,肿瘤得以显露并可被切除(图 22-3-1B)。

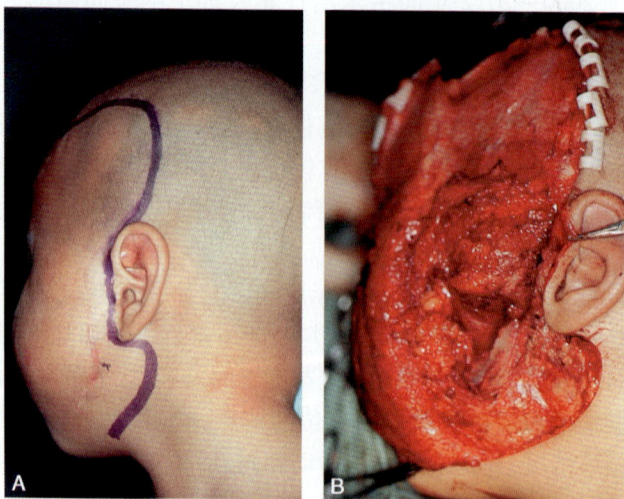

图 22-3-1　半冠状-耳前-下颌下入路切口设计及术中暴露
A. 切口设计;B. 肿瘤切除,下颌支及颧弓切除。

侧方进路切口比较长,扩展达半侧头颈部,术野开阔,暴露范围大,有利于肿瘤显露及切除;但因肿瘤位于下颌骨及颧弓内侧,需同时摘除患侧腮腺组织,才能显露肿瘤,术中易造成面神经某支或多支的损伤,手术操作复杂,手术时间长,手术创伤较大,术中出血量较多。此外,保留面神经时软组织前移受限,鼻腔、鼻窦受累时需补充唇切口。故对于位于以咽旁颞下窝为中心的范围广泛的颅底肿瘤,尤其是良性肿瘤多采用下颌外旋入路解决,必要时附加颞部半冠状切口,这样可以避免解剖腮腺时损伤面神经。但对于病变范围广泛,尤其是侵犯颅底、颅内、下颌支及面神经的恶性肿瘤,需同时切除面神经及下颌支,进行颅内外联合手术者,半冠状-耳前-下颌下入路因其显露更为直观,仍为首选。

二、下颌外旋入路

下颌外旋入路一般包括四种情况:①下颌下切口-下唇正中-下颌支切除;②下颌下切口-下唇正中-下颌支L形截骨;③下颌下切口-下颌角劈开;④下颌下切口-下唇正中-下颌骨颏孔前劈开。其中以下颌下切口-下唇正中-下颌骨颏孔前劈开最为典型,应用最多,此处将着重介绍。

1. 适应证　咽旁颞下区肿瘤,同样适用于该区扩展至咽鼓管区及颅底的良恶性肿瘤,尤其适用于良性或有一定边界的恶性肿瘤。

2. 切口及方法　切口自乳突尖斜向前下至舌骨平面,转向前上至颏部正中,下唇正中切开(图22-3-2A)。在唇颊沟处做切口至下颌侧切牙与尖牙间,将切口向上切断龈缘,向后掀起黏骨膜瓣,显露根唇侧骨面,注意保护颏神经,下颌骨下缘应向后多暴露些,以利于钛板的固定。在下颌侧切牙与尖牙间的预计切骨线上放置两块小钛板,并打上钛钉预固定,后取下钛板和钛钉,并做好标记,确保肿瘤摘除后钛板原位复位及断离下颌骨的咬合关系可正确恢复。小钛板可置于颏神经下方,也可置于其上方,但注意不能损伤颏神经及牙根。用薄锯片或线锯离断下颌骨。如用线锯锯断下颌骨,则可将线锯一端的钩环剪断,将线锯从下颌侧切牙与尖牙牙颈部间的空隙穿过,这样不会损伤牙的邻面接触关系。断开下颌骨后,最好是顺牙龈缘剥离舌侧龈瓣到磨牙后,也可切至口底黏膜,在口底黏膜上向后切开至磨牙后。前者的优点是缝合后牙龈的复位较好。在磨牙后继续向后上切开,注意保留舌神经。根据肿瘤范围,切口还可向上延伸至上颌结节而后转向硬腭,腭黏骨膜瓣翻向对侧,咬除硬腭后部骨质,显露鼻腔后部及鼻咽部;或延伸至软腭切除涉及软腭的肿瘤。将下颌拉向外侧,切断影响下颌骨外翻的韧带、肌肉后,鼻咽、颅底及咽旁间隙等内容得以充分显露,切除相应部位的肿瘤(图22-3-2B),切除部分受侵的颅底骨,暴露硬脑膜,如有明显肿瘤累及应切除相应的

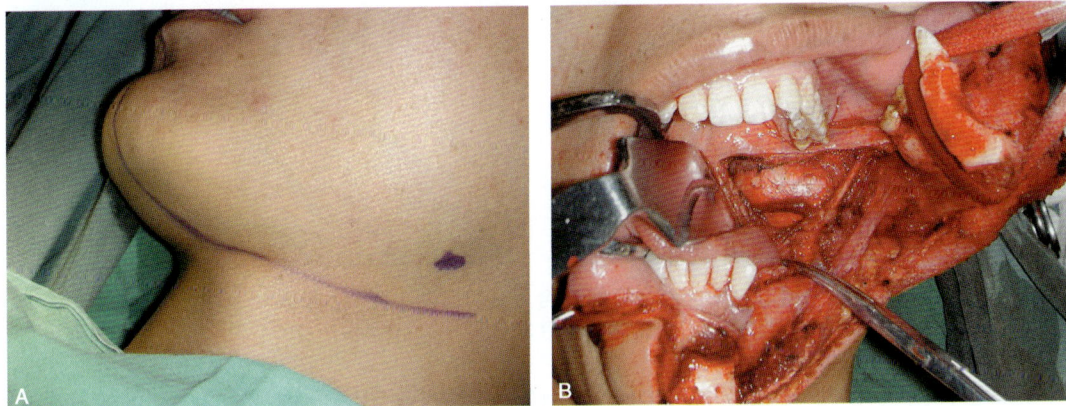

图22-3-2　下颌外旋入路切口设计及术中暴露
A. 切口设计;B. 将下颌骨拉向外侧,显露肿瘤。

硬脑膜,并用阔筋膜或帽状腱膜行严密修补、缝合。用颞浅血管为蒂制取帽状腱膜瓣或颞肌筋膜瓣,从颧骨下方引入术腔,保护颈内动脉,覆盖颅底缺损和手术创腔。缝合腭黏骨膜瓣,下颌骨复位,用钛板及螺钉固定。

　　该入路能较充分地暴露咽、咽旁间隙、颞下间隙、蝶骨体、斜坡、寰椎至6、7颈椎,能自下而上地分出行经咽旁间隙内的颈内动静脉及脑神经至颅底孔处,并以颈内动脉为标志,将颈内动脉内侧组织包括肿瘤及咽后淋巴结整块切除。手术较安全,后遗畸形轻微,克服了以往手术肿瘤显露切除不彻底且术后易复发和并发症多(如面神经损伤)的缺点。该入路主要的缺点是需切开下唇,对外观有一定影响,但只要准确对位,仔细缝合一般术后瘢痕并不明显。另外,对于进入颅内的恶性肿瘤,显露还欠充分,常需补充颞部半冠状切口,否则切除不易彻底。

三、上颌-额-颞联合入路

　　1. 适应证　侧颅底肿瘤侵犯邻近上颌骨、颧骨、眶底甚至进入颅内的患者。

　　2. 切口及方法　切口设计从上唇红唇缘开始切开上唇,绕鼻翼及鼻外侧向上达内眦,由内眦水平向外达外眦,沿眶外侧缘向上,弧形向上向后至发际内(图22-3-3A)。切开后由正中向侧方翻瓣,显露至颧弓根部。该瓣包含上唇的1/2、整个颊部、眶下区、颞部的软组织。从中线暴露颅面部骨骼,包括鼻根,上颌骨鼻突,眶上、外侧和下缘,上颌骨及颧骨颧弓。根据肿瘤侵犯的情况而定,可以保留或不保留眶下和眶外侧缘及眶底。截断颧颌缝,截除颧骨颧弓,显露位于颞下窝的肿瘤。因为视野良好,肿瘤切除较为容易。肿瘤切除后,可见眶底、眶下裂、蝶骨大翼、上颌窦后壁、翼外板及其肌肉和颞下窝(图22-3-3B)。如有脑膜缺损,可使用颞肌瓣行即刻修复,或用颞肌瓣填塞空腔。颊脂垫如未受侵,尚可将其用于填塞无效腔。眶底缺损也可用颅骨外板修复。沿术前的标记分层间断缝合。

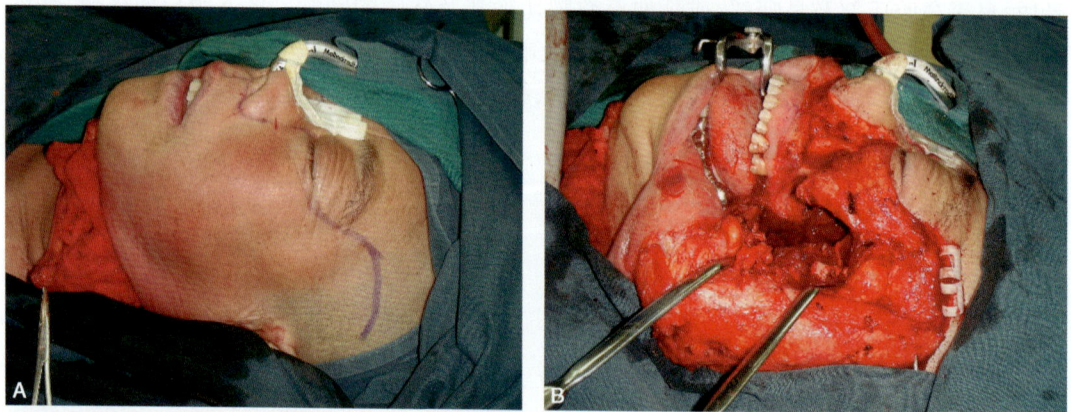

图 22-3-3　上颌-额-颞联合入路切口设计及术中暴露
A. 切口设计;B. 肿瘤切除后显露颞下窝、上颌窦后壁等。

　　发生在侧颅底的肿瘤侵犯邻近上颌骨、颧骨、眶底甚至进入颅内的患者,手术的进路归纳起来有前方进路及侧方进路两大类。在前方进路手术中,最常用的是 Weber-Ferguson 及 Barbosa 切口,其优点是手术切口隐蔽,术后瘢痕小,可以完全暴露面中份的结构,但对侧颅底的结构无法得到满意的暴露。侧方进路以半冠状-耳前-下颌下切口最具代表性,通过大翻瓣,去除颧弓可以较充分地暴露侧颅底肿瘤,但该切口存在着以下缺点:①摘除患侧腮腺组织后带来患侧腮腺颌后区的凹陷畸形;②老年患者可能会出现口干症状;③在行腮腺切除分离面神经时,造成面神经某支或多支的损害,出现术后面神经的永久性麻痹症状;④手术操作复杂,延长手术时间,增加手术创伤。笔者把前方进路与侧方进路结合起来,设计了本手术进路术式。本术式是经面侧部到达侧颅底及相关结构的联合进路,对同侧翼腭窝及颞下窝、眶底、咽侧壁的外科边界提供了一个直接的入路,使得肿瘤切除范围可包括蝶窦的前壁、咽侧及后壁、翼腭窝、翼板和肌肉及相邻的颅底骨,还包括眶上裂及翼静脉丛,全部眶内容及硬腭,必要时还可增大其切除范围。该进路的优点是能提供良好的视野,并对该区域的重要解剖结构如颈动脉、视神经、面神经等提供最大的保护;颞肌完全向下移位可用于修复颅底,填塞手术后遗留的空腔,还可以改善术后颞部的塌陷畸形。简言之,该入路视野好,损伤小,操作容易,并发症少,切口大部分在天然皱纹及发际内,基本符合美观要求。

第四节　手术要点及注意事项

一、肿　瘤　切　除

咽旁颞下区肿瘤类型多样。2000—2012 年北京大学口腔医院口腔颌面外科手术治疗累及颞下咽旁间隙的肿瘤患者 204 例,良性肿瘤 105 例。其中 38 例唾液腺源性肿瘤中多形性腺瘤(34 例)最多见。神经源性肿瘤(30 例),以神经鞘瘤(24 例)和神经纤维瘤(5 例)多见。其他肿瘤包括血管畸形、纤维脂肪瘤、鳃裂囊肿和皮样囊肿等共计 37 例。恶性肿瘤 99 例。其中各类肉瘤(36 例)、唾液腺源性(33 例)、鳞癌(14 例)较多见。其他恶性肿瘤 16 例。各种来源的肿瘤手术要点不尽相同,下面分别讨论。

1. 恶性肿瘤的切除　恶性肿瘤一般无包膜,肉瘤可能有假被膜。这类肿瘤容易出血,分离困难,术前应明确肿瘤与颈内动脉的关系,如肿瘤较大且已和颈内动脉严重粘连,不可能进行颈内动脉重建,或根本无法做到肉眼下切净肿瘤,则不宜进行手术。手术时切口宜大,要暴露充分,如同时需要切除下颌骨和面神经,则应选择视野最大的半冠状-耳前-下颌下切口。手术先分离一段颈动脉,在颈总动脉上套上止血带,当手术中突然大出血时,可拉紧止血带,控制出血。肿瘤切除应尽可能在瘤外正常组织内进行,但实际上多数情况下做不到这点。因为在狭小的空间内,重要的结构太多,没有扩展的余地。

2. 实性良性肿瘤的切除　该区域的实性良性肿瘤主要是神经源性肿瘤和唾液腺肿瘤。神经源性肿瘤的特点之一是使此区的大血管移位,如肿瘤位于颈内动脉深层,瘤体大到一定程度,颈内动脉可向前、前外或外侧移位,颈内动脉常位于肿瘤的浅面。由于动脉移位,术前应做动脉造影术,以确定肿瘤与颈内动脉的关系。同时还应做口腔内外扪诊,有时可扪到移位颈内动脉的搏动。这对术中明确颈内动脉的走向,对避免损伤很有帮助。

神经源性肿瘤另一特点是可能出现神经损害症状,如迷走神经损害可有呛咳、声音嘶哑、声带麻痹、软腭麻痹下垂;舌下神经损害,表现为伸舌时舌偏向患侧,患侧舌肌萎缩;交感神经损害,表现出瞳孔缩小,额部无汗。手术前可根据神经损害的情况,分析肿瘤可能起源于哪一神经,并根据神经的正常解剖位置推测肿瘤与颈内动脉和颈内静脉的关系。

神经鞘瘤因有包膜,一般不难剥出,操作中要尽可能保留其来源神经的完整性;神经纤维瘤有时可呈上下方向的纺锤状,上下两端有神经相连,相连的神经增粗,受累神经常被切除。

混合瘤是此区最常见的唾液腺肿瘤。当混合瘤进入翼内肌后方时,茎突咽肌和茎突舌肌位于肿瘤之后。此二肌与结缔组织形成一隔,隔于肿瘤和颈部大血管之间,因此混合瘤并不直接与颈部大血管接触,不像神经源性肿瘤使大血管向前外移位。由于混合瘤并不与颈部大血管直接接触,所以手术时一般不需要暴露该处的大血管和重要神经。对于突向咽旁间隙、位于乙状切迹水平以下的深叶腮腺肿瘤,一般仅需做下颌下切口,翻起腮腺下端,从下颌骨下缘切断颈深筋膜附着,拉开或切断二腹肌后腹,切断茎突舌骨肌和茎突下颌韧带,即切断腮腺和下颌下腺之间由筋膜形成的腺间隔,此时即可见到瘤体。由于良性混合瘤包膜光滑,用手指做钝分离即可将肿瘤逐步分出,分离时若手指钩住索状组织,应拉到视力可见的部位,予钳夹,剪断,结扎。还可由助手从口内向外推压肿瘤,使肿瘤更易摘除。如果肿瘤过大,可以在下颌角处截断下颌骨,向前外牵拉下颌支,以利于其暴露。对巨大肿瘤,即使离断下颌骨也可能不能摘除,强行分离易导致瘤体破裂,此时应切开下唇正中,由颏孔前离断下颌骨进入,进行手术。由于腮腺深叶组织疏松,一般不需解剖面神经,即可在不损伤面神经情况下将肿瘤摘除。

3. 囊性肿瘤摘除 发生于此区的囊性肿瘤主要是脉管瘤,如海绵状淋巴管瘤、血管淋巴管瘤、海绵状血管瘤或囊状水瘤等(如为蔓状血管瘤则不宜手术,此种情况罕见),也可见皮样囊肿之类的囊性病变。脉管瘤常沿组织间隙弥漫生长,并将颈部大血管包绕。摘除时需先暴露颈内动脉和颈内静脉,并沿此大血管向上分离。如果肿瘤已弥漫至腮腺组织内,则需解剖出面神经干,在保护面神经的情况下,摘除腮腺内的肿瘤组织。这类肿瘤边界清楚,但不规则,用剪刀沿其边缘不难剪离,但包膜很薄,易破裂。破裂后应予缝扎,尤其是海绵状血管瘤,以减少出血。但对囊状水瘤,可适当放出部分内容液,使瘤体缩小,从而扩大视野,有利于手术操作。对于瘤体范围过于广泛,手术不易摘净者,可部分切除,残留部分用其他方法辅助治疗,如注射平阳霉素。皮样囊肿之类的病变,手术相对容易,瘤体过大不易取出时,可抽出部分囊液使瘤体缩小,以利于摘除。

二、止 血

咽旁颞下区手术一般要经过翼静脉丛所在的区域,该区手术最多见的出血是静脉丛出血,一般缝扎可止血。由于手术视野相对较狭小,术中还较易损伤颈内静脉。颈内静脉出血一般采用填塞方法止血。可用可吸收明胶海绵或可吸收的止血纱布填塞。为加强止血效果,可在填塞物表面和周围涂抹有助于止血的生物胶(图 22-4-1)。

累及颅底的咽旁颞下区肿瘤手术最大的风险是颈内动脉破裂出血。由于此区位

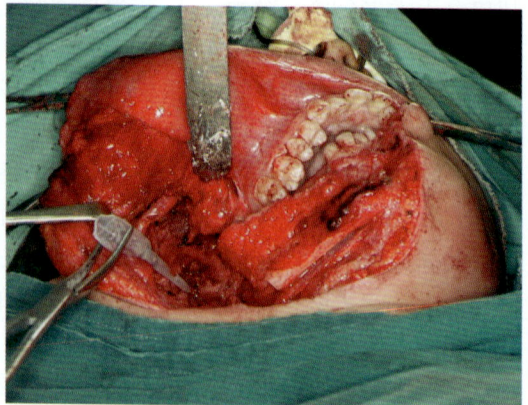

图 22-4-1 在填塞的可吸收明胶海绵上涂抹生物胶,加强止血效果

置高深,动脉重建操作困难,所以尽可能做到预防为主。具体的术前动脉阻断实验(如 Matas 实验、暂时性球囊阻断试验等)参见相关章节。估计术中动脉损伤可能性较大时,可分离出一段颈总动脉,在颈总动脉上放置止血带,遇到动脉破裂出血时,可立即拉紧止血带,用无创伤血管钳夹住破口,然后进行管壁破口修补。动脉临时阻断时间每次不超过 5 分钟。

如术中遭遇大出血,不得不结扎颈动脉时,应尽可能将肿瘤上界的颈内动脉和颈外动脉吻合,血液通过颈外动脉的吻合支从对侧流入同侧的颈外动脉,通过吻合再流入颈内动脉及 Wills 环,以减少并发症。

三、保 护 神 经

在瘤体周围有迷走神经、颈交感干、舌下神经、喉返神经和副神经。和瘤体粘连严重的神经易受损伤。术中应注意保护,尽量减少损伤。在做下颌骨劈开入路时,由于精力集中在摘除瘤体上,有时会因未留意而损伤舌神经(图 22-4-2)。

四、颅底缺损的修复

对于引起颅底缺损的肿瘤,如果硬脑膜完整,一般只需用颞肌瓣填塞保护即可。如果术中已出现硬脑膜破裂缺损,应进行修补。一般可取两片筋膜,一片置于硬脑膜下,应超出硬脑膜缺损缘,用纤维蛋白胶粘固;

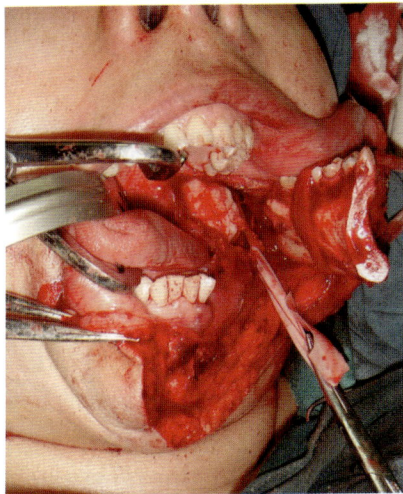

图 22-4-2 下颌外旋入路术中得到保护的舌神经

另一片较大的筋膜覆盖于硬脑膜外,再用纤维蛋白胶粘合。小的局限性的颅底骨缺损一般不必行骨修复;而大的骨缺损同时伴有较大无效腔可考虑复合组织瓣修复。

五、无效腔的处理

颅底区由于周围主要是不能压缩的骨性结构,有时消灭无效腔有一定的困难。咽侧壁的组织虽松软,但只从外侧加压包扎,因有下颌支的阻挡,不易起到消灭无效腔的作用,所以必须特别重视,否则无效腔感染后,易导致颅底大血管出血。消灭无效腔可采取下列措施。

(1) 单纯缝合消灭无效腔:尽可能缝合周围软组织消灭无效腔,如无效腔不太大,缝合多可达到目的。手术时抽去垫肩的物品,将头转向患侧,更有助于消灭无效腔。

(2) 用肌瓣填塞创腔:当颅底骨面外形成无效腔时,可转移肌瓣填塞。常用的是其邻近的颞肌瓣。对于较大的无效腔,可以考虑游离组织瓣修复,如腹直肌肌(皮)瓣、股外侧皮瓣等(参见相关章节)。

(3) 利用负压引流:负压引流不仅能将伤口内的渗出液吸出,并可使创腔因负压而消失,创壁的组织紧密贴附在一起,是消灭无效腔的有效措施。术后注意继续保持负压和引流管的通畅。

第五节　手术并发症及处置

术后应密切观察生命体征,严防继发性大出血。术中凡硬脑膜修复不够严密者,术后腰穿置管,保留2~3天,以持续引流脑脊液。术后注意加强抗生素的应用,直至引流管拔除,若有感染应延长抗生素的使用。术区置引流管,2~3天内去除。加强口腔护理,如术区与口咽部沟通者,早期经胃管进食。术后一般不需气管切开,但如果对口咽部机械性损伤较大者,考虑口咽部肿胀可能引起呼吸困难者,可做预防性气管切开术,术后尽早拔管。

第六节　导航技术在颅底肿瘤诊治中的应用

一、计算机辅助导航技术

计算机辅助导航技术(computer assisted navigation technique)是指医师在术前利用医学影像设备和计算机图形学的方法,对患者多模式的图像数据进行三维重建和可视化处理,获得三维模型,制订合理、精确的手术计划,开展术前模拟。在术中通过注册操作,把三维模型与患者的实际体位、空间中手术器械的实时位置统一在一个坐标系下,并利用三维定位系统对手术器械在空间中的位置实时采集并显示,医师通过观察三维模型中手术器械与病变部位的相对位置关系,对患者进行导航手术治疗。

导航辅助手术的优势主要有:①通过手术导航,医师有限的视觉范围得到延伸。通过在外科手术中引入图像的引导,能够有效地提高手术精度、缩短手术时间、减少手术创伤、降低手术风险。②全程数字化的手术导航系统有利于网络传输与数字存储,不但可以进行诊疗全过程记录与回放,而且可实现远程手术协作及手术规划仿真与教学。

计算机辅助导航系统使外科手术迅速、安全、准确,导航系统的数字化、实时化和智能化是未来的发展方向。当然,目前手术导航系统仍处在发展阶段,在使用中仍存在很多实际问题,需要结合医师的经验及计算机技术、数字化医学图像设备的进步来逐步完善。

颅颌面外科手术导航系统一般由计算机工作站、定位装置、示踪装置和显示器组成(图22-6-1)。

外科导航技术为颅底区肿瘤的定位及重要解剖结构的保护提供了很大的帮助,其应用大大提高了颅底外科手术的安全性和准确性。导航技术在颅底肿瘤中的应用主要包括穿刺活检术和术中导航手术两部分。

二、导航技术在颅底肿瘤穿刺活检术中的应用

术前获得肿瘤的病理学信息有助于手术医师制订手术方案,穿刺活检术是目前以微创手段获得病理结果的主要途径之一,而导航技术的发展为深部组织穿刺活检术提供了可靠的辅助工具。

1. 术前设计　颅底肿瘤患者行增强CT薄层扫描(层厚<0.4mm),于导航设计软件中

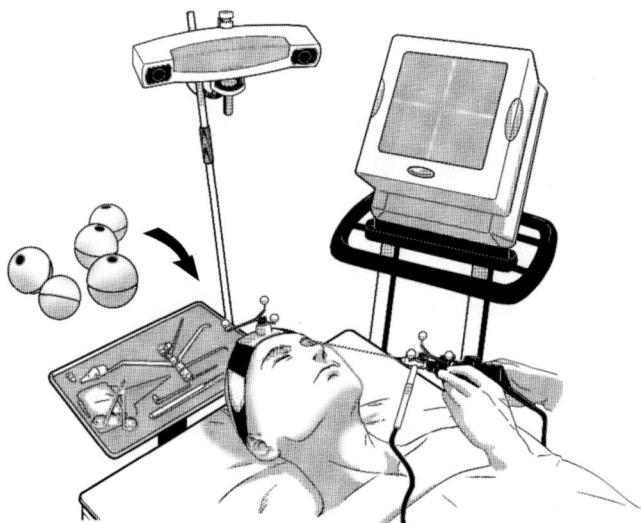

图 22-6-1 导航系统组成

将肿瘤、颅骨及颈内动脉、颈内静脉进行三维重建,观察三者之间的空间位置关系。设计穿刺路径,避免损伤颈内动脉及颈内静脉。常用穿刺途径为经乙状切迹和经下颌后凹两种。

2. 导航引导穿刺 手术同常规局麻手术,术前头部固定头带,进行注册定位,注册包括患者和穿刺针。活检时,先以导航引导,确定皮肤进针点;穿刺进入深部组织后,可通过工作站图像显示实时观察穿刺针的进针深度和角度。按设计的轨迹到达肿瘤与正常组织边界处,判断穿刺针弹射范围安全,然后穿刺获得标本(图 22-6-2)。

三、导航技术在颅底肿瘤手术中的应用

颅底肿瘤涉及咽旁、颞下凹、翼腭窝等间隙,判断肿瘤与颅底区主要血管的关系是手术中的关键。各种颅底肿瘤手术入路的主要目的之一是寻找合适的解剖标志和路径,以避开重要的血管和神经。术前设计和术中导航能够帮助术者避开重要血管、神经结构,寻找肿瘤,并验证肿瘤是否完全切除。

1. 术前设计 与穿刺活检患者的准备工作相似,颅底肿瘤患者行增强 CT 薄层扫描(层厚<0.4mm),于导航设计软件中将肿瘤、颅骨及颈内动脉、颈内静脉三维重建,观察三者之间的空间位置关系(图 22-6-3)。设计手术入路,如为恶性肿瘤累及骨质,还需设计出需要扩大切除的范围。

2. 术中导航 由于手术时间较长、术中需要频繁变换头位,故常采用有创头架固定定位支架以防搬动患者变换头位时定位支架移位。根据术前设计的手术入路,切开,暴露肿瘤,以导航探针(pointer)引导下寻找颈内动脉,判断肿瘤范围,明确肿瘤与颈内动脉和周围颅骨的关系,逐步切除肿瘤;肿瘤切除后再次以导航探针(pointer)判断肿瘤是否完全切除(见图 22-6-3)。

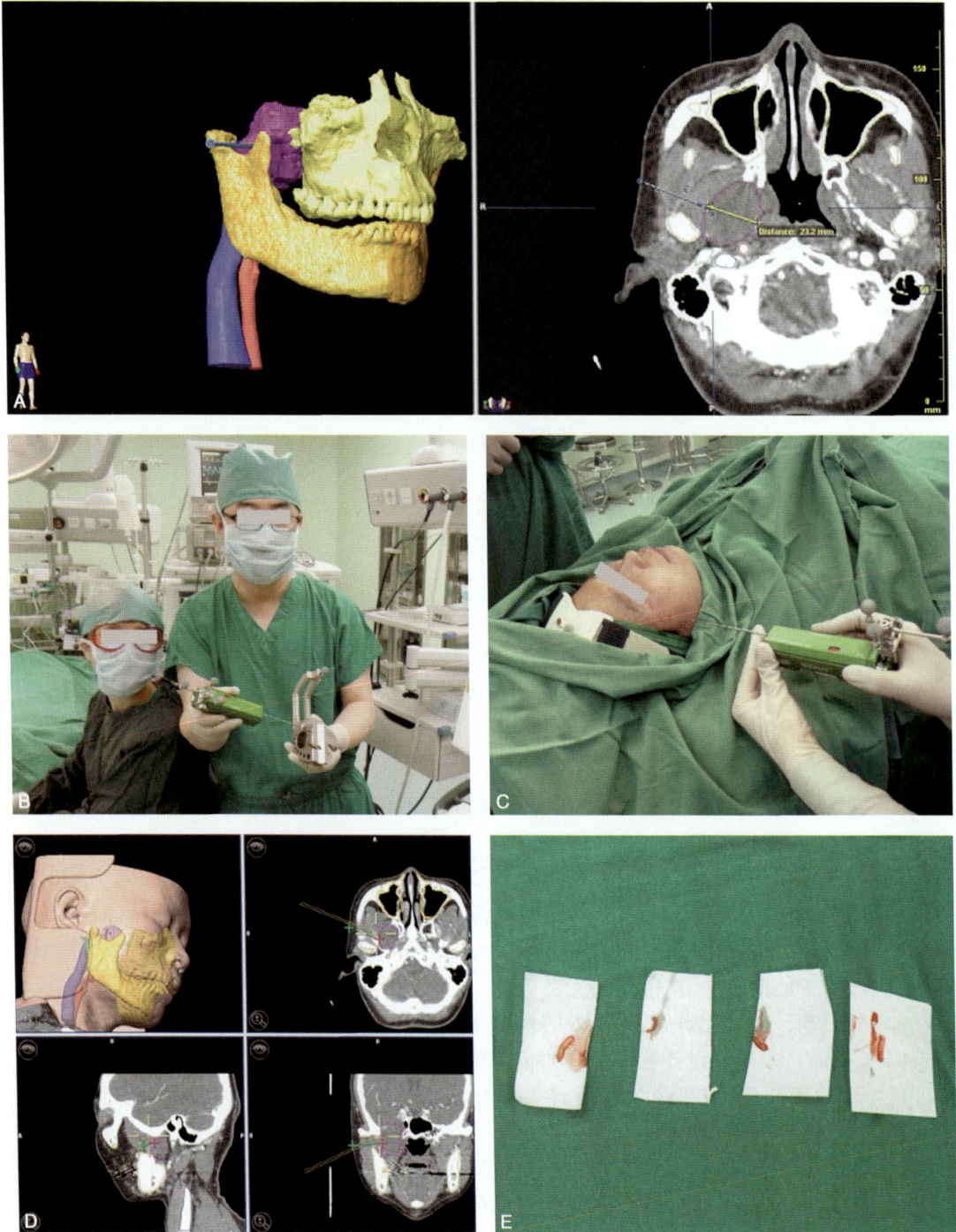

图 22-6-2　导航技术在颅底肿瘤穿刺活检术中的应用

A. 术前设计穿刺路径,避开颈内动脉及颈内静脉;B. 注册穿刺针;C. 导航引导下确定皮肤进针点;D. 穿刺针到达肿瘤与正常组织边界处;E. 穿刺获得的标本。

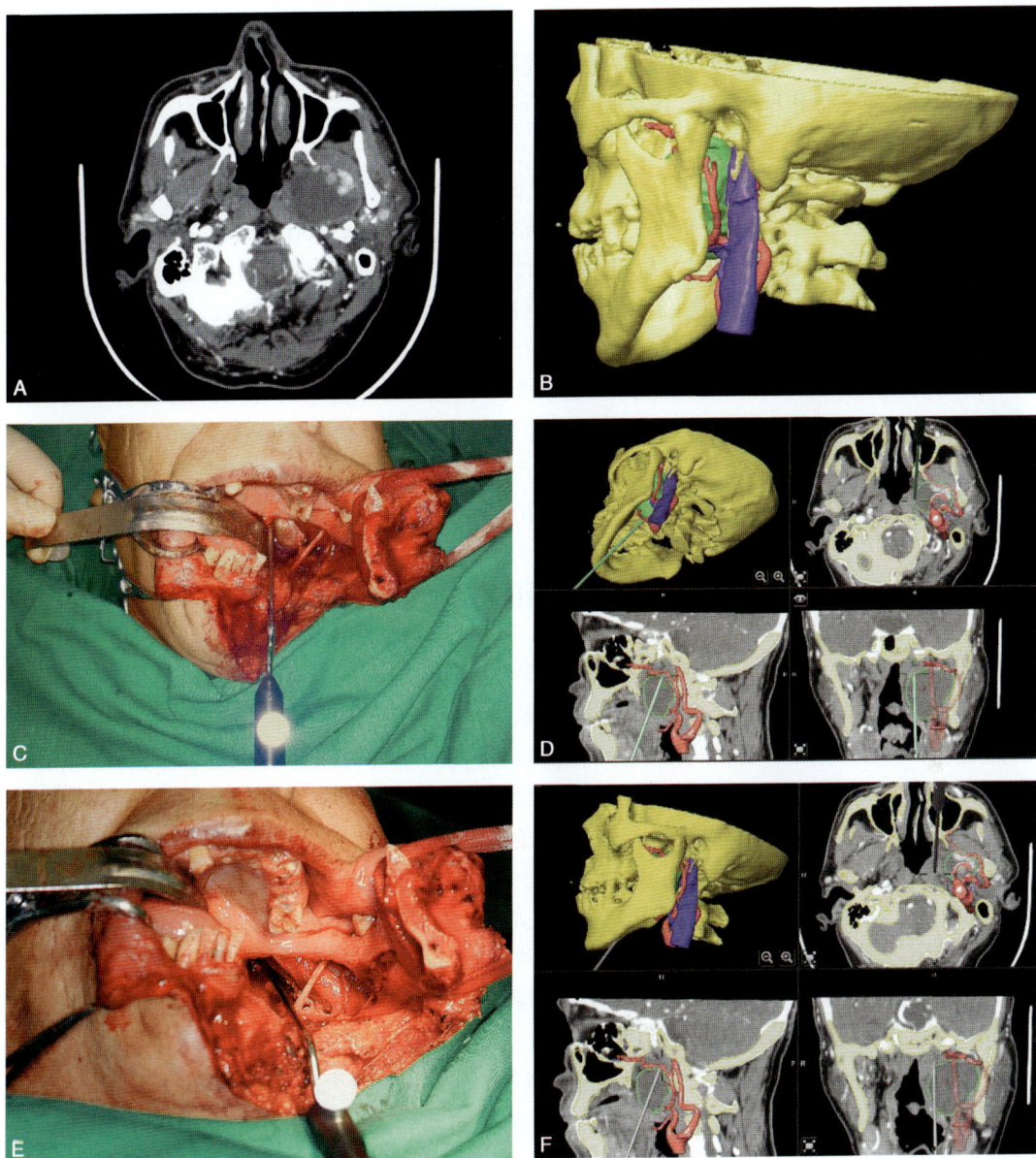

图 22-6-3 导航技术在颅底肿瘤手术中的应用

A. 颅底区肿瘤;B. 将肿瘤、颅骨及颈内动脉、颈内静脉三维重建;C、D. 寻找颈内动脉;E、F. 肿瘤切除后以导航探针判断肿瘤是否完全切除。

第七节 颅底外科的发展简史、挑战及展望

一、颅底外科发展简史

颅底外科(skull base surgery,SBS)始于 19 世纪中后期,发展于 20 世纪,21 世纪由于计算机导航技术及内镜技术的发展而达到新高度。按照进行手术的主要设备和采用的不同技

术,可将其分为三个阶段。

第一阶段是指 20 世纪 60 年代以前,颅底肿瘤在裸眼直视下进行切除,称为"裸眼颅底外科"(naked-eye skull base surgery),是颅底外科的起步阶段。当时的手术致残率和致死率均很高。

第二阶段为近半个世纪以来,随着手术显微镜的发明及其在神经外科中的应用,颅底外科进入了显微颅底外科(microscopic skull base surgery)时代,不仅出现了一系列适应不同手术需要的显微外科器械,也形成了标准的显微外科操作技术。与此同时,颅底显微解剖研究蓬勃开展,出现了许多针对颅底不同部位的标准化手术入路。颅底肿瘤的手术效果有了明显改善,并发症及死亡率明显下降。

第三阶段始于近年来一些微侵袭神经外科技术在颅底外科中的应用。这些技术的应用推动了颅底外科的发展,也使颅底外科进入影像辅助颅底外科(image-asisted skull base surgery)阶段。如术中 CT、MRI 影像,手术导航,颅底内镜等技术的应用,使医师能在了解实时解剖的基础上进行手术操作,不但提高了肿瘤的全切除率,而且降低了手术并发症的发生。

二、颅底外科的现状与挑战

颅底外科已经取得了快速的发展,内镜技术及计算机导航技术都得到了不同程度的应用,手术病死率和致残率较以往有了明显下降,多学科合作模式已基本建立,基础研究也有了长足进步。然而,由于颅底病变本身的生物学特性和颅底病理解剖的复杂性,目前颅底外科仍然面临着严峻的挑战。当肿瘤侵犯脑神经和重要的血管时,分离和切除肿瘤会十分困难,一旦造成神经损害,目前尚缺乏有效的神经功能修复手段;对于广泛侵犯颅底骨的肿瘤,不仅全切困难,而且很难修复和重建大范围的颅底骨缺损,术后容易出现脑脊液漏、颅内感染等并发症;当肿瘤广泛侵犯颅底内外多个区域时,需要神经外科医师、颌面外科医师、口腔科医师、耳鼻咽喉科医师以及整形外科医师等密切合作,这在现有的医疗模式下还有许多困难。不仅如此,我国颅底外科的总体水平与国际先进水平之间还存在一定的差距,且各地区之间的发展水平很不平衡,因此更需要加大技术培训的力度和医疗设备资源的合理配置。

颅底恶性肿瘤的基础研究还没有突破性进展。今后的研究重点应包括肿瘤免疫、基因发现、基因诊断和基因治疗等。肿瘤基因治疗的关键问题之一是基因传递,希望基因传递媒介能抵达有恶性瘤细胞存在的中枢神经系统各部位,使 99.9% 以上的瘤细胞成为靶点。这一技术目前尚未成熟,将来可能是肿瘤基因治疗的突破点。

随着新技术的不断应用,颅底外科的许多观念也在发生转变。这是发展的需要,但对新技术的应用一定要用循证医学的要求来进行设计与评价,不可盲目滥用。如立体定向放射外科技术的出现,曾使人们对难以手术切除的颅底肿瘤的治疗寄予希望,期待通过减缓肿瘤的生长速度来控制肿瘤,因此手术切除和放射治疗相结合的诊疗模式曾经风靡一时,但放疗引起的迟发性脑水肿和放射性坏死成为其主要障碍,迫使人们回过头来重新审视这种治疗模式。

现有技术条件下,对于较大的颅底区恶性肿瘤还很难做到根治,着重强调扩大手术或过度依赖放射治疗的观点均存在片面性,既不可行,风险又高。因此需重新认识这些患者的治疗效果评价体系。由 Demonte 在 2000 年提出"将术后患者生活质量(quality of life,QOL)的高低作为评价治疗方案好坏的关键指标"的观点已经逐渐得到大家的认可,应把保护脑神经和脑组织功能、提高患者术后生活质量作为决定继续手术或停止手术的主要依据,不能盲目追求肿瘤的全切除率。

三、颅底外科发展趋势

随着科技的发展,现代颅底外科已经、正在和可能发生下面的变化:①随着影像技术如MRI和波谱分析技术的发展,颅底病变的术前定性诊断水平将大大提高,很少再需做活检以求确诊。采用能透过血脑屏障并能与肿瘤细胞特异结合的铁-磁配体(ferro-magnetic ligands)可使MRI显示肿瘤浸润的确切范围。冰冻切片检查可能被淘汰,代之以更加准确迅速的纤维光学技术(fiber optic techniques)。能与肿瘤细胞特异结合的荧光配体(fluorescent ligands)可"照亮"瘤细胞,使术者易于确定肿瘤范围。笨重的手术显微镜可能被如同眼镜般的数字光镜(digital optics)取代。②由于导航外科把现代神经影像资料(如CT、MRI和功能影像)通过高性能计算机与病人颅内情况有机融合,较科学、客观和近实时地指导手术,可大大提高颅底外科的安全性和质量。③利用内镜扩大显微镜视角和视野,以及良好的照明和放大的特点,在颅底外科全过程(如内镜经鼻-蝶垂体瘤手术)或某过程应用内镜,可提高手术质量。④与放射治疗结合,对海绵窦脑膜瘤已不强求全切除肿瘤而牺牲颈内动脉。保留病人的神经功能和生存质量是颅底外科的基本目标。放射治疗对脑膜瘤等肿瘤有良好的治疗效果,因此对术后残留或复发肿瘤,可选用之。⑤应用虚拟现实和多图像融合技术,对于颅底病变,可在术前进行手术操练、熟悉手术步骤、设计个体化手术方案。虚拟现实技术与导航外科技术结合,在术中指导手术已成为可能。⑥辅助手术机器人的应用,可提高手术的微创性、安全性和手术精度。新型机器人,如微创穿刺诊疗机器人的研发,有可能在很大程度上提高颅底肿瘤的诊治效果。⑦借助多学科合作提高颅底病变的治疗效果。联合头颈外科、颌面外科、耳鼻咽喉科、整形外科、放射外科等技术力量,优化手术方案,改进手术技术,提高复杂性颅底病变的手术全切除率,降低脑神经损伤等并发症的发生率;同时联合医学影像科、麻醉科及监测人员的技术力量,综合应用脑生物电、颅内压、脑血流和神经功能的监测技术,实现术中对神经功能水平的实时监控,增加手术的安全性,确保病人术后的生活质量。这些技术的推广应用将成为未来一定时期内颅底外科技术发展的重要内容。

(郭传瑸)

参 考 文 献

1. 赵福运,赵雅度,何仲麒,等.颅-颌外科手术方法切除颅底良性肿瘤.中华神经外科杂志.1994,7,10(4):187-189.
2. 陈日亭.颌面颈手术解剖.北京:人民卫生出版社,1984.
3. 陶远孝,廖文满,张虹.试论颅底分区与颅底肿瘤外科.四川肿瘤防治,1997,10(1):21-23.
4. 王天铎,李梅,许安廷,等.下咽外旋切除咽及颅底肿瘤.中华耳鼻咽喉科杂志,1998,33(6):371-374.
5. 郭传瑸.累及颅底的咽旁颞下区肿瘤手术入路选择.中华口腔医学杂志,2006,41(8):467-469.
6. 许卫华,郭传瑸,俞光岩,等.侵犯颞骨的侧颅底肿瘤手术进路探讨.中国颅颌面外科,2003,2(3):35-37.
7. 李世亭.颅底外科的现状与思考.中国微侵袭神经外科杂志,2007,12(1):1-2.
8. 周良辅.颅底外科的研究进展.中国微侵袭神经外科杂,2005,10(10):433-434.

9. 周定标. 颅底外科的历史、现状与将来. 中华神经外科杂志,2007,23(4):241-242.

10. 段星光,郭传瑸. 机器人技术在外科辅助手术中的研究与应用. 中华口腔医学杂志,2012,47(8):453-457.

11. 吴皓. 侧颅底外科的现状与未来. 中国耳鼻咽喉颅底外科杂志,2014,20(6):471-474.

12. GUINTO G,ABELLO J,MOLINA A,et al. Zygomatic-transmandibular approach for giant tumors of the infratemporal fossa and parapharyngeal space. Neurosurgery,1999,45(6):1385-1398.

13. BRANOVAN D I,SCHAEFER S D. Lateral craniofacial approaches to the skull base and infratemporal fossa. Otolaryngologic Clinics of North American,2001,34(6):1175-1195.

14. PRADES J M,TIMOSHENKO A,MARTIN C. A cadaveric study of a combined trans-mandibular and trans-zygomatic approach to the infratemporal fossa. Surg Radiol Anat,2003,25(3-4):180-187.

15. SHARMA P K,MASSEY B L. Avoiding pitfalls in surgery of the neck,parapharyngeal space,and infratemporal fossa. Otolaryngol Clin N Am,2005,38(4):795-808.

16. JANECKA I P. Classification of facial translocation approach to the skull base. Otolaryngol Head Neck Surg,1995,112(4):579-585.

17. WETMORE S J,SUEN J Y,SNYDERMAN N L. Preauricular approach to infratemporal fossa. Head Neck Surg,1986,9(2):93-103.

18. TINARI R,QUAK J,EGELER S,et al. Tumors of the infratemporal fossa. Skull Base Surg,2000,10(1):1-9.

19. DONOVAN M G,ONDRA S L,ILLIG J J,et al. Combined transmandibular-zygomatic approach and infratemporal craniotomy for intracranial skull base tumors. J Oral Maxillofac Surg,1993,51(7):754-758.

20. SHIBUYA T Y,DOERR T D,MATHOG R H,et al. Functional outcomes of the retromaxillary infratemporal fossa dissection of advances head and neck skull base lesions. Skull Base Surg,2000,10(3):109-117.

21. KIM C S,SUH M W. Skull base surgery for removal of temporal bone tumors. Acta Otolaryngol Suppl,2007,(558):4-14.

22. HARVEY R J,SHEEHAN P O,DEBNATH N I,et al. Transseptal approach for extended endoscopic resections of the maxilla and infratemporal fossa. Am J Rhinol Allergy,2009,23(4):426-432.

23. FORTES F S,CARRAU R L,SNYDERMAN C H,et al. Transpterygoid transposition of a temporoparietal fascia flap:a new method for skull base reconstruction after endoscopic expanded endonasal approaches. Laryngoscope,2007,117(6):970-976.

24. LORENTE J L,NAZAR G,CABANILLAS R,et al. Subtemporal-preauricular approach in the management of infratemporal and nasopharyngeal tumours. J Otolaryngol,2006,35(3):173-179.

25. LEE J Y,O'MALLEY B J,NEWMAN J G,et al. Transoral robotic surgery of the skull base:a cadaver and feasibility study. ORL J Otorhinolaryngol Relat Spec,2010,72(4):181-187.

26. CARRAU R L,PREVEDELLO D M,DE LARA D,et al. Combined transoral robotic surgery and endoscopic endonasal approach for the resection of extensive malignancies of the skull base. Head Neck,2013,35(11):E351-358.

27. MCCOOL R R,WARREN F M,WIGGINS R R,et al. Robotic surgery of the infratemporal fossa utilizing novel suprahyoid port. Laryngoscope,2010,120(9):1738-1743.

第二十三章　儿童青少年口腔颌面部肿瘤的诊治现状与挑战

第一节　概　　述

随着医疗技术水平的进步,以往影响儿童青少年健康的急性传染病、先天性疾病及营养性疾病多数已得到预防和控制,肿瘤性疾病已逐渐凸显并成为威胁儿童青少年生命健康的重要问题。发生在口腔颌面部的肿瘤可引起颜面部形象的破坏,给患者的身心健康造成影响。一些肿瘤甚至可侵犯颅底骨质入颅,造成严重后果。因此,儿童青少年口腔颌面部肿瘤应得到及时有效的治疗。儿童口腔颌面部肿瘤的诊治应基于对其特点的准确掌握。儿童青少年处于生长发育期,组织细胞生长较为活跃,相应来讲,其肿瘤的生长方式可具有侵袭性,肿瘤类型构成及生物学行为也与成人有较大差别。

在探讨儿童青少年肿瘤特点前,首先应了解儿童青少年的年龄界定。联合国《儿童权利公约》中定义的儿童系指 18 岁及以下的任何人。在医学主题词"青少年(adolescent)"的定义中其年龄也为 18 岁以内,我国关于青少年与成年人的年龄分界也长期沿用 18 岁的标准。而在国外的研究中,涉及儿童青少年的医学研究纳入的年龄范围从 12 岁以下至 20 岁以下不等。实际上关于儿童青少年年龄的界定与分组在儿科学、心理学、社会学等不同领域有多种标准,在不同地域、不同领域的研究中采用标准往往略有不同。这也是由儿童青少年生长发育速度的差异所客观决定的。下面列举几种具有代表性的年龄划分方法。《尼尔森儿科学》中提到的年龄划分方式为:婴儿期(0~1 岁),儿童早期(1~4 岁),儿童中期(5~10 岁),青春期(11~21 岁)。弗洛伊德、埃里克森、皮亚杰经典阶段理论中的划分方式为:婴儿期(0~1 岁),幼儿期(2~3 岁),学龄前期(3~6 岁),学龄期(6~12 岁),青春期(12~20 岁)。《诸福棠实用儿科学》将儿童青少年分为婴儿期(1 岁),幼儿期(2~3 岁),学龄前期(3~6 岁或 3~7 岁),学龄期(6 岁、7 岁至 11 岁、12 岁),青春期(女性 11 岁、12 岁至 17 岁、18 岁,男性 13~15 岁至 19~21 岁)。

过去国内外对于儿童青少年口腔颌面部肿瘤的研究较少,近年来逐渐引起了医学界的重视,相关的研究显著增多。文献报道的口腔颌面部肿瘤及瘤样病变患者中,儿童青少年患者所占比例在 2.8% ~ 28.5% ,不同研究结果差别明显。其中,欧美地区报道的比例为12%~15% ,非洲地区报道的相关数值在 16.8% ~ 28.5% 。在亚洲地区,泰国报道的比例为15% ,而中国及日本相对较低,在 2.8% ~ 9.1% 。儿童青少年口腔颌面部肿瘤的发生无明显性别差异,绝大多数研究表明男性略多于女性,也有个别文献结果相反。年龄方面,Das等的文献显示,75%的患者集中在 11~20 岁之间。有研究表明,在 0~12 岁年龄段,患病人数随年龄增长而增多,在12岁达到峰值后维持平稳。几项研究对0~16岁儿童进行统计分析,结果显示10岁以上年龄患者数最多。不同种族患者所患各类肿瘤的构成比不同。

儿童青少年口腔颌面部肿瘤多为良性。良性肿瘤中软组织肿瘤最常见,包括血管瘤、淋巴管瘤、纤维瘤以及脂肪瘤等,其次为胚胎性肿瘤,包括畸胎瘤及皮样囊肿等。恶性肿瘤较少,以胚胎性恶性肿瘤、恶性淋巴瘤、黏液表皮样癌最为常见。个别文献报道的恶性肿瘤比例高于良性肿瘤。这些恶性肿瘤比例较高的报道均为非洲人群,恶性肿瘤比例高的主要原因为伯基特淋巴瘤高发。

在我国,由于缺乏全国性儿童肿瘤登记系统,儿童青少年口腔颌面部肿瘤的全国整体发病情况尚未可知。目前可查阅到上海、四川、陕西、湖南、湖北、青海、河南等地的儿童口腔颌面部肿瘤的统计分析文献,多为2000年以前的病例资料。作者统计了1994年至2013年共20年间就诊于北京大学口腔医院口腔颌面外科的18岁及以下的儿童青少年肿瘤及瘤样病变患者3 207例。其中良性肿瘤或瘤样病变2 884例,恶性肿瘤323例,恶性肿瘤占全部肿物的10.1%。良性肿瘤(含瘤样病变)中最多的为脉管瘤或脉管畸形,其次为软组织囊肿、颌骨囊肿、成釉细胞瘤。恶性肿瘤中最多的为横纹肌肉瘤。

国内外现有研究仍存在局限性:其多为病例报道和单中心病例系列研究,文献报道的病例分别来源于不同国家和地区的不同人种;从部位来看,一些文献统计分析口腔颌面部或头颈部肿瘤,也有研究仅关注其中某一具体解剖部位;部分研究的疾病仅为肿瘤,一些研究还纳入了瘤样病变及牙体牙周疾病;研究对象的年龄范围不同,年龄分组方法也不同,难以简单合并;对组织病理学的分类缺乏统一标准等。因此,现有研究异质性较大,较难汇总得出确切的儿童青少年口腔颌面部肿瘤特点。

总体而言,儿童青少年口腔颌面部肿瘤的流行病学特点及临床病理学特点正逐步走向明朗,但仍有很大的研究空间。此外,对于儿童青少年肿瘤的治疗乃至麻醉及围术期护理仍是国内外亟待解决的难题。儿童青少年口腔颌面外科是未来口腔颌面外科发展的重要部分。

第二节　常见的儿童青少年口腔颌面部肿瘤及瘤样病变

一、口腔颌面部囊肿

口腔颌面部囊肿可分为发育性囊肿和非发育性囊肿,常见的发育性囊肿包括皮样表皮样囊肿、鳃裂囊肿、甲状舌管囊肿、鼻腭管囊肿等,在2017年WHO头颈部肿瘤病理学分类中,牙源性角化囊性瘤被重新划入囊肿,再次更名为牙源性角化囊肿。常见的非发育性囊肿有黏液囊肿、舌下腺囊肿、单纯性骨囊肿等。

皮样表皮样囊肿是口腔颌面部常见的发育性软组织囊肿,文献中报道的皮样表皮样囊肿占儿童青少年口腔颌面部软组织发育性囊肿的比例可高达60%。其发生无明显性别差异。口腔内的皮样表皮样囊肿被看作畸胎瘤的良性囊性型,与常见的来源于毛囊的皮肤表皮样囊肿不同。发生在口腔内的皮样表皮样囊肿并不常见,仅占所有口腔囊肿的0.01%,全身约6%的皮样表皮样囊肿发生在口腔中。

甲状舌管囊肿是常见的软组织发育性囊肿,文献报道的比例在 30%~60%。甲状舌管囊肿好发于 20 岁以下患者,男女无明显差异,约 50% 发生在舌骨水平,约 25% 发生在舌骨上方颈部,约 25% 发生在舌骨下方颈部,仅有 2%~4% 发生在舌根。

鳃裂囊肿和瘘常见于 20~50 岁,男性患者多于女性。鳃裂畸形约占颈部肿物的 20%,其中第二鳃裂畸形约占 95%,第一鳃裂占 1%~4%,第三、四鳃裂畸形罕见。由于第一鳃裂畸形发病年龄较小,常见于 20 岁以下个体,因此儿童青少年鳃裂畸形中第一鳃裂畸形所占比例相对较高。Bajaj 等统计了 14 岁以下儿童的鳃裂畸形,其中第一鳃裂畸形占 18.8%,第二鳃裂畸形占 77.5%。

颌骨囊肿是常见的颌骨瘤样病变。儿童青少年颌骨囊肿的发生无明显性别差异。下颌骨是最常见的发病部位。80% 以上的颌骨囊肿为牙源性。牙源性颌骨囊肿常见的病理类型为含牙囊肿、角化囊肿、根尖周囊肿、萌出囊肿等。儿童青少年角化囊肿在性别和年龄分布上与成釉细胞瘤相似,在部位分布上,发生在上、下颌骨的比例约为 1:2,其最好发部位为下颌磨牙区,其次为下颌前磨牙区、上颌前牙区、上颌磨牙区。

二、良性肿瘤和瘤样病变

常见的良性肿瘤及瘤样病变根据不同组织来源可分为牙源性、唾液腺上皮源性、上皮源性、神经源性、间叶源性肿瘤及瘤样病变等。成釉细胞瘤、牙瘤是儿童青少年口腔颌面部最常见的牙源性良性肿瘤,多形性腺瘤是最常见的唾液腺上皮良性肿瘤,常见的上皮性良性肿瘤有乳头状瘤、钙化上皮瘤等,神经纤维瘤和神经鞘瘤是常见的神经源性肿瘤,常见的间叶源性良性肿瘤及瘤样病变包括血管瘤、骨化纤维瘤、骨纤维结构不良、巨颌症等。

血管瘤及血管畸形占儿童青少年口腔颌面部肿瘤及瘤样病变的大部分,在舌等部位甚至可占所有舌部病变的 80%。60% 的血管瘤发生在头颈部,且好发于面部皮肤皮下、口腔黏膜。女性患者数量约为男性患者的 3 倍。多数血管瘤可自然消退,文献显示 75% 的血管瘤在 7 岁时消退。文献报道发生在腮腺的血管瘤具有更高的血流速度,较其他部位血管瘤消退得更慢且对系统性的治疗不敏感。90% 脉管畸形出生时即存在,一生中缓慢增长,脉管畸形无明显性别差异。动静脉畸形是高流速的脉管畸形,其发生在口腔颌面部的比例较其他低流速脉管畸形低,口腔颌面部血管瘤、脉管畸形中,动静脉畸形仅占 4%~5%。

儿童青少年牙源性肿瘤男性略多于女性,两者差异不明显。大部分文献中,良性牙源性肿瘤占牙源性肿瘤的 95% 以上,较常见的牙源性肿瘤有成釉细胞瘤、牙瘤、牙源性腺样瘤及牙源性黏液瘤。我国和一些非洲国家的相关文献中,成釉细胞瘤无论在成年人还是在未成年人中均是最常见的牙源性肿瘤,牙瘤所占比例和牙源性腺样瘤、牙源性黏液瘤相似。而西方国家的报道中,牙瘤是最常见的牙源性肿瘤,其比例可达 75%。文献报道的颌骨非牙源性良性肿瘤与瘤样病变均样本量较小,Anyanechi 的研究中共有 72 例非牙源性颌骨良性肿瘤,骨化纤维瘤(40.3%)、骨纤维结构不良(36.1%)、巨细胞病变(18.1%)、骨软骨瘤(5.6%)是主要的儿童非牙源性颌骨良性肿瘤。

成釉细胞瘤是儿童青少年常见的牙源性肿瘤,在 Adebayo 的研究中,成釉细胞瘤男女比例为 1.3:1,90% 以上发生于下颌骨,且 60% 以上发生于下颌骨磨牙区,中位年龄 16 岁,

86%的成釉细胞瘤发生在10~18岁,6岁以下的患者罕见。

骨化纤维瘤也是临床中常见的颌骨良性肿瘤。常见发病年龄为10~40岁,多见于女性。青少年小梁状骨化纤维瘤和青少年砂瘤样骨化纤维瘤是骨化纤维瘤的两种变异型。骨化纤维瘤的生长具有侵袭性,文献表明术后复发率在4.5%~58.0%不等。大样本的儿童青少年口腔颌面部骨化纤维瘤相关文献罕见,作者曾对1990年至2016年就诊于北京大学口腔医院口腔颌面外科的50例18岁及以下的儿童青少年患者进行回顾性分析,男性患者多于女性,上下颌发生率大致相当,刮治术后极易复发,适当扩大切除可显著降低复发率。

骨纤维结构不良约占骨肿瘤的2.5%,占良性骨肿瘤的7%。文献中报告的骨纤维结构不良的性别分布情况差异较大,多骨性和单骨性的构成情况同样也差别较大,Wu等对已有文献进行meta分析,指出骨纤维结构不良无明显性别差异,发生在颅颌面者,单发病例约为多发病例的9倍。儿童头颈部骨纤维结构不良的相关文献较少,Fattah等统计了37例18岁以下口腔颌面部骨纤维结构不良病例,平均年龄9.9岁,中位年龄10岁,其中75.7%为单骨性,18.9%为多骨性,2例为Albright综合征(5.4%)。单骨性骨纤维结构不良中,发病部位分别为:上颌骨(32.1%)、眶内(42.9%)、颅顶(21.4%)、颅底(3.6%)。非单骨性的9例中,有2例累及下颌骨。

三、恶 性 肿 瘤

肉瘤、恶性淋巴瘤、腺癌是儿童青少年口腔颌面部主要的恶性肿瘤,上皮性、牙源性、神经源性等恶性肿瘤在儿童少见。最常见的恶性肿瘤种类有横纹肌肉瘤、非霍奇金淋巴瘤及黏液表皮样癌。Peng等一项大样本量的统计显示,儿童青少年头颈肉瘤男性略多于女性,发病的中位年龄是5~9岁,发生在皮肤和软组织的肉瘤占50%,发生在颌骨及面部的肿瘤占21%;横纹肌肉瘤占儿童头颈肉瘤的48%,骨肉瘤比例为8%,尤因肉瘤比例为6%。

横纹肌肉瘤是儿童青少年最常见的软组织肉瘤,占儿童软组织肉瘤的半数以上,在儿童恶性肿瘤比例为4%~8%。头颈部是横纹肌肉瘤最常见的发病部位,其比例可达40%。横纹肌肉瘤主要发生在20岁之前,6岁之前和青春期是横纹肌肉瘤的发病高峰期。多数文献报道儿童患者男性略多于女性。目前对于该肉瘤的治疗提倡多学科合作的综合治疗,即化疗加局部近距离放射治疗。

骨肉瘤是儿童青少年最常见的骨源性肉瘤。骨肉瘤好发于四肢的长骨,仅有6%~10%发生在头颈部。发生在头颈部骨肉瘤以中低度恶性为主,预后好于长骨骨肉瘤。20~40岁是头颈骨肉瘤的主要高发年龄。头颈骨肉瘤最常见的发病部位为下颌骨,其次是上颌骨和颅底。Gadwal等对18岁以下头颈骨肉瘤患者进行统计,结果显示该组病例无明显性别差异,发生在下颌骨的最多(86%),患儿的平均年龄为12.2岁。

尤因肉瘤是儿童青少年第二高发的骨源性肉瘤。其在性别分布上男性多于女性,小于5岁和大于30岁的患者比较少见,10~15岁最为集中。尤因肉瘤最好发于长骨和骨盆,仅有1%~4%的尤因肉瘤发生在头颈部,Vaccani的研究显示15岁以下的儿童中,有7%的尤因肉瘤发生在头颈部。下颌骨和颅底是头颈尤因肉瘤的好发部位。

恶性淋巴瘤是口腔颌面部常见的恶性肿瘤,男性明显多于女性。头颈部是恶性淋巴瘤的多发部位,其发病部位可以分为三类:淋巴结内、淋巴结外淋巴系统、淋巴系统外。淋巴结内主要指颈部淋巴结,淋巴结外淋巴系统指咽淋巴环,而淋巴系统外指颌骨、唾液腺等处。不同文献报道的儿童青少年头颈淋巴瘤的部位分布情况不同。Roh 等报道 66% 的病例发生在颈部的淋巴结内,18% 的病例发生在颌骨、唾液腺等淋巴系统外部位,发生在咽淋巴环部位的淋巴瘤均为非霍奇金淋巴瘤。Hanna 等的文献显示,36% 的儿童头颈淋巴瘤发生在鼻咽、扁桃体和舌根的咽淋巴环部位。有研究显示 44% 的病例发生在咽淋巴环部位。儿童头颈恶性淋巴瘤同样以男性为主。Dube 等对头颈部恶性淋巴瘤进行统计,12 岁以下患者占 23%,其中 50% 发生于 5~8 岁组,92% 为非霍奇金淋巴瘤。Roh 对 14 岁以下的头颈淋巴瘤病例进行统计,75.5%(6/8 例)霍奇金淋巴瘤发生在 10~14 岁组,50%(18/37 例)的非霍奇金淋巴瘤发生在 5~9 岁组。

四、唾液腺肿瘤及瘤样病变

儿童青少年唾液腺肿瘤少见,仅有不超过 5% 的唾液腺肿瘤发生在 15 岁以下儿童,在儿童青少年口腔颌面部肿瘤中,发生在唾液腺的肿瘤不超过 10%。不同研究中,唾液腺恶性肿瘤、良性肿瘤与瘤样病变三者构成比差异较大。Craver 对包括黏液囊肿在内的 213 例儿童唾液腺肿瘤与瘤样病变进行统计,其中囊肿 143 例、良性肿瘤 36 例、恶性肿瘤仅 4 例,其余为炎性病变。Muenscher 等的文献对 549 例唾液腺疾病(包括唾液腺炎、囊肿等)进行统计,其中恶性者比例高达 29%。

黏液囊肿是最常见的唾液腺囊肿,比例可达 96%,多发部位为下唇,其次为发育性囊肿和舌下腺囊肿。

唾液腺良性肿瘤与瘤样病变中,多形性腺瘤和血管瘤最为常见。多形性腺瘤是儿童青少年最常见的唾液腺良性上皮性肿物,文献显示其在唾液腺腺瘤中构成比为 63.6% ~ 96.3%。多数文献显示女性患者明显多于男性患者。腮腺、下颌下腺是其最主要的发病部位。低龄儿童中多形性腺瘤罕见。80% 的血管瘤发生在腮腺,其次为下颌下腺,舌下腺最少见。腺瘤同样较少发生于低龄儿童,儿童最常见的腺瘤类型为多形性腺瘤。儿童青少年唾液腺上皮性肿瘤最常见发病部位是腮腺,其次是小唾液腺和下颌下腺,发生在舌下腺者少见,多数文献报道女性患者多于男性。除了 Fang 等文献中报道恶性肿瘤占儿童唾液腺上皮性肿瘤的 13.9% 外,其余大部分文献中,儿童唾液腺上皮性肿瘤中恶性者比例在 49% ~ 71.3%,与成年人相比,儿童唾液腺肿瘤恶性的可能性更高。唾液腺上皮性肿瘤较少发生于低龄儿童中,且文献中腺瘤的平均年龄大于腺癌,但无明显统计学差异。儿童发生在腮腺的上皮性肿瘤半数以上为恶性,而下颌下腺的上皮性肿瘤绝大部分为良性,发生在小唾液腺者也以恶性为主。

唾液腺的原发性恶性肿瘤,除了腺癌外,还有恶性淋巴瘤、肉瘤、神经来源恶性肿瘤等。腺癌为最主要的唾液腺恶性肿瘤,约占所有唾液腺恶性肿瘤的 80%。儿童青少年半数以上的腺癌为黏液表皮样癌,男女之间无明显差异,多数文献报道男性略多于女性。黏液表皮样癌同样在低龄儿童中罕见。腮腺是最常见的发病部位,其次为下颌下腺。文献中报道的其他相对较多的腺癌类型有腺泡细胞癌、肌上皮癌、唾液腺导管癌、腺样囊性癌等。唾液腺上皮源性恶性肿瘤的性别分布在不同文献中报道不同。腮腺为腺癌最常见的发病部位,占

60%~80%,小唾液腺为第二常见发病部位,占10%~30%,其次为下颌下腺,舌下腺最少见。腺癌较少发生在年龄偏低的儿童中,发病年龄集中在10~20岁,发生在10岁以下患儿的腺癌,高度恶性的可能性较大。

第三节　儿童青少年口腔颌面部肿瘤的治疗

目前国内外有许多儿童青少年肿瘤的学术协会或研究组,如国际小儿肿瘤协会、欧洲儿童软组织肉瘤研究组、中国抗癌协会小儿肿瘤专业委员会、中华医学会小儿外科学分会肿瘤组等。国内外学界多年的研究、交流和经验积累,促进了儿童青少年肿瘤治疗方案的优化,其疗效逐渐提高。儿童青少年口腔颌面部肿瘤现有的治疗方式有手术治疗、放射治疗、化学治疗、介入治疗、免疫学治疗、造血干细胞移植等。临床中应根据肿物病理类型、侵犯范围、病期和患者的机体情况等,选择最合适的治疗方案。

良性肿瘤或瘤样病变的治疗多采用手术切除、修整或保守观察,预后较好。目前多数学者认为,儿童青少年口腔颌面部良性肿瘤的治疗主要取决于肿物的生物学行为。Abramowicz等关于儿童青少年颌骨良性肿瘤的研究纳入了102名患者,结果发现非侵袭性肿瘤经过刮治、修整等手术后的复发率为0,而侵袭性肿瘤经过刮治、方块截骨等手术后的复发率为7.1%。因此对于一些有侵袭性的良性肿瘤,应适度地扩大切除,以避免肿瘤复发。一些肿瘤多次复发、多次手术后可能发生恶变,如骨化纤维瘤有多次刮治后恶变为骨肉瘤的报道。

恶性肿瘤的治疗,临床上广泛应用的是手术-辅助治疗的综合治疗模式。以横纹肌肉瘤为例,中国抗癌协会小儿肿瘤专业委员会最新提出的儿童及青少年横纹肌肉瘤诊疗建议中,横纹肌肉瘤最好能做完整的肿瘤切除或仅有镜下残留,如不能完整切除,可先用化疗或放疗,使肿瘤缩小,再进行手术。如果原发灶位于重要脏器不能手术切除者,可考虑采用近距离放射治疗。儿童青少年口腔颌面部恶性肿瘤的治疗应以挽救生命为首要目标,尽可能治疗彻底。肿瘤切除后遗留的口腔颌面部缺损可采用游离组织瓣修复及赝复体修复。近年来数字化技术在口腔颌面外科的应用,提高了肿瘤切除及修复的准确性,能够更好地恢复患者术区的外形和功能,帮助患儿融入社会、正常生活。

需要注意的是,儿童青少年生长发育具有阶段性,在拟定治疗方案时应考虑其对局部和全身生长发育可能造成的影响。发生在儿童青少年口腔颌面部的肿瘤往往需多学科联合治疗。比如恶性肿物的治疗,不仅需要外科与放化疗等科室密切配合,还可能需要口腔修复医师、口腔正畸医师、儿科医师、营养学医师、遗传学专家、心理学专家等参与。治疗后在患者生长发育完成前应做好随访,根据生长发育情况适时作出治疗的调整和补充。

肿瘤的治疗技术和观念还在不断更新。近年来精准医疗的提出,为儿童青少年肿瘤的诊治提供了新的方向。精准医疗是将个人基因、环境与生活习惯差异考虑在内的疾病预防与处置的新兴方法,是以个体化医疗为基础、随着基因组测序技术进步以及生物信息与大数据科学的交叉应用而发展起来的新型医学概念与医疗模式。精准医疗将可以实现疾病的早期诊断和精确治疗,这对肿瘤患者意义非凡。目前国内外在精准医疗方面做出了巨大的投入,精准医疗的突破,将开启儿童青少年肿瘤治疗的新时代。

（蔡志刚）

参 考 文 献

1. 俞光岩,高岩,孙勇刚. 口腔颌面部肿瘤. 北京:人民卫生出版社,2002.

2. 张震康,俞光岩. 口腔颌面外科学. 北京:北京大学医学出版社,2013.

3. 张志愿. 口腔颌面肿瘤学. 济南:山东科学技术出版社,2004.

4. 邱蔚六. 邱蔚六口腔颌面外科学. 上海:上海科学技术出版社,2008.

5. 董蒨. 小儿肿瘤外科学. 北京:人民卫生出版社,2009.

6. 江载芳,申昆玲,沈颖. 诸福棠实用儿科学. 北京:人民卫生出版社,2014.

7. 李思源,郭雪生,单小峰,等. 177 例儿童口腔颌面部恶性肿瘤临床病理分析. 中国口腔颌面外科杂志, 2016,14(2):134-139.

8. NORMAN J S. Nelson textbook of pediatrics. Philadephia,USA:Elsevier,2004.

9. DAS S,DAS A K. A review of pediatric oral biopsies from a surgical pathology service in a dental school. Pediatr Dent,1993,15(3):208-211.

10. EL-NAGGAR A K C J,GRANDIS JR,TAKATA T,et al. WHO classification of head and neck tumours. 4th ed. Lyon,France:IARC Press,2017.

11. BAJAJ Y,IFEACHO S,TWEEDIE D. Branchial anomalies in children. Int J Pediatr Otorhinolaryngol,2011,75 (8):1020-1023.

12. ANYANECHI C E. Paediatric and adolescent intra-bony oro-facial tumours and allied lesions in a Nigeria tertiary health facility:an 18-year retrospective analysis. J Oral Maxillofac Surg Med Pathol,2014,27(3): 412-417.

13. ADEBAYO E T,AJIKE S O,ADEKEYE E O. Tumours and tumour-like lesions of the oral and perioral structures of Nigerian children. Int J Oral Maxillofac Surg,2001,30(3):205-208.

14. LIU Y,SHAN X F,GUO X S,et al. Clinicopathological characteristics and prognosis of ossifying fibroma in the jaws of children:a retrospective study. J Cancer,2017,8(17):3592-3597.

15. WU H,YANG L,LI S,et al. Clinical characteristics of craniomaxillofacial fibrous dysplasia. J Cranio-Maxillofac Surg,2014,42(7):1450.

16. FATTAH A,KHECHOYAN D,PHILLIPS J H,et al. Paediatric craniofacial fibrous dysplasia:the hospital for sick children experience and treatment philosophy. J Plast Reconstr Aesthet Surg,2013,66(10):1346-1355.

17. PENG K A,GROGAN T,WANG M B. Head and neck sarcomas:analysis of the SEER database. Otolaryngol Head Neck Surg,2014,151(4):627-633.

18. GADWAL S R,GANNON F H,FANBURG-SMITH J C,et al. Primary osteosarcoma of the head and neck in pediatric patients:a clinicopathologic study of 22 cases with a review of the literature. Cancer,2001,91(3): 598-605.

19. VACCANI J P,FORTE V,de JONG A L,et al. Ewing's sarcoma of the head and neck in children. Int J Pediatr Otorhinolaryngol,1999,48(3):209.

20. ROH J L,HUH J,MOON H N. Lymphomas of the head and neck in the pediatric population. Int J Pediatr Otorhinolaryngol,2007,71(9):1471.

21. HANNA E,WANAMAKER J,ADELSTEIN D,et al. Extranodal lymphomas of the head and neck. A 20-year experience. Arch Otolaryngol Head Neck Surg,1997,123(12):1318.

22. DUBEY S,SENGUPTA S K,KALEH L K,et al. Paediatric head and neck lymphomas in Papua New Guinea:a review and analysis of 67 cases. Int J Pediatr Otorhinolaryngol,1998,43(3):235-240.

23. CRAVER R D,CARR R. Paediatric salivary gland pathology. Diagn Pathol,2012,18:373-380.

24. MUENSCHER A,DIEGEL T,JAEHNE M,et al. Benign and malignant salivary gland diseases in children a ret-

rospective study of 549 cases from the salivary gland registry, Hamburg. Auris Nasus Larynx, 2009, 36(3):326-331.

25. FANG Q G, SHI S, LI Z N, et al. Epithelial salivary gland tumors in children: a twenty-five-year experience of 122 patients. Int J Pediatr Otorhinolaryngol, 2013, 77(8):1252-1254.

26. ABRAMOWICZ S, GOLDWASER B R, TROULIS M J, et al. Primary jaw tumors in children. J Oral Maxillofac Surg, 2013, 71(1):47-52.

第二十四章 多原发性癌的诊治现状及挑战

世界范围内,头颈部恶性肿瘤的发病率居全身肿瘤发病前十位;近三十年来患者的总生存率并没有得到显著提高,5 年生存率仍徘徊在 60% 左右。头颈部恶性肿瘤患者治疗失败的主要原因是初次诊断延迟、治疗后 3 年内的局部复发和远处转移。随着手术方法的创新,以及放、化疗技术的改进,头颈鳞癌患者的局部复发以及远处转移均得到了有效的控制,但是患者整体生存率并没有得到显著提高,其中一个重要原因就是头颈鳞癌患者经常发生多原发性癌(multiple primary cancer,MPC)。成功治疗头颈原发癌对改善患者生存率远远不够,如何控制和治疗多原发癌是急需解决的问题,同时也是头颈恶性肿瘤治疗中非常具有挑战性的工作。

第一节 多原发性癌的流行病学及发病机制研究

一、多原发性癌的流行病学特征

多原发性癌(multiple primary cancer,MPC)是指同一患者在同时或者不同时期出现两个或两个以上的原发性癌,包括交界性肿瘤。根据每种肿瘤发生时间的不同,可将 MPC 分为同时癌(synchronous carcinoma)和异时癌(heterochronous carcinoma),前者时间间隔在 6 个月内,后者则超过 6 个月。首发癌称为第一原发癌或先证癌(indexed tumor),后发者则称为第二、第三原发癌等,从而相应地表现为双重癌、三重或四重癌等。多原发性癌需要和转移癌鉴别,对第二次患癌症的病人,不能草率地认为是"复发"或"转移",多原发性恶性肿瘤的治疗与复发癌或转移癌的治疗是有区别的。

1889 年 Billroth 首次报道了多原发癌病例,此后相关的病例报道及临床研究日益增多。近年来,报道例数已达到数万例以上,其主要原因可能是:①随着原发癌早期诊断、治疗水平的提高,第一原发癌的治愈率有所改善,其中部分长期生存患者还可能发生第二、第三甚至第四原发癌;②在现代社会,自然环境中新的致癌源不断增加;③在某种程度上,化疗和放射治疗等手段应用范围愈发广泛,而其本身就是致癌因素;④癌症患者自身寿命的逐渐延长,使患者有足够的时间发生第二原发癌。

随着发病率的显著上升,多原发癌成为癌症患者的主要致死原因之一。全身发生的多原发癌并不少见,占恶性肿瘤的 3% ~ 5%,其中头颈部是多原发癌的高发部位。在多原发癌中主要是第二原发癌,三重癌发病率为 0.5%,四重癌发病率仅为 0.3%。应用现代诊断技术,当同时发生的定义限于原发恶性肿瘤诊断后 6 个月之内时,同时发生第二原发癌的比率为全部病例的 9%～14%。第二原发癌发生在头颈部者占 42%～70%,在食道者占 15%～43%,在肺部者占 5%～26%。异时性的第二原发癌约有 1/3 位于肺部、食道和头颈部。

（一）头颈鳞癌患者 MPC 的临床流行病学调查

由于数据及资料来源不一致,各个研究机构报道的头颈鳞癌患者 MPC 发病率差别很大。Haughey 等报道在头颈鳞癌原发灶成功控制以后,第二原发癌(second primary tumor, SPT)的发生率为 14.2%。美国国家癌症研究院的监检、流行病学及最终结果研究计划(the surveillance,epidemiology,and end results program,SEER)显示 15% 的口腔癌患者罹患 MPC, 位居全身初发肿瘤的第二位,通过标准化癌症发生率分析,口腔癌发生次发肿瘤的部位依次为口咽部、食管、喉部、肺部及其他呼吸器官,此倾向不受性别影响。同时,Bhattacharyya 等报道在 44 862 例头颈癌患者中,仅有 2.1% 的患者发生了第二原发癌。但是与其他癌症对比,头颈鳞癌患者发生 SPT 的风险最高,发病部位包括,头颈部 35%～73%、肺 15%～32%、食道 9%,说明 SPT 最容易发生在上消化呼吸道,支持场癌变理论。此外,在头颈鳞癌治疗后,异时性癌发病率约为 22%,一般发生在原发肿瘤诊断后 3～4 年,咽部肿瘤甚至可在 5～10 年之后发生。

头颈鳞癌患者 MPC 的发生与先证癌的部位关系密切,包括口腔、喉咽、口咽、唾液腺、鼻咽。Rennemo 等调查发现,口腔癌患者 SPT 发病率为 19%,喉癌为 18%,口咽为 14%,下咽为 8%。此外,SPT 发病率与患者的年龄关系密切。Levi 等报道 30～39 岁与 70～89 岁两组头颈鳞癌患者之间,后者原发癌的发病率增加了 20 倍,但是 SPT 的发病率并没有随着年龄的增长而增加,在 60～79 岁组 SPT 发病率要比 40～59 岁组发病率低。其他研究也发现,小于 50 岁的头颈鳞癌患者 SPT 发病率较低。究其原因可能是:在西方人群中,头颈鳞癌的发生主要由于酒精和烟草引起,SPT 发病率随着年龄降低可能与发生头颈鳞癌后的选择性戒除有关;另一种解释就是如烟草、酒精、HPV 感染、肿瘤的治疗、遗传因素的不同,可能造成年轻与年老患者之间的差异。患者的性别,先证癌大小,先证癌是否经过手术对原发灶进行了切除,对 SPT 不构成发病危险因素。

（二）口腔癌为原发癌的 MPC 临床流行病学调查

与头颈其他部位鳞癌相似,口腔癌患者发生 MPC 的风险同样较高,从目前获得的数据来看,发病率为 7.4%～27.1%。Lin 等报道约 10% 的口腔癌患者在上消化呼吸道发生了 SPT,尤其是在头颈部,Cianfriglia 等报道 39% 的 SPT 发生在口腔,18% 发生在口咽,10% 发生在肺部,7% 发生在唇部和喉。口腔癌患者 MPC 的病理类型 96% 是鳞状细胞癌,40% 是同时癌,60% 为异时癌,手术前患者具有较高的同时癌发生率。同时发生的 MPC 有以下特点: ① MPC 多为同一病理类型,发生于口腔颌面部不同部位或口腔和食管组合;② MPC 多为分化程度较差、恶性程度较高的肿瘤,如未分化癌、恶性纤维组织细胞瘤;③易发生在成对器官,如两侧颊黏膜、颌面部皮肤。异时发生者最短时间间隔为 4 年,最长者为 23 年,中位时间 9 年。5 年以后发生者占 94%,10 年以后发生者占 56%。第二原发癌无论是同时发生还是异时发生,口腔及头颈部均为好发部位。

口腔癌患者发生 MPC 的危险因素主要是吸烟和饮酒,大部分 MPC 患者多为男性、经常饮酒以及重度吸烟者。其中吸烟患者在上消化呼吸道发生 SPT 的风险增加 5 倍;饮酒患者在上消化呼吸道发生 SPT 的风险增加 2 倍,尤其是过量吸烟的年轻病人发生 SPT 的风险更大。此外,相关报道显示口腔癌患者 MPC 的发生与临床分期、年龄、原发癌部位有关,原发癌临床分期为 I / II 的患者以及年轻患者,发生 SPT 的风险较高,但是目前还没有得到充足的证据支持。

(三) MPC 流行病学调查面临的挑战

随着对头颈癌患者 MPC 临床流行病学调查的增加,对 MPC 的流行病特征有了一定认识,但是在这些调查中也存在着一些问题,如多项研究报道的 MPC 发病率、危险因素等数据之间存在较大差异。因此,如何获得更准确的临床流行病学数据是今后需要重点解决的问题。下面就各种临床研究之间数据差异的主要原因进行初步分析。

1. 纳入研究人群的选择,可能造成研究资料的偏倚。目前进行 MPC 流行病学研究的资料多来自医院或者肿瘤研究中心的登记资料,其本身就存在着监测偏倚,可能会导致更多的 MPC 被诊断。

2. 头颈癌患者 MPC 更容易早期发现和诊断,可能会导致 MPC 的发病率较其他肿瘤高。

3. 头颈癌患者 MPC 诊断目前还没有"金标准",容易导致误诊,从而无法正确反映 MPC 的发病情况。分子研究发现,头颈部原发癌与其 MPC 之间,共有着部分甚至全部的遗传标记。因此,MPC 与原发癌同时发生时,很难明确哪个是原发癌或是 MPC。此外,原发头颈癌向其他部位局部扩散容易被误诊为 SPT,1 年之内发生的 SPT,与癌转移灶更难鉴别。这样会导致不同研究中心之间 MPC 的诊断本身就具有较大的差异。

4. 不同研究中心或医院之间对头颈癌患者随访时间的差异也是造成数据差异的主要原因。随着随访时间延长,头颈癌患者发生 MPC 的风险是逐步增加的,而目前随访时间主要是根据临床经验来确定,各个治疗中心之间并没有对随访时间进行统一规定。

5. 临床资料研究方法及统计分析方法的不同导致了 MPC 临床流行病学调查结论的差异。实际上,在 MPC 临床流行病学调查中,目前还没有公认的、精确的研究和统计学方法,比较推崇的研究统计方法是采用累积发病率,而不是累积风险作为统计指标,并同时应用 Kaplan-Meier 方法对资料进行评估和分析。然而,应用累积发病率作为统计指标时,部分研究却显示男性和女性患者 SPT 发病率没有差别,不同年龄组的 SPT 发病率也没有差别。众所周知,男性患者具有较多的 SPT 发病危险因素,理论上男性发病率应该高于女性,但是研究却显示两者的发病率没有区别,性别对 SPT 的发生也没有预测价值。

当然,未来临床流行病学调查需要解决的问题很多,如上述造成流行病学调查结论差异的因素。对临床医师来说,不仅仅是简单地对病例资料进行统计分析,更重要的是在头颈癌患者随访问题上能够进一步完善,建立个体化的随访方案。个体化随访方案主要包括以下几点:首先,注重研究头颈癌患者持续暴露的致癌因素,头颈癌患者本身的遗传特征,力求发现明确的预后因子,这是建立个体化随访方案的基础。其次,根据每位患者的自身情况,确定合理的治疗随访时间。van der Haring 等报道口腔癌及口咽癌患者 5 年和 10 年的 SPT 累积发生率分别是 13% 和 21%,尽管 SPT 发病率比较低,但仍然对患者具有持续的威胁,因此他们认为 10 年以上的随访是必要的。然而,合理随访时间应该根据头颈癌患者 MPC 的发病风险来确定,主要评估指标包括原发癌的部位、临床分期、患者是否是高危人群(如吸烟、饮酒的患者),根据评估结果对随访方案进行优化,形成个体化方案。这样既可以避免医疗资源的浪费,又能够充分保证随访的效果。一般认为,随访时间在 10 年左右,高风险患者随访时间应该适当延长,但是目前还缺少这方面的具体数据。第三,确定合理的随访频率。头颈癌患者的最佳随访频率还没有定论,一种观点认为头颈癌应该进行严格和常规的随访,频率为每月一次,应用多种诊断工具进行筛查;另一种观点认为只有出现复发或是SPT征象时才要求患者复诊。当然两种观点都有可取之处,前一观点在理论上可以实现对头颈癌患者MPC早发现、早诊断;后一观点同样具有理论基础,因为在出现MPC症状之前,通过常规随访发现MPC或者复发的概率确实很低,同时对MPC或者复发的治疗手段也很有限。因此,目前认为不论采用何种频率或是何种手段进行随访,都应该尽可能地提高预后改善程度,减少随访检查手段花费,达到两者兼顾。

二、多原发性癌的病因及发病机制

MPC患者为研究癌症病因学和发病机制提供了一个良好的模型,MPC可能与原发癌一样受到危险因素的影响,或者患者自身具有致癌倾向,在原发癌治疗措施干预后而发病。目前MPC的确切病因及发病机制尚不完全清楚,主要有三种观点:①MPC的发生是多因素综合作用的结果;② MPC的发生与患者的易感性或致癌倾向有关;③场癌变(field cancerization)是MPC发生的理论基础。

(一) 多因素综合作用致病

多数研究表明,MPC发病是多因素综合作用的结果,与遗传、免疫、理化因素、烟酒、营养状态及病毒感染等因素明显相关。其中SPT发生与发现第一原发癌后所采取的放疗、化疗等治疗措施关系更密切,如鼻咽癌放疗后远期诱发的头颈肿瘤日益增多。下面对几个该领域的研究热点进行简述。

1. 吸烟饮酒等理化因素促进MPC发生 长期吸烟和饮酒的头颈癌患者自身持续存在MPC的发病风险,在第一原发癌诊断之前,吸烟和饮酒习惯已经在MPC发生过程中起到促进作用。过量吸烟和饮酒会促进原发癌及MPC的形成和发展,受到影响的部位主要是口腔和口咽。传统观点认为:由于持续吸烟和饮酒造成局部黏膜区域发生遗传改变,导致MPC发病风险提高,尤其是在同时吸烟与饮酒的患者中,MPC发病风险进一步提高;但也有研究表明,戒烟患者发生MPC的风险与持续吸烟患者没有实质性区别,无吸烟饮酒史的患者MPC发病率与吸烟饮酒的患者没有显著差别。这些资料说明除吸烟和饮酒之外,尚有其他因素如肿瘤遗传、环境暴露等都与MPC的发生有关,支持多因素致病理论。此外,咀嚼槟榔同样是MPC的危险因素。Liao等报道咀嚼槟榔的口腔癌患者中,15.7%出现同时或异时性SPT,其中18.8%发生了第三原发癌。进一步分析发现该人群中SPT的发生具有特定的模式,约有70%的患者发生在口腔,说明口腔癌患者MPC的发生与咀嚼槟榔习惯密切相关。

2. 人乳头瘤状病毒是MPC发病的独立危险因素 人乳头状瘤病毒属于双链DNA病毒,可以感染黏膜的基底细胞。几乎所有的宫颈癌、肛门生殖器侵袭癌患者均与高致病HPV亚型16、18、31、3、45感染有关。在头颈癌中,烟草和酒精是头颈癌患者发生MPC的危险因素,但HPV同样也是某些类型头颈癌患者发生MPC的独立危险因素,例如在31%的口咽癌、17%的喉癌、16%的口腔癌患者中可以检测到该病毒。Sikora等报道肛门生殖器癌患者口腔及口咽癌的标准化发病比(standardized incidence ratio, SIR)是1.9;口腔及口咽癌患者肛门生殖器癌的SIR是3.0;头颈癌患者宫颈癌的SIR是51.71;宫颈癌患者头颈癌的SIR是51.91,说明HPV感染是MPC发病的危险因素。对于年轻患者来说,HPV感染可能是一个更重要的危险因素,因为HPV感染相关的头颈癌一般发生于较年轻人群中。

3. 原发癌的放射及化学治疗是 MPC 发生的一个促进因素　癌症患者在进行放疗或者化疗后发生 MPC 已经有很多报道。化学治疗及放射治疗具有不同的促癌机制。如某些化疗药物作用于细胞的遗传物质,导致 DNA 交联或影响细胞正常的有丝分裂;电离辐射不仅作用于癌细胞,同时也干扰了正常细胞的增殖。此外,化疗和放疗还可以通过降低肿瘤患者的免疫力,提高 MPC 患者对各种致癌因素的敏感性而发挥其促癌作用。

(二) 癌症患者的自身易感性

癌症患者发生 SPT 的期望频数高于正常健康者,发生 SPT 的机会比未患癌者高 1.29 倍。与没有发生 MPC 患者相比,MPC 患者对致癌因素的敏感性显著提高,提示 MPC 的发生与癌患者的易感性或致癌倾向有关。在 MPC 患者中往往存在染色体异常,如染色体重排,尤其是年轻的 MPC 患者,大部分具有癌症家族史,同时表现出遗传不稳定性。遗传易感性可能导致遗传物质修复机制缺陷,细胞周期失控或是凋亡失控,从而导致 MPC 发生。XRCC3 是一种 RAD51 相关蛋白,主要参与 DNA 双链断裂的重组和修复,在口腔癌患者 MPC 发生过程中具有重要作用。Gal 等研究发现 DNA 修复酶基因 *XRCC3 241Met* 的多态性可以导致口腔癌患者 SPT 发病风险显著提高;*CYP1A1*,*GSTM1*,*NAT2* 基因主要参与烟草中致癌物的活化和解毒。Rydzanicz 的研究证实这些基因的多态性与家族性头颈癌关系密切,这种高风险的遗传型导致了头颈癌患者发生 MPC 的风险显著提高。

(三) 场癌变理论

上消化道 MPC 发病机制存在着不同的假说,一种是场癌变理论,认为在先证癌附近,存在多个独立的癌前期病变,由于长期暴露于慢性致癌物,导致多处黏膜出现独立的遗传异常,进而发生癌变。另一种理论认为,恶性转化的上皮细胞在消化呼吸道黏膜中广泛迁移导致上消化呼吸道多处发生癌症。目前多数学者认同应用场癌变理论来解释上消化呼吸道 MPC 的发病机制。在多个器官及系统中已经证实确实存在场癌变现象,如口腔、口咽、喉、肺、食道、外阴、宫颈、结肠、乳腺、膀胱、皮肤。

1953 年 Slaughter 等研究发现烟草和酒精中的致癌物可能同时刺激多处消化呼吸道黏膜,引发多处彼此独立的 MPC 的发生。因此,他们首次提出了场癌变理论,并认为可以应用场癌变理论对一些临床现象进行解释。例如,口腔癌可在癌前病变的多个区域发生;在肿瘤周围的异常组织中出现多个独立的口腔癌病灶,且这些病灶有时可以融合。但是 Slaughter 等人并没有给出一个明确、清晰的场癌变概念。随着场癌变理论研究的深入和不断完善,该理论的中心含义已经明确:致癌源作用的并不仅仅只是一个或一群细胞,而是或多或少的一片区域,但在某些点或区域接受刺激的强度并不相等,肿瘤首先在刺激作用最强的地方发生,而在接受同样刺激的邻近组织以后也将发生肿瘤。

根据近年来 MPC 分子生物学的研究结果,Boudewijn 等人在分子水平对场癌变进行了再定义:场癌变表现为一个或是多个包含遗传改变的上皮细胞区域,这个区域也称为场病变(field lesion)。每一个场病变都来源于同一克隆,并且该病变不具有侵袭性生长、转移行为。在这个定义中,场病变同样具有正常的组织学特征,其中发生遗传变异的上皮细胞通常具有较强的增殖能力。实际上场癌变也是由更小的前期病变发展而来,前期病变的直径一般相当于 200 个上皮细胞直径,但是在不同组织其大小也有一定的差别,对于膀胱和消化道黏膜上皮其大小约为 $1cm^2$,对于皮肤、口腔及头颈部其他部位黏膜,其直径约 2mm。遗传学研究发现,前期病变由多个伴有遗传变异的细胞彼此相连而形成,称为斑(patches)。这些细胞具有共同的基因型,并且细胞发生 TP53 突变的类型与癌细胞中 TP53 突变的类型不一致。在头颈癌患者的正常黏膜中可以检测到 TP53 突变,在 SPT 患者的正常黏膜中检出的概率更高。目前认为斑中的细胞来源于同一个前体细胞,当这些体细胞获得了某个基因突变后,其增殖形成的克隆同样包含这些变化,这可以解释前期病变中免疫组化阳性 TP53 细胞的来源。

那么,在同一个器官或是系统中的 MPC 与癌前病变到底是什么关系?多数学者通过对比两者遗传学变化的相似性发现,发生在膀胱、口腔、食道的 MPC 与癌前病变均是来源于同一克隆,即使两者相距 7cm 以上。关于两者的克隆同源性主要有三种解释:第一,单个细胞或细胞团可以在黏膜下进行迁移;第二,单个细胞或细胞团在器官的管腔中脱落,到达其他部位后再次生长、增殖,例如在口腔或是膀胱中;第三,黏膜上皮中存在一个范围较大、连续发生遗传变异的区域,大部分相同或者相邻解剖区域的 MPC 在单一的癌前病变场中独立分化、演进。目前研究克隆同源性的方法主要是对比杂合性丢失(loss of heterozygosity,LOH),微卫星 DNA 改变,染色体不稳定性以及 TP53 基因突变情况,但仍具有一定的局限性,对明显不相关、彼此独立的病变、演进,尚无充分证据证明是否来源于同一克隆。

第二节　多原发性癌的诊断及鉴别诊断

目前国际上对于 MPC 的诊断经常采用 Warren Gate 标准,数十年来很多学者不断对这一标准进行修正,以求能够更准确地诊断 MPC,同时针对特殊原因导致的 MPC 也提出了特定的诊断标准。然而,这些标准绝不是诊断 MPC 的"金标准",一方面,该标准本身还不是很完善;另一方面,该标准提出的仅仅是概念上的界定,在临床诊断上不具备很强的操作性。

一、多原发性癌的诊断标准

(一) Warren Gate 标准

MPC 的确定应符合如下标准(Warren Gates 标准):①所有肿瘤在组织学上必须有肯定的恶性征象;②每种肿瘤必须有明确的组织学诊断,其病理类型可相同也可不同;③必须除外一种肿瘤为另一种肿瘤的转移灶或是复发;④每种肿瘤之间至少有 1.5cm 的正常组织间隔。在实际诊断中,这个标准是比较模糊的。

首先,对于第四条中正常组织间隔的界定,正常组织到底指的是什么,是通过肉眼观察还是通过组织学检查来确定是否是真正意义上的正常,因为多数发生遗传改变的黏膜肉眼观察是无法区分的。对于肿瘤来说,通过病理学检查进行确诊是大家公认的,但在非肿瘤区域,是否需要病理学诊断,尚未达成一致性的意见。

其次,两个肿瘤之间保持 1.5cm 以上间隔是否能够完全排除复发的可能。一种观点认为,如果彼此之间的间隔小于 2cm 就可以认为是复发,但是有的学者认为这种情况应该考虑 MPC 的可能性大。当然,随着对 MPC 认识和理解的不断深入,对其诊断标准也在不断地进行修正,比较有代表性的是 Hong 等人改良的标准:①每种肿瘤之间应该有明确的正常组织间隔,如果间隔的黏膜表现为发育异常,应该考虑是多中心的原发癌;②应该排除先证癌复发或转移的可能;③SPT 距离先证癌至少 2cm,或者是在先证癌诊断 3 年之后。如果在先证癌诊断 3 年之内,发生于肺部的 SPT 应是孤立的,并且病理类型与先证癌不同。与 Warren Gate 标准相比,Hong 标准主要明确了正常组织的界定以及细化了鉴别复发、转移的标准,但是这一标准的准确性及可操作性还有待在实际临床诊断中进一步检验。

(二) 放射性癌的诊断标准

近年来,放射治疗引起的继发性癌患者日益增多,已成为 MPC 的常见病因。欧洲放疗协会(RTOG)统计,在放疗后 3 年内发生 SPT 的危险性为 10%,第十年增至 23%。64% 的第二原发癌发生在呼吸道和消化道,其中,31% 在肺,22% 在头颈部,11% 在食管。

放疗后继发口腔颌面部癌的诊断,应符合 Cahan 提出的放射癌诊断标准:①患者有放射线照射史;②放疗前除原发肿瘤外,无其他恶性肿瘤存在;③再发癌必须发生在放射野内;④放射治疗后再发癌有一定的时间间隔,一般认为 4 年以上;⑤再发癌与原发癌的组织学类型不同或有依据可排除原发肿瘤转移或复发的可能性。就口腔颌面部恶性肿瘤而言,不但可发生在第一次口腔癌放疗以后,也可以发生于鼻咽癌放射治疗后。而放射治疗后导致唾液腺恶性肿瘤也有不少报道。

放射性癌的发病特点可概述为以下几点。①部位:放射癌发生的部位与原发癌照射部位密切相关。放射野内的组织不仅修复能力差,而且容易发生细胞突变。放疗后第二原发癌为舌癌的患者,一般发生在舌背,其生物学行为与原发肿瘤相比恶性程度更高,预后更差,但发生淋巴转移的机会较低。②病理类型与放射线种类的关系:以往的文献报道显示,中、大剂量放疗后继发放射癌,以肉瘤多见。接受深度 X 线及镭针治疗者,发生放射癌的病理类型以鳞癌居多。③年龄:儿童发生放射癌的概率较成人为多,因为儿童恶性肿瘤多数对放射线敏感,采用放射治疗的机会多。据 Li 报道,经放疗治愈的恶性肿瘤患儿,在 5~10 年后发生第二原发放射癌的概率为 12%,较普通人群预期发病率高 20 倍。④放射剂量:放射癌更容易发生在中剂量照射区而非高剂量放射区。⑤注意与放射性颌骨坏死进行鉴别。头颈部放射治疗后引起颌骨坏死是放疗常见的晚期并发症,对放疗后出现放射性颌骨坏死者,不管间隔时间多长,手术时均应考虑是否有医源性放射癌的发生,对可疑病变,应该及时活检,通过病理确诊。

二、多原发性癌的鉴别诊断

根据 Warren Gate 标准,如果每种肿瘤具有不同的组织学类型,则不存在鉴别诊断的问题;如果病理类型相同,则增加了确诊的难度,即要判断第二原发癌是局部复发或者是第一原发癌形成的转移癌。

(一) MPC 与局部复发的鉴别诊断

根据场癌变理论,临床上定义的局部复发可能是癌细胞残留造成的,也可能是场病变的残留部分发展演变而来,因此临床上要完全鉴别原手术区邻近部位发现的新癌灶究竟是第二原发癌,还是复发或种植癌存在一定的困难。这方面的鉴别要点包括:①第一原发癌与第二原发癌的间隔时间往往较长,而局部复发或肿瘤种植的间隔时间则相对较短。口腔癌术后局部复发或转移绝大多数发生在 2 年内;3 年以后复发者不到复发病例的 10%。如果生存期已达 5 年甚至 10 年以上,原位再次出现癌肿时,也应该考虑为第二原发癌的可能。②切除不全导致的肿瘤复发,其生物学行为与原病变相似,与手术切缘关系密切。③同一手术区邻近部位发生第二原发癌,往往有癌前病变存在,如白斑、扁平苔藓等。手术后对标本切缘以及组织病理学图像的仔细检查可能有一定的帮助。④种植复发癌,标本切缘阴性,无肿瘤残留,手术中肿瘤曾有破裂外溢或器械进入瘤区或肿瘤本身外露于手术野而保护不全,污染手术野(如溃疡型或外生型),复发时间与原发癌的生物学行为一致,一般较快,复发部位不在切缘而在术野的组织间、切口瘢痕下,表现为孤立的或多个结节。

(二) MPC 与癌远处转移的鉴别诊断

在临床和病理研究中,癌远处转移虽然有一定的规律可循,但是也曾遇到先证癌尚无局部转移,而先有远处器官转移的超常现象,以及转移癌失去原发癌特征的罕见情况。因此,正确鉴别 MPC 与原发癌的远处转移是临床医师面临的极大挑战,不仅需要全面的理论知识,还需要丰富的临床经验。一般而言,远处转移至口腔的恶性肿瘤,特别是鳞癌,其所占的比例较低,多发生在恶性程度较高(如未分化癌)及某些特殊病理类型的肿瘤(如唾液腺腺样囊性癌、恶性黑色素瘤等)。因此,临床上在对原发癌初次诊断的时候,如果同时出现两个器官的肿瘤或癌,很可能是这两种情况:①其他器官肿瘤是口腔癌的转移灶;②口腔肿瘤与其他器官肿瘤互为 SPT。此时,应该结合口腔癌远处转移的特点来考虑。口腔癌转移一般先发生局部淋巴道转移,远处转移的常见部位是肺、颅内、颌骨,而转移至食管、胃、直肠者极为罕见。如果无颈部淋巴结转移,或者非上述常见部位发生的肿瘤,应该考虑 SPT 的可能性大。对口腔原发癌诊断相继发生的肿瘤,尤其是间隔时间超过 3 年的肿瘤,SPT 的可能性大。对 3 年之内相继发生的肿瘤,如果是孤立性的结节灶,还是应该考虑 SPT 的诊断,尤其是对于肺部肿瘤。当然,转移癌在影像学表现上与 SPT 也有一定的区别。转移癌多数为多发性、大小不一、密度均匀、轮廓清晰的结节影;而 SPT 一般是孤立性结节影。由此,在确定第二癌是原发癌或为第一原发癌的转移癌时应该全面分析、周密排查,以提高病理类型相同的 MPC 的确诊率。

三、多原发癌的诊断方法

能否对 MPC 做到早发现、早诊断,是提高 MPC 治疗效果及改善预后的关键。目前对头颈癌初治患者的诊断方法及诊断程序还没有一个统一规范。比较认可的方法是,除了根据 NCCN 头颈癌治疗指南进行原发癌的相应检查外,每半年还需进行全面的呼吸道和消化道检查,如胸片、支气管镜、消化道钡餐造影、腹部 B 超、胃镜。

临床上对于头颈部原发癌患者通常定期行胸片检查,以检测肺部有无继发癌或者转移癌。目前存在的问题是:对于临床上确诊的头颈癌患者,哪一种检查方法是发现和诊断 MPC 的最适宜方法。胸片对是否存在转移或是同时性多原发癌的检测敏感性较低,仅作为 MPC 筛查的一种方法。胸部 CT 相对于胸片无疑具有更高的敏感性,但其费用相对较高。正电子发射体层成像(PET)是检测全身是否存在转移灶或 MPC 的一种理想技术,但其费用比 CT 高出很多,不可能在临床上广泛应用。同时,FDG-PET 在诊断肺部转移癌或者 MPC 方面较其他手段并没有太大优势,因此根据成本效益原则,胸部 CT 应该是最佳选择。总之,根据我国国情,我们认为在头颈癌患者 MPC 诊断方法上,首先应该采用胸片进行肺部肿瘤的筛查,对可疑病例采用 CT 进行再次诊断,至少目前 PET 不应该作为临床常规的诊断方法。

此外,对于头颈癌患者是否应用支气管镜、胃镜及喉镜作为常规手段发现和诊断 MPC

还存在较大争议。从诊断学的角度来说，头颈癌患者分别在肺部、胃和喉发生 MPC 的概率并不高，因此，对于预防和早期诊断 MPC，常规进行内镜检查经常无功而返；同时内镜检查价格较高，根据成本效益原则，对于头颈癌初治患者不应该作为一种常规检查手段。然而，也不能完全否认内镜技术在 MPC 临床诊断方面的价值。对于有症状的肺癌或食管癌等，该检查手段完全有必要。对具有 MPC 发病危险因素的头颈癌患者，如过量吸烟、饮酒，年龄较小，肿瘤的位置接近口咽，既往接受放化疗等，在疾病发生的早期阶段进行内镜检查是值得推荐的。在对患者进行评估是否需要内镜检查时，一定要注意晚期口腔癌不一定是采用内镜检查的适应证。Kesting 等报道，口腔癌的肿瘤分期与是否同时伴随肺部的 SPT 之间没有显著性联系。

对于头颈癌患者原则上强调尽量使用特异性强、敏感度高的免疫组化或遗传学标记或肿瘤分子生物学等检测手段，以提高形态学上相似的 MPC 的确诊率。通过对比鳞癌组织学分级发现，转移癌与原发癌之间的分级不总是吻合的，说明转移癌可能受到转移部位微环境的影响，具有区域异源性，因此可以应用分子手段对肿瘤细胞的谱系及联系进行分子水平的评估，排除转移癌的可能。此外，基因组不稳定性是癌症的一个标志，单一个体发生的多个肿瘤经常发生基因组变异，可以作为反映肿瘤谱系和亲缘关系的分子标记。对比来源于单一个体的两种或多种肿瘤的分子标记，可以鉴定出共同的或者特异的基因改变。Pateromichelakis 等研究发现，一部分 SPT 确实是先证癌的复发，在两个不同染色体臂上的两个或是多个位点可以检测到等位基因失衡，且伴随 $p53$ 基因的突变，是鉴别 SPT 与转移癌较好的标准。Mercer 等研究发现头颈癌患者肺部 MPC 与肺转移灶之间，存在微卫星 DNA 的多态性，可以作为分子诊断的一种方法。不能否认，分子诊断方法在 MPC 诊断中具有较高的灵敏度，但就目前癌症分子诊断的发展情况来看，该诊断方法在临床应用还有许多问题需要解决，如标志物的特异性、在肿瘤中表达的稳定性等，这也是我们未来的研究方向和面临的挑战。

第三节　头颈部多原发性癌的治疗及预后

一、头颈部多原发癌治疗方法的选择

头颈癌患者要对本病提高警惕，有足够的认识，戒除烟酒等不良嗜好有助于消除本病的潜在因素，争取早诊断、早治疗及长期、定期的周密随访。临床医师应对患者进行耐心细致的思想工作，消除其恐惧心理，增强其战胜疾病的信心。尽管头颈部 MPC 的预后较单发癌差，同时癌的预后较异时癌差，但只要早发现，治疗措施合理、得当，且重要脏器功能良好，未发生全身转移，仍可取得令人满意的疗效。Kuriakose 等报道对于头颈部及肺部同时发生MPC 的患者，积极进行治疗后，其 5 年无瘤生存率为 47%；对于曾给予积极治疗，但是未坚持完成的患者，通过姑息治疗后其 5 年无瘤生存率为 13%；仅仅给予姑息治疗的患者生存期不超过 1 年。因此，对于头颈癌患者发生肺部 MPC 后，应该积极治疗，不应放弃。

（一）头颈部 MPC 的综合治疗

对于以头颈癌为原发癌的 MPC 患者，强调采取以手术为主的综合治疗。在头颈原发癌及 MPC 可以切除的前提下，具体临床治疗顺序应该个体化，主要根据肿瘤的部位、肿瘤的发展阶段、组织学类型,同时还要考虑肿瘤发生的原因,甚至要根据患者的社会背景进行考虑和选择。一般情况下,应该考虑先进行头颈癌的治疗,其后的辅助治疗应该根据每一种肿瘤的治疗指南进行。但如果采用这种治疗顺序针对每个肿瘤进行治疗,治疗时间就会被延长很多,在治疗过程中其他肿瘤可能进一步生长,甚至耽误了肿瘤治疗的最佳时间。因此,为了取得更好的治疗效果,尽量缩短治疗时间是必须考虑的问题。

近来,有学者提出对于MPC尽可能同期进行根治性手术治疗。Tanaka、Tachimori等认为,同时行头颈癌MPC同期手术治疗,能够取得良好的效果。患者预后要比分期手术有所改善,因为同时手术的MPC患者根治的机会要高一些。但是这项研究并没有说明是否所有同时发生的肿瘤都应该采用同期手术方法进行切除。当然,对于进行同期手术必须要考虑到这三个问题:①MPC患者能否承受手术的打击;②同期手术时间问题;③术后护理能否做到全面、及时、细致。原则上,在保证手术彻底性的基础上,应该选择创伤小的手术方法。如对发生在舌根部位的MPC,可以选择经口咽入路显微激光手术治疗;食管和胃的同时性癌,一般都发生在早期阶段,通过内镜手术可以取得较好的治疗效果。

经过根治性手术的MPC患者,一般不考虑应用放疗或者化疗,除非MPC肿瘤具有较强的局部侵袭或远处转移的可能性。主要是考虑以下几个原因:①放射治疗和化学治疗本身就是MPC发病的危险因素,导致免疫功能抑制,有助于MPC的发生;②对于某些早期MPC,如口腔癌、食管癌、肺癌,术后放疗不是必需的;③对MPC患者的化学治疗,目前还没有一个通用方案,对每种类型的肿瘤分别制订化疗方案在临床上也是不可行的。当然,对于无法进行根治手术的MPC患者,可以采用救治性手术或者局部放疗,控制原发灶,提高患者生存质量,同时给予全身化疗。从现有的临床研究来看,这些患者的预后极差。

(二) 头颈部放射性癌的治疗

对于头颈部放射性癌,根治性手术是最好的选择,对于那些无法手术的病例采取姑息性化疗,可以避免根治剂量放疗造成的死亡率增加。头颈部放射性癌化疗的缓解率为10%～40%,联合化疗的缓解率比单药化疗的缓解率略高,但毒副作用也大,疗效亦不确切。此外,传统的治疗观点认为,头颈部放射性癌患者再次行放疗是不恰当的,但是在临床实践中对放射性癌不采取放射治疗不太现实。对于那些无法手术的患者,如肿瘤侵袭范围较大、医疗条件受限、自身经济条件较差、本人拒绝手术等,再次进行放疗或是放疗化疗结合是治疗疾病仅有的选择。

近十几年来,再次放疗这个概念已经被逐渐接受,实验及临床研究证明,在MPC患者中进行高剂量的再次放疗是可行的,并且远期毒性也是可以接受的。对于救治性手术或者无法手术的患者,根据自身综合情况,如是否能够完整切除或者淋巴道转移的患者出现淋巴结外扩散、切缘阳性等不利的预后因素,可再次给予术后放疗或者联合化疗。目前认为最理想的方案是采用加速超分割放射治疗联合化疗,可以减少放疗并发症,从而使患者可以获得更大的收益。然而,这一方案与其他方案相比是否更有利于提高肿瘤的局部控制率或患者的生存时间仍是值得探讨的问题。

二、头颈部多原发癌新治疗策略的探索

一般来说,头颈癌的扩大切除是沿着肿瘤病变外1.5～2.0cm进行的,但是从MPC发病

角度来说,继发癌野(second tumor field)的界限在临床上往往以肉眼难以判定,即使根治性切除也不能保证其彻底性。可见,目前的手术方法往往低估了癌变高风险黏膜的范围,因此如果要改善 MPC 的治疗效果,通过单一手术治疗往往是不够的。根据 MPC 的发病特点,最理想的治疗方法应该是同时针对多个病灶,同时具有良好的疗效,并且最大限度地避免 MPC 的再次发生。

目前来看,针对 MPC 患者进行基因治疗可能是比较好的治疗策略。大量研究证明,多种类型的肿瘤中均存在 *p53* 基因点突变,在肿瘤组织边缘区域同样存在该基因的突变,这不仅仅对于原发肿瘤的发生具有重要作用,对 MPC 的发生同样重要。50%~96% 的头颈癌患者可以检测到 *p53* 的表达,尤其是在吸烟饮酒的患者中 *p53* 表达率更高。因此,选择 *p53* 作为分子靶点的基因治疗可能具有较好的疗效,但目前还没有相关的临床实验对其治疗效果进行评估。当然,基因治疗从实验室走向临床应用还有许多问题有待解决,例如对 MPC 的治疗来说,除了 *p53* 基因之外,是否还有其他更好的分子靶点;基因治疗能否完全控制 MPC 的生长、侵袭;基因治疗的安全性如何;基因治疗和手术治疗联合应用是否具有更好的临床疗效。如果这些问题能够在未来的研究中解决,基因治疗可能是一种很有前途的 MPC 治疗方法。

与基因治疗类似的是分子靶向治疗,美国 FDA 自 1986 年起已经批准了超过 37 种抗体药物,人源化抗体占到了 28 个,其次是嵌合抗体和鼠源抗体。目前研究热点集中在针对表皮生长因子受体 EGFR 和血管生成素 VEGF 的抗体药物上,此类药物可特异性地阻断癌细胞的关键分子通路,从而干扰细胞与其周围微环境的信号交流,抑制细胞增殖,与放疗及化疗等传统治疗方法联合,最终达到肿瘤治疗的目的。这一治疗方法的基本策略也与"场病变"的思路相符,有望成为多原发性癌治疗的新方向。需要注意的是,在进行分子靶向治疗前,应该采集患者的标本进行基因测序,以确定靶向治疗的靶点,使治疗更加有的放矢,增加治疗成功的把握。

除了基因治疗之外,另一种可供选择的 MPC 治疗方法是光动力疗法。光动力疗法对正常组织的损害小,仅限于照射部位,组织穿透深度不超 1cm。此外该疗法可以不破坏正常组织的非细胞支持成分,如胶原纤维、弹力蛋白,为受损组织的再生提供了良好的基质和支架。因此,光动力疗法可针对多处病灶进行治疗,同时避免了手术、放疗所造成的并发症和副反应,并且在初次治疗失败后可以再次应用。随着感光剂的不断改进,光动力疗法的临床可应用性得到了显著提高。Copper 等应用 mTHPC(meta tetrahydroxy phenyl chlorin)对头颈部 MPC 患者进行了临床治疗,67% 的肿瘤得到了治愈,其中临床 I 期肿瘤和原位癌治愈率较高,达到 85%,临床 II、III 期肿瘤的治愈率为 38%。与原发癌治疗相比,MPC 治愈率较低,但由于 MPC 临床治疗的复杂性,这个结果仍是令人鼓舞的,尤其是对早期 MPC 病灶。

三、头颈部 MPC 的预后

MPC 患者一般预后较差,治愈率较低,5 年生存率也较低,其 5 年生存率在 8%~12% 之间,第二原发癌治疗失败者约占 71%,原发癌治疗失败者约占 15%。头颈癌患者发生 MPC 后,其 5 年生存率由 50% 下降到 20%。如果 MPC 还是发生在头颈部,其 5 年生存率大约在 30% 以上,如果 MPC 仍发生在头颈部以外的区域,其 5 年生存率则下降到 8%。从中位生存时间来看,与未发生 MPC 的患者相比,发生 MPC 的头颈癌患者中位生存时间显著缩短,分别为 6 年和 3 年;SPT 诊断后的中位生存时间是 12 个月。如果头颈癌患者在肺部发生 MPC,其预后相对其他位置更差,目前尚未发现生存期 5 年以上的患者。因此,与肺部发生 MPC 的患者相比,头颈部再次发生 MPC 的患者应该选择更积极的手段进行治疗。

四、头颈部 MPC 患者的生存质量

口腔颌面部解剖结构复杂,各器官毗邻紧密,因此发生于该区域内的恶性肿瘤常累及范围广泛,治疗方法复杂,副作用较大,严重影响机体的基本生理功能,造成口干、疼痛、外形缺损、心理、交流和进食障碍等,影响患者治疗后的生存质量。当今,对于口腔颌面部恶性肿瘤的治疗观点已不仅仅是提高患者的治愈率和生存率,更重要的是提高患者的生存质量。Gotay 等认为生存质量指一种良好的生存状态,患者可独立完成生理、心理及社会活动方面的日常行为,并且对自己的社会职能、疾病及治疗引起的副作用的控制表示满意。反映生存质量的各项健康指标成为研究和评价患者接受治疗后生存质量的基本内容。同时,该研究组对多原发性癌患者与单发性癌患者的生存质量进行深入研究,结果表明 MPC 患者的整体生存质量、活力及生存幸福度等方面明显较单发性癌患者差,MPC 的幸存患者表现出明显且持续的生存质量缺陷。因此,对于这些研究结果,我们提出了头颈部恶性肿瘤"协同治疗"的概念,即在治疗的全过程中,以口腔颌面外科医师为主,协同精神科、消化科、血液内科、口腔内科、修复科、药理学和语言病理学等相关学科的医师组成医疗小组,针对头颈部恶性肿瘤患者的个体情况,制订出一系列相关而有效的治疗计划,解决患者在治疗中出现的面部缺损、口干、心理障碍、营养不良、贫血、放射性龋损和语言障碍等方面的问题,提高患者的生存质量。

第四节 头颈部多原发性癌的预防

一、头颈部多原发性癌的预防策略

为了更好地预防头颈癌患者 MPC 的发生,长期、定期的周密随访是必要的,尤其是在第一原发癌治疗后,随访时不仅要检查原发部位,同时也应该仔细检查呼吸道等全身情况,特别是对第一原发癌治愈而长期生存者,更应予以高度重视;在随访过程中,选择合适的方法对呼吸道、消化道等进行定期检查;积极处理癌前病变、非典型性增生、原位癌,正确治疗交界性肿瘤,这是预防和阻断口腔颌面部癌发生的重要环节。对于头颈部放射性癌的预防应注意:①放射野的准确定位以及非放射野的充分保护;②单疗程治疗即达到根治量,不要反复照射;③良性病变不宜采用放射治疗。

除上述 MPC 的一般预防措施之外,化学预防(chemoprevention)也是目前研究的热点。化学预防主要在两种情况下应用,一种是为了阻止癌前病变黏膜的恶性转化,对癌前病变黏膜应用化学预防药物进行治疗;另一种是在对头颈癌患者的原发癌进行治疗后,应用化学预防药物减少头颈癌患者发生 MPC 的风险。常用化学预防药物包括 β-胡萝卜素、维生素 E、维生素 C、维 A 酸等。相关临床试验说明多数患者对这些药物具有良好的反应,药物疗效比

较可靠。但是,药物应用后作用时间较短,无法长时间发挥作用,远期效果不理想等问题也相继出现,如应用维甲酸复合物的患者具有较高的复发率以及严重的副反应。此外,化学预防药物的临床实验也没有充分证据证明添加维生素 E、β 胡萝卜素、视黄醇棕榈酸酯后能够改善和提高化学预防的效果。因此,在今后的化学预防研究中,一方面要注意改进 MPC 患者的化学预防程序,如采用何种药物、在何时用药、用药剂量等,争取获得最大临床收益的同时,避免药物的副反应;另一方面需要大力投入开发新的化学预防药物供临床医师选择和应用。

最近研究表明对于 MPC 患者,基因治疗不仅可能成为 MPC 的治疗手段,还很有可能成为 MPC 的一种积极预防手段,尤其是对多处癌前病损癌变导致 MPC 的患者。华西口腔医院李龙江教授的研究表明,口腔黏膜白斑是一种完全可以通过基因治疗进行逆转的癌前病变,通过局部注射基因药物可以达到预防其癌变的目的(图 24-4-1,图 24-4-2)。该研究应用目前已经上市的重组人腺病毒 p53 基因注射液,在口腔白斑的周围进行多点注射,通过 p53 基因的修复作用,对口腔黏膜上皮细胞的功能状态进行调整,从而预防了不典型增生上皮细胞的恶变。可见,在理论上及临床实践中,对于具有多处癌前病变的头颈癌患者进行基因干预治疗,可以预防 MPC 发生。

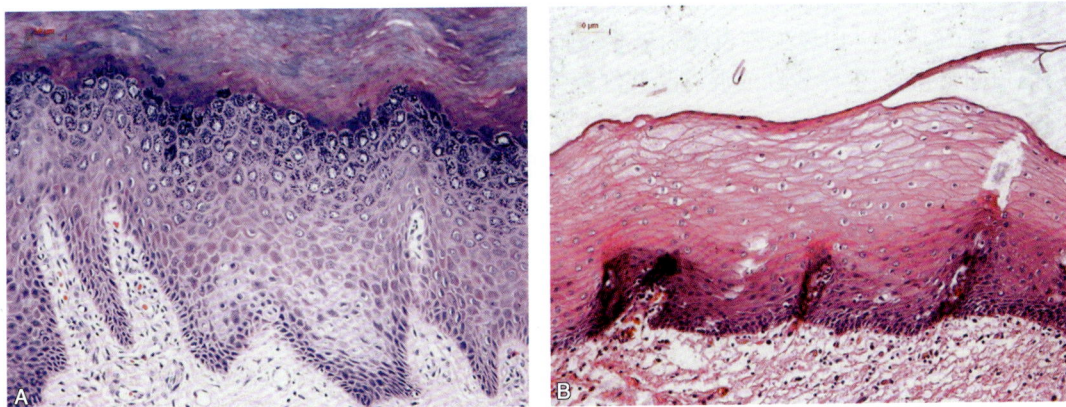

图 24-4-1　重组人 p53 基因注射前后口腔白斑病的组织学形态变化(HE 染色,×200)
A. p53 基因治疗前;B. p53 基因注射后 48 小时。

二、常见口腔潜在恶性病变的治疗及处理

口腔潜在恶性病变是指某些具有癌变潜能的良性病变,长期不予治疗,可能发生癌变。例如口腔黏膜白斑,该病变表现为上皮的非典型性增生(atypical hyperplasia):增生的细胞大小不一,形态多样;核大而浓染,核质比例增大,核分裂增多,但多呈正常核分裂象;细胞排列紊乱,极向消失。根据异形性程度和范围,分为轻、中、重度三级。轻度和中度非典型性增生,累及上皮层下部的 1/3~2/3 处,病因消除后可恢复正常。重度非典型性增生累及上皮层 2/3 以上,尚未达到全层,但难以逆转,常发生癌变。

(一) 口腔白斑病

白斑(leukoplakia)是指在口腔黏膜表面发生的白色或灰白色角化性病变的斑块状损

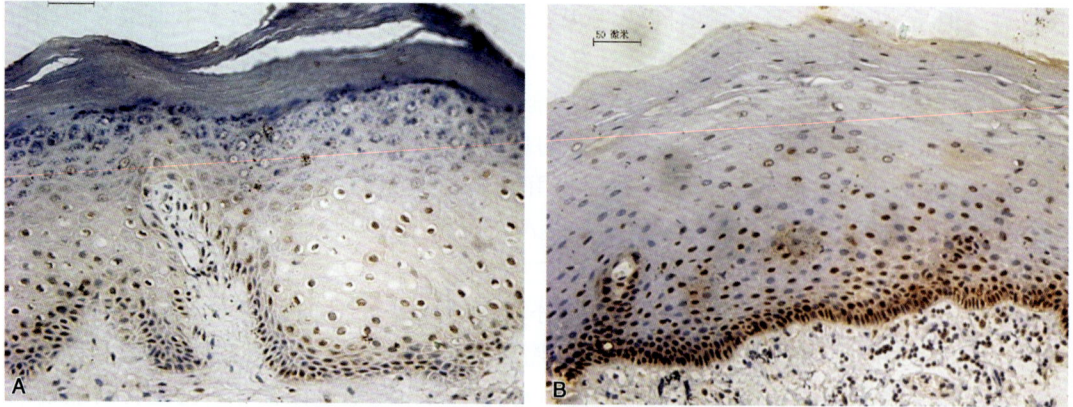

图 24-4-2　重组人 *p53* 基因注射前后口腔白斑病组织内 *p53* 基因表达变化(IHC 染色, ×200)
A. *p53* 基因治疗前;B. *p53* 基因注射后 48 小时。

害,在临床及病理上不能诊断为其他疾病者。我国白斑的患病率为 10.47% ,多发年龄为 50~59 岁,以男性居多,男女比例为 27:1。白斑是最常见的癌前病变,癌变率 9% ~ 19% ,平均病变病程 8.2 年。迄今对白斑的病因与发病机制尚未完全阐明,与白斑发病有关的因素包括吸烟、局部慢性刺激、维生素缺乏、白念珠菌等。

1. **临床表现**　白斑主要表现为口腔黏膜上出现非特异性的白色斑块状病变,还可表现为红白间杂损害,色泽较红或混有某些红色成分者,较单纯白色病变更易癌变。白斑患者一般无自觉症状,常在体检时偶然发现。有些患者出现味觉减退、疼痛等症状。白斑可发生于口腔黏膜的任何部位,常见于软腭复合体(包括软腭-咽前柱-舌侧磨牙后垫)、口底-舌腹(包括狭长的舌缘在内)、口角区颊黏膜。发生在以上 3 个"危险区域"的白斑演变为鳞癌的概率明显大于其他部位。

根据病损特点,白斑在临床上可分为四型。

(1) 颗粒状:口角区黏膜多见,损害表现为底边位于口角的三角形,色泽为红白间杂,红色区域表现为萎缩的红斑,红斑表面点缀着结节颗粒状白色损害,本型白斑多数可发现白念珠菌感染。

(2) 斑块状:口腔黏膜上出现的白色或灰白色的均质型较硬的斑块,质地紧密,轻度隆起或高低不平。损害形态与面积不等,但病损大小与癌变的可能性之间并无平行关系。

(3) 皱纸状:表面高低起伏,状如白色皱纸,基底柔软,可同时发生于口底和舌腹,也可单独发生在舌腹、口底或口底舌腹左右交叉。女性多于男性。

(4) 疣状:黏膜表面粗糙,呈疣状增生,为乳白色刺状、绒毛状或颗粒状突起,较厚,触诊微硬,一般基底无硬结(牙龈、腭除外)。

2. **诊断**　依据性别、年龄、好发部位、局部表现及活检有上皮异常增生,白斑一般较容易诊断。对于需要做随访观察的患者,为了方便随访,减轻患者痛苦,可采取染料染色、脱落细胞学检查等方法,协助早期诊断和治疗。

3. **治疗和预防**　戒烟及去除口腔内不良刺激因素是预防和治疗白斑的基本措施。对于早期发现的"白斑"患者,卫生宣传及健康保健是必要的,包括戒烟,去除局部机械刺激因素,少食辛、辣、烫食物,检查免疫状况,进行治疗等。凡有癌变倾向者,应定期复查。白斑在治疗过程中如有增生、硬结、溃疡等改变时,必须进行病理学诊断以作为进一步选择治疗方法的依据。局限性白斑,可用含维生素 A、E 的药膜或溶液进行敷贴、涂擦,也可内服鱼肝油。局部应用维生素 C 或活血化瘀中药提取液做离子透入,亦有一定疗效。如证实为白念珠菌感染引起,可配合抗真菌药物治疗。

(二) 口腔毛状白斑

口腔毛状白斑(oral hairy leukoplakia,OHL)是一种发生在口腔黏膜的白色毛绒状病变。该病可能是人类免疫缺陷病毒(HIV)、EB 病毒感染引起的。临床上,OHL 为白色斑块或呈不规则皱褶状,形成似毛绒地毯样表现。病损大小不一,不易擦掉,可出现溃疡。好发于舌外侧缘,多为双侧(80%)。其次见于颊、口底、软腭、牙龈和扁桃体。患者通常无自觉症状,或伴有烧灼感及疼痛,味觉减退。此外,患者还有艾滋病相关综合征的表现,例如长期中低度发热、疲乏、HIV 抗体阳性等。病理学上,毛状白斑很少见到上皮异常增生,可见空凹细胞,偶伴轻度不典型增生。PAS 染色可见念珠菌。电镜检查可见 EB 病毒。大剂量的抗病毒药物阿昔洛韦、地昔洛韦、更昔洛韦可暂时控制 OHL。齐多夫定(azidothymidine,AZT)可使 OHL 消退。

(三) 口腔红斑病

红斑(erythroplakia)是指口腔黏膜上出现的鲜红色、光亮似无皮样斑块,在临床和病理上不能诊断为其他疾病者,其中不包括局部感染性炎症,而是指癌前病变和癌性质的红斑。该病常见于 40~50 岁女性,一般无自觉症状,溃疡时感疼痛。好发于舌腹(缘)口底、口角区颊黏膜与软腭复合体等区域。根据病损特点可分为两类。①均质型红斑:病变表面光滑无颗粒,边界清晰,损害平伏或微隆起。因表层常无角化,故表面红色光亮,状似无皮。②颗粒状红斑:在鲜红光亮区域内或外周,见散在的点状或斑块状白色损害,无明显规则的边界,可发生糜烂和溃疡,亦称颗粒状白斑。若伴有结节样损害,则为颗粒-结节状白斑。

红斑的病因不明,均质型红斑镜下表现为上皮萎缩或上皮异常增生,或原位癌。颗粒型红斑大多为原位癌或早期浸润癌,只有少数为上皮异常增生。红斑多见于中年女性,好发于"危险区域",病损表现为红色光亮,似天鹅绒样斑块,根据上述表现及病理特点,即可确诊。一旦确诊,应尽早手术切除,标本送病理检查。手术切除较冷冻治疗更为可靠。

(四) 口腔扁平苔藓

扁平苔藓(lichen planus)是一种皮肤黏膜的慢性炎症,我国调查的口腔扁平苔藓发病率为 0.51%,其病因不明,可能与下列因素有关:①免疫学因素;②精神因素;③遗传因素;④药物因素。此外,还认为与白念珠菌感染、吸烟、局部刺激等有关,但尚未得到充分证实。

1. 临床表现　扁平苔藓患者发病年龄差别较大,以中年人多见,男女比例为 1∶1.15~1∶2.3。黏膜病损大多左右对称,可在口腔同时出现多处病损。双侧颊黏膜最易受累,此外还可累及舌背、舌缘、舌腹部。牙龈主要发生于附着龈,腭部以硬腭多见。在颊、唇、龈部病损,多累及黏膜移行皱襞区域。

该病主要表现为珠光白色角化丘疹,呈圆顶状,表面光滑,互相交织延伸成线网状、树枝状、环状、斑块等多种形态,可伴随充血、起疱、糜烂及色素沉着等病损。根据其临床特点,可分为 8 型,分别是网状型、环状型、条纹型、斑块型、丘疹型、水疱型、糜烂型和萎缩型,其中以网状型最常见。患者一般无自觉症状,部分患者有涩感、烧灼感、黏膜粗糙不适。

2. 诊断　口腔扁平苔藓与皮肤扁平苔藓的病理变化基本相同,即上皮不全角化或过度角化,棘层增厚或萎缩,基底细胞液化变性,固有层淋巴细胞浸润带。根据病损特征及组织学检查,诊断一般不难做出。

3. 治疗和预后　目前对于该病尚无有效治疗方法。患者应尽量减轻精神负担,力求生活规律。保持口腔卫生,去除一切局部刺激因素,特别是充血糜烂区域。可选用皮质激素、维A酸类药物、环孢素A、磷酸氯喹、昆明山海棠、雷公藤、左旋咪唑等进行药物治疗。也可试用中医中药治疗。

据文献报道,扁平苔藓的癌变率为1%~10%不等,但多数在1%以下。在各型扁平苔藓中,糜烂型、萎缩型及斑块型较易恶变,部位以颊黏膜最多见,癌变后基本属于高分化鳞癌。因此,患者应严密随访,定期观察;怀疑恶变时,应及时活检确诊,以求早发现、早治疗。

(五) 口腔黏膜黑斑

口腔黏膜黑斑(melanosis of oral mucosa)指与种族性黑色素沉着、系统性疾病综合征所致的口腔黏膜黑色素沉着无关的黑色素沉着斑。患者一般无自觉症状,唇部尤以下唇最常见,龈、颊、腭黏膜及其他部位亦可见到。黑斑的周界清楚,常呈均匀一致的片状或小团块状,不高出黏膜表面,直径约为5mm。少数黏膜黑斑呈不规则状,面积较大,其色泽依不同的种族、个体、黑色素的数量及黑色素在聚集部位的深浅而有所差异。

临床上常见黑斑恶性转化为黏膜黑色素瘤,恶变之前与黑色素瘤不易鉴别。因此,如果黏膜黑斑区域出现粗糙、隆起、出血、溃疡等症状时应该警惕恶变。Page指出,病损5年内若出现色泽、大小变化,发生溃疡、出血等,均应手术切除同时作病理诊断。5年以上无特殊变化者也应密切观察或手术切除。由于黑色素细胞对低温十分敏感,因而也可采用冷冻治疗,尤其适用于面积较广泛的口腔黏膜黑斑。

(六) 口腔黏膜下纤维化

口腔黏膜下纤维化(oral submucous fibrosis,OSF)是一种慢性进行性疾病,本病约有1/3最终可发展为癌,因而被认为是癌前状态。本病可能与咀嚼槟榔、食用辣椒、吸烟与饮酒、维生素缺乏、免疫功能异常、遗传、微循环及血液流变学等因素有关。

1. 临床表现　病变初期,患者自觉疼痛、烧灼感、味觉减退及口干、唇舌麻木。出现小疱破溃后形成溃疡,继而出现淡黄、不透明、无光泽的条索样损害,继而张口受限,吞咽困难。受累黏膜包括颊、腭、唇、舌、翼下颌韧带、牙龈、口周等处。腭部主要是软腭受累,黏膜出现苍白或灰白色斑块,严重者出现软腭缩短,弹性降低,腭垂缩小,舌、咽腭弓处出现瘢痕样条索,常伴有口腔溃疡与吞咽困难;舌背和舌边缘主要表现黏膜苍白,丝状乳头消失,成为光滑舌,舌前伸受限;上下唇黏膜可出现苍白,红唇与黏膜交界处可扪及纤维条索。

2. 诊断　首先,要根据不同地区就诊患者,追问其生活习惯。其次,口腔黏膜发白,颊部或翼下颌韧带处有条索状瘢痕,牙关紧闭或张口受限等是临床诊断的重要依据。触诊时,可触及纤维条索。实验室检查可有贫血、血沉增快、血液嗜酸性粒细胞增高等,病理检查可见胶原纤维变性。

3. 治疗　目前对口腔黏膜下纤维化尚无满意的治疗方法。维生素A、E及维A酸、激素等均可试用,但疗效欠佳。对于张口受限的患者,可行手术松解瘢痕,创面植皮或以颊脂垫修复。戒除不良槟榔咀嚼习惯,对预防本病的发生或终止其进展有益。对本病患者,应严密随访观察,以便早期发现癌变,早期处理。

(七) 上消化道上皮萎缩性病变

上消化道上皮萎缩性病变(epithelial atrophic of the upper digestive tract)是一种潜在的癌

前病损,导致的癌变常为多发性。该病是以低色素性贫血、吞咽困难、口角炎、舌病变为特征的一组病例,具有代表性的病变为 Plummer-Vinson(P-V)综合征。

发病原因主要是铁摄入不足,铁吸收障碍,铁丧失过多(月经、妊娠、分娩等)和铁需要增多等。此外,B 族维生素缺乏,未知的营养物质摄入不足等也可能是发病原因。中年女性是发病主要人群,具有一定的家族遗传倾向。患者多表现为缺铁性贫血,如食欲不振、乏力、心悸、面色苍白等,25%患者伴发中度脾肿大;口腔表现为口角炎,口角裂痕,黏膜经久不愈的糜烂、溃疡;眼结膜苍白、干燥、静脉迂曲,偶见视网膜出血及视盘水肿。中年妇女如出现三大主症:缺铁性贫血、吞咽困难、口角炎,应该高度怀疑本征。

本征的治疗主要是对症处理,有明显缺铁证据时,可口服铁剂,如枸橼酸铁、硫酸亚铁、富马酸亚铁等,亦可用铁注射剂。摄取含铁量较多的食物,如青菜、动物脏腑类食品,并摄取多种维生素,如维生素 B_2、B_6、B_{12}、泛酸、叶酸等。为解除患者顾虑,可服安定,亦可用暗示疗法以消除其恐癌心理。由于在 P-V 综合征病变基础上,常发生口腔癌、口咽癌和食管癌,故应严密监视随诊患者。如有癌变证据,宜早做根治性手术治疗。

(八)乳头状瘤

乳头状瘤(papilloma)是一种良性上皮肿瘤,多由慢性机械刺激和慢性感染引起。病理学上分为鳞状细胞乳头状瘤和基底细胞乳头状瘤两类。此外,基底细胞乳头状瘤还包括老年性角化症(senile keratosis),称为日光角化肿瘤,肿瘤表面为增生鳞状上皮,覆盖以结缔组织构成柱状核心。

1. 临床表现 口腔黏膜乳头状瘤呈乳突状突起,表面高低不平,分有蒂或无蒂两种。周界清楚,无粘连。白斑基础上发生的乳头状瘤具有较大的恶变倾向,恶变时局部生长迅速,有溃疡、出血、疼痛,基底部有浸润。唇、颊、龈及皮肤多处发生乳头状瘤伴牙发育不良,多指、并指畸形以及虹膜、脉络膜缺损或斜视时,称为多发性乳头状瘤综合征(Goltz-Gorlin 综合征)。老年性角化症好发于 50 岁以上老年人,常发生于颞、颊、内眦、额部、手背或前臂暴露皮肤。病变皮肤有色素沉着,呈扁平斑状,表皮棕褐色,界限清楚,粗糙有鳞屑。少数疣状增生溃疡可发生癌变。

2. 治疗 乳头状瘤为交界性肿瘤,手术切除不彻底容易复发或癌变,因此在认识和处理上应予高度重视。切除时应注意基底部切除深度,有足够安全切除缘。切除后常规送病理检查,排除癌变。

(九)皮角

皮角(cutaneous horn)为一种癌前病变,多认为与过度日光曝晒、离子放射等刺激有关。皮角由致密的角质构成,皮肤颗粒层与其他组织间分界清楚,有时角质可侵入浅层棘细胞间。50%的病变可发生癌变。临床上,皮角多见于老年人,病程较长,可达数十年。好发于颜面部如颅顶、额、颞、唇等。肿物为坚硬的角化物,大小不等,表面粗糙,顶端有明显角化,基底部黄或灰黄色。有时皮角可自行脱落,亦可再度生长。鉴于皮角是一种癌前病变,确诊后应该进行局部彻底切除。

(李龙江 李 一)

参 考 文 献

1. 张志愿. 口腔颌面肿瘤学. 济南:山东科学技术出版社,2004.

2. HAYAT M J, HOWLADER N, REICHMAN M E, et al. Cancer statistics, trends, and multiple primary cancer analyses from the Surveillance, Epidemiology, and End Results(SEER)Program. Oncologist, 2007, 12(1):20-37.

3. KIM C, CHAN H J, KANG B, et al. Prediction of metachronous multiple primary cancers following the curative resection of gastric cancer. BMC cancer, 2013, 13:394.

4. BHATTACHARYYA N. An assessment of risk factors for the development of a second primary malignancy in the head and neck. Ear Nose Throat J, 2006, 85:121-125.

5. RENNEMO E, ZATTERSTROM U, BOYSEN M. Impact of second primary tumors on survival in head and neck cancer: an analysis of 2063 cases. Laryngoscope, 2008, 118:1350-1356.

6. GAL T J, HUANG W Y, CHEN C, et al. DNA repair gene polymorphisms and risk of second primary neoplasms and mortality in oral cancer patients. Laryngoscope, 2005, 115:2221-2231.

7. LIN K, PATEL S G, CHU P Y, et al. Second primary malignancy of the aerodigestive tract in patients treated for cancer of the oral cavity and larynx. Head Neck, 2005, 27:1042-1048.

8. STRACCI F, FABRIZI V, D'ALÒ D, et al. Risk of multiple primary cancers following melanoma and non-melanoma skin cancer. Journal of the European Academy of Dermatology and Venereology, 2012, 26(11):1384-1388.

9. VAN DER HARING I S, SCHAAPVELD M S, ROODENBURG J L, et al. Second primary tumours after a squamous cell carcinoma of the oral cavity or oropharynx using the cumulative incidence method. Int J Oral Maxillofac Surg, 2009, 38(4):332-338.

10. HASSAN N M, TADA M, SHINDOH M, et al. A multiple primary carcinoma consisting of leukoplakia and SCC: a case report with p53 mutation analysis. Anticancer research, 2010, 30(11):4773-4778.

11. LIAO C T, KANG C J, CHANG J T, et al. Survival of second and multiple primary tumors in patients with oral cavity squamous cell carcinoma in the betel quid chewing area. Oral Oncol, 2007, 43(8):811-819.

12. SIKORA A G, MORRIS L G, STURGIS E M. Bidirectional association of anogenital and oral cavity/pharyngeal carcinomas in men. Arch Otolaryngol Head Neck Surg, 2009, 135(4):402-405.

13. JOSEPH A W, OGAWA T, BISHOP J A, et al. Molecular etiology of second primary tumors in contralateral tonsils of human papillomavirus-associated index tonsillar carcinomas. Oral oncology, 2013, 49(3):244-248.

14. BRAISCH U L, MEYER M, RADESPIEL-TRÖGER M. Risk of tobacco-related multiple primary cancers in Bavaria, Germany. BMC Cancer, 2012, 12:250.

15. RYDZANICZ M, WIERZBICKA M, GAJECKA M, et al. The impact of genetic factors on the incidence of multiple primary tumors(mpt)of the head and neck. Cancer Lett, 2005, 224(2):263-278.

16. RODRIGUEZ-BRUNO K, ALI M J, WANG S J. Role of panendoscopy to identify synchronous second primary malignancies in patients with oral cavity and oropharyngeal squamous cell carcinoma. Head Neck, 2011, 33(7):949-953.

17. KESTING M R, ROBITZKY L, AL-BENNA S, et al. Bronchoscopy screening in primary oral squamous cell carcinoma: a 10-year experience. Br J Oral Maxillofac Surg, 2009, 47(4):279-283.

18. PATEROMICHELAKIS S, FARAHANI M, PHILLIPS E, et al. Time to start treating the field. Oral Oncol, 2005, 41(9):916-926.

19. MERCER R R, LUCAS N C, SIMMONS A N, et al. Molecular discrimination of multiple primary versus metastatic squamous cell cancers of the head/neck and lung. Exp Mol Pathol, 2009, 86(1):1-9.

20. KURIAKOSE M A, LOREE T R, RUBENFELD A, et al. Simultaneously presenting head and neck and lung cancer: a diagnostic and treatment dilemma. Laryngoscope, 2002, 112(1):120-123.

21. JUNQUERA L, GALLEGO L, TORRE A, et al. Synchronous oral squamous cell carcinoma and extramedullary plasmacytoma of the tonsil. Oral Surgery, Oral Medicine, Oral Pathology, Oral Radiology, and Endodontology, 2009, 108(3):413-416.

22. GOTAY C C,RANSOM S,PAGANO I S. Quality of life in survivors of multiple primary cancers compared with cancer survivor controls. Cancer,2007,110(9):2101-2109.

23. COPPER M P,TRIESSCHEIJN M,TAN I B,et al. Photodynamic therapy in the treatment of multiple primary tumours in the head and neck,located to the oral cavity and oropharynx. Clin Otolaryngol, 2007, 32(3): 185-189.

24. LI Y,LI L J,ZHANG S T,et al. In vitro and clinical studies of gene therapy with recombinant human adenovirus-p53 injection for oral leukoplakia. Clin Cancer Res,2009,15(21):6724-3671.

第二十五章 头颈部转移癌与头颈部癌的转移

转移是恶性肿瘤最重要的特征之一,是指恶性肿瘤细胞从原发部位侵入血管、淋巴管或体腔,继而迁移到其他部位继续增殖,并形成与原发瘤同样类型肿瘤的过程。肿瘤转移是一个连续、渐进的多因素、多步骤动态的过程,它涉及肿瘤细胞的演进、选择和适应,肿瘤细胞脱离原发灶,细胞外基质和基底膜降解,进入血管或淋巴,在血液或淋巴循环系统中存活,外渗出血管或淋巴到达靶器官,在转移靶部位的克隆、定植和生长过程。

头颈部恶性肿瘤的发病率较高,位居全身恶性肿瘤的第 6 位。其中鳞状细胞癌占 90% 以上,头颈部癌易发生淋巴转移,也可以经血循环转移至远处器官,这一过程称为头颈部癌转移(metastases in head and neck cancer)。原发的头颈部肿瘤可向其他部位转移,而其他部位的肿瘤也可转移至头颈部。位于身体其他任何部位的原发恶性肿瘤经血循环或淋巴道转移到头颈部,称为头颈部转移癌(metastases from distant primary tumours on the head and neck)。目前认为锁骨以下脏器原发性肿瘤向头颈部的转移主要有三条途径:常规血行途径、逆行血行途径和直接淋巴道转移。常规血行途径是指肿瘤细胞经体循环和肺循环,然后经颈动脉至头颈部,绝大多数头颈部转移癌经由该途径而来;逆行血行途径是指在胸、腹、盆腔压力突然增高的情况下,癌细胞经腔静脉系与无瓣膜的椎静脉丛间的吻合支,绕过肺循环直接到达头颈部,然后借局部众多的静脉交通和静脉丛到达靶器官;直接淋巴道转移是指肿瘤细胞从胸导管或右淋巴干返流至颈部淋巴结。

淋巴循环与血液循环之间关系密切,除淋巴干与静脉的吻合外,两者间有着多层次的吻合,淋巴液和血液在淋巴结内可直接分流,毛细血管和毛细淋巴管之间存在众多的吻合,即静脉-淋巴通路,这一解剖结构使头颈部转移癌的转移途径往往变得更为复杂,甚至有时淋巴转移和血行转移并无截然分界。癌细胞可以通过血循环播散至头颈部,然后借道淋巴管,在头颈部淋巴结形成转移;或经局部淋巴回流进入静脉系统,然后经血循环途径播散至头颈部,即借道转移。

第一节 肿瘤侵袭、转移的分子机制

侵袭和转移是恶性肿瘤发展过程中密不可分的相关过程。侵袭是指癌细胞侵犯和破坏周围正常组织,进入血液循环的过程,涉及肿瘤细胞黏附性改变、基质降解和移动、基质内增殖等一系列变化过程。转移是指侵袭的癌细胞迁移到特定组织器官并发展为继发癌灶的过程。侵袭是转移的前提,转移是侵袭的结果。肿瘤转移是一个复杂动态的连续生物学过程,该过程由数个相对独立的步骤组成,包括:原发肿瘤增殖、肿瘤新生血管生长;肿瘤细胞的脱落、定向运动、降解基底膜;进入循环并在循环中存活、转运;在转移靶器官中捕获,外渗出循环系统,定位生长(图 25-1-1)。这一过程受到诸多因素的调节,肿瘤细胞须完成整个过程,才能形成转移瘤,因此,肿瘤细胞侵袭并不一定最终都能发生转移,转移灶形成效率非常低,进入血液循环的肿瘤细胞最终只有 0.01% ~ 0.05% 能形成转移灶。另外,转移癌形成后还可再次发生转移。

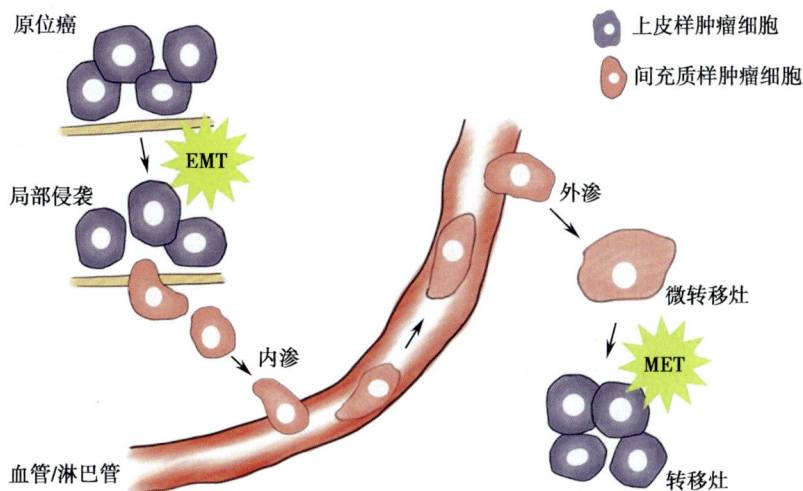

图 25-1-1　肿瘤转移全程示意图
EMT. 上皮-间质转化;MET. 间质-上皮转化。

一、原发灶肿瘤细胞的增殖

无限增殖是恶性肿瘤的基本特征之一,是恶性肿瘤侵袭转移的基础和前提。同时,肿瘤增殖也面临着肿瘤细胞本身及癌细胞以外的抑制肿瘤形成机制的挑战,肿瘤细胞可以通过一系列的机制来抵抗这些压力。最终形成具有自我增殖能力、抗生长信号的不敏感性、无限的复制潜能、凋亡抵抗、持续的血管生成能力的肿瘤六大生物学特点,这些特点成为肿瘤发生侵袭转移的前提。随着恶性肿瘤的不断演化,因基因变异的不同,出现生物学特性不同的肿瘤细胞亚群,即肿瘤异质性,最终在原发瘤中,只有一部分细胞能够获得侵袭转移的能力。

二、肿瘤血管生成

肿瘤直径超过 2mm 后,微环境渗透提供的氧气和营养已不能满足其生长所需,肿瘤细胞释放细胞因子,介导血管生成(angiogenesis)反应。研究发现,原位癌常无血管,生长极其缓慢,通常不发生转移,若启动了血管生成,则肿瘤生长显著加快,肿瘤细胞表现出明显的侵袭和转移等恶性生物学行为。因此,获得血管生成表型是实体肿瘤进展的关键。肿瘤细胞及周围的宿主细胞能够释放多种促血管生成因子,包括血管内皮生长因子(vascular endothelial growth factor,VEGF)、成纤维生长因子(fibroblast growth factor,FGF)、表皮生长因子(epidermal growth factor,EGF)、转化生长因子(transforming growth factor,TGF)等。其中 VEGF 是作用较强的促血管生成因子之一,是众多生长因子中唯一特异作用于血管内皮细胞的因子。VEGF是一种血管源性肽,通过旁分泌机制参与血管内皮细胞的增殖、移动、血管构建,促进血管生成。同时,VEGF还能作为新生血管的凋亡抑制因子发挥促进血管生成的作用。肿瘤血管生成的程度由促进和抑制血管生成因子二者间的平衡决定,许多肿瘤组织中血管生成的抑制表型转化为血管生成的促进表型。

临床和实验研究证实,肿瘤转移过程依赖于血管生成。转移细胞必须穿过几道屏障,需进入原发瘤的血管,在血循环中存活,着床于靶器官的血管床,然后移出血管,在靶器官中生长并诱导血管生成。原发肿瘤的血管生成是先于肿瘤细胞的脱落、扩散而发生的,没有血管生成的肿瘤难以继续其转移过程。无论肿瘤有无血管生成,肿瘤细胞均可表现出侵袭性。但当肿瘤出现大量新生血管后,肿瘤浸润的界面扩大,侵袭的可能也随之增加。另外,血管生成通过的路径也使肿瘤细胞更易侵袭。血管生成因子如 VEGF 和 bFGF 等,在新生血管"出芽"时,能够显著增加内皮细胞Ⅳ型胶原酶等蛋白水解酶的表达,有利于内皮细胞侵袭和迁移的同时,也促进肿瘤细胞的侵袭。血管生成过程与肿瘤细胞侵袭过程相似,活化的内皮细胞也表现出癌细胞播散过程中的黏附、蛋白降解、迁移等特征。许多肿瘤自泌生长因子也起到血管生成因子的作用,导致内皮细胞中对酶产生、迁移和增殖的多向性反应。因此,血管生成本身可促进肿瘤侵袭。

组织学及超微结构分析显示,肿瘤血管与正常组织中血管的细胞组成、基膜成分及其完整性和通透性等有明显的不同。由于其基底膜的不连续性、内皮间隙大、管壁通透性高、分布不规则、管径不规则且分支异常、具有丰富的吻合,故肿瘤血管易渗漏,癌细胞易于穿透进入血液循环,促进转移发生。渗出的癌细胞为了生长并形成新的转移灶,也需要形成新生血管。转移到靶器官的肿瘤如缺乏诱导血管生成的能力,体积可长期稳定在直径为 0.1 ~ 0.2mm 的微结节状态。用血管稳定素可使转移灶长期处于休眠状态。无血管生成能力的黑色素瘤细胞,转移到肺部后可长期休眠达 1 年以上,但轻微的创伤能够启动血管生成,加速转移灶的生长。肿瘤组织是异质体,由许多不同转移潜能的细胞亚群组成,高转移潜能的细胞亚群很可能就是一个具有极强诱导血管生成能力的克隆,在到达靶器官后,容易从无血管转变成多血管转移灶。因此,血管生成在肿瘤转移过程,特别是开始和结束时发挥重要作用。

三、肿瘤细胞分离和脱落

肿瘤细胞从原发灶脱落是其侵袭转移的前提,肿瘤细胞的分离、脱落与细胞膜结构的改变和黏附力的下降密切相关。肿瘤细胞间存在调控细胞与细胞间黏附作用的分子,如钙黏蛋白(cadherin)家族。它们是一组钙依赖性跨膜黏附分子,主要参与同源细胞间的黏附。细胞质内的钙黏蛋白与细胞连接蛋白结合,使其与细胞骨架紧密结合,形成钙黏蛋白-连接蛋白复合体,起到稳定肿瘤细胞间连接的作用。失去钙黏蛋白后肿瘤细胞间的连接变得松散而易于侵袭周围组织。其中关于 E-钙黏蛋白与肿瘤关系的研究最为深入。E-钙黏蛋白是钙黏蛋白家族中最为重要的介导细胞间黏附的黏附分子,主要分布于各种上皮组织,具有抑制肿瘤侵袭、转移的作用。目前认为,E-钙黏蛋白属于侵袭抑制分子。

此外,不依赖钙的免疫球蛋白超家族黏附分子介导的细胞间黏附也具有一定的作用,包括神经细胞黏附分子(N-CAM)、癌胚抗原(CEA)、结直肠缺失蛋白(DCC)以及与 N-CAM 和 CEA 有关的细胞表面糖蛋白 MUC-18 等。另外,肿瘤细胞表面电荷增多、细胞间隙压力的增加,均可能参与癌细胞从原发灶的分离脱落。

四、肿瘤细胞的运动性和趋化性

肿瘤细胞的运动是其转移的基础,常发生于细胞间黏附力下降后,但在此之前肿瘤细胞已经获取了迁移运动的能力。癌细胞运动的方式与白细胞相似,类似于阿米巴运动,主要表现为伪足样伸展、膜流动性及向量转化,包括细胞骨架的动态变化、细胞-间质的相互作用、局部蛋白分解、肌动-肌凝蛋白收缩以及局部接触的解体等。一般来说,癌细胞倾向于沿阻力最小的方向运动。

除了肿瘤细胞自身的运动潜能外,许多因子会使肿瘤细胞运动,包括自分泌运动因子(AMF)、表皮生长因子(EGF)、胰岛素样生长因子(IGF)、肝细胞生长因子(HGF)、多种细胞因子(如 IL-1、IL-3、IL-6 等),转化生长因子(TGF)、干扰素(IFN)等。这些因子影响肿瘤细胞表面受体的分布,调节肿瘤细胞运动过程中细胞与细胞间、细胞和基质间的结合,并启动和维持肿瘤细胞的运动及定向迁移。近年来,研究发现上皮-间质转化(epithelial-mesenchymal transition,EMT)可增强上皮细胞的运动潜能,在肿瘤侵袭与运动中发挥了重要作用。

五、细胞外基质降解

肿瘤细胞与基质间的相互作用在肿瘤的侵袭过程中发挥了重要作用。肿瘤细胞外基质(extracellular matrix,ECM)为组成间质和上皮-血管中基质的不溶性结构成分,是由蛋白质和蛋白聚糖组成的网架结构,具有支持细胞组织形态的作用,是细胞间相互作用的重要场所。

ECM 是肿瘤转移的重要组织屏障,ECM 的改变和重塑是肿瘤侵袭和血管生成的基本条件。肿瘤细胞可以通过多种降解酶来破坏 ECM,其中研究较深入,且与肿瘤侵袭转移最密切的是基质金属蛋白酶(matrix metalloproteinase,MMP)和丝氨酸蛋白酶中的尿激酶型纤溶酶原激活物(urokinase type plasminogen activator,uPA)。MMP 能够水解 ECM 中的各种成分,重塑 ECM 的结构,促进肿瘤的侵袭和转移。MMP 和组织金属蛋白酶抑制物(tissue inhibitor of metalloproteinase,TIMP)间的平衡维系着 ECM 的降解与重建,在肿瘤进展中具有重要意义。丝氨酸蛋白酶类包括血浆纤维蛋白溶酶原激活因子(plasminogen activator,PA)能够将体内广泛分布的血浆纤维蛋白溶酶原转换成血浆纤维蛋白溶酶。后者能降解多种 ECM 成分。uPA 能通过介导 ECM 重塑过程,与肿瘤的侵袭、转移密切相关。产生 PA 的细胞同时也产生血浆纤维蛋白溶酶原激活因子抑制因子(plasminogen activator inhibitor,PAI),PAI 功能的抑制能有效促进 ECM 的降解。故而基质的降解不是由降解酶决定的,而是取决于活化蛋白酶及其抑制物的平衡。尿激酶受体(urokinase-type plasminogen activator receptor,uPAR)作为 uPA 的受体,激活 uPA,活化的 uPA 可使纤溶酶原转化为纤溶酶;活化的 uPA 还可激活包括 MMP-2、MMP-9 等多种参与基质降解的基质金属蛋白酶。进一步研究发现,uPAR 在包括口腔鳞癌在内的多种恶性肿瘤的侵袭转移中的作用,不仅局限于其对细胞外基质的降解,而且还体现在其介导多种信号传导,参与细胞黏附、分化、增殖、迁移及肿瘤新生血管形成、化疗耐药等肿瘤转移的多个环节、多个步骤,是口腔癌细胞多种信号传导交响乐的"谱写者(orchestrator)"。

六、内渗和外渗

肿瘤细胞穿过 ECM 到达脉管(血管或淋巴管)后,以上述相同的机制穿过脉管外基膜,并借其活跃的运动能力,通过阿米巴样运动穿过管壁,进入循环,即内渗(intravasation)。如果肿瘤细胞与血小板、白细胞、纤维蛋白沉淀物等相互聚集形成微小癌栓,会有利于保护其免受机械性和免疫性损伤,停滞于脉管内,从而提高转移成功率。

进入血液循环并幸存下来的肿瘤细胞随血液运行,最终将停滞并渗出转移靶器官的微血管。肿瘤细胞达到靶器官后必须牢固地附着在血管内皮层,这是外渗(extravasation)出血管进入靶器官基质增殖生长的基础,其中黏附分子起着重要作用。肿瘤细胞在循环系统转运过程中与血小板相互作用聚集成簇,当血管内皮损伤时,肿瘤细胞-血小板簇可通过损伤内皮锚定黏附在内皮表面,这是肿瘤细胞在转移靶器官定位附着的关键环节。肿瘤细胞另一种锚定黏附的方式,可能是一些较大的癌栓被微小血管截获。当肿瘤细胞与血管内皮黏附后,可诱导内皮细胞回缩,从而暴露 ECM。肿瘤细胞可与 ECM 的有机成分结合,它们会促进肿瘤转移定位在特异的器官。随后外渗出血管壁的过程所涉及的原理和步骤与侵入基本一致。在肿瘤细胞外渗出血管进入脏器基质的过程中,可分泌释放与侵入循环过程中相似的多种蛋白酶,水解和穿透血管基膜,促使肿瘤细胞穿过血管后在结缔组织中的移动。

七、靶器官的选择和生长调控

在循环中存活的肿瘤细胞通过黏附作用特异性地锚定并穿透毛细血管壁进入靶器官,然而,研究发现从血管渗出的肿瘤细胞大多数并不能在转移部位形成新的病灶,而是处于休眠(dormancy)状态。只有小部分肿瘤细胞在各类生长因子的调控下增殖生长,并最终形成转移灶。目前认为,肿瘤血管生成缺如和机体正常的免疫功能状态是促进转移癌细胞长期保持休眠状态的两大因素。

肿瘤转移在靶器官内可通过自分泌、旁分泌或内分泌方式产生多种信号分子,这些因子可单独或联合调控肿瘤细胞的增殖生长。另外,靶器官的局部微环境对肿瘤细胞的生长也会产生复杂的影响。

肿瘤转移的靶器官并非随机的,其影响因素也非常复杂。目前认为至少有两类决定因素影响器官的特异性转移生长:①必须在靶器官内形成转移前微环境(premetastatic niche),有利于肿瘤细胞在不相容的靶器官中最初存活;②侵入的转移细胞必须具备可有效在新的部位形成新病灶的相应功能。作为对原发肿瘤释放的体液因子的反应,骨髓来源的造血原始细胞被动员进入转移克隆形成的靶器官,这些细胞归巢可导致转移部位在肿瘤细胞从原发灶达到前发生"先期适应(preconditioned)改变"。

当转移灶直径超过 1~2mm 时,新生毛细血管生成与肿瘤相连。癌细胞也可通过与上述相同的机制形成新的转移灶,即"转移之转移"。

八、肿瘤侵袭、转移相关基因

虽然关于肿瘤侵袭、转移的机制尚不完全清楚,但是近年来相关研究也取得了重要进展,发现了许多与肿瘤的侵袭、转移密切相关的基因。包括促进肿瘤细胞发生转移的肿瘤转移基因(tumor metastatic genes),如 *MTA1*、*mts1*、*Tiam1*、*Fak*、*RhoC* 和抑制转移发生的肿瘤转移抑制基因(tumor metastatic suppressor genes),如 *nm23*、*KAI-1*、*Kiss-1*、*Brms-1*、*MKK4*、*RECK*、*tslc1*、*MHC*。此外,研究发现有一些癌基因和抑癌基因也可促进或抑制癌细胞的转移潜能,如 *Myc*、*Ras*、*Mos*、*Raf*、*Fes*、*Ser*、*PTEN*、*p53*、*Rb* 等。

第二节 头颈部转移癌

一、流行病学特点

根据流行病学统计:全身其他部位转移至头颈部的转移癌相对较为少见。Meyer 和 Stypulkowska 报道,欧洲转移癌占头颈部肿瘤的 1%～3.2%;Cash 报道,美国转移癌约占 3.6%;国内的报道略低于欧美,约为 2‰～1%。国内 5 所医科院校以及华西口腔医学院口腔病理科的资料显示,头颈部转移癌约占口腔颌面部肿瘤的 2‰～3‰。头颈部转移癌可发生于任何年龄,但有两个高峰期:一个是 10 岁以下,另一个是 50～70 岁。前者是因为好发于幼儿的恶性肿瘤常有较高的全身转移率,如神经母细胞瘤和视网膜母细胞瘤等;后者是因为处于成人的各种肿瘤的高发年龄段。从性别看,总体上头颈部转移癌男女比例约为 1:1,但内部原发灶构成比有性别倾向性。除乳腺癌、前列腺癌和子宫癌等性别密切相关肿瘤外,肺癌、肾癌、胃癌在头颈部的转移癌,男性明显多于女性。据统计:男性肺肿瘤转移在口腔颌面部转移癌中最多见,占 31.3%,肾肿瘤转移占 14%;而女性乳腺肿瘤转移在口腔颌面部转移癌中最多见,占 24.3%,肾上腺及生殖器来源肿瘤占 14.8%。

(一)原发部位

头颈部转移癌的原发灶几乎涵盖了全身各组织器官。不同国家及地区的相关资料报道中,原发部位的构成比虽有所不同,但一般认为肺、乳腺、肾、子宫和肝等部位的恶性肿瘤最易转移至口腔和颌骨,而唾液腺转移癌的原发部位以头颈部为主,仅少数源于远隔器官。性别不同,其口腔转移癌的原发部位也不同,男性以肺、肾、肝、前列腺多见;女性则以乳腺、生殖器、肾、结肠、直肠多见。值得注意的是,头颈部转移性癌中约 23% 首先在口腔颌面部发现转移癌,而未发现原发灶。

1. 肺 肺癌是目前世界上第一高发肿瘤,近几十年来发病率迅速上升,在我国已位居男性恶性肿瘤的首位。在不同病理类型的肺癌中,小细胞癌的转移率最高,约有 70% 以上的患者发生远位转移,且常在早期原发灶症状尚不明显时即可出现广泛转移。肺癌常见转移部位包括:中枢神经系统、肾上腺、骨及骨髓、肾等。少数肺癌会转移至头颈部软硬组织中,如颌骨、牙龈、舌缘、腮腺、鼻腔等。据尸检资料报道约有 1% 的肺癌可出现颌骨转移(图 25-2-1)。

2. 乳腺 乳腺癌是西方国家中女性最常见的恶性肿瘤,其远处转移常发生于肿瘤晚期,近来随着诊治技术的进步,患者生存率提高,生存期得以延长,在原发灶根治数年后出现

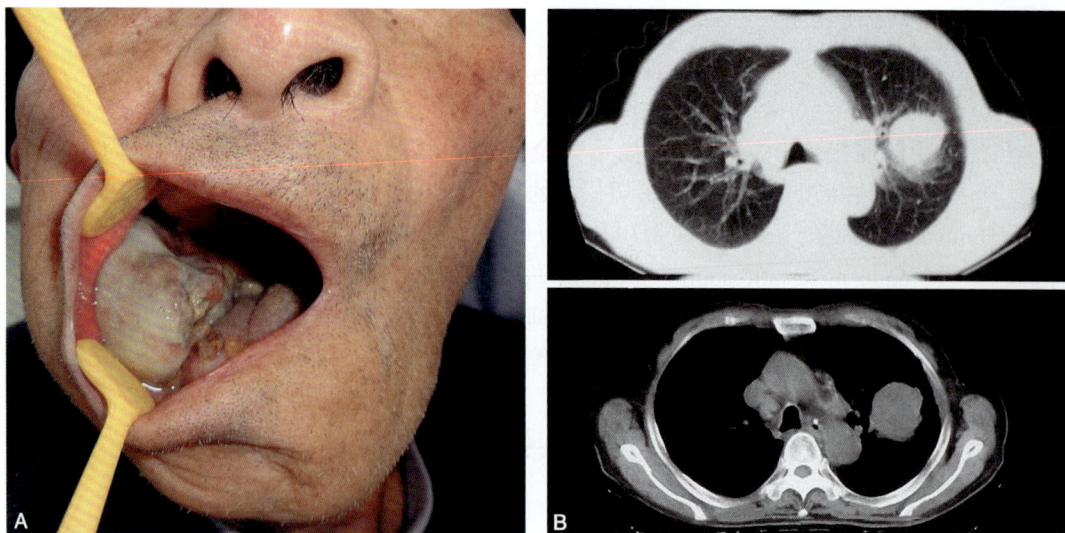

图 25-2-1　右颊及牙龈转移性肺癌
A. 口腔表现；B. 胸部 CT。

远处转移的病例报道有逐年增加的趋势。在口腔颌面及头颈部，以颌骨转移最常见，软组织转移相对较少。

3. 肾　肾癌占全身癌症的不到 3%，但在早期即可发生广泛的、不可预测的血行转移，且经常在临床罕见部位发生转移。转移至口腔颌面部的肾癌主要为各种腺癌，如透明细胞性和肾细胞癌等。据统计，15% 的肾细胞癌可发生头颈部转移，其中 50% 以上转移至软组织和唾液腺。在西方人群口腔颌面部软组织转移癌中，肾癌居第二位，在东亚地区居第三位（图 25-2-2）。

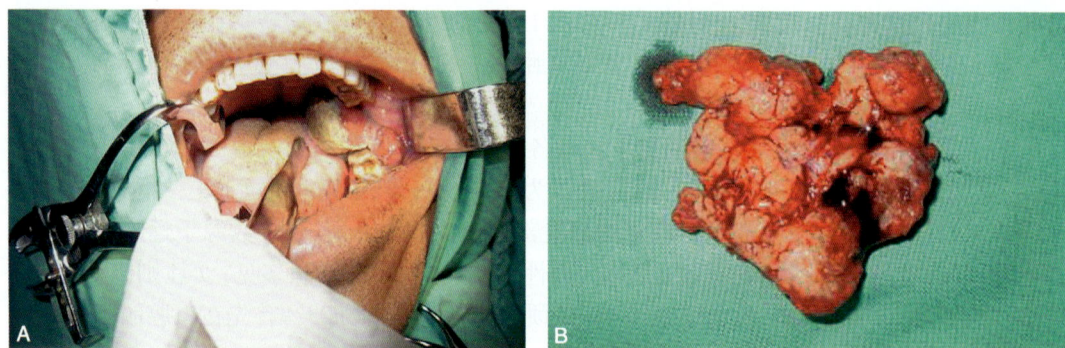

图 25-2-2　左侧上颌后牙牙龈转移性肾细胞癌
A. 口腔表现；B. 切除的肿瘤组织。

4. 消化系统　虽然消化道原发肿瘤发病率较高，但是其血行转移出现较晚，头颈部的转移也比较少见。西方国家结、直肠癌的头颈部转移最多见，几乎均为腺癌。食管癌和胃癌的头颈部转移在东亚地区多见，病理类型包括食管鳞癌、腺癌和移行上皮癌。我国为食管鳞癌的高发地区，多见食管鳞癌的转移，其中软组织转移多见，而颌骨是食管腺癌主要的转移部位之一。胃癌多数为腺癌，颌骨转移多见。原发于盲肠、小肠等处的肿瘤也可向口腔颌面头颈部转移。肝癌以肝细胞癌最多见,在远东地区和南欧发病率较高,转移率约在30%,但骨转移率较低,仅1.8%~3.0%,在头颈部可发生颌骨、牙龈等部位的转移。

5. 子宫　子宫内膜癌和宫颈癌在远东地区发病率较高,其中来源于胚胎滋养细胞的绒毛膜细胞癌具有较高的转移率,中日两国的资料显示,子宫绒毛膜癌的口腔颌面部转移极为常见,这可能与该地区绒毛膜癌的高发有关。除常见的原发于子宫的妊娠性绒毛膜癌外,非妊娠性绒毛膜癌包括男性睾丸的绒毛膜癌亦有报道转移至口腔颌面部者,一般转移至牙龈,以上颌牙龈多见,颌骨转移少见。其机制尚不明了,有学者认为是由于牙龈黏膜与子宫内膜滋养层在组织学、细胞表面性状和局部间质微环境等方面有一定的同源性所致。

6. 其他　前列腺癌是常见的男性生殖系统肿瘤,有99%是来源于前列腺上皮细胞的腺癌。该肿瘤在欧美国家多见,我国发病率较低。前列腺癌死亡患者的资料统计显示,80%以上的病例伴有骨转移。发生在口腔颌面-头颈部的前列腺癌转移灶,90%以上位于颌骨。

神经源性肿瘤的口腔颌面-头颈部转移多见于幼儿,常见肿瘤包括神经母细胞瘤和视网膜母细胞瘤。神经母细胞瘤80%原发于腹部,以肾上腺最好发,其次为腹膜后,其特点是发展快、病程短,常在找到原发灶之前患儿即已死亡。

转移至口腔颌面-头颈部的原发性皮肤恶性肿瘤多见的是恶性黑色素瘤和皮肤鳞状细胞癌,以淋巴结转移较突出。但原发灶绝大多数位于头颈部,来自身体其他部位的转移较少见。

骨和软组织肿瘤只占所有肿瘤的1%左右,好发于青少年,血行播散和远处转移的概率较高,但出现口腔颌面-头颈部的转移灶者却不多见,如有发生则原发部位大部分来自下肢。

胰腺肿瘤恶性程度高,转移常见,但临床上转移至口腔颌面-头颈部的病例较少,文献中有转移至颌骨和牙龈的报道。

甲状腺位置相对表浅,甲状腺腺癌,尤其是滤泡型腺癌易发生骨转移。虽然其位于颈部,但是一般认为颌骨的转移灶来源于血行转移而非局部播散。

（二）病理学特点

口腔颌面部转移癌的病理类型复杂,绝大多数病变为癌,肉瘤少见。转移癌分化良好,类似于某一特定部位的肿瘤时,例如肾、结肠或甲状腺,病理学家可以确诊转移性肿瘤的来源。然而,更多时候转移癌分化较差,无从辨明原发灶,很难与未分化小细胞肉瘤、恶性淋巴瘤及恶性黑色素瘤鉴别,通常需要借助免疫组化染色结果、病史、专科检查以及影像学检测等实验室检查才能确诊。

综合国内外各种统计数据来看,以各种腺癌最为常见,约70%,其次为鳞状细胞癌。在颌骨转移癌中,各类腺癌所占比例更高,有报道高达90%者;软组织转移癌中除腺癌外,多见来自滋养细胞的肿瘤;小儿多见的是神经源性肿瘤。唾液腺内转移癌的病理类型最常见为恶性黑色素瘤和鳞状细胞癌,约各占40%。

（三）分布

口腔颌面-头颈部转移癌多数为骨转移,其中尤以下颌骨多见,且多见于颌骨后部,软组织的转移较少。值得注意的是,当出现口腔及颌骨转移时,多数患者已处在肿瘤晚期,常伴有身体其他部位的转移,即多发性转移,所以对于口腔及颌骨转移性癌患者,应注意对其全身各器官的细致检查。位于唾液腺的转移性肿瘤,绝大多数是局部转移,远位转移癌较少见。

1. **骨** 一般来说,具有较高骨转移倾向的癌亦容易在颌面骨形成转移灶,颌骨转移癌中以继发于乳腺癌、肺癌、前列腺癌和肾癌为主。高加索人中最多见的是乳腺癌,其次有肺癌、肾癌、结肠癌、直肠癌、神经母细胞瘤、前列腺癌、恶性黑色素瘤和胃癌等;东方人中最多见的是肺癌,其次有肾癌、食管癌和胃癌、肝癌、神经母细胞瘤、乳腺癌、前列腺癌等。口腔颌面部骨转移中以下颌骨多见,约占85%,其次为上颌骨,其他如额骨、筛骨、颞骨等亦有报道。下颌骨转移灶常见于下颌磨牙区、下颌角和下颌支,偶见有髁突转移,前牙区转移少见(图25-2-3)。颌骨转移癌易发生于下颌骨后部的原因可能与血管结构和红骨髓容量有关。下颌角区血管走行角度突然发生改变,血流变慢,有利于癌细胞析出,发生转移性癌;成人下颌骨20%~25%含有红骨髓,而这些红骨髓多位于下颌第三磨牙区,目前多认为含红骨髓的骨组织是转移癌的多发部位之一。

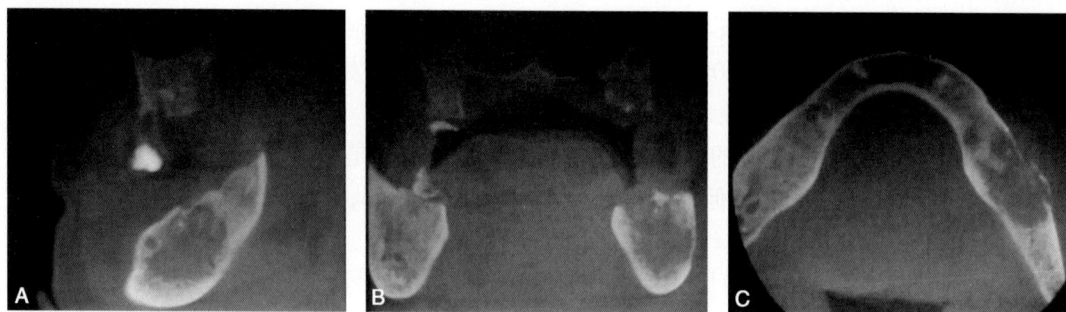

图25-2-3 左下颌骨转移性前列腺腺癌CBCT表现
A. 矢状面;B. 冠状面;C. 横截面。

2. **软组织** 软组织转移癌在口腔颌面部转移癌中约占20%。其原发性肿瘤中,以肺癌、肾癌、绒毛膜癌等多见。口腔软组织转移癌好发于男性,中年人和老年人多见。几乎身体各部位的恶性肿瘤都有可能转移至口腔,据报道,超过1/3的男性口腔软组织转移癌来自肺癌,其次为肾癌和恶性黑色素瘤;乳腺癌占所有女性口腔软组织转移癌的25%,其次为生殖系统恶性肿瘤、肺癌、骨癌和肾癌。

牙龈是口腔软组织转移癌最常见的部位,约占口腔颌面部软组织转移癌的55%以上,上颌牙龈明显多于下颌牙龈,且前牙区多于后牙区。Hirshberg等研究发现88%的牙龈转移癌发生在存留牙部位,而发生于无牙部位的转移癌仅为12%,这可能与牙周组织的不同特性有关。牙周炎常可导致血管基底膜不完整,肿瘤细胞易于穿透此血管壁进入转移组织;牙龈组织中有多种黏附分子,在与骨和牙的结合中发挥着作用,同时也可能参与癌细胞在局部聚集和黏附;牙周炎进展期患者中,牙龈组织可以产生大量的基质金属蛋白酶等蛋白水解酶,从而参与调节肿瘤细胞的侵袭、转移及血管生成。

舌是仅次于牙龈的软组织转移瘤的好发部位,约占25%,但舌转移灶在早期不容易引起注意,常规的肿瘤转移检查中也容易被忽视,文献中有相当部分的舌转移案例是在尸检中发现的,提示舌转移灶可能比临床发现的多。

除牙龈、舌外,软组织转移癌还可位于扁桃体、腭、唇、颊等部位。腭扁桃体内转移癌,其原发主要是肾癌、皮肤恶性黑色素瘤、肺癌和乳腺癌,其次是胃肠道癌和前列腺癌。转移的机制可能是癌细胞通过椎旁静脉丛和心肺的静脉进入全身循环后,再转移到腭扁桃体。

3. 唾液腺　位于唾液腺的转移癌,80%发生在腮腺,20%发生在下颌下腺,舌下腺的转移癌迄今尚无报道。腮腺特别是浅叶的腺周及腺体内有丰富的淋巴组织,故转移性肿瘤中有半数为淋巴结转移,而腺实质的转移瘤多来自血行转移。下颌下腺腺体内转移癌少且多为远位转移。

4. 眼　眼的转移性肿瘤较原发瘤多见,乳腺癌是眼内转移癌的常见原发灶,约占50%以上,其次为肺癌、胃癌、直肠癌等。眼内转移癌最常发生于脉络膜,其次是虹膜、睫状体和视网膜。

5. 罕见部位的转移性肿瘤　转移性肿瘤也可见于牙周膜,但牙周膜转移一般无法与牙龈或牙槽突转移相鉴别。此外,牙髓转移一般为局部转移灶发展的结果,幼儿因为根尖孔较大,转移瘤易从根尖周向牙髓播散。因为一般肿瘤病理并不检查牙髓,所以实际上肿瘤侵犯牙髓应比报道的多。

二、临床表现

口腔颌面部出现转移瘤一般意味着肿瘤的复发和全身播散,尤其是有软组织转移时。故患者除可表现出原发肿瘤的症状外,常同时伴有肺、肝、脑、骨等其他部位转移的症状,以及恶病质等晚期肿瘤的并发症。

口腔颌面部转移瘤的局部表现具有多样性和非特异性,与转移灶所在部位、病程、肿瘤的类型和生长速度等有关,常见的有局部肿胀、疼痛、麻木和/或感觉异常,局部出血、牙齿松动等。此外尚有拔牙创不愈、牙关紧闭、吞咽困难等。实验室检查可见血沉加快,个别肿瘤可有一些特异的表现,如血清酸性磷酸酶(前列腺)和甲状腺功能的异常,肝、肾功能的异常,痰液涂片中发现肿瘤细胞等。在病理上,转移灶常表现出与原发灶类似的组织学特征,从而有利于转移瘤的诊断和原发灶的寻找,这对于分化程度较高的肿瘤,有一定的诊断价值;但对于低分化肿瘤,往往需要借助更多的方法来寻找原发灶。

(一) 骨转移癌的临床表现

下颌骨转移癌最常见的主诉是包块或面部膨隆,约80%为无痛性包块,约20%伴有疼痛或牙痛。其次是下唇麻木或感觉异常,为下牙槽神经受累的表现。部分病例最初表现为牙周或根尖周的炎症,如牙痛和松动,拔牙创口不愈并出现包块而就诊。病理性骨折一般见于髁突和髁突颈的转移,除骨折外,髁突转移瘤多有颞下颌关节紊乱的各种表现,甚至牙关紧闭。X线检查多数病例表现为骨质溶解或破坏,即:病灶区呈透亮的缺损,缺损范围可以局限,类似于囊肿,但更多的是呈"咬苹果"状(见图25-2-3);累及牙槽时,临床和影像学上类似于牙周疾病,有时可以引起牙周膜增宽。值得注意的是,前列腺癌和乳腺癌的颌面部转移灶可有新骨的形成,影像学上表现为高密度或混杂透亮影。发生溶骨性转移后,患者常会出现不同程度的症状如疼痛、高钙血症、骨骼的负重能力下降、病理性骨折等。成骨性转移虽然可形成新骨,但是这种新骨比较脆弱,承重能力较弱。发生成骨性转移时,患者可能会出现疼痛,但疼痛程度较溶骨性转移为轻,一般无高钙血症以及病理性骨折。临床上所见的骨转移绝大多数是混合性转移,只是有的以溶骨性转移为主,有的以成骨性转移为主。实验室检查可见有血清碱性磷酸酶升高、血沉加快等指标,预示肿瘤骨转移和全身播散。

（二） 软组织转移癌的临床表现

牙龈转移癌常表现为无痛易出血包块，尤其是绒毛膜癌、肾癌、肝癌和肺癌的转移，可伴有或不伴患牙松动。牙龈转移瘤色泽及表面形态不同于原发性牙龈鳞癌，常呈紫红色，表面较光滑而非菜花状，有时可误诊为牙龈瘤（见图25-2-1）。舌转移癌主要表现为包块，可位于舌黏膜或黏膜下，舌黏膜表面的包块常伴有出血、溃疡；较大的包块可影响舌运动，出现功能障碍。皮肤转移癌表现为单个或多个分散的无痛性、圆形、固定、质硬或质韧的结节。

（三） 唾液腺转移癌的临床表现

最常见的表现亦为包块，当腮腺肿瘤侵犯面神经时可出现面神经麻痹，阻塞症状较少见。下颌下腺转移癌有时可压迫导管，甚至直接侵犯导管，而致阻塞症状。

（四） 眼内转移癌的临床表现

眼内转移癌一般发生于原发灶已存在一段时间如数周至数年之后，少数可先于其原发灶发现。眼内转移癌的临床表现和发展过程因其原发灶不同而不同，如乳腺癌常转移到后部脉络膜，致使黄斑早期受累，故视力障碍为其就诊的主要原因。肺癌易转移到虹膜睫状体，病灶常发生坏死而表现为虹膜睫状体炎。肝癌眼内的转移灶，因含有胆汁可呈棕色。少数转移癌围绕视盘发展，体检可表现视盘水肿。

三、诊断与鉴别诊断

口腔颌面部转移癌的诊断常较为困难，Cash 等总结原因可能有：该类肿瘤的罕见性；颌骨的转移灶常位于较中心的位置而缺少特殊的症状与体征；X 线表现常为非特异性。Hirshberg 报道，约有30%患者以口腔颌面部的转移灶为首发症状。这种情况下，口腔颌面外科医师在诊治过程中变得更加重要。因为口腔颌面部转移癌位置相对表浅，易于活检操作，从而对原发灶的寻找和诊断有非常重要的价值。

（一） 诊断标准

1963 年 Clausen 提出了口腔及颌骨转移癌的诊断标准，1965 年 Meyer 进一步做了修订：①转移灶必须有病理学证据，并尽可能有影像学依据，如 X 线、CT 等；②原发灶明确并有组织病理学证实；③原发灶和转移灶病理表现一致；④如原发灶和转移灶位置接近，应排除肿瘤的直接播散。按此标准，有许多临床转移癌病例因缺乏病理学的充分依据而不能确诊，尤其是转移灶隐匿者。临床上，若患者近期内有恶性肿瘤病史，在原发灶诊断明确并有影像学证据等支持的情况下，应予高度怀疑，而并不一定要有转移灶的病理诊断，特别是颌骨中央性的病灶。由于该类肿瘤在临床上较少见，所以在诊断时仍应列为待排诊断，其确诊必须依赖病理检查。近年来免疫组织化学染色技术的发展和高度特异性抗体如前列腺特异抗原等的发现，使转移癌的确诊有时并不需要原发灶的病理资料。

对原发灶已明确或已治疗的患者，口腔颌面部转移癌诊断相对容易，而对于原发灶隐匿的转移癌，无论临床医师还是病理医师都会感到诊断困难。一旦怀疑为口腔颌面部转移癌，其诊断应放在原发灶的确定上。原发灶查找时，应把详细的病史询问和体格检查作为最基本的手段，并根据具体情况，按照由近向远，先常见后罕见，先简单、经济、无创或微创，后复杂、创伤大的原则，来选择适当的诊断方法。在多种诊断方法中，病理学诊断是最终依据。原发灶的确定对提高患者的生存率和生存质量有重要的意义，既有助于临床医师将原发部位作为治疗靶区,制订最合理的治疗策略,又能避免对非原发部位进行不必要的治疗,减少并发症,同时患者的心理康复也有积极的影响。近年来,病理学和医学影像学理论和技术的迅猛发展,为口腔颌面-头颈部转移癌的诊断和鉴别诊断提供了新的手段。

(二) 原发灶不明的颈部转移癌诊断

头颈部转移癌大多数在发现转移癌时可以明确原发灶,但少数患者虽经过积极寻找,其原发灶仍不明确,称为原发灶不明的头颈部转移癌(head and neck cancer of unknown primary),或原发灶不明的颈部转移癌(metastatic cervical carcinoma of unknown primary),简称CUP。1952年Martin提出了"颈部淋巴结转移癌经两周以上的仔细检查不能发现原发灶的称为原发灶不明的颈部转移癌"的概念。现在人们认为用"经过临床仔细检查,在实施治疗时原发灶仍未能发现的颈部转移癌"更符合其临床特点。Comess等认为,原发灶不明的颈部转移癌应符合以下标准:①一个或多个颈部肿块经组织学或细胞学检查诊断为癌;②没有恶性肿瘤病史或不明病灶手术史;③没有明确的某器官系统相关症状;④没有原发肿瘤的临床和实验报告证据。在临床诊断过程中,要求仔细全面地进行头颈部和全身检查,包括体格检查、实验室生化检测、影像学检查、全上呼吸道及消化道等内镜检查,结果均为阴性,才可以考虑隐匿原发肿瘤的诊断。原发灶隐匿的原因可能与以下因素有关:①机体免疫机制控制了原发灶,原发灶自行消退;②原发灶太小,不能被目前的检查方法所发现;③原发灶位置隐匿,暂时不易被发现;④原发灶位于放射野内,在转移灶放疗的同时被控制;⑤原发灶在颈部软组织内,颈淋巴清扫术时被一并切除;⑥转移癌的生物学特性与原发灶不同,导致原发灶尚未发现时患者已经死亡。

对于原发灶不明的头颈部转移癌患者,应尽力追查原发灶。一部分患者经过几次检查后,可以确定原发部位;也有一部分患者经反复查找后,仍找不到原发灶,有的几年以后才发现。刘善延在147例原发灶不明颈部转移癌患者随访中发现,63例可以发现原发灶,占42.9%;不能发现原发灶者84例,占57.1%。部分原发灶经过多种方法或重复检查才得以发现,原发灶诊断时间最短者为治疗后29天,原发灶诊断时间最长者是7年3个月。

寻找原发灶的原则是既要有系统,不要遗漏某一部位,又要有重点,防止盲目费力而事倍功半。近年来随着现代实验检测技术、分子病理学和医学影像学的发展,使一些原先诊断为CUP的病例有可能发现原发灶。因此,原发灶寻找策略应从以下几方面入手。

第一,应根据肿块的部位及淋巴引流的一般规律去追查。一般来讲,上颈部转移癌多来自头颈部,而下颈部转移癌既可来自头颈部,也可来自胸腹脏器。颈部转移性低分化鳞癌尤应注意鼻咽癌的可能,特别是鼻咽癌高发地区的患者,对鼻咽、鼻腔的检查要强调肉眼检查与影像学检查相结合,然后再行活检。在颈部转移癌寻找原发灶的胃镜检查中,应将食管中上段及贲门作为重点部位。

第二,根据转移灶的病理类型、免疫组化结果,结合某些特异性生化指标,初步判断原发灶的可能部位。如:乳头状腺癌具有甲状腺腺泡细胞特征,降钙素阳性的转移性腺癌多为甲状腺髓样癌;α-甲胎蛋白(α-fetoprotein,AFP)阳性的转移腺癌则往往来源于肝脏;癌胚抗原(carcinoembryonic antigen,CEA)阳性的转移性腺癌则应注意胃肠道肿瘤来源的可能。前列腺特异抗原(PSA)为前列腺癌的特异指标。免疫组化甲状腺转录因子-1(thyroid transcription factor-1,TTF-1)阳性主要考虑来源于肺和甲状腺上皮;肠特异性转录因子CDX-2和细胞角蛋白CK20阳性则可能来源于胃肠道腺上皮。然而,单一的抗体检测确定转移癌的原发灶仅适用于极少数肿瘤类型,大多数情况需多种抗体联合检测,近年来研究显示,CK7、CK2 和 villin 联合表达模式可有效判断转移性腺癌的器官来源,缩小转移癌原发灶的搜寻范围。

第三,利用现代影像技术寻找原发灶。影像学检查是追寻原发灶的重要手段。常规头颈部医学影像检查多采用 CT、MRI,重点检查鼻咽、翼腭、颞下及咽旁间隙。胸部常先行胸片检查,腹腔及盆腔先行 B 超检查,有可疑病灶加做 CT 检查。近年来,一些现代影像技术的发展为隐匿原发灶的发现提供了重要的手段。

正电子发射体层成像(positron emission tomography,PET)是目前准确性较高的先进核医学现象技术。它以 18F-FDG 作为最常用示踪剂,标记的人体生理物质及其代谢产物进行 PET 显像,由于肿瘤细胞代谢活跃,摄取显像剂能力为正常细胞的 2~10 倍,形成图像上明显的"光点",因此在肿瘤早期尚未产生解剖结构变化前,即能发现隐匿的微小病灶或亚临床瘤灶。临床上常采用的方法为 PET-CT,它将 PET 与 CT 融为一体,由 PET 提供病灶详尽的功能与代谢等分子信息,而 CT 提供病灶的精确解剖定位,一次显像可获得全身各方位的断层图像,具有灵敏、特异及定位准确等特点。但其也有不足之处,即敏感性太高,特异性相对不足,临床检查中存在假阳性的可能。

磁共振全身弥散(类 PET)技术(whole body diffusion weighted imaging,WB-DWI)是医学磁共振成像的一项最新技术,通过突出病变区域的弥散加权对比,大大提高了病变组织尤其是恶性肿瘤及其转移灶的检出率。由于采用了全身大范围扫描,并加以 3D 后处理重建,其成像效果和临床意义与正电子发射体层成像(PET)有许多类似之处,因此也被形象地称为磁共振"类 PET"技术。

第四,内镜检查是原发灶追查中的重要一环。除常规的鼻咽纤维镜检查鼻咽、口咽及下咽部外,支气管镜、胃镜及肠镜的检查,为支气管肺癌、食管癌、胃癌及肠癌的检测提供了重要信息。激光介导荧光内镜(laser-induced fluorescence endoscopy,LIF)技术,采用氦-镉激光作为光源,能有效地提高肉眼对微小可疑病灶的分辨能力,在头颈部,其敏感度和特异度分别为 92.9% 和 78.6%,明显高于一般内镜检查。

第五,随机活检和扁桃体切除活检在寻找原发灶中的意义。随机活检是指对于头颈部转移癌患者,在寻找原发灶的过程中,只要是怀疑的部位,即使黏膜没有明显异常,也要求进行活检。在随机活检阴性而又不能排除扁桃体病变时,有学者建议行同侧扁桃体切除活检。其理论依据是由于通过视诊无法观察到位于隐窝内腺体黏膜,钳取活检标本也不能全面评价扁桃体的病变情况,另一方面扁桃体淋巴引流丰富,有可能原发肿瘤灶很小时即发生颈部淋巴结转移。有研究报告经彻底检查没有发现原发灶的颈部淋巴结转移癌患者中,18%~26% 可通过同侧扁桃体切除活检而发现原发灶。

(三) 鉴别诊断

口腔颌面-头颈部转移癌,尤其是以转移瘤为首发症状者,常被误诊为其他疾病,如口腔颌面部原发性恶性肿瘤、多发性骨髓瘤、骨髓炎、各种囊肿和良性肿瘤、牙龈瘤、根尖周或牙周的炎症和脓肿,以及颞下颌关节紊乱病等,在临床工作中应提高警惕。另外,口腔颌面部常有与上消化道、呼吸道、乳腺和女性生殖系统同时或先后发生的多原发癌。据报道,有唾液腺肿瘤史的女性得乳腺癌的机会大大增加,是未曾患唾液腺肿瘤者的 8 倍。因此,头颈部转移癌还需与多原发癌相鉴别,然而,目前两者鉴别诊断仍是一个难题,一般多原发肿瘤不同病灶间的组织病理学特征不尽相同,常无其他部位的转移。其他鉴别方法参见第二十四章。

四、治疗和预后

头颈部转移癌一旦出现,往往是肿瘤全身播散的表现,预后极差。大约90%伴有或在短时间内出现全身其他部位的转移,60%以上的患者在转移癌就诊后半年内死亡,80%一年内死亡,仅有少于1%的患者可获得长期生存。因此,头颈部转移癌一般以姑息治疗为主。但近年来,随着对该病认识的深入,各种检查手段的改进与治疗经验的积累,使部分原发灶不明颈部转移瘤患者的生存期明显延长。

头颈部转移癌的治疗重点应在原发灶的查找和治疗,转移癌的治疗也应遵循原发肿瘤的治疗原则。对于原发灶已根治,而转移灶为单个病灶者,应实行根治性手术配合放化疗,有望获得长期生存;原发肿瘤未治疗者应优先处理原发灶;对于转移瘤单个孤立且较小,或有较严重的功能障碍者,在全身情况允许的条件下,可予转移瘤切除以改善患者的生存质量;对于原发灶未明者,诊治的重点在于原发灶的寻找,若确实隐匿,亦可根据病理诊断和组织学分类制订放化疗或生物治疗的方案。个别肿瘤对某些化疗药物较为敏感,如胚胎性横纹肌肉瘤和绒毛膜癌对甲氨蝶呤治疗极敏感,常可获得完全的缓解。放疗、化疗、生物免疫调节治疗、中草药等非手术治疗方法和临终关怀等方面的进展,为晚期无手术指征的肿瘤患者提供了更多的选择,时有一些成功的临床病例报道,虽然对总体治愈率无明显作用,但是对延长转移癌患者带瘤生存期、改善生存质量方面,仍有一定程度的帮助。

对原发灶不明的颈部转移癌目前还没有统一的治疗标准,但大多数主张应先处理转移灶,而在方法的选择上还存在着一些争论:①首选外科治疗还是放化疗;②放疗范围如何划定,可疑原发灶是否进行放疗。有学者认为,对颈部转移灶大于3cm,或多发肿块局限在颈部某个部位,如患者身体条件允许,应先行颈部淋巴清扫术。对已做过根治性放疗后复发的病例,在条件许可下,颈部淋巴清扫术仍然是有效的治疗措施。Bataini等认为中上颈淋巴结转移性鳞癌有20%~40%来自口腔、咽、食管的黏膜上皮。治疗为手术或手术加放疗。手术采用根治性颈淋巴清扫术,术后补充放疗以降低颈部复发率并治疗隐匿的原发灶,提高生存率。有学者认为颈部淋巴结转移性鳞癌,来源于鼻咽部的可能性最大,可在放疗后行颈淋巴清扫术,较大淋巴结转移灶对放疗不敏感,应先手术切除后补充放疗。若不能行颈清扫根治者,可行根治性放疗。Templer等认为颈转移性腺癌的原发灶多来自锁骨下,颈淋巴结转移性腺癌的治疗应以手术为主,尤其是乳头状腺癌,应考虑甲状腺来源。疑为甲状腺癌者,术中探查甲状腺并行冰冻切片检查,手术可以采用甲状腺联合根治术。锁骨上区转移癌的原发灶大多来自胸腹脏器,如肺、食管和胃肠等,尤其左锁骨上淋巴转移癌多来自腹腔,预后差,处理与内脏器官转移癌相同。锁骨上区转移淋巴结多数与锁骨下组织如锁骨下动静脉、臂丛神经等有粘连,手术往往不能切净,术后辅以放疗及化疗可降低颈部复发率。近来普遍观点认为,应根据转移灶的部位、病灶大小、N分期、病理类型来选择合理的治疗方式,主要包括放疗、手术、化疗以及其中两种或三种联合的综合治疗。

原发灶不明的颈部转移癌预后的报道迄今多为小样本回顾性分析,5年生存率在25%~66%之间,差异较大。杨明报道58例原发灶不明的颈部转移癌,5年总的生存率37.9%,其中腺癌5年生存率11.1%,鳞癌53.6%,低分化癌28.6%。

第三节　头颈部癌的转移

头颈部癌主要通过前两个途径,即淋巴道和血道发生转移,尤以淋巴道转移常见。严格意义上,癌细胞远处转移(distant metastases)的概念一般不包括局部淋巴结转移(lymph node metastasis),但由于头颈癌的淋巴道转移占据了转移的相当大比例,同时淋巴道转移患者更易发生远处转移。因此,在本节中仍将其作为一个主要内容加以阐述。

一、头颈部癌的淋巴道转移

(一)　头颈部癌淋巴道转移的解剖基础

头颈部淋巴结非常丰富,有200~300个,约占全身淋巴结的四分之一。在颈内静脉周围的颈深淋巴结接受其他各组淋巴结引流,并引流入锁骨下静脉,是头颈部肿瘤最常转移的一组淋巴结。淋巴管广泛分布于口腔组织内,但不同部位及不同组织层次分布有较大差异,这种淋巴管分布的差异为研究癌细胞的淋巴道转移提供了解剖基础。

舌黏膜层淋巴管远较肌层丰富,但是淋巴管管径较细。具体来讲,舌背黏膜分浅、深两层淋巴管网,浅层的淋巴管位于乳头层内,少而细,深层的淋巴管较浅层丰富,管径也稍大;舌腹黏膜,没有明显的分层分布特点,固有层中淋巴管管径较大;舌肌层的淋巴管分布在各层肌肉之间以及肌纤维束间的结缔组织内,管径明显较黏膜层粗大。舌黏膜层的淋巴管数量密度和体积密度分别为 5.32 条/平方米和 0.66%,舌肌层分别为 1.76 条/平方米和 0.08%。

颊部以黏膜层淋巴管最丰富,肌层分布最少。颊黏膜层淋巴管主要分布在固有层深层,较丰富;黏膜下的淋巴管分散在疏松结缔组织中,虽没有黏膜层丰富,但管径明显增大;肌层的淋巴管集中分布在肌纤维束间的结缔组织内,该层的淋巴管最少,但管径最大;皮肤的淋巴管位于真皮深层,数量少而细;皮下层的淋巴管分布与黏膜下层分布相似,但淋巴管数量较之多且管径也较大;各层的淋巴管最后都汇集到皮下层,经皮下淋巴管引流出颊部。颊部各层淋巴管数量密度和体积密度分别为:黏膜层 7.37 条/平方米和 0.86%,黏膜下层 2.11 条/平方米和 0.18%,肌层 1.74 条/平方米和 0.09%,皮下层 2.78 条/平方米和 0.22%,皮肤 3.97 条/平方米和 0.19%。

癌细胞到达淋巴结后,首先停留在边缘窦生长,亦可进入皮质窦和髓质窦内生长。肿瘤细胞在淋巴结内占据窦腔,突破窦壁,在淋巴结实质内形成多个小灶,然后破坏淋巴结结构并相互融合,使淋巴结增大变硬,转移癌细胞在相当一段时间内局限于淋巴结内,后期才浸润并穿透被膜向周围组织扩展,并与邻近转移淋巴结粘连融合。

(二)　淋巴道转移机制的研究

由于缺乏淋巴管内皮特异的标记物、敏感的检测手段以及淋巴管内皮细胞(lymphatic endothelial cell,LEC)的分离与体外培养的有效方法,对淋巴管在肿瘤发展过程中所起的作用了解甚少。近年来,随着在此研究领域所取得的一些突破性进展,淋巴管内皮和淋巴管生成(lymphangiogenesis)在肿瘤淋巴道转移中的作用越来越受到关注。

1. 淋巴管内皮特异性标记物　传统用于观测淋巴管的常用手段有淋巴管注射法、氧化氢涂抹法、淋巴管造影、HE 染色、酶组化和免疫组化染色，以及电子显微镜，由于缺乏特异性的淋巴管内皮标记物，这些方法的准确性较差。近十几年，新的淋巴管内皮特异性标志物的发现使淋巴管研究进入了一个崭新的阶段。①淋巴管内皮透明质酸受体-1（lymphatic vessel endothelial HA receptor，LYVE-1）：该受体是一种 I 型细胞膜糖蛋白，由 322 个氨基酸残基构成。LYVE-1 分子绝大部分限于淋巴管内皮细胞中表达，表达浓度最高的组织为结肠平滑肌下的黏膜下淋巴管，以及小肠微绒毛中转运吸收脂滴的乳糜管中。研究证实 LYVE-1 是研究淋巴管结构与功能的有效标志物。②足突细胞膜黏蛋白（podoplanin）：一种 38kD 的足状突细胞膜糖蛋白，在结缔组织中的具有淋巴管外形的结构中存在。光镜与电镜免疫组化证实，podoplanin 特异性地表达于 LEC，而不表达于血管内皮。在正常皮肤与肾脏，podoplanin 与另外一种淋巴管内皮标志物 VEGFR-3 具有相同的表达模式。③血管内皮生长因子受体-3（vascular endothelial growth factor receptor，VEGFR-3）：VEGFR-3 与 VEGFR-2 均属于 VEGF 酪氨酸激酶受体家族，但是 VEGFR-3 除与 VEGF-C 结合外，还可与 VEGF-D 结合。该受体的表达主要在发育中的淋巴管内皮细胞。在胎儿及成人皮肤中的淋巴瘤内皮中的表达明显强于在血管瘤中的表达。④Prox1：是一种转录因子，特异性地表达在淋巴管内皮细胞中。在内皮系统的发育过程中，该基因的表达可以导致内皮祖细胞向淋巴管内皮细胞方向分化。选择性地剔除鼠胚胎的 *Prox1* 基因后，对内皮细胞出芽生长形成淋巴管系统的早期并无明显影响，但随后该簇细胞生长完全被抑制，导致淋巴管系统发育受阻，说明该基因对淋巴管系统的正常发育至关重要。

2. 口腔癌周组织淋巴管结构、分布特点　长期以来认为，"肿瘤内不存在解剖意义上完整的淋巴系统"，即认为恶性肿瘤组织内是不存在淋巴管的，对此现象，另有学者认为这是由于在不断分化增殖的肿瘤细胞产生的机械压力和持续较高的瘤内组织间压下，瘤内淋巴管发生塌陷所致。但随着淋巴管内皮细胞特异鉴定标志分子的出现，发现有些癌组织尤其是头颈部鳞癌内有淋巴管。尽管对于瘤内淋巴管的来源还存在争议，但一个公认的事实是口腔癌周组织中存在丰富的淋巴管。这些癌周组织除淋巴管的数量增加外，其管腔大多数是扩张状态，这可能是癌周组织间液压高导致附着于结缔组织中的锚丝张力加大使淋巴管扩张所致。透射电镜观察可见癌周淋巴管因极度扩张而使原本就薄的内皮细胞更加菲薄，腔内充满淋巴液。内皮细胞连接方式也由复杂型变为简单型，并出现大量的开放状态。定量检测结果反映，开放连接是癌周淋巴管内皮细胞连接的主要方式，占 42%，且开放间隙也大大增加，大小约在 $0.3 \sim 5\mu m$。原本在正常组织中占主要地位的重叠连接退到第二位，占 38%，镶嵌连接占 12%，端端连接占 8%。大多数淋巴管缺乏基底膜，少数可见到基底膜片段。通过癌周淋巴管密度检测，其数量密度和体积密度均远远大于正常组织，说明淋巴管在癌周组织中所占空间大大增加，加之数量密度的同时增加，与癌细胞接触的空间也随之大幅度增加。这些变化无疑为癌细胞进入淋巴管提供了解剖学条件。

3. 淋巴管内皮细胞与口腔癌淋巴道转移的关系　肿瘤细胞可以分泌淋巴管生成因子，如 VEGF-A、VEGF-C、VEGF-D、FGF-2 等，这些因子通过与淋巴管内皮细胞上的受体如 VEGFR1、VEGFR2、VEGFR3 等结合，刺激淋巴管内皮细胞的增殖。临床研究亦证实，肿瘤的淋巴管生成与肿瘤的淋巴道转移关系密切，是一个危险因素。理论上讲，肿瘤新生成的淋巴管可以为肿瘤细胞转移提供更多的通道，增加肿瘤细胞进入淋巴管的概率。然而，淋巴管生成到底在肿瘤淋巴道转移中起多大作用，一直存在争论。因为即使增加了肿瘤细胞与淋巴管接触的机会,最终决定能否成功转移的因素是肿瘤细胞能否突破淋巴管内皮细胞构成的屏障。因此淋巴管生成可能是肿瘤转移过程中伴随的一种现象,淋巴管内皮细胞与肿瘤细胞的相互作用是发生转移的关键。

对于淋巴管内皮细胞在肿瘤淋巴道转移中的作用一直不明了。四川大学华西口腔医院研究发现,肿瘤组织中 LEC 不是静止的,而是呈现出激活状态,增殖、淋巴管生成以及抗凋亡能力都有所提高。此外,还可以分泌多种趋化因子,形成浓度梯度,从而引导肿瘤细胞的定向转移。因此,肿瘤中的淋巴管内皮细胞不仅仅是屏障作用,在肿瘤的淋巴道转移过程中还具有促进作用。主要表现在以下方面:首先,淋巴管内皮细胞在肿瘤中,可以自主保持增殖活性,形成并维持新的淋巴管,为肿瘤细胞的转移提供更多的通道,增加转移的概率;其次,口腔癌中的淋巴管内皮细胞可以分泌趋化因子,一方面解释了口腔癌易发生淋巴道转移的原因,另一方面也说明淋巴管内皮细胞在引导肿瘤细胞定向迁移的过程中发挥重要作用。

(三) 头颈部癌淋巴道转移的临床表现

1. 淋巴道转移的局部临床表现 头颈部癌淋巴结转移常以颈部持续性肿大的淋巴结就诊,病程可有数天至数月,初始由于尚未波及被膜外组织,常表现为无痛性活动包块,逐渐长大,并可与周围组织发生粘连、坏死、出血等。生长速度与肿瘤性质和病程有关,转移性鳞癌质地甚硬,但当瘤体过大时,可有中心坏死液化而出现囊性变(图 25-3-1)。当局部引流区,特别是原发肿瘤伴发感染时,可出现红肿热痛等炎症表现。绝大多数病例伴有原发肿瘤的症状。在原发灶已明确的情况下,颈部肿大的淋巴结常能引起临床医师的重视。而原发灶隐匿者则常被忽视,往往经长时间抗感染治疗无效后才引起临床医师的注意。

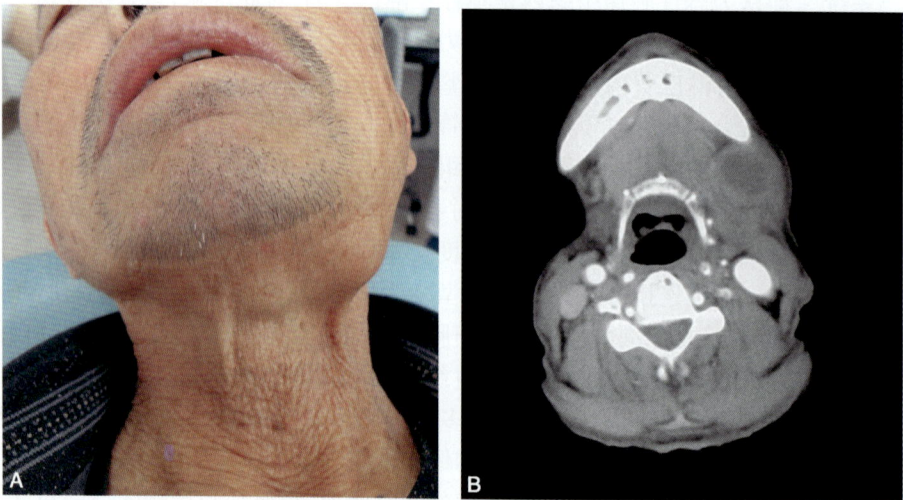

图 25-3-1 口底癌左侧颈部淋巴结转移
A. 颈部表现;B. CT 表现。

2. 淋巴道转移的规律 面颈部淋巴结转移左右两侧发病率总体上无明显差异,但颈根部的转移癌左侧多于右侧。颈淋巴结转移癌以颈部上下两端最多见,颈上份的淋巴结转移癌约占所有病例的 45%,颈下份者占 27%,颈中份和颈后三角区各占 8%,约有 10% 的病例为多发转移。常见病理类型有腺癌、鳞癌和未分化或低分化癌等。颈上、中份转移癌以未分化癌和鳞癌多见;颈根部转移癌,病检结果为腺癌者最多见,其次为鳞癌。

颈上份与头部交界处的淋巴结转移癌多来自口腔颌面部和鼻咽、梨状隐窝、扁桃体、舌根和喉等部位的肿瘤(图 25-3-2,图 25-3-3)。其中以二腹肌淋巴结群受累者多见。另外,甲状腺上极的恶性肿瘤也可转移至此。颈中份的淋巴结转移癌的来源有舌癌、口底癌、甲状腺癌和喉癌等。颈根部淋巴结转移癌的来源较复杂,常见来自锁骨下脏器的原发癌。在西方国家最常见的原发肿瘤为肺癌,占 40% ~ 60% ;在我国主要以食管癌的颈淋巴结转移多见。在左侧颈部,由于胸导管的存在,还有来自腹部和盆腔等部位的肿瘤转移。文献报告原发灶有位于胃、结肠和直肠、髂骨、子宫和卵巢、前列腺、膀胱和肾等。在女性,乳腺癌亦可转移至颈根部。腮腺区淋巴结的转移癌一般来自头面部,浅叶者多来自额部、颞部、眼睑和面动脉及上唇动脉外侧的面后份,以恶性黑色素瘤和皮肤鳞癌多见;深面淋巴结的多来自腭、鼻咽和口咽部。

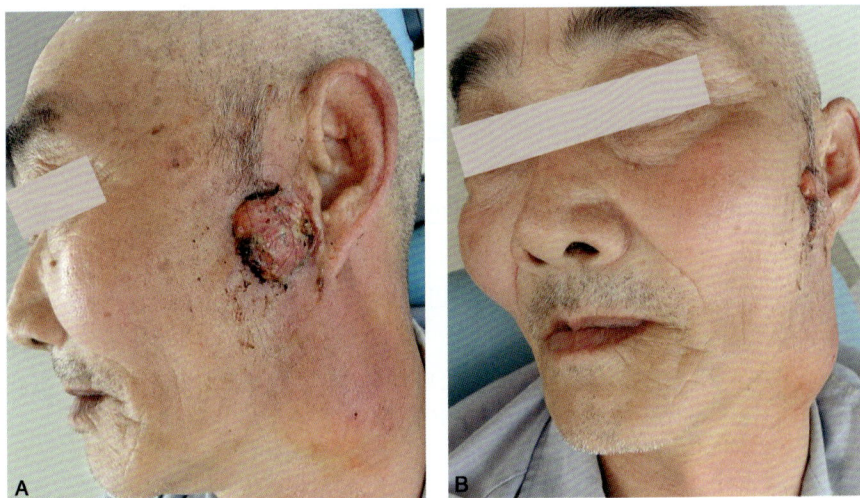

图 25-3-2　左侧腮腺腺癌伴颈上份淋巴结转移
A. 侧面观;B. 斜侧面观。

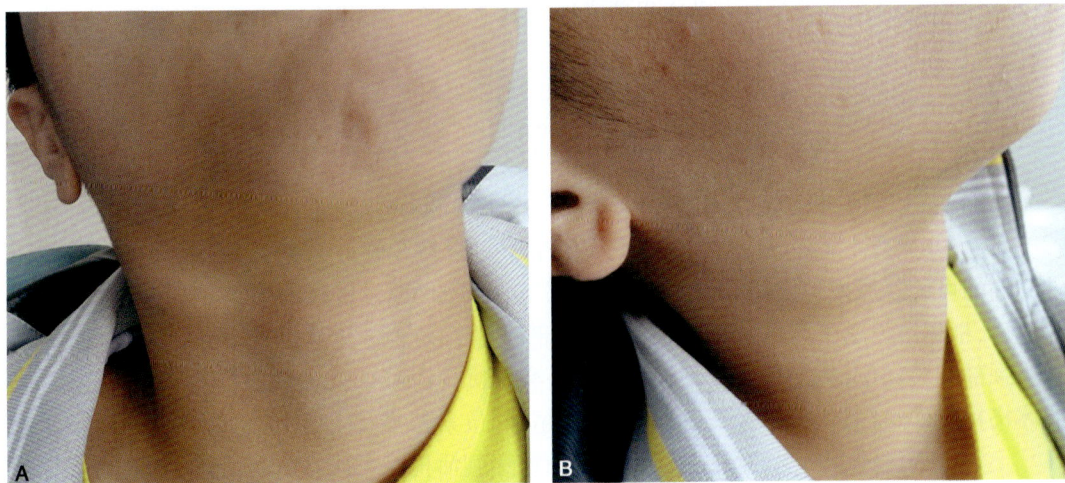

图 25-3-3　右侧鼻咽癌颈上份淋巴结转移
A. 仰位斜侧面观;B. 仰位侧面观。

虽然颈部转移癌的部位与原发灶部位有上述关系,但并非绝对,口腔癌、鼻咽癌、喉癌等亦可转移至锁骨上淋巴结,而原发于食管和肺的癌亦有报道转移至颈上份淋巴结,甚至腮腺区淋巴结内。整体上,头颈部癌患者一旦出现淋巴结转移,5年生存率将显著降低。淋巴结的转移概率与原发灶的部位及 T 分期有关,如 T_1、T_2、T_3 舌体鳞癌患者发生淋巴结转移的概率分别为 18%、33% 和 60%;而 T_1、T_2、T_3 口底鳞癌患者发生淋巴结转移的概率分别为 38%、65% 和 71%,淋巴结转移的平面及转移的淋巴结数目均是影响预后的重要因素。有关面颈部淋巴结的分区和转移风险来源简要归结于表 25-3-1 中。

表 25-3-1　面颈部淋巴结的划分和转移来源

Robbins 分区	解剖定义	好发转移来源
Ⅰa 颏下淋巴结 Ⅰb 下颌下淋巴结	包括颏下和下颌下三角,边界为二腹肌后腹,下方为舌骨,上方为颌骨体	下唇、口底、下牙槽骨前部 口腔、鼻腔前部、面部中央的软组织结构、下颌下腺
Ⅱ 颈内静脉淋巴结上组	包括上部的颈内静脉淋巴结,下方起自舌骨水平,上至颅底	口腔、鼻腔、鼻咽、口咽、下咽、喉、大唾液腺
Ⅲ 颈内静脉淋巴结中组	包括中部的颈内静脉淋巴结,上方起至舌骨,下至环甲膜	口咽、鼻咽、口腔、喉、下咽
Ⅳ 颈内静脉淋巴结下组	包括下部的颈内静脉淋巴结,从环甲膜到锁骨	喉、下咽、颈部食管
Ⅴ 副神经链淋巴结组	包括颈后三角的淋巴结,后界为斜方肌前缘,前界为胸锁乳突肌后缘,下界为锁骨	鼻咽、口咽、声门下区、梨状窝、颈部食管、甲状腺
Ⅵ 前区淋巴结组	包括前间隙内的淋巴结,上至舌骨,下至胸骨切迹,双侧的外界为颈总动脉鞘的内缘	甲状腺、声门、声门下喉、下咽、颈部食管
Ⅶ 上纵隔淋巴结组	包括上纵隔内胸骨上切迹下的淋巴结	喉、甲状腺、下咽、颈部食管
其他组	咽后淋巴结,颊(面)淋巴结,腮腺内淋巴结,耳前、耳后及枕下淋巴结	

(四) 头颈部癌淋巴道转移的诊断

对于 40 岁以上患者,颈部出现一个或多个不对称持续性肿大的淋巴结时,应当警惕有转移癌的可能。原发灶已明的情况下,诊断较容易;如果原发肿瘤不明,应在仔细检查可疑肿块后,根据淋巴引流区域,对可能的原发灶部位进行排查。转移灶位于颈上份时,首先检查头颈部相关部位,注意着重检查鼻咽、舌根、梨状窝等隐蔽部位,可疑时应行活检。除翔实的体格检查外,有时还需要 X 线、CT、MRI、B 超、同位素扫描和内镜等多种手段。

上述检查可配合适当的细针穿刺活检,细针穿刺活检除可确认有无肿瘤外,还可为原发灶的寻找提供病理学线索,并将肿瘤播散的风险减到最低程度。配合超声波或是 CT 监控穿刺过程将有助于提高穿刺部位的准确性。若上述检查未能发现可疑原发灶时,可行淋巴结

切除活检,但必须牢记淋巴结切除活检可使癌细胞扩散,而影响以后的治疗效果。McGuirt
等报道,颈部活检后再行颈清,比不做活检而进行颈淋巴清扫术的远处转移率高 3 倍。所以
除非确实无法确诊的,否则不宜轻率行活检术。若实为必要,亦应遵循无瘤原则,完整摘除,
尽量减少活检手术对肿瘤的影响。

还需要注意的是,对于颈部转移癌的临床分期,国内多借鉴 UICC 中的 N 分期,结合原
发灶和全身情况,一般可为临床治疗方案的确定及预后的判断提供参考。但若原发灶情况
不明,单纯的 N 分期并不准确,可以结合病史、局部淋巴结的粘连情况和全身其他部位的转
移情况来综合判断。

(五) 头颈部癌淋巴道转移的鉴别诊断

1. 淋巴结的特异性和非特异性炎症　淋巴结的炎症一般病程较短,发展快,初期有红
肿热痛等急性症状,查体早期即有包块固定、压痛等表现,有明显的消长史,抗感染治疗
有效。

2. 淋巴造血系统的肿瘤　可有乏力、发热、出血倾向等全身症状,包块穿刺活检可查见
异形淋巴细胞,血常规检查可辅助诊断。孤立、单个的淋巴瘤常须病理活检证实。

3. 颈部原发肿瘤　颈部原发肿瘤良性的以囊肿多见,如鳃裂囊肿,细针穿刺和造影检
查可鉴别。而鳃裂源性癌和下颌下腺癌易与淋巴结转移瘤混淆,有时病检亦不能区分,当全
身检查确实无可疑原发肿瘤时,颈部原发瘤不能完全排除,此时可考虑根治性治疗,并严密
随访。

4. 腮腺肿瘤　腮腺区肿瘤一般禁忌术前活检,针吸活检帮助不大,故其与腮腺区淋巴
结转移瘤的鉴别常需在腮腺和肿块切除后,通过病理检查才能确定。

(六) 头颈部癌淋巴道转移的治疗

头颈部癌患者出现颈部淋巴结转移灶时,在患者局部和全身情况允许的条件下,应争取
将转移灶和原发灶同期联合切除,同时配合放、化疗。

对于颈中、上份的较早期的转移癌,尤其为单个孤立者,应采取积极的态度,多个研究报
道单纯根治性放疗或颈淋巴清扫术或两者联合常可取得较高的 5 年存活率。颈根部转移癌
无论原发灶位于何处,伴发远位转移的概率很高,手术效果不佳,且会给患者造成不必要的
创伤,若不能彻底切除反而容易导致肿瘤扩散,所以宜在针刺明确肿瘤病理类型后采用相应
的放、化疗,或生物治疗及基因治疗等。对于转移性鳞癌或腺癌可用以铂类等药物作为基础
的化疗。对 N_3 或伴有他处转移者,可根据病理类型酌情采用适当的放化疗方案。

外科医师在拟手术处理颈部出现淋巴结转移的头颈癌患者时,应仔细评估手术的适应
证及潜在风险。除了原发灶能否达到根治之外,转移淋巴结能否彻底清除是考虑的重点,主
要是判断淋巴结与颈总动脉或颈内动脉的关系。需要强调的一点是,对于出现颈部转移灶
的患者应该常规行 CT 或 MRI 等影像学检查。转移淋巴结在 CT 图像上的表现是:较小的转
移淋巴结形状无明显变化,密度略有增高,随着淋巴结增大,形状开始变圆,中央出现低密度
坏死区,周边环状强化,包膜逐渐变得不光滑。Brekel 认为以淋巴结最小直径大于 8mm 作为
颈静脉链周围转移淋巴结的诊断标准较为适宜。评价转移淋巴结与颈动脉关系的 CT 常用
指标有脂肪间隙和对血管的包绕。当 CT 显示脂肪间隙清晰时可以排除颈动脉受侵,转移淋
巴结与颈动脉间脂肪间隙消失,提示颈动脉可能受侵,但不能准确判定淋巴结是否侵及颈动
脉壁。颈动脉被肿瘤包绕角度是评价颈动脉粘连受侵的另一项指标。Yousem 认为血管被

包绕180°时,动脉被肿瘤包绕固定,使之容易受侵,CT 的敏感度达 100%；George 认为当肿瘤包绕颈动脉角度大于 180°时,应将颈动脉与肿瘤一并切除。目前,对于确认颈动脉受侵的包绕角度大小的意见尚未达到统一,多数学者倾向于以 180°作为诊断标准。

当转移淋巴结未与颈动脉粘连时,可以将淋巴结完整切除,保留动脉。当淋巴结转移癌侵及颈动脉时,常常提示预后不良,未经治疗的情况下,平均生存期不到 1 年。因此,彻底切除肿瘤对头颈部肿瘤的局部控制及生活质量的提高有重大意义。Philip 通过对 2 000 例患者中 140 例转移淋巴结固定的患者进行研究得出结论:手术切除受侵颈动脉可以延长患者的生存期,5 年生存率达 15%,大多数患者最终死于其他肿瘤或远处转移等其他原因,临终时无颈部再发。但颈动脉切除术中术后死亡率较高,达 17%～41%,神经系统并发症发病率达 45%。

（七）头颈部癌淋巴道转移的预后

出现颈部淋巴结转移的头颈癌患者,其预后与其病理类型和分化程度、临床分期、所用治疗方案和原发灶的治疗情况和分期等有关。目前临床应用的 TNM 分期中,原发灶大小、T 分期主要依赖于对肿瘤的临床体检、CT、MRI 检查等分为 $T_1 \sim T_4$；N 分期依据淋巴结触诊、CT、MRI 及超声等检查分为 $N_0 \sim N_3$；如果患者接受了手术治疗,N 的临床分期可以经病理检查后确诊为病理 N 分期。M 分期依据 X 线片、超声、CT 或 MRI 等检查有无远处转移分为 M_0 与 M_1,综合 TNM 各项指标将患者的整体状况分为临床 Ⅰ～Ⅳ期,随着临床分期的上升,患者预后明显变差。

由于各地肿瘤类型构成不同、临床分期标准的差异和笼统性、诊治手段和治疗方案以及纳入病例等的差异,关于整体预后各家的报道不一,5 年存活率从 15% 左右到 80% 以上不等。一般认为单个孤立的转移灶预后较好,而多个转移灶的出现或伴有其他脏器转移者预后普遍不佳。颈中、上份者预后较好,位于颈根部的预后差,尤其是原发灶隐匿的颈根部腺癌极少有长期存活的报道。

二、头颈部癌的血行转移

头颈部癌的转移虽然绝大多数是通过淋巴道发生,但是经血循环转移至远位器官的也非少见,如腺样囊性癌易侵入血管,造成血行转移,转移率高达 40%,为口腔颌面部恶性肿瘤中血循转移率较高的肿瘤之一。有 15%～25% 的头颈部鳞癌患者会发生远处转移,通过尸检发现头颈癌的远处转移率更高,达 40%～57%。在远处转移器官的分布中,肺是最常见部位,占头颈部癌远处转移的 52%～60%,其次为骨骼系统,占 19%～35%,肝脏、纵隔、皮肤以及脑也是较常见部位。

（一）远处转移发生机制的学说

1. 机械学说 Wing 等于 1929 年提出机械学说,该学说认为:转移癌的器官分布依据癌栓沿血循环途径播散的概率而定。其可解释很多自发和实验转移瘤的器官分布差异。Weiss 等经左心室注射标记的 B16 黑色素瘤细胞,发现除肺和肝以外,癌细胞在其他靶器官停驻的量与该器官动脉供血量有关。Batson 脊椎静脉系统可很好地解释一些肿瘤可不累及肺而转移至椎骨、颅骨及脑。该系统认为:椎静脉系由内、外两个系统组成,即椎管内硬膜外腔静脉系和椎体内静脉系,两者相连通,肿瘤细胞经静脉运行形成转移瘤,成为脊椎容易发生转移性肿瘤的解剖学基础。

2."种子-土壤"学说("seed-and-soil"hypothesis) Paget 于 1889 年提出。该学说主要认为:肿瘤细胞作为"种子"与某种特定靶器官的"土壤"提供的局部环境有生长亲和性,一定的"种子"只有在一定的"土壤"中才能生长,并以此来解释肿瘤转移器官亲和性的原因。Willis 于 1973 年总结了 500 例恶性肿瘤尸检的资料,写了《肿瘤在人体内播散》一书,从临床角度为此学说提供了大量的依据。基础研究发现 B16-F10 黑色素瘤细胞只转移到肺,而 B16-F1 黑色素瘤细胞却不转移到肺,这种差异与 B16-F10 细胞膜上的囊泡有关,若将此胞膜囊泡和 B16-F1 细胞一起培养融合后,F1 细胞也获得对肺的高度亲和性。近年来肿瘤转移相关微环境的研究进展(详见本章第四节),极大地丰富了这一学说。

"机械学说"与"种子-土壤"学说在解释肿瘤细胞的转移现象时都有一定的正确性,因为常见的局部转移可归因于解剖或机械性因素,如周围静脉循环或区域性淋巴结的淋巴引流,但是不同类型癌症的转移具有特异性。尽管在癌细胞转移过程中的某些步骤包含随机性因素,但是总的来说转移有利于亲本肿瘤中预先存在的细胞亚群的存活和生长,转移结果有赖于转移细胞与体内平衡机制的多种相互作用。癌症患者的临床观察和实验性肿瘤系统研究显示,肿瘤在特定器官的转移不依赖于血流率、血管分布或到达器官的肿瘤细胞数目。肿瘤细胞可到达许多器官的微血管系统,但只侵入某些器官的实质内并生长。提示肿瘤细胞的转移潜能对器官特异性生长因子、pH 梯度、氧含量、营养物质及肿瘤细胞的代谢产物量的反应性之间存在差异。

(二) 肿瘤血管生成、形态结构特点与转移的关系

头颈部癌的远处转移的发生受到各种因素的影响,其中肿瘤的血管生成是多年来研究恶性肿瘤转移的焦点。新生血管形态结构的特异性是恶性肿瘤血道转移的重要条件。肿瘤内新生的血管密度高,形态变异大,走行紊乱,结构缺乏完整性,质脆,内皮细胞间常有裂隙存在,致使血管周围的瘤细胞甚至可以直接与管腔相邻接。四川大学华西口腔医院研究发现,口腔癌内的血管除上述特点外,尚存在由大的膨胀的毛细血管及血窦组成,血管内又缺乏内皮细胞衬里,这些特点为肿瘤细胞侵入血管发生血道转移提供了解剖学条件。因此,新生血管可为肿瘤细胞侵袭提供阻力最小的通道。电镜观察鼠肝脏移植的纤维肉瘤,发现肿瘤细胞可通过血管壁上皮间连接的间隙;或逐渐地引起单个上皮细胞空泡变性或分解,引起血管上皮基底膜消失而进入静脉腔。肿瘤细胞可以分泌高于正常量的Ⅳ型胶原酶以及基质金属蛋白酶类溶解血管基底膜中的主要胶原成分——Ⅳ型胶原蛋白,从而便于肿瘤细胞通过基底膜进入血管。受到肿瘤细胞侵蚀的血管会发生形态和结构上的变化,表现为过度伸展或松弛的状态,形成多囊状的畸形,血管壁平滑肌细胞退化变性,由胶原成分代替。Krasan 等认为出现下述一个或多个变化时,即作为发生了肿瘤细胞血管侵蚀的标准:肿瘤细胞附着于静脉内皮表面;静脉腔内肿瘤栓以及肿瘤细胞破坏静脉壁。肿瘤内较大的小静脉易发生瘤细胞侵入,而动脉血管发生瘤细胞侵入的机会极少,发生率仅为 0.5% ~ 1.0%。

恶性肿瘤的远位转移与侵入血管的肿瘤细胞数有关,侵入血管内的肿瘤细胞总数越多,发生转移的机会越大。成功地形成转移的循环内肿瘤细胞的最小百分比不小于 0.01%。早期出现在血流中的癌细胞在体外实验中有较高的变形性和活动性,接种在动物体内后可发生弥散性转移。而一些低变形性的肿瘤细胞,接种后只在接种部位产生肿瘤,这些肿瘤细胞进入血液,由于不能耐受结构上的变化而失去生存力和转移潜能。然而,Weiss 等对循环中肿瘤细胞的变形程度研究发现,通过毛细血管的肿瘤细胞,过度的变形会使细胞膜明显拉伸,细胞表面积明显增加。当超过生物膜拉伸耐受值时,肿瘤细胞将破裂而死亡。因此,发生远位器官的转移与肿瘤本身的特性及该器官的结构有密切关系。

进入循环的肿瘤细胞仅有少数发生转移而形成转移癌。目前认为肿瘤转移的病理机制依赖两个重要的前提:①肿瘤细胞与宿主细胞的特点,它对瘤细胞侵入血管起重要作用;②栓塞现象,这是瘤细胞着床的条件。肿瘤细胞进入血管,黏附在血管壁上。由于血流的冲刷,瘤细胞或细胞团脱离血管壁成为细胞栓。进入循环和黏附于血管壁上的瘤细胞会立即受到机体免疫细胞的攻击及血管内的机械性损伤,多数被破坏,造成"无效转移(metastatic inefficiency)",少数的幸存者随着瘤栓扩散到机体各处,在器官内微细的末梢血管处滞留、栓塞,附着于血管壁。肿瘤细胞在血管壁附着处寻着间隙向管壁外浸润生长,增殖,同时诱导血管生成,形成转移瘤。在这个过程中血管生成反应是原发肿瘤形成、转移和转移瘤的发生、增殖的决定因素。

(三) 头颈部癌常见远处转移的部位和治疗

1. 头颈部癌肺转移　肺是头颈部癌最易转移的部位之一。转移途径大多数为血行转移,淋巴转移占第二位。大多数癌症手术切除后定期随访都应注意肺部转移。部分在发现原发癌时,同时也发现有肺转移灶。如腺样囊性癌可早期转移至肺部;有些则是先发现肺转移癌,再查到原发灶。一般从根治术后到诊断肺转移时间为 2 个月~13 年,而大多数中晚期癌在原发癌手术后 1 年以上发现肺转移癌。

头颈部癌患者发生肺转移的早期多无症状,中晚期时可出现与原发性支气管肺癌相似的症状,如咳嗽、痰中带血、胸痛等。细胞学检查只有极少数痰中找到恶性细胞。影像学检查应首先行 X 线平片检查,有可疑者行 CT 及 MRI 检查。肺转移癌的 X 线平片分为以下类型:①肺结节型,可呈现为肺部散在多发性结节,即在单侧或双侧肺野可见两个或两个以上大小不等的圆形阴影,呈棉球状,部分可融合、重叠呈团块状,有的边缘模糊(图 25-3-4);也可表现为浸润状,直径大多在 0.5~4cm,以中下肺野多见。②肺门纵隔型,表现为肺门、纵隔

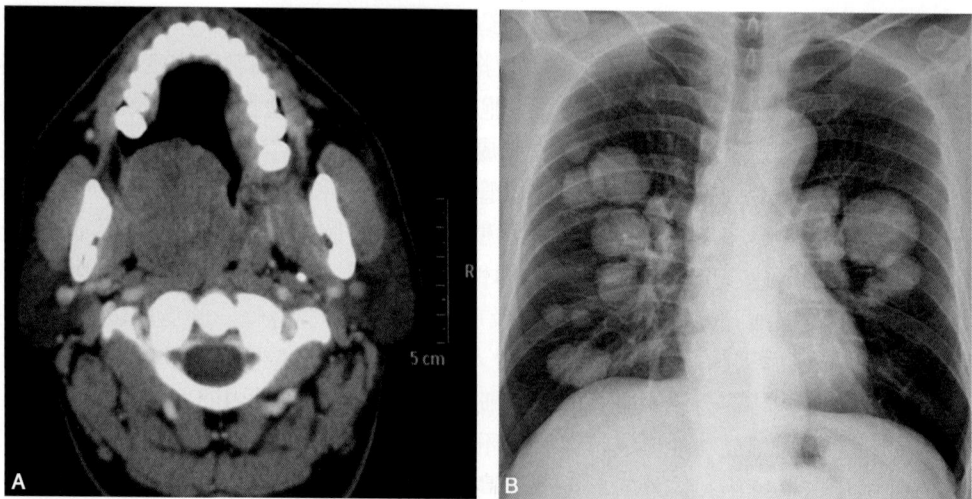

图 25-3-4　右软腭癌肺转移的原发灶
A. CT 表现;B. 胸部转移灶 X 线片。

块影,有的突向肺野,有时伴有肺门向周围放射的线样致密阴影。③胸水型,仅见胸腔积液。④混合型,上述三种中以一种为主,伴有其他一种或两种类型。采用 CT 及 MRI 可进行定位,明确数目和大小,以确定诊断,并可与炎性疾病或结核鉴别。

治疗应采用手术、化疗、放疗等综合治疗,根据原发癌情况,除肺以外其他部位有无转移,以及考虑患者全身条件、年龄等全面衡量。手术切除适应证为:①原发癌切除已 1 年以上;②其他部位无转移;③单侧 3 个以下或孤立性结节。手术禁忌证包括:①两肺多发性转移、恶性程度高者;②原发灶切除不到 1 年;③全身已有多处转移;④恶性程度高的原发性黑色素瘤、尤因肉瘤;⑤心、肺、肾等主要脏器功能明显受损者。在手术时以最小限度切除肺组织,行肺段切除、肺叶切除,以便再次手术。如两肺同时有转移灶并能切除者不主张同时一并切除,可分期手术。肺转移癌术后 3 年生存率约 40%,5 年生存率 20%~30%。原发癌术后与转移癌之间相隔越久,术后生存期越长。化疗应用于不能手术切除者或放疗者,方案取原发癌化疗方案,可用介入化疗或全身静脉化疗。

2. 头颈部癌骨转移 临床上,骨转移是肿瘤发展过程中的最常见的并发症,可能的原因是:正常成人骨组织不断进行着重塑和改建,在这个过程中,骨释放出大量的细胞生长因子,为肿瘤细胞的着陆与繁殖提供了良好的环境。在全身恶性肿瘤中,晚期前列腺癌或乳腺癌患者有大约 70% 伴随骨转移,其他癌症,例如肺癌、肠癌、胃癌、子宫癌、直肠癌、甲状腺癌或肾癌中,有 15%~30% 的患者出现骨转移,头颈部癌患者发生远处骨转移的概率较低。而一旦出现,患者常伴有严重疼痛、病理性骨折、高血钙以及神经性压缩综合征。

肿瘤的骨转移可以大体划分为三大类:溶骨性转移、成骨性转移和混合性转移。治疗上可用化疗、放疗、激素、止痛药物、外科手术、双膦酸类药物及放射性同位素内照射等。其中双膦酸类药物已发展至第三代,其作用机制为:①直接抑制破骨细胞介导的细胞因子;②通过与骨内羟基磷灰石结合,抑制羟基磷灰石的溶解与形成,从而产生抑制骨吸收的作用;③阻止肿瘤细胞与骨的密切接触,阻断骨转移的进程;④可直接改变破骨细胞的形态学,诱导其凋亡;⑤增加骨密度,修复被破坏的部位;⑥抑制破骨细胞的活性。值得一提的是,在应用双膦酸盐治疗骨转移时有可能发生颌骨坏死的并发症,目前尚未能证实明确的致病原因。2003 年 Marx 等首先报道了多发性骨髓瘤患者应用双膦酸盐治疗后出现缺血性颌骨坏死。2005 年美国 FDA 发出警告,静脉注射双膦酸盐的癌症患者可能发生颌骨坏死。目前,虽然尚不能明确双膦酸盐治疗与颌骨坏死的因果关系,但由于双膦酸盐正广泛应用于肿瘤患者以治疗溶骨性骨转移,有必要加强对颌骨坏死的认识。因此肿瘤患者在接受双膦酸盐治疗前应常规进行口腔检查,拔除不能修复的牙齿,在治疗过程中要保持良好的口腔卫生,避免有创的牙科操作,积极处理牙齿感染等。对发生颌骨坏死的患者,应将坏死骨去除。是否停止双膦酸盐或其他抗肿瘤治疗需要充分讨论权衡利弊,一些患者在停用双膦酸盐后颌骨出现了部分愈合,但大多数患者并无愈合反应。

第四节 头颈部肿瘤侵袭、转移研究新进展

近年来,随着 RNAi 技术、CRISPR/Cas9 技术、单细胞技术、实时无标记细胞分析技术、活体成像,以及转基因和基因敲除等模式动物的发展,肿瘤侵袭和转移的分子机制的研究突飞猛进,现从以下几方面简略介绍近年来头颈部肿瘤侵袭、转移的研究新进展。

一、肿瘤干细胞、转移性肿瘤干细胞、循环肿瘤细胞

肿瘤干细胞(cancer stem cells,CSCs)是指肿瘤组织中存在的一小群,能够自我更新和增殖而形成肿瘤内各类癌细胞的原始未分化细胞。自我复制和多向分化潜能是干细胞"干性"的基本含义。1994 年,科研人员在研究人粒细胞性白血病时发现,通过移植 CD34$^+$/CD38$^-$ 的白血病细胞到 NOD/SCID 鼠,可使鼠患白血病,从而第一次提出了肿瘤干细胞的概念。随后在乳腺、脑部、黑色素瘤、前列腺、卵巢、胰腺、头颈癌等中也相继发现了肿瘤干细胞的存在。根据美国癌症研究学会(American Association for Cancer Research,AACR)的定义,肿瘤干细胞是指肿瘤组织内少量的可自我更新和多向分化的一群细胞。实际上,CSCs 尚缺乏特异性的标记物,目前常用的干细胞标记物有 CD44、CD133、ALDH1 等。因此,所谓的"肿瘤干细胞"大多是干细胞和祖细胞的混合物。从这个方面看,称其为"肿瘤干细胞样细胞"才是更准确的。肿瘤干细胞的起源尚不十分清楚,目前主要有两种学说:一种认为其源于正常细胞的突变;另一种认为其源于分化的祖细胞突变。CSCs 除参与肿瘤形成外,还在肿瘤的侵袭和转移过程中发挥重要作用。在乳腺癌中,Balic 等发现,大部分远处转移至骨髓内的肿瘤细胞具有 CSCs 表型,即 CD44$^+$/CD24$^-$。通过对 109 例炎性乳腺癌的回顾性分析发现,患者预后和远处转移与 ALDH1(干细胞标记物的一种)的表达具有明显相关性。Davis 等通过体外头颈鳞癌细胞株的侵袭实验和尾静脉注射实验发现,CD44$^+$ 细胞具有更高的侵袭和肺转移能力。此外,Hermann 等发现,CD133$^+$/CXCR4$^+$ 的胰腺癌内的干细胞比 CD133$^+$/CXCR4$^-$ 干细胞更易发生侵袭转移。因此,有人将干细胞分为两类:静止性干细胞和转移性干细胞。其中,静止性干细胞主要参与肿瘤形成,而转移性干细胞主要参与肿瘤侵袭与转移过程。肿瘤细胞间黏附改变,迁移和侵袭能力增强,脱离原发灶后进入血液称为循环肿瘤细胞(circulating tumor cells,CTCs),可通过 EMT 获得干性及侵袭、转移的能力,到达靶器官后可重新获得增殖特性,从而形成新的转移灶。另外,肿瘤细胞干性获得与微环境的调控密切相关,依赖其体内微环境(microenvironment)或巢(niche)的平衡,即干细胞的周围细胞及相互作用的细胞因子共同构成微环境,干细胞所处的微环境调控干性获得和分化潜能,决定干细胞的命运。目前,肿瘤干细胞已成为转移性肿瘤治疗的新靶点。例如通过促进肿瘤干细胞分化,破坏其自我更新能力从而达到治疗目的。临床上采用分化诱导剂反式维 A 酸治疗急性早幼粒细胞白血病,是这一策略最成功的例子。

二、EMT/MET 可塑性

上皮-间质转化(epithelial-mesenchymal transitions,EMT)是具有极性的上皮细胞转换成具有活动能力、能够在细胞基质间自由移动的间质细胞的过程。它是一种基本的生理病理现象,参与胚胎的发育、伤口的愈合和肿瘤转移。上皮细胞表型的缺失和间质特性的获得是其主要特征。表现为 E-钙黏素(E-cadherin)、β-连环素(β-catenin)和角蛋白(cytokeratin)等上皮特征分子表达的抑制,以及纤维黏连蛋白(fibronection)和波形蛋白(vimentin)等间质特征分子表达的上调;细胞极性和细胞间黏附力的丧失,细胞迁移能力的增强和细胞骨架的重建。诱导 EMT 发生的转录因子有:TGF-β、Twist、Snail、SIP1、Slug、Zeb 等,它们通过下调 EMT

中的标志性分子 E-cadherin 的表达而参与调控肿瘤侵袭、转移。在包括乳腺癌、口腔鳞癌等多种上皮源性恶性肿瘤中，肿瘤细胞由非侵袭性向侵袭性发展的过程中，往往伴随有 EMT 发生，EMT 在上皮源性的肿瘤侵袭、转移中发挥极其重要的作用，它已成为上皮源性肿瘤侵袭、转移进程中的里程碑，成为研究的一个热点。

恶性肿瘤的转移过程，不仅存在着上皮-间质转化现象，还存在着 EMT 的逆向过程——即间质-上皮转化(mesenchymal-epithelial transitions，MET)过程。MET 是指间质细胞向上皮细胞转化并获得上皮细胞特性的一种过程。肿瘤细胞借助 EMT 方式增强迁移和侵袭能力，易于脱离原发灶进入血管和淋巴管。当肿瘤细胞到达远处转移靶器官，肿瘤细胞必须逆向发生 MET 转化，利于在靶器官定植和生长，形成转移灶。肿瘤细胞 EMT/MET 可塑性(EMT/MET plasticity)在乳腺癌、结肠癌、肺癌、前列腺癌、肝癌、胰腺癌、口腔鳞癌等多种上皮源性肿瘤的侵袭和转移中起着举足轻重的作用(见图 25-1-1)。

2008 年，Mani 等通过转染 EMT 转录因子 TGF-β 或 Snail 或 Twist 成功诱导了永生化乳腺上皮细胞发生 EMT，EMT 转化细胞不但获得成纤维样间充质表型，而且具有 CD44 高/CD24 低表达、自我更新、形成微球体的干细胞样特性。进一步，正常乳腺组织和乳腺癌组织中分离的干细胞表达谱显示 EMT 标记物表达升高。提示发生 EMT 转化的肿瘤细胞被赋予肿瘤干细胞样特性，从而将 EMT 参与肿瘤转移的分子机制从降低细胞的黏附性和增加细胞的移动性扩展到 EMT 赋予肿瘤干细胞样特性，揭开 EMT 与肿瘤干细胞研究的序幕。随后，在胰腺癌、前列腺癌和头颈癌等多种上皮源性肿瘤中的相关研究中得到证实。

不仅 EMT 能够赋予干细胞特性，MET 也能够调控干细胞的特性。通过 EMT 转化产生的成纤维细胞，在外源性转录因子的作用下能够通过 MET 重编程诱导分化为多能干细胞(induced pluripotent stem cells，iPSCs)。Biddle 等从鳞状细胞癌中分离出两个亚型的 CSCs——无 EMT 发生的 CSCs 和 EMT 发生的 CSCs，前者为 CD44(高)ESA(高)具有增殖能力和上皮特征，而后者 D44(高)ESA(低)具有迁移能力和间充质特征，两者可以相互转化并重构肿瘤干细胞的特性即细胞的异质性。在 hTERT 永生化口腔上皮细胞的研究中，Qiao 等发现：永生化口腔上皮细胞发生 EMT 显示了干细胞的多能分化特性，而 MET 的永生化口腔上皮细胞显示了干细胞的静止(或潜伏)和自我更新的特性。最近，Celià-Terrassa 等在研究前列腺癌和膀胱癌不同转移能力的克隆细胞群时发现，高转移细胞亚群中富含肿瘤启动细胞，表达上皮表型，而低转移的细胞群却表达间充质表型。上皮表型的高转移细胞过表达 Snail 可诱导间充质特征，增加了体外的侵袭能力，却抑制了自我更新和远处转移能力。低转移性间充质样细胞能促进高转移性上皮样细胞的体外侵袭能力，体内通过诱导高转移性上皮样细胞暂时的 EMT 促进从原发性移植瘤脱离，加速它们在远处的转移性克隆。研究结果为上皮基因程序(gene program)、自我更新和间充质基因程序之间如何动态相互作用决定上皮肿瘤启动细胞的不同特性提供了新证据。2012 年，Ocaña 和 Tsai 的研究结果显示，上调转录因子 Twist1 和 Prrx1 可诱导 EMT，提高原发肿瘤细胞的侵袭能力；下调 Twist1 和 Prrx1 可诱导 MET，利于肿瘤细胞在远处器官的定植和形成转移灶。然而，Twist1 和 Prrx1 诱导 EMT/MET 表型转化与肿瘤细胞干性的关系存在一定的差异性。Twist1 诱导 EMT 可赋予肿瘤干细胞特性，形成具有移动能力但失去增殖能力的转移性干细胞。而 Prrx1 上调可诱导 EMT 和增长停滞但抑制了干性，Prrx1 下调诱导 MET 则激活了肿瘤干细胞的干性(静止性肿瘤干细胞)。这些研究结果提示：一方面，在肿瘤的侵袭转移中，肿瘤干细胞干性的维持不仅仅需要 EMT,还需要 MET,EMT/MET 可塑性与肿瘤干细胞密切相关。另一方面,EMT/MET 可塑性在肿瘤干细胞功能调控中具有多样性和复杂性,不同的肿瘤类型、在肿瘤转移过程的不同阶段,EMT 和 MET 可能以不同方式决定肿瘤干细胞的不同功能,从而促进肿瘤的生长和转移。

肿瘤细胞通过自分泌和旁分泌信号,并与肿瘤细胞周围基质细胞相互作用构成微环境,在诱导肿瘤细胞间质和维持干细胞状态中发挥重要作用。肿瘤炎症微环境是 EMT 的重要诱导者,通过 TGF-β、TNF-α、NF-κB 等信号通路诱导 EMT 发生并赋予干细胞特性。最近,Rhim 等在小鼠炎症诱导的胰腺癌模型上,采用一种敏感标记和追踪胰腺上皮细胞的新方法,发现在常规组织学方法发现原发肿瘤之前,标记的肿瘤细胞已侵袭周围组织并进入血流,这种肿瘤细胞具有间充质表型和干细胞特性,能够定植到胰腺癌转移的靶器官肝脏。进一步证实了炎症微环境与 EMT 和干细胞特性密切相关。同样,肿瘤缺氧微环境在调控 EMT 转化和 CSC 功能中发挥极为重要的作用。HIF-1α 除激活 TGF-β 通路外,还可通过直接激活 EMT 转录因子 Snail、Twist 和 Zeb 家族在 EMT 中发挥作用。Xing 等研究发现,缺氧激活的 Jagged2 能够诱导肿瘤细胞 EMT 转化,促进肿瘤干细胞样细胞生长,促进乳腺癌转移。Giannoni 等研究发现,COX-2、NF-κB、HIF-1 信号通路在肿瘤相关成纤维细胞介导肿瘤组织 EMT 发生并获得干性中发挥重要作用。碳酸酐酶Ⅸ(carbonic anhydrase Ⅸ,CA Ⅸ)是缺氧诱导的重要蛋白,能够调节细胞 pH,促进缺氧微环境中肿瘤细胞的生长和侵袭。Lock 等在乳腺癌的研究中发现,CA Ⅸ能够通过下游 mTORC1 轴促进 EMT 标记物、调控分子以及干性驱动者(Notch1 和 Jagged1)的表达。CA Ⅸ特异性小分子抑制剂能够明显减少 CSC 数量,与紫杉醇联合应用能够减缓肿瘤的生长和减少肺转移。这些结果表明:肿瘤炎症和缺氧微环境在 EMT 和肿瘤细胞干性获得中发挥着重要作用。

三、肿瘤血管生成拟态

血管生成在肿瘤的发生发展中发挥着重要的作用,因此,抗血管生成的研究成为了肿瘤治疗的研究热点。在很长一段时间内,血管出芽生成(angiogenesis)被认为是肿瘤血管形成的唯一方式。抗血管芽生成可能是治疗肿瘤的有效方法。然而,临床上抗血管生成药物的疗效并不理想。这表明肿瘤有其他途径为其提供营养。在 1999 年,Maniotis 等在高侵袭的眼色素层黑色素瘤及其转移瘤中首次发现血管生成拟态(vasculogenic mimicry,VM),表现为由类似基底膜样物质围成的管腔样结构,无内皮细胞衬里,被肿瘤细胞包绕,管腔内常可见到红细胞及血浆。进一步研究证实,肿瘤微循环除了传统意义上的"血管生成"(即血管内皮细胞增生和迁移,从已存在的血管发芽生成新的毛细血管的过程),还存在一种完全不同、不依赖机体内皮细胞的全新肿瘤微循环模式,即血管拟态(vasculogenic mimicry,VM),VM 是恶性肿瘤细胞获得血管内皮细胞特征从而参与构成肿瘤血管的现象。目前研究证实在黑色素瘤、乳腺癌、前列腺癌、卵巢癌、肺癌、尤因肉瘤、嗜铬细胞瘤、头颈癌、恶性胶质母细胞瘤等多种恶性肿瘤中存在 VM,VM 与肿瘤的生长、侵袭、转移、复发和患者 5 年生存率密切相关,也是肿瘤抗血管生成治疗失败的重要原因。

肿瘤缺氧不仅在血管生成中发挥重要作用,而且可以决定 VM 的形成。Zhang 等发现在黑色素瘤小鼠模型中,坏死缺氧区域 VM 数显著多于非缺氧区域。Sun 等在黑色素瘤鼠模型中研究发现,缺氧环境增强肿瘤细胞 HIF-1α 的表达,促进 MMP-2 和 MMP-9 的表达,诱导黑色素瘤形成 VM 通道,以获得充足的血液供应。VE-cadherin 是 VM 形成的关键分子。Bras 等发现缺氧条件下 HIF-2a 直接与 VE-cadherin 基因启动子的低氧反应原件(hypoxic-response element,HRE)结合,促进血管内皮细胞 VE-cadherin 的转录。近来研究发现,参与血管生成拟态的恶性肿瘤细胞表现出未分化样胚胎干细胞的特性。Hallani 等发现恶性胶质瘤干细胞样细胞可分化为血管平滑肌样细胞参与 VM。Mirshahi 等报道从急性白血病患者分离出的贴壁骨髓基质细胞中 CD133⁺/CD34⁺ 的干细胞能够分泌更多的 IGF-1 和 SDF-1a,并且在 Marigel 胶中形成毛细血管样结构——血管生成拟态。在口腔癌标本上,Dang 等发现分化较差的口腔癌细胞围成的管腔样结构中可见 TRA160 和整合素 β6 阳性的多能细胞,提示肿瘤干细胞与 VM 相关性。进一步体外研究人神经胶质瘤干细胞发现,人神经胶质瘤干细胞可以在基质胶中形成血管样结构,并且高表达 CD31、CD34、KDR 和 vWF 内皮细胞标志。这些研究提示肿瘤干细胞可能通过向血管内皮细胞分化介导血管生成拟态,但是缺乏肿瘤干细胞向血管内皮细胞分化的直接证据。2010 年 Ricci-Vitiani 等和 Wang 等首次报道了人胶质母细胞瘤中部分内皮细胞表现出三倍体、p53 突变、EGFR 阳性等肿瘤细胞特有的遗传不稳定性,同时也表达干细胞标志物 CD133;从肿瘤中分离的肿瘤干细胞经诱导后能分化成为内皮细胞,此过程可能涉及 VEGF 和 Notch 介导的信号传导通路。上述结果为干细胞向血管内皮细胞分化参与血管生成拟态提供了直接有力的证据。Ricci-Vitiani 等进一步发现,特异性靶向干细胞分化的内皮细胞导致了肿瘤的缩小和退化,表明肿瘤干细胞的内皮向分化介导的血管生成拟态在肿瘤生长和耐药中发挥重要作用。这些研究表明,在一定条件下肿瘤干细胞能够分化为血管内皮细胞,从而介导血管生成拟态。

四、肿瘤转移微环境

肿瘤的发生、发展和转移过程离不开肿瘤-宿主微环境。肿瘤组织中肿瘤细胞周围的各类细胞,例如肿瘤相关成纤维细胞(CAFs)、巨噬细胞(TAM)、髓源性免疫抑制细胞(MDSCs)和细胞外基质共同构成肿瘤微环境(tumor microenvironment)。肿瘤细胞与微环境之间存在着相互斗争、相互利用、相互改造的关系。肿瘤细胞与微环境相互作用,形成内稳态,提供了肿瘤生存、增殖的土壤。同时,肿瘤相关微环境还可改变肿瘤细胞的增殖和侵袭行为,促进肿瘤的发生和发展。肿瘤微环境直接参与了肿瘤发生阶段,在全球范围内感染造成的慢性炎症与超过 15% 的肿瘤有密切关系,例如肝癌、胃癌、肺癌、卵巢癌、胰腺癌以及头颈癌等。此外,微环境与肿瘤的进展也关系密切。例如,肿瘤微环境中的巨噬细胞会帮助肿瘤细胞穿过基膜进入血管,从而促进转移;肝癌周围正常肝组织的炎性分子和免疫抑制分子可能促进肝癌的转移。然而,微环境也能控制肿瘤的进展,使之处于休眠状态,而改变微环境有可能使肿瘤细胞再度活化。近年来,缺氧微环境和炎症微环境在肿瘤转移中的重要作用越来越受到人们的关注。

(一) 炎症微环境与肿瘤侵袭转移的关系

德国病理学家 Virchow 早在 140 多年前提出:慢性炎症促进肿瘤发生、发展。近来,随着间质瘤、肺癌、前列腺癌、膀胱癌、子宫癌、食管癌、黑色素瘤和头颈癌等恶性肿瘤与长期慢性炎症的相关性不断地被论证,肿瘤炎症微环境在促进肿瘤发生、发展、侵袭、转移中的作用越来越受到人们的重视。肿瘤慢性炎症微环境是内源性和外源性两条通路相互作用的结果，内源性通路由肿瘤细胞基因改变导致恶性转化形成炎症微环境，外源性通路由肿瘤周围浸润的炎症相关细胞构成，主要包括肿瘤相关巨噬细胞（tumour-related macrophages，TAMs）、髓源性抑制细胞（medullary source sex inhibiting cell，MDSCs）、嗜中性粒细胞、肥大细胞和间充质干细胞（mesenchymal stem cells，MSCs）在内的骨髓源性细胞（bone marrow-derived cells，BMDCs），肿瘤相关成纤维细胞（cancer-associated fibroblasts，CAFs），T、B 淋巴细胞等。肿瘤细胞通过募集 BMDCs 到原发灶和靶向转移的淋巴结和远处器官，不良诱导周围的 CAFs 和免疫淋巴细胞，与释放的炎症介质如细胞因子（TNF-α、IL-1β、IL-6、IL-8、IL-10、COX2 等）、生长因子（PDGF、EGF、TGF-β、FGF、IGF、CSF 等）、趋化因子、前列腺素（PG）等构成炎症微环境，共同促进肿瘤血管和淋巴管生成，抑制抗肿瘤免疫，在靶器官营造一个适宜于转移细胞生存及增殖的"转移前微环境"（pre-metastatic niche）等途径，参与肿瘤侵袭转移的各个环节，从而在肿瘤与宿主炎症微环境共同作用调控转移的机制中发挥重要的作用。

（二）缺氧微环境与肿瘤侵袭转移的关系

实体肿瘤中，杂乱无章的血管网络、氧在体积过大的肿瘤中弥散效果差、不规则的血流、局部区域的坏死等均导致了缺氧区域的出现，包括口腔癌在内的大多数实体瘤中广泛存在着缺氧。缺氧是双刃剑，一方面，许多肿瘤细胞由于得不到足够的养分而死亡；另一方面，缺氧会选择出侵袭性和生存能力更强的细胞亚群。肿瘤细胞会采用两种方法来适应缺氧环境：一是重建一套细胞内葡萄糖/能量代谢方式；二是刺激血管生成来增加氧气的供应。这些变化主要是通过缺氧诱导因子 1（hypoxia-inducible factor 1，HIF-1）的调控来实现的，HIF-1 是异质二聚体核蛋白，由细胞质内氧敏感的 α 亚基和细胞核内稳定表达的 β 亚基组成，α 是功能亚基。在正常氧环境中，α 会快速降解，而缺氧抑制了氧依赖的脯氨酰羟化酶（prolyl hydroxylase domains，PHDs），使 α 亚基稳定。缺氧并非激活 HIF-1 的唯一条件，肿瘤抑制基因（如 VHL、SDHB、SDHC、SDHD、FH、IDH1、P53、TSC2、PTEN 和 LKB1）失活及某些病毒蛋白（如人乳头状瘤病毒 E6/E7 蛋白）也可使 HIF-1 的水平表达升高。HIF-1 具有广泛的调控功能，对缺氧环境中细胞能量代谢，血管生成，细胞的增殖、凋亡、分化等生物学行为均具有调控的作用，参与肿瘤的发生、发展、恶性侵袭、淋巴和远处转移，并与不良预后和放化疗的耐受等关系密切。目前研究认为，缺氧微环境中的肿瘤细胞通过 HIF-1 诱导激活以下几条途径促进肿瘤侵袭、淋巴和远处转移：①诱导激活 VEGFs 促进肿瘤血管和淋巴管的生成；②通过直接或间接调控诱导 EMT 的转录因子，如 Snail、Slug、Twist、ZEB1 及 SIP1，从而促进肿瘤的侵袭转移；③通过细胞外基质蛋白赖氨酰氧化酶（LOX）、基质金属蛋白酶（MMPs）和尿激酶受体（uPAR），调控细胞外基质降解促进侵袭；④通过 HIF 依赖的无氧糖酵解等途径调控代谢，产生酸性环境促进肿瘤细胞侵袭；⑤希佩尔-林道（von Hippel-Lindau，VHL）病肿瘤抑制基因突变、功能缺失，增加 HIF-1 活性，通过调控趋化因子受体 CXCR4-SDF，导致归巢转移；⑥氧依赖的脯氨酰羟化酶（prolyl hydroxylase domain，PHD2）通过对 HIF-1 负性调控阻止 HIF-1 降解等途径促进肿瘤侵袭。

肿瘤缺氧微环境在肿瘤相关的炎症反应中也可能发挥着重要作用。临床病理研究发现在肿瘤缺氧区域和侵袭转移的前沿常常有大量的炎症细胞浸润。Lewis 等研究表明，TAMs 被募集到缺氧区域可能通过增加肿瘤血管生成促进转移；Rius 等的研究结果显示，HIF-1α 通过调控 NF-κB，导致主要的炎症因子 TNF-α 和趋化因子受体 CXCR4 的产生，促使肿瘤细胞离开缺氧区域向靶向器官归巢定向转移。最近，Du 等发现：HIF-1α 通过上调 SDF1α，诱导骨髓源性 CD45⁺髓细胞（包括 Tie2⁺、VEGF1⁺、CD11b⁺和 F4/80 亚群）和血管内皮及周围祖细胞（endothelial and pericyte progenitor cells）的募集，增强 MMP-9 和 VEGF 的活性，从而促进胶质瘤的血管生成和侵袭。Chan 等的研究结果显示，肿瘤脯氨酰羟化酶 PHD2 的降低，通过 NF-κB 依赖方式提高 IL-8 和 ANG 导致肿瘤血管生成和促进 CD11b⁺和 CD45⁺的 BMDCs 募集，来促进肿瘤生长。更为重要的是，乳腺肿瘤细胞分泌的 LOX 在靶转移器官（premeta-static sites）肺上积累，通过募集 CD11b⁺髓细胞营造一个利于肿瘤细胞生存和增殖的"转移前微环境"，促进肿瘤转移，缺氧诱导的 LOX 在这一过程中起着至关重要的作用。这些研究提示：缺氧肿瘤细胞和其诱导的肿瘤相关炎症反应、肿瘤相关的骨髓源性细胞（bone marrow-derived cells，BMDCs）相互协同共同促进肿瘤的发生、发展、侵袭和转移。

五、个体侵袭和集体侵袭

肿瘤远处转移常常是从肿瘤细胞的局部侵袭开始。诸多研究表明在肿瘤细胞的侵袭过程中，由于细胞的自身特性及微环境的调控分子机制的不同，从而介导着不同的侵袭方式。传统上，对于肿瘤细胞侵袭的研究常将单个细胞作为研究对象，概念化为单个细胞侵袭的过程。然而，随着研究的深入，逐渐在多种实体肿瘤如乳腺癌中发现侵袭时，癌细胞不仅仅是单个侵袭的，更多存在多个癌细胞紧密结合，作为一个整体共同侵袭的现象，即多细胞集体侵袭（collective invasion）。目前认为，肿瘤的侵袭方式可分为集体侵袭（collective invasion）和个体侵袭（individual invasion）两大类。而个体侵袭又可分为两种模式：上皮间质转化模式和阿米巴样模式。

集体侵袭指多个细胞作为一个单元整体发生迁移和侵袭，其广泛存在于正常的上皮发生和癌症侵袭过程中。例如，在正常的乳腺发生过程中，极化的双层细胞增殖形成多层细胞，而后集体转移穿过基底组织。而乳腺癌的发生、发展也遵循着一个类似的过程，所不同的是，乳腺癌细胞在发生集体转移的过程中会出现细胞的局部播散。癌细胞在发生集体侵袭转移时，细胞表现为上皮样形态，细胞与细胞间保持着相互黏附。癌细胞集体侵袭可表现为多个癌细胞整体向肿瘤外基质伸展而形成的突触，可呈链状、片状、簇状或球状，甚至可能形成管腔结构。在这些细胞团中，细胞尚表达细胞间黏附分子，如钙黏蛋白、黏附分子受体。在多细胞侵袭所形成的团块中，细胞间的黏附系统很复杂，包括了钙黏蛋白、紧密连接蛋白、免疫球蛋白超家族的黏附受体、缝隙连接，这些黏附系统共同维持了细胞间的结合、多细胞的极性、细胞骨架的同步性、细胞间的内分泌信号联系等。在乳腺癌、前列腺癌、胰腺癌的研究中发现侵袭前缘常常能够观察到：多细胞侵袭中，细胞可以结合成不同形态，可以是两个细胞连接呈直线；可以是大量细胞聚集，一些细胞可不与细胞外基质接触，甚至形成腔样结构。这种形态上的差异可能与细胞间的黏附、细胞与基质间的黏附、蛋白质的水解有关。因此，特定的细胞间的组合附着力、细胞-基质粘连和蛋白水解作用决定集体侵袭的特定结构。

在集体侵袭结构的前沿，与周围基质相接触的细胞，称为"领导细胞"（leader cells）或"先驱者"（forerunner）。领导细胞可以是肿瘤细胞或间质细胞如成纤维细胞，其具有独特的位置、突出的形态以及特定的表面标记，如乳腺癌特异标记物细胞角蛋白-14（K14）、p63、P-钙黏素等。领导细胞保留膜定位 E-钙黏素在细胞-细胞间接触位点用以引导其追随者，追随细胞在其引导下增殖、迁移,从而增加了入侵链的直径和长度。癌细胞集体侵袭受许多细胞因子和信号通路调控,如 TGF-β 信号通路、表皮生长因子受体、血小板源生长因子受体、血管内皮生长因子。细胞集体侵袭还受到细胞外基质(ECM)的影响,最新研究揭示了,基质金属蛋白酶(MMP)/MMP-14 和其他细胞表面蛋白酶是如何降解和改造 ECM,以驱使肿瘤细胞进入邻近的正常组织。即:通过使基质中的胶原纤维裂解和重新排列成平行束,领导细胞可沿这些管状微小路径运动。位于管状路径边缘的细胞可以挖掘 ECM 的边缘向外扩张,引导癌细胞集体侵袭。追随细胞沿此途径借助细胞-细胞间相互接触方式循序进入,扩大集体细胞的线状入侵,同时伴随着周围 ECM 层的退化,最终内层细胞区域 ECM 消失,集体细胞入侵成功。

集体细胞的侵袭是肿瘤转移的一个重要初始步骤,越来越多的研究也聚焦于这个方面,现在的研究结果使我们能更好地理解癌症侵袭过程,并为继续研究如何通过干扰这一步骤来阻止癌症转移提供了重要的实验基础。目前在乳腺癌、肺癌临床研究中,在原发灶癌周均发现多细胞的集体侵袭行为,且在肿瘤患者外周血中存在多细胞癌栓,表明集体侵袭与肿瘤远处转移可能存在密切关系。然而,多细胞集体侵袭在肿瘤远处转移中的作用及分子机制尚待进一步的研究。如:在单细胞侵袭中,EMT 的发生被认为占有重要的作用。但在多细胞侵袭中,紧密结合在一起的癌细胞是如何获得能动性并发生侵袭? EMT 与集体侵袭看似存在着矛盾? 如何从 EMT 角度解释集体侵袭? 这一系列问题都值得进一步深入探讨。

六、肿瘤能量代谢重编程

20 世纪 20 年代,德国生化和生理学家诺贝尔奖得主 Otto Warburg 提出了著名的"Warburg 效应"(Warburg effect),即甚至在常氧条件下,癌细胞也倾向利用有氧糖酵解。随后 Warburg 效应在肺癌、前列腺癌和乳腺癌等多种类型的肿瘤中相继得以证实,从而揭开了肿瘤代谢异常的研究序幕。肿瘤代谢重编程(metabolic reprogramming)(即肿瘤代谢异常改变)是指肿瘤发生过程中,整个代谢网络在癌基因、抑癌基因主导下发生重编程,营养物质在代谢网络中的流向和流量被重新定义。目前研究表明:肿瘤能量代谢重编程在细胞增殖、抗凋亡、肿瘤微环境形成和维持,及肿瘤侵袭、转移中发挥重要的作用,已成为肿瘤的重要新特征之一,是肿瘤分子机制研究的热点。

正常细胞代谢依赖 ATP 提供能量,产生 ATP 的方式主要有氧化磷酸化和糖酵解。细胞癌变过程中能量代谢过程发生改变,无论供氧是否充足,肿瘤细胞均能够高效地摄取分解葡萄糖产生乳酸,作为肿瘤细胞持续快速增殖和侵袭转移的能量来源。癌细胞由于生长迅速,细胞长期处于一种缺氧状态。缺氧的癌细胞关闭了线粒体启动的有氧氧化途径,通过增强无氧酵解来提供能量,葡萄糖代谢至丙酮酸后不再通过线粒体的三羧酸循环进行有氧氧化,而是通过乳酸脱氢酶,转变成乳酸排出细胞。即使在常氧条件下,肿瘤细胞线粒体功能缺陷普遍存在,不能进行正常氧化磷酸化,肿瘤细胞同样选择活跃的"有氧糖酵解"。另外,肿瘤细胞还可通过糖酵解获取核苷酸、脂肪酸、氨基酸等中间代谢产物,作为其生物合成的原料。肿瘤细胞的这种糖代谢方式使其在局部低氧的微环境下具有良好的耐受力,以及在常氧环境下具备与正常细胞营养竞争的优势,从而促进肿瘤的发生、增殖、侵袭和转移。然而,近年来,有学者提出了肿瘤细胞能量代谢的"新理论",对传统的"Warburg 效应"提出挑战。2008

年,Dewhirst 课题组首次发现了低氧环境下癌细胞产生大量乳酸,这些乳酸能够转换为丙酮酸,在线粒体中进行氧化磷酸化,而且阻断单羧酸转运蛋白(monocarboxylate transporter)可导致低氧状态的细胞死亡。2009 年,Lisanti 课题组证实了该现象并提出了"反式 Warburg 效应"(reverse Warburg effect),阐述了"Warburg 效应"实际存在于肿瘤相关的成纤维细胞中,而不是产生在肿瘤细胞中。肿瘤细胞分泌大量的过氧化氢诱发了氧化应激反应,建立局部氧化性微环境。肿瘤相关的成纤维细胞对这种氧化性环境做出了一系列反应,产生了大量的氧化应激反应产物,激活 NF-κB 和 HIF-1α 转录因子,诱发线粒体自噬(autophage),导致线粒体功能障碍,同时使肿瘤周围基质存在高水平的 MCT 蛋白。因此肿瘤相关的成纤维细胞转向基于糖酵解代谢,并通过 MCT 释放大量乳酸和酮体。糖酵解产生的代谢产物激发了肿瘤细胞线粒体的氧化磷酸化,肿瘤细胞通过 MCT 摄取这些乳酸和酮体进行氧化磷酸化反应。Sotgia 等研究肿瘤转移中的线粒体代谢时发现,乳腺癌淋巴结转移组织中很少发生经典的传统的"Warburg 效应",而常见"反式 Warburg 效应",转移的乳腺癌细胞增强线粒体氧化磷酸化代谢(oxidative mitochondrial metabolism,OXPHOS),而邻近的基质细胞是糖酵解,并缺乏可检测的线粒体,发生糖酵解的基质细胞包括肿瘤相关的成纤维细胞、脂肪细胞和炎症细胞。这些研究结果丰富了肿瘤代谢重编程和肿瘤细胞与周围微环境相互作用的理论,并可能提供抗癌治疗的新靶点。

随着对肿瘤代谢重编程研究的深入,Warburg 效应的内涵被进一步扩展,不仅仅限于糖酵解和三羧酸循环(tricarboxylic acid cycle,TCA)的改变,脂肪酸、谷氨酰胺、丝氨酸、胆碱代谢等诸多代谢通路在肿瘤细胞均发生了重编程。目前,脂肪酸代谢与肿瘤关系的研究越来越引起众多学者的关注。流行病学研究发现,肥胖者患子宫内膜癌、食管癌和肾细胞癌的概率较高;胃、胸、肾和卵巢等部位发生的肿瘤常常位于脂肪组织的附近。基础研究显示:正常细胞脂肪氧化与葡萄糖氧化之间存在着代谢竞争,竞争的交汇点是乙酰辅酶 A(acetyl CoA carboxylase,AAC,简称乙酰 CoA)。而肿瘤细胞在有氧条件下,由于 Warburg 效应常常表现为糖酵解活跃和脂肪酸动员加速和堆积,乙酰 CoA 参加的 TCA 循环被抑制,而脂肪酸合成酶抑制剂处理肿瘤细胞可有效抑制肿瘤的生长。这提示脂肪酸合成的激活、线粒体 β-氧化(β-oxidation)增强、脂肪酸蓄积在促进癌细胞存活中起着重要的作用。除了作为传统意义上的储能器官,脂肪组织也是重要的代谢和内分泌器官。另外,肥胖患者体内过度脂肪的堆积,脂肪细胞远离血管,形成相对低氧环境,处于长期轻度慢性炎症的状态,激发氧化应激反应;脂肪细胞和巨噬细胞、单核细胞等炎症细胞相互作用,可分泌促进肿瘤发展的脂肪因子和细胞因子,包括溶血磷脂酸、前列腺素、雄二烯酮、胰岛素样生长因子、瘦素、脂联素、白细胞介素 6(IL-6)、白细胞介素 8(IL 6)、肿瘤坏死因子 α(TNF-α)等。因此,脂肪组织能够提供适宜的肿瘤微环境,介导多种肿瘤相关分子信号通路的激活,促进肿瘤发生发展。其调控机制主要包括脂类的增加和脂类信号通路激活、炎症反应、胰岛素抵抗、脂肪因子释放。

脂肪细胞是肿瘤微环境中主要的基质细胞之一,瘤旁脂肪细胞在肿瘤细胞的"训导"下,脂肪细胞重编程去分化成为前休脂肪细胞(pre-adipocytes)或表型改变成为肿瘤相关脂肪细胞(cancer-associated adipocytes,CAA)。重塑的脂肪细胞分泌脂肪因子,促进脂类分解释放脂肪酸,作为肿瘤细胞脂肪酸 β 氧化代谢的能量底物,为肿瘤细胞提供源源不断的能量和动力,促进肿瘤细胞增殖、黏附、迁移和侵袭。临床上,在肿瘤侵袭前沿常可观察到肿瘤相关脂肪细胞,其脂滴和成熟脂肪细胞标志物减少,炎性因子和蛋白酶表达增加。Nieman 等采用蛋白芯片分析发现:与原发卵巢癌细胞相比,大网膜转移灶中,与脂肪细胞相交界面的肿瘤细胞可检测到脂肪酸结合蛋白4(FABP4)高表达。进一步体外实验发现,FABP4缺失能抑制小鼠转移性肿瘤生长,表明FABP4在卵巢癌转移中起关键作用。癌基因 *RhoC* 是恶性黑色素瘤、头颈癌等肿瘤侵袭转移的特征性标记物,RhoC蛋白的功能依赖于脂肪酸代谢中异戊烯化(prenylation)。Islam等研究显示,降血脂药 atorvastatin 通过阻止香叶酰香叶酰化(geranylgeranylation),改变肿瘤的脂肪酸代谢,明显降低 RhoC 的活化形式,减弱细胞的移动性、侵袭、增殖和克隆形成的特性。这些研究结果提示:肿瘤脂肪酸代谢和周围脂肪细胞不仅影响肿瘤细胞增殖,而且在侵袭、转移中发挥着重要作用。

七、非编码 RNAs

非编码 RNAs(non-coding RNAs,ncRNAs)是指不能翻译为蛋白的功能性 RNA 分子。作为表观遗传调控的重要机制,近年来非编码 RNAs 领域研究不断扩展,包括 *H19* RNA、*HOTAIR*、超保守区域转录子、自然反义 RNA、转运 RNA 以及线粒体的非蛋白质编码 RNA 等,其中常见的有 miRNA(microRNA)、siRNA(small interfering RNA)、piRNA(piwi interacting RNA)以及长链非编码 RNA(long non-coding RNA,lncRNA)。它们参与各种细胞活动,并与多种疾病包括肿瘤相关。非编码 RNA 按其大小主要分为两类:短链非编码 RNA(如 siRNA、miRNA、piRNA)和长链非编码 RNA(lncRNA)。目前此领域研究热点主要集中在 miRNAs 和 lncRNAs 上。

miRNAs 是广泛存在于真核生物中的一类长约 21~25nt 的单链小非编码 RNA。miRNA 通过序列特异性结合到靶 mRNA 的 3′端非翻译区(3′UTR),对基因起转录后调控作用,可导致靶 mRNA 的降解或者阻遏靶 mRNA 的翻译,在细胞分裂、分化、迁移、凋亡等过程中发挥重要调节作用。研究证明 miRNA 参与了重要的生理进程,如细胞增殖、分化和凋亡,同时也在一系列病理过程中发挥了重要作用,如肿瘤的发生发展。多项研究表明,一些 miRNAs 具有抑制肿瘤发生的作用,它的突变或缺失可促进肿瘤的发生,如慢性 B 细胞淋巴细胞性白血病中常发生 miR-15a 和 miR-16-1 缺失。然而,另有研究发现在某些上皮来源的实体肿瘤、白血病和淋巴瘤中,miR-155 表达量升高并促进肿瘤发生。因此,miRNAs 在肿瘤中的作用可能存在组织特异性和肿瘤特异性。随着研究的深入,发现 miRNAs 在肿瘤的侵袭转移中也有重要作用。在人类乳腺癌细胞中,特定 miRNA 的表达缺失或表达上调会使这些癌细胞具有潜在的转移性。在大多数高侵袭性的乳腺癌细胞系中,miR-126 和 miR-335 表达缺失,通过逆转录病毒转导的方法恢复 miR-126 或 miR-335 的表达可以使癌细胞的转移活性减少80%。目前,miRNA 在肿瘤转移中的作用日益受到重视,它可以通过调控基因的表达影响肿瘤细胞的运动性、血管形成、EMT 等多个过程来影响肿瘤的侵袭。研究发现,miRNA 可以负向调节肿瘤的侵袭转移,如 miR-200 家族成员可与 E-钙黏蛋白的转录因子 ZEB1/ZEB2 mRNA 直接结合,在抑制 EMT 过程中发挥关键作用。同时 miRNA 也可正向调节癌细胞的侵袭转移,如 miR-155 在侵袭性乳腺癌组织中高表达;miR-155 的表达缺失可抑制 TGF-β 诱导上皮间质转化(EMT),降低侵袭转移力。miR-10b 的表达与肿瘤的血管侵袭有关,同时 miR-10b 特异性地增加了肿瘤细胞的侵袭。在口腔鳞癌中癌细胞的侵袭能力增加与 miRNA 介导 PDCD4 缺失相关,miR-21 可能直接结合到 PDCD4 mRNA 的 3′UTR 抑制 PDCD4 的表达,从而促进癌细胞的侵袭转移。已有的研究结果表明 miRNA 可以通过调控肿瘤细胞相关基因的表达水平影响肿瘤细胞的侵袭转移。但迄今为止,还有大量的 miRNA 未被发现,绝大多数 miRNA 的功能和作用机制还有待揭示。

lncRNAs 一般是指大于 200nt 缺少完整的开放阅读框,不参与或很少参与蛋白编码功能的 RNA,主要存在于细胞核,少部分存在于细胞质。通常分为 5 类:正义 lncRNA(sense lncRNA)、反义 lncRNA(antisense lncRNA)、内含子 lncRNA(intronic transript)、双向 lncRNA(bidirectional lncRNA)、基因间 lncRNA(large intergenic noncoding RNA,lincRNA)。lncRNA 数量远多于编码 RNA,但目前仅极少部分 lncRNA 的功能被认知,主要通过表观遗传调控、转录调控及转录后调控参与多个生理病理活动,能通过复杂的机制来沉默或激活某个基因或基因家族,甚至整条染色体。现有的诸多研究表明 lncRNA 的异常表达与肿瘤侵袭转移相关。如研究发现内含子型 lncRNASPRY4-IT1 的异常表达与神经母细胞瘤的浸润能力有关。同样,lncRNA 在肿瘤转移中的作用也具有双向性。如第一个被发现的印迹基因的非编码转录产物 H19,在肝癌、膀胱癌的细胞和动物水平实验中发现,其具有促进癌细胞生长、增加缺氧耐受和促进血管生成等作用,从而促进肿瘤的转移。H19 也可以通过促进 EMT 的发生来促进肿瘤的转移。最新研究发现,lncRNA-H19 通过与核不均一核糖核蛋白 U(heterogeneous nuclear ribonucleoproteins U,hnRNP U)结合形成 H19-hnRNP U/P300/CBP 相关因子(P300/CBP associated factor,PCAF)/RNA 聚合酶 II 复合物,可以激活 miR-200 途径,从而抑制肿瘤转移。此外,LncRNA 可以通过 micRNA 网络调节肿瘤转移。有研究检测了 325 个人类口腔黏膜的 lncRNA,其中约 60% 的 lncRNA 在口腔潜在恶性病变组织中呈异常表达。尽管目前一系列的研究表明,lncRNA 在肿瘤的浸润和转移过程中起到了至关重要的作用,但是仍存在许多尚需进一步研究解决的问题。例如:lncRNAs 之间如何相互促进、相互制约,通过极为复杂立体结构来发挥调控作用?

目前非编码 RNA 与肿瘤侵袭转移的研究才刚刚起步,随着研究的深入,将进一步揭示其功能和作用机制,将成为头颈颌面部肿瘤转移诊断新的分子标志和治疗靶点,为临床患者个体化治疗提供重要的依据。

(李龙江 梁新华)

参 考 文 献

1. 华成舸,温玉明. 口腔颌面部转移瘤. 现代口腔医学杂志,2001,15(5):345-346.

2. 梁新华,毛祖彝. 头颈部肿瘤乏氧研究进展. 国外医学口腔医学分册,2003,30(3):173-175.

3. 刘善廷,盒国萍,赵铭,等. 147 例原发灶不明颈部转移癌的随访结果. 河南肿瘤学杂志,2001,14(3):165-166.

4. 廖子君,雷光焰. 肿瘤转移学. 西安:陕西科学技术出版社,2007.

5. 邱蔚六,张志愿,俞光岩. 口腔颌面-头颈肿瘤学. 北京:人民卫生出版社,2011.

6. 汤钊猷. 现代肿瘤学. 3 版. 上海:复旦大学出版社,2011.

7. 温玉明. 口腔颌面部肿瘤学:现代理论与临床实践. 北京:人民卫生出版社,2004

8. 温玉明,代晓明. 口腔颌面部恶性肿瘤 6539 例临床病理分析. 华西口腔医学杂志,2001,19(5):296-299.

9. 吴运堂,赵福运. 口腔颌面部恶性肿瘤肺转移:70 例报告分析. 中华口腔医学杂志,1989,24(3):130-133.

10. 俞光岩,高岩,孙勇刚. 口腔颌面部肿瘤. 北京:人民卫生出版社,2002.

11. 张志愿,俞光岩. 口腔颌面外科学. 7 版. 北京:人民卫生出版社,2013.

12. 张志愿. 口腔颌面肿瘤学. 济南:山东科学技术出版社,2004.

13. 詹启敏. 恶性肿瘤侵袭与转移. 合肥:安徽科学技术出版社,2011.

14. 郑珉,梁新华. EMT 调控口腔癌侵袭转移分子机制的研究进展. 口腔颌面外科杂志,2009,19(1):57-60.

15. ALDERTON G K. Tumour evolution:epigenetic and genetic heterogeneity in metastasis. Nat Rev Cancer,2017, 17(3):141.

16. AROSIO A D,PIGNATARO L,GAINI R M,et al. Neck lymph node metastases from unknown primary. Cancer Treat Rev,2017,53:1-9.

17. BOCKHORN M,JAIN R K,MUNN L L. Active versus passive mechanisms in metastasis:do cancer cells crawl into vessels,or are they pushed? Lancet Oncol,2007,8(5):444-448.

18. CALIN G A,CROCE C M. MicroRNA signatures in human cancers. Nat Rev Cancer,2006,6(11):857-866.

19. CAO M X,JIANG Y P,TANG Y L,et al. The crosstalk between lncRNA and microRNA in cancer metastasis: orchestrating the epithelial-mesenchymal plasticity. Oncotarget,2017,8(7):12472-12483.

20. DE BREE R,DEURLOO E E,SNOW G B,et al. Screening for distant metastases in patients with head and neck cancer. Laryngoscope,2000,110(3 Pt 1):397-401.

21. DENKO N C. Hypoxia,HIF1 and glucose metabolism in the solid tumour. Nat Rev Cancer,2008,8(9): 705-713.

22. FAN Y L,ZHENG M,TANG Y L,et al. A new perspective of vasculogenic mimicry:EMT and cancer stem cells. Oncol Lett,2013,6(5):1174-1180.

23. FRIEDL P,LOCKER J,SAHAI E,et al. Classifying collective cancer cell invasion. Nat Cell Biol,2012,14(8): 777-783.

24. GAO X L,ZHANG M,TANG Y L,et al. Cancer cell dormancy:mechanisms and implications of cancer recurrence and metastasis. Onco Targets Ther,2017,10:5219-5228.

25. GOURIN C G,WATTS T L,WILLIAMS H T,et al. Identification of distant metastases with positron-emission tomography-computed tomography in patients with previously untreated head and neck cancer. Laryngoscope, 2008,118(4):671-675.

26. HANAHAN D,WEINBERG R A. Hallmarks of cancer:the next generation. Cell,2011,144(5):646-674.

27. JIANG J,TANG Y L,LIANG X H. EMT:a new vision of hypoxia promoting cancer progression. Cancer Biol Ther,2011,11(8):714-723.

28. JOHNSON R W,SCHIPANI E,GIACCIA A J. HIF targets in bone remodeling and metastatic disease. Pharmacol Ther,2015,150:169-177.

29. JOYCE J A,POLLARD J W. Microenvironmental regulation of metastasis. Nat Rev Cancer,2009,9(4): 239-252.

30. KOPPENOL W H,BOUNDS P L,DANG C V. Otto Warburg's contributions to current concepts of cancer metabolism. Nat Rev Cancer,2011,11(5):325-337.

31. LAPIDOT T,SIRARD C,VORMOOR J,et al. A cell initiating human acute myeloid leukaemia after transplantation into SCID mice. Nature,1994,367(6464):645-648.

32. LI S,LI Q. Cancer stem cells,lymphangiogenesis,and lymphatic metastasis. Cancer Lett,2015,357(2): 438-447.

33. LIANG X. EMT:new signals from the invasive front. Oral Oncol,2011,47(8):686-687.

34. LIANG X,YANG X,TANG Y,et al. RNAi-mediated downregulation of urokinase plasminogen activator receptor inhibits proliferation,adhesion,migration and invasion in oral cancer cells. Oral Oncol,2008,44(12): 1172-1180.

35. LIU J,ZHENG M,TANG Y,et al. microRNAs,an active and versatile group in cancers. Int J Oral Sci,2011,

3(4):165-175.

36. MANI S A,GUO W,LIAO M J,et al. The epithelial-mesenchymal transition generates cells with properties of stem cells. Cell,2008,133(4):704-715.

37. MANTOVANI A, ALLAVENA P, SICA A, et al. Cancer-related inflammation. Nature, 2008, 454 (7203): 436-444.

38. Nieman K M,Romero I L,Van Houten B,et al. Adipose tissue and adipocytes support tumorigenesis and metastasis. Biochim Biophys Acta,2013,1831(10):1533-41.

39. NIETO M A,HUANG R Y,JACKSON R A,et al. EMT:2016. Cell,2016,166(1):21-45.

40. PAPILLON-CAVANAGH S,LU C,GAYDEN T,et al. Impaired H3K36 methylation defines a subset of head and neck squamous cell carcinomas. Nat Genet,2017,49(2):180-185.

41. PRENSNER J R,CHINNAIYAN A M. The emergence of lncRNAs in cancer biology. Cancer Discov,2011, 1(5):391-407.

42. PURAM S V,TIROSH I,PARIKH A S,et al. Single-cell transcriptomic analysis of primary and metastatic tumor ecosystems in head and neck cancer. Cell,2017,171(7):1611-1624.

43. RANKIN E B,GIACCIA A J. Hypoxic control of metastasis. Science,2016,352(6282):175-180.

44. SEMENZA G L. Targeting HIF-1 for cancer therapy. Nat Rev Cancer,2003,3(10):721-732.

45. SHENG S R,WU J S,TANG Y L,et al. Long noncoding RNAs:emerging regulators of tumor angiogenesis. Future Oncol,2017,13(17):1551-1562.

46. SOTGIA F,WHITAKER-MENEZES D,MARTINEZ-OUTSCHOORN U E,et al. Mitochondrial metabolism in cancer metastasis:visualizing tumor cell mitochondria and the "reverse Warburgeffect" in positive lymph node tissue. Cell Cycle,2012,11(7):1445-1454.

47. STOKKEL M P,TEN BROEK F W,HORDIJK G J,et al. Preoperative evaluation of patients with primary head and neck cancer using dual-head 18Fluorodeoxyglucose positron emission tomography. Ann Surg,2000,231 (2):229-234.

48. THIERY J P,ACLOQUE H,HUANG R Y,et al. Epithelial-mesenchymal transitions in development and disease. Cell,2009,139(5):871-890.

49. THOMPSON E W,HAVIV I. The social aspects of EMT-MET plasticity. Nat Med,2011,17(9):1048-1049.

50. TRAN N,McLEAN T,ZHANG X,et al. MicroRNA expression profiles in head and neck cancer cell lines. Biochem Biophys Res Commun,2007,358(1):12-17.

51. VANDER HEIDEN M G,CANTLEY L C,THOMPSON C B. Understanding the Warburg effect:the metabolic requirements of cell proliferation. Science,2009,324(5930):1029-1033.

52. WAGENBLAST E,SOTO M,GUTIÉRREZ-ÁNGEL S,et al. A model of breast cancer heterogeneity reveals vascular mimicry as a driver of metastasis. Nature,2015,520(7547):358-362.

53. WANG W,LIN P,HAN C,et al. Vasculogenic mimicry contributes to lymph node metastasis of laryngeal squamous cell carcinoma. J Exp Clin Cancer Res,2010,29:60.

54. WU J S,SHENG S R,LIANG X H,et al. The role of tumor microenvironment in collective tumor cell invasion. Future Oncol,2017,13(11):991-1002.

55. YATA K,BEDER L B,TAMAGAWA S,et al. MicroRNA expression profiles of cancer stem cells in head and neck squamous cell carcinoma. Int J Oncol,2015,47(4):1249-1256.

56. YEH A C,RAMASWAMY S. Mechanisms of cancer cell dormancy--another hallmark of cancer. Cancer Res, 2015,75(23):5014-5022.

57. ZENDER C A,PETRUZZELLI G J. Why do patients with head and neck squamous cell carcinoma experience distant metastases:can they be prevented? Curr Opin Otolaryngol Head Neck Surg,2005,13(2):101-104.

58. ZHANG Z,HELMAN J I,LI L J. Lymphatic endothelial cells and lymphatic metastasis in head and neck cancer-a review of mechanisms. Int J Oral Sci,2010,2(1):5-14.

59. ZHOU C,LIU J,TANG Y,et al. Inflammation linking EMT and cancer stem cells. Oral Oncol,2012,48(11):1068-1075.

60. ZHOU H,TANG Y,LIANG X,et al. RNAi targeting urokinase-type plasminogen activator receptor inhibits metastasis and progression of oral squamous cell carcinoma in vivo. Int J Cancer,2009,125(2):453-462.

61. ZHU G,TANG Y,GENG N,et al. HIF-α/MIF and NF-κB/IL-6 axes contribute to the recruitment of CD11b+ Gr-1+ myeloid cells in hypoxic microenvironment of HNSCC. Neoplasia,2014,16(2):168-179.

62. ZHU G Q,TANG Y L,LI L,et al. Hypoxia inducible factor 1α and hypoxia inducible factor 2α play distinct and functionally overlapping roles in oral squamous cell carcinoma. Clin Cancer Res, 2010, 16 (19):4732-4741.

63. STACKER S A,WILLIAMS S P,KARNEZIS T,et al. Lymphangiogenesis and lymphatic vessel remodelling in cancer. Nat Rev Cancer,2014,14(3):159-172.

第二十六章　口腔颌面-头颈恶性黑色素瘤、朗格汉斯细胞病的诊治现状和展望

第一节　口腔颌面-头颈恶性黑色素瘤的诊治现状和展望

一、概　　述

（一）发病概况

恶性黑色素瘤（malignant melanoma，MM）亦称黑色素瘤（melanoma），与鳞癌和基底细胞癌不同，恶性黑色素瘤是来源于黑色素细胞的一类肿瘤。鳞癌和基底细胞癌起源于表皮的角质细胞，预后较好。而恶性黑色素瘤可发生于皮肤或黏膜，是由皮肤或黏膜基底层的黑色素细胞恶变形成的，多由黏膜黑斑或皮肤黑色素痣发展而来。天津市肿瘤医院的资料显示，发生于口腔、鼻腔及鼻旁窦黏膜的黑色素瘤占头颈部黑色素的 47.7%。发生于口腔黏膜的恶性黑色素瘤具有两个特点：①与皮肤恶性黑色素瘤相比，发生于口腔黏膜的恶性黑色素瘤恶性程度更高，一旦进入快速生长期，则预后差、死亡率高，5 年存活率低于 20%；②发病率低。

据世界卫生组织统计，在皮肤发生的癌瘤中，恶性黑色素瘤发病居第三位。但其发病具有一定的种族特异性：白种人最易发生皮肤恶性黑色素瘤，发病率高于其他肤色人种。2003 年之前在美国，皮肤恶性黑色素瘤的年发病率约为 9.3/10 万（男性）与 8.7/10 万（女性）；每 100 人一生中约有 1 人可能患皮肤恶性黑色素瘤，2003 年之后每 87 人一生中约有 1 人可能患皮肤恶性黑色素瘤。澳大利亚年发病率高达 15/10 万。其中澳大利亚的昆士兰和美国的南亚利桑那州为 MM 的高发地区，发病率分别为 40/10 万和 30/10 万。而黄色人种，例如中国和日本等亚洲国家及黑色人种，例如乌干达，则以黏膜恶性黑色素瘤常见。

恶性黑色素瘤是近年来发病率增长最快的恶性肿瘤之一，年增长率 3%～5%。美国在过去的 80 年内，恶性黑色素瘤是发病率增长速度最快的恶性肿瘤。据统计在 1935 年时，每 1 500 名美国人中有 1 人发生恶性黑色素瘤，1987 年时每 135 人中有 1 人发生此病。口腔颌面部的恶性黑色素瘤，据国内 5 校的口腔病理标本统计资料，占全部口腔颌面部恶性肿瘤的 1.7%，仅占全身恶性黑色素瘤的 10%，北京市八城区 2000 年恶性黑色素瘤发病率为 0.2/10 万，2004 年其发病例率已达 1/10 万，5 年中增长了 5 倍。上海交通大学医学院附属第九人民医院口腔颌面外科 1956—2007 年口腔颌面部恶性黑色素瘤发病率达到了 0.3/10 万～0.8/10 万，其中 94.96%发生于黏膜，仅 5.04%发生于皮肤。

（二）病因

恶性黑色素瘤的病因研究多集中在白种人的皮肤恶性黑色素瘤,其发病与紫外线照射有关,日光中的紫外线(UA)灼伤皮肤诱导 DNA 突变。紫外线中的 UVA 和 UVB 都能诱导MM 的发生,但 UVB 是对黑色素细胞中某种基因起破坏作用并诱导发病的主要原因。研究已证实黑色素瘤的 9 号染色体短臂的 p16 或 CDKN2A 的基因发生突变。先前存在的黑色素病变(如结构不良痣)、遗传因素、外伤、内分泌、化学致癌物、免疫缺陷等多种因素与恶性黑色素瘤的发病也有一定的关系。颌面部皮肤的恶性黑色素瘤常在色素痣的基础上发生,主要由交界痣或复合痣中的交界痣成分恶变而来。

口腔内的恶性黑色素瘤常来自口腔黏膜黑斑(melanosis),根据上海交通大学医学院附属第九人民医院的临床资料提示,口腔黏膜黑色素瘤病例的 70%~80% 的患者之前有黏膜黑斑病史。目前关于黏膜恶性黑色素瘤的发病原因尚不明确,口腔黏膜黑斑恶变可能多与慢性损伤、不良刺激、不恰当治疗措施有关。此外,内分泌及营养因素在口腔黏膜恶性黑色素瘤的发病中也起到一定的作用,比如:青春期前很少发生恶性黑色素瘤,而妊娠期肿瘤发展较快。其他理化因素对恶性黑色素瘤的发生是否有影响尚不清楚。

二、诊治现状和展望

口腔颌面-头颈恶性黑色素瘤根据其发病部位不同,可分为皮肤恶性黑色素瘤和黏膜恶性黑色素瘤。发生于口腔黏膜的恶性黑色素瘤最常见于腭部、牙龈黏膜,颊、舌黏膜也有发生。

（一）病理特征

恶性黑色素瘤的肿瘤细胞具有多形性,胞质丰富,一般内含细小的黑色素颗粒,也有不含黑色素颗粒的无色素性黑色素瘤;细胞核呈椭圆形或梭形,染色深,核分裂象多见;肿瘤细胞常呈巢状、条索样或腺样排列。皮肤来源的恶性黑色素瘤的发展一般会经历沿表皮基底层和真皮乳头层之间离心性水平地向四周蔓延生长的辐射生长期,和向真皮层、皮下组织深部浸润的垂直生长期(结节性黑色素瘤可不经辐射生长期直接进入垂直生长期)。

发生于黏膜者与之迥然不同,其临床表现常属于末梢型斑状恶性黑色素瘤,晚期则类似结节型。初期常表现为蓝黑色斑块,突出于黏膜表面。此时往往不伴有任何症状,临床误诊、漏诊率较高。随着肿瘤的迅速生长,肿瘤开始向四周扩散,并浸润至黏膜下及骨组织内,引起牙槽突及颌骨破坏,使累及牙齿松动;肿瘤继续生长,引起血供匮乏,或机械损伤引起溃疡形成,造成出血、继发感染等;肿瘤向后发展,可造成吞咽困难及张口受限等。

恶性黑色素瘤的浸润深度、淋巴结转移率和预后密切相关,1970 年 Breslow 提出用目镜测微器直接测量肿瘤的厚度来估计预后,Breslow 将肿瘤厚度分为 ≤0.75mm、0.76~1.50mm、1.51~4.00mm、>4.00mm 四型。表 26-1-1 为 Antonio 等 1997 年报道的 4 568 例恶性黑色素瘤厚度与预后的关系。

恶性黑色素瘤主要通过淋巴道播散。临床上原发灶周围的"卫星灶"是由皮下或黏膜下淋巴管播散而来。有时在原发灶至区域淋巴结的引流途径上可以出现多个转移结节,因此目前国际上认为前哨淋巴结活检在判断恶性黑色素瘤有无淋巴结转移上具有举足轻重的地位。

表 26-1-1　4 568 例恶性黑色素瘤厚度与预后关系的分析

肿瘤厚度/mm	病例数	5 年生存率/%	10 年生存率/%
≤0.75	1 456	96.0	92.9
0.76~1.50	1 369	89.1	82.8
1.51~4.00	1 359	72.5	62.0
>4.00	384	56.3	44.0
≤1.0	2 113	94.9	91.2
1.1~2.0	1 199	83.6	74.5
2.1~4.0	872	68.0	57.0
>4.0	384	56.3	44.0
≤1.0	2 113	94.9	91.2
1.1~1.5	712	86.0	77.8
1.6~4.5	1 442	72.5	62.1
>4.5	301	52.1	38.2
AJCC1992			
PT1	870	97.3	94.8
PT2	1 091	91.0	84.9
PT3	2 156	79.8	71.5
PT4	451	57.4	43.9

血道播散也为恶性黑色素瘤常见的转移方式,而且可以转移至全身各部位及各种组织、器官,最多见的远处转移器官有肺、骨、肝、肾上腺、脑、骨髓、胃肠道和软组织等。

口腔颌面-头颈部的黏膜恶性黑色素瘤具有更高的恶性度,主要与其发生淋巴结转移率高达 70%、远处转移率高达 40% 有关。

（二）临床表现

口腔颌面-头颈恶性黑色素瘤可发生于任何年龄,平均发病年龄约在 50~55 岁;上海交通大学医学院附属第九人民医院资料显示:最小发病年龄在 4 岁,最大 81 岁,以 40~60 年龄组为最高峰,男女发病比例约为 1.8:1,预后男性较女性差。

临床上的色素性病变有下列改变者常提示有早期恶性黑色素瘤的可能。①颜色:颜色深浅不一常是恶性病变的信号,其中尤以蓝色或蓝黑色恶性可能更大;②边缘:常参差不齐呈锯齿样改变,一般为肿瘤向周围扩展或自行性退变所致;③表面:常不光滑,表现为粗糙伴有片状脱屑,有时可见渗液或渗血,并常突出于皮肤或黏膜表面;④感觉异常:肿瘤逐渐发展,局部常伴有瘙痒、灼痛等不适,继续发展,可能出现结节,继而形成溃疡,同时原发灶周围出现卫星结节、区域淋巴结肿大等晚期表现;⑤根据肿瘤的发生部位,还会伴有相应的临床症状,例如病变累及颌骨,其上牙齿松动、脱落,组织坏死引起疼痛、溃疡、出血、恶臭及张口受限等。

同其他部位的恶性黑色素瘤一样,口腔颌面-头颈恶性黑色素瘤的临床表现同样符合ABCDE 规律。

A:asymmetry 不对称性损害。

B:border irregularity 不规则性边缘。

C:color variegation 不均匀性颜色。

D:diameter great than 0.6cm 直径大于 0.6cm。

E:elevation 表面不平,有突起。

(三) 诊断与鉴别诊断

口腔颌面-头颈恶性黑色素瘤伴有色素的诊断不难。临床上根据特征性的黑色或蓝黑色斑块,结合生长迅速,出现卫星结节、疼痛、溃疡、出血、淋巴结肿大等症状容易诊断。但是对于早期的黑色病变,应当与黑斑、痣等鉴别,无色素恶性黑色素瘤还需与鳞癌、腺癌、肉瘤等鉴别,发展迅速是恶性黑色素瘤的一个重要的临床特征,其诊断金标准主要依靠病理学检查。显微镜下可见肿瘤细胞呈多样性、可见细胞核分裂象及黑色的色素颗粒。HE 染色可见真皮内瘤细胞间变,核分裂;瘤细胞突破基底膜,免疫组化表现为 HMB-45(+)、S-100 蛋白(+)、MelanA(+)。

由于头颈部黏膜来源的恶性黑色素瘤属于高度恶性肿瘤,具有极高的转移率,血循转移较为普遍,因此对于临床上高度怀疑为恶性黑色素瘤的病灶应严禁实施类似于鳞癌的活组织检查方法。临床经验证实:常规用于鳞癌的切取活检术,由于存在局部挤压、术中出血等,均可导致肿瘤细胞脱落,循血管、淋巴管播散、转移,后果严重。如果没有病理学的最终诊断就对可疑病变一律采取根治方法常会造成组织的缺损、过度治疗等严重后果。一般认为,当细胞处于低温环境时处于休眠或半休眠状态,同时冷冻后局部血管收缩,血液冻凝,血循暂时阻断,出血少,此时肿瘤细胞的活力下降,机械的切取不至于引起肿瘤的转移,而且色素细胞较人体其他组织细胞对低温更加敏感。因此,目前上海交通大学医学院附属第九人民医院口腔颌面-头颈肿瘤科常规采用液氮冷冻原发灶,同时切取组织送病理检查,实践证明可以达到既明确病理诊断,又减少肿瘤转移的目的。

国际上仅有对皮肤恶性黑色素瘤的 TNM 临床分类和分期,尚无完整的黏膜恶性黑色素瘤的分类标准。2015 年,由中华口腔医学会口腔颌面外科专委会口腔颌面-头颈肿瘤内科学组牵头,组织全国八所三甲医院的专科医师结合国情首次编著了《中国头颈黏膜黑色素瘤临床诊治专家共识》。

对于头颈黏膜恶性黑色素瘤临床分期 2010 版 AJCC 的 TNM 分期,争议性比较大,最核心的问题在于该分期没有 T_1 和 T_2,这意味着只要诊断为头颈部黏膜恶性黑色素瘤,那就一定是晚期。而专家组讨论认为头颈黏膜恶性黑色素瘤是存在早期患者的,也就是说 T_1 或 T_2 的病例是存在的。鉴于此,专家组经过反复讨论,对 AJCC 的 TNM 分期进行了完善,将 T_1 及 T_2 分期进行了细化,具体为:T_1——原位黑色素瘤(原位浅表扩散型黑色素瘤);T_{2a}——肿瘤浸润黏膜固有层乳头;T_{2b}——肿瘤浸润黏膜固有层网状层;T_3——浸润性黑色素瘤(肿瘤浸润至黏膜下层或骨膜)。此外,原发于眼睑、结膜的恶性黑色素瘤,其分期比较特殊,也初步给予了分类。

(四) 治疗

恶性黑色素瘤因其恶性程度高,目前临床上采用综合序列治疗方法。

1. 原发灶处理　对于皮肤恶性黑色素瘤,自从 1857 年 William Norris 首次提出原发灶扩大切除后,就一直在恶性黑色素瘤原发灶处理方面处于主导地位,而且原发灶的扩大切除的确在一定程度上可以预防局部复发。相反,局部切除不彻底常伴随局部较高的复发率,一般在 30%~60%。

目前,国际上经过随机、对照临床研究证明,肿瘤厚度在 Breslow<2mm,手术切除范围在肿瘤周围 1cm 就已足够;肿瘤厚度在 Breslow 2~4mm,切除范围在肿瘤周围 2cm 或 4cm,对局部复发率及 10 年生存率无差异;肿瘤厚度在 Breslow>4mm,手术切除范围仍需要随机对照临床研究。

对于黏膜恶性黑色素瘤的原发灶,目前上海交通大学医学院附属第九人民医院采用液氮冷冻手术治疗,根据肿瘤范围及深度,采用液氮冷冻至肿瘤及周围约 3mm 组织结晶后消融,反复冷冻 2~3 次为一治疗周期。治疗后组织坏死脱落,如果深度或周界不够,可以多次重复冷冻治疗。

2. 区域淋巴结的处理　目前的研究认为当原发灶肿瘤厚度小于 Breslow 1mm 时,只有不到 10% 可能发生淋巴结转移;原发灶肿瘤厚度在 Breslow 1.01~2.00mm 时,淋巴结转移率可达 20%;原发灶肿瘤厚度在 Breslow 2.01~4.00mm 时,淋巴结转移率在 33% 左右;原发灶肿瘤厚度在 Breslow 超过 4.00mm 时,淋巴结转移率超过 40%。因此,区域淋巴结的处理一般要根据原发灶的情况制订。

而前哨淋巴结活检被认为是判断是否需要进行区域淋巴清扫的标准。

对于淋巴结的处理,上海交通大学医学院附属第九人民医院一般根据患者第一次就诊时原发灶、局部淋巴结情况(CT 是否可见明显肿大淋巴结)决定是否需要行区域淋巴清扫。如果患者第一次就诊时原发灶厚度大于 2.00mm,并伴有局部淋巴结肿大,一般在原发灶处理后 2 个月内行区域淋巴清扫。

3. 免疫治疗　恶性黑色素瘤被认为是一种抗原性很强的恶性肿瘤,这一点可以从其对多种免疫治疗表现为有效得到证实。现在已经明确恶性黑色素瘤细胞表面存在丰富的肿瘤抗原。这些标志物涉及肿瘤细胞分化标志物、肿瘤进展标志物(增殖、黏附、信号传导、蛋白酶等),以及一些其他免疫标志物(表 26-1-2)。其中 HMB45、S-100 和 MelanA 已经用于 MM 的临床诊断。另外,一些表面标志物如 c-kit、BRAF 等已经作为分子靶向治疗的靶点,用于 MM 的临床治疗。

免疫治疗一直是黑色素瘤重要的治疗方法之一。它是利用免疫分子、免疫细胞通过抗原和抗体反应达到抗肿瘤的目的。分为非特异性和特异性免疫治疗、主动和被动免疫治疗。下面就目前临床上常用的恶性黑色素瘤的免疫治疗作一介绍。

(1) 干扰素(interferons,IFN):近年来的多个大规模、多中心、前瞻性临床试验结果得到如下结论。干扰素治疗恶性黑色素瘤的模式从旧的 1 年小剂量治疗模式转变为 4 周大剂量模式,低、中剂量 IFN 治疗没有提高无复发生存时间(*RFS*)、总生存时间(*OS*)及无进展生存期(*PFS*)。而高剂量干扰素(high-dose interferon,HDI)对高危黑色素瘤(ⅡB 和Ⅲ期)的辅助治疗,能明显提高 OS 和 RFS。但在 HDI 组发生了严重的和/或不可逆的不良反应,主要是 3/4 度血液学毒性、神经毒性,这些不良反应影响了患者的生活质量。但对于极高危患者,4 周大剂量 IFNα-2b 也应作为首选方案。

目前临床上用于治疗恶性黑色素瘤的主要是 IFNα-2b。

表 26-1-2 恶性黑色素瘤细胞表面的重要免疫标志物

标志物类型		标志物
分化标志		Tyrosinase,TRP-1,AIM-1,Mitf,Gp100(HMB-45),TRP-2,S100,HMW-MAA,Melan-A/MART-1,MC1R
进展标记	增生	Cyclin A↑,Cyclin B1↑,Cyclin D1/D3↑,Cyclin E↑,Cdk2↑,P21↑,PCNA↑,P15↓,P27↓,P16↓,Mdn-2↑,Ki-67↑,端粒酶↑
	信号	c-kit↓,N-ras↑,EGFR↑,PTEN↓,c-Myc↑,α-catenin↓,转铁蛋白受体↑
	黏附	E-Cadherin↓,N-Cadherin↑,ICAN-1↑,ALCAM↑,MCAN↑,VCAM-1↓,CD44v6↑,αvβ3↑,α4β1↑
	蛋白酶	MMP-1↑,MMP-2↑,MMP-9↑,MMP-13↑,MT1-MMP↑,TIMP-1↑
其他标志		ME491/CD63↓,HLA class I↓,Osteonectin↑,Fas/Fas ligant↑,HLA class II↑,CATs↑

其抗肿瘤机制主要包括:调控细胞增殖周期、诱导肿瘤细胞凋亡等发挥直接的抗肿瘤作用;抑制血管内皮细胞活性,从而抑制肿瘤血管生成;增强机体 T 细胞、NK 细胞、DC 细胞以及巨噬细胞的免疫活性,提高机体的抗肿瘤免疫反应;增强肿瘤细胞的免疫源性等。

用法:中高危患者术后至少采用 1 个月的大剂量的 IFNα-2b 治疗,其剂量应达到 $15MU/(m^2·d)$。中国抗癌协会临床肿瘤学协作专业委员会(CSCO)恶性黑色素瘤专家委员会现行的推荐使用方案是:先采用 3MU—6MU—9MU 剂量爬坡,之后常规每日剂量 18～22MU,每周 5 天,共 4 周;之后改为 9MU,3 次/周,共 11 个月。

不良反应及处理:①发热,是较常见的不良反应,多发生于用药后第 1 天,重者可出现 39℃ 以上的高热,通过物理降温、加强补液、静脉给予糖皮质激素,必要时给予吲哚美辛栓剂等干预能达到退热效果。随着疗程的进行,发热可逐渐减轻乃至消失。②骨髓抑制,主要表现为白细胞降低,如出现 3/4 度血液学毒性,需暂时停药,并给予集落刺激因子(GM-CSF),预防继发感染。③神经毒性,表现为抑郁、味觉异常等,通常无特殊处理。④肝脏毒性,表现为转氨酶升高,可以同时配合保肝治疗。如还原型谷胱甘肽 1.2～2.4g/d、垂盆草等。一般轻度肝功能损伤停药后,即可恢复正常。中、重度肝功能损伤,一定需要配合保肝治疗。

(2)非特异性免疫治疗:是指通过在上臂、腋下、胸前等部位的皮肤接种卡介苗(Bacillus Calmette-Guérin,BCG),或注射白细胞介素-2(IL-2)激发恶性黑色素瘤患者产生非特异性免疫反应,达到抗肿瘤的目的。尽管这些方法一直应用于临床,并且 Morton 和 Sondak 报道 BCG 可以使 80% 的肿瘤消退,剩余 20% 的肿瘤也可获得消退趋势,但是目前国际上随机对照的前瞻性临床试验结果显示,应用这些免疫制剂并不能获得显著统计学差异。

常见的不良反应有:①全身反应。发热、寒战、肌肉酸疼等流感样症状,也是最常见的不良反应,经过对症治疗均可控制。②局部反应。治疗 3～5 天后局部多出现划痕区红肿、渗出等急性炎症反应,重者伴有引流区淋巴结肿大、菌血症症状。随后转入慢性炎症期,局部划痕区伴有少量脓性渗出,痂皮形成覆盖创面,肿痛明显减轻,但有极少数重者可有脓肿形成,创口反复溢脓、迁延不愈,甚至发生皮肤结核。经过局部换药,保持创口清洁,多数患者 4～6 周后均能逐步愈合,通常不需要抗生素治疗。

4. 化学治疗　恶性黑色素瘤对化疗药物多不敏感。目前临床上常用的化疗药物有氮烯咪氨(DTIC)、洛莫司汀(CCUN)、卡莫司汀(BCUN)、羟基脲(HU)等。Marren 等报道用大剂量顺铂(DDP)及 DTIC 联合治疗晚期患者,DDP 50mg/m²,每日 1 次,连用 3 天,DTIC 100~200mg 每日 1 次,10 天为 1 疗程,可以获得有效率为 32%,完全缓解者占 14%,部分缓解者占 18%,中位缓解期为 6 个月。

对于口腔颌面-头颈恶性黑色素瘤,笔者等常采用 PD 或 GP 方案。其有效率仍需要进行大规模的临床随机对照试验的证明。

紫杉醇(taxol)曾被认为在治疗恶性黑色素瘤方面疗效显著。但在临床Ⅱ期试验中,尽管剂量高达 200~250mg/m²,其有效率也仅仅为 12%~18%。

5. 生物治疗

(1) DCCIK 细胞疗法:DCCIK 细胞俗称双克隆免疫细胞,是树突状细胞(dendritic cells, DC)和细胞因子诱导的杀伤细胞(cytokine induced killer cells,CIK)混合培养后而得到的一种新的抗肿瘤免疫活性细胞群。DCCIK 疗法通常分为细胞采集、体外诱导及回输三个步骤。首先,在患者全身血象、生化指标都正常的情况下,抽取患者全血约 40~50mL,通过血细胞分离机提取单核细胞;将分离出的细胞送至 GMP 洁净室进行体外培养,并用细胞因子诱导获得 DC 和 CIK 细胞,并将 CIK 细胞按一定比例与 DC 细胞混合后进行培养;当细胞扩增至不少于 10⁹ 个时分次回输至患者体内。目前,该方法对于手术后的肿瘤患者清除残留微小的转移病灶,防止癌细胞的扩散和复发,提高患者自身免疫力等具有重要作用,对一些实体瘤的杀伤活性达 60%~90%,且没有通常化疗、骨髓移植后明显的毒副反应和风险。但该方法处在初步临床应用阶段,尚缺乏循证医学证据。常见的不良反应及处理:仅少数患者出现一过性发热或皮疹,回输细胞前给予预处理(激素及脱敏剂)能有效地预防和减少上述情况的发生。

(2) 靶向治疗:由于恶性黑色素瘤细胞表面存在丰富的肿瘤抗原,针对肿瘤表面的特异性抗原进行的靶向治疗正成为肿瘤治疗和研究的热点,新的分子靶向药物(索拉非尼、伊马替尼、重组人血管内皮抑素)的不断问世,为恶性黑素瘤的治疗带来了希望,相信这方面的突破也将为恶性黑素瘤的治疗模式带来划时代的变革,但是各种靶向治疗药物的效果仍需要临床的进一步验证。

(3) 肿瘤疫苗:近年来应用可被宿主识别的纯化抗原和抗原决定簇制备成疫苗,以基因修饰黑色素瘤细胞重组疫苗和抗独特性抗体,已经进入临床试验阶段。如 NeuGcGM3 肿瘤疫苗,能激发机体对恶性黑色素瘤产生特异性的免疫反应;AB1010 针对 c-kit 阳性的恶性黑色素瘤在临床Ⅱ期试验中获得了近 90% 的疗效。

(4) 免疫检查点抑制剂:免疫检查点是存在于正常机体内与免疫抑制通路相关的一类分子,研究表明肿瘤细胞可以通过异常上调免疫检查点分子或其配体使特异性 T 细胞处于失能状态,从而构成免疫逃逸。而免疫检查点抑制剂就是通过阻断免疫检查点分子与其配体的结合,破坏免疫抑制通路的建立来解除免疫逃逸,达到杀伤肿瘤细胞的目的。

目前已知的与恶性黑色素瘤免疫抑制相关的免疫检查点分子有抗细胞毒性 T 淋巴细胞相关抗原(CTLA-4)、T 细胞免疫球蛋白黏蛋白分子-3(Tim-3)、程序性死亡受体-1 及其配体(PD-1/PD-L1)、淋巴细胞活化基因-3(LAG-3)等,其中 CTLA-4 和 PD-1 单抗是目前临床中研究应用较深入的免疫检查点阻滞剂,相应药物例如 ipilimumab(易普利姆玛)、pembrolizumab

（派姆单抗）、nivolumab（纳武单抗）均已经美国 FDA 获批用于晚期恶性黑色素瘤的治疗。

大量的临床试验研究证明，免疫检查点阻滞剂在治疗恶性黑色素瘤方面与传统化疗、干扰素治疗及分子靶向治疗相比较，患者的总体生存率和生活质量显著提高，并且与治疗相关的不良反应的发生率也明显下降，为晚期恶性黑色素瘤的患者提供了一种有效且相对安全的选择。但是国际上也有经两种免疫检查点阻滞剂联合治疗后患者发生急性间质性肺炎、心肌炎等而死亡的病例报道，提示在晚期恶性黑色素瘤的治疗中，选择合适剂量免疫检查点阻滞剂或首选单药治疗，可能在保证疗效的前提下降低严重不良反应的发生和致死率。另外，关于免疫检查点阻滞剂针对黄种人常见的黏膜恶性黑色素瘤的临床疗效并无强有力的研究证据，病例的稀缺及药物昂贵的费用都限制了免疫检查点阻滞剂在国内的研究和应用，在这方面我们仍需要进一步研究。

（五）影响预后的因素

1. 肿瘤的浸润深度（Breslow 厚度）　根据世界卫生组织对 1 152 例恶性黑色素瘤患者的随访结果显示，肿瘤的厚度与预后密切相关。肿瘤厚度≤0.75mm 时，10 年生存率在 90%以上；而肿瘤厚度达到 1.51mm 时，10 年生存率下降至 60%；当肿瘤厚度达到 4.50mm 以上时，10 年生存率仅仅为 25%。

2. 淋巴结转移情况　多个临床研究报道淋巴结转移的多少直接影响预后，无淋巴结转移的 5 年生存率为 77%，仅有 1 个淋巴结转移者的 5 年生存率为 58%，2~4 个转移者的 5 年生存率为 28%，而 4 个以上转移者 5 年生存率仅为 8%。

3. 原发病灶的部位　根据临床资料分析，恶性黑色素瘤的发病部位与疾病的预后密切相关。一般来讲，发生于肢体者的预后最好，头颈部次之，而发生于口腔、鼻窦、肠道、阴道等部位黏膜以及内脏的恶性黑色素瘤，预后更差。

4. 年龄与性别　罕见的幼年性恶性黑色素瘤的预后较好，而 45 岁以下的恶性黑色素瘤的患者预后较年老患者好。在性别上，一般女性患者的预后要明显优于男性。男性恶性黑色素瘤患者的 5 年生存率在 40%，而女性患者可达 65%。

5. 原发病灶有无溃疡　Balch 对 4 568 例不同厚度的黑色素瘤分为有溃疡或没有溃疡两组，发现相同厚度的肿瘤，有溃疡组的 5 年及 10 年生存率均明显低于无溃疡组。因此肿瘤有无溃疡也是影响患者预后的重要因素。

6. 治疗措施　对于发生于口腔颌面-头颈部皮肤的恶性黑色素瘤，其治疗仍应遵从皮肤恶性黑色素瘤的治疗原则。而对于黏膜恶性黑色素瘤，上海交通大学医学院附属第九人民医院的经验是仍应以综合治疗为主。不恰当的原发灶处理往往会直接影响患者的预后。

（六）展望

尽管口腔颌面-头颈恶性黑色素瘤发病率低，但是预后差。目前国际上的研究多集中在皮肤恶性黑色素瘤的肿瘤疫苗及大规模的临床试验方面。对于原发灶的处理国际上已经基本得到共识，但近年来，由于现代分子生物学技术的发展，对肿瘤发病的分子生物学机制及表面特异性抗原的研究更加深入，针对肿瘤的特异性分子的变化给予有力的打击，以及目前新型分子靶向药物的开发，在临床上已经起了极其重要的甚至奇迹般的作用，有些已按照循证医学的原则进入了国际肿瘤学界公认的标准治疗方案和规范，更多更有希望的药物也在研发和早期临床试验中。所有这些都使我们有理由相信，目前肿瘤的药物治疗正处于从单纯细胞毒性攻击到分子靶向性调节的过渡时期。

因此为了达到这一目的,我们需要更多地了解分子靶向药物及其治疗肿瘤的分子生物学基础;了解肿瘤的发生、发展是一个多靶点、多环节的调控过程;了解每个个体、不同的性别、生存环境、遗传差异对于肿瘤的治疗都有不同的反应,因此靶向药物的开发应用、个体化的精准治疗方案的制订必将在肿瘤的治疗中发挥越来越重要的作用。

第二节　口腔颌面-头颈朗格汉斯细胞病的诊治现状和展望

一、概　　述

朗格汉斯细胞组织细胞增生症(Langerhans cell histiocytosis,LCH)是朗格汉斯细胞增生性肿瘤,是一组病因未明、较为罕见的疾病。在 WHO(2005)分类中归于组织细胞和树突状细胞肿瘤(histocytic and dendritic cell neoplasms)之中(表 26-2-1)。

表 26-2-1　**WHO 组织细胞和树突状细胞肿瘤的组织学分类(2005)**

朗格汉斯细胞组织细胞增生症	滤泡树突状细胞肉瘤/肿瘤
朗格汉斯细胞肉瘤	不能分类的树突状细胞肉瘤
指状树突状细胞肉瘤/肿瘤	

组织细胞和树突状细胞源性肿瘤来源于吞噬细胞和相关细胞系,这类肿瘤对应的正常细胞类型有两类:①抗原提呈细胞或树突状细胞;②抗原处理细胞或吞噬细胞。朗格汉斯细胞是抗原提呈细胞,来源于造血干细胞,可处理抗原并提呈给 T 淋巴细胞;该类细胞形态上呈树枝状突起,细胞质内含有特殊的棒状或球拍样颗粒,称为 Birbeck 颗粒;该类细胞最早发现于皮肤,后发现其可分布在口腔、阴道、食道黏膜上皮内,胸腺、淋巴结和脾也有分布。

LCH 是朗格汉斯细胞克隆性增生所致,过去曾认为其是组织细胞来源的,因此曾命名为组织细胞增生症 X(histiocytosis X)。LCH 可在一个器官系统中表现为孤立或多发性病变,它包括了 3 种主要的疾病,即孤立性嗜酸细胞肉芽肿(eosinophilic granuloma)、韩-雪-柯病(Hand-Schüller-Christian disease)和莱特勒-西韦病(Letterer-Siwe disease),三者彼此之间有重叠。

二、诊治现状和展望

孤立性嗜酸性粒细胞肉芽肿最为常见,多为单一病灶,通常位于骨组织中,颅骨多见,可发生在中耳和颞骨,病变可破坏骨皮质,呈穿凿样骨损害,并可累及周围软组织;除骨之外,还可发生在淋巴结、肺、胸腺、皮肤、中枢神经系统和其他部位,如胃、肛门、甲状腺等。20~30 岁的男性好发,但可累及任何年龄组,包括老年人。

韩-雪-柯病为多灶性病变,但多为同一系统器官的多灶性病变,多见于 3 岁以上的儿童,男性多发;以骨多灶性病变多见,并伴发周围软组织肿块,以及突眼症、尿崩症和牙齿脱落,X线显示为牙齿漂浮于牙槽窝内。

莱特勒-西韦病是多灶性、多器官的病变,病变可累及骨、皮肤、淋巴结、肺等,表现为发热、皮疹、肝脾肿大、淋巴结肿大、全血细胞减少和骨病损。患者多为3岁以内的婴幼儿。

LCH的病因不明,可能与某些病毒感染有关,肺的LCD可能与吸烟有关。也常有报道LCD并发其他类型的恶性肿瘤者,如肺癌、恶性黑色素瘤、白血病等。

LCH病理表现为成片或成巢排列的朗格汉斯细胞,这些细胞的细胞核具有以下一些特点:长形或不规则形,伴有明显的核沟以及贯穿于核各个方向的皱褶;细胞质丰富,嗜酸性;电镜下,细胞质内含有Birbeck颗粒,这是一种功能尚不清楚的长形的、拉链样的细胞质结构。在朗格汉斯细胞周围常伴有嗜酸性粒细胞、反应性淋巴细胞、浆细胞、中性粒细胞、多核巨细胞和巨噬细胞浸润。典型的朗格汉斯细胞有核沟、染色质细腻、核膜薄,免疫标记物CD1a和S-100阳性,不表达淋巴细胞表型(CD4除外)。

LCH的治疗可采用手术治疗、放疗和化疗。患者预后与累及的器官数量有一定的相关性,孤立性病变者总体生存率>95%,若两器官受累,总体生存率则降至75%。

(郭 伟)

参 考 文 献

1. 罗荣城,韩焕兴.肿瘤生物治疗学.北京:人民卫生出版社,2006.

2. 郭伟.口腔临床免疫学.上海:复旦大学出版社,2003.

3. 任国欣,郭伟,叶冬霞,等.超声加热诱导舌鳞癌Tca8113细胞凋亡的机制探讨.上海口腔医学,2006,15(5):507-511.

4. 羊一飞,郭伟,邱蔚六,等.超声热疗联合顺铂治疗口腔鳞癌裸鼠移植瘤的实验研究.中国口腔颌面外科杂志,2003,1(4):228-232.

5. 任国欣,郭伟,沈国锋,等.超声加热影响口腔癌对化疗药物敏感性的实验研究.华西口腔医学杂志,2006,24(4):335-338.

6. 李名烈,张锡泽,邱蔚六,等.局部微波加温联合化疗治疗口腔颌面部鳞状细胞癌的初步报告.上海第二医科大学学报,1982(4):81-85.

7. 吴云腾,任国欣,孙沫逸,等.中国头颈黏膜黑色素瘤临床诊治专家共识.中国口腔颌面外科杂志,2015,13(3):262-269.

8. 上海市疾病控制中心.2009年上海市市区恶性肿瘤发病率.肿瘤,2012,32(10):854.

9. PENG Z. Current status of gendicine in China:recombinant human Ad-p53 agent for treatment of cancers. Hum Gene Ther,2005,16(9):1016-1027.

10. BALCH C M,GERSHENWALD J E,SOONG S J,et al. Final version of 2009 AJCC melanoma staging and classification. J Clin Oncology,2009,27(36):6199-6206.

11. ESSNER R. Surgical treatment of malignant melanoma. Surg Clin North Am,2003,83:109-156.

12. VERONESI U,CASCINELLI N. Surgical treatment of malignant melanoma of the skin. Surg Clin North Am,1979,3:279-288.

13. CHANG A E,JOHNSON T M,REES R. Cutaneous neoplasms//GREENFIELD U,MULHOLLANF M W,OLDHAM K T,et al. Surgery:scientific principles and practice. Philadelphia:Lippincott-Raven,1997:2231-2246.

14. MORTON D L,WEN D R,FOSHAG L J,et al. Intraoperative lymphatic mapping and selective cervical lymphadenectomy for early-stage melanoma of the head and neck. J Clin Oncol,1993,11(9):1751-1756.

15. MORTON D L,THOMPSON J F,ESSNER R,et al. Lymphatic mapping and sentnel lymphadenectomy for early-stage melanoma. Ann Surg,2003,238(4):528-550.

16. MONTON D L, EILBER F R, MALMGREN R A, et al. Immunological factors which influence response to immunotherapy in malignant melanoma. Surgery, 1970, 68(1): 158-163.

17. RESSEL A, WEISS C, FEYERABEND T. Tumor oxygenation after radiotherapy, chemotherapy and/or hyperthermia predicts tumor free survival. Int J Radiat Oncol Biol Phys, 2001, 49(4): 1119-1125.

18. MULLARD A. New checkpoint inhibitors ride the immunotherapy tsunami. Nat Rev Drug Discov, 2013, 12(7): 489-492.

19. FOURCADE J, SUN Z, PAGLIANO O, et al. PD-1 and Tim-3 regulate the expansion of tumor antigen-specific CD8+ T cells induced by melanoma vaccines. Cancer Research, 2014, 74(4): 1045-1055.

20. OKAZAKI T, OKAZAKI I M, WANG J, et al. PD-1 and LAG-3 inhibitory co-receptors act synergistically to prevent autoimmunity in mice. J Exp Med, 2011, 208(2): 395-407.

21. LARKIN J, CHIARION-SILENI V, GONZALEZ R, et al. Combined nivolumab and ipilimumab or monotherapy in untreated melanoma. N Engl J Med, 2015, 373(1): 23-34.

22. EDGE S B, COMPTON C C. The American Joint Committee on Cancer: the 7th edition of the AJCC cancer staging manual and the future of TNM. Ann Surg Oncol, 2010, 17(6): 1471-1474.

23. RIGEL D S, FRIEDMAN R J, KOPF A W, et al. ABCDE--an evolving concept in the early detection of melanoma. Arch Dermatol, 2005, 141(8): 1032-1034.

24. FRIEDMAN R J, RIGEL D S, KOPF A W. Early detection of malignant melanoma: the role of physician examination and self-examination of the skin. CA Cancer J Clin, 1985, 35(3): 130-151.

25. RIGEL D S, RUSSAK J, FRIEDMAN R. The evolution of melanoma diagnosis: 25 years beyond the ABCDs. CA Cancer J Clin, 2010, 60(5): 301-316.

26. YANG X, REN G X, ZHANG C P, et al. Neck dissection and post-operative chemotherapy with dimethyl triazeno imidazole carboxamide and cisplatin protocol are useful for oral mucosal melanoma. BMC Cancer, 2010, 10: 623.

27. WANG X, WU H M, REN G X, et al. Primary oral mucosal melanoma: advocate a wait-and-see policy in the clinically N0 patient. J Oral Maxillofac Surg, 2012, 70(5): 1192-1198.

28. KIRKWOOD J M, STRAWDERMAN M H, ERNSTOFF M S, et al. Interferon alfa-2b adjuvant therapy of high-risk resected cutaneous melanoma: the Eastern Cooperative Oncology Group Trial EST 1684. J Clin Oncol, 1996, 14(1): 7-17.

29. MAO L, SI L, CHI Z, et al. A randomised phase II trial of 1 month versus 1 year of adjuvant high-dose interferon alpha-2b in high-risk acral melanoma patients. Eur J Cancer, 2011, 47(10): 1498-1503.

30. KIRKWOOD J M, MANOLA J, IBRAHIM J, et al. A pooled analysis of eastern cooperative oncology group and intergroup trials of adjuvant high-dose interferon for melanoma. Clin Cancer Res, 2004, 10(5): 1670-1677.

31. O'BRIEN C J, PETERSEN-SCHAEFER K, STEVENS G N, et al. Adjuvant radiotherapy following neck dissection and parotidectomy for metastatic malignant melanoma. Head Neck, 1997, 19(7): 589-594.

32. MATHIEU D, KONDZIOLKA D, COOPER P B, et al. Gamma knife radiosurgery in the management of malignant melanoma brain metastases. Neurosurgery, 2007, 60(3): 471-481.

33. HODI F S, O'DAY S J, MCDERMOTT D F, et al. Improved survival with ipilimumab in patients with metastatic melanoma. N Engl J Med, 2010, 363(8): 711-723.

34. FLAHERTY K T, PUZANOV I, KIM K B, et al. Inhibition of mutated, activated BRAF in metastatic melanoma. N Engl J Med, 2010, 363(9): 809-819.

35. SIEGEL R, NAISHADHAM D, JEMAL A. Cancer statistics, 2012. CA Cancer J Clin, 2012, 62(1): 10-29.

36. JEMAL A, BRAY F, CENTER M M, et al. Global cancer statistics. CA Cancer J Clin, 2011, 61(2): 69-90.

37. MARCUS D M, MARCUS R P, PRABHU R S, et al. Rising incidence of mucosal melanoma of the head and

neck in the United States. J Skin Cancer,2012,2012:231693.

38. BRANDWEIN M S,ROTHSTEIN A,LAWSON W,et al. Sinonasal melanoma. A clinicopathologic study of cases and literature meta-analysis. Arch Otolaryngol Head Neck Surg,1997,123(3):290-296.

39. BATSAKIS J G,REGEZI J A,SOLOMON A R,et al. The pathology of head and neck tumors:mucosal melanomas,part 13. Head Neck Surg,1982,4(5):404-418.

40. McLAUGHLIN C C,WU X C,JEMAL A,et al. Incidence of noncutaneous melanomas in the U. S. Cancer,2005,103(5):1000-1007.

41. HICKS M J,FLAITZ C M. Oral mucosal melanoma:epidemiology and pathobiology. Oral Oncol,2000,36(2):152-169.

42. ANDERSEN L J,BERTHELSEN A,HANSEN H S. Malignant melanoma of the upper respiratory tract and the oral cavity. J Otolaryngol,1992,21(3):180-185.

43. PATRICK R J,FENSKE N A,MESSINA J L. Primary mucosal melanoma. J Am Acad Dermatol,2007,56(5):828-834.

44. JETHANAMEST D,VILA P M,SIKORA A G,et al. Predictors of survival in mucosal melanoma of the head and neck. Ann Surg Oncol,2011,18(10):2748-2756.

45. LEITER U,GARBE C. Epidemiology of melanoma and nonmelanoma skin cancer--the role of sunlight. Adv Exp Med Biol,2008,624:89-103.

46. DESMOND R A,SOONG S J. Epidemiology of malignant melanoma. Surg Clin North Am,2003,83(1):1-29.

47. SETH LOVE DNL,DAVID W ELLISON. Melanosytic tumours //Greenfield's neuropathology. London:Hodder Arnold,2008:2026-2028.

48. CURTIN J A,BUSAM K,PINKEL D,et al. Somatic activation of KIT in distinct subtypes of melanoma. J Clin Oncol,2006,24(26):4340-4346.

49. CURTIN J A,FRIDLYANG J,KAGESHITA T,et al. Distinct sets of genetic alterations in melanoma. N Engl J Med,2005,353(20):2135-2147.

50. KONG Y,SI L,ZHU Y,et al. Large-scale analysis of KIT aberrations in Chinese patients with melanoma. Clin Cancer Res,2011,17(7):1684-1691.

51. KONG Y,LU S,GUO J,et al. Aberrations of KIT,BRAF,NRAS,and PDGFRA in Chinese melanoma patients and their significance:large scale analysis of 644 patients. Journal of Clinical Oncology,2011,29(15):8568.

52. PAWLIK T M,ZORZI D,ABDALLA E K,et al. Hepatic resection for metastatic melanoma:distinct patterns of recurrence and prognosis for ocular versus cutaneous disease. Ann Surg Oncol,2006,13(5):712-720.

53. AGARWALA S S,KEILHOLZ U,GILLES E,et al. LDH correlation with survival in advanced melanoma from two large, randomised trials (Oblimersen GM301 and EORTC 18951). Eur J Cancer, 2009, 45 (10):1807-1814.

54. HARISH V,BOND J S,SCOLYER R A,et al. Margins of excision and prognostic factors for cutaneous eyelid melanomas. J Plast Reconstr Aesthet Surg,2013,66(8):1066-1073.

第二十七章 口腔颌面-头颈恶性淋巴瘤的诊治现状和展望

第一节 概 述

恶性淋巴瘤（malignant lymphoma，ML）是淋巴结和/或结外淋巴组织的免疫细胞肿瘤。2018 年美国统计数字表明，非霍奇金淋巴瘤（non-Hodgkin lymphoma，NHL）在所有新发肿瘤中位居第 6 位。在我国，淋巴瘤为第 8 大常见肿瘤。头颈部能发生各种类型的恶性淋巴瘤，占头颈部恶性肿瘤总数的 3%~5%。近年来，口腔颌面-颈部淋巴瘤发生率有明显的上升趋势。Eisenbucl 等报道发生在口腔颌面部的恶性淋巴瘤占 8%~27%，其发生率仅次于鳞状细胞癌。

恶性淋巴瘤的病因及发病机制尚未完全阐明，但病毒学说颇受重视，如 EB 病毒与霍奇金淋巴瘤（Hodgkin lymphoma，HL）、Burkitt 淋巴瘤的发病有关，人类 T 淋巴细胞病毒（HTLV-1）与成人 T 细胞白血病/淋巴瘤、丙肝病毒与脾边缘区淋巴瘤、幽门螺杆菌与胃黏膜相关性边缘区淋巴瘤的发病密切相关。而免疫功能紊乱（如系统性红斑狼疮、干燥综合征等）、长期抗原刺激、染色体异常以及环境污染加重、老龄化、HIV 传播等因素，也都促进了淋巴瘤发病率的增长。

恶性淋巴瘤具有高度异质性，根据瘤细胞组织特点可分为 HL 和 NHL 两大类。我国淋巴瘤的类型构成和欧美不同，欧美以预后较好的 HL 和惰性 NHL 较为多见；而我国则以预后较差的侵袭性 NHL 为主，HL 发病率较低。颈部淋巴结可被各种病理类型的淋巴瘤侵犯，以 NHL 为主。口腔颌面淋巴瘤中 B 细胞来源淋巴瘤最常见，约占 76%。具体分布如下：弥漫大 B 细胞淋巴瘤（DLBCL）最多见，Burkitt 淋巴瘤次之，黏膜相关淋巴组织结外边缘区淋巴瘤（MALT）亦不少见（图 27-1-1）；T 细胞淋巴瘤约占 24%，以外周 T 和 NK/T 细胞淋巴瘤多见。NK/T 细胞淋巴瘤常累及鼻腔和腭部（图 27-1-2）。

口腔颌面淋巴瘤累及部位可发生于牙龈、腭部（图 27-1-3）、舌根部、扁桃体、颊部，也可侵犯颌骨、上颌窦、鼻咽、颏部等；临床表现多样，如局部出血、疼痛、鼻塞、咀嚼困难、咽痛、吞咽障碍、呼吸不畅等症状。

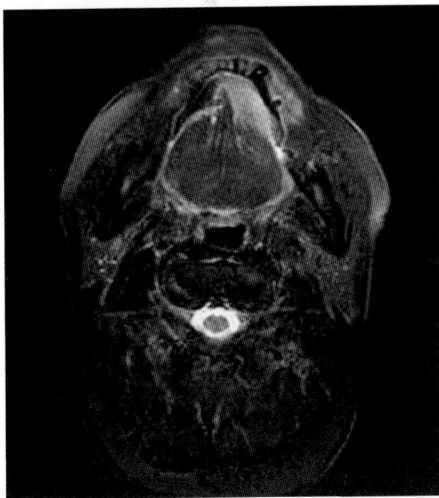

图 27-1-1 发生于口底的 MALT 淋巴瘤侵犯黏膜及舌下腺

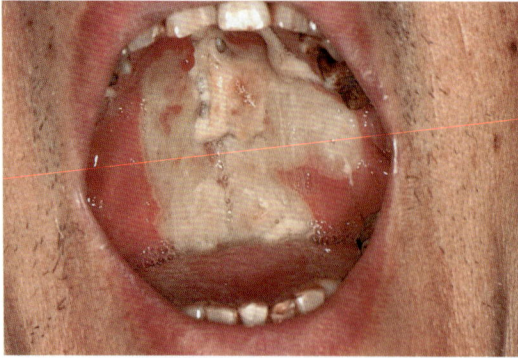

图 27-1-2　NK/T 细胞淋巴瘤累及腭部造成腭部组织大量坏死,称为外周性中线 NK/T 细胞淋巴瘤

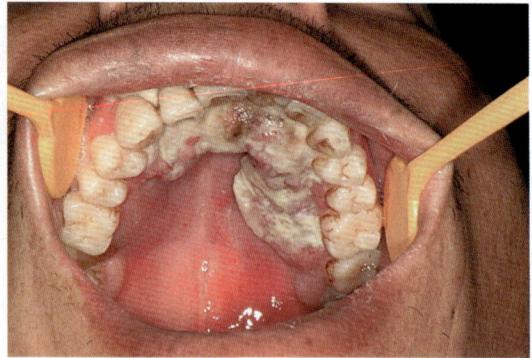

图 27-1-3　发生于腭部黏膜及牙龈的结外型淋巴瘤,需要与鳞癌等其他肿瘤鉴别

口腔颌面-颈部淋巴瘤既可以是结内型,也可以是结外病变。结内型常为多发性。早期即可有淋巴结肿大。较多患者初期为颈部淋巴结肿大,也可先出现在腮腺内淋巴结(图 27-1-4,图 27-1-5)。大约有 1/3 的头颈部淋巴瘤是结外病变,可累及头颈部多个器官,但口咽淋巴环(Waldeyerring,韦氏环)是最常见的累及部位。

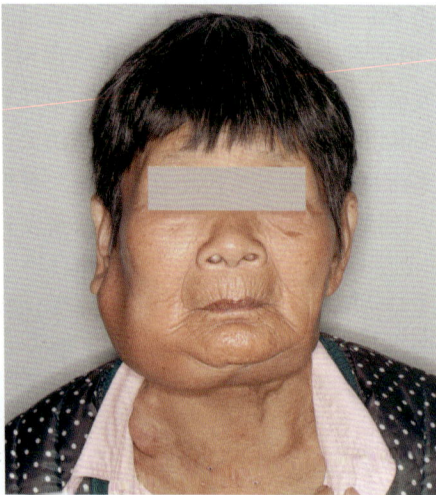

图 27-1-4　结内型淋巴瘤同时表现为颈部和腮腺内淋巴结肿大

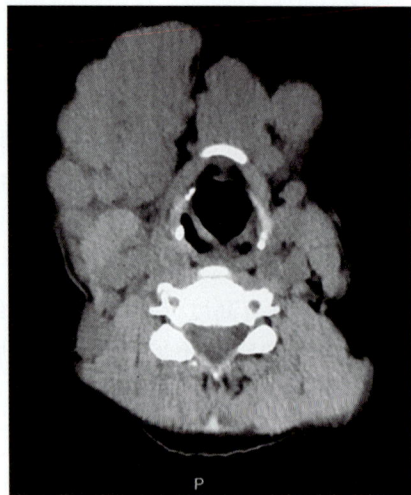

图 27-1-5　CT 可见颈部大量淋巴结肿大、部分融合成团

NHL 分类与命名十分复杂,国际上长期采用 REAL 分类。2008 年,世界卫生组织(WHO)在 REAL 分类基础上发布了造血和淋巴组织肿瘤分类,强调了形态学、免疫表型、分子学、细胞遗传学等在淋巴瘤诊断中的重要性。2016 年,WHO 又发布了新的分类。

恶性淋巴瘤的分期与治疗方案、预后密切相关。HL 的分期多采用 Ann Arbor 分期(表 27-1-1),大多数 NHL 也借鉴此分期法。每期(Ⅰ~Ⅳ期)被进一步分为 A 和 B 两级。"A"表示没有全身症状,"B"表示患者出现原因不明的体重减轻(超过 10%),原因不明发热或夜间盗汗,有三者之一即被定为有 B 症状。根据危险度分层治疗是淋巴瘤诊治的重要进展,因此国际上也发展了一些新的分期方法。

表 27-1-1　**Ann Arbor 临床分期**

Ⅰ期	侵及一个淋巴结区（Ⅰ），或侵及 1 个单一的结外器官或部位（ⅠE）
Ⅱ期	在横膈的一侧,侵及 2 个或更多的淋巴结区（Ⅱ），或外加局限侵犯 1 个结外器官或部位（ⅡE）
Ⅲ期	受侵犯的淋巴结区在横膈的两侧（Ⅲ）或外加局限侵犯 1 个结外器官或部位（ⅢE）或脾（Ⅲs）或二者（ⅢEs）
Ⅳ期	弥漫性或播散性侵犯 1 个或更多的结外器官,同时伴有或不伴有淋巴结的侵犯

第二节　诊治新进展

（一）诊断新进展

病理学是 ML 诊断的金标准。WHO 建议初次诊断时采用淋巴结切取或切除活检术。如果病变位置浅表,应尽可能取颈部、锁骨上或腋窝的淋巴结。至于空芯针活检,尽管可能足以据此作出正确诊断,但是并不被推荐。至于目前在癌症诊断中广泛应用的细针穿刺,一般认为不能单独作为诊断 ML 的方法,仅在某些特殊情况下可作为联合诊断的手段之一。

详细询问病史、完善体检和实验室检查对口腔颌面-头颈部 ML 的诊断和鉴别诊断十分重要。实验室检查包括血常规、血生化、β 微球蛋白、乳酸脱氢酶、骨髓穿刺、TCR/IgH 基因重排、超声、胸腹部 CT 或 PET-CT 等。

近年来,一些新的技术被广泛应用于淋巴瘤的诊断中。流式细胞术（FACS）可以获得充分的免疫表型分型,主要应用于慢性淋巴细胞白血病（CLL）等;对淋巴组织进行 FACS 分析可以为疑难的淋巴瘤诊断提供很好的线索。免疫组化除了常规的免疫标记外,近年来也重视 c-Myc、Bcl-2 和 PD-L1 等蛋白表达检测。染色体核型分析和染色体荧光原位杂交（FISH）能检测特异性的染色体易位和基因重排,可以为诊断提供充分的信息。高通量测序可以检测基因突变,如 *p53* 基因突变等。循环肿瘤 DNA（ctDNA）检测不仅对诊断有帮助,而且对疾病复发和疗效预测也有重要作用。

CT 是目前颈部淋巴结病变的首选影像学检查,能正确定位和分区。

PET-CT 因其检测肿瘤中具有很高的敏感性和特异性在淋巴瘤分期以及治疗后再分期中起到重要作用,已经在临床上广泛使用。国际指南推荐 FDG 敏感性淋巴瘤分期用 PET-CT。PET-CT 也被推荐用于疗效监测、残留病灶及复发时的检查。

弥散加权 MRI 结合表面弥散系数计算,提供了水分子随机微观运动的相关信息,在间接标志肿瘤的富细胞性的同时避免了电离辐射。很多研究证实这种 MRI 显像可以用于淋巴瘤分期、监测治疗中或治疗后的反应。弥散加权 MRI 在 DLBCL 的分期及疗效评价方面与 PET-CT 同样有意义。

（二）治疗新进展

淋巴瘤是全身性疾病,手术仅用于肿瘤组织活检、病理确诊;对肿瘤严重压迫组织器官者,手术可以缓解症状,但不会改变患者的生存期。

放疗是治疗淋巴瘤的重要手段,目前主要应用累积野放疗（ISRT）。淋巴瘤放疗主要用于疾病早期、大肿块放疗或作为联合治疗。

以利妥昔单抗为基础的免疫化疗是治疗 B 细胞 NHL 的主要手段。对晚期惰性淋巴瘤而言,观察等待是主要策略,除非有治疗指征。国际指南采用治疗指征的标准是 GELF 标准,即①有 B 症状;②淋巴结累及 ≥3 处,每个淋巴结的直径均 ≥3cm;③任何淋巴结或结外淋巴瘤病灶的直径 ≥7cm;④脾肿大;⑤胸腹水;⑥血细胞减少(白细胞计数 <1.0×10^9/L 和/或血小板计数 <100×10^9/L);⑦淋巴瘤细胞 >5.0×10^9/L。符合以上任意一项指征,即需进行治疗。目前,惰性淋巴瘤治疗最重要的进展是靶向治疗,如 BTK 抑制剂治疗套细胞淋巴瘤(MCL)、CLL 和巨球蛋白血症都取得良好的疗效。未来发展的方向是 Chemo-free,即淋巴瘤治疗的无化疗时代。

R-CHOP 方案仍然是治疗 DLBCL 的一线标准方案,长期生存可达 67%。但对高危病人如老年患者、非生发中心型(non-GCB)、双打击(*myc* 和 *Bcl-2* 基因重排)、Ki67 高表达等 DLBCL 疗效不佳。利妥昔单抗联合 Hyper-CVAD 方案治疗 Burkitt 淋巴瘤和 MCL 显著提高了疗效。靶向药物如来那度胺联合 R-CHOP 方案能显著提高 Non-GCB 亚型的长期生存。对高侵袭性 B 细胞肿瘤而言,R-CHOP 联合小分子靶向药物,即 R-CHOP+X 是未来研究的重点。

难治复发的 B 细胞淋巴瘤最重要的治疗进展是细胞治疗。嵌合抗原受体 T 细胞(CAR-T)是通过基因工程技术将识别某抗原分子的抗体可变区基因序列与 T 淋巴细胞免疫受体的胞内区序列拼接后,通过逆转录病毒或慢病毒载体、转座子或转座酶系统或直接 mRNA 转导到淋巴细胞内,并表达融合蛋白于细胞表面,使 T 淋巴细胞能通过非 MHC 限制性的方式识别特定抗原,增强其识别和杀伤肿瘤的能力。以 CD19 为靶点的 CAR-T 在治疗难治复发的 DLBCL 及滤泡淋巴瘤转化患者中获得了巨大成功。新近报道 CD19 CAR-T 治疗难治复发 CD19$^+$ 的 NHL,1 年随访完全缓解率(CR)达 54%。3 级以上细胞因子释放综合征(CRS)仅为 13%。目前,有针对 CD22 和 CD20 等靶点的 CAR-T 正在临床研究中。

HL 的治疗仍然是以 ABVD(阿霉素、博来霉素、长春新碱、抗黑瘤素)方案为主,对难治复发的 HL 采用免疫检查点抑制剂如 PD-1 单抗能取得显效。

NK/T 细胞淋巴瘤早期以放疗联合化疗为主,部分患者可以达到长期无病生存;中晚期疾病及复发难治 NK/T 细胞淋巴瘤采用以门冬酰胺酶为基础的联合化疗,其疗效显著高于传统的 CHOP 等不含有门冬酰胺酶的化疗方案。

T 细胞淋巴瘤治疗进展缓慢,采用 CHOP 方案效果欠佳。近年来有不少新药出现,如 HDAC 抑制剂西达本胺、普拉曲沙、brentuximab vedotin 等,对提高缓解率有明显改善。

第三节　常见淋巴瘤的诊治现状及展望

(一) 弥漫大 B 细胞淋巴瘤

DLBCL 是 NHL 中最常见的一种亚型,并且是一组在临床表现和预后等多方面具有很大异质性的恶性肿瘤。其发病率占 NHL 的 31%~34%,在中国占所有 NHL 的 45.8%。

DLBCL 病理定义为肿瘤性大 B 淋巴细胞呈弥漫性生长,肿瘤细胞的核与正常组织细胞的核大小相近或大于组织细胞的核,通常大于正常淋巴细胞的 2 倍。WHO 的 2008 年分类中,将 DLBCL 根据组织形态学改变分为中心母细胞型、免疫母细胞型以及间变型,特殊的少见亚型如纵隔大 B 细胞淋巴瘤、血管内大 B 细胞淋巴瘤和富于 T 细胞/组织细胞型等。

利妥昔单抗问世前,DLBCL 的标准方案为 6~8 周期的 CHOP,约 1/3 的患者可获得 5 年生存。随后出现的更强烈的化疗方案,如 m-BACOD、ProMACE-CytaBOM 等却未能进一步提高患者的生存率,而毒性显著增加。R-CHOP 极大地提高了 DLBCL 的生存率,成为 DLBCL 的治疗金标准。法国成人淋巴瘤研究组(GE-LA)对 60~80 岁的老年初治 DLBCL 患者,进行了随机 8 周期 CHOP 或 8 周期 R-CHOP 的临床试验。结果发现,R-CHOP 组与 CHOP 组相比,CR 明显提高(76% vs. 63%,P = 0.005)。5 年随访结果显示,R-CHOP 组 5 年生存率 58%,而 CHOP 组为 45%;10 年生存率则为 43.5% vs. 27.6%,具有明显差异。对于 18~60 岁的 DLBCL 患者,MInT 试验进行了随机的 6 周期 CHOP 样方案化疗或 6 周期 R-CHOP 样方案化疗的对比。与 GELA 试验一样,R-CHOP 组显示了明显的生存优势,3 年无事件生存率(EFS),R-CHOP 组为 79%,CHOP 组为 59%(P<0.000 1);3 年总生存(OS),R-CHOP 组为 93%,而 CHOP 组为 84%(P<0.001)。

依据基因表达模式的不同,将 DLBCL 分为生发中心 B 细胞样淋巴瘤(germinal center B-cell-like lymphoma)、活化 B 细胞样淋巴瘤(activated B-cell-like lymphoma)和第三型 DLBCL(type 3 DLBCL)。通过应用免疫组化检测生发中心 B 细胞标志(CD10、BCL-6、GCET1)和非生发中心的 B 细胞标志(FOXP1、MUM1),将 DLBCL 分为 GCB 亚型和 nonGCB 亚型。Fu 等对 243 例 DLBCL 患者的分子分型及利妥昔单抗的应用与否进行了预后分析,无论是 GCB 型,还是 non-GCB 型,R-CHOP 都显著改善了患者的预后。对于 GCB 型患者,R-CHOP 组的 3 年 OS 为 85%,3 年 EFS 为 67%,对于 non-GCB 型患者,R-CHOP 组 3 年 OS 为 69%,3 年 EFS 为 52%。提示 R-CHOP 治疗 nonGCB 亚型预后明显较 GCB 亚型差,此类 DLBCL 更加急迫需要不断完善和改进的有效的个体化治疗方案。目前,non-GCB 型 DLBCL 的治疗主要是在 R-CHOP 治疗基础上新增生物药,来那度胺、硼替佐米和依鲁替尼的研究均揭示了这一目标实现的可能,能更好地利用分子靶向药物来研究更加具有疗效的个体化治疗。2014 年一项开放多中心 2 期试验针对 R-CHOP+来那度胺治疗老年初治 DLBCL 患者,结果显示 non-GCB 型 CR、2 年 PFS、2 年 OS 及 2 年无事件生存率均优于 GCB 型。2015 年 Wilson 等研究表明依鲁替尼的治疗能提高 non-GCB 型的疗效 CR/PR 为 37%,而 GCB 型 CR/PR 为 5%(P=0.010 6)。目前 IR-CHOP 治疗 non-GCB 型 DLBCL 患者的Ⅲ期临床研究试验正在进行中。此外,还有多项针对不同亚型 DLBCL,R-CHOP 与生物药结合和 R-CHOP 的治疗疗效对比研究正在进行中。随着分子生物学的不断发展,non-GCB 型的生物学特性及相关靶点可为新药研究提供支持,从而有望进一步改善预后差的 non-GCB 型 DLBCL 的疗效。

患者同时具有 MYC 和 BCL2 易位的 DLBCL 称作双重打击淋巴瘤(DHL),DHL 特征是中位年龄 70 岁左右、分期晚、IPI 为中高危或高危、乳酸脱氢酶增高、结外损害(包括中枢神经系统受累),病理类型常为 GCB 亚型。作为一种高度恶性 B 细胞淋巴瘤,DHL 预后较其他非二次打击的 DLBCL 更差,中位生存期仅为 0.2~1.5 年。将其列为独立病理亚型的另一个原因是因为其治疗方案的选择有别于传统的 B 细胞淋巴瘤。部分 DLBCL 同时过表达 MYC(>40%)和 BCL2(>70%)蛋白,称作双表达淋巴瘤 DEL。目前 CHOP 及 R-CHOP 方案作为 DLBCL 一线治疗方案,其有效率可达 50%~80%,但在 DHL 治疗中效果并不理想。Oki 等回顾性分析应用 R-CHOP、R-Hyper-CVAD 和 R-EPOCH 方案治疗 117 例 DHL 患者的预后,结果显示,和 R-CHOP 方案相比,高强度的 R-Hyper-CVAD 化疗并不能改善其预后,两者的 2 年 OS 均在 30% 左右,而 R-EPOCH 方案则获得了 68% 和 78% 的 2 年 EFS 和 OS,使总反应率、无事件生存和总生存都得到了明显改善。另有 11 例患者接受自体干细胞移植,对比没有接受移植的患者,两组总生存期(OS)差异无统计学意义。因此,R-EPOCH 方案是 DHL 的一线治疗选择。对于复发或难治性 DHL,众多靶向药物的研究也在开展,如 bcl-2 的小分子抑制剂 ABT-263 能增加二次打击肿瘤细胞对化疗的敏感性,比 myc 抑制剂 10058-F4 效果好,二者联用则效果更佳。bcl-6 拮抗剂在初治 DLBCL 中也取得了一定疗效。针对凋亡通路上 PI3K 的抑制剂 BEZ235 对 myc 阳性的 B 细胞淋巴瘤有治疗效果。化疗联合小分子抑制剂可能是今后治疗伴有二次打击 DLBCL 的研究方向。

尽管 DLBCL 的治疗得到了明显的改善,仍然有 30% ~ 50% 的患者不可治愈,其中 20% 的患者在治疗期间不可控制,30% 的患者达到完全缓解后复发。这些患者可选择其他与 CHOP 无交叉耐药的药物即二线方案化疗±利妥昔单抗或个体化方案,大多能获得 60% 左右的有效率。如患者具备移植条件且达 CR 或部分缓解(PR),则于化疗后行造血干细胞移植(HSCT)±局部 RT(30~40Gy),或进入临床试验;如患者不具备移植条件或治疗之后疾病状态仍为稳定或进展则进入临床试验或行最佳支持治疗。其中靶向 CD19 的 CAR-T 疗法在复发难治的 DLBCL 中显示了非常显著的疗效,但其远期效果有待更大型临床试验的验证。

(二) 结外 NK/T 细胞淋巴瘤、鼻型

结外 NK/T 细胞淋巴瘤、鼻型(ENKTL)属于 NHL 的一种少见的特殊类型,占 NHL 的 3.6% ~ 14.9%。ENKTL 来源于 NK 细胞或 NK 样 T 细胞,好发于中青年,男女比例约为 2:1~4:1,中位发病年龄为 43.1 岁。在欧洲和北美洲罕见,而亚洲常见。ENKTL 恶性程度高且侵袭性强,预后较差,治疗策略根据疾病不同阶段而定。

ENKTL 多发生于鼻部,其次为咽、扁桃体,常累及上腭穿孔坏死。为口腔颌面部常见淋巴瘤。由于该疾病局部肿胀、糜烂、坏死等浸润症状明显,以坏死性病变为主,故病灶中心多为坏死组织;其次肿瘤细胞变异较大,可见大、中、小多样细胞,甚至有的病变并发感染,很容易与坏死组织伴炎性浸润混淆。导致结外 NK/T 细胞淋巴瘤容易误诊,活检部位应在坏死灶与病变组织交界处取材,必要时反复多次并多点取材,组织块要足够大,并采用"咬切",避免挤压导致细胞变形,以提高活检的准确率。

ENKTL 的绝大部分起源于 NK 细胞,少数起源于 T 细胞,几乎所有病例与 EBV 病毒感染相关。其病理形态学具有以血管为中心的多形性淋巴细胞浸润、瘤细胞浸润破坏血管继而引起坏死等特点,免疫表型主要为肿瘤细胞膜表达 CD56 等 NK 细胞相关抗原,CD2、胞质 CD3ε、CD8 和 CD45RO 等 T 细胞相关抗原以及 Granzyme B、TIA-1 和 Perforin 等细胞毒性颗粒相关蛋白,同时原位杂交大部分 EBER 阳性。

ENKTL 恶性度高,对常规 CHOP 样化疗敏感度相对较低,预后不佳。早期疾病以放射治疗为主,部分患者可以达到长期无病生存,中晚期疾病及复发难治性疾病采用以化疗为主的综合治疗,预后较差。

局部早期鼻腔淋巴瘤的治疗,对于 Ⅰ/Ⅱ 期鼻腔淋巴瘤患者,鉴于其对放疗的敏感性,目前的共识是常规推荐局部放疗为基础,伴或不伴化疗的治疗方案。既往文献报道 Ⅰ~Ⅱ 期 ENKTL 采用 50Gy 的局部放射治疗(放疗)CR 可达 78% ~ 97%,5 年 OS 为 30% ~ 66%,5 年 PFS 为 30.5% ~ 61%;放疗序贯化疗的 CR 为 58% ~ 88%,3 年 OS 为 59% ~ 88%,3 年 PFS 为 57% ~ 85%;而 SMILE、LVP、GELOX 等含左旋门冬酰胺酶(L-ASP)的方案化疗序贯放疗后的三明治疗法 ORR 有 58% ~ 81%,2 年 OS 为 86% ~ 89%,2 年 PFS 为 81% ~ 86%,因此有

效的化疗或联合放疗均有助于改善早期 NK/T 细胞淋巴瘤患者的预后。但放疗和化疗最佳组合与治疗顺序目前仍有争议。

晚期和复发/难治性 NKTCL 的治疗以 L-ASP 为基础的化疗方案。相对于早期患者,晚期患者预后差,过往含蒽环类方案的常规化疗 CR 为 14% ~ 45% ,5 年 OS 率仅 7% ~ 31%。由于大多数 NK/T 细胞表达多药耐药性蛋白,如 P-糖蛋白,而蒽环类药物耐药性可能与 P-糖蛋白表达有关,因此含蒽环类药物方案疗效欠佳。近年来,含 L-ASP 方案显示出了很好的疗效。L-ASP 联合 CHOP 方案序贯 RT 治疗新诊断的进展期 NKTCL 获得 CR 为 50% ,2 年 PFS 为 50% ,2 年 OS 为 50%。日本学者首创的 SMILE 方案治疗复发难治的 NKTCL,ORR 为 70% ~ 79% ,CR 为 45% ~ 66% ,1 年 OS 为 50% ~ 55% ,但有 60% ~ 92% 患者出现了 3 度及以上粒细胞减少和感染,并有早期治疗相关死亡的发生。因此 SMILE 方案疗效佳但不良反应严重,感染和死亡的风险较大,需根据患者的年龄和一般状况进行选择。法国 GELA 和 GOELAMS 组织报道 AspaMetDex(L-ASP、甲氨蝶呤和地塞米松)治疗 19 例复发/难治性 ENKTL 患者,ORR 78% ,CR 达到 61% ,1 年的 OS 是 47% ;共 42% 的患者发生 3/4 级中性粒细胞减少,无治疗相关死亡。尽管 SMILE 和 AspaMetDex 方案取得了良好的效果,但是多达近半数的进展期 NKTL 患者对此仍无反应,研究者积极寻找更有效和更安全的方案。Ji 等报道使用吉西他滨代替甲氨蝶呤治疗 NKTL 晚期患者,组成新的 GLIDE 化疗方案(包含 L-ASP、吉西他滨、依托泊苷、异环磷酰胺、地塞米松)获得达到 57% 的 CR,5 年、3 年 OS 为 56% ,但 2 例死于粒细胞缺乏伴发热。PEG-ASP 为基础的化疗方案,L-ASP 使用过程中易发生过敏,不良反应较多,聚乙二醇门冬酰胺酶(PEG-ASP)的疗效与常规 L-ASP 疗效相似,但不良反应降低,特别是过敏反应等明显减轻。张铭志及张磊等分别报道了 DDGP(吉西他滨、PEG-ASP、顺铂和地塞米松)治疗复发难治的 ENKTL,获得 53% ~ 60% 的 CR,ORR 88% ~ 91.3% ,1 年和 2 年 OS 率分别为 82% 和 87.1% ,其中一半的患者出现 3/4 级的粒细胞减少。黄慧强等报告了 P-GEMOX 方案治疗 117 例新诊断Ⅲ/Ⅳ期和复发难治患者,有效率 88% ,CR 59% ,3 年 OS 和 PFS 率分别为 73% 和 58% ,无治疗相关死亡。

(三) 边缘区淋巴瘤

边缘区淋巴瘤(marginal zone lymphoma,MZL)是指一类低度恶性 B 细胞 NHL,是中国人第二位常见的 B 细胞 NHL,仅次于 DLBCL,在口腔颌面部亦不少见。其进展缓慢,发病年龄为 5~70 岁,通常见于 50 岁以上人群,但目前正越来越多地出现于年轻人群,而且女性发病率正超过男性。

边缘区淋巴瘤的病理特点是具有边缘区或滤泡间区分布、滤泡植入、淋巴上皮病变等特点的惰性淋巴瘤;细胞异质性高,其中包含有中心细胞样边缘细胞、单核细胞样 B 细胞和浆细胞,且在部分病例中还出现巨细胞。MZL 肿瘤细胞表达 B 细胞抗原 CD19、CD20、CD45R 和 CD79a1,但是不表达 CD5、CD10、CD43 或重排 bcl-2。根据累及部位,MZL 分为黏膜相关淋巴组织(MALT 型)淋巴瘤、脾边缘区淋巴瘤(SMZL)和淋巴结边缘区淋巴瘤(NMZL)。据中国抗癌协会淋巴瘤协作组(LPIS)2008 年 5 月至 2011 年 4 月的统计数据显示,胃肠道是 MALT 淋巴瘤最好发的部位,占全部 MALT 淋巴瘤的 50% ,此外,脾脏、肺、眼眶、唾液腺、甲状腺以及皮肤等结外淋巴组织也常受累。临床上多数患者无明显症状,淋巴结或骨髓累及少见。90% 的胃 MALT 淋巴瘤存活期为 10 年。非胃 MALT 淋巴瘤病经首次治疗(放疗、化疗、手术)后的患者总缓解率达 93% 。

关于 MZL 的认识首先是从淋巴结结外受累的部位开始的,并且直至目前也是病因、发病机制认识最为清楚的类型,尤其在发病机制上,幽门螺杆菌相关抗原的持续刺激、IL-2 及肿瘤细胞依赖的 T 细胞通过 CD 介导的免疫反应等机制的揭示,不仅直接证实了幽门螺杆菌(helicobacter pylori,HP)是导致这类胃 MALT 淋巴瘤形成的罪魁祸首,随后的幽门螺杆菌清除治疗更戏剧性地使大约 70% 的 MALT 淋巴瘤患者疾病持续控制甚至治愈,成为抗感染可以治疗肿瘤的典范。此外,逐渐有证据显示至少部分免疫增殖性小肠病(IPSID)、眼眶 MALT 淋巴瘤、皮肤 MALT 淋巴瘤分别与空肠弯曲菌(C. jejuni)、鹦鹉热衣原体(C. psittaci)、伯氏疏螺旋体(B. burgdorferi)等感染相关,而部分脾脏 MZL 也有报道与丙型肝炎病毒(HCV)感染相关。口腔颌面部的唾液腺、甲状腺发生的 MALT 淋巴瘤则可能与 Sjögren 综合征、慢性淋巴细胞性甲状腺炎等自身免疫性疾病相关。

虽然均为 MZL,但由于三种 MZL 的病因、发病机制、累及部位不同,预后存在较大差异,治疗上也有差异。胃 MALT 淋巴瘤与 HP 感染密切相关,HP 阳性 I、II 期的胃 MALT 淋巴瘤仅行抗 HP 治疗就可使大约 70% 的 MALT 淋巴瘤患者疾病持续控制甚至治愈,HP 阴性或具有 t(11;18)染色体异常的 I、II 期的胃 MALT 淋巴瘤建议放疗或利妥昔单抗注射液免疫治疗;III、IV 期的患者有治疗指征时建议利妥昔单抗注射液联合化疗。多宗回顾性分析显示结内 MZL 预后较 MALT 差,5 年 *OS* 仅 45%,而包括胃在内的 MALT 的 10 年 *OS* 可达 80% ~ 90%。

目前为止,尚未明确 NMZL 的标准治疗,HCV 阳性的成人 NMZL 抗丙肝治疗;HCV 无关的成人 NMZL 的标准一线治疗为,局灶性疾病者首选放疗,弥漫性疾病者,如果肿瘤负荷低下,则观察等待,而高肿瘤负荷者一线推荐,R-苯达莫司汀或对于年龄<70 岁者 R 联合福达拉滨或 R 联合氟达拉滨+环磷酰胺。在利妥昔单抗注射液问世前,脾切治疗是脾 MZL 的首选治疗,相对于 CHOP 方案化疗或其他治疗方案,脾切疗效最佳,5 年 *OS* 率 65% ~ 78%;利妥昔单抗注射液应用临床之后,相比单纯化疗和利妥昔单抗注射液单用,化疗联合利妥昔单抗注射液治疗 SMZL 疗效最佳,5 年 *OS* 可达 90% 以上。新药问世后,利妥昔单抗注射液联合苯达莫司汀治疗 MZL 获得了很好的生存,5 年 *PFS* 优于联合 CHOP 组(57.2 个月 vs. 47.2 个月),且血液学毒性低于 CHOP 组。

(四) 滤泡性淋巴瘤

滤泡性淋巴瘤(follicular lymphoma,FL)是 NHL 最常见的惰性亚型,其特征性免疫表型包括 CD20⁺、CD10⁺、BCL2⁺、CD23⁺ᐟ⁻、CD43⁻、CD5⁻、CCDN1⁻ 和 BCL6⁺,罕见病例中也可以出现 CD10⁻ 或 BCL2⁻。

对于 I 或 II 期的 FL 患者,目前认为采用局部放射治疗可使多数患者获得长期无病生存。在放疗的基础上,增加环磷酰胺、长春新碱、泼尼松和博来霉素(COP-博来霉素)或 CHOP-博来霉素的联合治疗方案能够改善无失败生存期,但对总体生存期(overall survival,*OS*)没有影响。

对于 III 或 IV 期的 FL 患者,免疫化学治疗是现今国内外最常选择的治疗方案。8 疗程利妥昔单抗(R)联合化疗的治疗方案已成为国内外初治 FL 患者治疗的首选。但无论是 CHOP 方案、CVP 方案,加上利妥昔单抗均无法证实能显著改善患者总生存期。针对年老虚弱不能耐受联合化疗的患者,可选用单药利妥昔单抗单药化疗、利妥昔单抗联合单药化疗,并加强支持治疗。甚至单独应用利妥昔单抗单药治疗 FL 患者也可获得较高的总反应率(*ORR*)和完全缓解率(*CR*)。在免疫化疗缓解后,利妥昔单抗单药维持治疗可改善远期生存。因此,在获得 *CR* 或部分缓解(*PR*)后,建议每 2~3 个月采用利妥昔单抗单药维持治疗 1 次,共计 2 年时间。

临床上,虽然利妥昔单抗联合化疗明显地改善了 FL 患者的 *OR*、*CR*、*EFS* 和 *PFS*,但少数患者仍复发或者对免疫化学治疗无反应。对于这部分患者,新型药物和治疗方案将成为选择。①造血干细胞移植:众多研究提示自体或异体造血干细胞移植能够提高复发 FL 患者治疗的有效率,尤其是对化疗敏感的复发年轻患者。而在大剂量放化疗后,干细胞移植更能巩固首次治疗疗效。②SAR245409:在哈佛医学院的一项 Ⅱ 期临床试验中,单药 SAR245409 被用于治疗复发/难治 FL 患者,初步结果表明单药 SAR245409 是用于治疗复发/难治 FL 的一种有效手段。此外,雷利度胺、CD20 单克隆抗体 Obinutuzumab(GA101)、CD22 单克隆抗 Epratuzuma 及 CD80 单克隆抗体 Galiximab 等均对复发/难治 FL 患者表现出不同程度的有效性和安全性。

(五) 套细胞淋巴瘤

套细胞淋巴瘤(mantle cell lymphoma,MCL)是一种高度恶性的 NHL,占 6%~8%。可累及淋巴结、胃肠道、骨髓等,易出现治疗耐药和疾病进展。MCL 存在特异性的 t(11;14)(q13;q32)细胞遗传学异常,并由此导致细胞周期蛋白 CyclinD1 的过度表达。

目前使用利妥昔单抗、中高剂量阿糖胞苷(HDAC)和自体造血干细胞移植(ASCT)治疗 MCL 可显著提高患者的生存率。对于体能状况较好的年轻患者(≤65 岁),建议采用 R-hyper-CVAD(环磷酰胺+长春新碱+多柔比星+地塞米松,交替 R+大剂量甲氨蝶呤+阿糖胞苷)治疗 4~6 个周期,然后采用 BEAM(卡莫司汀+依脱泊苷+阿糖胞苷+美法仑)/PBSCT(外周血干细胞移植)作为巩固治疗。对体能较好的老年患者,给予 R-CHOP(环磷酰胺+长春新碱+多柔比星+泼尼松)/R-CVP(环磷酰胺+长春新碱+泼尼松)治疗。

针对 MCL 老年患者需要高效低毒副作用的方案,来那度胺、苯达莫司汀、利妥昔单抗及 ASCT 合理的联合使用是未来临床治疗的新方向。另外,新型制剂酪氨酸激酶抑制剂(Ibrutinib)在体外试验和动物模型中取得的良好治疗效果,使得 Ibrutinib+R-CHOP 有望成为 MCL 初治患者的一线用药方案。

(六) 霍奇金淋巴瘤

在我国,霍奇金淋巴瘤(Hodgkin lymphoma,HL)发病年龄多在 30~40 岁之间,男性略多于女性。其中经典型霍奇金淋巴瘤(classical Hodgkin lymphoma,CHL)特点为炎性背景中存在里-施细胞(Reed-Sternberg cell),相比之下,以结节性淋巴细胞为主的霍奇金淋巴瘤(LPHL)缺乏该细胞,其特点为存在结节性淋巴细胞为主型细胞,有时被称为爆米花样细胞。出现在口内时,常见于韦氏环,在我国是最常见的结外侵犯部位,特别是腭扁桃体。症状多为慢性扁桃体炎或扁桃体肿大,也有报道累及口咽部、牙槽骨和牙龈。

HL 是治疗效果较好、治愈率较高的恶性肿瘤,随着放疗技术和化疗药物优化组合,尤其是化放疗综合治疗的应用,早期 HL 的 10 年总生存率已接近 90%,患者可获得长期生存。对于晚期 HL 或具有不良预后因素的患者,予以 ABVD 方案化疗为主的综合治疗,可获得 5 年 *PFS* 为 71%~86%。影响 HL 预后的因素较多,包括:男性,年龄 ≥45 岁,Ⅳ 期病变,白蛋白<4g/dL,血红蛋白<10.5g/dL,白细胞>15 000/mm^3,淋巴细胞<600/mm^3。依据患者具有哪些预后不良因素、患者的体质状况而选择合适的方案是个体化治疗的艺术。近年来应

用 BEACOPP 方案和 Standford V、CEC 等方案对晚期 HL 治疗,其疗效相当但毒性较大,故仍未能替代 ABVD 方案作为一线治疗方案。挽救化疗后行自体干细胞移植(ASCT)可使化疗敏感性疾病患者 5 年 *PFS* 为 50% ~60%,原发难治性患者 5 年 *PFS* 为 40% ~45%。鉴于移植时存在一些高危因素,几乎一半的患者在大剂量化疗联合 ASCT 后仍会复发。

对于复发、难治性 HD,CD30 的靶向药维布妥昔单抗(brentuximab vedotin)可能是一种有效的挽救疗法,102 名复发或难治霍奇金淋巴瘤患者,所有患者每周接受 brentuximab 单药治疗,共 3 周,28 天为一疗程,治疗两个疗程。*ORR* 75%,*CR* 34%,随着免疫治疗的进展,联合免疫疗法倍受关注。PD-1/PD-L1 免疫疗法是利用人体自身的免疫系统来控制癌症,通过阻断 PD-1/PD-L1 信号通路使癌细胞死亡,具有治疗多种类型肿瘤的潜力,有望实质性改善患者总生存期。抗 PD-1 抗体 pembrolizumab 治疗维布妥昔单抗治疗后疾病进展的复发/难治性经典型霍奇金淋巴瘤患者,每 2 周给予 pembrolizumab 10mg/kg 治疗,直至疾病进展。纳入该试验的患者均属于病情严重且先前接受过治疗的患者,其中 55% 接受过至少 4 种治疗,71% 在自体干细胞移植后复发。治疗后,5/31 例患者达到了完全响应(16%),另外 15 例(45%)患者达到了部分响应,总反应率为 65%,28/31 例患者的肿瘤负荷有所减小。另一个抗 PD-1 单克隆抗体 nivolumab,75 例 CHL 患者在第 1 周和第 4 周接受了 3mg/kg 的 nivolumab 单药治疗,随后每 2 周 1 次,直至疾病进展或 *CR* 或最多治疗 2 年,*ORR* 为 64%,*CR* 为 22%。

总之,一旦怀疑淋巴瘤,需要进行全面的免疫组化,流式细胞术检测,PCR 检测 IgH 和 TCR 基因重排、FISH 检测主要的染色体易位,从而获得准确的病理诊断;其次需要完善全身检查,明确临床分期和危险分层;之后再根据诊断进行治疗方案的选择,达到个体化精准医疗。

(王慧明)

参 考 文 献

1. 周雪颖,徐艳娟,杨亦萍,等. 口腔颌面颈部淋巴瘤临床特点与病理分型. 广西医科大学学报,2009,26(1):136-137.

2. EISENBUCL M. Oral presentation in non-Hodgkin's lymphoma:a review of thirty-one cases. Oral Surg,1983,56(2):152-153.

3. JACKSON H J,RAFIQ S,BRENTJENS R J. Driving CAR T-cells forward. Nature Reviews Clinical oncology,2016,13(6):370.

4. COIFIER B,LEPAGE E,BRIERE J,et al. CHOP chemotherapy plus rituximab compared with CHOP alone in elderly patients with difuse large-B-cell lymphoma. N Engl J Med,2002,346(4):235-242.

5. PFREUNDSCHUH M,TRTIMPER L,OSTERBORG,A,et al. CHOP-like chemotherapy plus rituximab versus CHOP-like chemotherapy alone in young patients with good-prognosis diffuse large-B-cell lymphoma:a randomised controlled trial by the Mab Thera Intemational Trial(MInT)Group. Lancet Oncol,2006,7(5):379-391.

6. FU K,WEISENBURGER D D,CHOI W W,et al. Addition of rituximab to standard chemotherapy improves the survival of both the germinal center B-cell-like and non-germinal center B-cell-like subtypes of diffuse large B-cell lymphoma. J Clin Oncol,2008,26(28):4587-4594.

7. OKI Y,NOORANI M,LIN P,et al. Double hit lymphoma:the MD Anderson Cancer Center clinical experience. Br J Haematol,2014,166(6):891-901.

8. CHEUNG M M,CHAN J K,LAU W H,et al. Early stage nasal NK/T-cell lymphoma:clinical outcome,prognostic factors,and the effect of treatment modality. Int J Radiat Oncol Biol Phys,2002,54(1):182-190.

9. LI Y X,YAO B,JIN J,et al. Radiotherapy as primary treatment for stage IE and ⅡE nasal natural killer/ T-cell lymphoma. J Clin Oncol,2006,24(1):181-189.

10. KWONG Y L,KIM W S,LIM S T,et al. SMILE for natural killer/T-cell lymphoma:analysis of safety and efficacy from the Asia Lymphoma Study Group. Blood,2012,120(15):2973-2980.

11. JIANG M,ZHANG H,JIANG Y,et al. Phase 2 trial of "sandwich" L-asparaginase,vincristine,and prednisone chemotherapy with radiotherapy in newly diagnosed,stage Ⅰ E to Ⅱ E,nasal type,extranodal natural killer/ T-cell lymphoma. Cancer,2012,118(13):3294-3301.

12. WANG L,WANG Z H,CHEN X Q,et al. First-line combination of gemcitabine,oxaliplatin,and L-asparaginase (GELOX)followed by involved-field radiation therapy for patients with stage Ⅰ E/Ⅱ E extranodal natural killer/T-cell lymphoma. Cancer,2013,119(2):348-355.

13. SUZUKI R,SUZUMIYA J,YAMAGUCHI M,et al. Prognostic factors for mature natural killer(NK)cell neoplasms:aggressive NK cell leukemia and extranodal NK cell lymphoma,nasal type. Ann Oncol,2010,21(5):1032-1040.

14. CHIM C S,MA S Y,AU W Y,et al. Primary nasal natural killer cell lymphoma:long-term treatment outcome and relationship with the international prognostic index. Blood,2004,103(1):216-221.

15. LIN N,SONG Y,ZHENG W,et al. A prospective phase Ⅱ study of L-asparaginase-CHOP plus radiation in newly diagnosed extranodal NK/T-cell lymphoma,nasal type. J Hematol Oncol,2013,6:44.

16. YANG L,LIU H,XU X H,et al. Retrospective study of modified SMILE chemotherapy for advanced-stage, relapsed,or refractory extranodal natural killer(NK)/ T cell lymphoma,nasal type. Med Oncol,2013,30:1-6.

17. CHAN A, TANG T, NG T, et al. To SMILE or not:supportive care matters. J Clin Oncol, 2012, 30:1015-1016.

18. YAMAGUCHI M,KWONG Y L,KIM W S,et al. Phase Ⅱ study of SMILE chemotherapy for newly diagnosed stage Ⅳ,relapsed,or refractory extranodal natural killer(NK)/T-cell lymphoma,nasal type:the NK-cell tumor study group study. J Clin Oncol,2011,29:4410-4416.

19. JACCARD A,GACHARD N,MARIN B,et al. Effcacy of L-asparaginase with methotrexate and dexamethasone (AspaMetDex regimen)in patients with refractory or relapsing extranodal NK/T-cell lymphoma,a phase 2 study. Blood,2011,117:1834-1839.

20. JI J,LIU T,XIANG B,et al. A study of gemcitabine,L-asparaginase,ifosfamide,dexamethasone and etoposide chemotherapy for newly diagnosed stage Ⅳ,relapsed or refractory extranodal natural killer/T-cell lymphoma, nasal type. Leuk Lymphoma,2014,55:2955-2957.

21. ZHOU Z, LI X, CHEN C, et al. Effectiveness of gemcitabine, pegaspargase, cisplatin, and dexamethasone (DDGP)combination chemotherapy in the treatment of relapsed/refractory extranodal NK/T cell lymphoma:a retrospective study of 17 patients. Ann Hematol,2014,93:1889-1894.

22. ZHANG L,LI S,JIA S,et al. The DDGP(cisplatin,dexamethasone,gemcitabine,and pegaspargase)regimen for treatment of extranodal natural killer (NK)/T-cell lymphoma, nasal type. Oncotarget, 2016, 7 (36):58396-58404.

23. CATHERINE T, THIERRY M. Optimizing therapy for nodal marginal zone lymphoma. BLOOD, 2016, 127 (17):2064-2071.

24. FRANCOISE B,PASCALE F,CATHERINE T,et al. Non-MALT marginal zone B-cell lymphomas:a description of clinical presentation and outcome in 124 patients. BLOOD,2000,95(6):1950-1956.

25. TSIMBERIDOU A M,CATOVSKY D,SCHLETTE E,et al. Outcomes in patients with splenic marginal zone lymphoma and marginal zone lymphoma treated with rituximab with or without chemotherapy or chemotherapy alone. CANCER,2006,107(1):125-135.

26. RUMMEL M J,NIEDERLE N,MASCHMEYER G,et al. Bendamustine plus rituximab versus CHOP plus rituximab as first-line treatment for patients with indolent and mantle-cell lymphomas:an open-label,multicentre, randomised,phase 3 non-inferiority trial. Journal of clinical oncology,2013:1-8.

27. YOUNES A,GOPAL A K,SMITH S E,et al. Results of a pivotal phase Ⅱ study of brentuximab vedotin for patients with relapsed or refractory Hodgkin's lymphoma. J Clin Oncol,2012,30(18):2183-2189.

28. ARMAND P,SHIPP M A,RIBRAG V,et al. Programmed death-1 blockade with pembrolizumab in patients with classical Hodgkin lymphoma after brentuximab vedotin failure. J Clin Oncol,2016,34(31):3733-3739.

29. BEKÖZ H,KARADURMUS N,PAYDAS S,et al. Nivolumab for relapsed or refractory Hodgkin lymphoma:real-life experience. Ann Oncol,2017,28(10):2496-2502.

第二十八章　生存率、治愈率与生存质量评估的现状与挑战

第一节　概　述

头颈部是人类呼吸、进食、语言交流的重要器官,美国癌症联合委员会(AJCC)癌症分期手册第 6 版将头颈部分为 6 个主要部位分别进行 TNM 分期,这 6 个部位包括:口腔、咽(鼻咽、口咽和下咽)、喉、鼻旁窦、唾液腺和甲状腺。从世界范围看,头颈部恶性肿瘤的发生率较高,位居全身恶性肿瘤的第 6 位,每年新发病例超过 50 万,而第二原发肿瘤的年发病率也稳定在 4% ~7%。根据美国国家癌症研究院(NCI)1993 年的调查,头颈部恶性肿瘤的年发病率为 20.6/10 万。

随着现代分子生物学理论和医疗科学技术的日益进步和完善,头颈部肿瘤患者可能会获得更好的局部控制和较长的生存时间,这就必然面临着一个治疗后疗效评价的问题。对于非致死性疾病来说,治疗效果的评价重点应在是否治愈及治愈后是否存在后遗症,或是否影响患者的生存质量;而对致死性疾病,例如恶性肿瘤来说,则患者的生存率及治疗后的生存质量均至关重要。

评价治疗措施效果的指标主要是有效率、治愈率和生存率。

$$有效率=治疗有效例数/治疗的总例数×100\%$$
$$治愈率=治愈人数/治疗人数×100\%$$

一、生存率及其计算方法

生存率(survival rate)又称生存概率或生存函数,系统计学指标,它概括了一组患者在特定的时间点上,其特殊结局可能发生的概率;生存曲线(survival curve)用图形概括地显示了整个时间上的生存率。其基本概念较简单,例如,对某一类别的患者,人们可能要问,在一定的区间内(如 5 年),可能存活的比例是多少?当然生存比例愈高,表示治疗的效果愈好。然而,生存分析则比其表现的形式复杂。如果在一个已选定的患者组中,最后观察每位患者时,人们要计量诊断至死亡的时间,并记录其生存状态,那么在调查研究结束时,这一组仍存活的人才可算为存活例数。只有所有患者观察时间相同,这一简单的计量才被认为是有效资料。

大多数真实的情况是,一组中所有成员的观察时间不可能一样。临近研究期结束时诊断的患者,末次随访时可能仍活着,比早期诊断的患者随访时间短。尽管此类患者与其他患

者的随访时间不可能一样长,但是他们的存活时间可能一样长,甚至更长。另一难点是,要了解这一组开始的所有患者的最终结局状态,通常是不可能的。人们搬迁或者更名,往往导致中途失访。这些人一部分可能死亡,另一部分可能仍然存活。因此,如果生存率要说明整个组的患者的明确结局,那就意味着必须处理这样的事实:一组中不同的患者观察时间不同;另一些人,分析时也不一定知道其生存状态。在生存分析的术语里,一直能观察到研究终点(如死亡)的主体被称为非截尾(uncensored)病例或完整资料;末次随访时仍存活者或者在某时点中途失访者被称为截尾(censored)病例或不完整资料。

1. 观察生存率(observed survival rate) 观察生存率是指生存率计算时只考虑到所有的死亡事件,即死亡人数的统计包含与所研究疾病有关和无关的任何原因致死者。

截尾数据的处理:①生存期超出了研究的终止期。统计开始前进行的最后一次随访时仍存活的病例,如果不是观察正好满整年者,而是存活了例如4年零8个月或4年零2个月,习惯上把最后一年存活时间当半年。②中途失访。如末次随访时尚存活的病例,累计观察了4年零5个月,此后失访,其性质同上,数据处理一样。

2. 校正生存率(adjusted survival rate) 观察生存率只考虑所有的死亡这一事件,而未考虑是否死于所研究的疾病。因为有些死亡病例不是死于所研究的癌症,肯定会影响生存率的计算。

将死亡人数分为死于本病和死于它病的两列,由于与所研究的疾病无关的其他原因死亡,其性质与失去联系(中途失访)一样,按截尾数据处理。这样暴露于死亡危险的有效观察人数,应排除死于它病的人数,从而校正了有效观察人数,得出的生存率即为校正生存率。

3. 相对生存率(relative survival rate) 有时候,死因分类的信息不能得到或者不可信,即随访资料中只知患者已死亡,但不知确切死因。这时就不可能计算校正生存率,于是就引出了相对生存率的概念。相对生存率指,如果在一组病例资料中,患者即使没有死于所研究的疾病,但在研究期内存在"正常的"死亡概率,即假定研究对象的生存概率与一般人群中的可比对象一样。那么,相对生存率即为观察生存率与一般人群中同期同种族、同性别、同年龄组人群的期望生存率之比。这是 Ederer、Axtell 和 Cutler 于 1961 年首次报告应用的。

$$相对生存率 = (观察生存率/期望生存率) \times 100\%$$

与患者的种族、性别、年龄、登记年份相适合的一般人群期望生存概率可从人群寿命表中得到。在我国上海、启东、北京等地区居民寿命分析中,可查到相关资料。在一般人群寿命表中,查出与每位患者年龄相对应的该年度死亡概率,用 1 减去这些死亡概率,则获得相对应的该患者该年度正常的生存概率。n 年生存率为给出的 n 年生存概率的累积乘积,即为该患者 n 年的期望生存率。所研究的整组资料的 n 年平均期望生存率为所有个体 n 年期望生存率的总和,由所研究患者总数去除得到。

相对生存率总是高于观察生存率,它可以校正因性别、年龄、种族及社会经济状态对研究人群生存状况的影响。特别是,如果一批患者观察例数很多,其人群的种族、性别、年龄结构复杂时,应用相对生存率,则对在研究癌症逃脱死亡概率的评价中很有帮助。但是,如果死因的信息确实可信或者没有合适的人群寿命表,使用校正生存率就较为合适。当观察组较少或当观察例数很多,而患者来源于特殊的社会经济群体时,校正生存率可反映真实情况。在任何情况下,所用的方法必须予以说明。在比较不同的患者组时,必须采用相同的方法。在国际癌症登记研究中,不同国家(地区)间的比较就一直采用相对生存率的方法。

临床癌症生存率涉及癌症的分期,但是以人群为基础的癌症登记资料,包括欧洲的癌症登记处都很难得到分期的信息,我国以人群为基础的癌症登记资料报道更少。

4. 总生存期(overall survival)　为从研究起始点开始到因各种原因导致病人死亡之间的时间,且是按意向治疗人群(intent-to-treat population)计算。这个终点精确可测,并有死亡日期提供依据。在终点评估时不会出现偏倚。生存期是迄今为止评价抗肿瘤药物最可靠的临床试验终点,当研究能充分评价生存期时,它通常是首选终点。

总生存期应在随机对照研究中评价。随机对照研究中,对照组和试验组间除使用药物治疗不同外,若其他因素的差异最小化,如病例的选择、影像技术或支持治疗的改善等,则可以进行结果的直接比较。如果药物的毒性可以接受,总生存期显著的改善可视为有临床意义。

5. 无瘤生存期(disease free survival, DFS)　通常定义为患者从研究起始点到出现肿瘤复发或由任何原因引起死亡之间的时间。该终点最常用于根治性手术或放疗后的辅助治疗的研究。如果某些肿瘤在大部分患者手术或化疗后达到完全缓解时,DFS 也可以作为一个重要终点。尽管在大多数辅助治疗的情况下,总生存期仍然是一个传统的终点指标,但是当生存期延长而使得选择生存期为临床试验终点不现实的时候,DFS 可以作为一个重要的终点指标。目前 DFS 已经成为乳腺癌辅助性激素治疗、结肠癌辅助治疗,以及乳腺癌的辅助性细胞毒治疗的主要审批基础。DFS 可以是临床获益的替代终点或者可以为临床获益提供直接证据。这一决定取决于疗效大小、风险-效益关系以及疾病情况。

如果将 DFS 作为一个可能终点,需要考虑的重要问题包括估计的疗效大小和已经证明的标准治疗方法的获益。试验方案应详细说明 DFS 的定义以及随访研究和随访的时间安排。许多原因可能导致计划外评价,各试验组之间计划外评价的频率、时间和原因存在差异,而这些差异可能会导致偏倚。如果可行,可通过研究者和患者的双盲操作,使这种潜在的偏倚最小化。可以通过对随访期间事件发生的总数(不管事件发生的时间)进行比较分析,从而评估由于计划外的评价而产生的可能偏倚影响。

无瘤生存期的定义可能比较复杂,尤其是当死亡发生而没有预先对肿瘤进展情况进行记录时。这些事件可记录为疾病复发,或作为删失的事件。尽管所有关于死亡的统计分析方法均有一定的局限性,但是将所有原因导致的死亡均认为是由疾病复发所致,可以将偏倚降至最低。这种定义的局限性在于高估了 DFS,尤其是对于长期失访后死亡的患者。如果在各研究组中长期随访的频率不一致或是因为药物毒性而产生的非随机脱落,将会产生偏倚。某些分析将肿瘤相关死亡认为是 DFS 事件,并删失了非癌症死亡病例,这种方法可能在判断死亡原因时产生偏倚。另外,任何删失患者的方法(无论是针对死亡还是末次随访)都会认为被删失的患者与未被删失的患者具有相同的复发风险。

6. 疾病进展时间(time to progress, TTP)　为从研究起始点开始至出现肿瘤客观进展之间的时间,TTP 不包括死亡。无进展生存期(progress free survival, PFS)为从研究起始点开始至出现肿瘤客观进展或死亡之间的时间。对于肿瘤进展的明确定义,在临床研究中非常重要,应该在研究方案中详细描述,以便于实现研究目的。

与 TTP 相比,PFS 是更常选用的替代终点。因为 PFS 包括死亡,更好地反映了受试药物的毒副作用,因此与总生存期有更好的相关性。在对 TTP 的分析中,无论是在死亡时还是相对较早的随访期间,死亡均被删失(试验中的非随机脱落)。PFS 可假设患者的死亡与肿瘤进展有着随机的联系。然而,当大多数死亡与癌症不相关的情况下,TTP 也可以是一个合适的终点指标。

PFS 反映了肿瘤的生长,又可以在证实生存期获益之前进行评价,不会受到后续治疗的混淆。对于预定的样本量,PFS 受到的影响可大于总生存期受到的影响。然而,对于许多不同种类的恶性肿瘤来说,正式确认 PFS 作为生存期的替代终点是比较困难的。通常没有足够的数据对生存期和 PFS 的相关性进行评价。抗肿瘤药物临床试验规模通常较小,已有药物的生存获益通常比较小。在不同的抗肿瘤治疗试验中,用于支持审批的 PFS 终点所起的作用是不同的。PFS 的延长是否直接代表临床获益或仅是临床获益的替代终点,取决于这种新治疗方法的疗效大小以及与现有治疗相比的风险-效益比。

7. 生存率的计算方法　计算生存率的基本方法主要有两种,即寿命表法(life table method)和 Kaplan-Meier 法(Kaplan-Meier method)或称乘积-极限法(product-limit method)。两者可以利用截尾数据和非截尾数据,前者适用于观察例数较多而分组的资料,后者适用于观察例数较少而不分组的资料。两种计算方法的术语要避免混淆,不同方法计算的率不能直接比较,不同组的患者比较时,要用同一种方法计算不同的率。

(1) 寿命表法:寿命表法由 Berkson 和 Gage 于 1950 提出,是首先用于描述癌症患者生存结局的方法。寿命表法计算生存率比较复杂,但它能利用截尾数据,综合反映一批患者经过不同的时期逐渐死亡的过程,亦即生存率不断下降的过程。它用于描述治疗效果和患者预后的过程,其生存率不会出现忽高忽低的不稳定情况,适用于观察例数较多而分组的资料。

寿命表法是将整个观察期的一批患者按一定的区间间隔期(interval)分组,通常区间间隔期为月或年。其计算生存率的基本原理是先求出活过一定间隔期的患者再活过下一间隔期的概率,即生存概率;然后根据概率的乘法定理,将逐个生存概率连续累积相乘,得到从开始活到一定时间的概率,即累积生存率。

(2) Kaplan-Meier 法:Kaplan-Meier 法由 Kaplan 和 Meier 于 1958 年首先提出。目前被广泛应用于生存率计算。现有许多的计算机程序可供选用,主要适用于观察例数较少而不分组的资料。

由 Kaplan-Meier 法计算的生存曲线,包含对应于每例死亡的由水平线与垂直线组成的阶梯状曲线,而相比之下,寿命表法类似于线图。

与所研究的疾病无关的其他原因死亡者,如按截尾数据处理(即截尾病例不算死亡人数),那么,计算出的累积观察生存率即为校正生存率。与寿命表法一样,观察生存率被期望生存率去除,可计算出相对生存率。

8. 生存率和回归分析

(1) 疾病和治疗别生存率:虽然为全部观察患者的生存率提供了有效的信息,但是由于所观察的患者、所患的肿瘤以及所接受的治疗不同,使得分组资料和全部资料间生存率不一致。例如一组晚期患者的生存率,相比之下一定较低。最简单的解决方法是按患者、疾病和治疗类别,构建所谓患者、疾病和治疗别生存率(patient,disease,and treatment-specific survival)。对大多数癌症,疾病分期是影响生存结局的最重要的变量,常用的别生存率为分期别生存率、种族别生存率和年龄别生存率。

(2)比例风险回归模型:患者、疾病和治疗类别范围内的生存分析是最简单的多因素生存分析方法,这种方法仅适用于以患者分组的(即分类变量 categorical variable 或称计数资料)多因素生存分析。但是它无助于在区间范围变化的计量数据(即数值变量 numerial variable 或称计量资料)的多因素生存分析,例如癌症患者的区间变量阳性淋巴结的数目、细胞记数、肿瘤标记数值等。如果把研究总体分散到每个区间,那么每个区间的主体太少,从而失去了意义。另外,当分析一个以上的因素时,会得到很多的生存曲线,其比较效果难以保证。

常规的多元回归分析是研究多变量(多个自变量)共同影响单一结局(一个因变量)的方法,但是,此方法不能处理截尾数据。为了能同时分析多变量与生存时间的关系,并且可以处理截尾数据,1972 年英国统计学家 Cox 提出了比例风险回归模型(proportional hazards regression model,简称 Cox 回归),它可用于分析协变量对生存时间的影响,且可以处理截尾数据。协变量可以是分类变量如种族,计量资料如年龄或实验室检验结果。由于 Cox 回归计算过程极其繁复,目前都是应用计算机软件分析,甚为方便,已成为当今生存分析最普遍应用的方法。

9. 生存率的标准误及其比较

(1)标准误:用标准误与可信区间度量生存率的精确性。

1)寿命表法生存率的标准误:根据 Greenwnd 方差传播公式计算。

2)相对生存率的标准误:相对生存率的标准误可由期望生存率除以观察生存率的标准误而得到。

(2)生存率的比较:比较两组患者的生存率时,关键问题是其是否由机会造成,观察到的差别的概率是多少等问题,均可由生存率的标准误予以回答。如果两个生存率的 95% 的可信区间不重叠,习惯上将观察到的差别考虑为有统计学显著性,即不像是由于机会所造成。

如果比较每一个随访时点时两组患者无显著性差别,而当要采用整个随访时期的材料时,单个的无显著性差别生存率结合起来计算,会得到有显著性差别的生存率,这种情况是可能的。各组生存曲线间整体差别情况最常用的统计学检验方法为时序检验(log rank test)。时序检验可平等加权整个随访时期的各组差别效果,并且大多数情况下,选择时序检验是恰当的。其他检验方法可按照人数不同时点的风险,加权各组差别,并且可按照随访时死亡趋势发生的早或晚,得出差别结果。

在检验统计学意义时,如果两个治疗组的患者和疾病特征存在差别,则生存结局的统计学显著性差别,首先反映的是两组患者序列间的差别,而不是疗效的差别。评价疗效的最终方法,需要应用能使患者特征和疾病特征有可比性的随机临床试验。

10. 研究起始点(study starting point) 按照研究的目的来确定生存率研究的起始时间,如研究癌症自然病程的起始时间为初次出现症状的时间。可用不同的日期作为评价疗效的起始时间,包括:①诊断日期;②首次就诊日期;③住院日期;④开始治疗日期。如果研究肿瘤明显完全缓解后复发的时间,以肿瘤明显完全缓解日期为起始时间。在每一份研究报告中,要特别清晰地标出特定的参考日期。

治疗的最初时间应作为评价疗效的起始时间,对未治疗的患者,最可能用于比较的日期是决定不进行肿瘤治疗的日期。对治疗和未治疗的患者,上述时间(也是计算生存率的时间)通常应与开始肿瘤分期的日期相一致。

11. 生存状态(vital status) 在确立时间时,要明确说明每位患者的生存状态:存活、死亡或未知(即失访)。每位患者参加研究的终末点(endpoint)为:①特殊终点事件(terminal event),如死亡;②研究完整期内生存;③失访。每位病例的观察随访时间系起始点至终点事件、研究结束或最后观察日期。

在终末点,描述患者状态的术语有:存活、无瘤、未复发或复发后;带残留肿瘤、复发肿瘤或转移肿瘤存活;带原发肿瘤存活、死亡、无瘤、术后;未知、失访。

随访的完整性是研究生存资料的关键因素,因为很少数目的患者失访也会导致错误或偏倚(bias)。假如所有失访患者在研究期末一直存活的话,通过计算最大生存率才能查清由于失访造成的最大可能的偏倚;假如所有失访患者在失去随访时死亡,则可计算出最小生存率。

12. 时间区间(time intervals) 经常需要把全部生存时间按周、月、年单元分为多个间隔区间(intervals)。区间生存曲线描述了在研总体的患者活过特定时间的动态。选择时间区间,要考虑到疾病的自然病程。自然病程长的疾病,其研究期可持续 5~20 年,把 6~12 个月作为间隔区间描述生存动态是有意义的。如果所研究的总体患者预后很差(如食管癌和胰腺癌的患者),其研究期可持续 2~3 年,生存区间为 1~3 个月。当描述生存率时,必须要考虑每个生存区间的个体人数。

二、生 存 质 量

随着生物-心理-社会医学模式的建立,如何改善并提高患者的生存质量,已成为头颈部肿瘤治疗中越来越受重视的问题。对肿瘤治疗效果的评价,也从传统的注重治愈率、生存率及功能重建转移到在此三者基础上强调提高治疗后的生存质量上。头颈部是人类行使交际、营养、呼吸及发声的核心部位,因此头颈肿瘤对患者生存质量的影响尤为显著。

生存质量(quality of life,QOL)亦称生命质量或生活质量。WHO 生活质量研究组给生存质量的定义为:不同文化和价值体系中的个体对于他们的目标、期望、标准以及所关心的事情有关的生存状况的体验。这就是说,生存质量应当是个体的主观评价,但其主观评价是根植于所处的文化和社会环境之中的,它包含了个体的生理健康、心理状态、社会关系、个人信仰和与周围环境关系等各个方面。QOL 的基本含义有:①QOL 是主观的,是来自患者的感受;②QOL 是多维的,涵盖了患者生活中的众多方面;③QOL 是动态的,随着时间和环境的变化而变化。

目前,普遍承认生存质量的内容是一个多维的概念。其构成主要有 3 个方面:①躯体功能状态,包括患病情况、症状、体征、器官功能和实验室检查等;②社会健康,涉及社会网络的大小、社会交往的频率、工作承受能力和社会参与的程度等;③心理健康,相对要复杂些,包括焦虑、抑郁、认知、幸福感、满意度等。其中,在癌症防治研究中,生存质量至少包括反映癌症患者生活中功能的、经济的、社会的、心理的以及情绪的各个方面与疾病或治疗相关症状控制的满意程度。Ferrell 提出一个四维模式结构:身体健康状况(包括各种生理功能活动有无限制、休息与睡眠是否正常等)、心理健康情况(含智力、情绪、紧张刺激等)、社会健康状况(含社会交往和社会活动、家庭关系、社会地位等)和精神健康状况(含对生命价值的认识、宗教信仰和精神文化等)。

WHO 则建议应包括躯体功能、心理状况、独立能力、社会关系、生活环境、宗教信仰与精神寄托等 6 个方面。每个领域包含一些方面(facet),共 24 个方面。WHO 据此制订了用于测量与健康有关的生存质量的量表 WHOQOL-100 和 WHOQOL-BREF。

第二节　口腔颌面-头颈肿瘤患者的生存率现状

2002 年第 6 版恶性肿瘤 TNM 分期增加了癌症生存分析内容,并在头颈部肿瘤章节,按 TNM 分期(可能的话按病理分期,否则按临床分期)介绍了其解剖亚区肿瘤,即唇、口腔、咽(鼻咽、口咽、下咽)和喉鳞状细胞癌,所有组织学类型的上颌窦和大唾液腺癌患者的 1~5 年观察生存率、相对生存率及 5 年生存率的 95% 可信区间(主要体现不同分期 5 年生存率的重要差异),并构建了生存曲线。所有数据均引自美国国立癌症数据库(NCDB)1985 年至 1996 年诊断的病例,对 1985 年至 1991 年的病例进行了生存分析,每位病例随访至少 5 年。

1. 唇癌和口腔癌的生存率

(1) 唇鳞状细胞癌患者 TNM 分期的 5 年观察生存率和相对生存率,见表 28-2-1。

表 28-2-1　1985—1991 年唇鳞状细胞癌 5 年观察生存率和相对生存率

TNM 分期的观察生存率	1	2	3	4	5	95%CIs*	例数/例
Ⅰ期	92.5 (97.2)	89.2 (93.2)	82.9 (89.7)	77.3 (86.1)	72.6 (82.8)	70.1~75.0 (80.1~85.6)	1 543 (1 552)
Ⅱ期	92.0 (93.6)	80.6 (84.7)	71.3 (79.9)	69.9 (76.8)	64.1 (73.1)	57.6~70.6 (65.6~80.5)	248 (252)
Ⅲ期	85.0 (85.6)	67.0 (70.6)	61.8 (65.1)	60.0 (64.9)	56.0 (61.9)	43.3~68.6 (47.2~76.7)	69 (69)
Ⅳ期	72.4 (68.9)	57.9 (61.0)	50.0 (54.3)	50.0 (54.3)	41.1 (47.2)	27.8~54.5 (31.8~62.6)	65 (66)

注:*示 5 年生存率 95% 可信区间,括号内数字为相对生存率。

(2) 口腔鳞状细胞癌患者按 TNM 分期的 5 年观察生存率和相对生存率,见表 28-2-2。

表 28-2-2　1985—1991 年口腔鳞状细胞癌 5 年观察生存率和相对生存率

TNM 分期的观察生存率	1	2	3	4	5	95% CIs*	例数/例
Ⅰ期	91.6 (93.3)	80.6 (84.4)	72.0 (77.5)	66.1 (73.0)	59.8 (68.1)	57.7~61.8 (65.7~70.4)	2 511 (2 528)
Ⅱ期	87.0 (88.1)	69.6 (72.7)	59.7 (64.2)	53.0 (58.6)	46.3 (52.9)	43.8~48.7 (50.2~55.7)	1 836 (1 858)
Ⅲ期	76.7 (77.5)	58.1 (60.9)	48.7 (52.5)	41.6 (46.0)	36.3 (41.3)	33.6~38.9 (38.3~44.4)	1 431 (1 445)
Ⅳ期	60.2 (60.3)	38.4 (40.6)	30.9 (33.5)	26.5 (29.3)	23.3 (26.6)	21.5~25.0 (24.5~28.6)	2 433 (2 459)

注:* 示 5 年生存率 95% 可信区间,括号内数字为相对生存率。

2. 鼻咽癌、口咽癌和下咽癌生存率

(1) 鼻咽鳞状细胞癌患者 TNM 分期的 5 年观察生存率和相对生存率,见表 28-2-3。

表 28-2-3　1985—1991 年鼻咽鳞状细胞癌 5 年观察生存率和相对生存率

TNM 分期的观察生存率	1	2	3	4	5	95% CIs*	例数/例
Ⅰ期	84.1 (86.2)	76.4 (79.0)	66.9 (72.3)	65.7 (72.3)	56.0 (62.5)	45.6~66.3 (50.5~74.5)	104 (104)
Ⅱ期	78.7 (79.6)	60.5 (60.9)	53.2 (57.4)	48.1 (53.6)	45.4 (52.1)	34.8~56.0 (39.9~64.3)	96 (96)
Ⅲ期	84.6 (86.2)	72.9 (76.7)	60.9 (65.9)	55.6 (61.9)	49.0 (56.3)	41.8~56.0 (48.1~64.4)	205 (205)
Ⅳ期	69.6 (54.8)	52.9 (47.6)	43.9 (43.3)	38.8 (43.3)	34.1 (38.9)	30.2~37.9 (34.6~43.3)	665 (669)

注:* 示 5 年生存率 95% 可信区间,括号内数字为相对生存率。

(2) 口咽鳞状细胞癌患者 TNM 分期的 5 年观察生存率和相对生存率,见表 28-2-4。

表 28-2-4　1985—1991 年口咽鳞状细胞癌 5 年观察生存率和相对生存率

TNM 分期的观察生存率	1	2	3	4	5	95% CIs*	例数/例
Ⅰ期	87.0 (88.9)	74.4 (78.1)	64.4 (69.8)	56.5 (62.4)	50.0 (57.3)	46.7~53.4 (53.5~61.2)	980 (986)
Ⅱ期	86.6 (87.9)	70.4 (73.8)	61.8 (66.6)	53.9 (60.1)	47.5 (53.7)	44.3~50.6 (50.0~57.3)	1 107 (1 118)
Ⅲ期	77.1 (78.5)	57.6 (60.1)	46.7 (50.6)	42.2 (47.0)	37.9 (43.2)	35.3~40.4 (40.3~46.2)	1 529 (1 541)
Ⅳ期	63.6 (64.0)	43.5 (45.5)	34.2 (36.7)	28.9 (32.0)	26.1 (29.6)	24.5~27.6 (27.8~31.3)	3 419 (3 451)

注:* 示 5 年生存率 95% 可信区间,括号内数字为相对生存率。

（3）下咽鳞状细胞癌患者 TNM 分期的 5 年观察生存率和相对生存率,见表 28-2-5。

表 28-2-5　1985—1991 年下咽鳞状细胞癌 5 年观察生存率和相对生存率

TNM 分期的观察生存率	1	2	3	4	5	95% CIs*	例数/例
Ⅰ 期	78.7 (80.3)	62.8 (66.7)	47.8 (53.0)	42.3 (47.0)	35.2 (40.7)	29.4~41.0 (31.4~47.4)	299 (304)
Ⅱ 期	76.7 (77.5)	58.2 (59.8)	42.6 (46.3)	37.1 (40.9)	31.3 (35.6)	26.1~36.6 (29.6~41.6)	345 (350)
Ⅲ 期	73.0 (74.1)	52.7 (55.5)	42.7 (46.3)	35.6 (39.0)	31.8 (35.5)	27.9~35.6 (31.1~39.8)	617 (620)
Ⅳ 期	60.4 (60.1)	35.5 (37.1)	25.7 (27.9)	20.2 (22.4)	17.4 (19.9)	15.5~19.2 (17.7~20.0)	1 671 (1 688)

注:* 示 5 年生存率 95% 可信区间,括号内数字为相对生存率。

3. 上颌窦癌患者 TNM 分期的 5 年观察生存率和相对生存率,见表 28-2-6。

表 28-2-6　1985—1991 年上颌窦癌 5 年观察生存率和相对生存率

TNM 分期的观察生存率	1	2	3	4	5	95% CIs*	例数/例
Ⅰ 期	85.7 (88.5)	78.9 (84.0)	66.0 (71.0)	60.4 (65.0)	54.5 (60.4)	41.4~67.6 (45.5~75.3)	65 (67)
Ⅱ 期	81.0 (83.1)	66.9 (70.5)	57.6 (62.4)	52.2 (58.1)	43.8 (50.0)	32.6~54.9 (37.1~62.9)	87 (87)
Ⅲ 期	80.4 (81.6)	59.6 (63.8)	51.2 (65.6)	43.2 (47.9)	39.5 (45.9)	31.5~47.5 (36.8~55.0)	162 (167)
Ⅳ 期	58.9 (58.9)	51.4 (43.6)	33.4 (35.9)	28.4 (31.8)	27.0 (31.1)	22.2~31.8 (25.5~36.7)	364 (370)

注:* 示 5 年生存率 95% 可信区间,括号内数字为相对生存率。

4. 大唾液腺癌患者 TNM 分期的 5 年观察生存率和相对生存率,见表 28-2-7。

表 28-2-7　1985—1991 年大唾液腺癌 5 年观察生存率和相对生存率

TNM 分期的观察生存率	1	2	3	4	5	95% CIs*	例数/例
Ⅰ 期	94.3 (96.3)	88.3 (92.5)	83.0 (89.6)	79.3 (88.1)	74.9 (85.8)	72.1~77.6 (82.7~89.0)	1 124 (1 130)
Ⅱ 期	89.2 (91.1)	76.6 (80.7)	68.7 (74.4)	64.6 (71.2)	58.7 (66.2)	53.9~63.4 (60.8~71.7)	476 (478)
Ⅲ 期	85.0 (85.6)	68.0 (71.2)	57.0 (61.9)	52.2 (57.4)	46.0 (53.3)	41.7~51.3 (47.8~58.7)	470 (477)
Ⅳ 期	68.4 (68.4)	47.0 (48.5)	37.4 (40.5)	31.4 (34.3)	27.9 (31.9)	24.0~31.8 (7.5~36.4)	576 (580)

注:* 示 5 年生存率 95% 可信区间,括号内数字为相对生存率。

在出版的影响因子为 69.026 的著名学术刊物 *CA:A Cancer Journal for Clinicians* 上,美国癌症学会(American Cancer Society)公布了美国癌症的统计数据。2009 年,美国预计查出 1 479 350 新发癌症病例,其中男性 766 130 例,女性 713 220 例,口腔癌与咽癌新发病例 35 720 例;全美将有 562 340 人死于癌症(死于口腔癌与咽癌 7 600 例),也就是说每天死亡 1 500 人。

全身各部位癌症的 5 年相对生存率均逐年提高,1975—1997、1984—1986、1996—2004 年口腔癌的 5 年相对生存率分别为 53%、55% 和 60%。2009 年男女估计新发癌症病例数前 10 位排名,2009 年男女估计癌症死亡病例数前 10 位排名,头颈癌估计新发与死亡病例数,全身各部位癌症的 5 年相对生存率。可以看出,口腔癌的 5 年相对生存率徘徊在 60% 左右。国内目前尚缺乏全国性的口腔癌或头颈癌 5 年相对生存率资料。

不同的病理类型对生存率评估的时限要求有所不同。根据上海交通大学医学院附属第九人民医院口腔颌面外科 1991 年的统计,683 例口腔颌面部鳞癌的 3 年、5 年、10 年生存率分别为 64%±1.9%、61%±2% 和 56%±2.2%,唾液腺癌的 3 年、5 年、10 年、15 年、20 年生存率分别为 76.0%、64.0%、63.0%、59.1% 和 37.8%。在唾液腺癌中,高分化黏液表皮样癌的 10 年、15 年生存率为 92.2% 和 91.1%,而恶性程度较高的腺癌则下降至 40.0% 和 33%;未分化癌的 3 年、5 年生存率更低,仅为 36.4% 与 20%。

唾液腺癌与鳞癌生存曲线及生存率的明显不同,是由肿瘤生物学特性所决定的。因此,对唾液腺癌,特别是低度恶性唾液腺癌,如高分化黏液表皮样癌、腺泡细胞癌等,对其预后及治疗效果评估应以 10 年及 15 年,甚至 20 年为标准。

间叶组织来源的恶性肿瘤,其生存率视不同组织类型而定。就一般规律而言,口腔颌面部间叶组织来源的恶性肿瘤的预后比唾液腺癌及鳞癌差。

由于人种、病例构成以及各医疗单位之间设备条件、技术水平等各种因素的影响,各国之间、各医疗单位之间所报道的生存率、治愈率很难做出绝对的比较,仅可大致反映各国及各医疗单位之间的异同、总体水平和现状。

第三节　口腔颌面-头颈肿瘤患者生存质量的评价

一、生存质量研究的历史与现状

生存质量(quality of life,QOL)作为一个专门的术语并进行广泛研究起始于 20 世纪 30 年代,兴起于 20 世纪 50~60 年代。当时 WHO 将健康的定义由"没有残疾"改为"躯体、心理和社会的一种良好状况"。Karnofsky(1949)首次对肿瘤患者进行其行为状态量表的评价。在肿瘤学研究和实践方面无论患者住院或在家中,对其评价均可进行评分。Karnofsky 量表在临床上使用时间最长,可作为预后指标,至今仍在肿瘤的临床治疗中广泛应用。Prestman(1976)的线性自我评估系统(linear analogue self assessment,LASA)能反映时间的变化,被作为生存质量研究中首次评估肿瘤患者的症状、生理、情绪、心理与社交的开始。20 世纪 80 年代后形成了新的研究热潮。

在医学研究领域的研究表明:疾病谱和医学的发展引发了健康观和医学模式的转变,健康已不再是简单的没有疾病或虚弱状态,而是身体上、精神上和社会活动中的完好状态。传统的仅关注生命的保存与局部躯体功能改善的一些方法和评价指标体系面临着严重挑战。第一,未能体现健康的全部内涵;第二,未能体现具有生物、心理和社会属性的人的整体性和全面性;第三,未能反映现代人更看重活得好而不只是活得长的积极心态。因此,广大的医学工作者进行了生存质量评价的探讨,并提出了与健康有关的生存质量概念 HRQOL (health-related quality of life)。总之,在医学研究领域,20 世纪 70 年代主要是引入和探索期,借用大量的正常人群评定量表来对患者的生存质量进行测定;80 年代后则转向特定的肿瘤与慢性疾病的测评,并研制推出了大量的面向疾病的特异性的测定量表。目前医学领域的生存质量研究均已达到较高水平,范围甚广。从检索 Pubmed 可以看出,以 Quality of Life 为检索词,仅 2000 年 1 月 1 日至 2010 年 3 月 30 日期间的文章就有 100 301 篇,而以 Quality of Life 和 Head and Neck Tumor 为检索词,则有 20 110 篇。

二、生存质量的构成及其评定方法

(一) 生存质量的构成

Shipper 和 Levitt 认为,生存质量的构成应有 4 个方面:①机体/职业功能;②心理状态;③社会活动;④身体状况。WHO 提出的生存质量测定包括 6 个方面:①身体机能;②心理状态;③独立能力;④社会关系;⑤生活环境;⑥宗教信仰。

在医学领域,Cox(1992)提出的生存质量测定主要应用于 4 个方面:①人群健康状况的测量;②资源利用的效益评价;③临床疗法与干预措施的比较;④治疗方法的选择与决策。

生存质量的特征:①是一个综合指标,包含多方面的内容;②多采用功能或行为术语来说明,即着重于具有某种状态的人其行为的能力如何,而不仅仅依靠临床诊断和实验室检查结果;③在评价者方面,更多地采用自我评价,尊重被测者的心理以及环境对其的影响;④采用的指标常是主观指标,没有一个通用的客观的参考指标,同时受个体经济文化背景和价值观念的强烈影响;⑤具有时变性,可随时间的变化而变化。

肿瘤与慢性病患者的生存质量测评是医学领域生存质量研究的主流。生存质量量表的制作非常复杂,一般由专业人员完成,有资料显示在 1987—1991 年应用较多的量表包括疾病影响调查表(SIP)、行为状态量表(KPS)和癌症患者生活功能指标量表(FLIC)等,而在 1995—1998 中常用的量表包括 EORTC-30 和 SF-36 等,至今,每年都有数千篇文章涉及肿瘤与慢性病的生存质量测定,而且具有明显上升的趋势。

近年来,国外在临床上制订了多种评价 QOL 的方法,主要分为由医师完成的医学分级法和患者的自我评价法。众所周知,人类的生存形态和其内容是极其复杂和多样的,因而不同生物学特征的群体在生理、心理和社会生理中所处状态也有所不同,他们对 QOL 的要求也各不相同。Geddes 曾经提出,任何一个 QOL 评价表仅适合于一个特定的人群,而不是它的全部。

QOL 的内容是抽象和主观的,QOL 评价常用间接的方法,如观察、随访或标准化量表、调查表等。Moinpour 和其他学者认为理想的 QOL 问卷应是自愿接受的,问卷也应是精练的、简明易懂的,尽可能花费最少的时间和钱。它应对在生活的各个方面(如对健康的变化)十分敏感。国外文献资料将 QOL 常用方法归纳如表 28-3-1、表 28-3-2 所示:表 28-3-1 为几种具有代表性的医师分级法;表 28-3-2 为一些常用肿瘤患者的自我评价方法。

表 28-3-1　QOL 常用的医师分级法

方法	评价指标				评分
	生理	抗能	心理	社会	
Karnofsky	+	+			0~100
WHO	+	+			0~4
ECOG	+	+			0~4
Spitzer	+	+	+	+	0~10

表 28-3-2　QOL 常用的患者自我评估法

方法	内容
LASA	症状、心理、情绪、社交
FLIC	症状、心理、情绪、社交
CARES	生理、心理、婚姻、性生活、医学、社交
EORTC	功能状态、症状、心理、社交、经济状况等

由于 QOL 概念的复杂,每一种方法不可能适应所有的临床情况,只能根据特定目的选择适当的方法。比如:Karnofsky 量表在临床上使用时间最长,可作为预后指标,目前仍在广泛应用。在肿瘤学研究和实践方面无论患者住院或在家中,其评价均可影响到评分;Karnofsky、WHO 及美国东部肿瘤协作组(ECOG)的分级方法具有许多相同的局限性,特别是忽视了社会心理变异。Spitzer 分级快速简便,几乎包含了 QOL 的各个方面,但较为烦琐,而且常与患者的自我评估不一致。线性自我评估系统(LASA)确实能反映时间的变化,但评分费时,准确性较差,而且评分相同的患者其预后可能完全不同。癌症的功能生活指数(FLIC)目前被广泛应用;局限性在于其没有亚级内容,相对缺少症状指标,对时间变化也不够敏感。癌症康复评估系统(CARES)内容全面,其说明简要、实用,它特别注意可通过康复治疗而改善 QOL 问题。

生存质量测定大致可分为 3 大类:一类由患者作出的自我评价法;另一类由专职医疗保健人员通过多种评价方法,诸如访谈法、观察法、标准量表法等加以评定;第三类则由家庭成员(或看护者)来评定。Karnofsky 认为:生存质量如同时被患者、家属和医务人员进行评定将难以达到所预期的结果。因为在实际操作中,这三者的过程是不同的,信息采集的层面以及可信度也会不同。一般来讲,从家庭成员或看护者获得的信息,也许有其本身必然的有效性,但同患者的自我评定往往很不一致。因此,以此作为生存质量的评价资料则缺乏必要的可靠性。目前的观点是当患者和家庭成员或看护者的评定结果出现偏离时应更注重患者自身的观点。学者们仍建议应采用多种方式加以评定。以获得令人满意的结果,而且,多渠道、多层面、多方式评定能避免由一种方式评定生存质量不同方面所产生的相关错误。

(二) 生存质量评价方法

以下具体介绍一些常用的生存质量的方法。

1. 访谈法 访谈法(interview)是研究者通过与研究对象或受试者进行广泛的交谈,了解受试者或患者的心理特点、行为方式、健康状况、生活水平等,从而对其生存质量进行评价。

访谈法可分为有结构访谈和无结构访谈两类。前者是事先规定了所问项目和反应可能性的访谈,谈话按预定内容进行;后者是一种非指导性的、自由式的提问以及作答的访谈形式。从实际的应用来看,两者可单独使用或两者兼用。

访谈法的优点是:①较为灵活,可彼此交心,医患双方可以随时改变谈话方式、转换谈话内容,以便可了解到一些量表无法反映的深层面的内容;②适用面广,所获信息全面,可适用于不同类型的人员,包括文盲、儿童、因病不能活动者。

访谈法的主要缺点是:①主观性太强。提问者的价值观和倾向性会影响受试者的反应以及对其作出的判断。②花费较大,结果难断。完成一例访谈所需投入的时间和精力较大,因而其结果的分析处理较为困难。

访谈法似乎与目前生存质量测定注重主观自我评价的趋势不同,因而难有用武之地。但我们认为目前生存质量概念应是多层次、多维度、多含义的,即使界定为完全的主观体验,也有很多场合不能单靠量表来评定(如农村中有很多文盲、重病者不能自评等)。在量表测定的确需要代理者(proxy)时,也可采用访谈法进行评定。这样,访谈可获得的信息量以及全面性是其他方法无可比拟的。

2. 观察法 观察法(observation)是在一定时间内由研究者对特定个体的心理行为表现或活动、疾病症状及副反应等进行观察,从而判断其综合的生存质量。

观察法比较适合一些特殊患者的生存质量评定,比如精神病患者、植物人、危重及晚期肿瘤患者、老年性痴呆等。

3. 主观报告法 由被测者根据自己的健康状况和对生存质量的理解,自己报告对其生存质量的评价(分数或等级数)。这是一种简单的、一维的全局评定法。优点是非常容易分析处理,缺点是很难具有可靠性和综合性。因而该法一般不用或不单独使用,只是作为其他方法的补充。

4. 症状定式检查法 当生存质量的测定主要限于疾病症状和治疗的毒副作用时,可采用症状定式检查(symptom check list)法。该法把各种可能的症状或副作用列成一表格,由评定者或患者逐一选择。其选项可以是"有""无"两项,也可根据程度分为不同项。不少疾病的症状和副作用评价均采用此法。

5. 标准化量表评定法 此法是经过考察的,且具有较好信度、效度和反应度的正式的标准化量表(rating scale)对被测者的生存质量进行多维的综合评定。根据评定主体的不同可分为自评法和他评法两种。

该法具有客观性强、可比性好、程式标准化和易于操作等优点,是目前广为采用的方法。

三、口腔颌面-头颈肿瘤患者生存质量评价的常用方法及临床意义

(一) 口腔颌面-头颈肿瘤患者 QOL 评价的常用方法

WHO 生活质量研究组给生存质量的定义为:不同文化和价值体系中的个体对于其目

标、期望、标准以及所关心的事情有关的生存状况的体验。这就是说,生存质量应当是个体的主观评价,但其主观评价是根植于所处的文化和社会环境之中的,它包含了个体的生理健康、心理状态、社会关系、个人信仰和与周围环境关系等各个方面。QOL 的基本含义有:①QOL 是主观的,是来自患者的感受;②QOL 是多维的,涵盖了患者生活中的众多方面;③QOL 是动态的,随着时间和环境的变化而变化。

在众多的问卷量表中,Hollen 等根据生存质量量表关注点的不同,将量表分为 4 类:①一般健康量表,其关注点为所有人群;②疾病专门化量表,如专门针对肿瘤患者或糖尿病患者的调查量表;③部门专门化量表,如专用于肺癌或乳腺癌等病种的量表;④治疗量表,即用于评价不同治疗方案的量表。

一般健康量表或称通用型量表包括 WHO 跨文化跨国家生存质量表(WHOQOL-100)、美国的 SF-36(the Medical Outcome Study 36-item Short Form Health Survey, SF-36)、GHQ、NHP、MHIQ(Mc-Master Health Index Questionnaire) 等,其中以 SF-36 为众所推崇。SF-36 量表是在 MOS(Medical Outcomes Study)的基础上,由美国波士顿健康研究所研制的简明健康调查量表。其包含躯体功能、躯体角色、身体疼痛、一般健康状况、活力、社会功能、情感角色和心理健康 8 个领域。李鲁等对 SF-36 应用于中国普通人群的心理学特性进行了较大规模的测评,证明其具有较好的信度和效度。

针对癌瘤患者,也有通用问卷量表,如癌症患者生存质量功能指标量表(Functional Living Index-Cancer,FLIC),欧洲癌症治疗研究组织历时 7 年推出的跨文化、跨国度的 QOL-C30 量表(EORTC-C30),Karnofsky 行为状态(Karnofsky Performance Status,KPS)以及与之相应简化的 Zubroad 量表(表 28-3-3)。后者最早被用于癌症化疗患者的评估,虽然相对简单,但是其适用性很强,是临床通用型量表中应用最广泛者。

表 28-3-3　KPS 及 Zubroad 量表

Zubroad 标准		Karnofsky 标准	
评分	表现	评分	表现
0	能正常进行活动	100	正常,无主诉,无病征
1	有症状,能忍受,可在家生活	90	能正常活动,极少病征
		80	正常活动费力,有病征
		70	生活能自理,但不能正常活动
2	有症状,并丧失行动能力,但卧床时间<50%	60	偶需他人帮助,多数生活自理
		50	生活赖他人照顾,经常服药
3	严重失去行动能力,但尚能站立,大半时间卧床	40	不能行动,需特殊照顾
		30	严重失去行动能力,需住院
4	病情严重,卧床不起	20	必须住院,并行支持疗法
		10	垂危,随时可死亡
5	死亡	0	死亡

表 28-3-4 是 9 种常用的头颈肿瘤患者 QOL 评估的问卷和量表。

表 28-3-4　常用的头颈肿瘤患者 QOL 评估的问卷和量表

量表名称	自评	他评	用途	条目数量	总分
PSS-HN		+	手术评估	3 个子量表	300
UWQOL	+		手术评估	9	900
HNRQ		+	放射治疗评估	22	平均分
QOL-RTI/H & N	+		放射治疗评估	39	—
QL-H&N	+		综合评估	29	—
QLQ	+		综合评估	19	—
HNQOL		+	综合评估	21	—
EORTC QLQ-C30,H & N35	+		综合评估	65	—
FACT-H & N	+		综合评估	38	144

目前常用于头颈癌患者 QOL 的评价方法有:疾病影响简介(SIP),Karnofsky 量表、华盛顿大学头颈问卷(UWQOL)、欧洲癌症治疗研究组织问卷(EORTC)、头颈肿瘤患者行为状态量表(PSS-HN)、头颈放射治疗问卷(NHRQ)等。其中又以 Karnofsky 及 UWQOL 量表用得最多。

欧洲癌症研究与治疗组织头颈肿瘤患者生存质量问卷(European Organization for Research and Treatment of Cancer Quality of Life Questionnaire for Head and Neck Cancer, EORTC QLQ-C30/H & N35)由 30 个条目的核心量表 EORTC QLQ-C30(version 3.0)和 35 个条目的头颈部癌特异性模块(QLQ-H & N35)构成。EORTC QLQ-H & N 模块最早是 Bjordal 等根据乳腺癌和肺癌特异性模块的评定准则发展起来的,当时有 37 条特异性条目,于 1993 年简化为 35 条特异性条目,1995 年最终确定了目前通用的 EORTC QLQ-H & N35 模式。

QLQ-C30 由 5 个功能子量表(躯体、角色、认知、情绪和社会功能)、3 个症状子量表(疲劳、疼痛、恶心和呕吐)、1 个总体健康状况子量表和一些单一条目构成。QLQ-H & N35 则由疼痛、吞咽、感觉、说话能力、社交进食、社交接触、性欲及其他一些单一条目组成。目前该量表是国外各头颈外科研究中心应用最广泛的测评量表之一。

华盛顿大学生存质量问卷(University of Washington Quality of Life Questinnaire,UW-QOL)是由 12 个问题组成的自评问卷,包括 9 个疾病专一条目和 3 个测量总体相关 QOL 的综合性条目。得分越高,说明患者的 QOL 越好。UW-QOL 简短且比较全面,具有良好的可信度、有效度和反应度,患者乐于接受,是一个适用性较好的评价工具(表 28-3-5),已成为目前头颈肿瘤患者生存质量评价中最常用的问卷量表之一。

表 28-3-5　UWQOL 问卷量表(1999,第 4 版)

分类及评分	问卷内容
1.	疼痛
100	无疼痛
75	轻度疼痛,不需药物
50	中度疼痛,需药物
25	重度疼痛,依赖药物
0	剧烈疼痛,镇痛药无效
2.	外貌
100	外貌无改变
75	外貌轻度改变
50	外貌有改变,仍能参加社交活动
25	较重毁容,限制参加社交活动
0	严重毁容,无法与他人共处
3.	行动
100	同以前一样
75	有时(但不经常)不能像以前一样行动
50	经常感到疲劳,虽然可外出,但行动迟缓
25	没有能力外出
0	卧床
4.	娱乐
100	在家或外出娱乐无影响
75	可以外出,但有些事不能做
50	多次想外出,但放弃
25	大部分时间只能在家看电视
0	无法娱乐
5.	吞咽
100	和以前一样
67	不能吞咽某些固体食物
33	只能进流质
0	不能吞咽
6.	咀嚼
100	和以前一样
50	可进软食,但不能咀嚼某些食物
0	不能咀嚼软食

分类及评分	问卷内容
7.	语言
100	和以前一样
67	说话略困难,但可被听懂
33	只有家人及朋友才能听懂
0	不能被听懂
8.	肩部功能
100	肩部无异常
67	肩部不灵活,但不影响行动
33	肩部疼痛、无力,不得不改换工作
0	由于肩部问题丧失工作能力
9.	味觉
100	味觉正常
67	对大部分食物味觉良好
33	只能辨别部分食物的味觉
0	不能分辨任何味觉
10.	唾液分泌
100	正常分泌
67	有足够唾液,但少于正常
33	唾液太少
0	无唾液
11.	情绪
100	情绪良好,不受肿瘤影响
75	情绪尚好,偶尔会受肿瘤影响
50	对患肿瘤既不乐观也不沮丧
25	受肿瘤影响,有一定沮丧情绪
0	非常沮丧
12.	焦虑
100	毫不担心
67	轻度担心
33	担心自己的疾病
0	非常担心

一份好的问卷量表必须在可接受性、有效性、可信性、反应性四个统计学指标中令人满意。

1. 可接受性(acceptability) 指患者对问卷的接受程度。简明、完成速度快的问卷可接受性高。UWQOL 和 EORTC 问卷由于简洁易懂,而被大多数患者偏爱和接受。Karnofsky 量表也较简明,因为它不允许患者自我评估,具体性不如前两者。而 SIP 条款较多,它的可接受性较低。Hassan 等报道,97% 的患者在选择 UWQOL 和 SIP 中选择了前者。Kristin 等报道,EORTC 问卷有 60% 的患者在 30min 完成答卷,只有 4% 的患者难以回答。

2. 有效性(validity) 指测试某一问题的范围和程度。有效性测试有三种类型:标准、内容、概念。因为没有"金标准"测定 QOL,只能用问题的标准。一般来说,评价的问卷涵盖患者生活的多个方面,容易理解,比较简短的问卷更为有效。Hassan 等认为,如将 SIP 有效性定为 1,则 UWQOL 为 0.849,Karnofsky 为 0.826。因此,在头颈问卷中,SIP 是最为有效的。

3. 可信性(reliability) 指同一状态多项测量,其结果相近的程度。它可在相同实验中重复应用,也可间接地分析其中内在一致性。FORT 问卷的第 5 项可信质量是令人满意的。除了认知功能的两个亚项外,相同项目中的变异度相当小。Hassan 等测定 UWQOL 可信度为 0.90,SIP 为 0.87,Karnofsky 为 0.80,三者无显著差异。

4. 反应性(responsiveness) 是测量方法能检出最小临床意义的改变的能力。反应性的确定需从两个方面研究:A 调查表重复用于一组病情稳定的患者;B 调查表重复用于干预(效能确切)组患者,两组差异的比值(A/B)可作为评价反应性的指标。研究表明,相同的临床变化使 WUQOL 变化了 2.89,使 Karnofsky 变化了 2.31,使 SIP 变化了 0.46,说明 UWQOL 具有较好的反应性。

在对量表的选择方面,局限于测量患者的功能状况或身体状况,将不能全面评价疾病或治疗手段对 QOL 的影响,也影响不同研究之间的一般性比较;而普适性测量又有可能不能充分反映患者的功能缺陷或身体状况,且缺乏揭示 QOL 资料纵向变化的灵敏度。因此,研究者应试图在 QOL 测量领域的广度和深度方面找到平衡点。Richard 等认为,头颈肿瘤患者 QOL 的综合评估应将普适性测量与头颈癌特异性量表结合起来,而后者应包括进食、吞咽、语音、交流及外貌等问题。

(二) 口腔颌面-头颈肿瘤患者 QOL 评价的临床意义

近年来,随着医患之间的观念改变,有越来越多的医师和患者双方都希望 QOL 能广泛应用于临床,并对治疗方法和疗效的最终评价提供客观的依据。因而多种问卷、量表被引进并应用于对头颈肿瘤患者的功能状态、心理状态、社会状态进行测量与评估;同时 QOL 评估的结果,将有助于患者选择治疗方案以及在康复过程中对患者进行适当的心理干预,且对患者的治疗、康复产生了积极的指导作用。

1. 口腔颌面-头颈肿瘤癌患者不同部位、临床分期及治疗手段对 QOL 的影响程度 从 Rogers 等应用 UWQOL 对其治疗的口腔癌患者进行功能状态评估可以看出,他主要观察了患者的年龄、性别、T 分期、肿瘤的部位、外科手段和辅助放射治疗对患者术后 QOL 的影响程度。其结果发现:年龄和性别并不影响口腔癌患者的 QOL;肿瘤的部位则较为明显地影响患者的 QOL,尤其是口腔后份肿瘤患者,在其术后 1 年的评分要低于口腔前份肿瘤患者。究其原因可能系口腔后份肿瘤手术切除后造成的进食困难,影响了吞咽方面的得分。Huguenin 采用 EORTC QLQ-C30 量表评价长期接受放疗的 79 例头颈部癌患者的生存质量。根据放疗的不同部位分3组,结果为放疗野若包含双侧颞下颌关节和唾液腺者,其生存质量将会受到显著影响。我们的研究也发现肿瘤的T分期和肿瘤的部位将影响QOL评分的高低。上颌骨因肿瘤切除后,使用单纯赝复体修复的患者在容貌、娱乐、咀嚼、吞咽、语言等方面QOL的得分均较低,均值分别为35、38、25、50和67分;而采用个体化钛网支架结合前臂皮瓣或串联腓骨肌瓣的术式即刻重建上颌骨缺损,能显著提高患者术后QOL,术后均值分别达88、70、70、84和87分。舌因肿瘤部分切除后,由于不同部位的舌缺损会显著影响患者术后语音清晰度的改变,如舌后份切除者术后的语音清晰度显著优于舌前份切除的患者。因此,不同舌切除部位患者术后的QOL也会有显著不同。国内也有关于舌癌术后患者生存质量评价的报道,他们认为:①QOL与下颌骨切除与否,对患者咀嚼功能和外形的恢复是至关重要的。②皮瓣修复也有利于患者QOL的提高,这与我们的研究结果相一致。$T_1 \sim T_2$的患者,在术后1年评分甚至高于术前评分。口腔癌的手术治疗也会影响患者在躯体方面的评分,并且是在术后3个月时最为明显,以后可以逐渐恢复。术后放射治疗的患者在术后6个月和1年其得分要低于未放射治疗者,这也说明了不同的治疗手段对患者QOL是有影响且程度是不一致的。

但Campbell等对一组大样本的患者治疗后观察3年以上,对无瘤生存的头颈肿瘤患者分别采用UWQOL、PSSF-HN、FACT-G、FACT-H & N等进行问卷调查,以期观察、评估患者的QOL和远期治疗效果,并用统计学分析肿瘤分期、部位、治疗方法以及患者对肿瘤的担忧对QOL的影响。最后得出的结论为:①长期的QOL得分高低与肿瘤的原发部位无关;②晚期肿瘤生存者,在面容美观、咀嚼、语言、社交和进食等方面的QOL得分均较低;③单纯放射治疗的患者的远期QOL得分高于放射治疗并结合手术的患者,尤其在疼痛、毁容、咀嚼和语言方面得分的差异有统计学意义;④全喉切除和联合切除的患者的QOL得分则低于单纯放射治疗的患者。因此,临床分期与治疗手段对QOL的影响程度可想而知,但为何会产生研究结果的不同,可能是治疗方法的选择以及整复水平的高低,特别是评测量表的侧重点方面的不同所致。

2. 治疗前后及康复过程中的QOL变化与改变　1999年,Chawla等分别采用KPS、BDI、FLIC三种量表对50例接受放疗的头颈部癌患者的不同治疗阶段的生存质量进行调查,结果显示:放疗后患者的生存质量虽有上升,但却没有恢复到放疗前水平;而放疗中3~4周时生存质量得分最低,说明在此期间的患者尤需得到相应的生理支持和心理关怀与治疗。Hammerlid等曾对357例头颈肿瘤患者的QOL进行前瞻性研究,用EORTC QLQ-C30/H & N35和QLQ-H30/H & N35,在诊断和治疗后进行测量与评估,其结论包括:①女性头颈肿瘤患者术前在情感功能、失眠、味觉丧失、头颈疼痛、社交进食、社会交往、止痛药物应用方面的得分要明显低于男性,这提示女性的心理忧虑比男性严重。②患者从开始治疗(手术、放射治疗和化学治疗)后其QOL明显下降,在1~2个月时,也是患者对治疗的反应和耐受最差时期,因而得分最低;之后QOL随时间逐渐改善,治疗后12个月时QLQ-C30问卷所反映的QOL与治疗前基本一致。③女性的QOL改善要优于男性。④不同部位肿瘤对患者的QOL影响有较大的区别,如对QOL影响较大的部位是口腔肿瘤和咽部肿瘤,而其他部位的肿瘤对QOL的影响较前者相对较小。由于不同部位的肿瘤对患者的QOL有不同的影响,因此,不同部位的肿瘤除了从整复的角度去考虑和实施手段外,在治疗后需要采取针对性的支持和康复计划,例如,口腔和咽部肿瘤在术后除了要注意饮食问题外,还应强调口腔语音、咀嚼功能及咽部辅助吞咽功能的训练和恢复,而喉癌患者则需要嗓音学方面的康复训练和恢复。

3. 情感因素及心理干预对 QOL 的影响 有资料显示,约有25%的肿瘤患者在确诊后的2年内出现情感障碍。Hammerlid 等旨在对头颈肿瘤患者进行心理干预的临床研究中显示:两组头颈肿瘤患者,在诊断时心理治疗组的大部分问题的得分都低于未经心理治疗的对照组。随访1年后,治疗组在 EORTC QLQ-C30 问卷15个功能和症状条目中有6条有明显的改善,而对照组仅1条有改善。改善最明显的问题是情感功能、社会功能和总体 QOL 评分。同样治疗组的焦虑和抑郁指数也较对照组明显下降。大部分治疗后1年的患者在经过1周的短期的心理干预课后,相关功能和症状的指标,特别是反映进食的烦恼和不能享受膳食这两方面的评分有明显改善,说明心理干预在对有情感因素问题的患者中是非常有效的。心理干预能最终提高患者术后的 QOL。

总之,对于头颈肿瘤患者治疗应遵循在提高患者生存率和治愈率的同时,需要大量的有志于研究生存质量的专业人员进行不懈的努力和探索,提高或改善患者生存质量,达到以恢复生理功能为主,并兼顾外形和容貌的原则。在此理念指导下,通过 QOL 的评价,使健康测量发生从物质到精神、从客观到主观的转变。当然,评价也不仅仅局限于人的生物属性,而应该重视人的社会性和心理状况,这样才能充分体现健康与人的生理、心理和社会之间的密切关联。由于 QOL 能反映人的健康状况,并能顺应生物医学模式向生物-心理-社会模式的转变,因此,QOL 有着广泛的发展前途,展望未来 QOL 研究必须要使 QOL 概念化,对 QOL 的一般评价加以修改使其标准化,以广泛应用于癌症患者。

第四节 带 瘤 生 存

"带瘤生存"(survival with tumor)是指患者经过全身有效的抗肿瘤治疗后,常见的癌性症状(如出血、癌痛、咳嗽、吞咽困难等)消失,瘤体局部进一步缩小,癌细胞不再扩散,病情长期稳定并趋于好转,患者一般状况良好,可独立工作和生活。换言之,机体免疫保护功能大于肿瘤扩散能力,使癌细胞长期"静止""休眠",患者处于临床治愈的健康状态。"带瘤生存"是中晚期癌症患者得以长期存活的出路,也是科研主攻方向。临床经验告诉我们,"带瘤生存"只有依靠全身有效的抗肿瘤治疗(非局部治疗)方能实现;中晚期癌症患者即使出现大量胸腔积液、腹水或骨转移、肝转移等情况,如能及时进行全身有效的抗肿瘤综合治疗,大部分患者仍可获得长期带瘤生存。

一、靶 向 治 疗

靶向治疗(target therapy),是在细胞分子水平上,针对已经明确的致癌位点的治疗方式(该位点可以是肿瘤细胞内部的一个蛋白分子,也可以是一个基因片段)。通过设计相应的治疗药物,药物进入体内会特异地选择致癌位点相结合来发生作用,使肿瘤细胞特异性死亡,而不会波及肿瘤周围的正常组织细胞,所以分子靶向治疗又被称为"生物导弹"。

对晚期无法手术或全身状况不宜手术的患者,放化疗是主要选择,但疗效不甚满意。近年来,由于分子病理检测技术的发展和靶向药物的应用,肿瘤治疗进入了靶向治疗时代,也为口腔颌面-头颈部恶性肿瘤带瘤生存患者提供了新的治疗手段。分子靶向治疗指使用小分子化合物、单克隆抗体、多肽等物质特异性干预调节肿瘤细胞生物学行为的信号通路,从而抑制肿瘤发展。靶向药物是针对肿瘤基因开发的,它能够识别并选择性地打击相关肿瘤细胞而不会殃及正常细胞,疗效好且毒副作用比常规化疗药物小得多,临床应用具有非常大的优势。研究表明,靶向药物还可减低颌面-头颈部恶性肿瘤细胞的增殖并提高其放射敏感性,进一步提高颌面-头颈部恶性肿瘤放射治疗的疗效。另有研究表明,联用靶向药物与化疗,可提高一些恶性肿瘤患者的总体生存,已在一些临床试验中得到证实。

现今已有 EGFR 靶向抑制剂和 PD-L1 经 FDA 批准可临床应用于头颈癌患者。虽然靶向治疗在近十年来取得了巨大的进步,但是仍然面临着很大的挑战。比如 EGFR 靶向抑制剂西妥昔单抗的毒副作用不容忽视。在已有的文献报道中,西妥昔单抗的毒副作用主要是皮疹,这也给患者带来了不小的痛苦,并且有多项研究表明靶向药物可能诱导患者机体抵抗性的产生,导致疗效的"反弹"。除此之外,巨额的医疗费用是目前靶向治疗的另一项挑战,如何降低靶向制剂的生产成本将是今后靶向治疗能否全面推广的重要因素之一。

传统的手术、放疗结合化疗,只能治愈近 50% 的晚期口腔颌面-头颈鳞癌患者,意味着每年有大量患者被迫进入带瘤生存阶段。这对靶向治疗来说将是一个巨大的应用领域。更多更有效、价格更低廉、副作用更小的靶向药物正在被广泛研发中,其应用前景值得展望。

二、姑 息 治 疗

姑息治疗(palliative treatment)可在肿瘤病程的各个阶段中使用,对于不能根治的恶性肿瘤晚期患者,减轻疾病带来的痛苦,缓解其临床症状、改善其生活质量是姑息治疗的首要任务,因此姑息医疗在癌症的综合诊疗中发挥着巨大的影响力。WHO 认为姑息治疗医学是医疗工作者积极诊治和护理那些对治愈性诊治手段不反应的患者,不仅仅要缓解他们的痛苦,而且应高度关注他们的心理、精神和社会等方面的问题,达到提高患者及家人生活质量的最终目标。姑息治疗的内涵包括:①对患者、家属出现的身体及内心异常的观察及诊治;②对以上情况给予诊治后的再观察及诊治方案的更换;③对癌症患者给予姑息治疗;④为避免发生严重并发症给予的姑息手术;⑤为减少疼痛及脊髓压迫而给予的姑息放疗;⑥各种介入性姑息措施;⑦心理和其他躯体症状的诊治;⑧整个过程中的医患交流、伦理探讨、生活质量评估;⑨临终患者的诊治;⑩患者看护者的支持与关怀、居丧服务等。姑息治疗可在癌症发现时即根据实际情况启用,它是放疗、化疗的有效补充。可减轻带瘤生存患者的疼痛,提高患者营养状况,改善生活质量和精神压力。

三、补 充 医 疗

补充医疗(complementary medicine)被 WHO 定义为"一套广泛的医疗保健措施"。在一些国家,被视为与"常规医疗(conventional medicine)"或"正统医疗(orthodox medicine)"相对的医疗。一般来说,补充医疗是指:尚未在通常的医学校内讲授的医学知识,尚未在一般医院内普遍实践的医学或医疗方法。主要分为5方面:替代医疗体系、身心干预、生物基础体系、手法和身体基础疗法、能量疗法。

服用草药、维生素、矿物质和一些营养物质被归类为生物基础体系的补充医疗药物(biologically-based complementary medicines,BB-CMs)。有文献回顾表明:30%～50%的带瘤生存患者服用过BB-CMs,并且其中近一半的患者对医师隐瞒。一些研究结果表明:患者服用BB-CMs后可能会提高带瘤生存的生活质量,并且对治疗更加有信心,部分患者表现出化疗副作用减小。但是同时已有一些研究证实,BB-CMs的不合理使用可能会对一些常规医疗,比如化疗,造成不良影响。提示常规医疗体系的医师应提高对这些补充医疗药物知识的了解,继而可以给予患者合理的建议,指导其应用相关补充医疗药物。

第五节　面临问题与挑战

一、生存率研究中存在的问题和对策

纵观口腔颌面-头颈肿瘤治疗方法的演变,从单纯手术到术后追加放疗、新辅助化疗、化疗联合放疗,以及近年来提倡的同步放化疗等,但遗憾的是,患者的总生存率并没有获得实质性提高。扩大手术范围或过度治疗,已经不能给中晚期头颈癌患者带来任何益处。因此,必须从预防和病因学研究两个方面,寻找新的思路或突破口。

WHO提出控制癌症的3个"1/3"战略,即1/3的癌症可以预防,1/3的癌症可以早期发现并治愈,1/3的癌症患者可以运用现有的医疗措施延长生命,改善生存质量。为了进一步提高口腔颌面部肿瘤患者的生存率和治愈率,应当从以下几个方面开展工作。

(一) 加强三级预防

迄今,我国尚缺乏全国性口腔颌面肿瘤真实发病率的统计数据,缺乏高危地区和高危人群的筛检。要降低口腔癌的发病率,在宏观上制定肿瘤的防治政策,加强三级预防是必不可少的工作。

一级预防(primary prevention)即病因预防,指促进健康及减少危险因素,从引起癌症的病因入手,进行预防。其目的是使人群中发病患者数降到最低,亦即减少发病率。口腔癌的主要危险因素为烟草、重度饮酒和不良饮食(包括咀嚼槟榔),90%以上的患者与之有关。在口腔癌高发区,开展各种宣传,改变饮食结构和习惯,戒烟,控制饮酒量,消除和减少局部刺激,定期检查高危人群,密切随访癌前病变患者,是最为有效的一级预防措施。但一级预防实施必须经过现场研究观察、病例对照研究、动物实验、前瞻性研究等大量实践和较长期的随访,积累大量的流行病学和病因学资料,制订预防方案后才能加以执行。

二级预防(secondary prevention)又称临床前预防,其目标是筛查口腔癌及潜在恶性病变,做到早发现、早诊断、早治疗。口腔癌的发生、发展是一个渐进的演变过程,时间可从数年到数十年。一般认为,这一演变过程经过以下几个阶段:增生、不典型增生、原位癌、早期浸润、浸润癌。因此,对高危人群进行定期普查,及早发现癌前病变和早期癌,及时给予诊断

和治疗,会有效预防口腔癌的发生,降低死亡率。

目前已经明确的口腔癌前病变或状态包括口腔白斑、红斑、扁平苔藓、口腔黏膜下纤维性变、慢性光化性唇炎和口腔黏膜溃疡等。

(1) 口腔白斑:口腔白斑增厚伴有皲裂,可有恶变的可能,需及时清除病因并做病理学检查确诊。口腔白斑的癌变率为 3%~5%。

(2) 口腔红斑:口腔红斑病理学检查多为上皮异常增生、原位癌甚至早期浸润癌,好发于口底、舌腹、颊、牙龈、腭等处。虽不如口腔白斑多见,但癌变率较高,约 85%。

(3) 口腔扁平苔藓:是较常见的口腔黏膜病变,好发于颊、舌等处。若糜烂型扁平苔藓长期不愈,且有颗粒样增生,需做病理学检查确诊。口腔扁平苔藓的癌变率自 1%~10% 不等,但多数在 1% 以下。

(4) 口腔黏膜下纤维性变:与咀嚼槟榔有关,属于癌前状态,初期多为复发溃疡,黏膜苍白,失去光泽,类似白斑;后期在黏膜下发现纤维性索条,可发展为鳞状细胞癌,癌变率为 7.6%。

(5) 慢性光化性唇炎:表现为局部唇红黏膜增厚与鳞屑形成,若出现灰白色角化斑,可疑为癌前损害,应及时就诊。

(6) 经久不愈的口腔溃疡:这类溃疡如长期存在,则有恶变的可能,需消除病因,及时治疗。

对高危人群进行疾病筛查是非常精确而严谨的科学,必须遵循已制订的原则,即筛查的疾病对健康危害大,其自然病程清楚,有公认的干预措施、诊断试验,筛查费用能够负担。对口腔癌和癌前病变进行筛选的潜在优点:①降低死亡率;②降低浸润癌的发病率;③改善预后;④早期治疗,减少并发症;⑤发现高危人群,及早给予治疗;⑥消除筛查阴性者的顾虑;⑦降低医疗费用。但也存在某些潜在缺点,如:①治疗晚期已失去治愈机会者,可增加并发症率;②过度治疗潜在恶性病变患者;③给假阳性者增加心理创伤;④加重某些筛查阴性者的不良习惯;⑤费用庞大。

三级预防即临床(期)预防或康复性预防,目的是预防复发或新的原发癌,并使死亡率降至最低。如一位口腔癌患者在接受口腔癌治疗后数月或数年,口腔中又出现了癌灶,需要鉴别这个新的病灶是因原发灶切除不彻底复发,还是来源于癌变黏膜的第二原发癌。场癌变(field cancerization)是指患者具有遗传易感性,加上已知或未知的潜在致癌物的终身积累,使其相应的解剖部位患癌危险性增加而极易发生癌症。第二原发癌可与原发癌同时发生(同时癌),也可以在其后发生(异时癌)。另一种观点认为,遗传受损的癌前细胞克隆可发生迁移,在另一解剖部位形成第二原发癌。显然,对于口腔癌患者,整个上消化-呼吸道都是易感区。因此,患者接受口腔癌治疗后,再患癌的危险性较高,5 年内第二原发癌的发生率可达 20%,特别是吸烟、饮酒和饮食危险因素持续存在时,第二原发癌更容易发生。为了预防第二原发癌,上述一级预防的所有措施都需要强化实施,包括补充抗氧化剂如维生素 A 或维 A 酸等。化学预防(chemoprevention)是应用天然或合成的化学物质,以逆转、抑制或阻止癌变过程,防止浸润癌的发生。关于口腔癌前病变的化学预防,已经进行了大量研究,但报道结果不一,而且仍处于研究阶段,尚不能大范围推广应用。试用的药物或制剂包括维生素 A 与维 A 酸类、β-胡萝卜素、维生素 E 与硒、COX-2 抑制剂(酮咯酸含漱剂)、腺病毒含漱剂、舒林酸(sulindac)、姜黄素(curcumine)等。

（二）开展规范的综合序列治疗

头颈部癌瘤的治疗,一般都以手术治疗为主。为了提高中晚期头颈部癌瘤的生存率和生存质量,必须强调以外科治疗为主的多学科参与(team approach)的综合序列治疗。目前,对手术范围进行适当限制,尽可能保存应该保存的组织和器官的保存性功能性外科,及对必须切除不能保存的组织和器官进行立即修复重建的修复性功能性外科,已成为头颈部肿瘤手术治疗的根本指导原则和主流。

综合序列治疗的基本概念是三联治疗,即外科加放疗加化疗。我国口腔颌面部恶性肿瘤的化学治疗始于 60 年代初,盛于 70 年代以后。尽管目前对术前诱导化疗的疗效仍有不同意见,但是仍有几组研究结果表明,术前诱导化疗有效者,可明显提高患者的远期生存率和延长生存期。因此,T_3、T_4 期患者应列为适应证。自 70 年代后期开始,化疗逐渐趋向与其他治疗方法相结合,如化疗综合微波热疗(热化疗)、化疗综合免疫治疗(免疫化疗)以及化疗与中医治疗结合,以治疗晚期不能手术切除的病例。80 年代以后,化疗已被肯定为口腔颌面部癌瘤综合治疗的组成部分之一。由于放疗在我国已逐步得到普及,因此在多数单位,放疗也被列为治疗口腔癌瘤的综合疗法之一。

大量的临床资料表明,对临床Ⅲ、Ⅳ期患者,综合序列治疗是提高疗效的有效途径之一。90 年代以后已逐步提出,综合序列治疗的顺序只有建立在不同的病种和个体上,即所谓"量体裁衣"的原则或个体化治疗,才能收到良效。如对口腔鳞癌,似以术前诱导化疗→手术→术后放疗→中药治疗为好。

在有条件的单位,应组织各科(外科、放射诊断、放射治疗、病理、肿瘤内科、临床免疫以及某些特殊需求的相关科室,如神经外科、耳鼻咽喉科、整形外科、儿科、中医科、口腔修复科等)会诊,共同拟定治疗计划,真正做到因人而异,量体裁衣。今后还应特别吸收一些目前尚未参与、但又必须参与的专家,诸如社会心理专家、语言病理学家等共同参与口腔颌面部肿瘤的诊治,以期进一步提高肿瘤患者的生存质量。

值得指出的是,美国国立综合癌症网络(National Comprehensive Cancer Network,NCCN)依据循证医学原则,每年制定和发布各种癌症治疗指南(包括头颈癌),并根据最新研究成果和证据予以及时更新,成为癌症治疗的规范性文件。2009 年,NCCN 首次推出了 NCCN(中国版)头颈部肿瘤临床实践指南,引起各界广泛关注。当然,NCCN 的治疗指南并非放之四海而皆准,美国(或欧洲)人的体质与亚洲人并不相同,因此在治疗癌症时,特别是化疗用药时,必须注意不同人种的代谢和耐受力不同,进行适当调整(NCCN 中国版将同期放化疗中顺铂剂量 $100mg/m^2$ 改为适合中国人的 $80mg/m^2$)。目前,中国并没有一个像 NCCN 之类的组织,循证医学还处于初级阶段,大多数临床研究都是小样本的回顾性研究,证据强度较低,不被认可。在各类临床试验中,由于医学科研知识和现代统计学知识的欠缺,或多或少存在决策错误和设计错误,使结果和结论的可信度受到影响。因此,在当前的情况下,借鉴和利用美国 NCCN 建议作为临床治疗参考,是十分必要和有益的。

（三）加强应用基础研究

广泛开展头颈部肿瘤细胞及分子生物学研究,积极而又慎重地开展有可能成为癌瘤第四种常规治疗的生物疗法(biological treatment),是需要我们认真考虑的又一重要课题。肿瘤生物治疗是 80 年代以来随着免疫生物学、肿瘤免疫学和细胞分子生物学诸学科的发展而形成的一种治疗手段,其核心概念是利用任何生物学物质或生物制剂直接或间接地修饰宿主和肿瘤的相互关系,从而改变宿主对肿瘤细胞的生物学应答而发挥抗肿瘤效应。肿瘤生物治疗的特征是现代肿瘤免疫学理论与生物工程技术紧密结合,并以免疫调节剂、细胞因子、过继性免疫疗法、单克隆抗体和特异性主动免疫治疗为 5 大支柱。生物治疗的效应并不强求对肿瘤的完全杀灭,而是争取宿主与肿瘤之间形成平衡,使肿瘤不再继续发展,最终达到进一步提高生存率、治愈率和生存质量的目的。在这方面,西妥昔单克隆抗体靶向治疗的成功应用,就是一个很好的例证,也是转化医学的成功实例之一。

研究表明,大多数头颈鳞癌细胞过表达表皮生长因子受体(EGFR),此受体为酪氨酸激酶膜受体,能够诱导血管生成,促进肿瘤生长,且与肿瘤对治疗的抵抗有关。

西妥昔单抗作为一种单克隆抗体,可特异性抑制 EGFR,这种抑制会防止受体及随之而来的信号转导通路被启动,进而减少肿瘤细胞对正常组织的侵袭以及肿瘤向新部位的扩散;同时还能抑制肿瘤细胞修复化疗和放疗造成的损伤,并抑制肿瘤内部新血管的形成,从多条途径抑制肿瘤细胞的生长。2006 年 3 月 1 日,该药获得美国 FDA 批准,允许上市和临床使用,为晚期无法手术切除的头颈鳞癌患者带来了生存的希望。

西妥昔单抗被 FDA 批准用于化疗失败的复发和/或发生转移的头颈部鳞癌患者。法国 Gustave Roussy 研究所的 Bourhis 等在 43 例患者所做的 Ⅱ 期临床试验表明,Cetuximab 联合顺铂或卡铂及 5-FU 对复发或发生转移的晚期头颈鳞癌患者有效,患者耐受性好,总反应率为 36%。美国伯明翰亚拉巴马大学医学部 Bonner 等对 424 例患者进行的 Ⅲ 期多中心临床试验表明,与单纯放疗相比(中位生存时间 29.3 个月),西妥昔单抗联合大剂量放射治疗能够显著提高局部-区域晚期的头颈鳞癌患者的生存时间(中位生存时间 49.0 个月),降低并发症率。因此,对局部晚期病变,以及复发或发生远处转移的头颈鳞癌患者,如果顺铂治疗无效,则西妥昔单抗或许为有效的治疗方法。当然,西妥昔单抗加放疗或西妥昔单抗联合化疗,治疗常规化疗无效的复发性肿瘤仍处于试验阶段,需要更多的临床试验证据,NCCN 并不作为治疗常规加以推荐。

二、生存质量研究中存在的问题和对策

相对于欧美国家,国内有关头颈部肿瘤患者 QOL 的研究还处于起步阶段,公开发表的文献较少,主要是引用国外的量表对各种头颈部肿瘤患者 QOL 进行相关研究。究其原因,主要有以下几个方面。

(1) 由于 QOL 研究涉及临床医学、预防医学、精神病学、心理学、医学统计学、医学伦理学等多门学科,多数头颈外科医师对 QOL 较陌生,不熟悉 QOL 的研究方法,不能掌握并运用这门工具。

(2) 部分临床医师过分注重根治性治疗及生存率,仍然把生存率作为唯一标准来指导治疗方式和评价治疗效果。尽管知道 QOL,却对其不够重视或者不愿进行 QOL 研究。

(3) 生存质量资料的评定比较困难,目前多采用一些描述性分析方法及简单的检验方法,如相关分析、t 检验等。鉴于生存质量资料的复杂性(多时点性、多终点性、主观性、隐含性等),一般的统计方法难以解决,不但浪费信息,而且有些还不合理。尤其是纵向测评资料的分析方法更是鲜有报道,严重阻碍了纵向测评的开展。

（4）从 QOL 的定义中可以看出，QOL 的社会性决定了它的测定与各国国情、文化背景有着深刻的联系。国外的量表并不一定适合我国的国情，而目前国内尚无公认的 QOL 研究量表，使得 QOL 研究的开展受到一定影响。

目前，在国内开展 QOL 的研究，需要解决以下几个问题：①加强 QOL 概念及其重要性的宣传工作，使更多的临床医师及相关人员了解和重视 QOL，进而推动对 QOL 进行更多和更深入的研究。②制订和开发具有中国特色的适合中国国情的测评量表，建立我国自己的头颈部癌患者 QOL 评价体系，以促进我国头颈肿瘤 QOL 研究的规范化、系统化和科学化；同时，由于头颈部癌的种类繁多，在设计测评量表时，应考虑癌瘤的具体类型，尽量做到有针对性、特异性，适合临床工作与研究的需要。③进一步推进我国头颈部肿瘤 QOL 研究的深度和广度。目前，国内许多研究都是关于肿瘤患者 QOL 的某一方面，不够全面，且不能全面反映患者的 QOL。另外，某些肿瘤的 QOL 研究还是空白，如目前还没有有关腮腺肿瘤患者 QOL 的研究。要改变这一现状，需要相关人员大力开展 QOL 研究。

要提高患者的 QOL，可以从以下几个方面入手：①临床干预，即采取各种临床治疗手段，提高患者的 QOL。临床干预是提高患者 QOL 最基本的手段，通过对 QOL 的研究，可以对患者选择最佳的治疗方式。②心理干预，包括治疗前的心理社会因素评估和咨询，以及治疗中和治疗后的心理帮助。头颈部癌患者受到疾病的影响，心理多处于抑郁、恐惧、绝望、焦虑的负面状态。不良的心理状态可导致患者对躯体症状的扩大，对躯体产生直接的病理生理、生化作用，加重患者的心理负担，严重影响患者的机体功能、社会功能，降低患者的 QOL。所以，对患者进行心理疏导和情感的康复治疗非常必要。Hammerlid 等曾对头颈部肿瘤患者进行过情感及心理干预，通过心理干预与治疗，患者的 QOL 明显改善。③社会干预，包括家人、朋友对患者的经济和精神上的支持，以及社会各界对肿瘤患者物质和精神的支持与鼓励。头颈癌患者的社会状态包括患者在日常生活中的角色功能、社会活动功能，主要涉及工作、家庭及社会接触等方面的种种活动。大多数学者认为，患者的社会、家庭状况在手术治疗后有明显的降低，如性行为方面、与家人朋友的交流方面、与社会的接触方面等，但随着时间推移，一般在术后 12 个月慢慢恢复至术前水平。期间，来自家庭成员及社会、朋友的关心与支持，能明显提高患者的 QOL 分值。

总之，在提高头颈部肿瘤患者生存率的同时，注重改善患者的生存质量，已成为当前头颈部肿瘤治疗效果的评价标准，也让整个临床医疗实践活动更全面、更科学，且更能满足患者身心的需要。

（孙　坚　钟来平）

参 考 文 献

1. 金丕焕. 医用统计方法. 上海：上海医科大学出版社，1993.
2. 李明，肖红俊，杨成章. 我国头颈肿瘤患者生存质量研究现状. 临床耳鼻咽喉科杂志，2005，19（7）：332-336.
3. 尚伟，李薇，郑家伟. 美国头颈癌患者生存资料分析. 中国口腔颌面外科杂志，2005，3（1）：69-75.
4. 边学，徐震纲，吕春梅，等. 头颈肿瘤与外科治疗对患者生存质量的影响. 中华耳鼻咽喉头颈外科杂志，2005，40（8）：606-610.
5. 江一鸣，王家东，施榕. 头颈部癌患者的生存质量. 临床耳鼻咽喉头颈外科杂志，2009，23（3）：131-134.
6. 严颖彬，毛驰，彭歆. 口腔癌患者生活质量测量的方法学简介. 现代口腔医学杂志，2008，22（4）：415-418.

7. 郑家伟,钟来平,张志愿.口腔癌的预防.中国口腔颌面外科杂志,2009,7(2):168-175.

8. 张志愿,邱蔚六.口腔颌面肿瘤学.济南:山东科学技术出版社,2004.

9. 邱蔚六.生存率和生存质量//邱蔚六.邱蔚六口腔颌面外科学.上海:上海科学技术出版社,2008:490-500.

10. 方积乾.生存质量的测定方法及应用.北京:北京医科大学出版社,2000.

11. 边学,徐震纲.头颈肿瘤患者的生存质量评估.中华耳鼻喉科杂志,2003,38(4):314-317.

12. 孙弘,孙坚.功能性颌面外科学.上海:第二军医大学出版社,2003.

13. 马宏涛,孙坚,李军,等.上颌骨三维重建术后患者生存质量的比较研究.口腔颌面外科杂志,2003,13(4):317-319.

14. 翁雁秋,孙坚,陈阳,等.上颌骨缺损外科重建与赝复体修复的语音功能研究.中国口腔颌面外科杂志,2005,3(1):43-47.

15. 邱蔚六.口腔颌面癌瘤疗效的评价和治疗新理念:浅谈生存率和生存质量.口腔颌面外科杂志,2005,15(1):1-4.

16. 赵剑波,李彦豪,陈勇,等.癌症患者生活质量评价的现状及展望.中国肿瘤,2002,11(6):321-323.

17. HOFFMAN H T, KARNELL L H, FUNK G F, et al. The national cancer database report on cancer of the head and neck. Arch Otolaryngol Head Neck Surg, 1998, 124:951-962.

18. RIES L A, EISNER M P, KOSARY C L, et al. SEER cancer statistics review, 1973-1997: tables and graphs, National Cancer Institute. Bethesda: NIH Pub, 2000.

19. GREENE F L, PAGE D L, FLEMING I D, et al. AJCC cancer staging handbook. 6th ed. New York, Berlin, Heidelberg: Springer-Verlag, 2002.

20. D'ANTONIO L L, ZIMMERMAN G J, CELLA D F, et al. Quality of life and functional status measures in patients with head and neck cancer. Arch Otolaryngol Head Neck Surg, 1996, 122:482-487.

21. BJORDAL K, AHLNER-ELMQVIST M, TOLLESON E, et al. Development of a European organization for research and treatment of cancer(EORTC) questionnaire module to be used in quality of life assessments in head and neck cancer. Acta Oncol, 1994, 33:879-885.

22. BOURHIS J, RIVERA F, MESIA R, et al. Phase Ⅰ/Ⅱ study of cetuximab in combination with cisplatin or carboplatin and fluorouracil in patients with recurrent or metastatic squamous cell carcinoma of the head and neck. J Clin Oncol, 2006, 24(18):2866-2872.

23. BONNER J A, HARARI P M, GIRALT J, et al. Radiotherapy plus cetuximab for squamous-cell carcinoma of the head and neck. N Engl J Med, 2006, 354(6):567-578.

24. HAMMERLID E, BJORDAL K, AHLNER-ELMQVIST M, et al. A prospective study of quality of life in head and neck cancer patients. Part Ⅰ: at diagnosis. Laryngoscope, 2001, 111:669-680.

25. SINGER S. Quality of life after nivolumab treatment for head and neck cancer. Lancet Oncol, 2017, 18(8):993-994.

26. SKLAN A, COLLINGRIDGE D. Treating head and neck cancer: for better or for worse? Lancet Oncol, 2017, 18(5):570-571.

27. ECONOMOU D, SUN V. Survivorship care planning and quality of life. Cancer Treat Res, 2018, 174:271-282.

28. LAPIDUSS S, BARTOCCINI F. Head and neck cancer-the patient perspective. Cancer Treat Res, 2018, 174:1-16.

29. ZARGAR M, McFARLANE T, CHAN K K W, et al. Cost-effectiveness of nivolumab in recurrent metastatic head and neck squamous cell carcinoma. Oncologist, 2018, 23(2):225-233.

30. JAMAL N, EBERSOLE B, ERMAN A, et al. Maximizing functional outcomes in head and neck cancer survi-

vors:assessment and rehabilitation. Otolaryngol Clin North Am,2017,50(4):837-852.

31. RINGASH J. Quality of life in head and neck cancer:where we are,and where we are going. Int J Radiat Oncol Biol Phys,2017,97(4):662-666.

32. FERRIS R L,BLUMENSCHEIN G JR,FAYETTE J,et al. Nivolumab for recurrent squamous-cell carcinoma of the head and neck. N Engl J Med,2016,375(19):1856-1867.

33. RINGASH J. Survivorship and quality of life in head and neck cancer. J Clin Oncol, 2015, 33 (29): 3322-3327.

34. RATHOD S,LIVERGANT J,KLEIN J,et al. A systematic review of quality of life in head and neck cancer treated with surgery with or without adjuvant treatment. Oral Oncol,2015,51(10):888-900.

第三篇
口腔颌面-头颈肿瘤
诊治指南的解读

第二十九章 《NCCN头颈癌临床实践指南》及《口腔颌面部恶性肿瘤治疗指南》解读

美国国家癌症综合网络（National Comprehensive Cancer Network，NCCN）的肿瘤临床实践指南已针对约97%的癌症种类提供相应的治疗方案。《NCCN 头颈癌临床实践指南》是NCCN 制定的肿瘤临床实践指南之一。它是以临床研究证据为依据，以专家委员共识为驱动，确保向患者推荐最新的、有循证医学证据的预防、筛检、诊断、治疗及其他支持性疗法的指南，而达成最佳治疗效果。尽管该指南是目前全球应用最广泛的指南，但是由于国情不同，国内的专家组也汇集了多学科团队（口腔颌面外科、头颈外科、放射肿瘤科、肿瘤内科），依据证据高低和专家组意见，充分兼顾地区发展不平衡、药物和治疗措施的可及性，以及肿瘤治疗的价值三方面，形成了适合中国临床实际的诊疗指南。本章将解读《NCCN 头颈癌临床实践指南》和中国《口腔颌面部恶性肿瘤治疗指南》的内容，并加以对比。

第一节 概　　述

口腔颌面部恶性肿瘤约占全身恶性肿瘤的 3%~5%，组织病理学类型多样，以鳞状细胞癌最多见，约占90%以上。发病部位源自唇、口腔、鼻窦、唾液腺及原发灶隐匿的口腔颌面部恶性肿瘤，由于解剖部位特殊，不仅影响外观，而且造成咀嚼、吞咽、呼吸和语音等功能障碍，严重降低患者的生存质量，并危及生命。手术治疗、放疗和化疗是治疗口腔颌面部恶性肿瘤的三大治疗手段，免疫治疗、生物治疗对某些类型的肿瘤和晚期患者是必要的补充和辅助措施。对于早期（Ⅰ期或Ⅱ期）患者（约占40%），一般推荐手术治疗或放疗，治疗效果相似，各有优缺点，但早期口腔癌首选手术治疗。对于其他约60%的晚期患者，则主张采用综合序列治疗。对于局部晚期患者，建议参加临床试验，可作为一种优先或推荐治疗方法。应该强调的是，多学科、多手段治疗方案已经确定为恶性肿瘤的治疗准则，以提高患者的生存率和生存质量。口腔颌面部恶性肿瘤患者的 5 年总生存率在 65% 左右，晚期患者的 5 年生存率不足 30%。为了规范口腔颌面部恶性肿瘤的治疗，进一步提高患者的远期生存率，2010 年，由中华口腔医学会口腔颌面外科专业委员会肿瘤学组牵头，组织国内从事口腔颌面部恶性肿瘤治疗的知名专家，撰写了《口腔颌面部恶性肿瘤治疗指南》，对我国口腔颌面部恶性肿瘤的规范治疗起到一定的指导作用。随着医疗和科技的不断发展，学者对口腔颌面部恶性肿瘤的认知和诊治水平也在不断提高，NCCN 头颈癌临床实践指南不断更新完善，本章将在第二节中对该指南进行详尽解读。

口腔颌面部恶性肿瘤患者的治疗和管理是复杂的。所有患者需要全程的支持服务和有经验的专家管理，以达到最好的治疗和随访，多学科的团队合作是不可或缺的，主要包括以下内容。

- 头颈外科
- 放射肿瘤科
- 肿瘤内科
- 整形和重建外科
- 专门护理
- 牙科/口腔修复科
- 理疗和康复科
- 言语和吞咽治疗
- 临床社工
- 临床营养
- 病理科(包括细胞病理科)
- 放射诊断
- 神经外科
- 眼科
- 心理科(成瘾服务)
- 听觉学
- 姑息治疗

不仅如此,患者术后的支持治疗也极为重要,却常常被忽视。完善的术后支持应该由多名专科医师管理和预防术后并发症,并对患者进行全面的头颈部检查,包括全科医疗、疼痛和症状管理、营养支持、放疗后牙齿保健、干燥症管理、烟酒管理、吞咽及语音康复、听力康复、气道护理、创伤护理、精神评估及管理、社会服务及案例管理、支持治疗等。

影像学评估主要针对口腔癌患者的三个问题进行:口内病灶的局部范围、颈部淋巴结转移情况、明确有无肺部和上消化道转移或第二原发病灶。

对于原发灶和颈部的评估,可通过 CT/MRI 一次扫描即可完成,在目前条件下,增强 CT 是评估的基本手段,在有条件的单位,增强 MRI 可以提供更多的软组织信息。对颈部淋巴结评估而言,颈部超声相较 CT 和 MRI 具有更高的敏感性,但较依赖于医师的经验。胸部 CT 平扫或增强扫描目前已经取代胸片作为肺部评估的常规检查。

(一) 分期

目前,尽管最新的 NCCN 指南中头颈癌分类仍以美国癌症联合会(American Joint Committee on Cancer, AJCC)的第 7 版 TNM 分期为准,但是 2017 年 AJCC 发布了第 8 版口腔癌诊疗指南。相较以前变化较大的是 T 分期中加入肿瘤浸润深度(depth of invasion, DOI)这一新的分期因素,将 5mm 作为提高分期的标准,这就对外科和病理医师提出了更高的要求,因为目前在国内各中心,DOI 并不作为病理诊断的常规。值得注意的是,DOI 的测量是以基底膜为起点,需要与肿瘤厚度(tumor thickness)进行区别。根据新的分期标准,可能会出现较多的临床判断为 T_1、T_2 早期的病灶,在病理诊断后进入晚期,可以更准确地提示预后。N 分期当中,加入了淋巴结外侵犯(extranodal extension, ENE)这个分期标准,而且存在 ENE 的患者直接进入 N_2 期。ENE 在国内较大的口腔癌治疗中心的病理诊断中早已成为常规,这个改变更多的是对同步放化疗和预后的指导意义。

（二）AJCC 有关头颈癌的分期

1. T 分类（表 29-1-1）

表 29-1-1　T（原发肿瘤）分期的具体分类

T 分期	T 分类
T_x	原发肿瘤不能评估
T_{is}	原位癌
T_1	肿瘤最大直径≤2cm 且浸润深度（DOI）≤0.5cm
T_2	肿瘤最大直径>2cm，0.5cm<浸润深度≤1.0cm；或 2cm<肿瘤最大直径≤4cm，浸润深度≤1cm
T_3	肿瘤最大直径>4cm，或者任何大小的肿瘤浸润深度>1cm
T_4	中等晚期或非常晚期病损
T_{4a}	中等晚期局部病损：（唇）肿瘤侵犯骨皮质，侵及下牙槽神经、口底、面部皮肤（颏或鼻）；（口腔）肿瘤侵犯邻近组织（包括下颌骨、上颌骨、上颌窦、面部皮肤）
T_{4b}	非常晚期局部病损：肿瘤侵及咀嚼肌间隙、翼突内侧板、颅底和/或颈内动脉

2. N 分类（表 29-1-2）

表 29-1-2　N（颈部区域淋巴结）分期的具体分类

N 分期	N 分类
N_x	不能评估有无区域性淋巴结转移
N_0	无区域性淋巴结转移
N_1	同侧单个淋巴结转移，最大直径≤3cm，ENE 阴性
N_2	同侧淋巴结转移，最大直径≤3cm，ENE 阳性；或者淋巴结转移，3cm<最大直径≤6cm，ENE 阴性；或者同侧多个淋巴结转移，其中最大直径≤6cm，ENE 阴性；或者双侧或对侧淋巴结转移，其中最大直径≤6cm，ENE 阴性
N_{2a}	同侧或对侧淋巴结转移≤3cm，ENE 阳性；或者同侧淋巴结转移，其中最大直径≤6cm，ENE 阴性
N_{2b}	同侧多个淋巴结转移，其中最大直径≤6cm，ENE 阴性
N_{2c}	双侧或对侧淋巴结转移，其中最大直径≤6cm，ENE 阴性
N_3	转移淋巴结最大直径>6cm；或者同侧单个淋巴结转移，最大直径>3cm，ENE 阳性；或者同侧多个淋巴结，对侧或者双侧淋巴结转移，ENE 阳性
N_{3a}	转移淋巴结最大直径>6cm
N_{3b}	同侧单个淋巴结转移，最大直径>3cm，ENE 阳性；或者同侧多个淋巴结，对侧或者双侧淋巴结转移，ENE 阳性

3. 不良预后因素 NCCN 指南列出七种预后不良的情形,提示局部容易复发和颈淋巴结转移:①淋巴结包膜外扩散;②切缘阳性;③病理 $T_3 \sim T_4$;④淋巴结 $N_2 \sim N_3$;⑤Ⅳ区和Ⅴ区淋巴结发生转移;⑥神经周围出现侵犯;⑦脉管内出现瘤栓。此外,在 NCCN 头颈癌指南中,浸润深度(depth of invasion,DOI)也被认为是与预后密切相关的重要因素。

第二节　NCCN 头颈癌临床实践指南解读

在 NCCN 头颈癌临床实践指南中,根据头颈部解剖部位和肿瘤类型分为 12 个部分,包括唇癌、口腔癌、口咽癌、下咽癌、鼻咽癌、声门型喉癌、声门上喉癌、筛窦肿瘤、上颌窦肿瘤、唾液腺肿瘤、黏膜黑色素瘤、原发灶不明的颈部转移癌。本节对与口腔医学专业联系密切相关的唇癌、口腔癌、口咽癌、上颌窦癌的诊治流程、手术、放疗、系统治疗、随访原则等进行解读,同时将国内口腔颌面部恶性肿瘤诊治指南、2017 版 NCCN 头颈癌指南进行对比和解析。最新的更新内容和其他部位的头颈癌诊治指南请登录 NCCN 官方网站查找"Head and Neck Cancers"部分。

NCCN 肿瘤临床实践指南推荐方案依据 1、2A、2B、3 四类证据,分类 1 是最高级别的证据,即 1 类证据,意味着所有专家均达成共识,推荐方案是恰当的,基于较高的证据。分类 2A 是指所有专家基本达成共识,推荐方案是恰当的,基于较低的证据(包括临床经验),NCCN 对推荐方案意见一致。分类 2B 的推荐方案是恰当的,基于较低的证据,NCCN 意见不统一,是多数专家的意见。分类 3 是证据级别最低的一类,指 NCCN 意见不统一,推荐方案有较多争议。在指南中,除非特别注明,否则所有的推荐方案都属 2A 类的。

一、唇癌诊治指南

唇鳞癌是指发生于上、下唇部黏膜的鳞状细胞癌,NCCN 对其诊治流程及原则有如下建议。

(一) 检查

1. 病史采集与体格检查。

2. 活体组织检查(简称"活检")。

3. 胸片检查。

4. 通过曲面体层片、CT 或 MRI 检查,对原发灶及颈部进行初步评估。

5. 麻醉前讨论。

6. 牙齿检查。

(二) 治疗流程

1. $T_{1\sim2}$,N_0 唇癌(图 29-2-1)。

原发灶和颈部治疗,可选择以下三种治疗方式。

(1) 首选原发灶切除而颈部观察,并根据切缘、血管神经侵犯及淋巴结转移情况,决定是否再次手术或放疗。

(2) 原发灶切除和前哨淋巴结活检:如果前哨淋巴结检查为阴性,则进入观察;如果前哨淋巴结为阳性或不能判断,则进行淋巴清扫。最后,根据切缘、血管神经侵犯及淋巴结转

分期	原发灶及颈部治疗	辅助治疗	随访

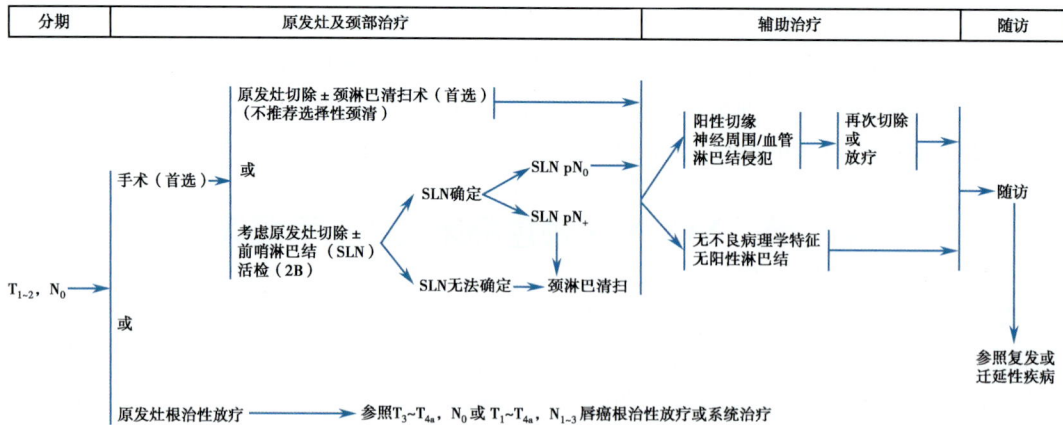

图 29-2-1　$T_{1\sim2}$，N_0 唇癌的治疗流程

移情况,决定是否再次手术或放疗。

（3）局部的根治性放疗。

2. $T_3 \sim T_{4a}$，N_0 或 $T_1 \sim T_{4a}$，$N_{1\sim3}$ 唇癌（图 29-2-2）。

分期	原发灶及颈部治疗	辅助治疗	随访

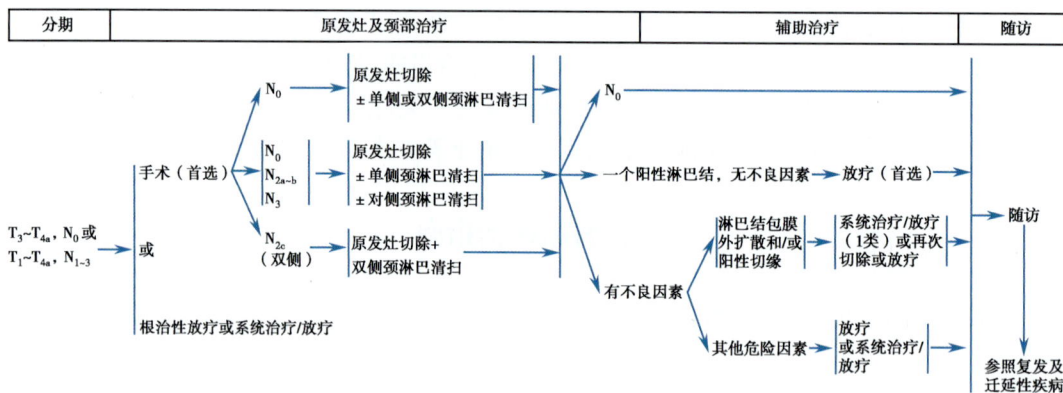

图 29-2-2　$T_3 \sim T_{4a}$，N_0 或 $T_1 \sim T_{4a}$，$N_{1\sim3}$ 唇癌的治疗流程

（1）原发灶和颈部治疗,可选择以下四种治疗方式。

1）对于 N_0,原发灶切除,做或不做同侧/双侧淋巴结清扫。

2）对于 N_1，$N_{2a\sim b}$，N_3,原发灶切除及同侧淋巴结清扫术,做或不做对侧淋巴清扫。

3）对于 N_{2c},原发灶切除及同侧淋巴清扫术。

4）局部的根治性放疗。

（2）辅助治疗:上述治疗以后,进入辅助治疗阶段。

1）如没有淋巴结转移和不良因素存在,进入观察和随访阶段。

2）如出现一个淋巴结转移而没有不良因素存在,建议局部放疗。

3）如有不良因素存在,尤其是包膜外扩散或者切缘阳性,建议进入系统治疗即化疗和放疗(1类证据)或再次手术或放疗。对于出现其他不良预后因素的患者,建议放疗或化放疗。

二、口腔癌诊治指南

口腔癌是指发生于颊、口底、舌前区、牙槽嵴、磨牙后三角、硬腭等部位的黏膜鳞状细胞癌,NCCN 对其诊治流程及原则有如下建议。

（一）检查

1. 病史采集与体格检查,包括头颈部的全面检查,必要时配合镜检和光导纤维检查。

2. 活检。

3. 胸部放射检查。

4. 原发灶和颈部的增强 CT 检查和/或增强 MRI 检查。

5. Ⅲ~Ⅳ期疾病考虑 PET-CT 检查。

6. 必要时麻醉下行内镜检查。

7. 必要时行麻醉前讨论。

8. 牙齿评估,包括曲面体层片和 CT 检查。

9. 营养、语音和吞咽的评估或治疗。

10. 进行多学科会诊。

（二）治疗流程

1. $T_{1\sim2}$,N_0 口腔癌,即 Ⅰ~Ⅱ期的早期口腔癌（图 29-2-3）。

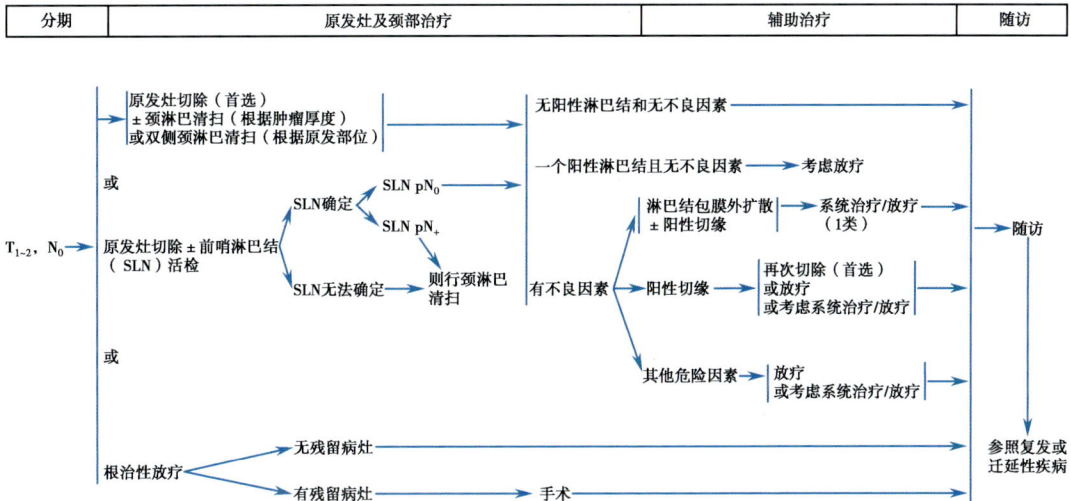

图 29-2-3 $T_{1\sim2}$,N_0 口腔癌的治疗流程

（1）原发灶和颈部治疗,可选择以下三种治疗方式。

1）首选原发灶切除,并根据肿瘤的厚度和部位行同侧淋巴清扫。

2）原发灶切除和前哨淋巴结活检,如果前哨淋巴结检查为阴性,则进入辅助治疗;如果前哨淋巴结为阳性或不能判断,则进行淋巴清扫。

3）局部的根治性放疗（详见后文放疗原则部分）。

（2）辅助治疗:上述治疗以后,进入辅助治疗阶段。

1）如无淋巴结转移和不良因素存在,进入随访阶段。

2）如有一个淋巴结转移且无不良因素存在,建议局部放疗。

3）如果有不良因素存在,尤其是包膜外扩散或切缘阳性,建议系统治疗(也称全身治疗,如化疗、分子靶向治疗等)加放疗(1类证据),也就是通常所说的化放疗;对于切缘阳性的患者,首选再次切除,或者放疗,或者化放疗;对于存在其他不良因素者,建议放疗,或者化放疗。

相比 NCCN 指南,在国内,早期口腔癌病例只有患者全身情况无法耐受手术才会推荐患者接受放疗。早期口腔癌治疗的争议点在于颈部淋巴结的选择性清扫,496 例前瞻性临床对照试验显示,选择性清扫可以改善患者生存率。

如果肿瘤的浸润深度超过 4mm,就强烈推荐选择性颈淋巴清扫,但基于浸润深度的选择性颈淋巴清扫,需要病理科医师和外科医师具备良好的合作才可能完成。颈淋巴清扫术式一般选择肩胛舌骨上清扫或改良根治性清扫,因为经典的根治性颈淋巴清扫并不能够提供额外的生存改善,同时不应忽视ⅡB区清扫。

2. T_3, N_0；$T_{1~3}, N_{1~3}$；T_{4a},任何 N 的口腔癌,即Ⅲ~ⅣA 期口腔癌(图 29-2-4)。

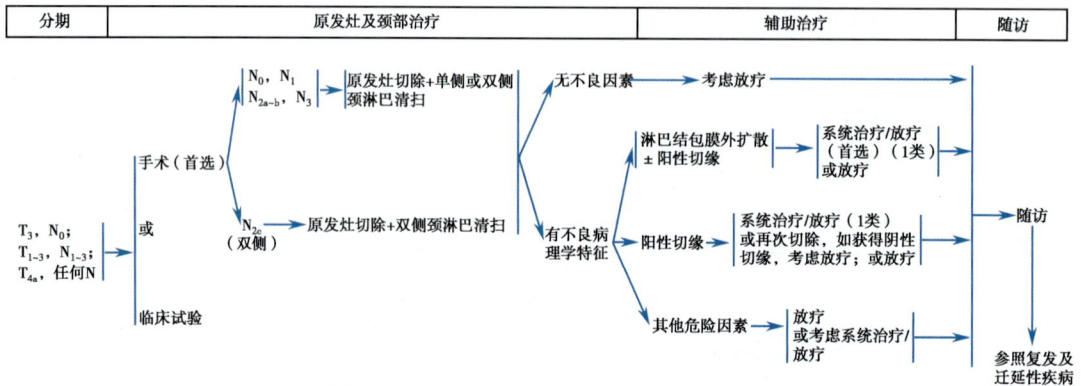

图 29-2-4　T_3, N_0；$T_{1~3}, N_{1~3}$；T_{4a},任何 N 口腔癌的治疗流程

（1）原发灶和颈部治疗,可选择以下两种治疗方式。

1）外科治疗为主,还应根据淋巴结的情况,在原发灶切除的同时进行同侧或双侧淋巴结清扫。之后要根据是否有不良因素,选择行后续辅助治疗。

2）根据条件进行多学科临床试验。

（2）辅助治疗

1）如无不良因素,考虑放疗。

2）如存在不良因素,对于淋巴结包膜外侵犯±切缘阳性者,首选系统治疗加放疗(1类),或放疗;对于单纯切缘阳性者,考虑系统治疗加放疗(1类),或重新切除至切缘阴性后放疗;对于存在其他不良因素者,考虑放疗或系统治疗加放疗。

三、口咽癌诊治指南

口咽癌是指发生于舌根、扁桃体、咽后壁和软腭等部位的黏膜鳞状细胞癌,NCCN 对其诊治流程及原则有如下建议。

（一）检查

1. 病史采集与体格检查,包括头颈部的全面检查,必要时配合镜检和光导纤维检查。

2. 原发灶活检或颈部病灶的细针吸取细胞学检查(fine-needle aspiration cytology, FNAC)。

3. 推荐做肿瘤的人乳头状瘤病毒(human papilloma virus,HPV)检测。

4. 胸部放射检查。

5. 原发灶和颈部的增强 CT 检查和/或增强 MRI 检查。

6. Ⅲ～Ⅳ期疾病考虑 PET-CT 检查。

7. 牙齿评估,包括曲面体层片和 CT 检查。

8. 营养、语音和吞咽的评估或治疗,必要时做听力测试。

9. 必要时麻醉下行内镜检查。

10. 麻醉前讨论。

11. 进行多学科会诊。

（二）治疗流程

1. $T_{1\sim2}$,$N_{0\sim1}$ 口咽癌(图 29-2-5)。

分期	原发灶及颈部治疗	辅助治疗	随访

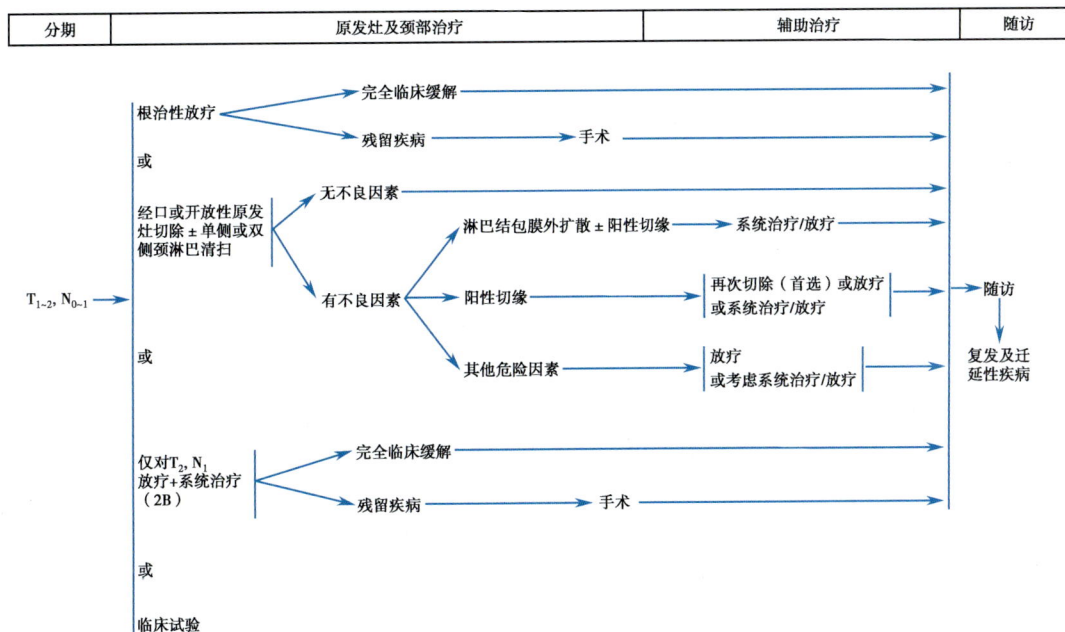

图 29-2-5 $T_{1\sim2}$,$N_{0\sim1}$ 口咽癌的治疗流程

（1）原发灶和颈部治疗,可选择以下三种治疗方式。

1）根治性放疗(详见后文放疗原则部分)。

2）经口腔或开放性原发灶切除±同侧或双侧颈淋巴清扫。

3）针对 T_2,N_1,放疗联合系统治疗(ⅡB)。

4）临床试验。

（2）辅助治疗:上述治疗以后,进入辅助治疗阶段。

1）根治性放疗后，如临床完全缓解，进入随访阶段；如有病灶残留，则进行手术清除。

2）根治性手术后，如没有不良因素存在，进入随访阶段。如有包膜外扩散或切缘阳性，建议系统治疗加放疗；对于切缘阳性的患者，首选再次切除，或者放疗，或者系统治疗加放疗；对于存在其他不良因素者，建议放疗，或者系统治疗加放疗。

3）对于选择放疗联合系统治疗的 T_2 或 N_1，如达到临床完全缓解，则进入随访阶段；如有肿瘤残留，则选择手术予以清除。

2. $T_{3\sim4a}$，$N_{0\sim1}$ 口咽癌（图 29-2-6）。

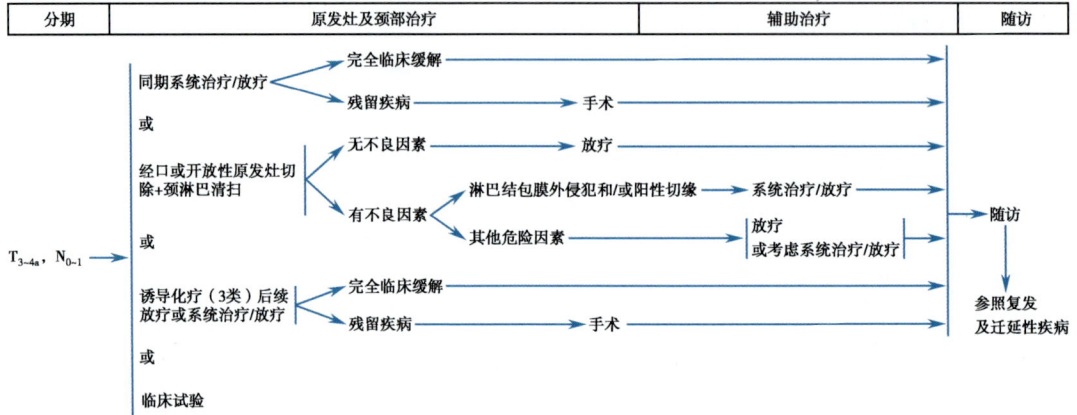

图 29-2-6 $T_{3\sim4a}$，$N_{0\sim1}$ 口咽癌的治疗流程

（1）原发灶和颈部治疗，可选择以下四种治疗方式。

1）同期系统治疗联合放疗。

2）经口腔或开放性原发灶切除和颈淋巴清扫。

3）诱导化疗（3 类）后，放疗或系统治疗加放疗。

4）多学科临床试验。

（2）辅助治疗

1）同期系统治疗联合放疗后，如临床完全缓解，进入随访阶段；如有病灶残留，则进行手术清除。

2）根治性手术后，如无不良因素，考虑放疗；如存在不良因素，对于淋巴结包膜外侵犯和/或切缘阳性者，首选系统治疗加放疗（1 类）；对于有其他不良因素者，考虑放疗或放疗联合系统治疗。

3）诱导化疗后，行放疗或系统治疗加放疗者，如达到临床完全缓解，则进入随访阶段；如有肿瘤残留，则选择手术予以清除。

3. 任何 T，$N_{2\sim3}$ 口咽癌（图 29-2-7）。

（1）原发灶和颈部治疗，可选择以下四种治疗方式。

1）同期系统治疗联合放疗。

2）诱导化疗（3 类）后，放疗或系统治疗加放疗。

3）经口腔或开放性原发灶切除和颈淋巴清扫。

4）多学科临床试验。

分期	原发灶及颈部治疗	辅助治疗	随访

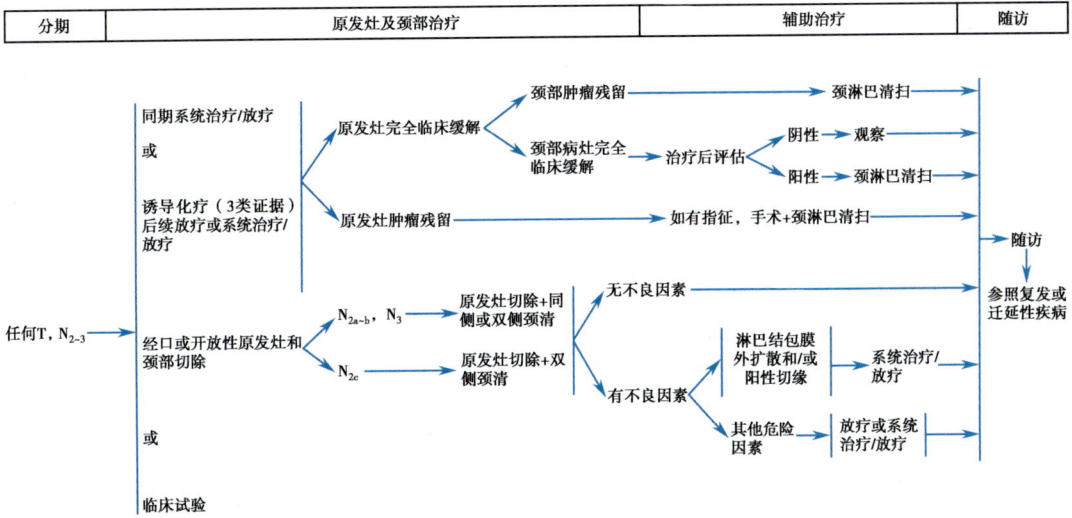

图 29-2-7　任何 T,N_{2-3} 口咽癌的治疗流程

（2）辅助治疗

1）选择上述第一种或第三种非手术治疗后，如原发灶达到临床完全缓解而有颈部残留肿瘤者，行颈淋巴清扫；如原发灶并颈部均达到临床完全缓解者，治疗后评估，颈部病变阴性者进行观察，阳性者需要进行颈淋巴清扫。如原发灶有残留，行手术加颈淋巴清扫后，进入随访阶段。

2）根治性手术后，如无不良因素，进入随访阶段；如存在不良因素，对于淋巴结包膜外侵犯和/或切缘阳性者，进行系统治疗加放疗；对于存在其他不良因素者，考虑放疗或放疗联合系统治疗。

四、上颌窦癌诊治指南

（一）检查

1. 吸烟史与体格检查。

2. 活检。

3. 鼻内镜检查。

4. 胸部放射检查。

5. PET-CT 检查Ⅲ~Ⅳ期。

6. 牙齿检查。

7. 头颈部增强 CT 或 MRI 检查。

8. 如有必要可进行多学科会诊（multi-disciplinary treatment，MDT）。

（二）治疗流程

1. T_{1-2}，N_{0-1}（图 29-2-8）。

除腺样囊性癌外的病理类型均可选择手术切除，切缘阴性则随访；出现神经或淋巴血管侵犯者，考虑放疗或系统治疗结合放疗；对于切缘阳性，如果可能再次手术切除，切缘阴性则考虑术后放疗，切缘阳性则术后放疗或系统治疗结合放疗。病理类型为腺样囊性癌，选择手

分期	原发灶及颈部治疗		辅助治疗	随访

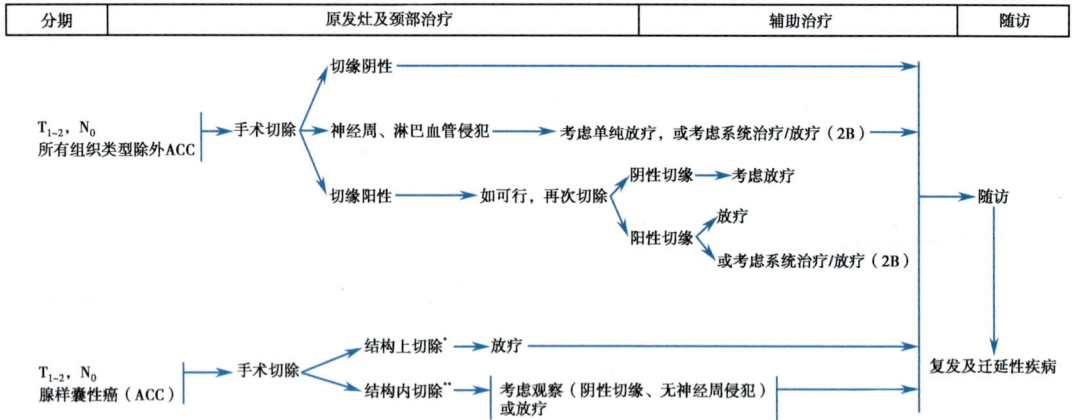

图 29-2-8　T_{1-2}, N_{0-1} 上颌窦癌的治疗流程

*结构上切除（suprastructure resection）是指肿瘤位于 Ohngren 线（内眦至下颌角的连线）之上或之后的上颌窦区域。

**结构内切除（infrastructure resection）是指肿瘤位于 Ohngren 线之下或之前的上颌窦区域。

术切除,肿瘤突破上颌窦外,需要结合术后放疗;肿瘤局限于上颌窦内且切缘阴性或无神经周侵犯者,可随访观察或结合放疗。

2. $T_3 \sim T_{4a}$, N_0 (图 29-2-9)。

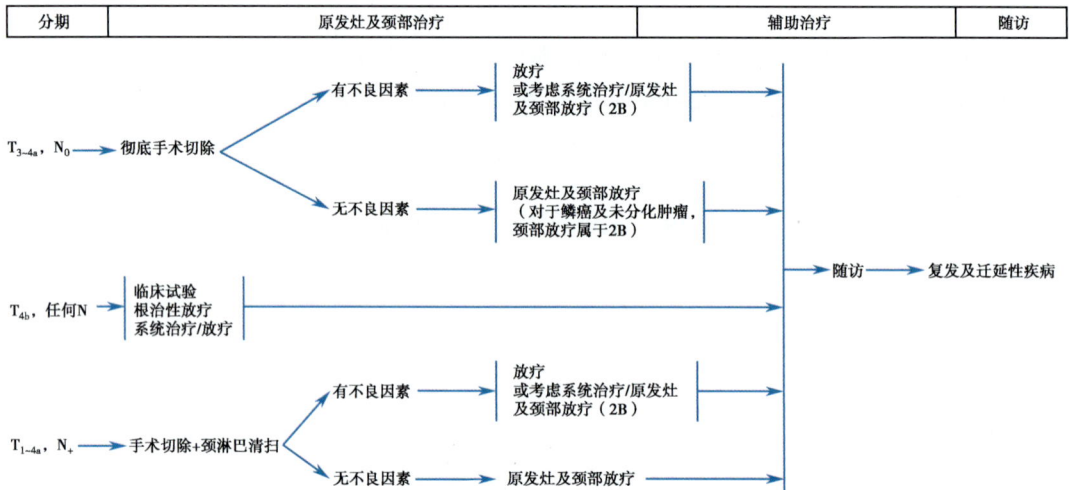

分期	原发灶及颈部治疗		辅助治疗	随访

图 29-2-9　$T_3 \sim T_{4a}$, N_0; T_{4b}, 任何 N; $T_1 \sim T_{4a}$, N+ 上颌窦癌的治疗流程

彻底手术切除,若包含不良预后特征（切缘阳性或淋巴结包膜外侵犯）,需要术后辅助放疗或系统治疗结合原发灶及颈部放疗;不包含不良预后特征者（鳞癌、未分化癌）,对原发灶及颈部进行放疗。

3. T_{4b}, 任何 N　建议临床试验,或根治性放疗,或系统治疗结合放疗。

4. $T_1 \sim T_{4a}$, N+　手术切除及颈淋巴清扫,若包含不良预后特征（切缘阳性或淋巴结包膜外侵犯）,需要术后辅助放疗或系统治疗结合原发灶及颈部放疗;不包含不良预后特征者,对原发灶及颈部进行放疗。

五、极晚期非远转性头颈癌

极晚期非远转性头颈癌,如 T_{4b}、不可切除的颈淋巴结和全身情况不适合手术者的治疗流程如下(图 29-2-10)。

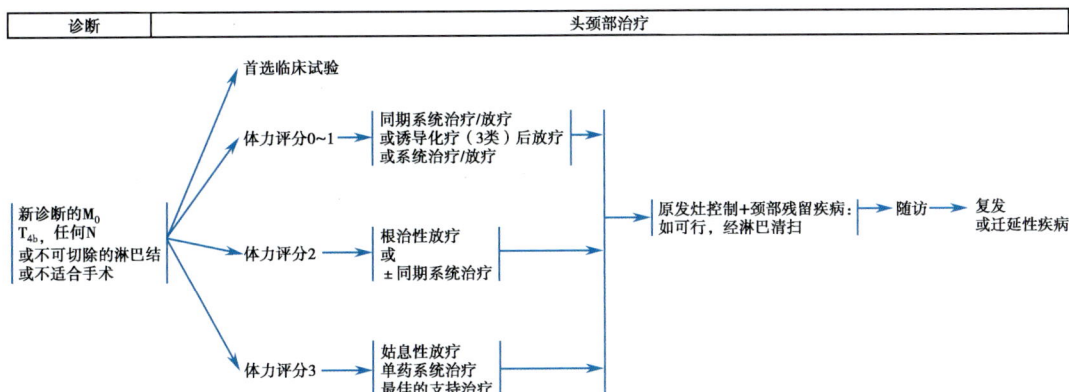

诊断	头颈部治疗

首选临床试验

体力评分0~1　→　同期系统治疗/放疗
或诱导化疗(3类)后放疗
或系统治疗/放疗

新诊断的 M_0
T_{4b},任何N
或不可切除的淋巴结
或不适合手术

体力评分2　→　根治性放疗
或
±同期系统治疗

体力评分3　→　姑息性放疗
单药系统治疗
最佳的支持治疗

原发灶控制+颈部残留疾病:
如可行,经淋巴清扫　→　随访　→　复发
或迁延性疾病

图 29-2-10　极晚期非远转性头颈癌的治疗流程

1. 首选临床试验。

2. 当体力评分(performance scale,PS)为 0~1 时,建议同期系统治疗加放疗;或者在诱导化疗(3 类)后,行放疗或系统治疗加放疗。

3. 当 PS 为 2 时,建议局部根治性放疗±同期系统治疗。

4. 当 PS 为 3 时,患者全身情况非常差,只考虑进行姑息性局部放疗,或单药的系统治疗,或进行最佳的支持治疗。

上述几种情况经过治疗如果原发灶得到控制,对颈部残余病变可考虑颈淋巴清扫术。

六、远转性头颈癌

远转性头颈癌(M_1)指初治时已发现有远处转移者,治疗流程如下(图 29-2-11)。

1. 首选临床试验。

2. 在以原发灶为主的区域治疗基础上,根据体力情况选择治疗。

(1) PS 为 0~1 时,选择顺铂+5-氟尿嘧啶+西妥昔单抗(1 类证据);多药或单药系统治疗;如为有局限性转移的患者,采用局部手术、放疗或系统性治疗加放疗;或最佳的支持治疗。

(2) PS 为 2 时,单药系统性治疗,或最佳的支持治疗。

(3) PS 为 3 时,最佳的支持治疗。

3. 对于上述治疗后的迁延性疾病或进展,首选系统性治疗和临床试验,或最佳的支持治疗。

诊断	头颈部癌的治疗	迁延性疾病或疾病进展

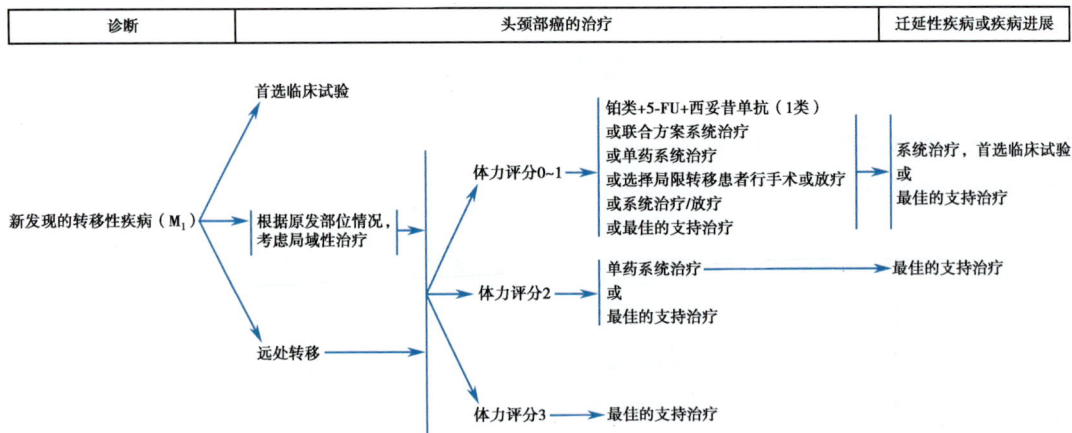

图 29-2-11　远转性头颈癌的治疗流程

七、复发或迁延性头颈癌

复发或迁延性头颈癌(recurrent or persistent disease)的治疗流程如下(图 29-2-12)。

诊断	头颈部治疗

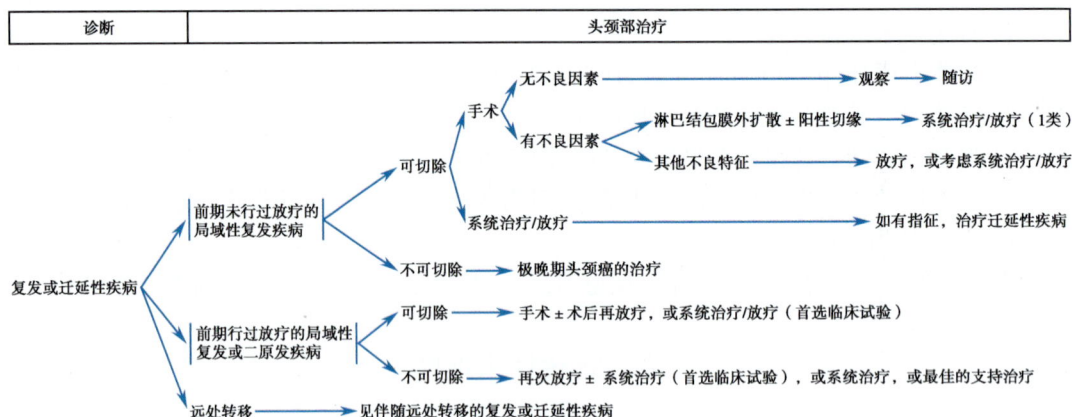

图 29-2-12　复发或迁延性头颈癌的治疗流程

1. 未行过放疗的区域复发,如可切除,则在外科处理后,按不同部位的Ⅲ~ⅣA期头颈癌的处理原则进行后续治疗,也可以选择系统治疗联合放疗;如不可切除,则按极晚期非远转性头颈癌的治疗流程治疗。

2. 对于已行过放疗,出现局部复发或第二原发癌者,如可切除,可考虑手术±术后再放疗,或系统治疗加放疗,或临床试验;如不可切除,首选临床试验,或再放疗±系统治疗,或最佳的支持治疗。

3. 如伴发远处转移,则按照上述远转性头颈癌的治疗流程治疗。

八、手术治疗的原则

（一）手术的可切除性

该指南认为有七种情形是不可切除的,或者切除后复发概率很高,或者造成的功能障碍十分严重。

1. 肿瘤累及翼肌,尤其伴随张口受限和脑神经麻痹。

2. 肿瘤扩散到颅底,破坏翼板、蝶骨和卵圆孔。

3. 肿瘤扩展至上鼻道、咽鼓管或鼻咽侧壁。

4. 肿瘤侵犯颈总或颈内动脉鞘,包绕超过 3/4。

5. 颈部病变侵犯表面皮肤。

6. 肿瘤侵犯纵隔、椎前筋膜和颈椎。

7. 肿瘤出现皮下转移。

（二）原发灶切除的建议和原则

1. 整块切除(en bloc),作为外科医师应深刻认识这一点。

2. 进行连续性颈淋巴清扫。

3. 原发灶的范围要通过体格检查和影像学检查对比进行反复确认,以保证切除范围充分。

4. 随着肿瘤厚度的增加,其转移可能性也加大,要根据情况选择不同级别颈淋巴清扫。

5. 肿瘤靠近神经时,应警惕神经周围的侵犯,术中冰冻应明确,以保证切除彻底。

6. 根据肿瘤侵犯情况,应选择部分或截断性下颌骨切除,以保证足够安全。

7. 对于选择经口机器人或激光辅助切除原发灶的患者,手术原则与开放性手术相同,不能因为微创降低标准,同时行此类手术的外科医师应经过专门培训。

（三）手术的切缘

1. 足够切除的标准,是指在大体标本上所获得的冰冻切缘,而不是在术区几个点所取的切缘,在标本周围应该有 1.5~2.0cm 的正常黏膜,方为足够切除。对于颈淋巴清扫标本,应标明方向,以明确淋巴分区。

2. "干净"边缘,是指距肿瘤侵犯的前沿区域 5mm 以上的边缘;如果不足 5mm,则为接近边缘,也就是切除不足。

3. 切缘阳性是指标本边缘有原位癌或肿瘤细胞。

4. 强调病理医师应测量肿瘤的侵犯深度,以及肿瘤前沿与切缘的距离,达到 5mm 以上方为足够切除。第 8 版 AJCC 的 TNM 分期系统里,最新引入了肿瘤的侵犯深度和淋巴结的包膜外扩散两个指标,该指南也逐渐重视以上两个参数。

（四）颈部淋巴结的处理

该指南也提出了一些建议和原则。

1. 对于舌根、硬腭及跨中线的肿瘤,应行双侧颈淋巴清扫。

2. 在前哨淋巴结活检和肿瘤浸润深度明确后,考虑选择性颈淋巴清扫。

3. 对于 N_0,行 I 区到 III 区的选择性颈淋巴清扫;对于 $N_1 \sim N_2$,做选择性或全颈淋巴清扫;对于 N₃,行全颈淋巴清扫。

九、放射治疗的原则

1. 根治性放疗(definitive radiotherapy)　常规放疗的计划靶区主要根据肿瘤的危险程度划分,对于高危的口腔癌,建议照射剂量 66~70Gy,每天 2Gy 分隔照射,6~7 周。对于低危因素的口腔癌,建议局部照射剂量 44~50Gy,每天 2Gy 分隔照射,或者 54~63Gy,每天 1.6~1.8Gy 分隔照射。间质内照射仅限于某些选择的病例。对于不可切除的口腔癌,推荐调强放疗或 3D 适形放疗。

2. 术后放疗　建议术后 6 周内进行局部放疗。对于计划靶区,高危者照射剂量为 60~66Gy;低中危者照射剂量为 44~50Gy,每天 2Gy 分隔照射,或者 54~63Gy,每天 1.6~1.8Gy 分隔照射。

3. 术后化放疗　同期的系统治疗方案详见"十、系统治疗",推荐调强放疗或 3D 适形放疗。

十、系 统 治 疗

系统治疗(systemic therapy)包括通常的化疗、分子靶向治疗、生物治疗等全身性治疗。系统治疗的原则包括五点。

1. 初始的系统治疗联合同期的放疗,首选采用高剂量顺铂(1 类),也可以选择西妥昔单抗(ⅡB),或选择卡铂+5-氟尿嘧啶,或多西他赛和顺铂,以及每周顺铂的方案。

2. 对于术后化放疗的患者,建议顺铂单药。

3. 对于诱导或行序贯化疗的患者,选择 TPF(多西他赛+顺铂+5-氟尿嘧啶)方案是 1 类证据,也可以采用卡铂或西妥昔单抗每周同步应用方案。

4. 对于复发、不可切除或转移性的口腔癌,可采用联合方案,主要是顺铂或卡铂+5-氟尿嘧啶+西妥昔单抗,也就是我们说的分子靶向化疗(1 类)。或铂类联合紫杉烷类,或顺铂联合西妥昔单抗等。同时也给出了一些单药方案。

5. 极晚期患者的姑息治疗,常有顺铂、卡铂、紫杉醇、多西他赛、5-FU 等,还有一种小分子酪氨酸激酶抑制剂阿法替尼,以及建议铂类抵抗的非鼻咽头颈癌尝试最新的抗 PD-1 免疫药物,如帕博利珠单抗(pembrolizumab)和纳武利尤单抗(nivolumab)等。

十一、随　　访

在考虑肿瘤复发、继发肿瘤、治疗后遗症和毒性风险基础上,建议如下。

(一) 体格检查
体格检查包括全面的头颈部检查;必要时配合镜检和光导纤维检查。

(二) 随访期限
第 1 年,1~3 个月 1 次;第 2 年,2~6 个月 1 次;第 3~5 年,4~8 个月 1 次;5 年以上,12 个月 1 次。

（三）随访内容

1. 治疗后 6 个月内进行原发灶和颈部的基线影像学检查（ⅡB）。

2. 有吸烟史者，进行胸部影像学检查，参照 NCCN 肺癌筛查指南。

3. 对于有可疑症状或体征、吸烟史和临床无法检查的部位者，需要进行进一步影像学检查。

4. 对于常规检查不易察觉的部位，应例行年度影像学检查。

5. 颈部放疗者应每 6～12 个月检测一次促甲状腺激素（thyroid stimulating hormone, TSH）。

6. 牙科评估　建议对口内放疗照射部位给予治疗。

7. 考虑对鼻咽癌 EB 病毒 DNA 的监测（ⅡB）。

8. 支持治疗和康复训练　语音、听力、吞咽功能的评估和康复；营养状态的评估和康复，直到营养状态稳定；抑郁症状的持续监视；劝告戒除烟酒。

9. 化放疗或放疗后的疗效评估。

10. 治疗结束后 1 年内整合对生存者的关怀和调整关爱计划，与肿瘤医师的持续参与相互补充。

对于唾液腺肿瘤、黏膜黑色素瘤等请参照本书的其他章节。

第三节　头颈癌诊治指南的评价

首先，NCCN 头颈癌临床实践指南的编制形式具有科学性，充分采用循证医学证据作为推荐标准，由该领域的顶级专家达成共识后产生，每条建议都有自己的共识分类级别，让医师来参考和辨别。其次，该指南内容具有先进性，它不是一成不变的，每年都有最新的临床研究成果补充更新进来，因此这个指南往往能反映头颈癌领域最前沿的研究进展。然后，该指南的结构体现综合性，既包含诊断、治疗及随访等方面的流程，也涵盖手术、放疗、系统治疗、支持治疗等肿瘤多学科治疗的原则。但也要看到该指南还有一定局限性，除鼻咽癌部分采用了一些中国国内数据外，其他部分几乎都是以欧美的临床研究成果为依据，某些方面既不符合中国国情，也没有体现中国人在人种、地域等方面的差异，如果照搬照抄，在临床实践中势必造成偏颇甚至失败。同时这也从侧面反映了我国头颈癌临床研究方面的巨大差距，国内迫切需要开展一系列大规模的临床研究，提供第一手研究证据。

与 NCCN 临床实践指南相比，近些年国内也陆续制定了包括头颈癌在内的各种疾病的诊治指南或专家共识，对推动诊疗的规范化起到积极的促进作用，这是非常喜人的，但是还远远不够。相比之下，国内指南更注重临床经验的总结，或者以国外的临床研究结果为基础，缺少国内高级别的大规模前瞻性临床证据，因此说服力较弱。因缺乏国内临床研究数据，往往更新也不及时。在国内的学科设置上，头颈癌分散在口腔颌面外科、耳鼻咽喉科、头颈外科等，学科壁垒造成了医师对各种头颈癌亚型的认识程度不一、诊治水平参差不齐。国内许多单位的头颈癌多学科诊治（MDT）还不健全，诊疗还不够规范，特别在头颈肿瘤内科治疗、头颈癌流行病学研究及肿瘤随访方面还十分薄弱。这些因素都阻碍了国内前瞻性多中心临床研究的开展。笔者认为要改变这一现状，一方面，要大力支持国内有影响的头颈癌诊疗中心组织开展多中心临床研究，提供中国头颈癌的高级别循证医学证据。另一方面，在条件成熟时,先对一些常见的或有特色的单病种制定指南或共识,例如可先制定中国的口腔癌、口咽癌或鼻咽癌诊疗指南,逐步丰富内容过渡到头颈癌诊疗指南。

(张陈平　任国欣　郭　伟)

参 考 文 献

1. 中华口腔医学会口腔颌面外科专业委员会肿瘤学组. 口腔颌面部恶性肿瘤治疗指南. 中国口腔颌面外科杂志,2010,8(2):98-106.

2. ADELSTEIN D,GILLISON M L,PFISTER D G,et al. NCCN guidelines insights:head and neck cancers,version 2. 2017. Journal of the National Comprehensive Cancer Network,2017,15(6):761-770.

3. LYDIATT W M,PATEL S G,O'SULLIVAN B,et al. Head and neck cancers-major changes in the American Joint Committee on cancer eighth edition cancer staging manual. CA Cancer J Clin,2017,67(2):122-137.

第三十章 《牙源性肿瘤诊疗指南》解读

　　牙源性肿瘤是由成牙组织,即一些与牙形成有关的胚胎源性组织成分残留在颌骨硬组织及周围软组织内,激活生长而来的一类肿瘤,可位于颌面部骨组织内,也可位于牙龈或牙槽骨黏膜中。牙源性肿瘤是口腔颌面肿瘤常见且也最具口腔颌面外科专业特点的一类肿瘤。

　　为了规范牙源性肿瘤的诊疗行为,进一步提高治疗效果,中华口腔医学会口腔颌面外科专业委员会组织相关专家,由中山大学光华口腔医学院黄洪章教授等执笔,参阅 2005 年第 3 版头颈肿瘤新分类及国内外相关文献,制定了《牙源性肿瘤诊疗指南》,发表于 2011 年第 4 期的《中国口腔颌面外科杂志》。

　　2017 年 1 月出版了《WHO 头颈部肿瘤分类》第 4 版,该书第 8 章重点介绍了牙源性及颌面骨肿瘤的新分类。与 2005 年第 3 版分类相比,第 4 版新分类牙源性肿瘤部分发生了较大幅度的改动。本文依据 2017 年第 4 版牙源性肿瘤分类的新变化,并结合近年来牙源性肿瘤的基础及临床研究进展,对《牙源性肿瘤诊疗指南》进行解读。

一、牙源性肿瘤的新分类

(一) 牙源性良性肿瘤的分类

　　牙源性良性肿瘤,根据肿瘤实质部分的组织来源,结合肿瘤的临床和遗传等特点,分为三类:①来源于牙源性上皮伴成熟的纤维间质,无牙源性外胚间充质的肿瘤,包括成釉细胞瘤(实体单囊型、骨外型或外周型、转移型三个亚型)、牙源性鳞状细胞瘤、牙源性钙化上皮瘤、牙源性腺样瘤等;②来源于牙源性上皮伴牙源性外胚间充质,有(无)硬组织形成的肿瘤,包括成釉细胞纤维瘤、成釉细胞纤维牙本质瘤、成釉细胞纤维牙瘤、牙瘤(混合型和组合型)、牙成釉细胞瘤、牙源性钙化囊性瘤和成牙本质影细胞瘤等;③来源于间充质和/或牙源性外胚层,有或无牙源性上皮的肿瘤,包括牙源性纤维瘤、牙源性黏液瘤或黏液纤维瘤和成牙骨质细胞瘤等(表 30-0-1)。

(二) 牙源性恶性肿瘤的分类

　　恶性牙源性肿瘤在第 4 版的新分类中根据组织起源的不同被分为三类:牙源性癌(odontogenic carcinoma)、牙源性癌肉瘤(odontogenic carcinosarcoma)和牙源性肉瘤(odontogenic sarcoma)(表 30-0-2)。

表 30-0-1　牙源性良性肿瘤的 WHO 分类(2017)

上皮性肿瘤	上皮及外胚间充质混合性肿瘤	外胚间充质性肿瘤
成釉细胞瘤	成釉细胞纤维瘤	牙源性纤维瘤
成釉细胞瘤,单囊型	牙源性始基瘤	牙源性黏液瘤/黏液纤维瘤
成釉细胞瘤,骨外/外周型	牙瘤	成牙本质细胞瘤
转移性成釉细胞瘤	牙瘤,组合型	牙骨质骨化纤维瘤
牙源性鳞状细胞瘤	牙瘤,混合型	
牙源性钙化上皮瘤	成牙本质影细胞瘤	
牙源性腺样瘤		

表 30-0-2　牙源性恶性肿瘤的 WHO 组织学分类(2017)

牙源性癌	牙源性透明细胞癌
成釉细胞癌	牙源性影细胞癌
原发性骨内癌	牙源性癌肉瘤
硬化性牙源性癌	牙源性肉瘤

二、牙源性肿瘤的临床病理特点

(一) 成釉细胞瘤

成釉细胞瘤主要发生在颌骨,是常见的颌骨肿瘤之一,极少发生在邻近软组织中,也有发生在长骨者。成釉细胞瘤约占牙源性肿瘤的 10%~30%,而在中国人中,成釉细胞瘤超过牙瘤而占牙源性肿瘤的第一位,约为 58%。成釉细胞瘤虽然是良性肿瘤,但临床上常表现出局部侵袭性,存在术后复发率高、偶见远处转移等恶性生物学行为,因此又称为"交界瘤",组织病理学变化在所有颌骨肿瘤中最复杂。因此,建立能够有效指导临床治疗和预后评估的分类标准,对完善成釉细胞瘤的治疗和预防术后复发等都具有重要意义。2017 年第 4 版WHO 分类中,将成釉细胞瘤分为三个亚型,包含成釉细胞瘤、单囊型成釉细胞瘤、骨外或外周型成釉细胞瘤、转移型成釉细胞瘤。

1. 成釉细胞瘤　2017 年第 4 版分类缺乏描述性术语规定该类成釉细胞瘤,主要指经典型成釉细胞瘤、经典骨内型成釉细胞瘤或实性/多囊性成釉细胞瘤,是最常见的成釉细胞瘤类型。包含以下病理亚型:滤泡型、丛状型、棘皮瘤型、棘皮瘤组织病理学变异型、颗粒型、基底细胞型及促结缔组织增生型。

2. 单囊型成釉细胞瘤　约占所有成釉细胞瘤的 5%~15%,平均发病年龄为 16~35 岁。90% 以上发生在下颌骨,以下颌后份最常见,近 80% 的病例与未萌出的下颌第三磨牙有关。单囊型成釉细胞瘤为膨胀性生长,但不浸润周围骨组织,囊肿壁内可含一个或多个突向囊腔的增生结节。结合组织病理学及临床表现分为三型:①单纯囊肿型,表现为囊性病变,肿瘤未浸润至纤维囊壁;②伴囊壁内肿瘤浸润型,肿瘤以滤泡型或丛状型成釉细胞瘤样上皮浸润到囊壁内,有时在同一病变内可同时出现两种组织类型;③伴囊腔内瘤结节增殖型,指发生在牙源性囊肿上皮内的成釉细胞瘤改变。

3. 骨外或外周型成釉细胞瘤 发生在颌骨外的成釉细胞瘤。骨外或外周型成釉细胞瘤约占所有成釉细胞瘤的 1.3%~10.0%,多发生在牙龈或无牙颌的牙槽黏膜,下颌更为多见。临床上该型成釉细胞瘤为无痛性、外生性肿物,表面光滑,除肿瘤压迫造成的牙槽嵴浅表性碟状或杯状吸收外,显著的骨受累很少见,无局部侵袭性,复发率很低。

4. 转移型成釉细胞瘤 在 2017 年 WHO 新分类中,将旧版成釉细胞癌中的转移性(恶性)成釉细胞瘤,原发和转移灶的病理学改变为典型的成釉细胞瘤,属于良性牙源性肿瘤范畴,由于常规采用针对牙源性癌的治疗手段难免出现过度医疗的弊端,因此新分类中将之更名为转移性成釉细胞瘤并重新归回成釉细胞瘤,但保留了恶性编码 ICD-9310/3 不变。这型肿瘤极为少见,报道较多的转移部位是肺部,约占 75%,颈淋巴结和脊柱各占 15%。从发现肿瘤到出现转移平均间期 9 年,出现转移后平均存活时间 2 年。转移性成釉细胞瘤具有良性组织学表现,因此同样涵盖成釉细胞瘤四种临床病理行为不同的变异型,包括实性或多囊型、骨外或外周型、促结缔组织增生型和单囊型。组织学特点为肿瘤上皮岛的外周细胞增生,极性紊乱、核大深染、核质比失调,分裂象增加;中间部分细胞增生,排列紧密,病理核分裂象增多,鳞状化生,角化异常并移行为鳞癌。这些成釉细胞瘤亚型在患者年龄、部位、影像学表现,以及临床预后等方面,均存在差异,因此临床上应采用不同的处理方法。转移性成釉细胞瘤临床上具有恶性肿瘤的常见症状,常发生于下颌骨,侵犯牙,产生间歇性疼痛,引起牙松动或脱落。若拔牙则出现拔牙创不愈,易出血,有臭味,牙槽窝周围牙龈溃疡,类似牙龈癌的表现。X 线表现为磨牙区不规则骨质破坏,硬骨板破坏,颌骨下缘骨皮质呈虫蚀样,有骨膜反应。若侵犯颌骨内的神经血管及外周肌肉则出现下唇或舌麻木,颌骨出现肿块。有些患者早期并未出现恶性体征,只是后期出现颌骨膨隆症状才就诊。若发生于上颌窦内,常出现上颌窦癌的表现。

(二) 牙源性角化囊肿

牙源性角化囊肿(odontogenic keratocyst)指的是发生在颌骨内的单囊或多囊的良性牙源性囊肿:衬覆不全角化的复层鳞状上皮衬里,具有潜在的侵袭性及浸润型生长的生物学行为。1992 年的 WHO 分类中牙源性角化囊肿归为牙源性囊肿,强调了病变囊性特征,而 2005 年版 WHO 分类中的牙源性角化囊性瘤则更能准确反映病变侵袭和浸润的肿瘤特性,并归类为牙源性良性肿瘤。2005 年的分类以"牙源性角化囊性瘤"的名义将其划分为良性肿瘤,其中一个重要依据是病变中检测到抑癌基因 *PTCH* 的突变,体现了肿瘤"基因病变"特性,据此改称为牙源性角化囊性瘤。但近 10 年的研究发现,85% 的痣样基底细胞癌综合征患者中检测到 *PTCH* 突变,而散发的牙源性角化囊肿仅为 30%,提示 *PTCH* 突变可能与痣样基底细胞癌综合征的关系更为密切,与牙源性角化囊肿的发生并无因果联系。此外,其他牙源性囊肿亦存在 *PTCH* 突变,也佐证了 *PTCH* 基因突变并非肿瘤的特异性表现。结合组织学检查的发现,绝大多数病变表现为囊性变,仅有 5% 标本见到实性肿瘤成分,2017 年新分类修正了 2005 年的分类,认为现有证据不支持牙源性角化囊肿属于真性肿瘤,恢复"牙源性角化囊肿"命名,将其归类至牙源性囊肿。

牙源性角化囊肿的大体标本中可见囊壁衬里薄而易碎,如果反复发生感染,囊壁可以不均匀增厚。剖面见单个或多个囊腔,衬里内面较为光滑,囊壁经常塌陷并折叠。显微镜下,牙源性角化囊肿由不全角化的复层鳞状上皮衬里构成囊壁,上皮通常有 5~8 层细胞,没有上皮钉突,表面常呈波纹状,在纤维囊壁内可见子囊(daughter cyst)或牙源性上皮岛,囊腔内含有脱落的角化物。立方形或柱状的基底细胞界限清楚,呈栅栏状排列,柱状细胞的细胞核常常远离基底膜排列,并呈较深的嗜碱性染色,这是牙源性角化囊肿区别于其他发生角化的颌骨囊性病变的一个组织病理学重要特征。基底层细胞中常见核分裂异常,部分衬里上皮可呈现异常增生的表现。牙源性角化囊肿合并感染存在明显炎症时,衬里上皮可失去其特征性的细胞排列和组织结构特点。

有学者对牙源性角化囊肿衬里上皮进行进一步分型,50例牙源性角化囊肿的肿瘤衬里上皮可分为三型:①Ⅰ型,即成釉细胞型衬里上皮。基底细胞呈柱状,类似成釉细胞瘤,但是细胞核远离基底膜,棘层细胞呈短柱状排列,4~7层,细胞核与细胞长轴一致,染色质散在分布,核仁不明显,棘层细胞间没有明显细胞间桥,也没有明显粒细胞层。②Ⅱ型,即表皮样细胞型衬里上皮。基底细胞呈立方形或圆形,细胞核圆形,位于细胞中央,棘层细胞呈圆形或椭圆形,5~10层,可见明显核仁。细胞间有桥粒连接,在棘层细胞中可见明显的细胞角化,有时见到粒层细胞。③Ⅲ型,即混合细胞型衬里上皮,在同一标本中可以见到成釉细胞型和表皮样细胞型衬里上皮。其中Ⅱ型和Ⅲ型发生感染的概率较高,推测可能与Ⅱ型衬里上皮扩张侵袭能力较强有关,但这种推测尚缺乏足够、可信的临床病理资料证实。

多发性牙源性角化囊肿是痣样基底细胞癌综合征的症状之一,痣样基底细胞癌综合征具有家族性遗传和常染色体显性遗传特征,该综合征为探讨牙源性角化囊肿的分子发病机制提供了良好的研究模型。

正角化牙源性囊肿(orthokeratinized odontogenic cyst)首先由Wright JM在1981年进行描述,指颌骨囊性病变的衬里上皮虽可发生角化,但以葱皮样正角化为主。组织学上衬里上皮为较薄的角化复层上皮,约4~8层细胞,上皮表层的正角化常呈葱皮样,角化层下方的颗粒层明显,棘层细胞呈多边形或扁平状,基底层细胞多呈矮立方或扁平状,胞核极性排列不明显,上皮与结缔组织界面较为平坦,上皮钉突少见。与牙源性角化囊肿的基底层细胞向表面不全角化层陡然移行相比,正角化牙源性囊肿的衬里上皮常表现从基底层细胞到表面角化层的逐渐分化过渡。虽然对这类以正角化为主的颌骨囊性病变的分类归属仍存在争议,有学者将其描述为牙源性角化囊肿的一种亚型,也有学者视其为一组独立的病变,但是这类病变与牙源性角化囊肿在组织特点和临床行为等方面均有显著不同,区分这两类病变具有重要临床意义。

(三) 牙源性恶性肿瘤

与第3版不同,恶性牙源性肿瘤在第4版的新分类中根据组织起源的不同被分为三类:牙源性癌(odontogenic carcinoma)、牙源性癌肉瘤(odontogenic carcinosarcoma)和牙源性肉瘤(odontogenic sarcoma)。其中新增加的牙源性癌肉瘤曾在1991年(第2版)中出现,2005年(第3版)中剔除,主要原因是认为其镜下改变难以与梭形细胞癌的上皮间充质转化(epithelial-mesenchymal transition,EMT)鉴别,又受限于当时缺乏免疫组织化学及分子基因等诊断手段和证据。近年来随着新病例资料的补充及诊断水平的提高,牙源性癌肉瘤在2017年分类(第4版)中又重新列出,但强调病灶中上皮和间质成分同时表现出恶性改变特征。此外新分类不再细分牙源性肉瘤,并将原先含有前期牙本质的成釉细胞纤维牙本质肉瘤(ameloblastic fibrodentinosarcoma)从牙源性肉瘤归并入牙源性癌中,属于牙源性透明细胞癌的一种亚型。

恶性牙源性肿瘤新分类避免过分强调组织学分型,尽量减少肿瘤亚型分类,而更加关注肿瘤的生物学行为特点,以期更高效指导临床实践。比如旧版的原发型、继发型(骨内性)和继发型(外周性)等亚型,以及原发型(外周性)等不同亚型的成釉细胞癌都具有共同的临床特点和生物学行为,治疗手段一致,新分类中用"成釉细胞癌"统一命名,简单明了。基于同样的考量,新版中原发性骨内癌也不再分为实性型、来自牙源性角化囊肿恶变等亚型。

此外,牙源性癌中增加了硬化性牙源性癌(sclerosing odontogenic carcinoma),2008年被首次报道,迄今不超过10例,可以沿神经和肌肉侵袭,低度恶性,扩大切除后预后良好。病理改变以条索状肿瘤上皮周围大量硬化的纤维性间质为主要特点,需要与牙源性纤维瘤、牙源性钙化上皮瘤及原发型骨内癌等鉴别,近期发现 *EWSR1* 重排与否有助于牙源性透明细胞癌的鉴别。

三、牙源性肿瘤的诊断及鉴别诊断

详细的病史采集有助于正确诊断及鉴别诊断,应当询问患者的最初症状、时间、部位、生长速度等。此外,还应了解患者的年龄、既往史、职业和生活习惯。临床检查包括全身情况和颌面部专科情况。掌握患者全身营养及精神状态,有无重要器官的器质性及功能性疾病。初步了解肿瘤的形态、大小、质地、边界、活动度、功能状态及转移情况等。牙源性肿瘤多发生于颌骨,影像学诊断有重要意义。CT检查显示病变的形态、结构特征优于普通X线检查。通过CT和MRI检查,可以三维地反映病变的范围,以及病变与颌骨周围软组织的关系。对于病变已经突破骨壁侵及软组织和术后复发者,CT或MRI检查十分重要。正电子发射体层摄影(PET-CT)检查有助于确定病变性质,多用于晚期患者、远处转移患者、组织结构改变大及多次复发者。术中冰冻切片检查可用于确定肿瘤的良恶性和术中肿瘤的边界。但冷冻切片较厚,对肿瘤分型和性质不能完全确定,仍需要石蜡切片确诊。石蜡切片检查是目前组织病理学诊断中最准确可靠的方法,常作为肿瘤诊断的金标准。对于亚型多样且不易确定的肿瘤,可辅助免疫组化,以确定肿瘤的组织类型。牙源性肿瘤的分型及分化程度关系到治疗方案的确定和患者的预后。

(一)CT在牙源性肿瘤的诊断及鉴别诊断中的应用

CT及相应的三维成像技术能很好地显示颌骨囊性病变的内部信息及空间结构。对于颌骨囊肿等具有特征性影像学表现的疾病,定性诊断相对较易。成釉细胞瘤因为病理的多样性,在CT上的形态也多种多样,可表现为单房分叶、多房、蜂窝状等,呈向颊侧明显膨胀。病灶内部可见骨性分隔,边缘呈"分叶状"改变,原因可能是肿瘤沿中央管以"出芽"形式生长,但部分肿瘤细胞分化不良,导致不同区域肿瘤生长速度不一致。病变密度一般为囊实性改变,囊性区多为均匀低密度影,近囊壁处可见实性密度。成釉细胞瘤具有一定的侵袭性,因此可出现较大的骨皮质缺损,以及牙根截断或锯齿样吸收,并可累及周围重要结构。牙源性角化囊肿主要表现为沿上下颌骨的长轴膨胀性生长的类圆形囊性骨质破坏区,舌侧膨胀明显;囊壁边缘清晰并伴有硬化边;单囊或多囊,以单囊多见,多囊型中分房大小相近,房间隔完整;因病变内含有角化物,所示平扫时密度不均匀,CT值一般在10~40HU。与含牙囊肿不同,该病变具有一定的侵袭性,可有局部的骨皮质破坏,并累及邻近软组织。年轻患者多囊型的牙源性角化囊性瘤应与基底细胞痣综合征相鉴别,后者为常染色体显性遗传病,属于神经皮肤综合征,包括多发基底细胞痣、多发颌骨囊肿、颅内钙化、脊柱及肋骨畸形等缺陷。牙源性角化囊肿和成釉细胞瘤的鉴别诊断存在一定的难点,需要从病变形态、病灶密度、牙根形态、膨胀方向及侵袭性几个方面综合考虑。但平扫 CT 无法反映囊腔内部成分的真实情况,MRI 对囊腔内容物的显像优于 CT。

口腔颌面部锥形束 CT(cone beam computed tomography,CBCT)可以显示颌骨缺损的三维信息,可清楚地显示病变的部位、范围、病变和周围解剖结构如上颌窦、切牙管、下颌管的关系,尤其对显示病变内部的骨质改变及颌骨的颊舌向膨胀或破坏情况,疾病的诊断、治疗设计和术后随访具有重要的指导意义。病变呈蜂窝状,颌骨膨胀明显,密质骨变薄,部分密质骨可不连续。边缘呈波浪状切迹,伴隆起骨嵴。病变区可含牙,根尖吸收呈截断状、削尖样、锯齿状,CBCT 能较好地反映出颌骨破坏的范围、病变中牙齿受累的情况。表现为多房或单房性低密度影像,边界清楚,有致密影围绕,边缘略呈波浪状,无明显切迹,病变大小不一。在肿瘤周围囊壁上的骨反应线常常发现有不完整的情况,偶尔可见肿瘤穿破骨皮质,甚至累及周围软组织。肿瘤周围邻牙发生移位,或者出现牙根呈稍钝的斜面状吸收。上颌骨的病变可向上颌窦突入,下颌骨的病变可沿颌骨长轴方向生长。颌骨膨胀可向舌侧发展,甚至穿破舌侧骨板。上颌骨病变则可侵及上颌窦。加权像呈混合高信号。在骨质细节的显示方面,CBCT 图像会更加清晰,对微小的病变会更加敏感,骨质破坏的具体情况和细节显示更加清楚,还能够从更多的方位、不同的角度旋转并重建新的图像,直观整体地显示骨破坏与周围软硬组织之间的关系,如与牙齿、下颌管、上颌窦等之间的关系;也能在轴位以外更加清晰直接地显示病灶,尤其是能在从冠状位来显示双侧颌骨的影像。

(二) MRI 在牙源性肿瘤中的应用

MRI 所具有的软组织分辨率高等优点,使其在显示囊壁结构、囊内容物性质及对周围组织的侵犯范围等方面优于传统 X 线平片和 CT 检查。在 MRI 指导下的分型是对肿瘤内部成分的剖析。囊性成分在 T_1WI 上呈低信号,在 T_2WI 上呈高信号;实性成分和囊壁在 T_1WI 上呈低信号,在 T_2WI 上呈等信号。在此基础上,将所有病灶进行了 MRI 上的分型(肿瘤分为囊性、实性和囊实性)。囊性部分有时可见 T_1WI、T_2WI 均呈高信号的出血和含胆固醇类物质,有时囊内可见液平面。

MRI-DWI 和 ADC 值 MR 弥散加权成像(diffusion-weightedimaging,DWI)利用水分子的随机运动即布朗运动的原理,能够通过测定表观弥散系数(apparent diffusion coefficient,ADC)值来推测该组织内的生物结构和水分子的含量,从而反映组织细胞的病理改变。

(三) 牙源性肿瘤的分子病理诊断新进展

随着对牙源性肿瘤细胞的发生和生物学行为研究认识的深入,有一些基因和信号通路可能会从诸多研究的结果中逐渐确定。目前,对成釉细胞瘤的分子诊断及靶向治疗主要集中在 *BRAF* 基因的研究中。Pereira NB 证明了 *BRAF* V600E 突变在成釉细胞瘤单囊型的临床诊断价值和帮助。但其他相关基因由于不稳定的突变率和突变位点研究的差异,尚未见其他相关报道。成釉细胞瘤的分子病理研究的深入,可为诊断的准确性提供支持。

四、牙源性肿瘤的治疗

(一) 良性牙源性肿瘤的治疗

牙源性肿瘤以良性居多,治疗方法以手术为主,辅以冷冻等多种治疗方法。不同类型及不同亚型的肿瘤,治疗方法不尽相同。

1. 成釉细胞瘤 成釉细胞瘤的治疗以手术为主,不同分型及不同亚型的治疗方法不相同。对于实性型或多囊型成釉细胞瘤,因在颌骨内沿中央管呈侵袭性生长,单纯摘除术或刮治术复发率可达60%～80%,多数学者推荐使用颌骨方块切除或部分切除术。切缘要求在肿瘤外正常组织0.5cm以上,截骨后的骨缺损可同期修复,有条件者还可考虑行下牙槽神经移植术。目前,刮治术加术区冷冻治疗等辅助措施治疗实性型或多囊型成釉细胞瘤的疗效尚不确定。治疗骨外或外周型成釉细胞瘤,在保证足够切缘的前提下,使用摘除术即可获得良好效果。促结缔组织增生型成釉细胞瘤较少见,颌骨部分切除仍是避免复发的较好方法。单囊型成釉细胞瘤中,单纯囊型及伴囊腔内瘤结节增殖型行刮除术或减压术,复发率较低,且损伤小,是常用的治疗手段。对巨大单囊型成釉细胞瘤的治疗,负压吸引联合二期刮治术是科学且疗效显著的治疗方法,值得推广。伴囊壁内肿瘤浸润型,因纤维囊壁内存在肿瘤浸润,有局部侵袭性,治疗与实性型相同,应行颌骨部分切除术。合理的综合治疗及治疗方法的选择,可最大限度地减轻成釉细胞瘤术后对容貌的破坏,同时减少功能障碍及降低复发率。因此,成釉细胞瘤的治疗应结合病理类型、患者年龄、临床部位、治疗次数、职业要求、经济条件和随访依从性等因素综合考虑。对于儿童和年轻患者,应采取适当的保守治疗,如刮除术或减压术。在考虑患者经济条件和随访依从性的基础上,对有职业特殊要求的人群,也可采取保守治疗。上颌骨的骨密度较低,故上颌骨成釉细胞瘤更易复发,且易沿窦腔扩展,累及颅底,故治疗应为根治性,较下颌骨更为广泛,术后缺损可考虑血管化骨肌瓣或赝复体修复。成釉细胞瘤复发者,尤其是多次复发者,甚至突破骨壁累及周围软组织者,治疗上应较第一次治疗更为积极、广泛,以达到根治性治疗。对成釉细胞瘤边界不清或不能完全切除者,可考虑行放射治疗。

2. 其他良性牙源性肿瘤 牙源性钙化上皮瘤较少见,治疗方法是在肿瘤外正常组织的安全边界行手术切除,强调治疗的彻底性,预后较好。牙瘤多在拍X线片时偶然发现,混合型牙瘤与组合型牙瘤的治疗都是在切除牙瘤后刮净包膜。牙骨质瘤常贴于牙根部,当肿瘤较小且无症状时,可暂不治疗,予以观察。较局限的牙骨质瘤可拔除患牙,刮净肿瘤组织。临床上可见常染色体显性遗传的巨大型牙骨质瘤,可一次或分次刮除,必要时考虑同期植骨修复。牙源性黏液瘤具有局部浸润性,应按低度恶性肿瘤处理,切除边界应在肿瘤边缘外0.5～1.5cm正常组织处。牙源性黏液瘤切除后复发率较高,应注意观察病情变化。牙源性鳞状细胞瘤以手术治疗为主,该瘤具有一定的侵袭性,应以彻底切除肿瘤为原则。成釉细胞纤维瘤术后复发率较高,有恶变的可能,治疗方法同成釉细胞瘤。

（二）恶性牙源性肿瘤的治疗

恶性牙源性肿瘤较少见,基本治疗方法是以手术为主的综合序列治疗,与一般癌瘤的治疗相似。但作为牙源性肿瘤又有其特殊属性,分述如下。

1. 原发性颌骨内鳞状细胞癌 原发性颌骨内鳞状细胞癌侵袭大,预后较差。早、中期患者以手术治疗为主,多采用颌颈联合根治术。术式应根据肿瘤侵犯的范围而定。限于一侧者,一般行半侧下颌骨切除术;若邻近中线或超过中线,截骨线应达到对侧下颌骨颏孔或下颌孔处;侵及软组织者,应与软组织一并切除,颈淋巴清扫方式一般为选择性颈淋巴清扫术。为防止远处转移,术后6周内配合放疗。肿瘤较大者,可加术前化疗,缩小肿瘤范围后再行手术治疗。有远处转移的原发性颌骨内鳞状细胞癌,原发病灶已控制,且可手术切除者,也应首先考虑手术治疗。$T_3 \sim T_4$ 期肿瘤范围大或部位特殊无法手术者,可采用放射治疗或同期放化疗。对于晚期患者,甚至全身多处转移患者,多采用姑息治疗,以延长患者生命。在原发性颌骨内鳞状细胞癌的治疗中,应强调综合序列治疗的重要性。

2. 成釉细胞癌 恶性成釉细胞瘤的治疗据其转移情况而定,但首选方法为手术治疗。首先考虑手术切除原发灶,而转移瘤能行手术切除者,在保证不损害转移器官基本功能的基础上,也应手术切除,术后结合放疗,以减少复发率。值得注意的是,恶性成釉细胞瘤的转移方式尚不明确,手术中应绝对遵守外科"无瘤原则",减少不必要的反复程序,防止肿瘤播散。对全身多处转移或无法进行手术者,可行放射治疗。恶性成釉细胞瘤对化疗不敏感,一般不行化学治疗。在成釉细胞瘤或恶性成釉细胞瘤的治疗过程中,应加强随访观察。对于成釉细胞癌,首选治疗方案为积极的手术治疗,术后结合放化疗,以减少术后复发率。保守治疗方案的复发率高达 92.3%,而积极手术切除的复发率仅为 28.3%。对于转移灶早期发现者或经严格筛选后,可考虑手术切除。对于一些无法手术切除或部位特殊的患者,可行放化疗。远处转移可使成釉细胞瘤的 5 年生存率由 72.9% 降低至 21.4%,故应定期随访观察,以延长患者的生存时间。

3. 其他恶性牙源性肿瘤 成釉细胞纤维牙肉瘤、成釉细胞纤维肉瘤等牙源性肉瘤的基本治疗是以手术治疗为主的综合序列治疗,其中应强调器官切除的概念,以避免管道或腔隙传播导致局部复发。区域性淋巴结的处理应选择性颈淋巴清扫术,术后结合放化疗。对远处转移病例的处理,原则与上述恶性牙源性肿瘤的远处转移处理相同。透明细胞癌与牙源性影细胞癌等牙源性恶性癌瘤一旦诊断明确,应及时按恶性肿瘤处理,局部应广泛切除,有颈淋巴结转移者,同时行颈淋巴清扫术。必要时,术前、术后辅助放化疗,以达到根治的目的。

(黄洪章)

参 考 文 献

1. 黄洪章,陶谦. 成釉细胞瘤的临床及基础研究. 中国实用口腔科杂志,2009,2(2):82-86.

2. 黄洪章,曾东林,张彬,等. 成釉细胞瘤研究进展. 中国口腔颌面外科杂志,2005,3(4):273-278.

3. 黄洪章. 我国牙源性肿瘤基础及临床研究现状. 口腔颌面外科杂志,2003,13(1):1-3.

4. 胡永杰,王平仲. 牙源性囊肿与牙源性肿瘤的影像学诊断. 中国实用口腔科杂志,2009,2(2):71-76.

5. 李铁军. 牙源性囊肿与牙源性肿瘤的病理学诊断. 中国实用口腔科杂志,2009,2(2):68-71.

6. 陶谦. 颌骨肿瘤诊断与治疗. 上海:上海科学技术出版社,2008.

7. 邱蔚六,郑家伟. 应重视口腔颌面部恶性肿瘤的综合序列治疗. 中国口腔颌面外科杂志,2005,3(3):179-182.

8. 邱蔚六. 口腔颌面部癌瘤治疗的新理念:浅析综合序列治疗. 上海第二医科大学学报,2005,25(4):321-324,358.

9. 李龙江,潘剑. 牙源性肿瘤的外科治疗. 中国实用口腔科杂志,2009,2(2):76-79.

10. 李金忠,郑家伟. NCCN 头颈癌诊治指南(2007 版)(1). 中国口腔颌面外科杂志,2008,6(1):75-80.

11. 邱蔚六. 口腔颌面外科学. 5 版. 北京:人民卫生出版社,2003:236.

12. 陶谦,梁培盛. 2017 版 WHO 牙源性肿瘤新分类之述评. 口腔疾病防治,2017,25(12):749-754.

13. 中华口腔医学会口腔颌面外科专业委员会肿瘤外科学组. 牙源性肿瘤诊疗指南. 中国口腔颌面外科杂志,2011,9(4):337-342.

14. BARNES L,EVESON J W,REICHART P A,et al. World Health Organization classification of tumours:pathology and genetics of tumours of the head and neck. Lyon:IARC,2005:330-386.

15. REICHART P A,PHILIPSEN H P,SCIUBBA J J. The new classification of head and neck tumours(WHO): any changes? Oral Oncol,2006,42(8):757-758.

16. LAUGHLIN E H. Metastasizing ameloblastoma. Cancer,1989,64(3):776-780.

17. GOLDENBERG D,SCIUBBA J,KOCH W,et al. Malignant odontogenic tumors:a 22-year experience. Laryngoscope,2004,114(10):1770-1774.

18. PIZER M E,PAGE D G,SVIRSKY J A. Thirteen-year follow-up of large recurrent unicystic ameloblastoma of the mandible in a 15-year-old boy. J Oral Maxillofac Surg,2002,60(2):211-215.

19. PHILIP M,MORRIS C G,WERNING J W,et al. Radiotherapy in the treatment of ameloblastoma and ameloblastic carcinoma. J Hong Kong Coll Radiol,2005,8(3):157-161.

20. ZHAO Y F,WEI J X,WANG S P. Treatment of odontogenic keratocysts:a follow-up of 255 Chinese patients. Oral Surg Oral Med Oral Pathol Oral Radiol Endod,2002,94(2):151-156.

21. POGREL M A,JORDAN R C. Marsupialization as a definitive treatment for the odontogenic keratocyst. J Oral Maxillofac Surg,2004,62(6):651-655.

22. JING W,XUAN M,LIN Y,et al. Odontogenic tumours:a retrospective study of 1642 cases in a Chinese population. Int J Oral Maxillofac Surg,2007,36(1):20-25.

23. AVON S L,MCCOMB J,CLOKIE C. Ameloblastic carcinoma:case report and literature review. J Can Dent Assoc,2003,69(9):573-576.

24. HALL J M,WEATHERS D R,UNNI K K. Ameloblastic carcinoma:an analysis of 14 cases. Oral Surg Oral Med Oral Pathol Oral Radiol Endod,2007,103(6):799-807.

25. YOON H J,HONG S P,LEE J I,et al. Ameloblastic carcinoma:an analysis of 6 cases with review of the literature. Oral Surg Oral Med Oral Pathol Oral Radiol Endod,2009,108(6):904-913.

26. WANG A,ZHANG B,HUANG H,et al. Suppression of local invasion of ameloblastoma by inhibition of matrix metalloproteinase-2 in vitro. BMC Cancer,2008,8:182.

27. WRIGHT J M,ODELL E W,SPEIGHT P M,et al. Odontogenic tumors,WHO 2005:where do we go from here? Head Neck Pathol,2014,8(4):373-382.

28. SPEIGHT P M,TAKATA T. New tumour entities in the 4th edition of the World Health Organization classification of head and neck tumours:odontogenic and maxillofacial bone tumours. Virchows Arch,2018,472(3): 331-339.

第三十一章 《涎腺肿瘤的诊断和治疗指南》解读

唾液腺肿瘤是常见的口腔颌面部肿瘤之一。根据国内 7 家口腔医学院口腔病理科的统计资料,在 66 902 例口腔颌面部肿瘤中,唾液腺上皮性肿瘤 23 010 例,占 32.9%。其中 63%~80% 为腮腺肿瘤,因此,腮腺肿瘤的诊治在唾液腺肿瘤的处理中占极为重要的位置。唾液腺肿瘤的突出特点是组织学类型十分复杂,临床病理特征及生物学行为各不相同,从而给唾液腺肿瘤的诊治增加了难度。不同部位的唾液腺肿瘤,诊治方式可有不同,即使在同一部位,如腮腺肿瘤,在原发灶手术范围的确定、面神经及颈部淋巴结的处理,以及是否配合术后放疗等问题上,不同学者之间常出现异议。一些经验较少,特别是在基层工作的医师对唾液腺肿瘤的诊治感到困难。鉴于此,制定《涎腺肿瘤的诊断和治疗指南》,使唾液腺肿瘤的诊断和治疗标准化、规范化,对提高唾液腺肿瘤的诊治水平非常重要。

美国国家癌症综合网络(National Comprehensive Cancer Network, NCCN)于 2009 年发布了肿瘤诊治指南,在头颈肿瘤的诊治内容中包括了唾液腺肿瘤的诊治,但内容较为简单,针对性尚显不足。近一二十年,国内专家对唾液腺肿瘤的诊断和治疗进行了较系统的研究,明确了各型肿瘤的临床病理特点和生物学行为,对唾液腺肿瘤的诊治原则达成共识,并在功能性唾液腺外科方面做了大量工作,积累了较为丰富的经验。为此,利用国内的研究成果,结合国际同行的学术见解,经过多位专家的反复研讨,以中华口腔医学会口腔颌面外科专业委员会唾液腺疾病学组和中国抗癌协会头颈肿瘤专业委员会唾液腺肿瘤协作组的名义,发布了我国《涎腺肿瘤的诊断和治疗指南》(以下简称《指南》),以期对唾液腺肿瘤的诊治起到指导作用。

在《指南》的制定过程中,坚持了以下基本原则:①《指南》应对唾液腺肿瘤的诊断和治疗起指导作用。一方面,要照顾到对基层单位的适用性,诊治技术应相对较为成熟;另一方面,应体现先进性,已证明有效并相对成熟的国内外先进诊治技术,虽然在基层单位不一定适用,但也应在《指南》中列入。有一些新的诊治技术,虽然在少数单位经过初步研究,取得良好效果,但尚不够成熟,暂不列入《指南》,待积累更多的经验、更趋成熟以后,在修改《指南》时适时补充。②《指南》中列入的诊治技术,原则上应有书面资料作为依据,以体现循证医学的原则。

口腔黏膜鳞癌因部位显露,易早期发现,并可通过活检明确诊断。然而,腮腺和下颌下腺肿瘤易产生瘤细胞种植,术前禁忌活检。因此,术前的准确诊断是对口腔颌面-头颈外科医师的挑战。各种影像学检查手段和细针抽吸活检相继应用于腮腺和下颌下腺肿瘤的诊断。各种影像学手段有其优缺点和适应证,应根据诊断需要进行选择。有时可综合应用两种或多种手段,应合理搭配。细针抽吸活检对于肿瘤良恶性的确定有很高的符合率,但一方面,强调必须是细针,以防瘤细胞种植;另一方面,强调阅片者的经验。目前国内各医疗机构对术中冰冻切片的应用情况不同,有的作为常规应用,有的多依赖于术前细针抽吸活检,而冰冻切片主要用于肿瘤正常周界的确定。有的专家提出把"冰冻切片作为常规"写入《指南》,考虑到目前各单位情况不一,未将"术中冰冻应作为常规"写入《指南》,但趋势是更多的单位术中采用冰冻切片明确诊断。需要强调的是应将肿瘤完整切除后再取组织活检,以避免瘤细胞种植。

有学者报告,中红外光纤光谱对腮腺肿瘤的定性诊断有较高的符合率,且无创无害。但这一新技术尚不够成熟,尚需要进一步研究,积累更多的病例和经验,故暂不列入《指南》。

唾液腺恶性肿瘤的组织学分类多达 28 种,临床医师不易掌握。为此,《指南》根据肿瘤的生物学行为将唾液腺恶性肿瘤大致分为高度、中度和低度恶性肿瘤三类,以便临床医师在实际工作中应用。当时有 7 类少见的唾液腺癌因尚需较大样本的资料确定其恶性程度,在恶性程度分类中未予列入,其中包括嗜酸细胞腺癌、皮脂腺腺癌、分泌性癌、透明细胞癌、癌肉瘤、淋巴上皮癌、成涎细胞瘤。目前看来,可以把嗜酸细胞腺癌和癌肉瘤列入高度恶性肿瘤,把分泌性癌列入低度恶性肿瘤。唾液腺癌的治疗常依据肿瘤的恶性程度设计方案,需要注意的是,有的唾液腺癌特性明显,如腺样囊性癌具有很高的远处转移率,因而归为高度恶性肿瘤,但颈淋巴结转移率较低。因此,在设计治疗方案时尚需要考虑不同癌瘤的个性特点。

近些年来,唾液腺外科的重要进展是功能性外科的引入。肿瘤及周围部分正常腺体切除的部分腮腺切除术已被广泛接受并普遍推广。在可能的情况下,保留耳大神经和腮腺咬肌筋膜等术式的改进有助于避免或降低手术并发症,提高患者的生活质量。《指南》强调,在设计腮腺良性肿瘤手术方式时应考虑在根治肿瘤的基础上,尽可能保留腮腺及相关组织的功能。

关于"腮腺肿瘤包膜外切除术",国外有大样本并经长期随访的临床资料,北京大学口腔医学院及国内有的单位也将该技术用于经特殊选择的腮腺浅叶良性肿瘤患者,具有创伤及颜面部外观影响小、更多地保留腮腺功能等优点,体现其优越性,但对术者技术要求较高。有的专家建议暂不列入《指南》,但鉴于目前有的医师将腮腺肿瘤包膜外切除术与部分腮腺切除术混淆,为了:①避免两者混淆;②防止滥用该术式,强调"严格选择适应证及有经验的医生进行操作",因此将这部分内容列入《指南》。《指南》制定时,国内开展这一术式的病例数尚少,观察时间尚短,因此提出"目前,尚不能作为一种标准术式在国内普遍推广。"随着国内同行经验的不断积累,这一术式可以逐步在国内推广。

对于下颌下腺的良性肿瘤,传统的手术方式是行下颌下腺切除。在《指南》中用了"原则上行肿瘤及下颌下腺切除"。近些年来,北京大学口腔医学院及上海交通大学医学院附属第九人民医院对选择性病例采用部分下颌下腺切除术,既不增加肿瘤复发率,又可以减轻手术创伤,保留了部分下颌下腺的功能。适应证包括:①下颌下腺良性肿瘤;②肿瘤靠近腺体后、外或内侧;③肿瘤远离下颌下腺导管。以下情况不适合该术式:①下颌下腺恶性肿瘤;②肿瘤位于腺体中心部位;③肿瘤贴近下颌下腺导管。随着病例的增多和经验的积累,这一术式有可能写入下一版《指南》中。

腮腺癌患者的面神经处理是医患双方十分关注的问题,《指南》列出了牺牲面神经的指征。近些年来,保留与肿瘤紧贴但尚可分离的面神经,辅以放射性[125]I 粒子植入、[192]Ir 后装组织内近距离放射治疗、术中冷冻加术后放疗等方法,不仅较好地控制了肿瘤,面神经功能也得到良好的恢复,但应注意选择合适的病例及近距离放疗的规范操作。

唾液腺癌的颈部淋巴结处理及是否配合术后放疗是有争议的问题。根据国内较大样本的研究结果,《指南》提出了唾液腺癌患者颈部淋巴结的处理原则及术后放疗的适应证。随着[125]I粒子植入治疗唾液腺癌经验不断丰富,在选择原发灶术后放疗的方式时,有条件的单位可以更多地选择[125]I粒子植入。

有的单位对患者年龄小、肿瘤体积大的少儿期唾液腺癌采用单纯[125]I粒子植入治疗,近期效果满意,但尚需要更长时间的观察,积累更多的经验,当时无正式论文发表,故暂未列入《指南》。现在已有论文发表,在修订《指南》时有可能将其列入。

科学的发展日新月异,随着新理论、新观点、新的诊断和治疗技术的不断涌现与经验的进一步积累,《指南》的内容需要定期进行修改和更新,以便更好地发挥指导作用。《指南》发布至今已有 5 年,对指导我国唾液腺肿瘤的诊治发挥了显著的作用,有些当时尚不成熟的新知识和新技术,正在趋向于成熟,因此,适当的时候应该进行修订。

(俞光岩)

参 考 文 献

1. 于世凤. 口腔组织病理学. 6 版. 北京:人民卫生出版社,2007:358-360.

2. 中华口腔医学会口腔颌面外科专业委员会涎腺疾病学组,中国抗癌协会头颈肿瘤外科专业委员会涎腺肿瘤协作组.涎腺肿瘤的诊断和治疗指南.中华口腔医学杂志,2010,45(3):131-134.

3. 潘庆华,王冰冰,来国桥,等.傅里叶变换中红外光纤光谱法用于腮腺肿瘤的检测.高等学校化学学报,2007,28(5):843-846.

4. 俞光岩,马大权,柳晓冰,等.腮腺区域性切除术在沃辛瘤治疗中的应用.中华口腔医学杂志,1996,31(6):372-374.

5. 韩波,李龙江,温玉明,等.组织内放射治疗腮腺恶性肿瘤 95 例临床分析.中国口腔颌面外科杂志,2007,5(2):99-103.

6. MCGURK M,THOMAS B L,RENEHAN A G. Extracapsular dissection for clinically benign parotid lumps:reduced morbidity without oncological compromise. Br J Cancer,2003,89(9):1610-1613.

7. ZHANG J,ZHANG J G,SONG T L,et al. [125]I seed implant brachytherapy-assisted surgery with preservation of the facial nerve for treatment of malignant parotid gland tumors. Int J Oral Maxillofac Surg,2008,37(6):515-520.

8. ZHANG S S,MA D Q,GUO C B,et al. Conservation of salivary secretion and facial nerve function in partial superficial parotidectomy. Int J Oral Maxillofac Surg,2013,42(7):868-873.

9. GE N,PENG X,ZHANG L,et al. Partial sialoadenectomy for the treatment of benign tumours in the submandibular gland. Int J Oral Maxillofac Surg,2016,45(6):750-755.

第三十二章 《下颌骨放射性骨坏死临床诊疗专家共识》的解读

放射性颌骨坏死(osteoradionecrosis of the jaw,ORNJ)是口腔颌面-头颈肿瘤放疗后发生的严重并发症,文献报道其发生率大约为5%~15%,其中又以下颌骨放射性骨坏死(osteoradionecrosis,ORN)最常见。下颌骨ORN常以慢性坏死及感染为主要特征,临床常表现为局部红肿、疼痛、吞咽困难、张口受限、咀嚼和语言障碍、面部软组织瘘管溢脓不愈、死骨暴露,严重者甚至病理性骨折。下颌骨ORN往往是进行性加重,由于缺乏有效的保守治疗手段,在重建外科技术不成熟的年代,治疗效果不尽理想。20世纪80年代以后,随着显微重建外科技术的发展,口腔颌面外科医师运用血管化的骨肌皮瓣修复切除坏死颌骨后造成的形态和功能障碍,显著提高了疗效。但迄今为止,早期下颌骨ORN仍缺乏公认及有效的治疗手段,下颌骨ORN国内外尚无统一的分类分期,导致治疗较为混乱,再加上各单位诊疗水平参差不齐,缺乏统一标准和公认的疗效评价系统。因此,为进一步规范下颌骨ORN的诊疗技术,减少医疗资源的浪费,中华口腔医学会口腔颌面外科专业委员会召集国内颌骨放射性骨坏死研究领域专家经过充分讨论,汇集全国17家著名医学院校及附属医院专家的诊治意见,同时借鉴和参考国内外近年来对下颌骨ORN的研究成果与诊治经验,制定了《下颌骨放射性骨坏死临床诊疗专家共识》(以下简称《共识》),以规范该疾病的临床诊断与治疗流程,提高下颌骨放射性骨坏死的诊治水平。

在《共识》的制定过程中,坚持以下基本原则:①《共识》提出的国内外的先进诊治技术,均已证明有效并相对成熟,并且取得良好效果;对于不够成熟、经验不足的治疗,暂不列入《共识》,待积累更多的经验,趋于成熟以后,在修改《共识》时适时补充。②《共识》中列入的诊治技术,原则上应有书面的资料作为依据,以体现循证医学的原则。

上颌骨ORN的发生率比下颌骨低,主要原因在于解剖学的差异。由于上颌骨血供丰富,一般很少出现大范围坏死,因此临床表现和处理方法较下颌骨骨坏死存在一定差异,虽然本《共识》暂未对上颌骨ORN进行阐述,但是《共识》中提出的保守治疗方法及坏死颌骨刮除等相对保守的手术方法,同样适合上颌骨ORN的治疗。随着研究的深入及临床经验的积累,将对上颌骨ORN进行单独讨论并制定共识,以完善颌骨坏死的规范化治疗。

ORNJ的定义一直备受争议,国内外尚未统一。有学者认为在出现黏膜破坏后,不能立即就将此临床现象诊断为ORNJ,因为黏膜出现放射性坏死时,骨组织可能还并未出现ORN。短期内的骨组织暴露也并不能定义为ORNJ,因为口腔的一些手术或拔牙术后的伤口都需要近1个月的时间才能完全愈合,暴露时间小于3个月很有可能只是伤口愈合减慢所造成的,但如果死骨的时间过长,会给患者带来一系列的不适甚至痛苦,还要观察6个月或更长时间才能确诊的话,也不符合临床实际,而且在观察期间往往会错过对疾病转归和治疗干预的最佳时机。因此本《共识》参考国内外文献,结合 ORNJ 以炎症和坏死为基础的骨质病变伴随软组织损伤的特点,提出了新定义。该定义诠释了 ORNJ 不仅是骨组织的损伤还常伴有周围软组织的损伤,且病程必须长达 3 个月以上,同时排除原发肿瘤复发、药物相关性骨病变,以及放射线诱导的颌骨组织新生肿瘤。

关于 ORNJ 的发病机制,一直是研究的热点,相关理论也层出不穷,但均存在不同程度的不足,迄今为止尚无一种学说得到全面认同。1970 年 Meyer 提出了放疗、感染和创伤"三要素"学说,并认为 ORNJ 是由放疗引起的颌骨组织活力丧失,细菌侵入并造成广泛组织破坏的感染性疾病。然而,有研究发现大约 35% 的患者在发生 ORNJ 前并无局部损伤存在,临床微生物学研究证实在骨表面可检测出大量的不同种类的细菌,与传统意义上的骨髓炎一般检测到一种关键致病菌相比,存在很大不同,而且坏死的骨组织内也未检测到大量细菌存在,表明检测到的细菌可能只是表面细菌污染而已,微生物菌群在此疾病的发生过程中并未起到关键作用。尤其是抗生素的治疗并未取得理想的效果,因此该理论备受质疑。1983 年Marx 认为 ORNJ 的发生是放疗对组织的直接杀伤导致辐照组织内低氧、低血管密度及低细胞,并提出了著名的"三低"学说。此学说认为低氧是疾病进展中的主要推动力,促使临床大规模应用高压氧(hyperbaric oxygen,HBO)治疗 ORNJ,但随后此学说也受到了较多质疑。首先,有大样本临床试验发现,与未进行放疗的对照组相比,接受过放疗组的患者放疗区域的氧分压并未显著降低,这对于基于低氧的"三低"学说无疑是一大挑战。其次,大量文献陆续报道高压氧的预防和治疗效果也备受争议,有研究表明 HBO 对严重的 ORNJ 治疗无效。随后有学者研究表明,骨细胞的放射效应改变要早于血管的改变,在放疗后早期即可发现骨细胞活性的丧失,而血管并未发现明显异常变化。最新的纤维萎缩学说是 2004 年 Delanian 等提出。对放疗引起的损伤又提出了放射诱导组织纤维萎缩的新观点。他们将 ORNJ 的发生分为三个阶段:第一阶段是促纤维化阶段。放疗导致局部组织细胞、血管内皮细胞等损伤,从而产生大量细胞因子,调节单核巨噬细胞系统释放大量氧自由基,引起血管内皮急性炎症性反应并伴局部微血管栓塞,造成局部组织缺血缺氧坏死。第二阶段是纤维化基质沉积阶段。在氧自由基的介导下,血管内皮通透性进一步增加,释放大量细胞因子如 TGF-β1、TNF-α、FGF-β、结缔组织生长因子(CTGF)、白介素(IL-1、IL-4、IL-6)等,这些细胞因子导致成纤维细胞异常增殖,分泌大量细胞外基质成分。这类细胞外基质代谢较为困难,不断沉积并吞噬周围组织。第三阶段是纤维化后期,即肌纤维母细胞凋亡坏死,颌骨坏死发生。目前已有多项临床研究报道抗纤维化药物可有效减轻放疗后头颈部软硬组织病变的严重程度。因此《共识》中推荐对早期下颌骨 ORN 患者(Stage 0 和部分 Stage Ⅰ)采用抗纤维治疗方案。

ORNJ 的发病机制尚不明确,但某些因素如高剂量放疗、放疗后拔牙及手术创伤等是公认的 ORNJ 发生的高危风险因素。放疗剂量越高,发生颌骨坏死的风险就越大,放疗后拔牙、颌骨手术会显著增加颌骨坏死的风险。ORNJ 的高危因素概括起来主要有三个方面:①原发肿瘤(肿瘤位置、肿瘤分期等)对颌骨的侵犯程度;②原发肿瘤治疗相关因素(放疗技术、放疗次数、放疗剂量、手术治疗方式、放疗期间或放疗后拔牙等);③患者相关情况(全身情况、吸烟、饮酒、口腔保健、不良修复体、牙体牙周疾病等)。因此,研究这些危险因素并进行干预,对预防 ORNJ 起着非常重要的作用,《共识》对手术过程的预防措施、放疗前的准备工作、放疗过程中及放疗后均应采取的相应措施都作了详细描述,对预防 ORNJ 的发生有显著的指导意义。如关于放疗后拔牙的问题,《共识》提出一旦发生牙源性炎症,必须进行积极手术,或拔牙时应尽量减少下颌骨的手术损伤,拔牙后应把颊、舌侧牙龈对位缝合,避免骨质外露,术前、术后均应使用有效的抗菌药物避免可能发生的继发感染。

诊断方面,曲面体层片和 CT 检查是常规手段,但 MRI 在发现下颌骨 ORN 早期病变及鉴别颌骨周围软组织成像方面效果更佳。MRI 可以较早发现下颌骨 ORN 骨髓腔里的骨髓水肿改变。因此,建议将 MRI 作为早期下颌骨 ORN 的随访及筛查检查项目。发射计算机断层扫描(emission computed tomography,ECT)和正电子发射体层扫描(positron emission tomography,PET),由于检查辐射较大,且 PET 检查费用较昂贵,目前不作为常规检查项目。

很多学者都试图对 ORNJ 进行分类,分类标准基于临床表现或治疗效果。笔者认为,要制定更为客观标准的分类,应当满足以下条件:①对疾病的严重程度进行定性和定量的描述;②能够指导治疗方案;③能够监测治疗过程或评价治疗效果;④预测骨和软组织破坏水平与手术的必要性。既往广泛认可的诊断分类方法是以 Marx 对 ORNJ 为基础,围绕 HBO 与手术治疗建立诊断与分型方法。HBO 在过去 30 年是治疗 ORNJ 的单一疗法及手术辅助疗法,能够明确指导临床医师使用 HBO 治疗 ORNJ,使得其诊断分型标准得到广泛认可。但近些年,HBO 对 ORNJ 的疗效受到广泛质疑,许多学者认为 HBO 只能作为一种辅助治疗方法,更关键的是纤维萎缩学说的提出并成功应用抗纤维化药物己酮可可碱预防和治疗 ORNJ,因此如果再采用 Marx 围绕 HBO 与手术治疗建立的诊断与分型方法显然已经不合时宜。上海交通大学医学院附属第九人民医院口腔颌面-头颈肿瘤科将骨组织坏死(B 分类)及软组织缺损(S 分类)分别进行分类,然后再将各个亚分类合并得出新的"BS"分类分期系统。广州中山大学光华口腔医学院附属口腔医院在分析 368 例放射性颌骨坏死的基础上,参考"BS"分类分期的方法提出了 TB 分类分期。这两种分类分期都兼顾了骨组织及软组织的损伤。由于 BS 分类分期提出较早,综合考虑了骨组织坏死(B 分类)及软组织损伤(S 分类)并进行分类,各个亚类均表现不同的软硬组织病变组合,根据疾病的严重程度形成一个完整的分类分期系统,应用于临床取得了良好的效果,因此,本《共识》经过专家讨论后采用 BS 分类分期,并制定了规范化的诊疗流程。

《共识》根据上海交通大学医学院附属第九人民医院口腔颌面-头颈肿瘤科提出的"BS"分类分期并制定了详细的治疗原则,避免了临床医师的经验性治疗。下颌骨 ORN 患者中,属于"BS"Stage Ⅱ期的患者最多,除极少数患者病灶主要集中在牙槽突未累及到下颌体下缘,可以考虑边缘性切除坏死骨质外,其余的建议彻底切除坏死颌骨及不健康软组织,首选血管化骨组织瓣修复,以最大程度地恢复患者的外形和功能。对于双侧下颌骨 ORN 患者,根据双侧病变部位采用分期或一期手术。分期手术一期先处理相对严重的一侧,二期再处理另外一侧。同期手术可以把一侧腓骨中间骨段去除分别修复两侧下颌骨缺损,也可以把一侧腓骨截成两段分别修复两侧缺损。针对下颌骨切除后重建修复的关键环节如截骨范围的界定,目前主要参考 X 线片、CT 等影像学检查,术中须截至下颌骨断端有新鲜血液流出为止。随着科学技术的进步,有望出现更多检测技术明确死骨范围,如荧光成像技术等,但目前技术应用尚不成熟,需要更多临床病例印证,因此暂未写入《共识》。关于受区血管的选择,术前应常规行彩超检查或 CTA 评估受区血管,充分做好术前评价,从而降低修复重建风险。受区动脉一般首选甲状腺上动脉,静脉首选颈内静脉分支如面总静脉。关于气管切开的指征,下颌骨 ORN 手术气道管理非常重要,行半侧及以上截骨者,需要行预防性气管切开术,切勿犹豫不定,对基层及重症监护条件差的单位应适当放宽气管切开指征。

迄今为止,下颌骨 ORN 患者术后疗效评价尚无明确的评价标准。因此,专家组结合下颌骨 ORN 的临床特征,通过疼痛、张口度、创口愈合及影像学检查(包括 X 线片、CT、MRI)四个方面进行综合评价,提出了新的疗效评价系统供临床医师参考。

此《共识》是国内首次提出并制定,随着科学技术的不断发展,新理论、新观点、新的诊断和治疗技术的不断涌现,再加上临床经验的进一步积累,《共识》的内容也将定期进行修改和更新,以便更好地发挥指导作用,规范我国下颌骨 ORN 的诊疗。

(何　悦　李晓光)

参 考 文 献

1. 邱蔚六. 邱蔚六口腔颌面外科学. 上海:上海科学技术出版社,2008:366-377.
2. 王中和. 减少下颌骨放射性骨坏死的新策略. 口腔颌面外科杂志,2009,19(4):229-233.
3. 何悦,代天国,田卓炜,等. 一种新的放射性颌骨坏死的临床分类分期:120 例临床分析. 中国口腔颌面外科杂志,2014,12(3):215-222.
4. 刘舒畅,胡静,侯劲松,等. 507 例放射性颌骨坏死回顾性分析及临床新分期的建立:单一中心 20 年经验. 中华口腔医学研究杂志(电子版),2016,10(5):337-342.
5. 毛驰,俞光岩,彭歆,等. 游离组织瓣移植同期修复下颌骨放射性骨坏死术后缺损. 华西口腔医学杂志,2004,22(4):305-308.
6. 何悦,代天国,孙坚,等. 血管化骨组织瓣在下颌骨放射性骨坏死临床治疗中的应用研究. 中国肿瘤临床,2015,42(16):827-833.
7. 何悦,刘忠龙,代天国,等. 放射性下颌骨坏死的 BS 临床分类及治疗策略. 中国肿瘤临床,2015,42(16):817-826.
8. NABIL S,SAMMAN N. Incidence and prevention of osteoradionecrosis after dental extraction in irradiated patients:a systematic review. Int J Oral Maxillofac Surg,2011,40(3):229-243.
9. HE Y,LIU Z,TIAN Z,et al. Retrospective analysis of osteoradionecrosis of the mandible:proposing a novel clinical classification and staging system. Int J Oral Maxillofac Surg,2015,44(12):1547-1557.
10. MARX R E. A new concept in the treatment of osteoradionecrosis. J Oral Maxillofac Surg,1983,41(6):351-357.
11. MARX R E,JOHNSON R P,KLINE S N. Prevention of osteoradionecrosis:a randomized prospective clinical trial of hyperbaric oxygen versus penicillin. J Am Dent Assoc,1985,111(1):49-54.
12. XU J,ZHENG Z,FANG D,et al. Mesenchymal stromal cell-based treatment of jaw osteoradionecrosis in swine. Cell Transplant,2012,21(8):1679-1686.
13. VAN MERKESTEYN J P,BAKKER D J,BORGMEIJER-HOELEN A M. Hyperbaric oxygen treatment of osteoradionecrosis of the mandible. Experience in 29 patients. Oral Surg Oral Med Oral Pathol Oral Radiol Endod,1995,80(1):12-16.
14. FREIBERGER J J,YOO D S,DE LISLE DEAR G,et al. Multimodality surgical and hyperbaric management of mandibular osteoradionecrosis. Int J Radiat Oncol Biol Phys,2009,75(3):717-724.
15. FELDMEIER J J. Hyperbaric oxygen for delayed radiation injuries. Undersea Hyperb Med,2004,31(1):133-145.
16. DELANIAN S,LEFAIX J L. Complete healing of severe osteoradionecrosis with treatment combining pentoxifylline,tocopherol and clodronate. Br J Radiol,2002,75(893):467-469.
17. DELANIAN S,DEPONDT J,LEFAIX J L. Major healing of refractory mandible osteoradionecrosis after treat-

ment combining pentoxifylline and tocopherol:a phase Ⅱ trial. Head Neck,2005,27(2):114-123.

18. DIEL I J,SOLOMAYER E F,COSTA S D,et al. Reduction in new metastases in breast cancer with adjuvant clodronate treatment. N Engl J Med,1998,339(6):357-363.

19. CARANO A,TEITELBAUM S L,KONSEK J D,et al. Bisphosphonates directly inhibit the bone resorption activity of isolated avian osteoclasts in vitro. J Clin Invest,1990,85(2):456-461.

20. DELANIAN S,CHATEL C,PORCHER R,et al. Complete restoration of refractory mandibular osteoradionecrosis by prolonged treatment with a pentoxifylline-tocopherol-clodronate combination(PENTOCLO):a phase Ⅱ trial. Int J Radiat Oncol Biol Phys,2011,80(3):832-839.